中国中医药学术语集成

方　剂　学

（第四册）

主　　编　徐清河　林丹红

编　　委　（按姓氏笔画为序）

林丹红　林晓华　武文筠　赵　琳

钟　伶

编写人员　（按姓氏笔画为序）

孙　力　林　列　林晓华　武文筠

赵　琳　赵文竹　钟　伶　袁若华

顾　莹　黄苏萍

中医古籍出版社

责任编辑 刘 婷
封面设计 于天水

图书在版编目（CIP）数据

方剂学/徐清河，林丹红主编．-北京：中医古籍出版社，2006.7
（中国中医药学术语集成）
ISBN 7-80174-370-9

Ⅰ.方… Ⅱ.①徐…②林… Ⅲ.中国医药学 Ⅳ.R289.1-61

中国版本图书馆 CIP 数据核字（2005）第 109835 号

中医古籍出版社出版发行
（北京东直门内南小街 16 号 100700）
全国各地新华书店经销
北京恒达印刷有限公司
787×1092 毫米 16 开 192 印张 6188 千字
2006 年 7 月第一版 2006 年 7 月第一次印刷
印数：0001～1500
ISBN 7-80174-370-9/R·369
定价：390.00 元（全四册）

十二画

傅延年酒 fu yan nian jiu
【英文名】Fu Yan Nian Wine
【组成】菊花、枸杞、肉苁蓉、巴戟天。(中医方剂大辞典)

傅春散 fu chun san
【英文名】Fu Chun Powder
【组成】梅花蕊、桃花蕊、经霜丝瓜、朱砂、甘草。(中医方剂大辞典)

凿石丸 zao shi wan
【英文名】Zao Shi Pellet
【组成】冬葵子、海金砂、滑石、地龙、牛膝、茯苓、泽泻、赤芍、火硝、甘草梢、琥珀、沉香。(中医方剂大辞典)

凿柄灰散 zao bing hui san
【英文名】Zao Bing Hui Powder
【组成】凿柄。(中医方剂大辞典)

博金散 bo jin san
【英文名】Bo Jin Powder
【组成】(1)白矾、密陀僧、白垩、黄丹、轻粉、乳香、麝香。(中医方剂大辞典)(2)白药子、黄芩。(中医方剂大辞典)(3)人参、白茯苓、络石、龙骨。(中医方剂大辞典)

厥症返魂丹 jue zheng fan hun dan
【英文名】Jue Zheng Fan Hun Pellet
【组成】真麝香、生玳瑁、雄黄精、飞辰砂。(中医方剂大辞典)

善后养正汤 shan hou yang zheng tang
【英文名】Shan Hou Yang Zheng Decoction
【组成】生玉竹、生地黄、熟地黄、花粉、怀山药、茯苓、制首乌、麦门冬、白芍、女贞子、当归、炙甘草。(中医方剂大辞典)

善夺汤 shan duo tang
【英文名】Shan Duo Decoction
【组成】茯苓、车前子、白术、柴胡、白芍、陈皮、金半夏。(中医方剂大辞典)

善应白膏 shan ying bai gao
【英文名】Shan Ying Bai Plaster
【组成】光粉、商陆粉、续断、当归、赤芍药、白芍药、柳枝、香白栀、川芎。(中医方剂大辞典)

善应膏 shan ying gao
【英文名】Shan Ying Plaster
【组成】(1)黄丹、没药、乳香、白蔹、木鳖子、白及、当归、官桂、杏仁、白芷、血竭、槐枝、柳枝、真麻油。(中医方剂大辞典)(2)当归、白及、桂、白蔹、白芷、木鳖子仁、杏仁、黄丹、油、乳香、乱发灰、没药、黄芪、当归梢、沥青。(中医方剂大辞典)(3)巴豆、僵蚕、赤芍药、白芷、五倍子、黄连、乱发、桃柳枝、草麻子。(中医方剂大辞典)(4)上等黄丹、白胶香、明没药、滴乳香、大当归、川白芷、杏仁、大黄、草乌、川乌、赤芍药、槟榔、生干地黄、土芎、沥青、乱发。(中医方剂大辞典)(5)两头尖、浮萍草、良姜、芸苔子、川乌、当归、乳香、没药。(中医方剂大辞典)(6)黄丹、没药、白蔹、官桂、乳香、木鳖子、白及、当归、白芷、杏仁、柳枝。(中医方剂大辞典)(7)白芷、黄芪、甘草、黄蜡、黄丹。(中医方剂大辞典)

善应膏药 shan ying gao yao
【英文名】Shan Ying Emplastrum
【组成】黄丹、南乳香、没药、当归、木鳖子、白蔹、白矾、官桂、杏仁、白芷、新柳枝。(中医方剂大辞典)

善泄汤 shan xie tang
【英文名】Shan Xie Decoction
【组成】熟地、山茱萸、玄参、荆芥、牛膝、炒枣仁、沙参、贝母、丹皮。(中医方剂大辞典)

善散汤 shan san tang
【英文名】Shan San Decoction
【组成】麦冬、苏叶、茯苓、玄参、甘草、黄芩、天门冬、款冬花、贝母。(中医方剂大辞典)

喇嘛酒 la ma jiu
【英文名】La Ma Wine
【组成】胡桃肉、龙眼肉、杞子、首乌、熟地、白术、当归、川芎、牛膝、杜仲、白芍、豨莶草、茯苓、丹皮、砂仁、乌药。(中医方剂大辞典)

喉见喜 hou jian xi
【英文名】Hou Jian Xi Capsule
【组成】玄参、贝母、山豆根、天花粉、薄荷。(中国中药杂志 1990,15(4))

喉风夺命丹 hou feng duo ming dan
【英文名】Hou Feng Duo Ming Pellet
【组成】真西黄、珍珠、当门子、辰砂、枪硝、月石、僵蚕、雄精、人中黄。(中医方剂大辞典)

喉闭丸 hou bi wan
【英文名】Hou Bi Pill
【异名】巴霜顶(中医方剂大辞典、串雅内编)
【组成】雄黄、郁金、巴豆、冰片、麝香。(中医方剂大辞典)

喉闭饮 hou bi yin
【英文名】Hou Bi Drink
【组成】巴豆、雄黄、郁金。(中医方剂大辞典)

喉炎丸 hou yan wan
【英文名】Hou Yan Pill
【组成】犀角、珍珠、牛黄、熊胆、麝香、蟾蜍、黄连、制硼砂。(山东中医杂志 1988,7(3))

喉咽宁 hou yan ning
【英文名】Hou Yan Ning Liquid
【组成】牛膝、马兰、车前、天名精。(中草药 1993,24(6))

喉科回春锭 hou ke hui chun ding
【英文名】Hou Ke Hui Chun Lozenges
【组成】牙皂、延胡索、青黛、麝香。(中医方剂大辞典)

喉科通关散 hou ke tong guan san
【英文名】Hou Ke Tong Guan Powder
【组成】皂角炭、真川芎、灯草灰、三梅片、真金箔、原寸。(中医方剂大辞典)
喉药万应散 hou yao wan ying san
【英文名】Hou Yao Wan Ying Powder
【组成】钟乳、鸡内金、僵蚕、硼砂、川连、粉甘草、川贝、冰片、薄荷、人中白、胆星、雄黄、青黛、牛蒡子、胆矾、儿茶、朱砂、生石膏、珍珠、琥珀。(中医方剂大辞典)
喉药散 hou yao san
【英文名】Hou Yao Powder
【组成】人中白、儿茶、青黛、寒水石、硼砂、山柰、射干、黄连、钟乳石、朱砂、冰片、麝香、牛黄、甘草。(药品标准－中药成方制剂标准 1994)
喉疳丸 hou gan wan
【英文名】Hou Gan Pill
【组成】槐花、牛膝、孩儿茶、黄连。(中医方剂大辞典)
喉疳化毒丹 hou gan hua du dan
【英文名】Hou Gan Hua Du Pellet
【组成】珍珠、血珀、飞滑石、大黄、轻粉、银朱、人中黄。(中医方剂大辞典)
喉疾灵 hou ji ling
【英文名】Hou Ji Ling Decoction
【组成】人工牛黄、诃子、山豆根、板蓝根、桔梗、连翘、天花粉、珍珠层粉、土牛膝、猪牙皂、冰片、了哥王。(广东医学(祖国医学版)1993,(5))
喉疾灵片 hou ji ling pian
【英文名】Hou Ji Ling Tablet
【组成】人工牛黄、冰片、连翘、桔梗、山豆根、广东土牛膝、猪牙皂、诃子、珍珠层粉、南板蓝根、天花粉、了哥王。(药品标准－中药成方制剂标准 1997)
喉疾灵胶囊 hou ji ling jiao nang
【英文名】Hou Ji Ling Capsule
【组成】牛黄、板蓝根、诃子、桔梗、猪牙皂、连翘、天花粉、珍珠层粉、土牛膝、冰片、山豆根、了哥王。(药品标准－中药成方制剂标准 1991)
喉症丸 hou zheng wan
【英文名】Hou Zheng Pill
【组成】板蓝根。(《山东省药品标准》1981 年)
喉症六神丸 hou zheng liu shen wan
【英文名】Hou Zheng Liu Shen Pill
【组成】珍珠、麝香、熊胆、蟾酥、冰片。((81)川卫药准字－1442 号)
喉症开关方 hou zheng kai guan fang
【英文名】Hou Zheng Kai Guan Prescription
【组成】(1)薄荷、硼砂、雄黄、儿茶、冰片。(中医方剂大辞典)(2)牙皂、巴豆。(中医方剂大辞典)
喉症开关散 hou zheng kai guan san
【英文名】Hou Zheng Kai Guan Powder
【组成】牙皂、巴豆。(中医方剂大辞典)
喉症汤药方 hou zheng tang yao fang
【英文名】Hou Zheng Tang Yao Prescription
【组成】大生地、黑玄参、白芍药、象贝母、粉丹皮、破麦冬、薄荷、生甘草、射干、板蓝根、粉前胡、桔梗、蝉衣。(中医方剂大辞典)
喉症含化丸 hou zheng han hua wan
【英文名】Hou Zheng Han Hua Pill
【组成】胆矾、牙皂、月石、明矾、海浮石、杏仁、朴硝、蒌仁、郁金、雄黄、乌梅、僵蚕。(中医方剂大辞典)
喉症金丹 hou zheng jin dan
【英文名】Hou Zheng Jin Pellet
【组成】硼砂、僵蚕、薄荷、明矾、大泥、滴水石、人中白。(中医方剂大辞典)
喉症消痛散 hou zheng xiao tong san
【英文名】Hou Zheng Xiao Tong Powder
【组成】硼砂、冰片、生甘草、珍珠粉、枯矾。(中国医药学报 1989,4(4))
喉症通闭散 hou zheng tong bi san
【英文名】Hou Zheng Tong Bi Powder
【组成】青盐、白矾、硼砂。(中医方剂大辞典)
喉症散 hou zheng san
【英文名】Hou Zheng Powder
【组成】(1)青黛、生石膏、象牙屑、人中白、玄明粉、青果炭、天花粉、西月石、炉甘石、冰片。(中医方剂大辞典)(2)西瓜霜、硼砂、僵蚕、朱砂、姜半夏、雄黄、枯矾、牛黄、玄明粉、珍珠、冰片。(中医方剂大辞典)(3)煅硼砂、西牛黄、西瓜霜、梅片、煅方儿茶、金果榄、焙象牙屑、白僵蚕、煅人中白。(中医方剂大辞典)(4)朱砂、雄黄、金果榄、人指甲、黄连、冰片、西瓜霜、生硼砂、熊胆、玄明粉。(中医方剂大辞典)
喉痈汤 hou yong tang
【英文名】Hou Yong Decoction
【组成】银花、连翘、穿心莲、蒲公英、玄参、麦冬、桔梗、板蓝根、生甘草、马勃、当归、赤芍、白芷。(陕西中医 1989,10(8))
喉康散 hou kang san
【英文名】Hou Kang Powder
【组成】冰片、珍珠层粉、生晒参、硼砂、玄明粉、薄荷脑、天花粉、穿心莲叶、青黛、甘草。(药品标准－中药成方制剂标准 1991)
喉痛丸 hou tong wan
【英文名】Hou Tong Pill
【组成】大黄、绿豆、橘红、琥珀、人参、钟乳石、柳枝、绿茶、青果清膏、玄明粉、寒水石、水牛角浓缩粉、羚羊角、蜂蜜、五倍子、牛黄、沉香、朱砂、硼砂。(药品标准－中药成方制剂标准 1995)
喉痛片 hou tong pian
【英文名】Hou Tong Tablet
【组成】乌梅、鹅不食草、甘草、儿茶、山豆根、玄参、薄

荷脑。(药品标准－中药成方制剂标准 1997)

喉痛灵片 hou tong ling pian

【英文名】Hou Tong Ling Tablet

【组成】水牛角、野菊花、荆芥穗、南板蓝根。(药品标准－中药成方制剂标准 1991)

喉痛灵冲剂 hou tong ling chong ji

【英文名】Hou Tong Ling Granule

【组成】水牛角、野菊花、板蓝根、荆芥穗。(药品标准－中药成方制剂标准 1991)

喉痛饮 hou tong yin

【英文名】Hou Tong Drink

【组成】甘草、贝母、黄芩、黄连、薄荷、川芎、桔梗、玄参。(中医方剂大辞典)

喉痛消炎丸 hou tong xiao yan wan

【英文名】Hou Tong Xiao Yan Pill

【组成】牛黄、青黛、珍珠、蟾酥、冰片、百草霜、雄黄。(药品标准－中药成方制剂标准 1997)

喉痛解毒丸 hou tong jie du wan

【英文名】Hou Tong Jie Du Pill

【组成】牛黄、冰片、雄黄、蟾酥、青黛、山豆根、百草霜。(药品标准－中药成方制剂标准 1992)

喉痧妙药散 hou sha miao yao san

【英文名】Hou Sha Miao Yao Powder

【组成】真尖黄、提濂珠、三梅片、西月石、银粉霜、天竺黄、飞朱砂。(中医方剂大辞典)

喉舒口含片 hou shu kou han pian

【英文名】Hou Shu Kou Han Tablet

【组成】余甘子粉、重楼、薄荷脑、冰片。(药品标准－中药成方制剂标准 1998)

喉舒宁片 hou shu ning pian

【英文名】Hou Shu Ning Tablet

【组成】白花蛇舌草、穿心莲、山芝麻。(药品标准－中药成方制剂标准 1998)

喉煎方 hou jian fang

【英文名】Hou Jian Prescription

【组成】牛蒡子、前胡、连翘、山栀、栝楼根、玄参、桔梗、甘草、薄荷。(中医方剂大辞典)

喉痹甘桔汤 hou bi gan jie tang

【英文名】Hou Bi Gan Jie Decoction

【组成】桔梗、甘草。(中医方剂大辞典)

喉痹饮 hou bi yin

【英文名】Hou Bi Drink

【组成】桔梗、玄参、牛蒡、贝母、荆芥、薄荷、僵蚕、甘草、前胡、忍冬花、花粉、灯心。(中医方剂大辞典)

喉痹散 hou bi san

【英文名】Hou Bi Powder

【组成】僵蚕、大黄。(中医方剂大辞典)

喉蛾散 hou e san

【英文名】Hou E Powder

【组成】墙上喜蛛窠。(中医方剂大辞典)

喉蛾煎 hou e jian

【英文名】Hou E Decoction

【组成】石膏、菊花、杏仁、麦冬、苦参。(中医方剂大辞典)

喉癣汤 hou xuan tang

【英文名】Hou Xuan Decoction

【组成】甘草、桔梗、山豆根、龙胆、射干、土茯苓。(中医方剂大辞典)

喉癣吹药 hou xuan chui yao

【英文名】Hou Xuan Chui Powder

【组成】哺胎鸡蛋壳、儿茶、橄榄核、犀牛黄、廉珠、人乳粉、明雄黄、真梅片。(中医方剂大辞典)

喉癣散 hou xuan san

【英文名】Hou Xuan Powder

【组成】黄牛屎。(中医方剂大辞典、仙拈集)

喘支汤 chuan zhi tang

【英文名】Chuan Zhi Decoction

【组成】制南星、桔梗、前胡、钩藤、黄芩、甘草。(新中医 1989,(9))

喘气汤 chuan qi tang

【英文名】Chuan Qi Decoction

【组成】川芎、杏仁、皂荚末、甘草、桔梗、白芷、麻黄灰、桂枝、干葛、陈皮。(中医方剂大辞典)

喘咳宁片 chuan ke ning pian

【英文名】Chuan Ke Ning Tablet

【组成】桔梗、猪胆汁、甘草、苦杏仁霜、麻黄。(药品标准－中药成方制剂标准 1991)

喘急汤 chuan ji tang

【英文名】Chuan Ji Decoction

【组成】桃东行枝白皮、真珠、栀子仁、生姜、当归、桂心、附子、香豉、吴茱萸。(中医方剂大辞典)

喘息灵胶囊 chuan xi ling jiao nang

【英文名】Chun Xi Ling Capsule

【组成】何首乌、甘草、马兜铃、五味子、知母、盐酸克仑特罗、马来酸、氯苯那敏。(药品标准－中药成方制剂标准 1998)

喘速宁 chuan su ning

【英文名】Chuan Su Ning Tablet

【组成】苦参、白果、地龙。((85)吉卫药准字 230093 号)

喘舒片 chuan shu pian

【英文名】Chuan Shu Tablet

【组成】升华硫、大黄粉、盐酸双氯醇胺、黄芩。(药品标准－中药成方制剂标准 1991)

喘嗽宁 chuan sou ning

【英文名】Chuan Sou Ning Tablet

【组成】地龙、白果、苦参、杏仁、茯苓、陈皮、黄芩、桑白皮、白前、甘草。(中国医药学报 1988,3(3))

喘嗽宁片 chuan sou ning pian

【英文名】Chuan Sou Ning Tablet

【组成】白果、苦杏仁、地龙、桑白皮、陈皮、黄芩、白前、苦参、甘草、茯苓。(药品标准－中药成方制剂标准1998)

喜字阿胶 xi zi e jiao

【英文名】Xi Zi E Jiao Colloid

【组成】驴皮、当归、川芎、陈皮、白芍、红花、香附、肉桂、白芷、地黄。(药品标准－中药成方制剂标准1990)

喜树碱小蜜丸 xi shu jian xiao mi wan

【英文名】Xi Shu Jian Xiao Honeyed Pill

【组成】喜树果实、喜树果实粉、法半夏粉、蜂蜜。(中医方剂大辞典)

喝起丸 he qi wan

【英文名】He Qi Pill

【组成】萆薢、杜仲、葫芦巴、破故纸、小茴香、胡桃仁。(中医方剂大辞典)

喝起散 he qi san

【英文名】He Qi Powder

【组成】(1)麻黄、葛根、石膏、川芎、升麻、甘草、羌活、防风。(中医方剂大辞典)(2)苍术、麻黄、荆芥、石膏、大黄、栝蒌根、干葛、芍药、白芷、甘草。(中医方剂大辞典)(3)半夏、生姜、朱砂、滑石、白矾、没石子。(中医方剂大辞典)

喝散 he san

【英文名】He Powder

【组成】丁香、石膏、川芎。(中医方剂大辞典)

喷雾利咽方 pen wu li yan fang

【英文名】Pen Wu Li Yan Prescription

【组成】连翘、菊花、板蓝根、防风、山豆根、射干、贯众、甘草、青礞石。(山东中医杂志1989,8(1))

喷嚏丸 pen ti wan

【英文名】Pen Ti Pill

【组成】半夏。(中医方剂大辞典)

奠土汤 dian tu tang

【英文名】Dian Tu Decoction

【组成】(1)白术、茯苓、砂仁、山药、人参、萝卜子、附子、半夏、破故纸。(中医方剂大辞典)(2)白术、茯苓、人参、柴胡、半夏、甘草、葛根、神曲。(中医方剂大辞典)

奠安汤 dian an tang

【英文名】Dian An Decoction

【组成】(1)黄芪、焦术、故纸、肉桂、丁香。(中医方剂大辞典)(2)人参、茯苓、甘草、半夏、远志、柏子仁、山药、黄芪、麦冬。(中医方剂大辞典)

媚灵丸 mei ling wan

【英文名】Mei Ling Pill

【组成】蚕蛾渣、菟丝子、海龙、蛇床子、蚕蛾油。(药品标准－中药成方制剂标准1997)

寒下剂 han xia ji

【英文名】Purgative Agents Zi Cold Drug

【定义】指以寒下药为主组成,治疗里热积滞实证的方剂。(方剂学)

寒六合汤 han liu he tang

【英文名】Han Liu He Decoction

【组成】四物汤加干姜、附子。(中医方剂大辞典)

寒水丹 han shui dan

【英文名】Han Shui Pellet

【组成】鸡骨灰、银朱、冰片、赤石脂、棕衣灰。(中医方剂大辞典)

寒水石汤 han shui shi tang

【英文名】Han Shui Shi Decoction

【组成】寒水石、泽泻、茯苓、前胡、黄芩、柴胡、牛膝、白术、甘草、杏仁。(中医方剂大辞典)

寒水石粉散 han shui shi fen san

【英文名】Han Shui Shi Fen Powder

【组成】寒水石、芒硝、滑石、石膏、赤石脂、青木香、甘草、大黄、黄芩、芎䓖、麻黄、牡蛎。(中医方剂大辞典)

寒水石散 han shui shi san

【英文名】Han Shui Shi Powder

【组成】(1)寒水石、朴硝。(中医方剂大辞典)(2)寒水石、石膏、黄连、黄柏。(中医方剂大辞典)(3)寒水石、石膏、磁石、滑石、羚羊角、升麻、丁香、木香、甘草、朴硝、硝石、朱砂、麝香。(中医方剂大辞典)(4)寒水石、白矾、铅、白霜。(中医方剂大辞典)(5)寒水石、滑石、甘草粉。(中医方剂大辞典)(6)寒水石、紫石英、石膏、龙齿、贝齿。(中医方剂大辞典)(7)寒水石、羊桃根、消石、木香、白蔹、丁香、榆皮、赤小豆、汉防己、川大黄。(中医方剂大辞典)(8)寒水石、白石英、石膏、细辛、川升麻、朱砂、麝香、丁香、沉香、钟乳。(中医方剂大辞典)(9)寒水石、芒硝、滑石、石膏、赤石脂、青木香、大黄、甘草、黄芩、防风、芎䓖、麻黄根。(中医方剂大辞典)

寒水石煮散 han shui shi zhu san

【英文名】Han Shui Shi Zhu Powder

【组成】寒水石、石膏、滑石、白石脂、龙骨、桂心、甘草、牡蛎、赤石脂、干姜、大黄、犀角。(中医方剂大辞典)

寒水石粥 han shui shi zhou

【英文名】Han Shui Shi Gruel

【组成】寒水石、粳米、牛蒡根。(中医方剂大辞典)

寒水石膏 han shui shi gao

【英文名】Han Shui Shi Plaster

【组成】寒水石、羊蹄根、硝石、川大黄、白蔹、木香、附子、黄连、丁香、榆白皮、莽草、赤小豆、汉防己、半夏、玄参、甘草。(中医方剂大辞典)

寒水再造丹 han shui zai zao dan

【英文名】Han Shui Zai Zao Pellet

【组成】麦冬、生甘草、桔梗、黄芩、连翘、贝母、土茯苓、寒水石、夏枯草。(中医方剂大辞典)

寒水散 han shui san

【英文名】Han Shui Powder

【组成】青黛、大豆、马牙硝、黄连、黄柏。(中医方剂大辞典)

寒水膏 han shui gao

【英文名】Han Shui Plaster

【组成】寒水石、清麻油、黄蜡、黄丹、枫香。(中医方剂大辞典)

寒冰散 han bing san

【英文名】Han Bing Powder

【组成】(1)生石膏、冰片。(中医方剂大辞典)(2)马牙硝。(中医方剂大辞典)

寒托里散 han tuo li san

【英文名】Han Tuo Li Powder

【组成】黄栝蒌、忍冬、乳香、苏木、没药、甘草节。(中医方剂大辞典)

寒谷春生丹 han gu chun sheng dan

【英文名】Han Gu Chun Sheng Pellet

【组成】熟地、冬白术、当归、枸杞、杜仲、仙茅、巴戟肉、山萸肉、淫羊藿、韭子、肉苁蓉、蛇床子、附子、肉桂。(中医方剂大辞典)

寒赤散 han chi san

【英文名】Han Chi Powder

【组成】寒水石、赤石脂、大黄、黄柏、冰片。(辽宁中医杂志 1991,(7))

寒泻片 han xie pian

【英文名】Han Xie Tablet

【组成】山楂、炮姜。(药品标准－中药成方制剂标准 1993)

寒胀中满分消汤 han zhang zhong man fen xiao tang

【英文名】Han Zhang Zhong Man Fen Xiao Decoction

【组成】人参、黄芪、当归、茯苓、厚朴、半夏、吴萸、黄连、干姜、生姜、升麻、柴胡、川乌、麻黄、青皮、黄柏、泽泻、荜澄茄、草豆蔻、益智、木香。(中医方剂大辞典)

寒降汤 han jiang tang

【英文名】Han Jiang Decoction

【组成】生赭石、清半夏、蒌仁、生杭芍、竹茹、牛蒡子、粉甘草。(中医方剂大辞典)

寒战咬牙汤 han zhan yao ya tang

【英文名】Han Zhan Yao Ya Decoction

【组成】人参、丁香、肉桂、川芎、黄芪、白术、楂肉、豆蔻、甘草。(中医方剂大辞典)

寒食散 han shi san

【英文名】Han Shi Powder

【组成】紫石英、白石英、赤石脂、钟乳、石硫黄、海蛤、防风、栝蒌、白术、人参、桔梗、细辛、干姜、桂心、附子。(中医方剂大辞典)

寒凉降火汤 han liang jiang huo tang

【英文名】Han Liang Jiang Huo Decoction

【组成】生地、黄芩、黄连、山栀、石膏、花粉、杏仁、苏子、生甘草。(中医方剂大辞典)

寒热相兼汤 han re xiang jian tang

【英文名】Han Re Xiang Jian Decoction

【组成】人参、黄芪、川芎、当归、白芷、楂肉、防风、桔梗、甘草、陈皮、紫草、黄芩、地黄。(中医方剂大辞典)

寒热清脾饮 han re qing pi yin

【英文名】Han Re Qing Pi Drink

【组成】软柴胡、姜朴、姜夏、草果、黄芩、赤苓、灵仙、青皮、老姜。(中医方剂大辞典)

寒热痹胶囊 han re bi jiao nang

【英文名】Han Re Bi Capsule

【组成】桂皮、白芍、防风、知母、白术、麻黄、干姜、附子、甘草、地龙。(药品标准－中药成方制剂标准 1998)

寒热痹颗粒 han re bi ke li

【英文名】Han Re Bi Granule

【组成】桂枝、防风、白芍、知母、附子、干姜、麻黄、白术、甘草、地龙。(药品标准－中药成方制剂标准 1998)

寒通汤 han tong tang

【英文名】Han Tong Decoction

【组成】滑石、生杭芍、知母、黄柏。(中医方剂大辞典)

寒淋汤 han lin tang

【英文名】Han Lin Decoction

【组成】生山药、小茴香、当归、生杭芍、椒目。(中医方剂大辞典)

寒喘丸 han chuan wan

【英文名】Han Chuan Pill

【组成】清半夏、大枣、麻黄、射干、细辛、款冬花、紫菀、五味子、干姜。(药品标准－中药成方制剂标准 1991)

寒喘膏药 han chuan gao yao

【英文名】Han Chuan Plaster

【组成】川乌、草乌、连翘、白薇、赤芍、当归、大皂角、白芷、乌药、茯苓、白及、马钱子、桃枝、槐枝、柳枝、桑枝、肉桂、乳香、没药。(药品标准－中药成方制剂标准 1991)

寒湿相连汤 han shi xiang lian tang

【英文名】Han Shi Xiang Lian Decoction

【组成】黄芪、白术、苍术、干姜、木瓜、防己、猪苓、腹皮。(中医方剂大辞典)

寒湿神应药酒 han shi shen ying yao jiu

【英文名】Han Shi Shen Ying Wine

【组成】肉桂、枸杞子、大熟地、全当归、羌活、益智仁、川牛膝、汉防己、宣木瓜、杜仲、龙骨。(中医方剂大辞典)

寒湿煎 han shi jian

【英文名】Han Shi Decoction

【组成】紫苏、川芎、花椒、雨前茶。(中医方剂大辞典)

寒湿痹丸 han shi bi wan

【英文名】Han Shi Bi Pill

【异名】天麻祛风丸(药品标准－中药成方制剂标准)

【组成】苍术、当归、川芎、制何首乌、石斛、全蝎、防风、羌活、麻黄、细辛、制川乌、制草乌、天麻、荆芥、雄黄、甘草。(药品标准－中药成方制剂标准 1991)

寒湿痹片 han shi bi pian
【英文名】Han Shi Bi Tablet
【组成】附子、制川乌、黄芪、桂枝、麻黄、白术、当归、白芍、威灵仙、木瓜、细辛、甘草。（药品标准－中药成方制剂标准 1998）
寒湿痹冲剂 han shi bi chong ji
【英文名】Han Shi Bi Medicinal Instant Granule
【组成】附子、白术、当归、细辛。((93)辽卫药准字第 1456－228 号)
寒湿痹颗粒 han shi bi ke li
【英文名】Han Shi Bi Granule
【组成】附子、制川乌、黄芪、桂枝、麻黄、白术、当归、白芍、威灵仙、木瓜、细辛、甘草。（药品标准－中药成方制剂标准 1998）
寒痛散 han tong san
【英文名】Han Tong Powder
【组成】荔枝核、小茴香、吴茱萸。（中医方剂大辞典）
寒痹停片 han bi ting pian
【英文名】Han Bi Ting Tablet
【组成】马钱子、乳香、没药、生地黄、青风藤、川乌、淫羊藿、草乌、薏苡仁、乌梢蛇等。（《中华人民共和国卫生部－药品标准－二十个分册》1995 年）
寒解汤 han jie tang
【英文名】Han Jie Decoction
【组成】生石膏、知母、连翘、蝉退。（中医方剂大辞典）
尊重丸 zun zhong wan
【英文名】Zun Zhong Pellet
【组成】(1)沉香、丁香、人参、槟榔、广木香、青皮、陈皮、枳壳、白芷、车前子、苦葶苈、木通、赤茯苓、胡椒、海金沙、全蝎尾、白豆蔻、滑石、萝卜子、郁李仁。（中医方剂大辞典）(2)人参、沉香、丁香、木香、槟榔、车前子、葶苈、胡椒、蝎稍、滑石、海金沙、赤茯苓、白豆蔻、萝卜子、郁李仁。（中医方剂大辞典）
巽灵丹 xun ling dan
【英文名】Xun Ling Pellet
【组成】柴胡、前胡、羌活、独活、防风、桔梗、枳壳、茯苓、薄荷、川芎、荆芥、葛根、黄芩、甘草。（中医方剂大辞典）
巽顺丸 xun shun wan
【英文名】Xun Shun Pill
【组成】乌骨白丝毛鸡、乌贼骨、茹芦、鲍鱼。（中医方剂大辞典）
强力化痔灵 qiang li hua zhi ling
【英文名】Qiang Li Hua Zhi Ling Tablet
【组成】琥珀、延胡索、熊胆、地榆、田七、槐花、黄芩、紫珠草。
强力天麻杜仲丸 qiang li tian ma du zhong wan
【英文名】Qiang Li Tian Ma Du Zhong Pill
【组成】(1)天麻、杜仲。((83)吉卫药准字 43004)(2)天麻、杜仲、牛膝、当归、羌活、独活、生地、寄生。((84)辽卫药准字 1427－9)
强力天麻杜仲胶囊 qiang li tian ma du zhong jiao nang
【英文名】Qiang Li Tian Ma Du Zhong Capsule
【组成】天麻、杜仲、制草乌、附子、独活、藁本、玄参、当归、地黄、川牛膝、槲寄生、羌活。（药品标准－中药成方制剂标准 1991）
强力止咳宁胶囊 qiang li zhi ke ning jiao nang
【英文名】Qiang Li Zhi Ke Ning Capsule
【组成】金银、忍冬叶、满山红油。（药品标准－中药成方制剂标准 1998）
强力宁片 qiang li ning pian
【英文名】Qiang Li Ning Tablet
【组成】刺五加、枸杞子。（药品标准－中药成方制剂标准 1995）
强力正骨水 qiang li zheng gu shui
【英文名】Powerful Zheng Gu Tincture
【组成】三七、丢了棒、白芷、红花、川芎、樟脑、续断、薄荷脑、千斤拔、麝香。((82)川卫药准字－2569 号)
强力定眩片 qiang li ding xuan pian
【英文名】Qiang Li Ding Xuan Tablet
【组成】天麻、杜仲、野菊花、杜仲叶、川芎。（药品标准－中药成方制剂标准 1998）
强力枇杷胶囊 qiang li pi pa jiao nang
【英文名】Qiang Li Pi Pa Capsule
【组成】枇杷叶、桑白皮、白前、桔梗等。（《安徽省药品标准》(1993 年)）
强力枇杷露 qiang li pi pa Lu
【英文名】Qiang Li Pi Pa Syrup
【组成】枇杷叶、罂粟壳、百部、白前、桑白皮、桔梗、薄荷脑。（药品标准－中药成方制剂标准 1990）
强力咳喘舒口服液 qiang li ke chuan shu kou fu ye
【英文名】Qiang Li Ke Chuan Shu Liquid
【组成】熊胆粉、川贝母等。
强力健身胶囊 qiang li jian shen jiao nang
【英文名】Qiang Li Jian Shen Capsule
【组成】鸡血藤、黄精、金樱子、牛大力、女贞子、鸡睾丸、菟丝子、甘草、远志、独脚球、肉苁蓉、黑老虎根、熟地黄、淫羊藿、蚕蛾。（药品标准－中药成方制剂标准 1997）
强力峰乳浆胶丸 qiang li feng ru jiang jiao wan
【英文名】Qiang Li Feng Ru Jiang Capsule
【组成】人参、鲜王浆、维生素 B_1、维生素 B_2、鱼肝油。（药品标准－中药成方制剂标准 1998）
强力消炎胶囊 qiang li xiao yan jiao nang
【英文名】Qiang Li Xiao Yan Capsule
【组成】三七、南星、白附子、防风、白芷等。（中成药研究 1986,(6)）
强力脑心康 qiang li nao xin kang
【英文名】Qiang Li Nao Xin Kang Liquid

【组成】(1)蜜环菊、丹参。((85)吉卫药准字第 430160 号)(2)丹参、蜜环菌、蜂王浆、椴树蜜。((88)辽卫药准字第 2265－64 号)

强力脑心康口服液 qiang li nao xin kang kou fu ye

【英文名】Qiang Li Nao Xin Kang Oral Liquid

【组成】蜂王浆、丹参、蜜环菌提取液。(药品标准－中药成方制剂标准 1998)

强力脑清素片 qiang li nao qing su pian

【英文名】Qiang Li Nao Qing Su Tablet

【组成】刺五加、五味子、鹿茸、甘油磷酸钠等。(《黑龙江省药品标准》(1986))

强力康颗粒 qiang li kang ke li

【英文名】Qiang Li Kang Granule

【组成】灵芝菌浸膏、猴头菌浸膏、银耳菌浸膏、维生素 E。(药品标准－中药成方制剂标准 1998)

强力银翘片 qiang li yin qiao pian

【英文名】Qiang Li Yin Qiao Tablet

【组成】金银花、连翘、牛蒡子、扑热息痛。((89)陕卫药准字(1989)0080)

强力感冒片 qiang li gan mao pian

【英文名】Qiang Li Gan Mao Tablet

【异名】强力感冒强效片(药品标准－中药成方制剂标准)

【组成】金银花、牛蒡子、连翘、桔梗、薄荷、淡竹叶、荆芥、甘草、淡豆豉、对乙酰氨基酚。(药品标准－中药成方制剂标准 1998)

强中二姜丸 qiang zhong er jiang wan

【英文名】Qiang Zhong Er Jiang Pill

【组成】良姜、干姜、青皮、陈皮、大半夏、南星。(中医方剂大辞典)

强中丸 qiang zhong wan

【英文名】Qiang Zhong Pill

【组成】(1)神曲、陈皮、青皮、麦蘖、干姜、良姜、半夏。(中医方剂大辞典)(2)高良姜、干姜、陈皮、青皮、半夏。(中医主剂大辞典)(3)白术、陈皮、青皮、良姜、干姜。(中医方剂大辞典)

强中汤 qiang zhong tang

【英文名】Qiang Zhong Decoction

【组成】干姜、白术、青皮、橘红、人参、附子、厚朴、甘草、草果仁、丁香。(中医方剂大辞典)

强心丸 qiang xin wan

【英文名】Qiang Xin Pill

【组成】当归、紫河车、阿胶、牡蛎、熟地黄、麦冬、党参、白芍、黄芩、陈皮、龙骨、枸杞子、龙眼肉、酸枣仁、蒺藜、女贞子、地锦草、鹿角霜、黄芪、白术、地黄、天冬、远志、丹参、石斛、人参、黄柏、甘草、乌梅、何首乌、菟丝。(药品标准－中药成方制剂标准 1992)

强心丹 qiang xin dan

【英文名】Qiang Xin Pellet

【组成】人参、远志、酸枣仁、枸杞子、桂元肉。

强心合剂 qiang xin he ji

【英文名】Qiang Xin Mixture

【组成】炙黄芪、潞党参、大麦冬、肥玉竹、淡附片、葶苈子、车前子、紫丹参。(南京中医学院学报 1993,(1))

强心汤 qiang xin tang

【英文名】Qiang Xin Decoction

【组成】人参、茯神、当归、麦冬、巴戟天、山药、芡实、玄参、北五味、莲子心。(中医方剂大辞典)

强心抗衰汤 qiang xin kang shuai tang

【英文名】Qiang Xin Kang Shuai Decoction

【组成】人参、黄芪、丹参、川芎、赤芍、葶苈子、麦冬、附子、桂枝、茯苓、泽泻、甘草、淫羊藿。(山东中医杂志 1993,12(6))

强心灵 qiang xin ling

【英文名】Qiang Xin Ling Decoction

【组成】(1)党参、苏木、卷柏、桑白皮、大腹皮、陈皮、茯苓、水红子、五加皮、生姜。(辽宁中医杂志 1992,(2))(2)制附片、西洋参、麦冬、五味子、北五加皮、赤芍、太子参、酸枣仁、丹参、茯苓、当归、玉竹、泽泻、炙甘草、川芎、桔梗、车前子。(四川中医 1993,11(8))

强心饮 qiang xin yin

【英文名】Qiang Xin Drink

【组成】附子、黄芪。(上海中医药杂志 1990,(7))

强心定喘汤 qiang xin ding chuan tang

【英文名】Qiang Xin Ding Chuan Decoction

【组成】人参、天冬、麦冬、白前、黄芩、甘草、炒枣仁、远志、地龙、佛手、党参、黄芪。(陕西中医 1992,13(11))

强心栓 qiang xin shuan

【英文名】Qiang Xin Suppository

【组成】生黄芪、葶苈子、赤芍等。(中国医药学报 1992,7(2))

强心散 qiang xin san

【英文名】Qiang Xin Powder

【组成】党参、麦冬、五味子、葶苈子、丹参、北杏仁、桔梗、枳实、大枣。(广东医学(祖国医学版)1993,14(5))

强记汤 qiang ji tang

【英文名】Qiang Ji Decoction

【组成】熟地、麦冬、生枣仁、远志。(中医方剂大辞典)

强龙益肾胶囊 qiang long yi shen jiao nang

【英文名】Qiang Long Yi Shen Capsule

【组成】牡蛎、龙骨、花椒目、丁香、黄芪、阳起石、鹿茸、防风、海螵蛸。(药品标准－中药成方制剂标准 1997)

强壮灵 qiang zhuang ling

【英文名】Qiang Zhuang Ling Medicinal Instant Granule

【组成】黄芪、茯苓、化橘红、黄精、青黛、炙鸡内金等。

（中国医药学报 1993,8(1)）

强阳保肾丸 qiang yang bao shen wan

【英文名】Qiang Yang Bao Shen Pill

【组成】肉桂、沙苑子、阳起石、肉苁蓉。（药品标准－中药成方制剂标准）

强阳神丹 qiang yang shen dan

【英文名】Qiang Yang Shen Pill

【组成】熟地、肉桂、覆盆子、黄芪、巴戟天、柏子仁、麦冬、当归、白术。（中医方剂大辞典）

强志丸 qiang zhi wan

【英文名】Qiang Zhi Pill

【组成】菟丝子、熟地黄、茯神、山药、黄芪、石莲、柏子仁、附子、远志、枸杞子、杜仲、破故纸、鹿角霜。（中医方剂大辞典）

强肝丸 qiang gan wan

【英文名】Qiang Gan Pill

【组成】当归、白芍、丹参、郁金、黄芪、党参、泽泻、黄精、地黄、山药、山楂、神曲、茵陈、板蓝根、秦艽、甘草。（药品标准－中药成方制剂标准 1991）

强肝汤 qiang gan tang

【英文名】Qiang Gan Decoction

【组成】(1)1号：黄芪、丹参、当归、白芍、党参、白术、茯苓、黄精、生地、郁金、茵陈、板蓝根、泽泻、山楂、山药、甘草；2号：银花、败酱草、龙胆草、栀子、丹参、当归、白芍、党参、白术、茯苓、郁金、茵陈、车前子、香橼、甘草、炒莱菔子。（中西医结合杂志 1986,6(9)）(2)当归、白芍、郁金、党参、泽泻、黄精、生地、山药、板蓝根、山楂、神曲、秦艽、丹参、黄芪、甘草。（实用中西医结合杂志 1990,3(2)）(3)黄芪、党参、山药、山楂、神曲、当归、板蓝根、败酱草、泽泻、白芍、虎杖、茵陈、甘草。（湖南中医杂志 1987,(1)）

强肝液 qiang gan ye

【英文名】Qiang Gan Liquid

【组成】板蓝根、茵陈、白芍、黄芪、甘草、丹参、泽泻、郁金、当归。（(92)卫药准字 Z-20 号）

强肝糖浆 qiang gan tang jiang

【英文名】Qiang Gan Syrup

【组成】茵陈、板蓝根、当归、白芍、丹参、郁金、黄芪、党参、泽泻、黄精、地黄、山药、山楂、六神曲、秦艽、甘草。（药品标准－中药成方制剂标准 1990）

强身口服液 qiang shen kou fu ye

【英文名】Qiang Shen Oral Liquid

【组成】人参、麦冬、黄芪、五味子。（药品标准－中药成方制剂标准 1997）

强身丹 qiang shen dan

【英文名】Qiang Shen Pellet

【组成】肉苁蓉、菟丝子、枸杞子、生地黄、人参、山药、川牛膝、茯苓、制首乌、肉桂、五味子、广木香、补骨脂、黄精、黄芪。（南京中医学院学报 1991,(1)）

强身壮骨酒 qiang shen zhuang gu jiu

【英文名】Qiang Shen Zhuang Gu Wine

【组成】豹骨、天麻、陈皮、桂枝、五加皮、秦艽、怀牛膝、木瓜、白术、杜仲、当归、川芎、熟地黄、红釉、防风、桑枝、党参、白茄根、黄芪、甘松、红花、菟丝子。（药品标准－中药成方制剂标准 1998）

强身宝口服液 qiang shen bao kou fu ye

【英文名】Qiang Shen Bao Liquid

【组成】黄芪、牛睾丸、当归等。（四川中医 1990,8(6)）

强身健脑片 qiang shen jian nao pian

【英文名】Qiang Shen Jian Nao Tablet

【异名】脑灵通片（药品标准－中药成方制剂标准）

【组成】人参、鹿茸、柏子仁、当归、白芍、五味子、茯苓、甘草、肉苁蓉、地黄、川芎、酸枣仁、熟地黄、猪脑提取物。（药品标准－中药成方制剂标准 1992）

强身酒 qiang shen jiu

【英文名】Qiang Shen Wine

【组成】党参、五加皮、首乌、牛膝、生地黄、桑寄生、熟地黄、女贞子、鸡血藤、白术、木爪、香附、丹参、陈皮、山药、半夏、泽泻、桔梗、六神曲、大枣、山楂、红花、麦芽。（药品标准－中药成方制剂标准 1998）

强身液 qiang shen ye

【英文名】Qiang Shen Liquid

【组成】红参、五味子、白芍、熟地黄。（(90)京卫药准字第 296 号）

强肺丸 qiang fei wan

【英文名】Qiang Fei Pill

【组成】南北沙参、生黄芪、炒白术、麦冬、补骨脂、炒山药、五味子、鱼腥草、姜半夏、胆南星、远志肉、川象贝。（上海中医药杂志 1984,(9)）

强肾丸 qiang shen wan

【英文名】Qiang Shen Pill

【组成】防风、生炙黄芪、太子参、炒白术、生熟地黄、当归、紫丹参、枸杞、淮山药、山萸肉、茯苓、巴戟天、桑寄生、仙灵脾、杜仲、金樱子、芡实、雷公藤、红枣。（江苏中医 1990,11(1)）

强肾气附子散 qiang shen qi fu zi san

【英文名】Qiang Shen Qi Fu Zi Powder

【组成】附子、芎䓖、白芍药、当归、熟干地黄、人参、半夏、白茯苓、桂心、五味子、肉苁蓉、黄芪。（中医方剂大辞典）

强肾片 qiang shen pian

【英文名】Qiang Shen Tablet

【组成】鹿茸、山药、山茱萸、熟地黄、枸杞子、丹参、补骨脂、牡丹皮、桑椹子、益母草、茯苓、泽泻、杜仲、人参茎叶总皂甙。（药品标准－中药成方制剂标准 1998）

强肾镇痛丸 qiang shen zhen tong wan

【英文名】Qiang Shen Zhen Tong Pill

【组成】桑寄生、续断、附子、鹿角、核桃仁、党参、猪脊

髓。(药品标准－中药成方制剂标准1991)

强效银翘片 qiang xiao yin qiao pian

【英文名】Qiang Xiao Yin Qiao Tablet

【组成】金银花、连翘、荆芥、薄荷、淡豆豉、淡竹叶、牛蒡子、桔梗、甘草、扑热息痛。((85)鄂卫药准字第19号)

强脑抗痫灵 qiang nao kang xian ling

【英文名】Qiang Nao Kang Xian Ling Powder

【组成】丹参、何首乌、七叶一枝花、天麻、钩藤、蝉蜕、地龙、石菖蒲、牛黄、麝香、珍珠、竺黄、石决明。(中医方剂大辞典)

强筋英雄丸 qiang jin ying xiong wan

【英文名】Qiang Jin Ying Xiong Pill

【组成】制川乌、制草乌、石斛、半夏、川牛膝、天南星、党参、木瓜、钩藤、续断、陈皮、制马钱子。(药品标准－中药成方制剂标准1991)

彭氏风流散 peng shi feng liu san

【英文名】Peng Shi Feng Liu Powder

【组成】石膏、白矾、枇杷叶、松脂、黄丹。(中医方剂大辞典)

彭氏黑龙散 peng shi hei long san

【英文名】Peng Shi Hei Long Powder

【异名】黑龙散(中医方剂大辞典、正体类要)

【组成】川山甲、丁皮、当归、百草霜、枇杷叶。(中医方剂大辞典)

彭君麋角粉 peng jun mi jiao fen

【英文名】Peng Jun Mi Jiao Powder

【组成】麋角。(中医方剂大辞典)

彭祖丸 peng zu wan

【英文名】Peng Zu Pill

【异名】小丹(中医方剂大辞典、元和经用经)

【组成】柏子仁、石斛、天雄、巴戟天、续断、天门冬、泽泻、菟丝子、人参、干地黄、薯蓣、远志、蛇床子、钟乳、覆盆子、苁蓉、山茱萸、杜仲、菖蒲、五味子、桂心、茯苓。(中医方剂大辞典)

彭祖延年柏子仁丸 peng zu yan nian bo zi ren wan

【英文名】Peng Zu Yan Nian Bo Zi Ren Pill

【组成】柏子仁、蛇床子、菟丝子、覆盆子、石斛、巴戟天、杜仲、茯苓、天门冬、远志、天雄、续断、桂心、菖蒲、泽泻、薯蓣、人参、干地黄、山茱萸、五味子、钟乳、肉苁蓉。(中医方剂大辞典)

彭祖固阳固蒂长生延寿丹 peng zu gu yang gu di chang sheng yan shou dan

【英文名】Peng Zu Gu Yang Gu Di Chang Sheng Yan Shou Pill

【组成】麝香、丁香、青盐、夜明砂、乳香、木香、小茴、没药、虎骨、蛇骨、龙骨、朱砂、雄黄、白附子、人参、附子、胡椒、五灵脂、槐皮、艾叶。(中医方剂大辞典)

彭祖秘服接命丹 peng zu mi fu jie ming dan

【英文名】Peng Zu Mi Fu Jie Ming Pellet

【异名】接命丹(中医方剂大辞典、中国医学大辞典)

【组成】何首乌、白茯苓、赤茯苓、菟丝子、牛膝、破故纸、覆盆子、当归。(中医方剂大辞典)

彭祖麋角丸 peng zu mi jiao wan

【英文名】Peng Zu Mi Jiao Pill

【组成】麋角、槟榔、通草、秦艽、人参、菟丝子、肉苁蓉、甘草。(中医方剂大辞典)

彭真人还寿丹 peng zhen ren huan shou dan

【英文名】Peng Zhen Ren Huan Shou Pellet

【组成】大辰砂、补骨脂、核桃仁、杜仲、牛膝、天门冬、麦门冬、生地黄、熟地黄、当归、白茯苓、川芎、远志、石菖蒲、巴戟、白茯神、青盐、黄柏、小茴香、知母、川椒、乳香、拣参、黄精、何首乌。(中医方剂大辞典)

御方三仙散 yu fang san xian san

【英文名】Yu Fang San Xian Powder

【异名】三仙散(中医方剂大辞典、普济方)

【组成】蓬莪术、茴香、阿魏。(中医方剂大辞典)

御风丹 yu feng dan

【英文名】Yu Feng Pellet

【组成】川芎、白芍药、桔梗、细辛、白僵蚕、川羌活、南星、麻黄、防风、白芷、干生姜、甘草、朱砂。(中医方剂大辞典)

御风膏 yu feng gao

【英文名】Yu Feng Plaster

【异名】草麻膏(中医方剂大辞典、圣惠)

【组成】蓖麻子。

御仙酒 yu xian jiu

【英文名】Yu Xian Wine

【组成】牛膝、牛蒡根、大麻子、枸杞子、苍术、牛蒡子、蚕砂、秦艽、羌活、防风、桔梗。(中医方剂大辞典)

御史散 yu shi san

【英文名】Yu Shi Powder

【组成】生铁锈。(中医方剂大辞典)

御用托里散 yu yong tuo li san

【英文名】Yu Yong Tuo Li Powder

【组成】当归、赤芍药、牡蛎、大黄、山栀子、黄芩、栝楼、皂角针、金银花、朴硝、连翘。(中医方剂大辞典)

御米丸 yu mi wan

【英文名】Yu Mi Pill

【组成】肉豆蔻、诃子、白茯苓、白术、石莲肉、当归、罂粟壳、乳香。(中医方剂大辞典)

御米汤 yu mi tang

【英文名】Yu Mi Decoction

【组成】(1)御米子、当归、青橘皮、陈皮、羌活、独活、丁公藤。(中医方剂大辞典)(2)御米、甘草、当归、黄连。(中医方剂大辞典)

御米饮子 yu mi yin zi

【英文名】Yu Mi Decoction

【异名】御米汤(中医方剂大辞典、局方)

【组成】(1)罂粟壳、人参、厚朴、白茯苓、干姜、乌梅、甘草。(中医方剂大辞典)(2)当归、干姜、黄柏、枳壳、罂粟、甘草、罂粟壳。(中医方剂大辞典)

御米酒 yu mi jiu

【英文名】Yu Mi Wine

【组成】真薏苡米酒、霜茄根、真桑寄生、五加皮、苍耳子、甘州枸杞子、川牛膝。(中医方剂大辞典)

御邪汤 yu xie tang

【英文名】Yu Xie Decoction

【组成】泽兰、黄芩、焦栀子、杏仁、天麻、琥珀、川芎、当归、荆芥、竹叶。(中医方剂大辞典)

御沟金水方 yu gou jin shui fang

【英文名】Yu Gou Jin Shui Decoction

【组成】净泥黄土。(中医方剂大辞典)

御制平安丸 yu zhi ping an wan

【英文名】Yu Zhi Ping An Pill

【组成】苍术、陈皮、厚朴、甘草、山楂、老范志万应神曲、麦芽、枳实、红豆蔻、白豆蔻、草豆蔻、肉豆蔻、沉香、木香、檀香、丁香。(药品标准－中药成方制剂标准 1998)

御制平安丹 yu zhi ping an dan

【英文名】Yu Zhi Ping An Pellet

【组成】麝香、灯草灰、猪牙皂、冰片、细辛、明雄黄、朱砂、草霜、大腹子、炒苍术、茯苓、陈皮、制厚朴、五加皮、藿香。(中医方剂大辞典)

御制参苓白术丸 yu zhi shen ling bai zhu wan

【英文名】Yu Zhi Shen Ling Bai Zhu Pill

【组成】人参、于术、茯苓、山药、扁豆、薏米、莲肉、陈皮、砂仁、半夏、黄连、神曲、当归、杭芍、香附、炙草、桔梗、干姜、红枣肉。(中医方剂大辞典)

御制除温解毒方 yu zhi chu wen jie du fang

【英文名】Yu Zhi Chu Wen Jie Du Decoction

【组成】辰砂益元散、生姜。(中医方剂大辞典)

御府五辛宽膈汤 yu fu wu xin kuan ge tang

【英文名】Yu Fu Wu Xin Kuan Ge Decoction

【组成】拣丁香、檀香、桔梗、陈皮、缩砂仁、川干姜、甘草、白盐。(中医方剂大辞典)

御苑匀气散 yu yuan yun qi san

【英文名】Yu Yuan Yun Qi Powder

【组成】桑白皮、净陈皮、桔梗、甘草、赤茯苓、藿香、木通。(中医方剂大辞典)

御前白牙散 yu qian bai ya san

【英文名】Yu Qian Bai Ya Powder

【组成】石膏、香附子、白芷、甘松、三奈、藿香、零陵香、沉香、川芎、细辛、防风。(中医方剂大辞典)

御院麝香散 yu yuan she xiang san

【英文名】Yu Yuan She Xiang Powder

【组成】白矾、白龙骨、麝香。(中医方剂大辞典)

御容搐鼻散 yu rong chu bi san

【英文名】Yu Rong Chu Bi Powder

【组成】川芎、细辛、芒硝、藁本。(中医方剂大辞典)

御爱丸 yu ai wan

【英文名】Yu Ai Honeyed Pill

【组成】御米壳。(中医方剂大辞典)

御爱忘杖丸 yu ai wang zhang wan

【英文名】Yu Ai Wang Zhang Pill

【组成】海金砂、虎骨、肉桂、没药、乳香、斑蝥、古老钱、朱砂。(中医方剂大辞典)

御爱灵黍汤 yu ai ling shu tang

【英文名】Yu Ai Ling Shu Decoction

【组成】大小麦、甘草、缩砂仁、生姜、盐。(中医方剂大辞典)

御爱姜苏丸 yu ai jiang su wan

【英文名】Yu Ai Jiang Su Honeyed Pill

【组成】紫苏叶、乌梅肉、甘草、真官桂、香薷叶、生姜、木瓜、檀香。(中医方剂大辞典)

御爱紫宸汤 yu ai zi chen tang

【英文名】Yu Ai Zi Chen Decoction

【组成】良姜、丁香、甘草、陈皮、藿香、官桂、茯苓、檀香、木香、砂仁、葛花、干葛。(中医方剂大辞典)

御验膏 yu yan gao

【英文名】Yu Yan Plaster

【组成】血余、当归尾、川芎、赤芍药、生地黄、桃仁、红花、苏木、木香、茅香、丁香、丁皮、藿香、乌药、南星、半夏、贝母、苍术、玄参、苦参、黄芩、黄柏、大黄、山栀、天花粉、枳壳、川乌、草乌、肉桂、良姜、艾叶、防风、荆芥、白芷、细辛、羌活、独活、连翘、藁本、秦艽、麻黄、续断、牛膝、骨碎补、牙皂、五加皮、白鲜皮、白及。(中医方剂大辞典)

御寒汤 yu han tang

【英文名】Yu Han Decoction

【组成】黄连、黄柏、羌活、炙甘草、佛耳草、款冬花、白芷、防风、升麻、人参、陈皮、苍术、黄芪。(中医方剂大辞典)

御寒暖胃膏 yu han nuan wei gao

【英文名】Yu Han Nuan Wei Plaster

【组成】生姜汁、牛胶、乳香、没药、花椒、黄丹。(中医方剂大辞典)

御寒膏 yu han gao

【英文名】Yu Han Plaster

【组成】生姜、牛胶、乳香、没药。(中医方剂大辞典)

御痛汤 yu tong tang

【英文名】Yu Tong Decoction

【组成】黄连、山栀仁、橘红、茯苓、草蔻仁、半夏、甘草。

【异名】三仙丹(中医方剂大辞典、全国中药成药处方集)
【组成】冰片、轻粉、红粉。(中医方剂大辞典)
提脓散 ti nong san
【英文名】Ti Nong Powder
【组成】红粉、轻粉、冰片。(药品标准－中药成方制剂标准 1993)
提陷汤 ti xian tang
【英文名】Ti Xian Decoction
【组成】黄芪、麦门冬、白术、人参、甘草、桔梗、神曲。(中医方剂大辞典)
提痰药 ti tan yao
【英文名】Ti Tan Powder
【组成】白矾、巴豆仁。(中医方剂大辞典)
插耳皂荚丸 cha er zao jia wan
【英文名】Cha Er Zao Jia Pill
【组成】皂荚、豉、蒜、巴豆。(中医方剂大辞典)
插骨散 cha gu san
【英文名】Cha Gu Powder
【组成】炒白术、白芍、川芎、肉桂、木香、乳香、牛膝、甘草、米酒。(成都中医学院学报 1987,(4))
握宣丸 wo xuan wan
【英文名】Wo Xuan Pill
【组成】(1)巴豆、硫黄、良姜、附子、槟榔、甘遂。(中医方剂大辞典)(2)槟榔、肉桂、干姜、附子、甘遂、良姜、韭子、巴豆、硫黄。(中医方剂大辞典)
揩牙乌髭地黄散 kai ya wu zi di huang san
【英文名】Kai Ya Wu Zi Di Huang Powder
【异名】地黄散(中医方剂大辞典、博济)
【组成】荞草、生姜、筒子漆、乌麻子、地黄、猪牙、皂角、菟丝子。(中医方剂大辞典)
揩齿七圣散 kai chi qi sheng san
【英文名】Kai Chi Qi Sheng Powder
【组成】白面、皂角、诃子、盐。(中医方剂大辞典)
揩齿丹砂散 kai chi dan sha san
【英文名】Kai Chi Dan Sha Powder
【异名】丹砂散(中医方剂大辞典、圣济总录)
【组成】丹砂、麝香、白檀香、丁香皮、藿香叶、茅香、甘松、白芷、升麻、莎草根、铅丹、石膏、凝水石、零陵香、猪牙皂荚。(中医方剂大辞典)
揩齿升麻散 kai chi sheng ma san
【英文名】Kai Chi Sheng Ma Powder
【异名】升麻散(中医方剂大辞典、圣济总录)
【组成】升麻、生干地黄、皂荚、干石榴子、柳枝、巨胜。(中医方剂大辞典)
揩齿牛膝散 kai chi niu xi san
【英文名】Kai Chi Niu Xi Powder
【组成】牛膝、生地黄、地骨白皮、马齿苋、盐、猪牙、皂荚、兰香根、饋饭。(中医方剂大辞典)
揩齿贝齿散 kai chi bei chi san
【英文名】Kai Chi Bei Chi Powder
【组成】贝齿、文蛤、石膏、凝水石、石决明、丹砂、龙脑、海蛤。(中医方剂大辞典)
揩齿白石英散 kai chi bai shi ying san
【英文名】Kai Chi Bai Shi Ying Powder
【异名】白石英散(中医方剂大辞典、圣济总录)
【组成】白石英、珊瑚、海蛤、琥珀、海水沫、丹砂、钟乳。(中医方剂大辞典)
揩齿白芷散 kai chi bai zhi san
【英文名】Kai Chi Bai Zhi Powder
【组成】白芷、升麻、藁本、细辛、沉香、丁香、石膏、贝齿、麝香、猪牙、皂荚、凝水石。(中医方剂大辞典)
揩齿石膏散 kai chi shi gao san
【英文名】Kai Chi Shi Gao Powder
【异名】石膏散(中医方剂大辞典、圣济总录)
【组成】石膏、凝水石、丹砂、升麻、白芷、细辛、藁本、沉香。(中医方剂大辞典)
揩齿龙花蕊散 kai chi long hua rui san
【英文名】Kai Chi Long Hua Rui Powder
【异名】龙花蕊散(中医方剂大辞典、圣惠)
【组成】龙花蕊、寒水石、生干地黄。(中医方剂大辞典)
揩齿龙骨散 kai chi long gu san
【英文名】Kai Chi Long Gu Powder
【组成】龙骨、细辛、石膏、藁本、白芷、芎䓖、升麻、龙葵花、凝水石、盐花。(中医方剂大辞典)
揩齿龙脑散 kai chi long nao san
【英文名】Kai Chi Long Nao Powder
【组成】龙脑、寒水石、盐花、石膏、藁本、白芷、芎䓖、川升麻、细辛、龙花蕊。(中医方剂大辞典)
揩齿朱砂散 kai chi zhu sha san
【英文名】Kai Chi Zhu Sha Powder
【组成】朱砂、海蛤、石膏、细辛、川升麻、防风、寒水石、芎䓖、槟榔、生干地黄。(中医方剂大辞典)
揩齿防风散 kai chi fang feng san
【英文名】Kai Chi Fang Feng Powder
【组成】防风、升麻、细辛、钟乳粉、凝水石、白石英、丹砂、沉香、丁香、麝香。(中医方剂大辞典)
揩齿皂荚散 kai chi zao jia san
【英文名】Kai Chi Zao Jia Powder
【组成】(1)皂荚、鸡肠草、青盐。(中医方剂大辞典)(2)皂荚、空青、曾青、胡桐泪、戎盐、石膏、丹砂、麝香。(中医方剂大辞典)
揩齿细辛散 kai chi xi xin san
【英文名】Kai Chi Xi Xin Powder

【组成】(1)细辛、升麻、白芷、藁本、沉香、丁香、石膏。(中医方剂大辞典)(2)细辛、藜芦、莽草、曲头棘、东墙衣、盐花、荞麦面。(中医方剂大辞典)(3)细辛、升麻、甘松香、零陵香、藿香叶、当归、铅丹、白芷、地骨皮、凝水石、笋灰、牛膝、麝香、白檀香。(中医方剂大辞典)

揩齿金牙散 kai chi jin ya san

【英文名】Kai Chi Jin Ya Powder

【异名】金牙散(中医方剂大辞典、圣济总录)

【组成】金牙、蟾酥、细辛、黄芩、白芷、升麻。(中医方剂大辞典)

揩齿胡桃灰散 kai chi hu tao hui san

【英文名】Kai Chi Hu Tao Hui Powder

【异名】胡桃灰散(中医方剂大辞典、圣济总录)

【组成】胡桃仁、贝母。(中医方剂大辞典)

揩齿秦椒散 kai chi qin jiao san

【英文名】Kai Chi Qin Jiao Powder

【组成】秦椒、干漆、生干地黄、马齿苋、石榴皮、柳枝、桑根白皮、胡桃皮、白刺皮。(中医方剂大辞典)

揩齿莲子草散 kai chi lian zi cao san

【英文名】Kai Chi Lian Zi Cao Powder

【异名】莲子草散(中医方剂大辞典、圣济总录)

【组成】莲子草、升麻、牛膝、茜草、丁香、生地黄。(中医方剂大辞典)

揩齿散 kai chi san

【英文名】Kai Chi Powder

【组成】(1)猪牙皂荚、夜合枝、槐枝、皂荚枝、寒水石、石膏、升麻、芎䓖、甘松、藿香、丁香。(中医方剂大辞典)(2)莲子草、破麻布。(中医方剂大辞典)(中医方剂大辞典)(3)细辛、白蒺藜、露蜂房、川升麻、白矾、黄柏、槐柳枝。(中医方剂大辞典)(4)母丁香、蒴叶、断蚍皂荚、茜草。(中医方剂大辞典)(5)莲子草、鸡眼草、熟干地黄、马齿苋、酸石榴皮、海盐、青胡桃皮、没石子、丁香、川升麻、麝香。

揩齿槐枝散 kai chi huai zhi san

【英文名】Kai Chi Huai Zhi Powder

【异名】槐枝散(中医方剂大辞典、圣济总录)

【组成】槐枝、皂荚、巨胜子、青盐、生干地黄。(中医方剂大辞典)

揩齿麝香散 kai chi she xiang san

【英文名】Kai Chi She Xiang Powder

【异名】麝香散(中医方剂大辞典、圣济总录)

【组成】麝香、小豆面、蜀椒、青盐。(中医方剂大辞典)

揭云散 jie yun san

【英文名】Jie Yun Powder

【组成】当归、赤芍药、秦皮、滑石、铜青、甘草。(中医方剂大辞典)

揭风汤 jie feng tang

【英文名】Jie Feng Decoction

【组成】(1)全蝎、天南星、天麻、朱砂、轻粉、脑子、麝。(中医方剂大辞典)(2)青黛、芦荟、全蝎、南星、朱砂、牙硝、轻粉。(中医方剂大辞典)

揭毒散 jie du san

【英文名】Jie Du Powder

【组成】大黄、朴硝、白及。(中医方剂大辞典)

揭障丹 jie zhang dan

【英文名】Jie Zhang Pellet

【组成】黄荆子。(中医方剂大辞典)

援下回生丹 yuan xia hui sheng dan

【英文名】Yuan Xia Hui Sheng Pellet

【组成】人参、白术、茯苓、柴胡、甘草、赤石脂末。(中医方剂大辞典)

援土固胎汤 yuan tu gu tai tang

【英文名】Yuan Tu Gu Tai Decoction

【组成】人参、白术、肉桂、山药、制附子、炙甘、杜仲、续断、枸杞子、山茱萸、菟丝子、砂仁。(中医方剂大辞典)

援生膏 yuan sheng gao

【英文名】Yuan Sheng Plaster

【组成】轻粉、乳香、没药、血竭、蟾酥、麝香、雄黄。(中医方剂大辞典)

援命拒寒汤 yuan ming ju han tang

【英文名】Yuan Ming Ju Han Decoction

【组成】白术、肉桂、破故纸、杜仲。(中医方剂大辞典)

援命救绝汤 yuan ming jiu jue tang

【英文名】Yuan Ming Jiu Jue Decoction

【组成】人参、白术、肉桂、附子、山茱萸、北五味、金银花、茯神。(中医方剂大辞典)

援怯汤 yuan qie tang

【英文名】Yuan Qie Decoction

【组成】白术、山药、茯苓、人参、芡实、白薇、鳗鱼骨末、肉桂。(中医方剂大辞典)

援绝神丹 yuan jue shen dan

【英文名】Yuan Jue Shen Pellet

【组成】白芍、当归、枳壳、槟榔、甘草、滑石粉、莱菔子、木香。(中医方剂大辞典)

援瘵汤 yuan zhai tang

【英文名】Yuan Zhai Decoction

【组成】白芍、当归、熟地、山茱萸、茯苓、鳖甲、白薇。(中医方剂大辞典)

搜风丸 sou feng wan

【英文名】Sou Feng Pill

【异名】人参半夏丸(中医方剂大辞典、儒门事亲)

【组成】(1)天麻、玄参、萆薢、杜仲、附子、羌活、牛膝、独活、当归、生地黄。(中医方剂大辞典)(2)大黄、槟榔、枳实、黑牵牛。(中医方剂大辞典)(3)黑牵牛子、槟榔、大腹皮、青皮、皂角、木香、防风、大黄、羌活、枳实、川乌、乌药。(中医方剂大辞典)(4)肥皂角。(中医方剂大辞典)(5)人参、茯苓、南星、半夏、干姜、白矾、凝水石、蛤粉、薄荷、藿香。(中医方剂大辞典)(6)人参、茯苓、天南星、干生姜、藿香叶、白矾、蛤粉、寒水石、大黄、黄芩、牵牛、薄荷叶、滑石、半夏。(中医方剂大辞典)(7)牵牛子、枳壳、青橘皮、桂、芎䓖、郁李仁、白芷、羌活、防风、大黄、麻仁。(中医方剂大辞典)(8)木香、恶实、青橘皮、牵牛子、旋覆花、槟榔、皂荚。(中医方剂大辞典)(9)何首乌、南星、骨碎补、川乌、土牛膝、芍药、细辛、当归、白鲜皮。(中医方剂大辞典)

搜风大九宝饮 sou feng da jiu bao yin

【英文名】Sou Feng Da Jiu Bao Drink

【组成】天雄、沉香、防风、南星、薄荷叶、地龙、木香、全蝎。(中医方剂大辞典)

搜风化痰丸 sou feng hua tan wan

【英文名】Sou Feng Hua Tan Pill

【组成】(1)胆星、半夏、僵蚕、白矾、天麻、陈皮、荆芥、白附、辰砂。(中医方剂大辞典)(2)人参、槐角子、僵蚕、白矾、陈皮、天麻、荆芥、半夏、辰砂。(中医方剂大辞典)

搜风无价丸 sou feng wu jia wan

【英文名】Sou Feng Wu Jia Pill

【组成】全蝎、苦参、防风、当归、川芎、蝉壳、荆芥、羌活、柴胡、独活、牙皂、丢子。(中医方剂大辞典)

搜风止痛汤 sou feng zhi tong tang

【英文名】Sou Feng Zhi Tong Decoction

【组成】防风、山甲片、川乌头、独活、秦艽、威灵仙、明党参、麻黄、桂枝、皂刺、木瓜、甘草。(中医方剂大辞典)

搜风四七丹 sou feng si qi dan

【英文名】Sou Feng Si Qi Pellet

【组成】防风、川芎、当归、芍药、麻黄、黄芩、山栀、连翘、白术、甘草、薄荷、桔梗、全蝎、蝉壳、羌活、独活、胡麻、干葛、升麻、荆芥、人参、牛膝、滑石、木香、麝香、石膏、大风子肉。(中医方剂大辞典)

搜风夺命丹 sou feng duo ming dan

【英文名】Sou Feng Duo Ming Pellet

【组成】雄鼠屎、防风、人参、草乌、灵脂、京墨、南星、细辛、乳香、天麻、甘草、麝香、巴霜、羌活、独活。(中医方剂大辞典)

搜风安胎饮 sou feng an tai yin

【英文名】Sou Feng An Tai Drink

【组成】归身、黄芪、羌活、黄芩、秦艽、防风、炙草。(中医方剂大辞典)

搜风汤 sou feng tang

【英文名】Sou Feng Decoction

【组成】(1)防风、清半夏、生石膏、僵蚕、柿霜饼、麝香。(中医方剂大辞典)(2)防风、白芷、细辛、羌活、赤芍、茺蔚子、薄荷、五味子、菊花、荆芥、玄参、大黄、朴硝。(中医方剂大辞典)(3)防风、五味子、大黄、天门冬、桔梗、芍药、细辛、茺蔚子。(中医方剂大辞典)

搜风泻火汤 sou feng xie huo tang

【英文名】Sou Feng Xie Huo Decoction

【组成】四物汤、防风、山栀、连翘、黄芩、黄柏、石决明、车前子、木通、薄荷、甘草、生石膏。(中医方剂大辞典)

搜风胜湿汤 sou feng sheng shi tang

【英文名】Sou Feng Sheng Shi Decoction

【组成】川乌、桂枝尖、毛苍术、草乌、汉防已、粉葛根、麻黄、皂刺、独活、木瓜、甘草。(中医方剂大辞典)

搜风除湿汤 sou feng chu shi tang

【英文名】Sou Feng Chu Shi Decoction

【组成】全虫、蜈蚣、海风藤、川槿皮、炒黄柏、炒白术、威灵仙、炒薏米、炒枳壳、白鲜皮。(中医方剂大辞典)

搜风顺气丸 sou feng shun qi wan

【英文名】Sou Feng Shun Qi Pill

【组成】(1)车前子、大麻子、大黄、牛膝、郁李仁、菟丝子、枳壳、山药。(中医方剂大辞典)(2)人参、麻子仁、柏子仁、大黄、皂角、黑牵牛、威灵仙、朴硝。(中医方剂大辞典)

搜风顺气饮子 sou feng shun qi yin zi

【英文名】Sou Feng Shun Qi Drink

【组成】大黄、甘草、当归、防风、朴硝、白芍药、天麻。(中医方剂大辞典)

搜风顺气散 sou feng shun qi san

【英文名】Sou Feng Shun Qi Powder

【组成】归尾、僵蚕、乌药、陈皮、桔梗、川芎、白芷、枳壳、甘草、干姜、茯苓、羌活、金银花。(中医方剂大辞典)

搜风换骨夺命丹 sou feng huan gu duo ming dan

【英文名】Sou Feng Huan Gu Duo Ming Pellet

【组成】真五加皮、猪牙皂角、茅山苍术、麻黄、紫背浮萍、川乌、土木鳖子、角沉香、广木香、真血竭、滴乳香、明天麻、南星、羌活、荆芥穗、防风、锦纹大黄、白僵蚕、川甘松、苍耳子、白芷梢、真没药、白蒺藜、姜黄、川当归、皂角刺、真当门子、麝香、大风子、牛蒡子。(中医方剂大辞典)

搜风流气饮 sou feng liu qi yin

【英文名】Sou Feng Liu Qi Drink

【组成】荆芥、防风、菊花、僵蚕、白芷、当归、川芎、赤芍、乌药、陈皮。(中医方剂大辞典)

搜风润肠丸 sou feng run chang wan

【英文名】Sou Feng Run Chang Pill

【组成】(1)大黄、桃仁、银花、黄芩、郁李仁、麻仁、胡麻仁、黑元参、嫩苦参、威灵仙、香独活、白鲜皮、京赤芍、白蒺藜、陈枳壳。(中医方剂大辞典)(2)沉香、槟榔、木香、青皮、萝卜子、槐角、陈皮、枳壳、枳实、三棱、木通、郁李仁。(中医方剂大辞典)

搜风通络汤 sou feng tong luo tang

【英文名】Sou Feng Tong Luo Decoction

【组成】葛根、全蝎、蜈蚣、乌蛇、赤芍、川芎、自然铜、穿山龙、木瓜、鹿含草、黑木耳、甘草。(中医杂志 1985,26(1))

搜风理肺丸 sou feng li fei wan

【英文名】Sou Feng Li Fei Pill

【组成】荆芥穗、紫苏梗、薄荷、前胡、陈皮、苦杏仁、桔梗、枳壳、旋复花、竹茹、法半夏、瓜蒌子、黄芩、甘草。(药品标准-中药成方制剂标准 1991)

搜风散 sou feng san

【英文名】Sou Feng Powder

【组成】(1)牵牛子、大黄、郁李仁、枳壳、芎劳、青橘皮、麻子仁、槟榔、木香、旋覆花、防风。(中医方剂大辞典)(2)当归、黄芩、羌活、独活、天麻、麻黄、皂角、樟木子、莪术、川芎、白芷、何首乌。(中医方剂大辞典)(3)白芷、藿香、前胡、黄芪、甘草、人参、羌活、防风、黄连、荆芥。(中医方剂大辞典)(4)乌药、防风、茯苓、半夏、香附、枳壳、陈皮、当归、川芎、紫苏、生地、地龙、桔梗、甘草、乳香、没药、砂仁。(中医方剂大辞典)(5)白附子、白蒺藜、熟川乌、草乌、北全蝎、猪牙皂、白头翁、金钗、石斛、条甘草。(中医方剂大辞典)(6)黄连、大黄、朴硝、黄丹。(中医方剂大辞典)(7)陈皮、秦艽、防风、细辛、木香、黄连。(中医方剂大辞典)(8)防风、荆芥、蕤仁、刺蒺藜、菊花、蝉蜕、甘草、谷精草、赤芍、车前子。(中医方剂大辞典)(9)白芷、川芎、茯苓、甘草、芍药、当归、陈皮、厚朴、枳壳、白术、干姜、麻黄、桔梗、苍术、肉桂。(中医方剂大辞典)(10)大戟、甘遂、大黄、槟榔、牵牛、青皮。(中医方剂大辞典)(11)青皮、威灵仙、大黄、大戟、牛蒡子。(中医方剂大辞典)

搜风散火汤 sou feng san huo tang

【英文名】Sou Feng San Huo Decoction

【组成】熟地、生地、川芎、当归、荆芥、防风、独活、前胡、羌活、牛子、升麻、天冬、薄荷、甘草。(中医方剂大辞典)

搜风散湿饮 sou feng san shi yin

【英文名】Sou Feng San Shi Drink

【组成】当归、白术、独活、防已、防风、羌活、藁本、白芷、川芎、薄荷、陈皮、桂枝、甘草。(中医方剂大辞典)

搜风趁痛散 sou feng chen tong san

【英文名】Sou Feng Chen Tong Powder

【组成】白附子、附子、赤小豆、天南星、海桐皮、狼毒、自然铜。(中医方剂大辞典)

搜风解毒汤 sou feng jie du tang

【英文名】Sou Feng Jie Du Decoction

【组成】土茯苓、白鲜皮、金银花、薏苡仁、防风、木通、木瓜、皂角子。(中医方剂大辞典)

搜风镇心牛黄丸 sou feng zhen xin niu huang wan

【英文名】Sou Feng Zhen Xin Niu Huang Pill

【组成】牛黄、龙脑、麝香、雄黄、丹砂、天麻、乌犀、干蝎、羚羊角、羌活、独活、防风、细辛、白芷、赤茯苓、蝉蜕、麻黄、牛膝、芎劳、五加皮、白附子、乌蛇。(中医方剂大辞典)

搜饮丸 sou yin wan

【英文名】Sou Yin Pill

【组成】木瓜、生白矾、半夏曲。(中医方剂大辞典)

搜毒五虎丹 sou du wu hu dan

【英文名】Sou Du Wu Hu Pellet

【组成】全蝎、蜈蚣、斑蝥、露蜂房、蛇蜕。(中医方剂大辞典)

搜毒煎 sou du jian

【英文名】Sou Du Decoction

【组成】紫草、地骨皮、牛蒡子、黄芩、木通、连翘、蝉蜕、芍药。(中医方剂大辞典)

搜胃散 sou wei san

【英文名】Sou Wei Powder

【组成】大黄、桔梗、元参、防风、车前子、细辛、芒硝、黄芩。(中医方剂大辞典)

搜损寻痛丸 sou sun xun tong wan

【英文名】Sou Sun Xun Tong Pill

【异名】搜风寻痛丸(中医方剂大辞典、仙传外科集验方)

【组成】乳香、没药、当归、军姜、肉桂、川芎、薏苡仁、丁皮、独活、茴香、草乌、骨碎补、赤芍、石粘藤、白芷。(中医方剂大辞典)

搜疳丸 sou gan wan

【英文名】Sou Gan Pill

【组成】京三棱、槟榔、木香、肉豆蔻、诃子、当归、黄连、川楝子肉。(中医方剂大辞典)

搜病青黛丸 sou bing qing dai wan

【英文名】Sou Bing Qing Dai Pill

【组成】青黛、槟榔、木香、麝香、黄连、巴豆、川大黄、鳖甲、肉豆蔻。(中医方剂大辞典)

搜症丸 sou zheng wan
【英文名】Sou Zheng Pill
【组成】硇砂、川乌头、官桂、干漆。(中医方剂大辞典)
搜脓散 sou nong san
【英文名】Sou Nong Powder
【组成】(1)白芍、轻粉、川芎、香白芷。(中医方剂大辞典)(2)黄芪、白芍药、香白芷。(中医方剂大辞典)
搜脓锭子 sou nong ding zi
【英文名】Sou Nong Lozenges
【组成】自然铜、川芎、白芷、黄连、白蔹、木香、麝香。(中医方剂大辞典)
搽大风癞药方 cha da feng lai yao fang
【英文名】Cha Da Feng Lai Yao Prescription
【组成】大枫子肉。(中医方剂大辞典)
搽牙牛黄青黛散 cha ya niu huang qing dai san
【英文名】Cha Ya Niu Huang Qing Dai Powder
【组成】牛黄、青黛、硼砂、朱砂、人中白、龙骨、冰片。(中医方剂大辞典)
搽牙固齿仙方 cha ya gu chi xian fang
【英文名】Cha Ya Gu Chi Xian Prescription
【组成】柳枝、黑铅。(中医方剂大辞典)
搽牙药方 cha ya yao fang
【英文名】Cha Ya Yao Prescription
【组成】人中白、鸡肫皮、乳香、没药、儿茶、朱砂、血竭、五倍子、赤石脂、海螵蛸、明矾、麝香、冰片。(中医方剂大辞典)
搽牙散 cha ya san
【英文名】Cha Ya Powder
【组成】(1)牙皂、五味、细辛。(中医方剂大辞典)(2)铜绿、雄黄、五倍子、枯矾、胡黄连、北细辛、乌梅。(中医方剂大辞典)(3)小鼠、蒲公英草、青盐、没食子、蚯蚓。(中医方剂大辞典)(4)人中白、枯矾、白梅。(中医方剂大辞典)
搽剂 cha ji
【英文名】Liniments
【定义】指专供揉搽皮肤表面的液体药剂。(中药药剂学)
搽药方 cha yao fang
【英文名】Cha Yao Prescription
【组成】(1)杏仁、轻粉、片脑。(中医方剂大辞典)(2)石膏、蜜陀僧、雄黄、生大黄。(中医方剂大辞典)(3)生铁锈、生大黄。(中医方剂大辞典)(4)血竭、乳香、没药、轻粉、陀僧。(中医方剂大辞典)(5)川椒、枯矾、水银、松香、蛇床子、大枫子肉、苦参、硫黄、防风。(中医方剂大辞典)
搽痔散 cha zhi san
【英文名】Cha Zhi Powder
【组成】大五倍子、荔枝草。(中医方剂大辞典)
搽绿药粉 cha lv yao fen
【英文名】Cha Lv Yao Powder
【组成】硼砂、铜。(中医方剂大辞典)
搽黄药粉 cha huang yao fen
【英文名】Cha Huang Yao Powder
【组成】栀子、雄黄、朱砂、轻粉。(中医方剂大辞典)
搽鼻去红方 cha bi qu hong fang
【英文名】Cha Bi Qu Hong Prescription
【组成】白矾、杏仁、水银、轻粉、白杨、大枫子、京墨、五味子、核桃。(中医方剂大辞典)
散丸汤 san wan tang
【英文名】San Wan Decoction
【组成】茯苓、野杜若根枝、沙参。(中医方剂大辞典)
散丹汤 san dan tang
【英文名】San Dan Decoction
【组成】当归、赤芍药、生甘草、大黄、黄芩、丹皮、柴胡。(中医方剂大辞典)
散云汤 san yun tang
【英文名】San Yun Decoction
【组成】葛根、青蒿、生地、玄参、升麻、贝母、麦冬。(中医方剂大辞典)
散气丸 san qi wan
【英文名】San Qi Pill
【组成】海藻、泽泻、茴香、车前子、萝卜子、川楝子、大腹皮。(中医方剂大辞典)
散气消闷散 san qi xiao men san
【英文名】San Qi Xiao Men Powder
【组成】人参、白术、川芎、木香、苏叶、条芩、甘草、姜。(中医方剂大辞典)
散火汤 san huo tang
【英文名】San Huo Decoction
【组成】(1)白芍、当归、炒栀子、柴胡、大黄、地榆。(中医方剂大辞典)(2)黄连、芍药、栀子、枳壳、陈皮、厚朴、香附、抚芎、木香、砂仁、茴香、甘草。(中医方剂大辞典)
散火松毒饮 san huo song du yin
【英文名】San Huo Song Du Drink
【组成】荆芥穗、丹皮、木通、连翘、防风、赤芍、露蜂房、紫草、青皮、牛蒡、山楂。(中医方剂大辞典)
散火援命汤 san huo yuan ming tang
【英文名】San Huo Yuan Ming Decoction
【组成】金银花、豨莶、熟地、白术、黄柏、车前子。(中医方剂大辞典)
散风丹 san feng dan
【英文名】San Feng Pellet
【组成】黄牛胆、羌活、独活、防风、天麻、人参、荆芥穗、

川芎、细辛。(中医方剂大辞典)

散风止痒汤 san feng zhi yang tang

【英文名】San Feng Zhi Yang Decoction

【组成】麻黄、薏苡仁、茅根、红花、川乌头。(中医方剂大辞典)

散风宁嗽糖浆 san feng ning sou tang jiang

【英文名】San Feng Ning Sou Syrup

【组成】半夏、北沙参、厚朴、化橘红、前胡、黄芩、浙贝母、桔梗、葛根、天花粉、苦杏仁、紫苏叶油。(药品标准－中药成方制剂标准 1998)

散风汤 san feng tang

【英文名】San Feng Decoction

【组成】白芍、甘草、栀子、当归、白芥子、柴胡、荆芥、泽泻。(中医方剂大辞典)

散风定痛汤 san feng ding tong tang

【英文名】San Feng Ding Tong Decoction

【组成】白芷、石膏、升麻、梧桐泪、当归、生地、麦冬、干葛、天花粉、细辛。(中医方剂大辞典)

散风活血膏 san feng huo xue gao

【英文名】San Feng Huo Xue Plaster

【组成】当归、独活、秦艽、苍术、白芷、杜仲、羌活、生川乌、干姜、高良姜、荆芥、防风、生草乌、川芎、地黄、玄参、穿山甲、甘草、麻黄、没药、肉桂、乳香、樟脑、龙骨、血竭、海螵蛸、麝香。(药品标准－中药成方制剂标准 1994)

散风活络丸 san feng huo luo wan

【英文名】San Feng Huo Luo Pill

【组成】威灵仙、海风藤、当归、怀牛膝、党参、茯苓。((80)京卫药准字第 1128 号)

散风药 san feng yao

【英文名】San Feng Powder

【组成】全蝎、草乌、薄荷。(中医方剂大辞典)

散风除湿活血汤 san feng chu shi huo xue tang

【英文名】San Feng Chu Shi Huo Xue Decoction

【组成】羌活、独活、防风、当归、川芎、赤芍、鸡血藤、前胡、苍术、白术、忍冬藤、红花、枳壳、甘草。(中医方剂大辞典)

散风清火汤 san feng qing huo tang

【英文名】San Feng Qing Huo Decoction

【组成】防风、羌活、荆芥、酒芩。(中医方剂大辞典)

散风清热丸 san feng qing re wan

【英文名】San Feng Qing Re Pill

【组成】防风、荆芥穗、石膏、黄芩、甘草。

散风散 san feng san

【英文名】San Feng Powder

【组成】牛蒡子、陈皮、槟榔、甘草。(中医方剂大辞典)

散风燥湿解毒汤 san feng zao shi jie du tang

【英文名】San Feng Zao Shi Jie Du Decoction

【组成】银柴胡、黄芩、羌活、防风、白芷、陈皮、白术、金银花、蒲公英、连翘、赤芍、生地、枳壳、龙胆草、甘草。(中医方剂大辞典)

散母汤 san mu tang

【英文名】San Mu Decoction

【组成】人参、何首乌、半夏、鳖甲、白芍、白术、柴胡、青皮、神曲。(中医方剂大辞典)

散血丹 san xue dan

【英文名】San Xue Pellet

【组成】(1)香附、元胡、桃仁、红花、炒军、泽兰、甜酒。(中医方剂大辞典)(2)甘石、朱砂、硼砂、辰砂、麝香。(中医方剂大辞典)

散血瓜蒌散 san xue gua lou san

【英文名】San Xue Gua Lou Powder

【组成】黄瓜蒌、忍冬藤、乳香、苏木、没药、甘草。(中医方剂大辞典)

散血定痛补损丹 san xue ding tong bu sun dan

【英文名】San Xue Ding Tong Bu Sun Pellet

【组成】当归、川芎、赤芍药、生地、白芍药、牛膝、续断、白芷、杜仲、骨碎补、五加皮、羌活、独活、南星、防风、官桂、乳香、没药、南木香、丁皮、角茴。(中医方剂大辞典)

散血消肿汤 san xue xiao zhong tang

【英文名】San Xue Xiao Zhong Decoction

【组成】川芎、当归尾、半夏、莪术、人参、砂仁、木香、五灵脂、官桂、甘草、紫苏、芍药。(中医方剂大辞典)

散血消胀汤 san xue xiao zhang tang

【英文名】San Xue Xiao Zhang Decoction

【组成】归尾、五灵脂、官桂、乌药、甘草、木香、川芎、半夏、蓬术、紫苏、砂仁、生姜。(中医方剂大辞典)

散血消核汤 san xue xiao he tang

【英文名】San Xue Xiao He Decoction

【组成】紫金皮、大蓟根、山苏木、溪枫根、山乌豆、鸡屎子、赤牛膝、马蹄金、马蹄藤、铁马鞭、白马骨、马蹄香、穿山蜈蚣。(中医方剂大辞典)

散血散 san xue san

【英文名】San Xue Powder

【组成】人参、当归、白芷、白茯苓、黄芪、砂仁、陈皮、丁香、枳壳、牛膝、川芎、苍术、茴香、甘草。(中医方剂大辞典)

散血疏风汤 san xue shu feng tang

【英文名】San Xue Shu Feng Decoction

【组成】荆穗、牛蒡、乌药、甘草、防风、金银花、羌活、血竭、红花、白芷、升麻、黄柏、地黄。(中医方剂大辞典)

散血葛根汤 san xue ge gen tang

【英文名】San Xue Ge Gen Decoction

【异名】散瘀葛根汤(中医方剂大辞典、外科正宗)
【组成】干葛、半夏、川芎、防风、羌活、升麻、桔梗、白芷、甘草、细辛、苏叶、香附、红花。(中医方剂大辞典)

散血膏 san xue gao
【英文名】San Xue Plaster
【组成】(1)耳草叶、泽兰叶。(中医方剂大辞典)(2)紫金皮、白芷、大黄、姜黄、南星、大柏皮、赤小豆、寒水石。(中医方剂大辞典)

散邪汤 san xie tang
【英文名】San Xie Decoction
【组成】(1)川芎、白芷、麻黄、防风、紫苏、羌活、甘草、白芍药。(中医方剂大辞典)(2)柴胡、荆芥、半夏、黄芩、甘草。(中医方剂大辞典)

散邪饮 san xie yin
【英文名】San Xie Drink
【组成】羌活、柴胡、紫苏、陈皮、苍术、厚朴、半夏、青皮。(中医方剂大辞典)

散邪败毒至神丹 san xie bai du zhi shen dan
【英文名】San Xie Bai Du Zhi Shen Pellet
【组成】金银花、元参、生甘草、白矾、当归、白芍、炒栀子、荆芥、连翘、白芥子。(中医方剂大辞典)

散阴膏 san yin gao
【英文名】San Yin Plaster
【异名】阳乌膏(中医方剂大辞典、理瀹)
【组成】(1)生附子、白附子、生南星、生半夏、生川乌、生草乌、生麻黄、生大黄、羌活、苍术、川芎、当归、姜黄、细辛、防风、甘遂、延胡、灵仙、乌药、独活、灵脂、黑丑头、荆穗、三棱、莪术、藁本、赤芍、白芍、紫苏、香附子、白芷、青皮、陈皮、天麻、秦艽、枳实、厚朴、槟榔、远志肉、益智仁、杜仲、牛膝、川续断、紫荆皮、桂皮、五加皮、宣木瓜、吴茱萸、蛇床子、补骨脂、大茴、巴戟天、胡芦巴、巴豆仁、杏仁、桃仁、苏木、红花、草果、良姜、皂角、骨碎补、自然铜、刘寄奴、马鞭草、红牙大戟、商陆、芫花、防己、甘草、木鳖仁、蓖麻仁、生山甲、蜂房、全蝎、蛇蜕、荜茇、甘松、山奈、黄连、黄柏、发团、炒蚕砂、干地龙、生姜、葱白、韭白、大蒜头、桑枝、苍耳草、凤仙草、槐枝、柳枝、桃枝、干姜、艾、侧柏叶、炮姜、菖蒲、胡椒、川椒、白芥子。(中医方剂大辞典)(2)老生姜、葱白、韭白、蒜头、白凤仙花、桑枝、槐枝、柳枝、桃枝、干柏叶、艾叶、生白附子、生附子、生川乌、生草乌、生大黄、苍术、甘遂、生南星、生半夏、川芎、当归、麻黄、天麻、荆穗、防风、紫苏、细辛、甘草、羌活、独活、蝎尾、陈皮、赤芍、白芷、紫荆皮、石菖蒲、灵仙、蓖麻仁、木鳖仁、乳香、没药、骨碎补、续断。(中医方剂大辞典)

散余汤 san yu tang
【英文名】San Yu Decoction
【组成】生地、玄参、茯苓、竹叶、麦冬、人参、麦芽、天花粉、神曲。(中医方剂大辞典)

散疔丸 san ding wan
【英文名】San Ding Pill
【组成】蟾酥、明矾、僵蚕、辰砂、牛黄、冰片、麝香。(中医方剂大辞典)

散疔散 san ding san
【英文名】San Ding Powder
【异名】散疔汤(中医方剂大辞典、青囊秘诀)
【组成】夏枯草、紫花地丁、连翘。(中医方剂大辞典)

散疔膏 san ding gao
【英文名】San Ding Plaster
【组成】(1)磁石、葱头。(中医方剂大辞典)(2)乳香、没药、真血竭、人言、儿茶、飞净青黛、蟾酥、象皮、当门子、梅花冰片。(中医方剂大辞典)

散花丸 san hua wan
【英文名】San Hua Pill
【异名】清地丸(中医方剂大辞典、种痘新书)
【组成】防风、楂肉、当归、紫花地丁、牛蒡、慈菇、荆芥、前胡、青皮、赤芍、蝉蜕、红花、茯神、通草、人中黄。(中医方剂大辞典)

散花丹 san hua dan
【英文名】San Hua Pellet
【组成】柴胡、炒栀子、白芍、当归、生地、熟地、玄参、天花粉、陈皮、茯神。(中医方剂大辞典)

散花去癫汤 san hua qu dian tang
【英文名】San Hua Qu Dian Decoction
【组成】柴胡、白芍、当归、炒栀子、甘草、茯神、菖蒲、麦冬、元参、白芥子。(中医方剂大辞典)

散剂 san ji
【英文名】Pulvers
【定义】指一种或多种药材混合而制成的粉末状制剂、分内服散剂、煮散剂及外用散剂。(中药药剂学)

散疟汤 san nve tang
【英文名】San Nve Decoction
【组成】(1)草果、茯苓、炙草、苍术、橘红、厚朴、半夏、藿香、干葛、紫苏、乌梅。(中医方剂大辞典)(2)柴胡、何首乌、白术、青皮。(中医方剂大辞典)

散疬汤 san li tang
【英文名】San Li Decoction
【组成】苍术、熟地、玄参、苍耳子、车前子、金银花、薏仁。(中医方剂大辞典)

散肿丸 san zhong wan
【英文名】San Zhong Pill
【组成】茯苓、苍术、陈皮、甘草、白芍、川芎、枳壳、香附、山栀子。(中医方剂大辞典)

散肿止痛膏 san zhong zhi tong gao
【英文名】San Zhong Zhi Tong Plaster

【组成】嫩松香、蓖麻仁、潮脑、磦珠、铜绿。(中医方剂大辞典)

散肿汤 san zhong tang

【英文名】San Zhong Decoction

【组成】青皮、石膏、甘草节、瓜蒌子、没药、蒲公英、金银花、当归尾、青橘叶。(中医方剂大辞典)

散肿围药 san zhong wei yao

【英文名】San Zhong Wei Powder

【组成】大黄、无名异、木耳。(中医方剂大辞典)

散肿溃坚汤 san zhong kui jian tang

【英文名】San Zhong Kui Jian Decoction

【异名】散肿溃坚汤(中医方剂大辞典、兰室秘藏)

【组成】黄芩、草龙胆、瓜蒌根、黄柏、酒知母、桔梗、昆布、柴胡、炙甘草、京三棱、广茂、连翘、葛根、白芍药、当归梢、黄连、升麻。(中医方剂大辞典)

散表汤 san biao tang

【英文名】San Biao Decoction

【组成】防风、荆芥、独活、陈皮、细辛、香附、砂仁、银花、红花。(中医方剂大辞典)

散郁丸 san yu wan

【英文名】San Yu Pill

【组成】苍术、香附子、川芎。(中医方剂大辞典)

散郁汤 san yu tang

【英文名】San Yu Decoction

【组成】茯苓、苍术、陈皮、甘草、白芍、川芎、枳壳、香附、山栀子。(中医方剂大辞典)

散郁软坚汤 san yu ruan jian tang

【英文名】San Yu Ruan Jian Decoction

【组成】夏枯草、香附、昆布、海藻、黄药子、海浮石、牡蛎。(中医函授通讯 1990,(1))

散郁神丹 san yu shen dan

【英文名】San Yu Shen Pellet

【组成】白芍、柴胡、薄荷、丹皮、当归、半夏、白术、枳壳、甘草。(中医方剂大辞典)

散青膏 san qing gao

【英文名】San Qing Plaster

【组成】(1)白萝卜。(中医方剂大辞典)(2)鲜三七梗叶。(中医方剂大辞典)

散思汤 san si tang

【英文名】San Si Decoction

【组成】生地、白芍、丹皮、白术、地骨、柴胡、当归、陈皮、炒栀子、荆芥。(中医方剂大辞典)

散毒万灵丹 san du wan ling dan

【英文名】San Du Wan Ling Pellet

【组成】茅苍术、金钗石斛、麻黄、西当归、川羌活、炙甘草、荆芥、何首乌、防风、明天麻、北细辛、制草乌、全蝎、川芎、制川乌、雄黄、朱砂。(中医方剂大辞典)

散毒丹 san du dan

【英文名】San Du Pellet

【异名】散毒仙丹(中医方剂大辞典、石室秘录);散毒神丹(中医方剂大辞典、青囊秘诀)

【组成】(1)土茯苓、黄柏、甘草、栀子、肉桂。(中医方剂大辞典)(2)生甘草、当归、蒲公英、黄芩、金银花、乳香。(中医方剂大辞典)

散毒汤 san du tang

【英文名】San Du Decoction

【组成】(1)生地、银花、夏枯草、当归、连翘、白芷、地榆、花粉、甘草。(中医方剂大辞典)(2)生黄芪、当归、熟地、金银花、生甘草、附子。(中医方剂大辞典)(3)连翘、射干、玄参、芍药、木香、升麻、栀子仁、前胡、当归、甘草、大黄、芒硝。(中医方剂大辞典)

散毒百用膏 san du bai yong gao

【英文名】San Du Bai Yong Powder

【组成】猪牙皂角、南星、糯米、臭小粉。(中医方剂大辞典)

散毒饮 san du yin

【英文名】San Du Drink

【组成】(1)青黛、知母、苦桔梗、白僵蚕、黄芩、牛子、浙贝母、全蝉蜕、甘草。(中医方剂大辞典)(2)乳香、没药、天花粉、黄芪、防风、当归、白芷、桔梗、穿山甲、皂角刺、连翘、陈皮、金银花、牡丹皮、川芎。(中医方剂大辞典)(3)苍术、黄柏、细辛、青皮、牛膝、桂枝、条黄芩、甘草。(中医方剂大辞典)

散毒饮子 san du yin zi

【英文名】San Du Drink

【组成】黄芪、甘草、天罗、山药、鬼腰带叶。(中医方剂大辞典)

散毒清凉膏 san du qing liang gao

【英文名】San Du Qing Liang Plaster

【组成】糯米、生甘草。(中医方剂大辞典)

散毒散 san du san

【英文名】San Du Powder

【组成】金银花、当归、荆芥、蒲公英、连翘、生甘草、天花粉、牛蒡子。(中医方剂大辞典)

散毒雄黄丸 san du xiong huang wan

【英文名】San Du Xiong Huang Pill

【组成】雄黄、郁金、巴豆。(中医方剂大辞典)

散毒膏 san du gao

【英文名】San Du Plaster

【组成】(1)木鳖、蓖麻、威灵仙、当归、川芎、赤芍、防风、荆芥、羌活、独活、生地黄、白芷、黄芩、黄连、黄柏、姜黄、蛇蜕、金银花、皂角刺、川山甲。(中医方剂大辞典)(2)大黄、天南星、当归、防风、麝香。(中医方剂大辞典)

散疬汤 san li tang

【英文名】San Li Decoction

【组成】连翘、桔梗梢、甘草梢、贝母、天花粉、黄柏、大黄、玄参、青皮、赤芍药。(中医方剂大辞典)

散结丸 san jie wan

【英文名】San Jie Pill

【组成】橘红、赤茯苓、大黄、连翘、黄芩、山栀、半夏曲、桔梗、瓜蒌仁、牡蛎、玄参、天花粉、僵蚕、甘草节。(中医方剂大辞典)

散结止痛散 san jie zhi tong san

【英文名】San Jie Zhi Tong Powder

【组成】丹参、降香、干姜、吴茱萸、硫酸镁。(四川中医 1990,8(10))

散结止痛膏 san jie zhi tong gao

【英文名】San Jie Zhi Tong Plaster

【组成】重楼、白花蛇舌草、夏枯草、生川乌、生天南星、冰片。(药品标准-中药成方制剂标准 1997)

散结冲剂 san jie chong ji

【英文名】San Jie Medicinal Instant Granule

【组成】柴胡、郁金、山慈菇、鹿角霜、皂角刺、漏芦。(江苏中医杂志 1987,8(11))

散结汤 san jie tang

【英文名】San Jie Decoction

【组成】(1)香附、川芎、白芷、浙贝、银花、公英、苏梗、橘叶、丝瓜瓤、葱白、甜酒。(中医方剂大辞典)(2)青皮、羌活、赤芍、紫草、地丁、山楂、荆芥、升麻、川芎、甘草、牛蒡、丹皮。(中医方剂大辞典)

散结至神汤 san jie zhi shen tang

【英文名】San Jie Zhi Shen Decoction

【组成】厚朴、白芍、甘草、当归、枳壳、柴胡、炒栀子、桂枝。(中医方剂大辞典)

散结灵 san jie ling

【英文名】San Jie Ling Tablet

【异名】散结灵((89)京卫药准字第 153 号)

【组成】(1)乳香、没药、五灵脂、木鳖子。((89)京卫药准字第 153 号)(2)木鳖子、草乌、没药、菖蒲。

散结灵片 san jie ling pian

【英文名】San Jie Ling Tablet

【组成】菖蒲、当归、木鳖子、草乌、地龙肉、白胶香、五灵脂、乳香、没药、香墨。(中医方剂大辞典)

散结灵胶囊 san jie ling jiao nang

【英文名】San Jie Ling Capsule

【组成】乳香、没药、五灵脂、地龙、木鳖子、当归、石菖蒲、草乌、枫香脂、香墨。(药品标准-中药成方制剂标准 1992)

散结定疼汤 san jie ding teng tang

【英文名】San Jie Ding Teng Decoction

【异名】散结安枕汤(中医方剂大辞典、傅青主女科)

【组成】当归、川芎、丹皮、益母草、黑芥穗、乳香、山楂、桃仁。(中医方剂大辞典)

散结消肿汤 san jie xiao zhong tang

【英文名】San Jie Xiao Zhong Decoction

【组成】柴胡、青皮、陈皮、川楝子、郁金、茯苓、白术、三棱、莪术、仙茅、仙灵脾、生甘草。(浙江中医杂志 1990,(8))

散结膏 san jie gao

【英文名】San Jie Plaster

【组成】(1)七叶一枝花、川芎、樟脑、冰片、见肿消、松香、散血草、雄黄。(北京中医杂志 1989,(4))(2)菊叶三七、辣蓼草、金钱草、雄黄。(成都中医学院学报 1989,(2))

散恶护胎丹 san e hu tai dan

【英文名】San E Hu Tai Pellet

【组成】人参、茯苓、白术、半夏、贝母、甘草、白薇、管仲。(中医方剂大辞典)

散消汤 san xiao tang

【英文名】San Xiao Decoction

【组成】麦冬、玄参、柴胡。(中医方剂大辞典)

散热饮子 san re yin zi

【英文名】San Re Drink

【组成】防风、羌活、黄芩、黄连。(中医方剂大辞典)

散热消毒饮子 san re xiao du yin zi

【英文名】San Re Xiao Du Drink

【组成】牛蒡子、羌活、黄连、黄芩、苏薄荷、防风、连翘。(中医方剂大辞典)

散疰散 san zhu san

【英文名】San Zhu Powder

【组成】鳖甲、狐心末、人参、甘草、神曲、白术、山茱萸、白芍。(中医方剂大辞典)

散痉汤 san jing tang

【英文名】San Jing Decoction

【组成】防己、白术、泽泻、稀莶草、炒黑荆芥、薏仁。(中医方剂大辞典)

散偏汤 san pian tang

【英文名】San Pian Decoction

【组成】白芍、川芎、郁李仁、柴胡、白芥子、香附、甘草、白芷。(中医方剂大辞典)

散淋汤 san lin tang

【英文名】San Lin Decoction

【组成】白术、杜仲、茯苓、稀莶、苡仁、黄柏、肉桂。(中医方剂大辞典)

散寒止泻汤 san han zhi xie tang

【英文名】San Han Zhi Xie Decoction

【组成】人参、白术、茯苓、肉桂、干姜、甘草、砂仁、神

曲。(中医方剂大辞典)

散寒止痛汤 san han zhi tong tang

【英文名】San Han Zhi Tong Decoction

【组成】良姜、肉桂、白术、甘草、草乌、苍术、管仲。(中医方剂大辞典)

散寒汤 san han tang

【英文名】San Han Decoction

【组成】甘草、桔梗、半夏、射干。(中医方剂大辞典)

散寒活络丸 san han huo luo wan

【英文名】San Han Huo Luo Pill

【组成】乌梢蛇、土鳖虫、地龙、独活、羌活、荆芥、制川乌、制草乌、威灵仙、防风、香附、桂枝。(药品标准-中药成方制剂标准 1993)

散寒救阴至圣丹 san han jiu yin zhi sheng dan

【英文名】San Han Jiu Yin Zhi Sheng Pellet

【异名】散寒救阴至宝丹(中医方剂大辞典、中国医学大辞典)

【组成】附子、人参、生黄芪、当归、金银花、白芥子。(中医方剂大辞典)

散寒救胎汤 san han jiu tai tang

【英文名】San Han Jiu Tai Decoction

【组成】人参、白术、肉桂、干姜、炙甘草。(中医方剂大辞典)

散寒清金汤 san han qing jin tang

【英文名】San Han Qing Jin Decoction

【组成】麻黄、桂枝、甘草、白芍、杏仁、陈皮、茯苓、半夏、生姜、葱白。(中医方剂大辞典)

散斑饮 san ban yin

【英文名】San Ban Drink

【组成】玄参、升麻、白芷、荆芥、甘草、麦冬、生地、黄连、天花粉。(中医方剂大辞典)

散暑止血汤 san shu zhi xue tang

【英文名】San Shu Zhi Xue Decoction

【组成】大黄、生地、石膏。(中医方剂大辞典)

散湿汤 san shi tang

【英文名】San Shi Decoction

【组成】川乌、吴茱萸、苍术、木香、山栀仁、青皮、香附子、茯苓、茴香、泽泻、黄柏、肉桂、葫芦巴、桃仁、缩砂仁。(中医方剂大辞典)

散湿饮 san shi yin

【英文名】San Shi Drink

【组成】白术、苍术、防己、防风、茯苓、官桂、天麻、当归。(中医方剂大辞典)

散滞丸 san zhi wan

【英文名】San Zhi Pill

【组成】牵牛、大蒜。(中医方剂大辞典)

散滞气汤 san zhi qi tang

【英文名】San Zhi Qi Decoction

【组成】当归身、陈皮、柴胡、炙甘草、半夏、生姜、红花。(中医方剂大辞典)

散滞汤 san zhi tang

【英文名】San Zhi Decoction

【组成】(1)防风、荆芥、羌活、独活、归身、生地、苍术、连翘、槟榔、元参、牛蒡子、忍冬藤、升麻、防己、木瓜、木香、黄连、乌药、牛膝、茯苓、白蒺藜、赤芍、陈皮、萆薢、半夏。(中医方剂大辞典)(2)青皮、黄芩、芍药、归尾、川芎、木香、甘草。(济阴纲目)

散滞茴香汤 san zhi hui xiang tang

【英文名】San Zhi Hui Xiang Decoction

【组成】小茴香、当归、乌药、荆芥穗、黄连、木通、萹竹、砂仁、薄荷、香附子。(中医方剂大辞典)

散痛丸 san tong wan

【英文名】San Tong Pill

【组成】陈茶、乳香。(中医方剂大辞典)

散痛饮 san tong yin

【英文名】San Tong Drink

【组成】乌药、玄胡索、杜仲、桃仁、青皮、柴胡、穿山甲、牛膝、红花、甘草。(中医方剂大辞典)

散痛舒片 san tong shu pian

【英文名】San Tong Shu Tablet

【组成】岩陀。(药品标准-中药成方制剂标准 1998)

散痞四物汤 san pi si wu tang

【英文名】San Pi Si Wu Decoction

【组成】当归、川芎、白芍、枳壳、枳实、青皮、香附米、乌药、槟榔、青木香、陈皮。(中医方剂大辞典)

散痧汤 san sha tang

【英文名】San Sha Decoction

【组成】(1)藿香、厚朴、砂仁、枳壳、陈皮、苡仁、木香、青皮、香附。(中医方剂大辞典)(2)防风、荆芥、陈皮、金银花、蝉蜕、红花、泽兰。(中医方剂大辞典)

散痰宁糖浆 san tan ning tang jiang

【英文名】San Tan Ning Syrup

【组成】桔梗、远志、桑白皮、氯化铵、盐酸麻黄碱、薄荷脑。(药品标准-中药成方制剂标准 1993)

散痰汤 san tan tang

【英文名】San Tan Decoction

【组成】(1)白术、茯苓、肉桂、陈皮、半夏、苡仁、山药、人参。(中医方剂大辞典)(2)桔梗、紫苏、黄芩、麦冬、半夏、甘草、陈皮、茯苓。(中医方剂大辞典)

散痹汤 san bi tang

【英文名】San Bi Decoction

【组成】巴戟天、白术、菟丝子、炒枣仁、远志、山药、莲子、茯苓、甘草、柴胡、半夏。(中医方剂大辞典)

散瘀止血汤 san yu zhi xie tang

【英文名】San Yu Zhi Xie Decoction

【组成】丹参、槐花、赤芍、枳壳、丹皮、桃仁、地榆、蒲公英、参三七、甘草。(江苏中医 1989,10(7))

散瘀见喜汤 san yu jian xi tang

【英文名】San Yu Jian Xi Decoction

【组成】制香附、五灵脂、延胡索、春砂仁、晨童便。(中医方剂大辞典)

散瘀汤 san yu tang

【英文名】San Yu Decoction

【组成】(1)归尾、皂刺、红花、苏木、连翘、贝母、乳香、僵蚕、石决明、炙山甲、大黄、黑丑。(中医方剂大辞典)(2)水蛭、当归、丹皮、红花、甘草、生地。(中医方剂大辞典)

散瘀至神汤 san yu zhi shen tang

【英文名】San Yu Zhi Shen Decoction

【组成】三七、当归、白芍、大黄、丹皮、枳壳、桃仁、生地、大小蓟、红花。(中医方剂大辞典)

散瘀和伤汤 san yu he shang tang

【英文名】San Yu He Shang Decoction

【组成】番木鳖、红花、生半夏、骨碎补、甘草、葱须。(中医方剂大辞典)

散瘀拈痛膏 san yu nian tong gao

【英文名】San Yu Nian Tong Plaster

【组成】如意金黄散、樟冰。(中医方剂大辞典)

散瘀软膏 san yu ruan gao

【英文名】San Yu Unguentum

【组成】血竭、降真香、川芎、赤芍、白芷、归尾、红花、细辛。(中医方剂大辞典)

散瘀活血丹 san yu huo xue dan

【英文名】San Yu Huo Xue Pellet

【组成】(1)苏木、乳香、没药、三七、血竭、木瓜、红花、生半夏、川续断、狗脊、桂枝。(中医方剂大辞典)(2)当归、泽兰、桃仁、红花、川芎、苏木、丹皮。(中医方剂大辞典)(3)归身、赤芍、乳香、没药、元寸、川续断、木瓜、瓜儿血竭、田三七、西红花。(中医方剂大辞典)(4)苏木、三七、红花、牛膝、乳香、没药、钩藤、三棱、伸筋草、透骨草。(中医方剂大辞典)(5)透骨草、伸筋草、红花、牛膝、木瓜、乳香、凤仙草、钩藤、没药、毛姜、三七、川羌活。(中医方剂大辞典)

散瘀清火止痛汤 san yu qing huo zhi tong tang

【英文名】San Yu Qing Huo Zhi Tong Decoction

【组成】川楝子、元胡索、黄连、山栀仁、紫丹参、香附米、法半夏、桃仁泥、当归尾、川郁金、高良姜、建泽泻。(中医方剂大辞典)

散瘀舒筋膏 san yu shu jin gao

【英文名】San Yu Shu Jin Plaster

【组成】血竭、山奈、红花、乳香、没药、苏木、大黄、赤芍、羌活、独活、樟脑、生石膏、血余炭、山栀、生甘草。(江苏中医 1992,(10))

散群汤 san qun tang

【英文名】San Qun Decoction

【组成】甘草、黄芩、当归、白芍、枳壳。(中医方剂大辞典)

散蛾汤 san e tang

【英文名】San E Decoction

【组成】射干、枳壳、苏叶、当归、甘草、桔梗、天花粉、山豆根、麻黄。(中医方剂大辞典)

散瘕汤 san jia tang

【英文名】San Jia Decoction

【组成】桃仁、枳实、山栀、山楂、泽泻、木通、赤苓。(中医方剂大辞典)

散瘟汤 san wen tang

【英文名】San Wen Decoction

【组成】荆芥、石膏、玄参、天花粉、生甘草、黄芩、陈皮、麦芽、神曲、茯苓。(中医方剂大辞典)

散精汤 san jing tang

【英文名】San Jing Decoction

【组成】刘寄奴、车前子、黄柏、白术。(中医方剂大辞典)

散聚汤 san ju tang

【英文名】San Ju Decoction

【组成】(1)槟榔、半夏、桂心、茯苓、橘红、当归、杏仁、甘草。(中医方剂大辞典)(2)半夏、槟榔、当归、橘皮、杏仁、桂心、茯苓、甘草、附子、川芎、枳壳、厚朴、吴茱萸。(中医方剂大辞典)

散膝汤 san xi tang

【英文名】San Xi Decoction

【组成】黄芪、防风、肉桂、茯苓。(中医方剂大辞典)

散癃汤 san long tang

【英文名】San Long Decoction

【组成】茯苓、车前子、肉桂、萆薢、甘草、黄柏、知母。(中医方剂大辞典)

散翳七宝丸 san yi qi bao wan

【英文名】San Yi Qi Bao Pill

【组成】石决明、人参、茺蔚子、琥珀、真珠、龙脑、熊胆。(中医方剂大辞典)

散翳补肝散 san yi bu gan san

【英文名】San Yi Bu Gan Powder

【组成】当归、木贼、防风、熟地黄、白芍药、川芎。(中医方剂大辞典)

散翳还睛散 san yi huan jing san

【英文名】San Yi Huan Jing Powder

【组成】人参、五味子、桔梗、车前子、茯苓、细辛、防风。(中医方剂大辞典)

散襟汤 san jin tang

【英文名】San Jin Decoction

【组成】黄连、丹皮、当归、麦冬、天花粉。(中医方剂大辞典)

散癥汤 san zheng tang

【英文名】San Zheng Decoction

【组成】鸡屎、白米。(中医方剂大辞典)

敦阜丸 dun fu wan

【英文名】Dun Fu Pill

【组成】木香、山楂、麦芽、皂角、丁香、乌药、青皮、陈皮、泽泻、巴霜。(中医方剂大辞典)

敦阜糕 dun fu gao

【英文名】Dun Fu Medicated Diet

【组成】白面、冬白术、破故纸。(中医方剂大辞典)

敦厚散 dun hou san

【英文名】Dun Hou Powder

【组成】白术、半夏、人参、益智仁、茯苓、砂仁。(中医方剂大辞典)

敦复汤 dun fu tang

【英文名】Dun Fu Decoction

【组成】野台参、乌附子、生山药、补骨脂、核桃仁、萸肉、茯苓、生鸡内金。(中医方剂大辞典)

敦煌长寿方 dun huang chang shou fang

【英文名】Dun Huang Chang Shou Prescription

【组成】茯苓、泽泻、人参等。(中药药理与临床 1991,7(1))

斑乌散 ban wu san

【英文名】Ban Wu Powder

【组成】斑蝥、何首乌、糯米。(中医方剂大辞典)

斑玄丸 ban xuan wan

【英文名】Ban Xuan Pill

【组成】斑蝥、玄胡索。(中医方剂大辞典)

斑白散 ban bai san

【英文名】Ban Bai Powder

【组成】斑蝥、白芷。(中医方剂大辞典)

斑龙二至丸 ban long er zhi wan

【英文名】Ban Long Er Zhi Pill

【组成】鹿角、麋角、生地、黄柏、熟地、天门冬、知母、麦门冬、当归、白茯苓、何首乌。(中医方剂大辞典)

斑龙二至百补丸 ban long er zhi bai bu wan

【英文名】Ban Long Er Zhi Bai Bu Pill

【异名】斑龙二至丸(医统)

【组成】(1)人参、鹿角霜、五味子、黄芪、生地、知母、黄柏、山药、萸肉、茯苓、芡实。(中医方剂大辞典)(2)鹿角、黄精、枸杞子、怀熟地黄、菟丝子、金樱子、天门冬、麦门冬、川牛膝、龙眼肉、楮实子、鹿角霜、人参、黄芪、鸡头粉、白茯苓、怀山药、山茱萸肉、怀生地黄、知母、五味子、夏月、川黄柏。(中医方剂大辞典)

斑龙八帅丹 ban long ba shuai dan

【英文名】Ban Long Ba Shuai Pellet

【组成】(1)炙花蛇、露蜂房、甲片、蜈蚣、蝉衣、鹿角。(中医方剂大辞典)(2)威灵仙、苍术、透骨草、川乌、草乌。(中医方剂大辞典)(3)僵蚕、花蛇、香蛇、蜈蚣、蜂房、川山甲、全蝎、蝉壳、鹿角。(中医方剂大辞典)

斑龙丸 ban long wan

【英文名】Ban Long Pill

【异名】青囊斑龙丸(《饲鹤亭集方》);斑龙脑珠丹(《续易简方论后集》卷四);斑鹿丸(《何氏济生论》卷二);仙传斑龙丸(《医统》卷四十八)

【组成】(1)天竺黄、辰砂、胆星、枳壳、茯神、硼砂、琥珀、山药、沉香、雄黄、麝香。(中医方剂大辞典)(2)鹿角胶、鹿角霜、菟丝子、柏子仁、熟地黄、白茯苓、补骨脂。(中医方剂大辞典)(3)鹿角胶、鹿角霜、菟丝子、柏子仁、熟地黄。(中医方剂大辞典)

斑龙托里汤 ban long tuo li tang

【英文名】Ban Long Tuo Li Decoction

【组成】陈鹿胶、制首乌、当归、茯苓、白术、广皮、半夏、贝母、砂仁、党参、苏梗、大枣、姜。(中医方剂大辞典)

斑龙百补丸 ban long bai bu wan

【英文名】Ban Long Bai Bu Pill

【组成】鹿角霜、鹿角胶、人参、杜仲、川牛膝、白茯苓、芡实、黄柏、川当归、干山药、黄芪、知母、怀生地、五味子、枸杞。(中医方剂大辞典)

斑龙灵龟化痔丸 ban long ling gui hua zhi wan

【英文名】Ban Long Ling Gui Hua Zhi Pill

【组成】人参、鹿角尖、龟版、象牙屑、白术、茯苓、当归、川山甲、生地、熟地、槐角、露蜂房、侧柏叶、白莲花。(中医方剂大辞典)

斑龙固本丹 ban long gu ben dan

【英文名】Ban Long Gu Ben Pellet

【组成】人参、干山药、怀生地黄、熟地黄、天门冬、菟丝子、山茱萸、巴戟、甘枸杞子、麦门冬、杜仲、五味子、肉苁蓉、牛膝、远志、覆盆子、泽泻、地骨皮、老川椒、白茯苓、石菖蒲、车前子、大附子、木香、虎胫骨、柏子仁。(中医方剂大辞典)

斑龙种子丸 ban long zhong zi wan

【英文名】Ban Long Zhong Zi Pill

【组成】鹿角、天门冬、麦门冬、黄柏、知母、虎胫骨、龟版、枸杞子、干山药、肉苁蓉、茯苓、山茱萸、破故纸、生地、当归、菟丝子、熟地、白芍、牛膝、杜仲、人参、白术、五味子、酸枣仁、远志、甘草、砂仁。(中医方剂大辞典)

斑龙宴 ban long yan

【英文名】Ban Long Yan Decoction

【组成】鹿血。(中医方剂大辞典)

斑龙脑珠丸 ban long nao zhu wan

【英文名】Ban Long Nao Zhu Pill

【组成】鹿角霜、鹿角膏、山药、熟地黄、柏子仁、白茯苓、菟丝子、破故纸、杜仲、肉苁蓉、远志。(中医方剂大辞典)

斑龙散 ban long san

【英文名】Ban Long Powder

【组成】(1)鹿茸。(中医方剂大辞典)(2)鹿胫骨。(中医方剂大辞典)

斑龙黑白二神丹 ban long hei bai er shen dan

【英文名】Ban Long Hei Bai Er Shen Pellet

【组成】鹿茸、陈皮、当归、地黄、茯神、钟乳粉、人参、柏子仁、枸杞子、麦门冬、生地黄、白术、沉香。(中医方剂大辞典)

斑延丸 ban yan wan

【英文名】Ban Yan Pill

【组成】斑蝥、玄胡索。(中医方剂大辞典)

斑秃丸 ban tu wan

【英文名】Ban Tu Pill

【组成】地黄、熟地黄、制何首乌、当归、丹参、白芍、五味子、羌活、木瓜。(药品标准－中药成方制剂标准 1991)

斑秃灵浸剂 ban tu ling jin ji

【英文名】Ban Tu Ling Liquid

【组成】野菊花、丹参、艾叶、骨碎补、防己、红花、海桐皮、芡实。(中医函授通讯 1986,(1))

斑鸡丸 ban ji wan

【英文名】Ban Ji Pill

【组成】斑蝥、薄荷。(中医方剂大辞典)

斑浮鸠散 ban fu jiu san

【英文名】Ban Fu Jiu Powder

【组成】斑浮鸠、决明子、细辛、防风。(中医方剂大辞典)

斑黄双解散 ban huang shuang jie san

【英文名】Ban Huang Shuang Jie Powder

【组成】茵陈、猪苓、茯苓、泽泻、炒栀、生地、甘草、白芍、当归。(中医方剂大辞典)

斑蝥丸 ban mao wan

【英文名】Ban Mao Pill

【组成】(1)斑蝥、伏翼粪、皂荚花。(中医方剂大辞典)(2)斑蝥、蜥蜴、地胆。(中医方剂大辞典)(3)斑蝥、人参、地胆、当归、川升麻、麦门冬、白术、桂心、川大黄、钟乳粉、甘草、防风、续断、麝香、白矾。(中医方剂大辞典)(4)斑蝥、麝香、朱砂、干姜、甘草、犀角屑、粟米。(中医方剂大辞典)(5)斑蝥、水蛭、甘草、黑豆黄、麝香、芫菁、川大黄、青蛇。(中医方剂大辞典)(6)斑蝥、猪牙皂、蛇蜕皮、乌蛇、天南星、露蜂房、川大黄、麝香、威灵仙。(中医方剂大辞典)(7)斑蝥、淡豉、轻粉。(中医方剂大辞典)(8)斑蝥、胡椒、乳香。(中医方剂大辞典)(9)斑蝥、干漆、麒麟竭、硇砂、没药、凌霄花、胎发、狗胆。(中医方剂大辞典)

斑蝥大黄方 ban mao da huang fang

【英文名】Ban Mao Da Huang Fang Prescription

【组成】斑蝥、生大黄末。(中医方剂大辞典)

斑蝥水 ban mao shui

【英文名】Ban Mao Water

【组成】砒霜、枯矾、斑蝥、白醋。(中医方剂大辞典)

斑蝥白芷丸 ban mao bai zhi wan

【英文名】Ban Mao Bai Zhi Pill

【组成】斑蝥、白芷、绿青、大黄、人参、当归、桂心、麦门冬、白术、升麻、钟乳、甘草、防风、地胆、续断、麝香、礜石。(中医方剂大辞典)

斑蝥夺命丹 ban mao duo ming dan

【英文名】Ban Mao Duo Ming Pellet

【组成】(1)斑蝥、杏仁、大黄、白芷、甘草。(中医方剂大辞典)(2)斑蝥、红娘子。(中医方剂大辞典)

斑蝥酊 ban mao ding

【英文名】Ban Mao Tincture

【组成】斑蝥、70%酒精。(中医方剂大辞典)

斑蝥粉 ban mao fen

【英文名】Ban Mao Powder

【组成】斑蝥、枯矾、硫黄、密陀僧、三仙丹、冰片、砒霜、硼砂、麝香、甘油。(中医方剂大辞典)

斑蝥通经丸 ban mao tong jing wan

【英文名】Ban Mao Tong Jing Pill

【组成】斑蝥、桃仁、大黄。(中医方剂大辞典)

斑蝥酒 ban mao jiu

【英文名】Ban Mao Wine

【组成】斑蝥、番木鳖、糯米。(中医方剂大辞典)

斑蝥散 ban mao san

【英文名】Ban Mao Powder

【异名】神效散(中医方剂大辞典、回春)

【组成】(1)斑蝥、炒豆黄末、炒糯米末、甘草、腻粉。(中医方剂大辞典)(2)斑蝥、硫黄、闾茹。(中医方剂大辞典)(3)斑蝥、川大黄、水蛭、当归、虻虫。(中医方剂大辞典)(4)斑蝥、牡丹、海藻。(中医方剂大辞典)(5)斑蝥、滑石。(中医方剂大辞典)(6)斑蝥、牵牛子、雄雀粪、枳壳。(中医方剂大辞典)(7)斑蝥、射干、石胆、桂心、牛黄、犀角屑、甘草、人参、蜴蜥、紫石英、蜈蚣、麝香。(中医方剂大辞典)(8)斑蝥、猬皮、真朱、雄黄。(中医方剂大辞典)(9)斑蝥、雄黄。(中医方剂大辞典)(10)斑蝥、穿山甲、僵蚕、

丁香、白丁香、苦丁香、红小豆、磨刀泥。(中医方剂大辞典)(11)斑蝥、真珠、桂、水银、葛上亭长。(中医方剂大辞典)

斑蝥膏 ban mao gao

【英文名】Ban Mao Plaster

【组成】(1)斑蝥、黄蜡、猪脂。(中医方剂大辞典)(2)斑蝥、松脂、巴豆、雄雀粪。(中医方剂大辞典)

斑蝥醋 ban mao cu

【英文名】Ban Mao Vinegar

【组成】土槿皮、蛇床子、百部、斑蝥、硫黄、樟脑、白信、轻粉。(中医方剂大辞典)

斑蝥醋浸剂 ban mao cu jin ji

【英文名】Ban Mao Cu Jin Ji Agent

【组成】全虫、斑蝥、皮消、乌梅、米醋。(中医方剂大辞典)

普化丹 pu hua dan

【英文名】Pu Hua Pellet

【组成】冰片、牙皂、铜青、甘草、硼砂、青黛、人中白、元明粉、明雄黄、白僵蚕、山豆根、鸡肫皮、川连、蒲黄、鸭胆矾、黄柏。(中医方剂大辞典)

普化散 pu hua san

【英文名】Pu Hua Powder

【组成】香附米、桂心、硫黄、麝香、丁香、猪牙皂、炙山甲、古月、冰片。(中医方剂大辞典)

普乐安片 pu le an pian

【英文名】Pu Le An Tablet

【组成】油菜花花粉。(药品标准-中药成方制剂标准1997)

普乐安胶囊 pu le an jiao nang

【英文名】Pu Le An Capsule

【组成】油菜花花粉。(药品标准-中药成方制剂标准1997)

普安正气丸 pu an zheng qi wan

【英文名】Pu An Zheng Qi Pill

【组成】藿香、紫苏、枳实、甘草、淡豆豉、当归、制军、陈皮、半夏、焦楂、炒麦芽、神曲、槟榔、草蔻仁、牛蒡子、桔梗、葛根、莱菔子、黄芩、山栀仁、赤芍、木通、独活、厚朴。(中医方剂大辞典)

普连软膏 pu lian ruan gao

【英文名】Pu Lian Plaster

【组成】黄柏面、黄芩面、凡士林。(中医方剂大辞典)

普陀膏 pu tuo gao

【英文名】Pu Tuo Ointment

【组成】血竭、地龙、无名异、全虫、蜈蚣、水红花子、僵蚕、木鳖子、大枫子、冰片等。(中西医结合杂志1990,10(12))

普贤丸 pu xian wan

【英文名】Pu Xian Pellet

【组成】龙骨、黄连、茱萸、蓬术。(中医方剂大辞典)

普思复 pu si fu

【英文名】Pu Si Fu Capsule

【组成】蚯蚓酶。((95)鲁卫准字1064-175号)

普济丹 pu ji dan

【英文名】Pu Ji Pellet

【组成】(1)硫黄、川椒、樟水、明矾、枯矾。(中医方剂大辞典)(2)茅术、天麻、麻黄、明雄、大黄、丁香、麝香、蟾酥、甘草。(中医方剂大辞典)(3)生熟大黄、姜蚕。(中医方剂大辞典)

普济五蹄膏 pu ji wu ti gao

【英文名】Pu Ji Wu Ti Plaster

【组成】巴豆肉、胡黄连、川黄连、黑丑、白丑、沙参、元参、柴胡、连翘、香附、三棱、莪术、木香、地骨皮、天花粉、白芥子、神曲、山楂、麦芽、麻油。(中医方剂大辞典)

普济方 pu ji fang

【英文名】Pu Ji Prescription

【组成】(1)冬青叶。(中医方剂大辞典)(2)白丁香。(中医方剂大辞典)

普济正气丸 pu ji zheng qi wan

【英文名】Pu Ji Zheng Qi Pill

【组成】冬白术、陈皮、山楂、茅苍术、制半夏、槟榔、茯苓、紫苏、独活、官桂、麦芽、泽泻、广藿香、生甘草、香附、枳壳、神曲、车前子、厚朴、草蔻仁。(中医方剂大辞典)

普济回春丸 pu ji hui chun wan

【英文名】Pu Ji Hui Chun Pill

【组成】(1)黄连、黄芩、玄参、连翘、板蓝根、薄荷、马勃、僵蚕、柴胡、升麻、桔梗、甘草、陈皮、朱砂。(东垣试效方)(2)普济消毒饮加朱砂。(《山东省药品标准》1981年)

普济回春丹 pu ji hui chun dan

【英文名】Pu Ji Hui Chun Pellet

【组成】防风、连翘、豆根、薄荷、川芎、花粉、羌活、当归、赤小豆、大青叶、黄连、栀子、黄芩、升麻、荆芥、玄参、牛蒡子、滑石、赤芍、雄黄、柴胡、甘草。(中医方剂大辞典)

普济回春散 pu ji hui chun san

【英文名】Pu Ji Hui Chun Powder

【组成】制川朴、淡附子、煨木香、法半夏、丁香、檀香、制茅术、广藿香、宣木瓜、乌梅肉。(中医方剂大辞典)

普济消毒饮 pu ji xiao du yin

【英文名】Pu Ji Xiao Du Drink

【组成】(1)桔梗、薄荷、马勃、柴胡、姜蚕、升麻、黄芩、荆芥。(中医方剂大辞典)(2)黄芩、玄参、姜蚕、力子、甘草、川连、瓜蒌、麦冬、连翘、薄荷。(中医方剂大辞典)(3)柴胡、川连、黄芩、陈皮、甘草、元参、桔梗、大力子、白芷、马勃、板蓝根、薄荷、僵蚕、升麻。(中医方剂大辞典)(4)川黄连、黄芩、甘草、桔梗、元参、荆芥穗、防风、升麻、薄荷叶、连翘、马勃、白僵蚕、蝉蜕壳、牛蒡子、柴胡、炒山栀、生大黄、芒硝。(中医方剂大辞典)(5)连翘、黄连、黄芩、玄参、青黛、薄荷、荆芥、人参、牛蒡、甘菊、甘草、桔梗、柴胡、橘红。(中医方剂大辞典)(6)麻黄、羌活、防风、升麻、生地、黄柏、川芎、藁本、葛根、苍术、黄芩、生黄芩、柴胡、细辛、红花、苏木、陈皮、白术、甘草、归身、连翘、吴茱萸、黄连。(中医方剂大辞典)

普济消毒饮子 pu ji xiao du yin zi

【英文名】Pu Ji Xiao Du Decoction

【组成】黄芩、黄连、人参、橘红、元参、生甘草、连翘、黍粘子、板兰根、马勃、白僵蚕、升麻、柴胡、桔梗。(中医方剂大辞典)

普济消毒散 pu ji xiao du san

【英文名】Pu Ji Xiao Du Powder

【组成】黄连、黄芩、陈皮、玄参、生甘草、川芎、鼠粘子、白姜蚕、升麻、柴胡、葛根、薄荷、当归、大黄、连翘、人参、大兰根。(中医方剂大辞典)

普济通宣丸 pu ji tong xuan wan

【英文名】Pu Ji Tong Xuan Pill

【组成】防风、连翘、桔梗、当归、甘草、薄荷、羌活、黄芩、苍术、芥穗、栀子、川芎、葛根、白芷、青黛、细辛、大青叶、麻黄、大黄。(中医方剂大辞典)

普济痔疮栓 pu ji zhi chuang shuan

【英文名】Pu Ji Zhi Chuang Suppository

【组成】熊胆粉、冰片、猪胆粉。((98)卫药证字 Z-144号)

普济散 pu ji san

【英文名】Pu Ji Powder

【组成】川芎、白芷、香附子、陈皮、青皮、升麻、干葛、芍药、甘草、紫苏叶。(中医方剂大辞典)

普济解疫丹 pu ji jie yi dan

【英文名】Pu Ji Jie Yi Pellet

【组成】鲜生地、淡豆豉、板兰根、天花粉、金银花、红紫草、粪清、京玄参、连翘、犀角。(中医方剂大辞典)

普济解瘟丸 pu ji jie wen wan

【英文名】Pu Ji Jie Wen Pill

【组成】荆穗、元参、大青叶、牛蒡、苦梗、僵蚕、连翘、薄荷、马勃、金银花、山豆根、生甘草、小生地、黄芩、粉丹皮。(中医方剂大辞典)

普救万全膏 pu jiu wan quan gao

【英文名】Pu Jiu Wan Quan Plaster

【组成】藿香、白芷、当归尾、贝母、大枫子、木香、白敛、乌药、生地、萝卜子、丁香、白及、僵蚕、细辛、蓖麻子、檀香、秦艽、蜂房、防风、五加皮、苦参、肉桂、蝉蜕、丁皮、白鲜皮、羌活、桂枝、全蝎、赤芍、高良姜、元参、南星、鳖甲、荆芥、两头尖、独活、苏木、枳壳、连翘、威灵仙、桃仁、牛膝、红花、续断、花百头、杏仁、苍术。(中医方剂大辞典)

普救五瘟丹 pu jiu wu wen dan

【英文名】Pu Jiu Wu Wen Pellet

【组成】冰片、牛黄、麻黄、琥珀、生甘草。(中医方剂大辞典)

普救散 pu jiu san

【英文名】Pu Jiu Powder

【组成】(1)延胡索、香附子。(中医方剂大辞典)(2)甘草、生姜、苍术。(中医方剂大辞典)(3)苍术、干葛、甘草。(中医方剂大辞典)

普榆膏 pu yu gao

【英文名】Pu Yu Plaster

【组成】生地榆面、普连软膏。(中医方剂大辞典)

普癣水 pu xuan shui

【英文名】Pu Xuan Tincture

【组成】生地榆、苦楝子、川槿皮、斑蝥。(中医方剂大辞典)

景天三七糖浆 jing tian san qi tang jiang

【英文名】Jing Tian San Qi Syrup

【组成】景天三七。(药品标准-中药成方制剂标准 1991)

景天花散 jing tian hua san

【英文名】Jing Tian Hua Powder

【组成】景天花、红曲、朴硝。(中医方剂大辞典)

景天涂方 jing tian tu fang

【英文名】Jing Tian Liniment

【组成】景天。(中医方剂大辞典)

景气养荣汤 jing qi yang rong tang

【英文名】Jing Qi Yang Rong Decoction

【异名】养荣承气汤(中医方剂大辞典、瘟疫论)

【组成】知母、当归、芍药、生地、大黄、枳实、厚朴。(中医方剂大辞典)

智力糖浆 zhi li tang jiang

【英文名】Zhi Li Syrup

【组成】菖蒲、远志等。(上海中医药杂志 1982,(10))

智半汤 zhi ban tang

【英文名】Zhi Ban Decoction

【组成】益智仁、半夏、苍术、防风、白术、茯苓、白芍、生姜。(中医方剂大辞典)

智意汤 zhi yi tang

【英文名】Zhi Yi Decoction

【组成】肉豆蔻、白术、益智、半夏、附子、桂、干姜、藿

香、甘草、茜香、人参、木香、丁香、大麦蘖、破故纸、当归、曲、青皮、陈皮、毕澄茄、细辛、良姜。(中医方剂大辞典)

暑风饮子 shu feng yin zi

【英文名】Shu Feng Drink

【组成】防风、柴胡、香薷、连翘、赤苓、半夏、钩藤钩、石膏、扁荚叶、甘草。(中医方剂大辞典)

暑风散 shu feng san

【英文名】Shu Feng Powder

【组成】冬花、蜜炙、贝母、枇杷叶、橘红、天竺黄、玉竹、归身、犀角、生草、蔻米、胆星。(中医方剂大辞典)

暑汤 shu tang

【英文名】Shu Decoction

【组成】香薷、藿香、茯苓、陈皮、扁豆、苍术、厚朴、木瓜、滑石、甘草、檀香、乌梅、伏龙肝、黄芪、麦冬、白术。(中医方剂大辞典)

暑热感冒颗粒 shu re Gan mao ke li

【英文名】Shu Re Gan Mao Granule

【组成】连翘、竹叶、北沙参、竹茹、荷叶、生石膏、知母、佩兰、丝瓜络、香薷、菊花。(药品标准－中药成方制剂标准 1998)

暑症片 shu zheng pian

【英文名】Shu Zheng Tablet

【组成】猪牙皂、细辛、薄荷、广藿香、木香、白芷、防风、陈皮、半夏、桔梗、甘草、贯众、白矾、雄黄、朱砂。(中医方剂大辞典)

暑湿感冒冲剂 shu shi gan mao chong ji

【英文名】Shu Shi Gan Mao Granule

【组成】藿香、防风、紫苏叶、佩兰、白芷、苦杏仁、大腹皮、香薷、陈皮、半夏、茯苓。(药品标准－中药成方制剂标准 1989)

曾青丸 zeng qing wan

【英文名】Zeng Qing Pill

【组成】曾青、干姜、蛰虫、紫石英、牡丹、桂心、大黄、龙骨、蜀漆、龟甲、鳖甲、真珠、蜚蠊、细辛、附子。(中医方剂大辞典)

曾青丹 zeng qing dan

【英文名】Zeng Qing Pellet

【组成】曾青、黄丹、白锡。(中医方剂大辞典)

曾青汤 zeng qing tang

【英文名】Zeng Qing Decoction

【组成】曾青、甘草、当归、细辛、芍药、独活、大黄、麻黄。(中医方剂大辞典)

曾青散 zeng qing san

【英文名】Zeng Qing Powder

【组成】(1)曾青、蔓荆子、防风、白姜。(中医方剂大辞典)(2)盆消、青黛、没药、乳香。(中医方剂大辞典)(3)雄黄、曾青、黄芩。(中医方剂大辞典)(4)曾青、水晶、龙脑、真珠、琥珀。(中医方剂大辞典)(5)曾青、贝齿、乌贼鱼骨、铜绿、轻粉、蕤仁、龙脑、马牙硝。(中医方剂大辞典)(6)曾青、茌子、礜石、附子、当归、防风、栝楼根、芎䓖、黄芪、黄芩、狸骨、甘草、露蜂房、细辛、干姜、斑猫、芫青。(中医方剂大辞典)

曾青膏 zeng qing gao

【英文名】Zeng Qing Plaster

【组成】(1)铜绿、百药煎。(中医方剂大辞典)(2)曾青、秦皮、细辛、白芷、乳头香、龙脑、黄连、诃子、木香。(中医方剂大辞典)(3)曾青、龙脑、乳头香、朱砂、琥珀、真珠。(中医方剂大辞典)(4)曾青、决明子、蕤仁、干姜、黄芩、车前子、黄连、黄柏、蜜。(中医方剂大辞典)

替灸丸 ti jiu wan

【英文名】Ti Jiu Pill

【组成】茯苓、艾叶、香附子、当归、吴茱萸、川芎、白芍药。(中医方剂大辞典)

替灸膏 ti jiu gao

【英文名】Ti Jiu Plaster

【组成】附子、吴茱萸、马蔺花、蛇床子、木香、肉桂。(中医方剂大辞典)

替针丁香丸 ti zhen ding xiang wan

【英文名】Ti Zhen Ding Xiang Pill

【组成】草乌尖、硇砂、白丁香。(中医方剂大辞典)

替针丸 ti zhen wan

【英文名】Ti Zhen Pill

【组成】(1)雄麻雀屎、乳香、没药。(中医方剂大辞典)(2)牛蒡子。(中医方剂大辞典)(3)巴豆肉、油盐豆豉、真麝香。(中医方剂大辞典)(4)人言、硇砂、巴豆、乳香、没药、白雄丁香。(中医方剂大辞典)(5)青皮、陈皮、京三棱、枳壳、厚朴、诃子、白豆蔻、肉豆蔻、槟榔、干姜。(中医方剂大辞典)(6)白丁香、硇砂、真没药、乳香、糯米。(中医方剂大辞典)(7)川乌、草乌、五灵脂、轻粉、粉霜。(中医方剂大辞典)(8)雄雀粪、硇砂、陈仓米、没药。(中医方剂大辞典)(9)陈坏米末、硇砂、雄雀粪。(中医方剂大辞典)

替针散 ti zhen san

【英文名】Ti Zhen Powder

【组成】木鳖子、川乌。(中医方剂大辞典)

替针膏 ti zhen gao

【英文名】Ti Zhen Plaster

【组成】信、江子、斑蝥。(中医方剂大辞典)

替饭丸 ti fan wan

【英文名】Ti Fan Pill

【组成】陈仓米。(中医方剂大辞典)

替保 ti bao

【英文名】Ti Bao Tablet

【组成】茶叶、茶多酚。((94)浙卫药准字(1994)0709-1号)

替拿散 ti na san

【英文名】Ti Na Powder

【组成】当归、川芎、大腹皮、黑豆、枳壳、柞枝、白芷。(中医方剂大辞典)

最效散 zui xiao san

【英文名】Zui Xiao Powder

【组成】螃蟹。(中医方剂大辞典)

朝元散 chao yuan san

【英文名】Chao Yuan Powder

【组成】白芷、陈皮、厚朴、枳壳、桔梗、川芎、白芍、当归、茯苓、苍术、半夏、干姜、官桂、香附、吴茱萸、小茴香、甘草。(中医方剂大辞典)

朝阳丸 chao yang wan

【英文名】Chao Yang Pill

【组成】黄芪、鹿茸、大枣、干姜、青皮、木香、核桃仁、川楝子、甘草等。((94)卫药准字Z-51号)

朝宗汤 chao zong tang

【英文名】Chao Zong Decoction

【组成】(1)归身、芎䓖、干地黄、芍药、人参、黄芪、肉桂、炙甘草。(中医方剂大辞典)(2)人参、麦冬、熟地、山茱萸、山药、破故纸、胡桃。(中医方剂大辞典)

朝贵秘授神妙紫金丸 chao gui mi shou shen miao zi jin wan

【英文名】Chao Gui Mi Shou Shen Miao Zi Jin Pill

【组成】紫金皮、光浮草乌、木鳖子。(中医方剂大辞典)

朝真丸 chao zhen wan

【英文名】Chao Zhen Pill

【组成】硫黄、晋矾、青盐。(中医方剂大辞典)

朝真丹 chao zhen dan

【英文名】Chao Zhen Pellet

【异名】备急朝真丹(中医方剂大辞典、普济方)

【组成】(1)硫黄、白矾、朱砂。(中医方剂大辞典)(2)硫黄、牛角、枯白矾。(中医方剂大辞典)

期颐饼 qi yi bing

【英文名】Qi Yi Tablet

【组成】生芡实、生鸡内金、白面、白沙糖。(中医方剂大辞典)

棉子丸 mian zi wan

【英文名】Mian Zi Pill

【组成】棉子、升麻、炮姜、白术、半夏。(中医方剂大辞典)

棉子乳香汤 mian zi ru xiang tang

【英文名】Mian Zi Ru Xiang Decoction

【组成】棉花子、金银花、何首乌、白鲜皮、薏苡仁、防风、荆芥、当归、川芎、白芍、茯苓、槟榔、牛膝、木瓜、防己、乳香、没药、甘草、土茯苓。(中医方剂大辞典)

棉子酒 mian zi jiu

【英文名】Mian Zi Wine

【组成】棉花子。(中医方剂大辞典)

棉花子散 mian hua zi san

【英文名】Mian Hua Zi Powder

【组成】陈棕榈、棉花子。(中医方剂大辞典)

棉花仁丸 mian hua ren wan

【英文名】Mian Hua Ren Pill

【异名】棉花子丸(中医方剂大辞典、奇方类编)

【组成】棉花子、故纸、川杜仲、枸杞子、菟丝子。(中医方剂大辞典)

棉花止血丹 mian hua zhi xue dan

【英文名】Mian Hua Zhi Xue Pellet

【组成】棉花、黄连、牛黄、犀角。(中医方剂大辞典)

棉花疮点药 mian hua chuang dian yao

【英文名】Mian Hua Chuang Dian Powder

【组成】杏仁、轻粉。(中医方剂大辞典)

棉柿丸 mian shi wan

【英文名】Mian Shi Pill

【组成】当归身、怀生地、萸肉、真阿胶、棉子仁、真柿霜。(中医方剂大辞典)

棉裹散 mian guo san

【英文名】Mian Guo Powder

【组成】当归、黄连、铜青、枯矾、朴硝。(中医方剂大辞典)

棒头丹 bang tou dan

【英文名】Bang Tou Pellet

【组成】大黄、没药、乳香、樟脑、儿茶。(中医方剂大辞典)

棒剂 bang ji

【英文名】Stylus

【定义】指将药物制成小棒状的外用固体剂型。(中药药剂学)

棒疮疔甲膏 bang chuang ding jia gao

【英文名】Bang Chuang Ding Jia Plaster

【组成】乳香、没药、孩儿茶、雄黄、轻粉、官粉、黄蜡。(中医方剂大辞典)

棒疮膏 bang chuang gao

【英文名】Bang Chuang Plaster

【组成】(1)麻油、鸡子黄、血余、白蜡、冰片。(中医方剂大辞典)(2)香油、大黄、头发、血竭、孩儿茶、冰片、乳香、没药、轻粉、阿魏、真珠、定粉。(中医方剂大辞典)(3)文蛤。(中医方剂大辞典)

棕毛散 zong mao san

【英文名】Zong Mao Powder

【组成】棕毛、蒲黄。(中医方剂大辞典)

棕叶汤 zong ye tang

【英文名】Zong Ye Decoction

【组成】红花、荆芥、白姜蚕、棕榈叶。(中医方剂大辞典)

棕艾散 zong ai san

【英文名】Zong Ai Powder

【组成】棕榈灰、熟艾。(中医方剂大辞典)

棕灰散 zong hui san

【英文名】Zong Hui Powder

【组成】(1)败棕。(中医方剂大辞典)(2)棕榈皮、原蚕砂、阿胶。(中医方剂大辞典)

棕莲凉血栀新汤 zong lian liang xue zhi xin tang

【英文名】Zong Lian Liang Xue Zhi Xin Decoction

【组成】陈棕炭、莲房炭、干地黄、炒丹皮、炒归芍、炒地榆、炒黄芩、炒蒲黄。(南京中医学院学报 1992,(2))

棕榈丸 zong lv wan

【英文名】Zong Lv Pill

【组成】棕榈、乱发、雷丸、生芝麻、苦楝根、刺猬皮、麝香、皂角、黄牛角腮、乳香、猪蹄甲。(中医方剂大辞典)

棕榈子散 zong lv zi san

【英文名】Zong Lv Zi Powder

【组成】棕榈子。(中医方剂大辞典)

棕榈皮散 zong lv pi san

【英文名】Zong Lv Pi Powder

【组成】棕榈皮、柏叶。(中医方剂大辞典)

棕榈汤 zong lv tang

【英文名】Zong Lv Decoction

【组成】(1)棕榈、葵子。(中医方剂大辞典)(2)棕榈灰。(中医方剂大辞典)

棕榈散 zong lv san

【英文名】Zong Lv Powder

【异名】棕蒲散(中医方剂大辞典、陈素庵妇科补解)

【组成】(1)棕榈皮、蒲黄、归身、白芍、川芎、生地、黄芩、丹皮、秦艽、泽兰、杜仲。(中医方剂大辞典)(2)棕榈、荆蓟、桦皮、龙骨。(中医方剂大辞典)(3)棕榈、荆芥、侧柏、牛膝、枳壳、黄芪。(中医方剂大辞典)(4)棕榈、紫参、麝香、伏龙肝。(中医方剂大辞典)

棘刚子丸 ji gang zi wan

【英文名】Ji Gang Zi Pill

【组成】棘刚子、麝香、蟾酥、牛黄、白附子末、犀角末、半夏末、干猪胆。(中医方剂大辞典)

棘针散 ji zhen san

【英文名】Ji Zhen Powder

【异名】棘刺散(中医方剂大辞典、肘后方)

【组成】棘针、大豆黄、绯绢、乱发。(中医方剂大辞典)

棘刺丸 ji ci wan

【英文名】Ji Ci Pill

【组成】(1)棘刺、萎蕤、石斛、牛膝、厚朴、龙齿、远志、干姜、乌头、甘草、防风、细辛、菟丝子、薯蓣、石龙芮、枸杞子、巴戟、桂心、萆薢、天门冬。(中医方剂大辞典)(2)棘刺、麦门冬、萆薢、厚朴、菟丝子、柏子仁、茯苓、桂心、石斛、小草、细辛、杜仲、牛膝、防葵、干地黄、石龙芮、巴戟天、乌头。(中医方剂大辞典)(3)棘刺、天门冬、干姜、菟丝子、乌头、小草、防葵、薯蓣、石龙芮、枸杞子、巴戟天、萆薢、细辛、萎蕤、石斛、厚朴、牛膝、桂心。(中医方剂大辞典)

棘刺散 ji ci san

【英文名】Ji Ci Powder

【组成】(1)棘刺、当归、细辛、菖蒲、莎草根、鸡舌香、青木香、青黛、胡桐泪、干姜。(中医方剂大辞典)(2)棘刺、青葙子、当归、干姜、菖蒲、香附子、鸡舌香、细辛、川升麻。(中医方剂大辞典)

棘钓子散 ji diao zi san

【英文名】Ji Diao Zi Powder

【组成】麝香。(中医方剂大辞典)

棘根汁 ji gen zhi

【英文名】Ji Gen Juice

【组成】棘根。(中医方剂大辞典)

棘根汤 ji gen tang

【英文名】Ji Gen Decoction

【组成】棘根。(中医方剂大辞典)

棠梨枝散 tang li zhi san

【英文名】Tang Li Zhi Powder

【异名】棠梨木瓜汤(中医方剂大辞典、圣济总录)

【组成】棠梨枝、木瓜。(中医方剂大辞典)

棱术汤 leng zhu tang

【英文名】Leng Zhu Decoction

【组成】山棱、卜子、蓬术、青皮、乌药、槟榔、枳实。(中医方剂大辞典)

棱术饮 leng zhu yin

【英文名】Leng Zhu Drink

【组成】槟榔、三棱、蓬术、草果、山楂、白芍、麦芽、陈皮、砂仁、广木香、甘草。(中医方剂大辞典)

棱术散 leng zhu san

【英文名】Leng Zhu Powder

【组成】京三棱、莪术、乌药、甘草、陈皮。(中医方剂大

辞典)

棱莪消积汤 leng e xiao ji tang

【英文名】Leng E Xiao Ji Decoction

【组成】三棱、莪术、丹参、赤芍、延胡索、丹皮、桃仁、苡仁、红藤、败酱草。(中医方剂大辞典)

棱莪散 leng e san

【英文名】Leng E Powder

【组成】(1)蓬莪术、荆三棱、延胡索、山楂肉、制香附、茜草根、瓦楞子、制川朴、红木香、地鳖虫。(中医方剂大辞典)(2)三棱、莪术、赤芍、黄柏、大茴、玄胡、槟榔、紫苏、陈皮、青皮、羌活、腹皮、荆芥、桔梗、半夏、黄连、芒硝、大黄、防风、柴胡、千里马、姜、葱。(中医方剂大辞典)

植芝汤 zhi zhi tang

【英文名】Zhi Zhi Decoction

【组成】当归、川芎、白芍、白术、半夏、香附、陈皮、茯苓、甘草。(中医方剂大辞典)

椒丸 jiao wan

【英文名】Jiao Pill

【组成】乌头、椒、干姜。(中医方剂大辞典)

椒子散 jiao zi san

【英文名】Jiao Zi Powder

【组成】川椒子。(中医方剂大辞典)

椒丹 jiao dan

【英文名】Jiao Pellet

【组成】辰砂、椒。(中医方剂大辞典)

椒仁丸 jiao ren wan

【英文名】Jiao Ren Pill

【组成】椒仁、商陆、橘皮、桑白皮。(中医方剂大辞典)

椒巴丸 jiao ba wan

【英文名】Jiao Ba Pill

【组成】胡椒、巴豆。(中医方剂大辞典)

椒术丸 jiao zhu wan

【英文名】Jiao Zhu Pill

【异名】补本丸(中医方剂大辞典、保命集)

【组成】(1)川椒、苍术、肉桂。(中医方剂大辞典)(2)川椒、苍术、肉果。(中医方剂大辞典)(3)苍术、小椒。(中医方剂大辞典)

椒术养脾丸 jiao zhu yang pi wan

【英文名】Jiao Zhu Yang Pi Pill

【组成】(1)人参、白术、炙草、苍术、川椒、木香、茯苓、砂仁、干姜。(中医方剂大辞典)(2)麦芽、白茯苓、人参、苍术、白术、干姜、砂仁、川椒、甘草。(中医方剂大辞典)(3)平胃散、川椒。(中医方剂大辞典)

椒术酒 jiao zhu jiu

【英文名】Jiao Zhu Wine

【组成】苍术、川椒、老酒。(中医方剂大辞典)

椒瓜丸 jiao gua wan

【英文名】Jiao Gua Pill

【组成】大生木瓜。(中医方剂大辞典)

椒目丸 jiao mu wan

【英文名】Jiao Mu Pill

【组成】(1)椒目、苍术。(中医方剂大辞典)(2)椒目、巴豆。(中医方剂大辞典)(3)椒目、牡蛎、葶苈、甘遂。(中医方剂大辞典)(4)椒目、汉防己、消石、杏仁。(中医方剂大辞典)(5)椒目、甘遂、附子、千金子、郁李仁、黑牵牛、五灵脂、吴萸、当归、延胡索、芫花、阮青、斑蝥、胆矾、石膏。(中医方剂大辞典)(6)真川椒目。(中医方剂大辞典)

椒目瓜蒌汤 jiao mu gua lou tang

【英文名】Jiao Mu Gua Lou Decoction

【组成】椒目、瓜蒌果、桑皮、葶苈子、橘红、半夏、茯苓、苏子、蒺藜、姜。(中医方剂大辞典)

椒目饮 jiao mu yin

【英文名】Jiao Mu Drink

【组成】白术、秦艽、椒目、甘草、香薷、通草。(中医方剂大辞典)

椒目散 jiao mu san

【英文名】Jiao Mu Powder

【组成】(1)椒目。(中医方剂大辞典)(2)椒目、麻黄根。(中医方剂大辞典)

椒目煎 jiao mu jian

【英文名】Jiao Mu Decoction

【组成】椒目、黄牵牛、桂、昆布、海藻、甜葶苈、牛黄、人参。(中医方剂大辞典)

椒目膏 jiao mu gao

【英文名】Jiao Mu Emplastrum

【组成】椒目、石菖蒲、巴豆。(中医方剂大辞典)

椒石散 jiao shi san

【英文名】Jiao Shi Powder

【组成】川椒、生石膏、荜茇、青盐。(中医方剂大辞典)

椒艾丸 jiao ai wan

【英文名】Jiao Ai Pill

【组成】(1)乌梅、川椒、揉成无滓艾、干姜、赤石脂、黑附子。(中医方剂大辞典)(2)蜀椒、熟艾、干姜、赤石脂、乌梅。(中医方剂大辞典)

椒艾汤 jiao ai tang

【英文名】Jiao Ai Decoction

【组成】石菖蒲、川椒、艾叶、葱白。(中医方剂大辞典)

椒艾囊 jiao ai nang

【英文名】Jiao Ai Capsule

【组成】艾叶、川椒、草乌。(中医方剂大辞典)

椒龙丸 jiao long wan

【英文名】Jiao Long Pill

【组成】川椒、地龙、草乌头、全蝎、防风、防已、赤小豆。(中医方剂大辞典)

椒朴丸 jiao pu wan

【英文名】Jiao Pu Pill

【组成】(1)川椒、厚朴、干姜、小茴、茯苓、益智。(中医方剂大辞典)(2)川椒、厚朴、青盐、小茴香、木香。(中医方剂大辞典)(3)川椒、苍术、干姜、厚朴。(中医方剂大辞典)(4)舶上茴香、陈皮、青盐、生姜、厚朴、大枣、川椒、黑附子。(中医方剂大辞典)(5)益智仁、台椒、川厚朴、陈皮、白姜、茴香、青盐。(中医方剂大辞典)(6)汉椒、厚朴、茴香、青盐。(中医方剂大辞典)(7)梓州厚朴、汉椒、盐花、黑附子。(中医方剂大辞典)

椒朴健脾散 jiao pu jian pi san

【英文名】Jiao Pu Jian Pi Powder

【异名】椒附健脾散(中医方剂大辞典、杨氏家藏方)

【组成】川椒、厚朴、肉豆蔻、诃子、缩砂仁、丁香、木香、附子、高良姜、干姜、甘草、荜澄茄、赤石脂、半夏、陈橘皮、神曲、大麦蘖。(中医方剂大辞典)

椒汤 jiao tang

【英文名】Jiao Decoction

【组成】(1)蜀椒、矾石、桂心。(中医方剂大辞典)(2)蜀椒。(中医方剂大辞典)

椒红丸 jiao hong wan

【英文名】Jiao Hong Pill

【组成】(1)花椒、制苍术、白术、白茯苓、黑牵牛、川乌、枸杞子、巴戟、防风、羌活。(中医方剂大辞典)(2)地黄、川椒、苍术。(中医方剂大辞典)(3)椒。(中医方剂大辞典)(4)川椒、干山药、川附子。(中医方剂大辞典)(5)椒、款冬花、紫菀、干姜、矾石、附子、细辛、皂荚。(中医方剂大辞典)(6)蜀椒、生地黄。(中医方剂大辞典)(7)蜀椒、附子、木香、肉豆蔻、陈橘皮、生姜、巴戟天、肉苁蓉、牛膝、五味子、桂、补骨脂、茴香子、蒺藜子、槟榔。(中医方剂大辞典)(8)蜀椒、牛膝、生地黄、附子、石斛、桂心、肉苁蓉、巴戟、菟丝子、木香、吴茱萸、鹿茸、硫黄、磁石。(中医方剂大辞典)(9)椒红、巴戟天、楝实、茴香子、附子。(中医方剂大辞典)(10)椒红、附子、巴戟天、补骨脂、木香、肉苁蓉、青盐、茴香子。(中医方剂大辞典)(11)蜀椒、补骨脂、楝实。(中医方剂大辞典)(12)川椒红、附子、干姜。(中医方剂大辞典)(13)川椒红、附子、白蒺藜、硫黄、硇砂、巴戟、盐花。(中医方剂大辞典)(14)川椒红、附子、石斛、桂心、肉苁蓉、菟丝子、吴茱萸、巴戟、木香、硫黄、磁石、鹿茸。(中医方剂大辞典)(15)椒红、沉香、附子、蓬莪术、诃黎勒皮、当归、高良姜、肉豆蔻、丁香、白术、麝香。(中医方剂大辞典)(16)川椒、磁石、白蒺藜、巴戟、附子、硫黄、厚朴、茴香子、盐花。(中医方剂大辞典)(17)川椒、巴戟、茴香、川楝子肉、山药。(中医方剂大辞典)

椒红光明丸 jiao hong guang ming wan

【英文名】Jiao Hong Guang Ming Pill

【组成】川椒、夜明砂、海金沙、菊花、石决明、川芎、蝉蜕、白蒺藜、防风、苍术、熟地、当归、车前子、川乌、玄精石、黄连、珍珠、人参。(中医方剂大辞典)

椒红固肠丸 jiao hong gu chang wan

【英文名】Jiao Hong Gu Chang Pill

【组成】神曲、白术、川姜、川椒、厚朴、肉豆蔻。(中医方剂大辞典)

椒肉丸 jiao rou wan

【英文名】Jiao Rou Pill

【组成】健猪肚、苍术、厚朴、陈皮、川椒。(中医方剂大辞典)

椒苄丸 jiao xia wan

【英文名】Jiao Xia Pill

【组成】熟地黄、川椒、生地黄。(中医方剂大辞典)

椒杏丸 jiao xing wan

【英文名】Jiao Xing Pill

【组成】杏仁、胡椒。(中医方剂大辞典)

椒沉丸 jiao chen wan

【英文名】Jiao Chen Pill

【组成】椒、沉香。(中医方剂大辞典)

椒灵丹 jiao ling dan

【英文名】Jiao Ling Pellet

【组成】青盐、川芎、防风、附子、菊花、椒子。(中医方剂大辞典)

椒芷汤 jiao zhi tang

【英文名】Jiao Zhi Decoction

【组成】川椒、白芷。(中医方剂大辞典)

椒豆饮 jiao dou yin

【英文名】Jiao Dou Drink

【组成】汉椒、黑豆、乌梅、甘草节。(中医方剂大辞典)

椒豆散 jiao dou san

【英文名】Jiao Dou Powder

【组成】胡椒、绿豆。(中医方剂大辞典)

椒附丸 jiao fu wan

【英文名】Jiao Fu Pill

【组成】(1)绵附、胡椒。(中医方剂大辞典)(2)附子、川椒、槟榔、陈皮、牵牛、五味子、石菖蒲、干姜。(中医方剂大辞典)(3)椒红、桑螵蛸、龙骨、山茱萸、附子、鹿茸。(中医方剂大辞典)(4)胡椒、白姜、茴香、川附、巴豆。(中医方剂大辞典)(5)蜀椒、白羯羊肾、附子、青盐、巴戟天、蒺藜子、肉苁蓉、茴香子。(中医方剂大辞典)(6)蜀椒、附子、桂、巴戟天、桃仁、芎䓖、当归。(中医方剂大辞典)(7)蜀椒、桔梗、芍药、干姜、厚朴、细辛、附子、乌头。(中医方剂大辞典)(8)蜀椒、附子、木香、细辛。(中医方剂大辞典)

椒附白通汤 jiao fu bai tong tang

【英文名】Jiao Fu Bai Tong Decoction

【组成】生附子、川椒、淡干姜、葱白、猪胆汁。(中医方剂大辞典)

椒附汤 jiao fu tang

【英文名】Jiao Fu Decoction

【组成】(1)川椒、干姜、附子。(中医方剂大辞典)(2)蜀椒、附子、防风、桂、白茯苓、甘草、麻黄、杏仁、石膏、人参、芍药、当归、芎䓖、干姜、黄芩。(中医方剂大辞典)(3)蜀椒、附子、粳米、干姜、半夏、甘草。(中医方剂大辞典)

椒附香朴丸 jiao fu xiang pu wan

【英文名】Jiao Fu Xiang Pu Pill

【组成】椒红、附子、苍术、干姜、厚朴、良姜、吴茱萸、茴香、益智。(中医方剂大辞典)

椒附酒 jiao fu jiu

【英文名】Jiao Fu Wine

【组成】蜀椒、附子、生干地黄、当归、牛膝、细辛、薏苡仁、酸枣仁、麻黄、杜仲、萆薢、五加皮、原蚕沙、羌活。(中医方剂大辞典)

椒附散 jiao fu san

【英文名】Jiao Fu Powder

【组成】(1)川椒、附子、槟榔、干姜、白术、青橘皮。(中医方剂大辞典)(2)大附子。(中医方剂大辞典)

椒矾汤 jiao fan tang

【英文名】Jiao Fan Decoction

【组成】蜀椒、白矾、葱白、大豆、盐、生姜。(中医方剂大辞典)

椒矾饮 jiao fan yin

【英文名】Jiao Fan Drink

【组成】川椒、白矾。(中医方剂大辞典)

椒矾散 jiao fan san

【英文名】Jiao Fan Powder

【组成】(1)白占、柏油烛、明矾、川椒、水银。(中医方剂大辞典)(2)胡椒、白矾。(中医方剂大辞典)

椒肾丸 jiao shen wan

【英文名】Jiao Shen Pill

【组成】汉椒、白术、肉桂、白龙骨、白矾灰、桑螵蛸、鹿茸、鸡头实、补骨脂、干姜。(中医方剂大辞典)

椒肾羹 jiao shen geng

【英文名】Jiao Shen Thick Soup

【组成】汉椒、白面、羊肾。(中医方剂大辞典)

椒姜丸 jiao jiang wan

【英文名】Jiao Jiang Pill

【组成】蜀椒、干姜、厚朴、黄芩、细辛、芍药、桂、桔梗、乌喙、柴胡、白茯苓、牡丹皮。(中医方剂大辞典)

椒姜大麦汤 jiao jiang da mai tang

【英文名】Jiao Jiang Da Mai Decoction

【组成】大麦芽、川椒、干姜。(中医方剂大辞典)

椒姜汤 jiao jiang tang

【英文名】Jiao Jiang Decoction

【组成】川椒、高良姜、桔梗、炒枳实、苏梗、厚朴、姜半夏、广藿香。(浙江中医杂志 1992,(5))

椒柏洗剂 jiao bo xi ji

【英文名】Jiao Bo Lotion

【组成】川椒、黄柏、蛇床子、生苍术、石菖蒲、荆芥、银花、连翘、白芷、明矾、刺蒺藜、生甘草、蝉蜕。(中医方剂大辞典)

椒柏酒 jiao bo jiu

【英文名】Jiao Bo Wine

【组成】椒、东向侧柏叶。(中医方剂大辞典)

椒柏熏洗剂 jiao bo xun xi ji

【英文名】Jiao Bo Lotion

【组成】川椒、黄柏、蛇床子、生苍术、石菖蒲、荆芥、银花、连翘、白芷、明矾、刺蒺藜、生甘草。(上海中医药杂志 1965,(2))

椒茱丸 jiao zhu wan

【英文名】Jiao Zhu Pill

【组成】椒、东向侧柏叶。(中医方剂大辞典)

椒茱汤 jiao zhu tang

【英文名】Jiao Zhu Decoction

【组成】花椒、吴茱萸、蛇床子、藜芦、陈茶叶、煨盐。(中医方剂大辞典)

椒茶饼 jiao cha bing

【英文名】Jiao Cha Tablet

【组成】川椒、芽茶、桑白皮末、飞罗面。(中医方剂大辞典)

椒面粥 jiao mian zhou

【英文名】Jiao Mian Gruel

【异名】椒面羹(中医方剂大辞典、养老奉亲)

【组成】蜀椒、白面。(中医方剂大辞典)

椒面馎饦 jiao mian bo tuo

【英文名】Jiao Mian Medicated Diet

【组成】蜀椒、白面、葱白。(中医方剂大辞典)

椒桂汤 jiao gui tang

【英文名】Jiao Gui Decoction

【异名】木瓜散(中医方剂大辞典、普济方)

【组成】(1)川椒、桂枝、良姜、柴胡、小茴香、广皮、吴茱萸、青皮。(中医方剂大辞典)(2)鸡粪、肉豆蔻、胡椒、桂心、木瓜。(中医方剂大辞典)

椒桂散 jiao gui san

【英文名】Jiao Gui Powder

【组成】鸡粪、肉豆蔻、胡椒、桂心、木瓜。(中医方剂大辞典)

椒盐汤 jiao yan tang

【英文名】Jiao Yan Decoction

【组成】芎䓖、蜀椒、白芷、防风、盐。(中医方剂大辞典)

椒盐散 jiao yan san

【英文名】Jiao Yan Powder

【异名】如神散(中医方剂大辞典、直指)

【组成】(1)川椒、荜茇、薄荷、荆芥穗、细辛、朝脑、青盐。(中医方剂大辞典)(2)川椒、白盐、露蜂房。(中医方剂大辞典)

椒粉散 jiao fen san

【英文名】Jiao Fen Powder

【组成】肉桂、川椒、当归梢、猪苓、蛇床子、黑狗脊、麻黄根、轻粉、红花、斑蝥。(中医方剂大辞典)

椒梅丸 jiao mei wan

【英文名】Jiao Mei Pill

【组成】(1)川椒、乌梅肉、茯苓、砂仁、木香、乌药、厚朴、茴香、广皮、当归。(中医方剂大辞典)(2)川椒、黄连、吴萸、乌梅肉。(中医方剂大辞典)(3)秦椒、乌梅、黄连。(中医方剂大辞典)

椒梅汤 jiao mei tang

【英文名】Jiao Mei Decoction

【组成】(1)乌梅、花椒、槟榔、枳实、木香、香附、砂仁、川楝子、肉桂、厚朴、干姜、甘草。(中医方剂大辞典)(2)黄连、黄芩、干姜、白芍、川椒、乌梅、人参、枳实、半夏。(中医方剂大辞典)(3)花椒、乌梅、葱脑、槟榔。(中医方剂大辞典)

椒梅理中汤 jiao mei li zhong tang

【英文名】Jiao Mei Li Zhong Decoction

【组成】人参、白术、干姜、乌梅、川椒。(中医方剂大辞典)

椒菊丸 jiao ju wan

【英文名】Jiao Ju Pill

【组成】蜀椒、甘菊花、肉苁蓉、菖蒲、巴戟天、远志、黄芪、附子。(中医方剂大辞典)

椒豉丸 jiao chi wan

【英文名】Jiao Chi Pill

【组成】巴豆、椒目、豉。(中医方剂大辞典)

椒豉散 jiao chi san

【英文名】Jiao Chi Powder

【组成】豆豉、生椒。(中医方剂大辞典)

椒黄丸 jiao huang wan

【英文名】Jiao Huang Pill

【组成】蜀椒、熟干地黄。(中医方剂大辞典)

椒黄酒 jiao huang jiu

【英文名】Jiao Huang Wine

【组成】台椒、熟干地黄。(中医方剂大辞典)

椒硫丸 jiao liu wan

【英文名】Jiao Liu Pill

【组成】硫黄、胡椒。(中医方剂大辞典)

椒葱散 jiao cong san

【英文名】Jiao Cong Powder

【组成】胡葱、椒。(中医方剂大辞典)

椒硼散 jiao peng san

【英文名】Jiao Peng Powder

【组成】川椒、铜青、硼砂。(中医方剂大辞典)

椒蜡丸 jiao la wan

【英文名】Jiao La Pill

【组成】川椒、桃仁、杏仁、茯苓。(中医方剂大辞典)

椒蟾散 jiao chan san

【英文名】Jiao Chan Powder

【组成】胡椒。(中医方剂大辞典)

椒鳖丸 jiao bie wan

【英文名】Jiao Bie Pill

【组成】胡椒、木耳灰、归尾、土鳖虫、乳香、没药、杏仁、桃仁、发灰、血竭、自然铜。(中医方剂大辞典)

椒囊 jiao nang

【英文名】Jiao Nang Hot Medicated Compresses

【组成】川椒。(中医方剂大辞典)

椰林胃乐冲剂 ye lin wei le chong ji

【英文名】Ye Lin Wei Le Medicinal Instant Granule

【组成】金银花、连翘、蒲公英、白芍、白芷、白及、大黄、黄芪、党参、细辛、制乳香、制没药。(北京中医杂志 1989,(6))

楮叶丸 chu ye wan

【英文名】Chu Ye Pill

【组成】干楮叶、桑根白皮、人参、白茯苓、定粉。(中医方剂大辞典)

楮叶汤 chu ye tang

【英文名】Chu Ye Decoction

【组成】(1)楮叶。(中医方剂大辞典)(2)楮树叶、木瓜、人参。(中医方剂大辞典)

楮叶散 chu ye san

【英文名】Chu Ye Powder

【异名】羌活散(《普济方》卷七十一引《龙木论》)

【组成】(1)干楮叶。(中医方剂大辞典)(2)羌活、川芎、旋覆花、防风、甘草、苍术、楮叶、桑叶、甘菊花、楮实、蝉蜕、木贼。(中医方剂大辞典)(3)蜗牛、蛤粉、龙胆、桑根白皮。(中医方剂大辞典)

楮白皮散 chu bai pi san

【英文名】Chu Bai Pi Powder

【组成】楮白皮、桑白皮、陈橘皮、紫苏叶、猪苓、木通。(中医方剂大辞典)

楮皮汤 chu pi tang
【英文名】Chu Pi Decoction
【组成】(1)楮白皮、桑根白皮、防己、泽漆茎叶、射干、白术、赤茯苓、大豆。(中医方剂大辞典)(2)楮树白皮、赤小豆、赤茯苓。(中医方剂大辞典)

楮皮粥 chu pi zhou
【英文名】Chu Pi Gruel
【组成】楮白皮。(中医方剂大辞典)

楮实丸 chu shi wan
【英文名】Chu Shi Pill
【异名】神仙楮实丸(《宣明论》卷十二))
【组成】(1)楮实、山芋、桑螵蛸、枸杞子。(中医方剂大辞典)(2)楮实、牛膝、当归、干姜。(中医方剂大辞典)(3)楮实、桂、枳壳、牛膝、槟榔、干姜。(中医方剂大辞典)(4)楮实、鹿茸、大附子、怀牛膝、紫巴戟、金钗石斛、川干姜、肉桂。(中医方剂大辞典)(5)楮实、桂心、牛膝、干姜。(中医方剂大辞典)(6)楮实、牛膝、干姜、桂心、附子、石斛、巴戟、麋角屑。(中医方剂大辞典)

楮实子丸 chu shi zi wan
【英文名】Chu Shi Zi Pill
【组成】(1)川牛膝、川萆薢、楮实子、山药、白姜、川芎。(中医方剂大辞典)(2)楮实子、白丁香、茯苓。(中医方剂大辞典)

楮实散 chu shi san
【英文名】Chu Shi Powder
【组成】(1)楮实子、夏枯草、甘草、香附子、夏桑叶。(中医方剂大辞典)(2)楮桃儿、土瓜根、商陆。(中医方剂大辞典)(3)楮实子。(中医方剂大辞典)

楮实煎 chu shi jian
【英文名】Chu Shi Jian Decoction
【组成】海桐、牛膝、楮实、枳壳、木香、芍药、桂心。(中医方剂大辞典)

楮枝汤 chu zhi tang
【英文名】Chu Zhi Decoction
【组成】细楮枝、黑豆、细桑枝。(中医方剂大辞典)

楮枝煎 chu zhi jian
【英文名】Chu Zhi Jian Decoction
【组成】楮枝。(中医方剂大辞典)

榔皮散 lang pi san
【英文名】Lang Pi Powder
【组成】槟榔皮、当归、紫荆皮、姜黄、丹参、生栀子、木瓜、大黄、黄柏、龙骨、白芷。(中医正骨 1990,2(3))

款气丸 kuan qi wan
【英文名】Kuan Qi Pill
【异名】咳气丸(中医方剂大辞典、赤水玄珠)
【组成】(1)青皮、陈皮、槟榔、木香、杏仁、郁李仁、茯苓、泽泻、当归、广茂、马兜铃、苦葶苈、人参、防己、牵牛。(中医方剂大辞典)(2)生姜、阿魏、青皮、甘草、大缩砂、干姜、木香、桂、当归、莪术。(中医方剂大辞典)(3)巴豆、丁香、木香、麝香。(中医方剂大辞典)(4)丁香、木香、沉香、白檀香、桂、肉豆蔻、槟榔、荜澄茄、大戟、甘遂、木通、续随子、海蛤、郁李仁、瞿麦、甜葶苈、桑根白皮、牵牛子、腻粉、巴豆。(中医方剂大辞典)(5)木香、陈橘皮、枳壳、郁李仁、吴茱萸、桃仁、京三棱、桂、槟榔、赤芍药、赤茯苓、黑牵牛。(中医方剂大辞典)(6)防己、甜葶苈、黑牵牛。(中医方剂大辞典)

款气汤 kuan qi tang
【英文名】Kuan Qi Pill
【组成】(1)牵牛子、马兜铃、木香。(中医方剂大辞典)(2)赤茯苓、前胡、杏仁、甘草、款冬花、麻黄、天门冬。(中医方剂大辞典)

款气秘效丸 kuan qi mi xiao wan
【英文名】Kuan Qi Mi Xiao Pill
【组成】苦葶苈、桑根白皮、马兜铃根、麻黄。(中医方剂大辞典)

款气散 kuan qi san
【英文名】Kuan Qi Powder
【组成】白术、糯米、半夏曲、人参、白茯苓、甘草。(中医方剂大辞典)

款冬丸 kuan dong wan
【英文名】Kuan Dong Pill
【异名】款冬花丸(中医方剂大辞典、普济方)
【组成】(1)款冬花、麻黄、甘草、杏仁。(中医方剂大辞典)(2)蜀椒、吴茱萸、款冬花、干姜、桂心、紫菀、杏仁、皂荚、礜石、菖蒲、乌头、细辛。(中医方剂大辞典)(3)款冬花、紫菀、细辛、石斛、防风、芎䓖、人参、当归、藁本、甘草、蜀椒、白术、半夏、天雄、菖蒲、钟乳、桂心、麻黄、独活、桃仁、大枣、芫花、附子、乌头。(中医方剂大辞典)(4)款冬花、干姜、蜀椒、吴茱萸、桂心、菖蒲、人参、细辛、芫花、紫菀、甘草、桔梗、防风、芫花、茯苓、皂荚。(中医方剂大辞典)

款冬白薇茹藘丸 kuan dong bai wei ru lv wan
【英文名】Kuan Dong Bai Wei Ru Lv Pill
【组成】款冬花、白薇、百合、知母、地骨皮、桃仁、玄参、沙参、肉苁蓉、鳖甲、蜀漆、人参、香豉、乌梅、银州柴胡、升麻、牡桂、常山、前胡、海螵蛸、茹藘。(中医方剂大辞典)

款冬冰糖汤 kuan dong bing tang tang
【英文名】Kuan Dong Bing Tang Decoction
【组成】款冬花、晶糖。(中医方剂大辞典)

款冬汤 kuan dong tang
【英文名】Kuan Dong Decoction

【组成】(1)款冬花、桔梗、粟壳、苏子、紫菀、知母、石膏、桑白皮、杏仁。(中医方剂大辞典)(2)款冬花、干姜、阿胶、吴茱萸、桂心、艾、鲤鱼。(中医方剂大辞典)

款冬花丸 kuan dong hua wan

【英文名】Kuan Dong Hua Pill

【组成】(1)款冬花、茯苓、杏仁、贝母、五味、桑白皮、乌梅肉、紫菀、百合、百部、阿胶。(中医方剂大辞典)(2)款冬、桑白皮、人参、京紫菀、杏仁、知母、贝母、五味子、桔梗、苏叶、槟榔、广木香。(中医方剂大辞典)(3)葶苈、马兜铃、南星、半夏、枯矾、款冬花、佛耳草。(中医方剂大辞典)(4)款冬花、槟榔、百合、麦门冬、桔梗、天门冬、地骨皮、羚羊角、贝母、山栀子仁、大黄、黄芩、防风、杏仁、郁李仁、人参、山芋、柴胡、百部、甘草、苦参、桑根白皮、旋覆花、牛黄、木香、蛤蚧。(中医方剂大辞典)(5)款冬花、紫菀、杏仁、豉、人参、桂、天门冬、甘草、蜀椒、柏叶、生干地黄。(中医方剂大辞典)(6)款冬花、石斛、紫菀、细辛、防风、芎劳、人参、当归、藁本、甘草、蜀椒、白术、天雄、菖蒲、麻黄、半夏、桂、独活、芫花、钟乳粉、桃仁。(中医方剂大辞典)(7)款冬花、马兜铃、杏仁、苦葶苈、桂。(中医方剂大辞典)(8)款冬花、紫菀、伏龙肝、桂心、麻黄、紫苏子。(中医方剂大辞典)(9)款冬花、甘草、紫菀、麻黄、贝母、麦门冬、赤茯苓、杏仁。(中医方剂大辞典)(10)款冬花、杏仁、紫菀、蛤蚧、柏叶、白石英、人参、甘草、五味子、白茯苓、天门冬、鹿角胶、干姜、桂心、熟干地黄。(中医方剂大辞典)(11)杏仁、干姜、甘皮、麻黄、甘草、款冬花。(中医方剂大辞典)(12)款冬花、桂心、五味子、干姜、芎劳、甘草、附子、桔梗、苏子、蜀椒、百部汁、白蜜、干枣、姜汁。(中医方剂大辞典)(13)款冬花、紫菀、杏仁、香豉、人参、甘草、蜀椒、天门冬、干姜、桂心、干地黄。(中医方剂大辞典)(14)款冬花、桂心、紫菀、杏仁、附子、黎芦、干姜、甘草、细辛、防风、芫花、蜀椒、野葛。(中医方剂大辞典)

款冬花汤 kuan dong hua tang

【英文名】Kuan Dong Hua Decoction

【组成】(1)款冬花、麻黄、五味子、半夏、紫菀、细辛、射干。(中医方剂大辞典)(2)款冬花、不蛀皂荚、杏仁、黄明胶、甘草、贝母、知母、麻黄。(中医方剂大辞典)(3)款冬花、桑根白皮、贝母、五味子、甘草、知母、杏仁。(中医方剂大辞典)(4)款冬花、山栀子仁、甘草、灯心。(中医方剂大辞典)(5)款冬花、桑根白皮、人参、前胡、杏仁、甘草、桔梗、半夏、细辛、陈橘皮。(中医方剂大辞典)

款冬花散 kuan dong hua san

【英文名】Kuan Dong Hua Powder

【异名】款花散(中医方剂大辞典、奇效良方);款冬散(中医方剂大辞典、杏散);款冬花汤(中医方剂大辞典、圣济总录)

【组成】(1)款冬花、紫菀。(中医方剂大辞典)(2)人参、白茯苓、五味子、马兜铃、款冬花、贝母、知母、柴胡、苦葶苈、甘草、细辛、陈橘皮、杏仁、肉桂、鳖甲。(中医方剂大辞典)(3)款冬花、黄芪、升麻、赤小豆、附子、苦参。(中医方剂大辞典)(4)款冬花。(中医方剂大辞典)(5)款冬花、阿胶、天南星、恶实、甘草。(中医方剂大辞典)(6)款冬花、知母、桑叶、半夏、甘草、麻黄、阿胶、杏仁、贝母。(中医方剂大辞典)(7)款冬花、贝母、桔梗、紫菀、旋覆花、五味子、海蛤、天门冬、赤茯苓、汉防己、甘草。(中医方剂大辞典)(8)款冬花、麻黄、贝母、前胡、桑根白皮、紫菀、旋覆花、石膏、白前、甘草。(中医方剂大辞典)(9)款冬花、杏仁、紫菀、木通、桔梗、马兜铃、赤茯苓。(中医方剂大辞典)(10)款冬花、天门冬、黄芪、石膏、紫菀、杏仁、甘草。(中医方剂大辞典)(11)款冬花、桑枝、紫菀、獭肝、蛤蚧、桔梗、贝母、赤芍药、赤茯苓、甘草。(中医方剂大辞典)(12)款冬花、杏仁、紫菀、生干地黄、百部、赤茯苓、甘草。(中医方剂大辞典)(13)款冬花、当归、桂心、芎劳、五味子、附子、细辛、贝母、干姜、干地黄、白术、甘草、杏仁、紫菀。(中医方剂大辞典)(14)款冬花、知母、贝母、阿胶、甘草。(中医方剂大辞典)(15)苦葶苈、杏仁、甘草、款冬花。(中医方剂大辞典)

款冬花熏方 kuan dong hua xun fang

【英文名】Kuan Dong Hua Xun Prescription

【组成】款冬花、木鳖子。(中医方剂大辞典)

款冬花膏 kuan dong hua gao

【英文名】Kuan Dong Hua Ointment

【组成】(1)款冬花、紫苏、杏仁、桑皮、乌梅肉。(中医方剂大辞典)(2)人参、白术、款冬花、甘草、川姜、钟乳粉。(中医方剂大辞典)(3)款冬花、紫菀、百部、人参、白术、甘草、干姜。(中医方剂大辞典)

款冬煎 kuan dong jian

【英文名】Kuan Dong Decoction

【组成】款冬花、干姜、紫菀、五味子、芫花。(中医方剂大辞典)

款花五味子汤 kuan hua wu wei zi tang

【英文名】Kuan Hua Wu Wei Zi Decoction

【组成】款冬花、五味子、麻黄、马兜铃、杏仁、甘草。(中医方剂大辞典)

款花贝母散 kuan hua bei mu san

【英文名】Kuan Hua Bei Mu Powder

【组成】款冬花、人参、半夏、知母、贝母、甜葶苈、御米壳、乌梅肉。(中医方剂大辞典)

款花汤 kuan hua tang

【英文名】Kuan Hua Decoction

【组成】(1)款花、甘草、桔梗、薏苡仁。(中医方剂大辞典)(2)款花、五味子、麻黄、杏仁、甘草。(中医方剂大辞典)

款花补肺汤 kuan hua bu fei tang

【英文名】Kuan Hua Bu Fei Decoction

【组成】(1)人参、麦门冬、五味子、款冬花、紫菀、桑白皮、当归、芍药、知母、贝母、茯苓、橘红、甘草。(中医方剂大辞典)(2)黄芪、甘草、当归、佛耳草、款冬花、陈皮、丹皮、黄柏、苍术、曲末。(中医方剂大辞典)

款花清肺散 kuan hua qing fei san

【英文名】Kuan Hua Qing Fei Powder

【组成】人参、甘草、甜葶苈、白矾、款冬花、御米壳。(中医方剂大辞典)

款花膏 kuan hua gao

【英文名】Kuan Hua Ointment

【组成】款花、茯苓、杏仁、桑白皮、五味、贝母、紫菀、乌梅。(中医方剂大辞典)

款肺丸 kuan fei wan

【英文名】Kuan Fei Pill

【组成】牵牛、木香、槟榔、青皮、半夏曲、五灵脂、苏子。(中医方剂大辞典)

款肺汤 kuan fei tang

【英文名】Kuan Fei Decoction

【组成】(1)人参、半夏、甘草、陈橘皮。(中医方剂大辞典)(2)贝母、桔梗、紫菀、甘草。(中医方剂大辞典)(3)知母、百合、百部、白前、芍药、黄芪、款冬花、马兜铃、贝母、五味子、前胡、枳实、甘草、葛根、防己、青橘皮、防葵、大黄、麻黄、桃仁、白术、升麻、紫菀、大枣。(中医方剂大辞典)

款肺散 kuan fei san

【英文名】Kuan Fei Powder

【组成】(1)白僵蚕、玄胡索。(中医方剂大辞典)(2)大半夏、杏仁。(中医方剂大辞典)(3)五味子、紫菀、赤茯苓、槟榔、枳壳、桔梗、大腹皮、白术、贝母、人参、甘草。(中医方剂大辞典)(4)麻黄、贝母、桑白皮、柴胡、杏仁、糯米、款冬花。(中医方剂大辞典)

温下剂 wen xia ji

【英文名】(1)Purgative Agents;(2)Warm Drug(中国中医药学主题词表)

【定义】指以泻下药配合温里药等组成、治疗里寒积滞实证的方剂。(方剂学)

温卫汤 wen wei tang

【英文名】Wen Wei Decoction

【组成】陈皮、青皮、黄连、木香、人参、甘草、白芷、防风、黄柏、泽泻、黄芪、苍术、升麻、知母、柴胡、羌活、当归身。(中医方剂大辞典)

温卫补血汤 wen wei bu xue tang

【英文名】Wen Wei Bu Xue Decoction

【异名】温胃补血汤(中医方剂大辞典、医学正传)

【组成】生地黄、白术、藿香、黄柏、牡丹皮、苍术、王瓜根、橘皮、吴茱萸、当归身、柴胡、人参、熟甘草、地骨皮、升麻、生甘草、黄芪、丁香、桃仁、葵花。(中医方剂大辞典)

温土汤 wen tu tang

【英文名】Wen Tu Decoction

【组成】人参、白术、茯苓、萝卜子、薏仁、芡实、山药、肉桂、谷芽。(中医方剂大辞典)

温土消瘕汤 wen tu xiao jia tang

【英文名】Wen Tu Xiao Jia Decoction

【组成】白术、茯苓、肉桂、枳实、人参、巴戟天、山楂(中医方剂大辞典。)

温土毓麟汤 wen tu yu lin tang

【英文名】Wen Tu Yu Lin Decoction

【组成】巴戟、覆盆子、白术、人参、怀山药、神曲。(中医方剂大辞典)

温中丸 wen zhong wan

【英文名】Wen Zhong Pill

【异名】温白丸(中医方剂大辞典、鸡峰)

【组成】(1)白术、香附、针砂、山楂肉、神曲、苦参、川芎、吴茱萸、苍术。(中医方剂大辞典)(2)山药、干姜、甘草。(中医方剂大辞典)(3)大枣。(中医方剂大辞典)(4)干姜、半夏、白术、细辛、胡椒。(中医方剂大辞典)(5)人参、甘草、白术。(中医方剂大辞典)(6)肉豆蔻仁、硫黄、干姜、附子、龙骨。(中医方剂大辞典)(7)硫黄。(中医方剂大辞典)

温中大黄汤 wen zhong da huang tang

【英文名】Wen Zhong Da Huang Decoction

【组成】干姜、桂心、厚朴、甘草、当归、人参、茯苓、白术、大黄、桔梗。(中医方剂大辞典)

温中分气丸 wen zhong fen qi wan

【英文名】Wen Zhong Fen Qi Pill

【组成】天南星、半夏、白术、香附子、茯苓、木香。(中医方剂大辞典)

温中化毒汤 wen zhong hua du tang

【英文名】Wen Zhong Hua Du Decoction

【组成】(1)丁香、木香、人参、白术、桂心、砂仁、甘草、白芍、枳实、陈皮、干姜。(中医方剂大辞典)(2)人参、木香、白术、甘草、砂仁、白芍、枳实、陈皮、干姜。(中医方剂大辞典)

温中化浊汤 wen zhong hua zhuo tang

【英文名】Wen Zhong Hua Zhuo Decoction

【组成】炮姜、小茴香、乌药、木香、广皮、厚朴、当归、茯苓、白术、佛手柑。(中医方剂大辞典)

温中化痰丸 wen zhong hua tan wan

【英文名】Wen Zhong Hua Tan Pill

【组成】(1)青皮、良姜、干姜、陈皮。(中医方剂大辞典)(2)干姜、半夏、细辛、胡椒、白术。(中医方剂大辞典)

温中化痰汤 wen zhong hua tan tang

【英文名】Wen Zhong Hua Tan Pill

【组成】半夏、陈皮、茯苓、干姜。(中医方剂大辞典)

温中止吐汤 wen zhong zhi tu tang

【英文名】Wen Zhong Zhi Tu Decoction

【组成】白豆蔻、茯苓、半夏、生姜。(中医方剂大辞典)

温中止泻丸 wen zhong zhi xie wan

【英文名】Wen Zhong Zhi Xie Pill

【组成】香附、陈皮、六神曲、广藿香、山楂、厚朴、白术、半夏、白扁豆、茯苓、砂仁、豆蔻、麦芽、肉桂、苍术、木香、泽泻、丁香、白芷、甘草、冰片、细辛、生姜。(药品标准－中药成方制剂标准 1997)

温中止泻冲剂 wen zhong zhi xie chong ji

【英文名】Wen Zhong Zhi Xie Medicinal Instant Granule

【组成】党参、焦白术、炮姜、炙甘草、炒白芍。(浙江中医杂志 1987,(17))

温中止痛口服液 wen zhong zhi tong kou fu ye

【英文名】Wen Zhong Zhi Tong Peroral Liquid

【组成】黄芪、桂枝、白芍、甘草、香附、高良姜。(北京中医杂志 1990,(4))

温中平胃散 wen zhong ping wei san

【英文名】Wen Zhong Ping Wei Powder

【组成】(1)炮姜、砂仁、木香、谷芽、神曲、广皮、茅术、厚朴、枳壳、青皮、陈香橼皮。(中医方剂大辞典)(2)平胃散、豆蔻、砂仁。(中医方剂大辞典)

温中生姜汤 wen zhong sheng jiang tang

【英文名】Wen Zhong Sheng Jiang Decoction

【组成】生姜、桂心、甘草、麻黄、橘皮。(中医方剂大辞典)

温中白术丸 wen zhong bai zhu wan

【英文名】Wen Zhong Bai Zhu Pill

【组成】白术、半夏、干姜、丁香。(中医方剂大辞典)

温中当归汤 wen zhong dang gui tang

【英文名】Wen Zhong Dang Gui Decoction

【组成】(1)当归、人参、干姜、白术、厚朴、桂、桔梗、白芍药、附子、甘草、木香。(中医方剂大辞典)(2)当归、芍药、黄芩、朴硝、桔梗、柴胡、升麻。(中医方剂大辞典)(3)当归、人参、干姜、茯苓、厚朴、青木香、桂心、桔梗、芍药、甘草。(中医方剂大辞典)

温中托里汤 wen zhong tuo li tang

【英文名】Wen Zhong Tuo Li Decoction

【组成】人参、炙黄芪、炙甘草、牛蒡子、当归身、净连翘、上薄桂、杭青皮、南木香。(中医方剂大辞典)

温中汤 wen zhong tang

【英文名】Wen Zhong Decoction

【组成】(1)厚朴、橘皮、干姜、甘草、草豆蔻、茯苓、木香。(中医方剂大辞典)(2)干姜、吴萸、厚朴、半夏、白术、苍术、黄芪、青皮。(中医方剂大辞典)(3)人参、白术、当归、厚朴、黑姜、茯苓、草豆蔻。(中医方剂大辞典)(4)良姜、官桂、益智仁、砂仁、木香、香附、厚朴、陈皮、茴香、当归、元胡索、甘草。(中医方剂大辞典)(5)苍术、木香、干姜、厚朴、砂仁、青皮、芍药。(中医方剂大辞典)(6)拣参、白术、白茯苓、干姜。(中医方剂大辞典)(7)缩砂仁、甘草、盐、丁香、生姜。(中医方剂大辞典)(8)厚朴、甘草、生姜、青州枣。(中医方剂大辞典)(9)白术、枣、厚朴、陈皮、甘草、干姜、藿香、茯苓。(中医方剂大辞典)(10)白芍药、桂、吴茱萸。(中医方剂大辞典)(11)人参、干姜、白术、甘草、当归。(中医方剂大辞典)(12)当归、白术、人参、附子、干姜、甘草、蜀椒、桂。(中医方剂大辞典)(13)舶上丁香皮、厚朴、干姜、白术、丁香枝、陈皮。(中医方剂大辞典)(14)干姜、厚朴、当归、桂心、甘草、人参、茯苓、白术、桔梗。(中医方剂大辞典)(15)甘草、桂心、生姜。(中医方剂大辞典)(16)甘草、干姜、附子、蜀椒。(中医方剂大辞典)(17)砂仁、白蔻仁、刀豆子、高良姜、吴茱萸、陈皮、香附、姜厚朴、麦芽、神曲、鸡内金、谷芽。(中医方剂大辞典)(18)潞光参、白术、炙草、炮姜、蔻米、丁香。(中医方剂大辞典)(19)白术、诃子肉、冬虫草、法夏、杏仁、胶珠、云苓、蔻米、炙草。(中医方剂大辞典)(20)陈皮、砂仁、藿香、草蔻仁、香附、肉桂、干姜。(中医方剂大辞典)(21)白术、山药、陈皮、厚朴、砂仁、藿香、干姜、甘草、白芍。(中医方剂大辞典)(22)陈皮、厚朴、人参、白茯苓、黄芪、官桂、半夏、当归、川芎、熟地。(中医方剂大辞典)

温中利湿汤 wen zhong li shi tang

【英文名】Wen Zhong Li Shi Decoction

【组成】桂枝、干姜、淡附子、白术、槟榔、葛花、白蔻仁、鸡内金、陈皮。(中医方剂大辞典)

温中坐药 wen zhong zuo yao

【英文名】Wen Zhong External Medicated Lozenge

【组成】(1)吴茱萸、牛胆。(中医方剂大辞典)(2)远志、干姜、蛇床子、吴茱萸。(中医方剂大辞典)

温中良附煎 wen zhong liang fu jian

【英文名】Wen Zhong Liang Fu Decoction

【组成】党参、白术、干姜、香附、枳壳、麦芽、乌贼骨、良姜、木香、砂仁。(陕西中医 1990,(1))

温中良姜丸 wen zhong liang jiang wan

【英文名】Wen Zhong Liang Jiang Pill

【异名】温中丸(中医方剂大辞典、医方类聚)
【组成】高良姜、干姜、白术、肉桂、甘草。(中医方剂大辞典)

温中补脾汤 wen zhong bu pi tang
【英文名】Wen Zhong Bu Pi Decoction
【组成】(1)人参、黄芪、白术、干姜、附子、半夏、陈皮、茯苓、砂仁、肉桂、白芍、甘草、丁香。(中医方剂大辞典)(2)白术、制半夏、蜜炙黄芪、人参、白茯苓、白蔻仁、干姜、砂仁、官桂、陈皮、白芍、炙甘草。(中医方剂大辞典)

温中饮 wen zhong yin
【英文名】Wen Zhong Drink
【组成】(1)生耆、当归、陈皮、肉桂、炮姜、麻绒、炙草、甜酒。(中医方剂大辞典)(2)人参、当归、炮姜、肉桂、木香、炙草。(中医方剂大辞典)(3)党参、甘草、白术。(中医方剂大辞典)

温中和气饮 wen zhong he qi yin
【英文名】Wen Zhong He Qi Drink
【组成】人参、白术、茯苓、橘红、藿香、甘草。(中医方剂大辞典)

温中和气救逆汤 wen zhong he qi jiu ni tang
【英文名】Wen Zhong He Qi Jiu Ni Decoction
【组成】生潞党、泡吴萸、嫩桂尖、紫苏叶、漂于术、高良姜、杭白芍、西砂仁、白干姜、公丁香、宣木瓜、法半夏、明附片、炙甘草。(中医方剂大辞典)

温中和胃汤 wen zhong he wei tang
【英文名】Wen Zhong He Wei Decoction
【组成】人参、茯苓、当归、扁豆、陈皮、炙草、丁香、藿香。(中医方剂大辞典)

温中实脾汤 wen zhong shi pi tang
【英文名】Wen Zhong Shi Pi Decoction
【组成】熟附块、白术、炭煨木香、肉桂、黄连、炒枳壳、炮姜、茯苓、山楂炭。(浙江中医杂志 1992,(10))

温中法曲丸 wen zhong fa qu wan
【英文名】Wen Zhong Fa Qu Pill
【组成】(1)法曲、麦芽、人参、白茯苓、陈皮、厚朴、枳实、吴茱萸、细辛、甘草、当归、附子、干姜、桔梗。(中医方剂大辞典)(2)法曲、枳实、白茯苓、吴茱萸、厚朴、甘草、麦芽、细辛、干姜、麦门冬、附子、桔梗、人参。(中医方剂大辞典)(3)法曲、吴茱萸、小麦芽、枳实、甘草、桂、厚朴、当归、白茯苓、细辛、干姜、麦门冬、人参、桔梗、附子。(中医方剂大辞典)

温中降气丸 wen zhong jiang qi wan
【英文名】Wen Zhong Jiang Qi Pill
【组成】(1)京三棱、蓬莪茂、青皮、陈皮、干姜、良姜、吴茱萸、木香。(中医方剂大辞典)(2)附子、干生姜、白术、人参、陈橘皮、神曲、半夏、白附子、当归、天南星、高良姜、丁香、木香、沉香、胡椒、肉桂。(中医方剂大辞典)

温中养气定痛丸 wen zhong yang qi ding tong wan
【英文名】Wen Zhong Yang Qi Ding Tong Pill
【组成】白术、茯苓、陈皮、白芍、人参、乌药、干姜、良姜、三棱、莪术、砂仁、官桂、木香、丁香、青皮、香附子、川归、厚朴、芦荟、槟榔、玄胡索。(中医方剂大辞典)

温中厚朴汤 wen zhong hou pu tang
【英文名】Wen Zhong Hou Pu Decoction
【组成】厚朴、当归、干姜、桂、赤茯苓、白术、人参、桔梗、甘草。(中医方剂大辞典)

温中祛寒剂 wen zhong qu han ji
【英文名】Stomach - spleen Warming Agents
【定义】指以温中散寒药与益气健脾药配伍组成、治疗中焦虚寒证的方剂。(方剂学)

温中顺气饮 wen zhong shun qi yin
【英文名】Wen Zhong Shun Qi Drink
【组成】生地、茯苓、厚朴、白术、甘草、青皮、枳壳、桔梗、当归、川芎、防风、木香、白芍、蓬术。(中医方剂大辞典)

温中健脾散 wen zhong jian pi san
【英文名】Wen Zhong Jian Pi Powder
【组成】吴茱萸、苍术、白胡椒、肉桂、枯矾。(湖北中医杂志 1991,(1))

温中消食汤 wen zhong xiao shi tang
【英文名】Wen Zhong Xiao Shi Decoction
【组成】黄芪、白术、炮姜、神曲、枳壳、山楂、草蔻、半夏。(中医方剂大辞典)

温中益气汤 wen zhong yi qi tang
【英文名】Wen Zhong Yi Qi Decoction
【组成】(1)人参、白术、生黄芪、归身、白茯苓、甘草、川芎、白芷、防风、广木香、官桂、山楂肉。(中医方剂大辞典)(2)附子、干姜、草豆蔻、甘草、益智仁、白芍药、丁香、藿香、白术、人参、陈皮、吴茱萸、当归。(中医方剂大辞典)

温中通幽汤 wen zhong tong you tang
【英文名】Wen Zhong Tong You Decoction
【组成】白术、附子、藿香、神曲、干姜、肉桂、砂仁、姜半夏、炙甘草。(湖南中医杂志 1988,(4))

温中救痢饮 wen zhong jiu li yin
【英文名】Wen Zhong Jiu Li Drink
【组成】人参、甜白术、云苓、甘草、干姜、枳实、巴戟天、车前子、煨木香。(中医方剂大辞典)

温中散 wen zhong san
【英文名】Wen Zhong Powder
【组成】(1)人参、白术、当归、厚朴、干姜、茯苓、草豆蔻。(中医方剂大辞典)(2)厚朴、广皮、半夏、甘草、炮姜。(中医方剂大辞典)(3)白术、干姜、甘草、人参、茯苓。(中医方剂大辞典)(4)白术、人参、白茯苓、甘草、陈皮、青皮、枣子、生姜。(中医方剂大辞典)(5)陈橘皮、干姜、白术、麦门冬、甘草、人参、诃黎勒。(中医方剂大辞典)(6)陈曲、草豆蔻、麦芽、陈橘皮、甘草。(中医方剂大辞典)(7)人参、厚朴、干姜、白术、甘草、桂心。(中医方剂大辞典)(8)丁香、诃黎勒皮、草豆蔻、桂心、陈橘皮、人参。(中医方剂大辞典)(9)人参、白术、干姜、当归、草豆蔻、厚朴。(中医方剂大辞典)(10)白芍药、白术、甘草、吴茱萸、桂心、当归。(中医方剂大辞典)(11)人参、厚朴、白术、干姜、白芍、木香、炙草。(中医方剂大辞典)

温中散寒汤 wen zhong san han tang

【英文名】Wen Zhong San Han Decoction

【组成】当归、山药、茯苓、甘草、青皮、柴胡、陈皮、香附、肉桂、生姜。(中医方剂大辞典)

温中散滞汤 wen zhong san zhi tang

【英文名】Wen Zhong San Zhi Decoction

【组成】陈皮、半夏、甘草、茯苓、白芍、厚朴、紫苏、木香、苍术、砂仁。(中医方剂大辞典)

温中煎 wen zhong jian

【英文名】Wen Zhong Decoction

【组成】附子、川乌头、干姜、良姜、荜茇、荜澄茄、胡椒、红豆、桂心。(中医方剂大辞典)

温中镇痛丸 wen zhong zhen tong wan

【英文名】Wen Zhong Zhen Tong Pill

【组成】丁香、乳香、木香、没药、小茴香、冰片、沉香、香附、檀香、降香、广藿香、麝香。(药品标准－中药成方制剂标准 1997)

温六丸 wen liu wan

【英文名】Wen Liu Pill

【组成】(1)辰砂益元散、干姜。(中医方剂大辞典)(2)滑石、甘草、黄连、红曲。(中医方剂大辞典)

温六散 wen liu san

【英文名】Wen Liu Powder

【组成】滑石、干姜、甘草。(药品标准－中药成方制剂标准 1991)

温内丸 wen nei wan

【英文名】Wen Nei Pill

【组成】厚朴、干姜、甘草、白术、草豆蔻、五味子、诃黎勒皮、陈橘皮。(中医方剂大辞典)

温内玉抱肚 wen nei yu bao du

【英文名】Wen Nei Yu Bao Du Powder

【异名】玉褓肚(中医方剂大辞典、卫生宝鉴)

【组成】川乌、细辛、良姜、天仙子、肉桂、牡蛎粉、胡椒、干姜。(中医方剂大辞典)

温化汤 wen hua tang

【英文名】Wen Hua Decoction

【组成】(1)青皮、香附、小茴、木香、木通、槟榔、川楝子、元胡索。(中医方剂大辞典)(2)人参、茯苓、巴戟天、鳖甲、白术、黄芪、肉桂、神曲、枳壳、白豆蔻、山楂。(中医方剂大辞典)

温化饮 wen hua yin

【英文名】Wen Hua Decoction

【组成】紫丹参、山药、当归、元胡、续断、川芎、桃仁、红花、制附片、乌药、吴茱萸、小茴香。(陕西中医 1992,13(5))

温化寒湿剂 wen hua han shi ji

【英文名】Purgative Recipes Of Warm And Cold Dampness

【定义】指以温阳药与健脾祛湿药为主组方、治疗阳虚不能化水或湿从寒化所致的痰饮、水肿等证的方剂。(方剂学)

温化寒痰剂 wen hua han tan ji

【英文名】Prescriptions For Warming And Eliminating Cold And Phlegm

【定义】指以温化寒痰药为主组方、治疗寒痰证的方剂。(方剂学)

温化瘀痰汤 wen hua yu tan tang

【英文名】Wen Hua Yu Tan Decoction

【组成】制附子、细辛、麻黄、黄芪、党参、补骨脂、丹参、白芥子。(山东中医杂志 1992,11(5))

温开剂 wen kai ji

【英文名】Warm－natured Prescriptions For Inducing Resuscitation

【定义】指以芳香开窍药配伍温里行气药为主组方、治疗中风、中寒、气郁、痰厥等属于寒邪痰浊内闭之证的方剂。(方剂学)

温气除寒补下丸 wen qi chu han bu xia wan

【英文名】Wen Qi Chu Han Bu Xia Pill

【组成】葫芦巴、龙骨、菖蒲、远志、补骨脂、益智仁、肉苁蓉。(中医方剂大辞典)

温气煮散 wen qi zhu san

【英文名】Wen Qi Zhu Powder

【异名】顺气汤(中医方剂大辞典、普济方)

【组成】木香、陈橘皮、当归、青橘皮、益智仁、京三棱、蓬莪术、茴香子、马蔺花、甘草、高良姜、沉香、丁香、肉豆蔻、诃黎勒皮、槟榔。(中医方剂大辞典)

温风丸 wen feng wan

【英文名】Wen Feng Pill

【组成】白附子、阳起石、滑石、寒水石。(中医方剂大辞典)

温风散 wen feng san
【英文名】Wen Feng Decoction
【异名】温风汤(中医方剂大辞典、寿世新编)
【组成】(1)当归、川芎、白芷、藁本、羌活、麻黄、附子、细辛、荜茇。(中医方剂大辞典)(2)当归、川芎、细辛、白芷、荜茇、露蜂房、藁本。(中医方剂大辞典)

温冬饮 wen dong yin
【英文名】Wen Dong Drink
【组成】白术、茯苓、山茱萸、熟地、肉桂、生枣仁、枸杞子、菟丝子、薏仁。(中医方剂大辞典)

温平惊药 wen ping jing yao
【英文名】Wen Ping Jing Powder
【组成】茯苓、远志、羌活、防风、白附、川芎、天麻、全蝎、粉草、山药、朱砂、代赭、麝香、白茯、白薇。(中医方剂大辞典)

温正汤 wen zheng tang
【英文名】Wen Zheng Decoction
【组成】人参、黄芪、当归、柴胡、甘草、神曲、桂枝。(中医方剂大辞典)

温白丸 wen bai wan
【英文名】Wen Bai Pill
【异名】丁香半夏丸(中医方剂大辞典、鸡峰);厚朴丸(中医方剂大辞典、保命集)
【组成】(1)附子、桔梗、人参、干姜。(中医方剂大辞典)(2)人参、防风、白附子、直僵蚕、全蝎、南星、天麻。(中医方剂大辞典)(3)椿根白皮。(中医方剂大辞典)(4)天南星、青皮、白茯苓、半夏、陈皮、丁香、干姜。(中医方剂大辞典)(5)白术、丁香、半夏。(中医方剂大辞典)(6)天麻、白僵蚕、白附子、干蝎、天南星。(中医方剂大辞典)(7)柴胡、紫菀、吴茱萸、菖蒲、桔梗、京三棱、赤茯苓、人参、黄连、干姜、桂、蜀椒、巴豆、皂荚、鳖甲、厚朴、当归、乌头、黄芪。(中医方剂大辞典)(8)丹砂、白矾、半夏、生姜、白术、丁香。(中医方剂大辞典)(9)半夏、白术、丁香。(中医方剂大辞典)(10)半夏、白附子、硫黄。(中医方剂大辞典)(11)紫菀、吴茱萸、菖蒲、紫胡、厚朴、桔梗、皂荚、乌头、茯苓、桂心、干姜、黄连、蜀椒、巴豆、人参。(中医方剂大辞典)(12)川乌、吴萸、桔梗、柴胡、菖蒲、紫菀、黄连、炮姜、肉桂、花椒、巴豆、泽泻、皂角、厚朴。(中医方剂大辞典)(13)紫菀、吴茱萸、皂角、干姜、柴胡、桔梗、厚朴、茯苓、石菖蒲、肉桂、黄连、川椒、甘草、牛膝、当归、巴豆、葶苈、乌头。(中医方剂大辞典)

温白丹 wen bai dan
【英文名】Wen Bai Pellet
【组成】黑附子、白附子、川乌头、半夏、天南星、干姜、石膏、寒水石。(中医方剂大辞典)

温冲丸 wen chong wan
【英文名】Wen Chong Pill
【组成】山药、当归、紫石英、坤草、核桃仁、补骨脂、附子、肉桂、茴香、鹿角胶、白芍、广木香、川芎、柴胡。(吉林中医 1993,(3))

温冲汤 wen chong tang
【英文名】Wen Chong Decoction
【组成】生山药、当归身、乌附子、肉桂、补骨脂、小茴香、核桃仁、紫石英、真鹿角胶。(中医方剂大辞典)

温肌透毒散 wen ji tou du san
【英文名】Wen Ji Tou Du Powder
【组成】防风、川芎、蝉蜕、桔梗、麻黄、山楂、甘草、陈皮。(中医方剂大辞典)

温阳片 wen yang pian
【英文名】Wen Yang Tablet
【组成】附子、生地、熟地、仙灵脾、补骨脂、菟丝子等。(中西医结合杂志 1988,8(6))

温阳生脉饮 wen yang sheng mai yin
【英文名】Wen Yang Sheng Mai Decoction
【组成】制附子、干姜、炙甘草、党参、丹参、五味子、麦冬、当归、补骨脂。(浙江中医杂志 1991,(5))

温阳利水汤 wen yang li shui tang
【英文名】Wen Yang Li Shui Decoction
【组成】附子、肉桂、黄芪、党参、白术、茯苓、五加皮、木香、葶苈子、益母草、金樱子、枸杞子、丹参、白芍、芡实。(北京中医杂志 1990,(3))

温阳利水益气活血汤 wen yang li shui yi qi huo xue tang
【英文名】Wen Yang Li Shui Yi Qi Huo Xue Decoction
【组成】黄芪、丹参、茯苓、车前子、制附片、肉桂、苍术、大腹皮、木瓜、厚朴、赤芍、川芎、红花、炙甘草。(山东中医杂志 1991,10(4))

温阳固卫汤 wen yang gu wei tang
【英文名】Wen Yang Gu Wei Decoction
【组成】制附子、桂枝、生黄芪、防风、炒白术、白芍、细辛、辛荑、蝉衣、毕澄茄、甘草。(辽宁中医杂志 1993,(4))

温阳活血汤 wen yang huo xue tang
【英文名】Wen Yang Huo Xue Decoction
【组成】黄芪、丹参、车前草、夏枯草、党参、当归、猪苓、柏子仁、枣仁、桂枝、茯苓、泽泻、生姜。(陕西中医 1993,14(8))

温阳健脾止泻汤 wen yang jian pi zhi xie tang
【英文名】Wen Yang Jian Pi Zhi Xie Decoction
【组成】制附子、干姜、云苓、白芍、防风、赤石脂、党参、车前子、炒白术、炙甘草。(黑龙江中医药 1992,(3))

温阳消结汤 wen yang xiao jie tang
【英文名】Wen Yang Xiao Jie Decoction
【组成】制附片、干姜、白芍、甘草、大黄、桂枝、细辛、路路通、橘核、当归。(河南中医 1986,(5))

温阳益气汤 wen yang yi qi tang
【英文名】Wen Yang Yi Qi Decoction
【组成】党参、麦冬、五味子、桂枝、甘草、当归。(湖北中医杂志 1991,(6))

温阳通脉汤 wen yang tong mai tang
【英文名】Wen Yang Tong Mai Decoction
【组成】(1)附子、麻黄、桂枝、细辛、黄芪、当归、川芎、丹参、炙甘草。(陕西中医 1984,5(3))(2)麻黄、附子、延胡索、当归、麦冬、三七粉。(中医函授通讯 1988,(3))

温阳通痹汤 wen yang tong bi tang
【英文名】Wen Yang Tong Bi Decoction
【组成】附子、炒山楂、细辛、大黄、代赭石、莱菔子、枳壳、川朴。(陕西中医 1988,9(4))

温阳疏通汤 wen yang shu tong tang
【英文名】Wen Yang Shu Tong Decoction
【组成】柴胡、香附、王不留行、桃仁、红花、三棱、莪术、牛膝。(中西医结合杂志 1991,(3))

温肝汤 wen gan tang
【英文名】Wen Gan Decoction
【组成】当归、枸杞、茯苓、肉桂、乌药、木香、小茴香、吴茱萸、生姜。(中医方剂大辞典)

温肠丸 wen chang wan
【英文名】Wen Chang Pill
【组成】(1)黄连、干姜、肉豆蔻、赤石脂、龙骨、吴茱萸、诃子。(中医方剂大辞典)(2)补骨脂、肉苁蓉、狗脊、独活、附子、巴戟天、鹿茸、五味子。(中医方剂大辞典)

温肠开闭汤 wen chang kai bi tang
【英文名】Wen Chang Kai Bi Decoction
【组成】巴天戟、白术、山茱萸、附子。(中医方剂大辞典)

温良汤 wen liang tang
【英文名】Wen Liang Decoction
【组成】熟地、山药、茯苓、甘草、女贞子、麦冬、白芍、当归、菟丝子、枣仁、远志、山药、陈皮、砂仁、覆盆子。(中医方剂大辞典)

温补丸 wen bu wan
【英文名】Wen Bu Pill
【组成】沉香、木通、木香、丁香、八角茴香、杜仲、葫芦巴、楮皮、破故纸、川萆薢、韭子、甘草、肉桂、山甲、地龙、菊花、枸杞子、无名异、青木香。(中医方剂大辞典)

温补汤 wen bu tang
【英文名】Wen Bu Decoction
【组成】人参、白术、川芎、当归、白芍、熟地、肉桂、木香、小茴、香附、元胡索。(中医方剂大辞典)

温补羌活丸 wen bu qiang huo wan
【英文名】Wen Bu Qiang Huo Pill
【组成】羌活、川芎、人参、白附子、赤茯苓、天麻、僵蚕、干葛、白花蛇、川附子、防风、麻黄、肉豆蔻、母丁香、藿香叶、沉香、木香、轻粉、真珠末、牛黄、龙脑、麝香、雄黄、辰砂。(中医方剂大辞典)

温补荣气汤 wen bu rong qi tang
【英文名】Wen Bu Rong Qi Decoction
【组成】当归、熟地、甘草、白芍、枸杞、山药、枣仁。(中医方剂大辞典)

温补逍遥散 wen bu xiao yao san
【英文名】Wen Bu Xiao Yao Powder
【组成】苍术、广砂、炒地榆、吴茱萸、陈皮、罂粟壳、白头翁、黑姜、升麻、泽泻、甘草。(中医方剂大辞典)

温补鹿茸丸 wen bu lu rong wan
【英文名】Wen Bu Lu Rong Pill
【组成】鹿茸、人参、天雄、五加皮、五味子、牛膝、防风、远志、石斛、山芋、狗脊、肉苁蓉、熟干地黄、白茯苓、菟丝子、覆盆子、石龙芮、萆薢、石南、蛇床子、白术、巴戟天、天门冬、杜仲、干姜、桂、吴茱萸、附子、细辛、蜀椒。(中医方剂大辞典)

温辛散 wen xin san
【英文名】Wen Xin Powder
【组成】木香、陈皮、羌活、苍术、紫苏、厚朴。(中医方剂大辞典)

温里剂 wen li ji
【英文名】Interior-warming Agents
【定义】指凡以温热药为主组成,具有温里助阳、散寒通脉作用,治疗里寒证的方剂。(方剂学)

温里活血脱敏汤 wen li huo xue tuo min tang
【英文名】Wen Li Huo Xue Tuo Min Decoction
【组成】桂枝、高良姜、制附片、制半夏、肉桂、大茴香、川花椒、白芥子、丹参、辛荑。(江苏中医 1992,(10))

温里退邪汤 wen li tui xie tang
【英文名】Wen Li Tui Xie Decoction
【组成】赤色鲜首乌、当归、醋炙鳖甲、茯神、半夏、白芥子、青皮、柴胡、草蔻仁。(中医方剂大辞典)

温固汤 wen gu tang
【英文名】Wen Gu Decoction
【组成】白术、黄芪、甘草、肉桂、北五味子、人参、陈皮。(中医方剂大辞典)

温经丸 wen jing wan
【英文名】Wen Jing Pill

【组成】(1)党参、白术、茯苓、黄芪、干姜、川附子、黑郁金、厚朴、肉桂、吴茱萸、沉香。(中医方剂大辞典)(2)附子、黄芪、人参、当归、白芍。(中医方剂大辞典)(3)厚朴、官桂、白术、甘草、干姜、木香、附子。(中医方剂大辞典)(4)牛膝、大黄、桃仁、芎䓖、桂、当归、水蛭、细辛。(中医方剂大辞典)(5)干姜、吴茱萸、附子、大黄、芍药、黄芩、干地黄、当归、桂心、白术、人参、石苇、蜀椒、桃仁、薏苡仁。(中医方剂大辞典)

温经化癥汤 wen jing hua zheng tang

【英文名】Wen Jing Hua Zheng Decoction

【组成】秦归、川芎、莪术、桃仁、吴茱萸、肉桂、盐小茴、橘核、乳香、青皮、血竭。(中医方剂大辞典)

温经木香丸 wen jing mu xiang wan

【英文名】Wen Jing Mu Xiang Pill

【异名】木香丸(中医方剂大辞典、普济方)

【组成】木香、葫芦巴、补骨脂、巴戟天、茴香子、桂、艾叶、附子、青橘皮。(中医方剂大辞典)

温经止痛汤 wen jing zhi tong tang

【英文名】Wen Jing Zhi Tong Decoction

【组成】川芎、五灵脂、白芷、焦艾、香附、生姜。(中医方剂大辞典)

温经白带丸 wen jing bai dai wan

【英文名】Wen Jing Bai Dai Pill

【组成】鹿角霜、牡蛎、莲须、陈皮、龙骨、黄柏、白术、厚朴、核桃仁、茯苓、赤芍、车前子、柴胡、苍术。(药品标准－中药成方制剂标准 1994)

温经汤 wen jing tang

【英文名】Wen Jing Decoction

【组成】(1)归尾、川芎、赤芍、肉桂、桂枝、莪术、故纸、小茴、牛膝、甘草。(中医方剂大辞典)(2)当归、川芎、炮姜、白芍。(中医方剂大辞典)(3)人参、砂仁、白术、川芎、熟地、当归、厚朴、香附、夏金砂、银虫砂、侧柏叶、僵蚕、防风、粉甘草。(中医方剂大辞典)(4)陈皮、半夏、生地、川芎、白芍、红花、秦艽、乌药、香附、木通、青皮、归身尾。(中医方剂大辞典)(5)归身、川芎、赤芍、莪术、人参、炙草、川牛膝、故纸、小茴。(中医方剂大辞典)(6)白茯苓、芍药、土瓜根、牡丹、丹砂、薏苡仁。(中医方剂大辞典)(7)附子、杜仲、牛膝、干姜、桂、续断、补骨脂。(中医方剂大辞典)(8)人参、牛膝、甘草、当归、芍药、牡丹皮、白术、官桂、芎䓖。(中医方剂大辞典)(9)茯苓、芍药、薏苡仁、土瓜根。(中医方剂大辞典)(10)吴茱萸、当归、芎䓖、芍药、人参、桂枝、阿胶、生姜、牡丹皮、甘草、半夏、麦冬。(中医方剂大辞典)

温经定痛汤 wen jing ding tong tang

【英文名】Wen Jing Ding Tong Decoction

【组成】当归、川芎、延胡、红花、桂枝、莪术、台乌。(中医方剂大辞典)

温经养血合剂 wen jing yang xue he ji

【英文名】Wen Jing Yang Xue Mixture

【组成】吴茱萸、当归、川芎、白芍、党参、桂枝、阿胶、牡丹皮、甘草、生姜、姜半夏、麦冬。(药品标准－中药成方制剂标准 1997)

温经养荣汤 wen jing yang rong tang

【英文名】Wen Jing Yang Rong Decoction

【组成】生地、熟地、枸杞、当归、白芍、鹿筋、木瓜、川断、独活、桂枝、秦艽、甜瓜子、木香、红枣、姜、桑枝。(中医方剂大辞典)

温经活血汤 wen jing huo xue tang

【英文名】Wen Jing Huo Xue Decoction

【组成】香附、台乌、吴萸、茅术、茯苓、当归、川芎、炮姜、乳香。(中医方剂大辞典)

温经活络丹 wen jing huo luo dan

【英文名】Wen Jing Huo Luo Pellet

【组成】香附、陈皮、当归尾、延胡索、枳壳、羌活、红花、抚川芎、独活、滴乳香、没药。(中医方剂大辞典)

温经除湿汤 wen jing chu shi tang

【英文名】Wen Jing Chu Shi Decoction

【异名】冲和补气汤(中医方剂大辞典、东垣试效方)

【组成】黄连、柴胡、草豆蔻、神曲、木香、麻黄、独活、当归身、黄柏、升麻、羌活、炙甘草、人参、白术、猪苓、泽泻、黄芪、橘皮、苍术、白芍药。(中医方剂大辞典)

温经益元汤 wen jing yi yuan tang

【英文名】Wen Jing Yi Yuan Decoction

【组成】熟地黄、人参、白术、黄芪、芍药、甘草、当归、生地、茯苓、陈皮、肉桂、大附子。(中医方剂大辞典)

温经胶附丸 wen jing jiao fu wan

【英文名】Wen Jing Jiao Fu Pill

【异名】温湿阿胶丸(中医方剂大辞典、普济方)

【组成】阿胶、附子、熟干地黄、白芍药、艾叶。(中医方剂大辞典)

温经通络汤 wen jing tong luo tang

【英文名】Wen Jing Tong Luo Decoction

【组成】鸡血藤、海风藤、全丝瓜、鬼见愁、鬼箭羽、路路通、桂枝、蕲艾、全当归、赤白芍。(中医方剂大辞典)

温经通络药膏 wen jing tong luo yao gao

【英文名】Wen Jing Tong Luo Unguentum

【组成】乳香、没药、麻黄、马前子。(中医方剂大辞典)

温经通络膏 wen jing tong luo gao

【英文名】Wen Jing Tong Luo Unguentum

【组成】乳香、没药、麻黄、马钱子。(中医方剂大辞典)

温经通痹汤 wen jing tong bi tang

【英文名】Wen Jing Tong Bi Decoction

【组成】黄芪、当归、桂枝、鸡血藤、秦艽、防风、姜黄、苍术、川牛膝、海风藤、制川乌、仙灵脾、独活。(山东中医杂志 1992,11(12))

温经散寒剂 wen jing san han ji

【英文名】Meridian Warming Agents

【定义】指以温经散寒药配伍补养营血药组方、治疗寒凝经脉证的方剂。(方剂学)

温经散寒洗剂 wen jing san han xi ji

【英文名】Wen Jing San Han Lotion

【组成】附子、干姜、桂枝、当归、花椒、赤芍、细辛、麻黄、红花、毛皮树根。(中医方剂大辞典)

温经滋补汤 wen jing zi bu tang

【英文名】Wen Jing Zi Bu Decoction

【组成】当归、川芎、熟地、白术、白芍、白茯苓、淮山药、枣皮、玄胡、丹皮、小茴、香附、泽泻、杜仲。(中医方剂大辞典)

温经摄血汤 wen jing she xue tang

【英文名】Wen Jing She Xue Decoction

【组成】(1)泡参、党参、白术、炙甘草、吴茱萸、姜炭、焦艾。(中医方剂大辞典)(2)大熟地、白芍、川芎、白术、柴胡、五味子、肉桂、续断。(中医方剂大辞典)

温经暖宫丸 wen jing nuan gong wan

【英文名】Wen Jing Nuan Gong Pill

【组成】细辛、吴萸、川椒、秦艽、白蔹、白薇、白茯苓、干姜、石菖蒲、乌药、制附子。(中医方剂大辞典)

温经解毒汤 wen jing jie du tang

【英文名】Wen Jing Jie Du Decoction

【组成】生地、当归、赤芍、川芎、桃仁、红花、独活、山楂、连翘、银花、丹皮。(中医方剂大辞典)

温经辟痧丹 wen jing pi sha dan

【英文名】Wen Jing Pi Sha Pellet

【组成】真川郁金、沉香、木香、乌药、北细辛。(中医方剂大辞典)

温肺丸 wen fei wan

【英文名】Wen Fei Pill

【组成】(1)白术、丁香、半夏、干姜。(中医方剂大辞典)(2)紫菀、陈皮、附子、款冬花、半夏、杏仁、干姜、甘草、细辛、桂、人参。(中医方剂大辞典)(3)干姜、皂荚、陈橘皮、白茯苓。(中医方剂大辞典)

温肺止流丹 wen fei zhi liu dan

【英文名】Wen Fei Zhi Liu Pellet

【组成】诃子、甘草、桔梗、石首鱼脑骨、荆芥、细辛、人参。(中医方剂大辞典)

温肺汤 wen fei tang

【英文名】Wen Fei Decoction

【异名】温肺散(中医方剂大辞典、景岳全书);小温肺汤(中医方剂大辞典、杏苑)

【组成】(1)款冬花、生姜、陈皮、百部、苏子、桔梗。(中医方剂大辞典)(2)半夏、干姜、细辛、桂枝、麻黄、白芍、甘草、五味子、橘红、杏仁、生姜。(中医方剂大辞典)(3)阿胶、生姜、乌梅、甘草、紫苏、杏仁、粟壳、大半夏、五味子。(中医方剂大辞典)(4)干姜、辣桂、甘草、半夏、陈皮、北五味子、杏仁、细辛、阿胶。(中医方剂大辞典)(5)人参、钟乳粉、制半夏、桂心、橘红、干姜、木香、甘草。(中医方剂大辞典)(6)丁香、防风、炙甘草、葛根、羌活、升麻、黄芪、麻黄。(中医方剂大辞典)(7)麻黄、杏仁、甘草、桂枝、温姜、五味子、细辛。(中医方剂大辞典)(8)人参、白茯苓、白术、杏仁、陈橘皮、甘草、五味子。(中医方剂大辞典)(9)麻黄、杏仁、五味子、甘草、桂心。(中医方剂大辞典)(10)杏仁、桂、麻黄、糯米、甘草。(中医方剂大辞典)(11)白芍药、五味子、干姜、肉桂、半夏、陈皮、杏仁、甘草、细辛。(中医方剂大辞典)(12)五味子、细辛、半夏、甘草、干姜。(中医方剂大辞典)

温肺定喘汤 wen fei ding chuan tang

【英文名】Wen Fei Ding Chuan Decoction

【组成】干姜、细辛、薄荷、杏仁、苏叶、五味子、麻黄。(中医方剂大辞典)

温肺桂枝汤 wen fei gui zhi tang

【英文名】Wen Fei Gui Zhi Decoction

【组成】桂枝、当归、茯苓、沉香、苏子、橘红、半夏、瓜蒌实、桑皮。(中医方剂大辞典)

温肺通窍汤 wen fei tong qiao tang

【英文名】Wen Fei Tong Qiao Decoction

【组成】麻黄、白芷、细辛、桂枝、桃仁、红花、归尾、辛夷、苍耳子。(南京中医学院学报 1992,(3))

温肺散 wen fei san

【英文名】Wen Fei Powder

【组成】(1)栝楼根、甘草。(中医方剂大辞典)(2)细辛、甘草、干姜、五味子、白茯苓。(中医方剂大辞典)

温肺缩泉汤 wen fei suo quan tang

【英文名】Wen Fei Suo Quan Decoction

【组成】炙甘草、干姜、益智仁。(辽宁中医杂志 1992,(3))

温肺膏 wen fei gao

【英文名】Wen Fei Ointment

【组成】生半夏、杏仁、苏子、炙桑皮、五味子、麻黄、细辛、干姜、陈皮、官桂、葶苈子、白蒺藜、西党参、白术、苍术、黄芪、炙甘草、川芎、白芷、荆穗、独活、防风、百部、南星、当归、酒芍、桔梗、枳壳、青皮、灵仙、砂仁、沙蒺藜、旋复花、制香附、乌药、大腹皮、巴戟天、大茴香、破故纸、吴萸、荜茇、良姜、款冬花、芫花、紫菀、厚朴、黑丑、泽泻、车前子、白附子、巴豆仁、诃子肉、川乌、白及、白蔹、皂角、木瓜、木鳖仁、蓖麻仁、炮山甲、生姜、葱白、槐枝、柳枝、桑枝、凤仙草、白芥子、胡椒、川椒、核桃仁、石菖蒲、莱菔子、白果仁、大枣、乌梅、粟壳。(中医方剂大辞典)

温肾丸 wen shen wan

【英文名】Wen Shen Pill

【组成】(1)熟地、山药、枣皮、泽泻、茯苓、补骨脂、菟丝子、五味子、肉桂、附子。(中医方剂大辞典)(2)熟地、牛膝、肉苁蓉、巴戟、五味子、麦冬、炙草、茯神、炒杜仲、干姜。(中医方剂大辞典)(3)枸杞子、南星、半夏、昆布、香白芷、黄柏、苍术、山楂子、神曲、滑石、吴茱萸。(中医方剂大辞典)(4)巴戟、当归、菟丝子、鹿茸、益知仁、杜仲、生地、茯神、山药、远志、蛇床子、续断、山茱萸 、熟地。(中医方剂大辞典)(5)鹿茸、附子、盐花。(中医方剂大辞典)(6)川乌、干姜、官桂、三棱、青皮、硫黄。(中医方剂大辞典)

温肾丹 wen shen dan

【英文名】Wen Shen Pellet

【组成】鹿茸、附子、青盐、人参、瓦松、红枣。(中医方剂大辞典)

温肾止呕汤 wen shen zhi ou tang

【英文名】Wen Shen Zhi Ou Decoction

【组成】熟地、巴戟、人参、白术、山萸、炮姜、茯苓、白蔻、橘红。(中医方剂大辞典)

温肾止痢汤 wen shen zhi li tang

【英文名】Wen Shen Zhi Li Decoction

【组成】大熟地、当归、炙甘草、干姜、甜白术、吴萸、车前子、煨木香。(中医方剂大辞典)

温肾全鹿丸 wen shen quan lu wan

【英文名】Wen Shen Quan Lu Pill

【组成】人参、鹿角胶、补骨脂、黄柏、巴戟天、锁阳、川牛膝、五味子、小茴香、老鹳草膏、鹿茸、菟丝子、杜仲、黄芪、香附、牛乳、大青盐、龙眼肉、冬虫夏草、秋石、楮实子、鹿角、茯苓、胡芦巴、鹿鞭、天冬、麦冬、柴狗肾、熟地黄、甘草、牛膝、琥珀、鲜鹿。(药品标准－中药成方制剂标准 1997)

温肾汤 wen shen tang

【英文名】Wen Shen Decoction

【组成】(1)人参、熟地、白术、肉桂。(中医方剂大辞典)(2)柴胡、麻黄根、白茯苓、白术、酒黄柏、猪苓、升麻、苍术、防风、泽泻。(中医方剂大辞典)(3)赤茯苓、白术、泽泻、干姜。(中医方剂大辞典)(4)茯苓、干姜、泽泻、桂心。(中医方剂大辞典)

温肾利水方 wen shen li shui fang

【英文名】Wen Shen Li Shui Prescription

【组成】附块、桂枝、仙灵脾、川断、牛膝、枳实、车前子。(中医杂志 1985,(5))

温肾扶脾汤 wen shen fu pi tang

【英文名】Wen Shen Fu Pi Decoction

【组成】西党参、炒白术、云茯苓、姜半夏、广陈皮、西砂仁、炮姜炭、肉豆蔻、上油桂、炙甘草、北五味。(中医方剂大辞典)

温肾降逆汤 wen shen jiang ni tang

【英文名】Wen Shen Jiang Ni Decoction

【组成】杜仲、续断、菟丝子、桑寄生、炒蕲艾、广皮、砂仁、法夏。(中医方剂大辞典)

温肾茯苓汤 wen shen fu ling tang

【英文名】Wen Shen Fu Ling Decoction

【组成】白茯苓、干姜、泽泻、桂。(中医方剂大辞典)

温肾健脾脐贴膏 wen shen jian pi qi tie gao

【英文名】Wen Shen Jian Pi Qi Tie Plaster

【组成】吴茱萸、红参、海马、鹿茸、炙甘草。(陕西中医 1989,10(6))

温肾消水汤 wen shen xiao shui tang

【英文名】Wen Shen Xiao Shui Decoction

【组成】人参、熟地、山药、山茱萸、茯苓、肉桂、薏仁。(中医方剂大辞典)

温肾调气汤 wen shen tiao qi tang

【英文名】Wen Shen Tiao Qi Decoction

【组成】杜仲、续断、桑寄生、台乌药、破故纸、菟丝子、焦艾、炒狗脊。(中医方剂大辞典)

温肾散 wen shen san

【英文名】Wen Shen Powder

【组成】(1)熟干地黄、苁蓉、麦门冬、牛膝、五味子、巴戟天、甘草、茯神、干姜、杜仲。(中医方剂大辞典)(2)桂、附子、青橘皮、干姜、木香。(中医方剂大辞典)

温表调中汤 wen biao tiao zhong tang

【英文名】Wen Biao Tiao Zhong Decoction

【组成】蜜炙黄芪、人参、白术、白茯苓、官桂、川芎、当归、炙甘草、炒干姜、防风、白芷、丁香、附子。(中医方剂大辞典)

温金散 wen jin san

【英文名】Wen Jin Powder

【组成】(1)甘草、黄芩、桑白皮、防风、杏仁、人参、茯神、麦门冬。(中医方剂大辞典)(2)甘草、黄芩、桑白皮、防风、杏仁、麦门冬、茯神。(中医方剂大辞典)

温降汤 wen jiang tang

【英文名】Wen Jiang Decoction

【异名】健胃温降汤(中医方剂大辞典、衷中参西)
【组成】白术、清半夏、生山药、干姜、生赭石、生杭芍、川厚朴、生姜。(中医方剂大辞典)

温降承气汤 wen jiang cheng qi tang
【英文名】Wen Jiang Cheng Qi Decoction
【组成】熟附子、补骨脂、旋覆花、代赭石、姜半夏、陈皮、桃仁、红花、生大黄、枳实、厚朴、芒硝。(中医杂志 1990,31(11))

温养散结汤 wen yang san jie tang
【英文名】Wen Yang San Jie Decoction
【组成】苏梗、木香、三棱、莪术、太子参、九香虫、香椿花、生麦芽、鸡内金。(中国中西医结合杂志 1993,13(12))

温宫丸 wen gong wan
【英文名】Wen Gong Pill
【异名】温中丸(中医方剂大辞典、普济方)
【组成】生地黄、生姜、白芍药、人参、蒲黄、当归、琥珀、白茯苓、黄芪、延胡索、麦门冬、乌梅肉。(中医方剂大辞典)

温带益经汤 wen dai yi jing tang
【英文名】Wen Dai Yi Jing Decoction
【组成】熟地、白术、杜仲、肉桂、茯苓、人参。(中医方剂大辞典)

温毒清胶囊 wen du qing jiao nang
【英文名】Wen Du Qing Capsule
【组成】当归、黄芩、丹参、苦参、蝉蜕、甘草等。(桂卫药准字(1990)027052 号)

温泉汤 wen quan tang
【英文名】Wen Quan Decoction
【组成】当归、附子、小茴香、破故纸、乌药、杜仲、牛膝、木香、广皮、青皮、姜。(中医方剂大辞典)

温泉饮 wen quan yin
【英文名】Wen Quan Drink
【组成】白术、巴戟天、益智仁、肉桂。(中医方剂大辞典)

温洗眼目方 wen xi yan mu fang
【英文名】Wen Xi Yan Mu Prescription
【组成】干姜、肉桂、白矾。(中医方剂大辞典)

温络汤 wen luo tang
【英文名】Wen Luo Decoction
【组成】白术、川牛膝、杜仲、附子、虎胫骨、黄芪、没药、乳香、甘草、人参、白姜、桂心、当归、川芎。(中医方剂大辞典)

温胃丁香散 wen wei ding xiang san
【英文名】Wen Wei Ding Xiang Powder
【组成】当归、白术、黑姜、丁香、人参、陈皮、炙草、前胡、藿香。(中医方剂大辞典)

温胃丸 wen wei wan
【英文名】Wen Wei Pellet
【组成】(1)京三棱、附子、干姜、青皮、桂。(中医方剂大辞典)(2)神曲、麦芽、白术、半夏、丁香、人参。(中医方剂大辞典)(3)丁香、肉豆蔻、木香、人参、莲子心、薏苡仁。(中医方剂大辞典)(4)丁香、木香、半夏、硫黄。(中医方剂大辞典)(5)吴茱萸、陈曲、陈橘皮、白术、人参、桂、熟干地黄、甘草。(中医方剂大辞典)

温胃丹 wen wei dan
【英文名】Wen Wei Pellet
【异名】温胃丸(中医方剂大辞典、卫生总微)
【组成】人参、白术、五味子、当归、高良姜、木香。(中医方剂大辞典)

温胃化痰丸 wen wei hua tan wan
【英文名】Wen Wei Hua Tan Pill
【组成】半夏、橘皮、干姜、白术。(中医方剂大辞典)

温胃汤 wen wei tang
【英文名】Wen Wei Decoction
【组成】(1)附子、当归、厚朴、党参、橘皮、芍药、甘草、干姜、蜀椒、白术、半夏。(中医方剂人辞典)(2)条参、银花、法夏、僵蚕、炮姜、白芍、制附片、陈皮、粉草。(中医方剂大辞典)(3)附子、姜厚朴、半夏、陈皮、当归、川椒。(中医方剂大辞典)(4)人参、白术、扁豆、茯苓、甘草、砂仁、淮药、当归、藿香、陈皮、干姜、生姜、莲肉、红枣。(中医方剂大辞典)(5)山药、扁豆、甘草、茯苓、白术、干姜、吴茱萸、补骨脂、肉豆蔻。(中医方剂大辞典)(6)干姜、厚朴、白豆蔻、益智、姜黄、甘草、人参、陈皮、砂仁。(中医方剂大辞典)(7)丁香、木香、陈皮、甘草、当归、白茯苓、白术、干姜。(中医方剂大辞典)(8)苍术、白术、茯苓、陈皮、炮姜、半夏、生姜。(中医方剂大辞典)(9)藿香、苍术、陈皮、青皮、干姜、厚朴、桔梗、防风、木通。(中医方剂大辞典)(10)厚朴、砂仁、甘草、陈皮、干姜、白豆蔻、黄芪、人参、益智仁、姜黄。(中医方剂大辞典)(11)干姜、附子、半夏曲、厚朴、人参、陈皮、甘草、当归、川椒。(中医方剂大辞典)(12)厚朴、陈皮、半夏、豆蔻、羌活、防风、香附、藿香、干姜、神曲、山楂、生姜、砂仁。(中医方剂大辞典)(13)肉桂、厚朴、陈皮、香附、当归、川芎、车前子、枳壳、黑姜、桃仁、半夏、砂仁、生芝麻、炒米。(中医方剂大辞典)(14)熟附子、当归、厚朴、人参、橘红、半夏曲、生白姜、甘草、川椒。(中医方剂大辞典)(15)附子、当归、厚朴、人参、橘皮、芍药、甘草、干姜、蜀椒。(中医方剂大辞典)

温胃饮 wen wei yin
【英文名】Wen Wei Drink

【组成】(1)党参、白术、归身、防风、陈皮、干姜、炙甘草。(中医方剂大辞典)(2)白术、扁豆、陈皮、干姜、甘草、茯苓、当归、柴胡。(中医方剂大辞典)(3)人参、白术、干姜、甘草、丁香、沉香、柿蒂、吴萸、附子。(中医方剂大辞典)(4)人参、白术、扁豆、陈皮、干姜、炙甘草、当归。(中医方剂大辞典)

温胃固肠丸 wen wei gu chang wan

【英文名】Wen Wei Gu Chang Pill

【组成】肉豆蔻、缩砂仁、丁香、龙骨、诃子皮、赤石脂。(中医方剂大辞典)

温胃健脾丸 wen wei jian pi wan

【英文名】Wen Wei Jian Pi Pill

【组成】附子、厚朴、大枣、生姜、丁香、胡椒、肉豆蔻。(中医方剂大辞典)

温胃消湿丹 wen wei xiao shi dan

【英文名】Wen Wei Xiao Shi Pellet

【组成】人参、黄芪、茯神、巴戟天、远志、肉桂、肉豆蔻、益智仁、甘草、防风。(中医方剂大辞典)

温胃调气汤 wen wei tiao qi tang

【英文名】Wen Wei Tiao Qi Decoction

【组成】苍术、厚朴、半夏、香附、山楂、神曲、麦芽、藿香、干姜、茯苓。(中医方剂大辞典)

温胃理中汤 wen wei li zhong tang

【英文名】Wen Wei Li Zhong Decoction

【组成】人参、白术、炮姜、甘草、附子、肉桂、丁香、乌梅。(中医方剂大辞典)

温胃散 wen wei san

【英文名】Wen Wei Powder

【异名】温脾散(中医方剂大辞典、卫生总微)

【组成】(1)橘皮、桂、干姜。(中医方剂大辞典)(2)丁香、半夏、人参、甘草、干姜、肉豆蔻、白术。(中医方剂大辞典)(3)生姜、陈橘皮、半夏、草豆蔻、甘草、丁香。(中医方剂大辞典)

温胃煮散 wen wei zhu san

【英文名】Wen Wei Zhu Powder

【组成】人参末、生附子末、生姜。(中医方剂大辞典)

温胃舒冲剂 wen wei shu chong ji

【英文名】Wen Wei Shu Medicinal Instant Granule

【组成】党参、砂仁、山楂、黄芪、肉苁蓉、附子、乌梅、肉桂。((85)皖卫药准字第258号)

温胃舒胶囊 wen wei shu jiao nang

【英文名】Wen Wei Shu Capsule

【组成】党参、附子、黄芪、肉桂、山药、肉苁蓉、白术、山楂、乌梅、砂仁、陈皮、补骨脂。(药品标准－中药成方制剂标准1997)

温胃舒颗粒 wen wei shu ke li

【英文名】Wen Wei Shu Granule

【组成】党参、附子、黄芪、肉桂、山药、肉苁蓉、白术、山楂、乌梅、陈皮、补骨脂、砂仁。(药品标准－中药成方制剂标准1998)

温胃膏 wen wei gao

【英文名】Wen Wei Emplastrum

【组成】(1)干姜、川乌、白术、苍术、党参、附子、吴萸、黄芪、麻黄、桂枝、北细辛、羌活、独活、防风、麦冬、藁本、柴胡、川芎、当归、酒芍、香附、紫苏、藿梗、杏仁、白芷、青皮、陈皮、半夏、南星、厚朴、乌药、灵仙、麦芽、神曲、枳实、泽泻、荜澄茄、草果、草蔻仁、肉蔻仁、故纸、良姜、益智仁、大茴、巴戟、荜茇、车前子、延胡、灵脂、黄连、五味子、甘草、生姜、葱白、艾、薤、韭、蒜头、菖蒲、凤仙、木瓜、川椒、白芥子、胡椒、大枣、乌梅肉。(理瀹)(2)附子、炮姜、白术、吴萸、官桂、丁香、五味、艾叶。(中医方剂大辞典)

温胆安神散 wen dan an shen san

【英文名】Wen Dan An Shen Powder

【组成】茯神、远志、人参、麦冬、甘草、枣仁、白术、石菖蒲、茯苓、白芍、生地、当归、元参、黄芩、竹叶、辰砂。(中医方剂大辞典)

温胆汤 wen dan tang

【英文名】Wen Dan Decoction

【组成】(1)制半夏、枳实、陈皮、茯苓、人参、熟地、炒枣仁、远志、五味子、甘草。(中医方剂大辞典)(2)半夏、枳实、竹茹、茯苓、甘草、广皮、钩藤钩。(中医方剂大辞典)(3)人参、茯神、远志、朱砂、金石斛、生地、麦冬、枣仁、甘草、五味子、柏子仁。(中医方剂大辞典)(4)半夏、橘红、枳实、黄连、天麻、苏子、厚朴、黄芩、竹茹、生姜汁。(中医方剂大辞典)(5)人参、白术、茯神、当归、生地黄、酸枣仁、麦门冬、半夏、枳实、黄连、竹茹、山栀、甘草、辰砂。(中医方剂大辞典)(6)远志、枣仁、茯神、当归、川芎、钩藤、半夏、广皮、甘草、香附、茯苓。(中医方剂大辞典)(7)半夏、枳实、橘红、茯苓、甘草。(中医方剂大辞典)(8)陈皮、半夏、茯苓、枳实、甘草、远志、酸枣仁。(中医方剂大辞典)(9)半夏、枳实、茯苓、橘红、甘草、酸枣仁。(中医方剂大辞典)(10)半夏、竹茹、枳实、陈皮、甘草、茯苓。(中医方剂大辞典)(11)半夏、麦门冬、茯苓、酸枣仁、炙甘草、桂心、远志、黄芩、萆薢、人参。(中医方剂大辞典)(12)生姜、半夏、橘皮、竹茹、枳实、甘草。(中医方剂大辞典)

温胎饮 wen tai yin

【英文名】Wen Tai Drink

【组成】北五味、蕲艾、大茴香、牡蛎、川芎。(中医方剂大辞典)

温胜散 wen sheng san

【英文名】Wen Sheng Powder

【组成】肉豆蔻、缩砂仁。(中医方剂大辞典)

温胞散 wen bao san

【英文名】Wen Bao Powder

【异名】温胞饮(中医方剂大辞典、傅青主男女科)

【组成】人参、白术、巴戟天、破故纸、杜仲、菟丝子、芡实、山药、肉桂、附子。(中医方剂大辞典)

温骨膏 wen gu gao

【英文名】Wen Gu Emplastrum

【组成】硇砂、补骨脂、红萬苣、真芥。(中医方剂大辞典)

温凉散 wen liang san

【英文名】Wen Liang Powder

【组成】连翘、赤芍、羌活、茯苓、穿山甲、川连、山栀仁、防风、桃仁、甘草。(中医方剂大辞典)

温润理中汤 wen run li zhong tang

【英文名】Wen Run Li Zhong Decoction

【组成】百合、白芍、茯苓、川楝子、陈皮、黄芪、沙参、山药、炮姜、白术、白花蛇舌草、山柰、白及、荜茇。(新疆中医药 1993,(4))

温疳丸 wen gan wan

【英文名】Wen Gan Pill

【组成】苍术、厚朴、陈皮、半夏、芦荟、猪胆。(中医方剂大辞典)

温粉 wen fen

【英文名】Wen Powder

【组成】白术、藁本、川芎、白芷。(中医方剂大辞典)

温粉扑肌散 wen fen pu ji san

【英文名】Wen Fen Pu Ji Powder

【组成】黄连、贝母、牡蛎粉、粳米粉。(中医方剂大辞典)

温胰汤 wen yi tang

【英文名】Wen Yi Decoction

【组成】吴茱萸、干姜、厚朴、枳壳、柴胡、川楝子、元胡、桃仁、红花、大黄。(中医方剂大辞典)

温脏丸 wen zang wan

【英文名】Wen Zang Pill

【组成】人参、白术、当归、芍药、茯苓、川椒、细榧肉、使君子、槟榔、干姜、吴茱萸。(中医方剂大辞典)

温脏汤 wen zang tang

【英文名】Wen Zang Decoction

【组成】(1)肉豆蔻、干姜、厚朴、龙骨、附子、当归、茅香。(中医方剂大辞典)(2)人参、白附子、白术、陈皮、丁香、神曲、麦芽、甘草。(中医方剂大辞典)

温脏钩藤膏 wen zang gou teng gao

【英文名】Wen Zang Gou Teng Unguentum

【组成】白附、茯神、甘草、茯苓、全蝎、羌活、天麻、防风、山药、蝉蜕、僵蚕、远志、人参、朱砂、麝香、金箔。(中医方剂大辞典)

温脐丸 wen qi wan

【英文名】Wen Qi Pill

【组成】补骨脂、巴戟、白术、杜仲、乌药、苡仁、菟丝子、苍术、小茴、青盐。(中医方剂大辞典)

温脐化湿汤 wen qi hua shi tang

【英文名】Wen Qi Hua Shi Decoction

【组成】白术、白茯苓、山药、巴戟肉、扁豆、白果、建莲子。(中医方剂大辞典)

温脐种子方 wen qi zhong zi fang

【英文名】Wen Qi Zhong Zi Prescription

【组成】五灵脂、白芷、青盐、麝香。(中医方剂大辞典)

温脐兜肚方 wen qi dou du fang

【英文名】Wen Qi Dou Du Prescription

【组成】白檀香、羚羊角、零陵香、沉香、白芷、马兜铃、木鳖子、甘松、升麻、血竭、丁香皮、麝香。(中医方剂大辞典)

温脐散 wen qi san

【英文名】Wen Qi Powder

【组成】(1)小茴香、桂心、五倍子、冰片。(湖北中医杂志 1991,(2))(2)附片、干姜、吴茱萸、五倍子、茯苓、白术等。(湖北中医杂志 1988,(3))

温脑散 wen nao san

【英文名】Wen Nao Powder

【组成】川芎、天麻、川乌。(中医方剂大辞典)

温通汤 wen tong tang

【英文名】Wen Tong Decoction

【组成】椒目、小茴香、威灵仙。(中医方剂大辞典)

温通活血方 wen tong huo xue fang

【英文名】Wen Tong Huo Xue Prescription

【组成】1 号方:丹参、葛根、三七、补骨脂、川芎、降香、草决明、山楂、冰片。2 号方:党参、黄芪、泽兰、青藿香、金刚莲、独一味。(中医急症通讯 1992,(3-4))

温通活血汤 wen tong huo xue tang

【英文名】Wen Tong Huo Xue Decoction

【组成】制川乌、制草乌、附片、细辛、桂枝、路路通、川芎、红花、地龙、桑枝、当归、羌活、片姜黄、鸡血藤、黄芪、海风藤、炙甘草。(黑龙江中医药 1993,(2))

温通滴丸 wen tong di wan

【英文名】Wen Tong Drop Pill

【组成】檀香、细辛、良姜、荜茇。(中医杂志 1985,26(1))

温惊丸 wen jing wan

【英文名】Wen Jing Pill

【组成】(1)人参、辰砂、赤石脂、茯苓、白术、山药、乳香、麝香。(中医方剂大辞典)(2)天南星、香白芷、京墨、麝香。(中医方剂大辞典)

温清丸 wen qing wan
【英文名】Wen Qing Pill
【异名】温六丸(中医方剂大辞典、医学正传)
【组成】干姜、滑石、甘草。(中医方剂大辞典)

温清饮 wen qing yin
【英文名】Wen Qing Drink
【组成】当归、白芍、熟地黄、川芎、黄连、黄芩、黄柏、栀子、生地黄。(万病回春)

温清散 wen qing san
【英文名】Wen Qing Powder
【组成】当归、白芍、熟地、川芎、黄连、黄芩、黄柏、栀子。(中医方剂大辞典)

温脾益胃汤 wen pi yi wei tang
【英文名】Wen Pi Yi Wei Decoction
【组成】乌药、桂枝、良姜、党参、砂仁、降香、白芍、百合、玉竹、香橼皮、丹参、炙甘草。(内蒙古中医药 1991,10(1))

温脾丸 wen pi wan
【英文名】Wen Pi Pill
【组成】(1)信、甘草、紫河车、豆粉。(中医方剂大辞典)(2)高良姜、附子、干姜、胡椒。(中医方剂大辞典)(3)法曲、小麦蘖、吴茱萸、枳实、人参、桔梗、麦门冬、干姜、附子、细辛、桂心、厚朴、当归、茯苓、甘草。(中医方剂大辞典)(4)黄柏、大麦蘖、吴茱萸、桂心、干姜、细辛、附子、当归、大黄、曲、黄连。(中医方剂大辞典)(5)法曲、干姜、枳实、附子、人参、甘草、蜀椒。(中医方剂大辞典)(6)大黄、麦曲、干姜、厚朴、附子、当归、甘草、桂心、人参、枳实。(中医方剂大辞典)(7)干姜、芍药、蜀椒、小草、芎䓖、茯苓、桃仁、柴胡、大黄。(中医方剂大辞典)

温脾丹 wen pi dan
【英文名】Wen Pi Pellet
【异名】温脾丸(中医方剂大辞典、卫生总微)
【组成】半夏、丁香、木香、干姜、白术、青橘皮。(中医方剂大辞典)

温脾止泄丹 wen pi zhi xie dan
【英文名】Wen Pi Zhi Xie Pellet
【组成】人参、于术、茯苓、山药、泽泻、木香、肉桂、川附子、熟地、甘草、黄连、青皮、炮姜。(中医方剂大辞典)

温脾止泻丸 wen pi zhi xie wan
【英文名】Wen Pi Zhi Xie Pill
【组成】砂仁、厚朴、赤芩、泽泻、肉桂、白术、扁豆、藿香、猪苓、白芍、橘皮、山楂、木香、黄连、甘草、干姜、党参。(中医方剂大辞典)

温脾止泻汤 wen pi zhi xie tang
【英文名】Wen Pi Zhi Xie Decoction
【组成】白术、白茯苓、桂、肉果、甘草。(中医方剂大辞典)

温脾半夏汤 wen pi ban xia tang
【英文名】Wen Pi Ban Xia Decoction
【异名】半夏汤(中医方剂大辞典、普济方)
【组成】半夏、干姜、当归、甘草、人参、赤石脂、厚朴、桂。(中医方剂大辞典)

温脾平胃陈粟汤 wen pi ping wei chen su tang
【英文名】Wen Pi Ping Wei Chen Su Decoction
【组成】陈粟米、干姜、甘草。(中医方剂大辞典)

温脾汤 wen pi tang
【英文名】Wen Pi Decoction
【组成】(1)草果、桂枝、生姜、茯苓、蜀漆、厚朴。(中医方剂大辞典)(2)山药、白茯苓、白术、薏苡仁、芡实、白扁豆、桔梗、砂仁、甘草、神曲、白莲肉、秫米、红枣。(中医方剂大辞典)(3)干姜、当归、黄柏、地榆、阿胶、茴香、石榴皮、黄连。(中医方剂大辞典)(4)厚朴、干姜、甘草、桂心、附子、大黄。(中医方剂大辞典)(5)半夏、干姜、赤石脂、白石脂、厚朴、桂心、当归、芎䓖、附子、人参、甘草。(中医方剂大辞典)(6)甘草、大枣。(中医方剂大辞典)(7)大黄、桂心、附子、人参、干姜。(中医方剂大辞典)(8)大黄、人参、甘草、干姜、附子。(中医方剂大辞典)(9)当归、干姜、附子、人参、芒硝、大黄、甘草。(中医方剂大辞典)(10)芎䓖、石膏、甘草、黄芩、杏仁、麻黄、蜀椒、防风、桂心。(中医方剂大辞典)(11)人参、干姜、附子、大黄。(中医方剂大辞典)

温脾达生汤 wen pi da sheng tang
【英文名】Wen Pi Da Sheng Decoction
【组成】厚朴、木香、肉桂、车前、广皮、枳壳、冬葵、黑姜、当归、川芎。(中医方剂大辞典)

温脾陈曲丸 wen pi chen qu wan
【英文名】Wen Pi Chen Qu Pill
【组成】陈曲末、白术、附子、枳壳、甘草、干姜、人参、食茱萸、桔梗。(中医方剂大辞典)

温脾饮 wen pi yin
【英文名】Wen Pi Drink
【组成】(1)人参、白术、茯苓、厚朴、橘红、甘草、半夏、藿香、天麻、木香、干姜、莲肉。(中医方剂大辞典)(2)真陈橘皮、乌梅、人参、大枣、甘草、草果、生姜。(中医方剂大辞典)

温脾固肠散 wen pi gu chang san
【英文名】Wen Pi Gu Chang Powder
【组成】白术、扁豆、车前子、肉蔻、诃子肉、莲肉、薏米、炒山药、炙草、高丽参、广木香、粟壳。(中医方剂大辞典)

温脾祛疟汤 wen pi qu nve tang
【英文名】Wen Pi Qu Nve Decoction

【组成】白术、茯苓、山药、芡实、人参、肉桂、炮姜、橘皮、半夏、甘草、白豆蔻。(中医方剂大辞典)

温脾清痢饮 wen pi qing li yin

【英文名】Wen Pi Qing Li Drink

【组成】白芍、当归、白术、云苓、干姜、枳壳、槟榔、车前子、甘草。(中医方剂大辞典)

温脾散 wen pi san

【英文名】Wen Pi Powder

【组成】(1)黄芪、人参、白术、白茯苓、山药、干姜、诃子、肉蔻、粟壳、草果、丁香、肉桂、大附子、黄连、砂仁、陈皮、甘草、厚朴。(中医方剂大辞典)(2)苍术、陈皮、草果、桂心、桔梗、甘草。(中医方剂大辞典)(3)半夏曲、丁香、木香、干姜、白术、白茯苓、人参、粉草。(中医方剂大辞典)(4)四圣汤、黑附子、枳壳、吴茱萸、麦蘖、细辛。(中医方剂大辞典)(5)紫河车、绿豆、甘草、砒。(中医方剂大辞典)(6)舶上茴香、青皮、陈艾、缩砂仁、桔梗、香白芷、厚朴、木香、白术、香附子、甘草、红豆、良姜、麦蘖、干葛。(中医方剂大辞典)(7)苍术、陈皮、肉桂、草果、桔梗、甘草、僵蚕。(中医方剂大辞典)(8)厚朴、丁香、白术、干姜、肉桂。(中医方剂大辞典)(9)人参、白术、诃黎皮、木香、黄芪、白茯苓、藿香、陈橘皮、桔梗、甘草。(中医方剂大辞典)(10)诃黎勒、肉桂、木香、肉豆蔻、人参、附子、干姜、白茯苓、丁香、沉香、厚朴、甘草、藿香。(中医方剂大辞典)(11)附子、干姜、甘草、白术。(中医方剂大辞典)

温脾暖胃散 wen pi nuan wei san

【英文名】Wen Pi Nuan Wei Powder

【组成】陈橘皮、白术、厚朴。(中医方剂大辞典)

温煦丹 wen xu dan

【英文名】Wen Xu Pellet

【组成】炒香附、西羌活、川独活、上安桂、生南星、北细辛、粉甘草、川乌、草乌、高良姜、公丁香、急性子。(中医方剂大辞典)

温煦薄贴 wen xu bo tie

【英文名】Wen Xu Bo Emplastrum

【组成】鲜风仙茎、大生地、当归须、急性子、大南星、川乌、草乌、干姜、羌活、独活。(中医方剂大辞典)

温督化瘀汤 wen du hua yu tang

【英文名】Wen Du Hua Yu Decoction

【组成】葫芦巴、巴戟天、仙灵脾、补骨脂、枸杞子、鹿角片、金毛狗脊、川断、菟丝子、乳香、没药、蜈蚣、地鳖虫、怀牛膝、干地龙等。(中成药研究 1985,(3))

温解散 wen jie san

【英文名】Wen Jie Powder

【组成】(1)荔枝核、陈皮、硫黄。(中医方剂大辞典)(2)良姜、吴萸、胡椒。(中医方剂大辞典)(3)藿香叶、厚朴、半夏曲、橘皮、苍术、细辛、川芎、白芷、辣桂、川白姜、甘草。(中医方剂大辞典)

温漏散 wen lou san

【英文名】Wen Lou Powder

【组成】人参、诃黎勒、草豆蔻、甘草、陈橘皮、丁香。(中医方剂大辞典)

温精汤 wen jing tang

【英文名】Wen Jing Decoction

【组成】人参、白术、当归、川芎、白芍、熟地黄、肉桂、木香、小茴香、香附、玄胡。(中医方剂大辞典)

温精毓子丹 wen jing yu zi dan

【英文名】Wen Jing Yu Zi Pellet

【组成】人参、肉桂、五味子、菟丝子、白术、黄芪、当归、远志、炒枣仁、山茱萸、鹿茸、肉苁蓉、破故纸、茯神、柏子仁、砂仁、肉果。(中医方剂大辞典)

温膈汤 wen ge tang

【英文名】Wen Ge Decoction

【组成】丁香草、豆蔻、人参、青皮、槟榔、甘草。(中医方剂大辞典)

温髓汤 wen sui tang

【英文名】Wen Sui Decoction

【组成】附子、人参、黄芪、细辛、桂。(中医方剂大辞典)

渫牙散 xie ya san

【英文名】Xie Ya Powder

【组成】荆芥、细辛、莽草、升麻、木律。(中医方剂大辞典)

渫白丸 xie bai wan

【英文名】Xie Bai Pill

【组成】附子、生硫黄、天南星、半夏、盆消、元精石。(中医方剂大辞典)

渫洗疠疮药 xie xi li chuang yao

【英文名】Xie Xi Li Chuang Lotion

【组成】何首乌、荆芥、防风、马鞭草、蔓荆子。(中医方剂大辞典)

渴乐宁胶囊 ke le ning jiao nang

【英文名】Ke Le Ning Capsule

【组成】黄芪、地黄等。((93)卫药准字 Z-05 号)

渴龙奔江丹 ke long ben jiang dan

【英文名】Ke Long Ben Jiang Pellet

【组成】升汞、甘汞、三氧化二砷。((85)川卫药准字-3478 号)

渴忒饼儿 ke tui bing er

【英文名】Ke Tui Bing Lozenge

【组成】渴忒、新罗参、菖蒲、白纳八。(中医方剂大辞典)

游气汤 you qi tang

【英文名】You Qi Decoction

【组成】厚朴、人参、甘草、牡蛎、茯苓、桂心、半夏、栀子、生姜、黄芩。(中医方剂大辞典)

湛江蛇药 zhan jiang she yao

【英文名】Zhan Jiang She Powder

【组成】巴豆叶、威灵仙、鸡骨香、侧柏叶、田基黄、七星剑、细辛、两面针、半边旗、朱砂根、柚叶、山芝麻、了哥王、重楼、龙胆草、薄荷、独脚莲、半边莲、黑面神、老鸦胆叶、枫香叶、东风桔。(药品标准－中药成方制剂标准1998)

湛江蟾蜍膏 zhan jiang chan chu gao

【英文名】Zhan Jiang Chan Chu Plaster

【组成】蟾蜍、大黄、冰片、蓖麻子、樟脑、大枫子、白芷、木鳖子、血余炭、巴豆。(药品标准－中药成方制剂标准1996)

湛露饮 zhan lu yin

【英文名】Zhan Lu Drink

【组成】熟地、地骨皮、沙参、丹皮、北五味。(中医方剂大辞典)

湿乌梅荔枝汤 shi wu mei li zhi tang

【英文名】Shi Wu Mei Li Zhi Decoction

【组成】乌梅、桂末、球糖、生姜。(中医方剂大辞典)

湿六合汤 shi liu he tang

【英文名】Shi Liu He Decoction

【组成】四物汤、白术、茯苓。(中医方剂大辞典)

湿气神应膏 shi qi shen ying gao

【英文名】Shi Qi Shen Ying Plaster

【组成】半夏、川椒、枳壳、头垢、男子发、穿山甲、槐条。(中医方剂大辞典)

湿气药 shi qi yao

【英文名】Shi Qi Yao Plaster

【组成】寒水石、铅粉、生石膏、轻粉、金陀僧、陶丹、陈石灰、冰片、红升药。(中医方剂大辞典)

湿风痛风汤 shi feng tong feng tang

【英文名】Shi Feng Tong Feng Decoction

【组成】石楠叶、马鞭草、辣蓼。(中医方剂大辞典)

湿生虫丸 shi sheng chong wan

【英文名】Shi Sheng Chong Pill

【组成】胡椒、湿生虫、巴豆。(中医方剂大辞典)

湿生虫散 shi sheng chong san

【英文名】Shi Sheng Chong Powder

【组成】湿生虫。(中医方剂大辞典)

湿疡雄甘膏 shi yang xiong gan gao

【英文名】Shi Yang Xiong Gan Plaster

【组成】雄黄解毒散、甘石粉、清凉膏。(中医方剂大辞典)

湿疡雄冰膏 shi yang xiong bing gao

【英文名】Shi Yang Xiong Bing Plaster

【组成】雄黄解毒散、冰片粉、清凉膏。(中医方剂大辞典)

湿郁汤 shi yu tang

【英文名】Shi Yu Decoction

【组成】(1)苍术、白术、香附、橘红、厚朴、半夏、白茯苓、抚芎、羌活、独活、甘草。(中医方剂大辞典)(2)白芷、苍术、川芎、茯苓。(中医方剂大辞典)

湿养汤 shi yang tang

【英文名】Shi Yang Decoction

【组成】人参、白术、肉桂、半夏、干姜。(中医方剂大辞典)

湿毒清胶囊 shi du qing jiao nang

【英文名】Shi Du Qing Capsule

【组成】地黄、当归、丹参、蝉蜕、苦参、白鲜皮、甘草、黄芩、土茯苓。(药品标准－中药成方制剂标准1998)

湿毒散 shi du san

【英文名】Shi Du Powder

【异名】湿毒丹(中医方剂大辞典、青囊秘传)

【组成】蚯蚓粪、铜绿、麝香、梅片、血竭、扫盆、松香、洋冰、儿茶、乳香、没药、白占、铅粉、黄丹。(中医方剂大辞典)

湿毒膏 shi du gao

【英文名】Shi Du Plaster

【组成】青黛、黄柏末、煅石膏末、煅炉甘石末、五倍子末。(中医方剂大辞典)

湿疮并臁疮膏 shi chuang bing lian chuang gao

【英文名】Shi Chuang Bing Lian Chuang Plaster

【组成】黄蜡、头发、香油、轻粉、猪胆。(中医方剂大辞典)

湿疮膏 shi chuang gao

【英文名】Shi Chuang Plaster

【组成】黄蜡、猪胆、头发、轻粉、香油。(中医方剂大辞典)

湿疮踏袋 shi chuang ta dai

【英文名】Shi Chuang Hot Medicated Compress

【组成】川椒。(中医方剂大辞典)

湿香方 shi xiang fang

【英文名】Shi Xiang Prescription

【组成】沉香、甘松、檀香、雀头香、甲香、丁香、零陵香、鸡骨煎香、麝香、熏陆香。(中医方剂大辞典)

湿消丸 shi xiao wan

【英文名】Shi Xiao Pill

【异名】七消丸(药品标准－中药成方制剂标准)

【组成】熟地黄、地黄、北沙参、白术、白芍、乌梅、木瓜、香附。(药品标准－中药成方制剂标准1998)

湿热两治散 shi re liang zhi san

【英文名】Shi Re Liang Zhi Powder

【组成】萝卜种。(中医方剂大辞典)

湿热型胆石汤 shi re xing dan shi tang

【英文名】Shi Re Xing Dan Shi Decoction

【组成】金钱草、鸡内金、木香、茵陈、延胡索、山栀子、柴胡、溪黄草、石菖蒲。(中医方剂大辞典)

湿热淋方 shi re lin fang

【英文名】Shi Re Lin Prescription

【组成】银花藤、蒲公英、山栀、虎杖、瞿麦、车前草、金钱草、萹蓄、丹参、丹皮、白茅根、生甘草。(山东中医杂志 1984,(4))

湿热痹片 shi re bi pian

【英文名】Shi Re Bi Tablet

【组成】苍术、忍冬藤、地龙、连翘、黄柏、薏苡仁、防风、川牛膝、粉萆薢、桑枝、防己、威灵仙。(药品标准-中药成方制剂标准 1998)

湿热痹冲剂 shi re bi chong ji

【英文名】Shi Re Bi Medicinal Instant Granule

【组成】防风、苍术、川牛膝、威灵仙。((92)辽卫药准字 1556-228 号)

湿热痹颗粒 shi re bi ke li

【英文名】Shi Re Bi Granule

【组成】苍术、忍冬藤、地龙、连翘、黄柏、薏苡仁、防风、川牛膝、粉萆薢、桑枝、防己、威灵仙。(药品标准-中药成方制剂标准 1998)

湿热壅遏汤 shi re yong e tang

【英文名】Shi Re Yong E Decoction

【组成】甘草梢、生地、桔梗、柴胡、连翘、赤芍、桃仁、当归、红花、土茯苓。(中医方剂大辞典)

湿疹合剂 shi zhen he ji

【英文名】Shi Zhen Mixture

【组成】白鲜皮、秦艽、苍术、紫草根、银花、黄芩、赤茯苓、野菊花、赤芍药、黄连、生甘草。(中医方剂大辞典)

湿疹汤 shi zhen tang

【英文名】Shi Zhen Decoction

【组成】冬瓜皮、冬瓜子、赤小豆、薏苡仁、赤茯苓、滑石、银花、连翘、黄柏、苍术、胡黄连、甘草。(中医方剂大辞典)

湿疹粉 shi zhen fen

【英文名】Shi Zhen Powder

【组成】煅石膏末、枯矾末、白芷末、冰片。(中医方剂大辞典)

湿疹散 shi zhen san

【英文名】Shi Zhen Powder

【组成】(1)枯矾、炉甘石、密陀僧、乌贼骨、黄柏、冰片。(云南中医杂志 1992,13(1))(2)藜芦、五倍子、枯矾、硼砂、雄黄、黄连、冰片。(湖北中医杂志 1993,15(4))(3)炙松香、枯矾、官粉青黛、炒樟丹、血余炭、冰片。(辽宁中医杂志 1990,(8))(4)呋喃唑酮片、地塞米松片、甲硝唑片、枯矾、冰片。(实用中西医结合杂志 1992,5(11))(5)蛇床子、苦参、枯矾、滑石粉、大青叶、硫黄、丝瓜叶、熟石膏。(赤脚医生杂志 1976,(11))(6)密佗僧、蛇床子、大黄、黄连、白鲜皮、青黛、白矾、滑石、了刁竹、地肤子、冰片、樟脑、甘草、煅石膏、硫黄、金黄散。(北京中医杂志 1988,(6))(7)苦矾、黄柏、煅石膏、冰片。(内蒙古中医药 1990,9(2))

湿疹膏 shi zhen gao

【英文名】Shi Zhen Plaster

【组成】青黛、黄柏末、氧化锌、煅石膏末、麻油、凡士林。(中医方剂大辞典)

湿痒油膏 shi yang you gao

【英文名】Shi Yang Ointment

【组成】三黄末、青黛、紫金锭、无名异、黄丹、煅石膏、密陀僧、寒水石、铜绿、烟胶。(中医方剂大辞典)

湿痰丸 shi tan wan

【英文名】Shi Tan Pill

【组成】南星、半夏、蛤粉。(中医方剂大辞典)

湿痰内消方 shi tan nei xiao fang

【英文名】Shi Tan Nei Xiao Prescription

【组成】宣木瓜、紫花地丁。(中医方剂大辞典)

湿痰汤 shi tan tang

【英文名】Shi Tan Decoction

【组成】陈皮、半夏、白术、苍术、干姜、厚朴、草蔻、乌药。(中医方剂大辞典)

湿痰流注汤 shi tan liu zhu tang

【英文名】Shi Tan Liu Zhu Decoction

【组成】黄芪、白术、香附、川芎、半夏、厚朴、干姜、苍术。(中医方剂大辞典)

湿痰流注奇方 shi tan liu zhu ji fang

【英文名】Shi Tan Liu Zhu Ji Prescription

【组成】木瓜、当归、甘草。(中医方剂大辞典)

溃平宁 kui ping ning

【英文名】Kui Ping Ning Medicinal Instant Granule

【组成】白及、元胡。((90)京卫药准字 278 号)

溃平宁冲剂 kui ping ning chong ji

【英文名】Kui Ping Ning Medicinal Instant Granule

【组成】大黄浸膏、白及、延胡索粗碱。(药品标准-中药成方制剂标准 1991)

溃坚丸 kui jian wan

【英文名】Kui Jian Pill

【组成】生漆、大黄、面粉。(中医方剂大辞典)

溃坚汤 kui jian tang

【英文名】Kui Jian Decoction

【组成】当归、白术、半夏、陈皮、枳实、山楂肉、香附、厚朴、砂仁、木香。(中医方剂大辞典)

溃疡Ⅱ号 kui yang er hao

【英文名】Kui Yang No. 2 Tablet

【组成】甘草次酸、浙贝母、白及、厚朴、香附、肉桂、元胡。(河北中医学院学报 1987,2(2))

溃疡6号 kui yang liu hao

【英文名】Kui Yang No. 6 Medicated Thread Drainage

【组成】黄连、土大黄、土茯苓、马鞭草、蒲公英、白及。(湖北中医杂志 1993,15(4);46)

溃疡丸 kui yang wan

【英文名】Kui Yang Pill

【组成】白及粉、甘草粉、蜂蜜。(中医方剂大辞典)

溃疡丸Ⅰ号 kui yang wan yi hao

【英文名】Kui Yang No. 1 Pill

【组成】乌贼骨、甘草、干姜、吴茱萸、砂仁、乌药、元胡、肉桂。(中医方剂大辞典)

溃疡丸Ⅱ号 kui yang wan er hao

【英文名】Kui Yang No. 2 Pill

【组成】乌贼骨、甘草、川楝子、香附、陈皮、杭芍、瓦楞子。(中医方剂大辞典)

溃疡丸Ⅲ号 kui yang wan san hao

【英文名】Kui Yang No. 3 Pill

【组成】乌贼骨、川楝子、元胡、桃仁、蒲黄、赤芍。(中医方剂大辞典)

溃疡方 kui yang fang

【英文名】Kui Yang Prescription

【组成】(1)Ⅰ号方:旋覆花、川朴花、柴胡、枳实、清半夏、黄连、青礞石、莪术、没药、白及、瓜蒌、菖蒲、香附、山栀、甘草。Ⅱ号方:黄芪、草果、良姜、香附、黄连、甘松、没药、九香虫、菖蒲、土白术、薏仁、白及、青木香、桃仁、乌贼骨。(实用中西医结合杂志 1993,6(3))(2)黄芪、黄连、黄柏、苍术、苦参、丹参、甘草。(成都中医学院学报 1984,(2))

溃疡止血散 kui yang zhi xue san

【英文名】Kui Yang Zhi Xue Powder

【组成】(1)乌贼骨、白及。(中级医刊 1989,24(3))(2)地榆、白灰、大黄、甘草。(中药材 1992,15(1))

溃疡片 kui yang pian

【英文名】Kui Yang Tablet

【组成】乌贼骨、元胡、乌药、白茹、天仙。(陕西中医 1987,8(7))

溃疡宁 ku yang ning

【英文名】Kui Yang Ning Decoction

【组成】党参、白术、黄芪、救必应、香附、蒲公英、丹参、海螵蛸、煅瓦楞子、三七、甘草。(广西中医药 1992,15(1))

溃疡宁片 kui yang ning pian

【英文名】Kui Yang Ning Tablet

【组成】甘草浸膏、海螵蛸、维生素U、硫酸阿托品、氢氯噻嗪、盐酸普鲁卡因。(药品标准-中药成方制剂标准 1991)

溃疡宁胶囊 kui yang ning jiao nang

【英文名】Kui Yang Ning Capsule

【组成】珍珠、牛黄、青黛、冰片、象牙屑。(《天津市药品标准》(1990年))

溃疡冲剂 kui yang chong ji

【英文名】Kui Yang Medicinal Instant Granule

【组成】甘草浸膏、白及、延胡索、海螵蛸、黄芩、薏苡仁、泽泻、天仙子。(药品标准-中药成方制剂标准 1995)

溃疡合剂 kui yang he ji

【英文名】Kui Yang Mixture

【组成】黄芪、当归、元胡、白芍、香附、乌药、肉桂、甘草、白及、乌贼骨。(中医杂志 1981,22(3))

溃疡汤 kui yang tang

【英文名】Kui Yang Decoction

【组成】乌贼骨、刀豆子、高良姜、砂仁、白蔻仁、香附、乌药、神曲、丹参、茯苓、白芍、甘草。(中医方剂大辞典)

溃疡灵 kui yang ling

【英文名】Kui Yang Ling Capsule

【组成】三七、儿茶、大贝、海螵蛸、元胡、百合。((85)吉卫药准字 230050号)

溃疡灵胶囊 kui yang ling jiao nang

【英文名】Kui Yang Ling Capsule

【组成】三七、儿茶、浙贝母、海螵蛸、甘草、延胡索、黄芪、白及、百合。(药品标准-中药成方制剂标准 1991)

溃疡灵液 kui yang ling ye

【英文名】Kui Yang Ling Liquid

【组成】连翘、黄柏、金银花、蒲公英、川贝母、蜈蚣。(江苏中医 1992,(4))

溃疡病出血方 kui yang bing chu xue fang

【英文名】Kui Yang Bing Chu Xue Prescription

【组成】炒党参、炙甘草、茯苓皮、生白及、乳香珠、大青叶、蒲黄炭、地榆炭。(中医杂志 1960,(1))

溃疡病合剂 kui yang bing he ji

【英文名】Kui Yang Bing Mixture

【组成】乳香、没药、川连、香附、海螵蛸、木香、川楝、元胡、乌药。(中医杂志 1959,(8))

溃疡病效方 kui yang bing xiao fang

【英文名】Kui Yang Bing Xiao Prescription

【组成】炙黄芪、党参、白术、茯苓、白芍、香附、元胡、丹

参、红花、甘草、蜂蜜。(山东中医杂志 1984,(6))

溃疡粉 kui yang fen

【英文名】Kui Yang Powder

【组成】乌贼骨、白及、白芍、甘草。(中医方剂大辞典)

溃疡胶囊 kui yang jiao nang

【英文名】Kui Yang Capsule

【组成】瓦楞子、鸡蛋壳、陈皮、枯矾、水红花子、珍珠粉、仙鹤草。(药品标准－中药成方制剂标准 1996)

溃疡速愈散 kui yang su yu san

【英文名】Kui Yang Su Yu Powder

【组成】麝香、孩儿茶、玳瑁、乳香、赤石脂、冰片、青黛。(辽宁中医杂志 1992,(12))

溃疡散 kui yang san

【英文名】Kui Yang Powder

【组成】(1)枳壳、沉香、炙甘草、维生素 V。(《新急腹症学》)(2)雄黄、乳香、没药、儿茶、黄柏、青黛、白及、人工牛黄、冰片、硼酸。(中医皮肤病学简编)(3)甘草、延胡索、白及、海螵蛸、黄芩、苡仁米、泽泻、天仙子。(北京市中成药规范)

溃疡散Ⅰ号 kui yang san yi hao

【英文名】Kui Yang No.1 Prescription

【组成】三七粉、乌贼骨粉、枯矾粉。(北京中医学院学报 1991,14(6))

溃疡散Ⅱ号 kui yang san er hao

【英文名】Kui Yang No.2 Powder

【组成】鸡内金、荜茇、良姜、肉桂、广木香、三七、贝母、佛手参、砂仁、重楼、次碳酸铋。(内蒙古中医药 1984,(2))

溃疡散胶囊 kui yang san jiao nang

【英文名】Kui Yang San Capsule

【组成】甘草、白及、延胡索、泽泻、海螵蛸、薏苡仁、黄芩、天仙子。(药品标准－中药成方制剂标准 1992)

溃疡煎 kui yang jian

【英文名】Kui Yang Decoction

【组成】藿香、小茴香、神曲、伏龙肝、青黛、紫草、白及、五倍子、诃子、明矾。(中医杂志 1992,33(6))

溃疡膏 kui yang gao

【英文名】Kui Yang Ointment

【组成】制炉甘、黄柏、冰片、密佗僧、猪板油、食醋。(陕西中医 1991,12(2))

溃疡糖浆方 kui yang tang jiang fang

【英文名】Kui Yang Syrup

【组成】新会皮、玄胡索、五灵脂、川厚朴、金铃子、炒川连、吴茱萸、炒枳壳、香附米、沉香、广木香、制半夏、中吉片、焦稻芽、焦麦芽、焦神曲、甘草。(中医杂志 1957,(4))

溃指康丸 kui zhi kang wan

【英文名】Kui Zhi Kang Pill

【组成】大黄、炮附子、鸡内金、丹参、白芍、炙甘草、谷维素片、痢特灵片。(湖北中医杂志 1990,(3))

溃结汤 kui jie tang

【英文名】Kui Jie Decoction

【组成】生黄芪、川黄连、罂粟壳、补骨脂、五倍子、地榆。(四川中医 1989,7(10))

溃结灵肠溶胶囊 kui jie ling chang rong jiao nang

【英文名】Kui Jie Ling Chang Rong Capsule

【组成】朱砂、蜈蚣、白花蛇舌草、二色、补血草等。(现代中医 1991,1(3))

溃结灌肠汤 kui jie guan chang tang

【英文名】Kui Jie Guan Chang Decoction

【组成】血竭、乌贼骨、赤石脂、大黄。(辽宁中医杂志 1989,(7))

溃结露 kui jie lu

【英文名】Kui Jie Lu Decoction

【组成】白头翁、苦参、丹参、赤芍、白芍。(陕西中医 1988,9(10))

溃消散 kui xiao san

【英文名】Kui Xiao Powder

【组成】川当归、汉防己、赤芍药、瓜蒌子、白芷、木鳖肉、大黄、木香、甘草。(中医方剂大辞典)

溃脓散 kui nong san

【英文名】Kui Nong Powder

【组成】(1)大黄、川山甲、白僵蚕、白芷、乳香、没药。(中医方剂大辞典)(2)白矾、盐。(中医方剂大辞典)(3)白芷、穿山甲、乳香、姜蚕、甘草节。(中医方剂大辞典)

溃愈灵 kui yu ling

【英文名】Kui Yu Ling Tablet

【组成】黄芪、甘草、白及、生大黄、苏梗、莪术、栀子、黄芩、枯矾、海螵蛸、鸡内金、生牡蛎、白芍。(云南中医杂志 1989,10(5))

溉喉汤 gai hou tang

【英文名】Gai Hou Decoction

【组成】熟地、麦冬、甘草、白薇。(中医方剂大辞典)

滋心汤 zi xin tang

【英文名】Zi Xin Decoction

【组成】人参、桑叶、黄连、丹参、麦冬、甘草、熟地、山茱萸、柏子仁、生地、白术、沙参、玄参、丹皮。(中医方剂大辞典)

滋心阴口服液 zi xin yin kou fu ye

【英文名】Zi Xin Yin Medicinal Instant Granule

【组成】麦冬。((91)卫药准字 Z－76 号)

滋水开阴汤 zi shui kai yin tang

【英文名】Zi Shui Kai Yin Decoction

【组成】沙参、知母、贝母、甘草、石菖蒲、苏子、陈皮、升

麻、诃子肉、生姜、红枣。(中医方剂大辞典)

滋水地黄汤 zi shui di huang tang

【英文名】Zi Shui Di Huang Decoction

【组成】熟地、山药、白茯苓、丹皮、山萸、泽泻、麦冬、白芍、元参。(中医方剂大辞典)

滋水补肝汤 zi shui bu gan tang

【英文名】Zi Shui Bu Gan Decoction

【组成】熟地、生地、当归、白芍、甘草、柴胡、元参。(中医方剂大辞典)

滋水清肝饮 zi shui qing gan yin

【英文名】Zi Shui Qing Gan Drink

【组成】熟地、山药、萸肉、丹皮、茯苓、泽泻、柴胡、白芍、山栀、枣仁、归身。(中医方剂大辞典)

滋发汤 zi fa tang

【英文名】Zi Fa Decoction

【组成】羌活、白蒺藜、生地、白鲜皮、地肤子、野菊花、黑芝麻、何首乌、丹皮、赤白芍。(陕西中医 1987,8(2))

滋生汤 zi sheng tang

【英文名】Zi Sheng Decoction

【组成】熟地黄、白芍、甘草、芎䓖、当归、阿胶、黄芩、砂仁、糯米。(中医方剂大辞典)

滋生青阳汤 zi sheng qing yang tang

【英文名】Zi Sheng Qing Yang Decoction

【组成】生地、白芍、丹皮、麦冬、石斛、天麻、甘菊、石决明、柴胡、桑叶、薄荷、灵磁石。(中医方剂大辞典)

滋生培土丸 zi sheng pei tu wan

【英文名】Zi Sheng Pei Tu Pill

【组成】人参、白术、茯苓、甘草、扁豆、山药、莲肉、麦冬、陈皮、神曲、山楂、苡仁、木瓜、白芍、黄连、沙蒺藜。(中医方剂大辞典)

滋任益阴煎 zi ren yi yin jian

【英文名】Zi Ren Yi Yin Decoction

【组成】炙龟版、春砂仁、猪脊髓、生川柏、白知母、炙甘草、白果。(中医方剂大辞典)

滋血汤 zi xue tang

【英文名】Zi Xue Decoction

【组成】(1)当归、川芎、芍药、人参、麦门冬、牡丹皮、阿胶、琥珀、酸枣仁、桂心、粉草、半夏曲。(中医方剂大辞典)(2)马鞭草、荆芥穗、牡丹皮、枳壳、赤芍药、肉桂、当归、川芎。(中医方剂大辞典)(3)赤石脂、海螵蛸、侧柏叶。(中医方剂大辞典)(4)党参、当归、白芍、山茱萸、枸杞子、肉桂、红花、龙眼肉。(中医方剂大辞典)(5)马鞭草、牛膝、荆芥穗、当归、肉桂、牡丹皮、赤芍药、川芎。(中医方剂大辞典)(6)甘草、白芍药、黄芪、熟地黄、蒲黄。(中医方剂大辞典)(7)人参、白茯苓、川芎、当归、白芍药、干山药、黄芪、熟干地黄。(中医方剂大辞典)

滋血百补丸 zi xue bai bu wan

【英文名】Zi Xue Bai Bu Pill

【组成】地黄、菟丝、当归、杜仲、知母、黄柏、沉香。(中医方剂大辞典)

滋血补气汤 zi xue bu qi tang

【英文名】Zi Xue Bu Qi Decoction

【组成】丁香末、甘草梢、甘草、白芍药、生地黄、全蝎、熟地黄、当归身、人参、防风、羌活、黄柏、知母、升麻、柴胡、黄芪、五味子。(中医方剂大辞典)

滋血胜金丸 zi xue sheng jin wan

【英文名】Zi Xue Sheng Jin Pill

【组成】当归、川芎、附子、生地、南星、甘草、白术、人参。(中医方剂大辞典)

滋血润肠汤 zi xue run chang tang

【英文名】Zi Xue Run Chang Decoction

【组成】当归、芍药、生地黄、红花、桃仁、大黄、枳壳。(中医方剂大辞典)

滋血润喉汤 zi xue run hou tang

【英文名】Zi Xue Run Hou Decoction

【组成】天门冬、生地黄、麦门冬、当归、知母、青黛、山栀仁、牛膝、片黄芩、贝母、桔梗。(中医方剂大辞典)

滋血通经汤 zi xue tong jing tang

【英文名】Zi Xue Tong Jing Decoction

【组成】当归、熟地、黄芩、麦冬、秦艽、北五味子、天花粉。(中医方剂大辞典)

滋血绳振丸 zi xue sheng zhen wan

【英文名】Zi Xue Sheng Zhen Pill

【组成】黄芪、当归、麦冬、熟地、巴戟天。(中医方剂大辞典)

滋血舒肝汤 zi xue shu gan tang

【英文名】Zi Xue Shu Gan Decoction

【组成】当归、白芍、熟地、山萸肉、青皮、生麦芽、郁李仁。(中医方剂大辞典)

滋阴九宝饮 zi yin jiu bao yin

【英文名】Zi Yin Jiu Bao Drink

【组成】川芎、当归、白芍、生地、黄连、天花粉、知母、黄柏、大黄。(中医方剂大辞典)

滋阴八味丸 zi yin ba wei wan

【英文名】Zi Yin Ba Wei Pill

【组成】(1)熟地黄、山茱萸、牡丹皮、怀山药、茯苓、泽泻、麦门冬、五味子、肉桂、制附子。(中医方剂大辞典)(2)麦冬、山药、首乌、青皮、熟地、桑叶、知母、丹皮。(中医方剂大辞典)

滋阴八味汤 zi yin ba wei tang

【英文名】Zi Yin Ba Wei Decoction

【组成】山药、枣皮冬、黄柏、知母、熟地、茯苓、丹皮、泽泻、麦冬。(中医方剂大辞典)

滋阴八味煎 zi yin ba wei jian

【英文名】Zi Yin Ba Wei Decoction

【异名】知柏六味汤(中医方剂大辞典、家庭治病新书);知柏地黄汤(中医方剂大辞典、金鉴);滋阴八味汤(中医方剂大辞典、证因方论集要)

【组成】山药、丹皮、白茯苓、山茱萸肉、泽泻、黄柏、熟地黄、知母。(中医方剂大辞典)

滋阴八物汤 zi yin ba wu tang

【英文名】Zi Yin Ba Wu Decoction

【组成】川芎、当归、赤芍、生地、牡丹皮、天花粉、甘草、泽泻。(中医方剂大辞典)

滋阴三宝散 zi yin san bao san

【英文名】Zi Yin San Bao Powder

【组成】当归、黄芪、生地、白茯苓、芍药、川参、橘红、甘草、防风、元参、麦门冬。(中医方剂大辞典)

滋阴丸 zi yin wan

【英文名】Zi Yin Pill

【组成】(1)酒黄连、酒黄柏、酒知母。(中医方剂大辞典)(2)南木香、沉香、山药末。(中医方剂大辞典)

滋阴大补丸加鹿茸方 zi yin da bu wan jia lu rong fang

【英文名】Zi Yin Da Bu Pill Jia Lu Rong Prescription

【组成】熟地黄、川牛膝、杜仲、巴戟天、山茱萸、小茴香、五味子、远志、肉苁蓉、白茯苓、山药、红枣肉、石菖蒲、枸杞子、鹿茸。(中医方剂大辞典)

滋阴丹 zi yin dan

【英文名】Zi Yin Pellet

【组成】熟干地黄、生干地黄、人参、白茯苓、黄芪、甘菊花、枸杞子、丹参、柏子仁、白芍药。(中医方剂大辞典)

滋阴内托散 zi yin nei tuo san

【英文名】Zi Yin Nei Tuo Powder

【组成】当归、川芎、白芍、熟地、黄芪、皂角针、泽泻、穿山甲。(中医方剂大辞典)

滋阴化痰汤 zi yin hua tan tang

【英文名】Zi Tin Hua Tan Decoction

【组成】当归、川芎、白芍、熟地黄、黄柏、知母、陈皮、半夏、白茯苓、甘草。(中医方剂大辞典)

滋阴止痢丹 zi yin zhi li dan

【英文名】Zi Yin Zhi Li Pellet

【组成】白芍、当归、大黄、车前子、槟榔、萝卜子。(中医方剂大辞典)

滋阴四物汤 zi yin si wu tang

【英文名】Zi Yin Si Wu Decoction

【组成】四物汤加黄柏、知母、丹皮、肉桂。(中医方剂大辞典)

滋阴宁神汤 zi yin ning shen tang

【英文名】Zi Yin Ning Shen Decoction

【组成】当归、川芎、白芍、熟地、人参、茯神、白术、远志、酸枣仁、甘草、黄连。(中医方剂大辞典)

滋阴平肝汤 zi yin ping gan tang

【英文名】Zi Yin Ping Gan Decoction

【组成】大熟地、生地、寸冬、知母、木贼、蒺藜、石决明、栀子、黄芩、云苓、胆草、羚羊角、甘草、车前子。(中医方剂大辞典)

滋阴甘露丸 zi yin gan lu wan

【英文名】Zi Yin Gan Lu Pill

【组成】地黄、熟地黄、天冬、枇杷叶、石斛、茵陈、黄芩、麦冬、枳壳、甘草、玄参。(中医方剂大辞典)

滋阴生光散 zi yin sheng guang san

【英文名】Zi Yin Sheng Guang Powder

【组成】大熟地、五味子、覆盆子、生地、知母、黄柏、车前子、冬瓜子、枸杞子、甘草、玄精石。(中医方剂大辞典)

滋阴生脉散 zi yin sheng mai san

【英文名】Zi Yin Sheng Mai Powder

【组成】麦冬、生地、当归身、甘草、白芍、五味子。(中医方剂大辞典)

滋阴地黄丸 zi yin di huang wan

【英文名】Zi Yin Di Huang Pill

【组成】(1)熟地黄、山药、白茯苓、牡丹皮、泽泻、天门冬、生地、麦门冬、知母、贝母、当归、山茱萸、香附米。(中医方剂大辞典)(2)熟地黄、白茯苓、山茱萸、甘菊、牡丹皮、何首乌、黄柏。(中医方剂大辞典)(3)熟地、柴胡、天冬、川连、甘草、生地、黄芩、玉竹、知母、当归、江壳。(中医方剂大辞典)(4)熟地、山药、山萸、五味子、麦冬、当归、菊花、枸杞、肉苁蓉、巴戟。(中医方剂大辞典)

滋阴地黄汤 zi yin di huang tang

【英文名】Zi Yin Di Huang Decoction

【组成】(1)大熟地、毛姜、山药、茯苓、牡丹皮、泽泻、麦冬、北五味、肉桂。(中医方剂大辞典)(2)生地、川连、酒芍、仙斗、玉竹、熟地、天冬、黄芩、羚羊、炙草。(中医方剂大辞典)(3)山药、山茱萸、当归、白芍、川芎、牡丹皮、远志、白茯苓、黄柏、石菖蒲、知母、泽泻、熟地黄。(中医方剂大辞典)

滋阴壮水膏 zi yin zhuang shui gao

【英文名】Zi Yin Zhuang Shui Plaster

【组成】元参、生地、天冬、丹参、熟地、萸肉、黄柏、知母、麦冬、当归、白芍、丹皮、地骨皮、党参、白术、生黄芪、川芎、柴胡、连翘、桑白皮、杜仲、熟牛膝、南薄荷、川郁金、羌活、防风、香附、蒲黄、秦艽、枳壳、杏仁、贝母、青皮、橘皮、半夏、胆星、黑荆穗、桔梗、天花粉、远志肉、女贞子、柏子仁、熟枣仁、紫菀、菟丝饼、钗石斛、淮山药、续断、巴戟天、黑山栀、茜草、红花、黄芩、黄连、泽泻、车前子、木通、生甘遂、红芽大戟、生大黄、五味子、五倍子、金樱子、炒延胡、炒灵脂、生甘草、木鳖仁、蓖麻仁、炮山甲、羚羊角、镑犀角、生龙骨、生牡蛎、吴萸、飞滑石、生姜、干姜、葱白、韭白、大蒜头、槐枝、柳枝、桑枝、枸杞根、冬青枝、凤仙草、旱莲草、益母草、冬霜叶、白菊花、侧柏叶、菖蒲、小茴香、川椒、发团。(中医方剂大辞典)

滋阴壮阳丹 zi yin zhuang yang dan

【英文名】Zi Yin Zhuang Yang Pellet

【组成】熟地、石菖蒲、远志、甘草、淮山药、五味子、肉苁蓉、菟丝子、牛膝、巴戟、续断、茯苓、益智仁、黄柏、知母、破故纸、枸杞子、山茱萸、杜仲、沙苑蒺藜、人参、虎胫骨。(中医方剂大辞典)

滋阴壮筋冲剂 zi yin zhuang jin chong ji

【英文名】Zi Yin Zhuang Jin Medicinal Instant Granule

【组成】制黄芪、玄胡、白芍、生地黄。(中国中医骨伤科杂志 1991,7(5))

滋阴安鸣丸 zi yin an ming wan

【英文名】Zi Yin An Ming Pellet

【组成】生地、远志、石菖蒲、生白芍、菟丝子、茯神、益智仁、枣仁、归身、干姜炭。(中医方剂大辞典)

滋阴安神汤 zi yin an shen tang

【英文名】Zi Yin An Shen Decoction

【组成】熟地、白芍、当归、川芎、人参、白术、茯神、远志、南星、枣仁、甘草、黄连。(中医方剂大辞典)

滋阴汤 zi yin tang

【英文名】Zi Yin Decoction

【组成】(1)党参、生地、熟地、玄参、丹参、茯苓、远志、桔梗、当归、天冬、麦冬、炒枣仁、柏子仁、半夏、枳实、陈皮、竹茹、炙甘草、五味子、生姜、大枣、朱砂。(中医方剂大辞典)(2)熟地、山药、麦冬、当归、白芍、甘草、阿胶、茯苓、杜仲、丹参。(中医方剂大辞典)

滋阴百补丸 zi yin bai bu wan

【英文名】Zi Yin Bai Bu Pill

【组成】(1)熟地、山药、泽泻、茯苓、山萸肉、巴戟肉、苁蓉、补骨脂、杜仲炭、莲须、丹皮、枸杞子、牛膝。(中医方剂大辞典)(2)香附、益母草、芍药、人参、茯苓、元胡、甘草。(中医方剂大辞典)(3)熟地、杜仲、牛膝、枸杞子、当归、茯苓、山萸肉、鹿角胶、人参、黄芪、白术、白芍、肉苁蓉、龟板胶、锁阳、知母、黄柏、肉桂。(中医方剂大辞典)(4)鱼鳔、菟丝子、沙菀蒺藜、枸杞子、肉苁蓉、女贞子、覆盆子、锁阳、知母、麦门、远志肉、当归身、牛膝、柏子仁、枣仁、巴戟、莲须、芡实、丹皮、山萸肉、白茯苓。(中医方剂大辞典)(5)香附、破故纸、当归、山药、杜仲、荆芥穗、续断、白茯苓。(中医方剂大辞典)(6)枸杞、杜仲、当归、南知母、生地、熟地、人参、牛膝、干山药、山茱萸、菟丝子、黄柏、琐阳、麦冬、天冬。(中医方剂大辞典)(7)香附子、益母草、当归、川芎、熟地黄、芍药、白术、人参、茯苓、玄胡索、甘草。(中医方剂大辞典)

滋阴百补固精治病膏 zi yin bai bu gu jing zhi bing gao

【英文名】Zi Yin Bai Bu Gu Jing Zhi Bing Plaster

【组成】香油、苍耳草、谷精草、天门冬、麦门冬、蛇床子、远志、菟丝子、生地黄、熟地黄、牛膝、肉豆蔻、虎骨、续断、鹿茸、紫稍花、木鳖子、肉苁蓉、官桂、大附子、黄丹、柏油、硫黄、赤石脂、龙骨、木香、阳起石、乳香、没药、丁香、沉香、麝香、黄蜡。(中医方剂大辞典)

滋阴百补药酒 zi yin bai bu yao jiu

【英文名】Zi Yin Bai Bu Wine

【组成】熟地、生地、制首乌、枸杞子、牛膝、沙苑蒺藜、鹿角胶、当归、胡桃仁、桂圆肉、内苁蓉、白芍药、人参、白术、萎蕤、龟版胶、白菊花、五茄皮、黄芪、琐阳、牡丹皮、杜仲、地骨皮、知母、黄柏、肉桂。(中医方剂大辞典)

滋阴至宝丹 zi yin zhi bao dan

【英文名】Zi Yin Zhi Bao Pellet

【组成】当归、柴胡、白术、橘皮、茯苓、知母、贝母、地骨皮、麦冬、白芍、薄荷、甘草、沙参、香附。(中医方剂大辞典)

滋阴至宝汤 zi yin zhi bao tang

【英文名】Zi Yin Zhi Bao Decoction

【组成】当归、白术、白芍、白茯苓、陈皮、知母、贝母、香附、地骨皮、麦门冬、柴胡、薄荷、甘草。(中医方剂大辞典)

滋阴含化丸 zi yin han hua wan

【英文名】Zi Yin Han Hua Pellet

【异名】滋阴清化丸(中医方剂大辞典、杂病源流犀烛)

【组成】天冬、麦冬、生地、熟地、知母、茯苓、山药、贝母、花粉、甘草、五味子。(中医方剂大辞典)

滋阴抑火汤 zi yin yi huo tang

【英文名】Zi Yin Yi Huo Decoction

【组成】(1)当归、生地、荆芥、防风、黄柏、知母、丹皮、甘草、灯心、白蒺藜。(中医方剂大辞典)(2)知母、人参、黄柏、天冬、麦冬、贝母、生地、当归、白芍、白术、煨姜炭。(中医方剂大辞典)(3)当归、知母、麦门冬、天门冬、地骨皮、丹皮、枣仁、柴胡、天花粉、人参。(中医方剂大辞典)(4)当归、川芎、知母、白芍、生地、黄连、人参、熟地、龟版、丹皮、杜仲。(中医方剂大辞典)(5)当归、芍药、生地黄、川芎、黄连、知

母、熟地黄、肉桂、甘草。(中医方剂大辞典)

滋阴补心汤 zi yin bu xin tang

【英文名】Zi Yin Bu Xin Decoction

【组成】熟地、当归、官桂、麦冬、生地、杏仁、白芍、甘草、茯神、小麦、大枣。(中医方剂大辞典)

滋阴补血汤 zi yin bu xue tang

【英文名】Zi Yin Bu Xue Decoction

【组成】当归、熟地、白芍、干姜。(中医方剂大辞典)

滋阴补肾丸 zi yin bu shen wan

【英文名】Zi Yin Bu Shen Decoction

【组成】(1)黄柏、知母、熟地、归身、牛膝、茯苓、泽泻。(中医方剂大辞典)(2)熟地黄、生地黄、白术、人参、麦门冬、五味子、当归、白芍药、川芎、黄芪、山药、蛤粉、茯神、砂仁、知母、黄柏。(中医方剂大辞典)(3)熟地黄、当归、杜仲、川芎、白芍、甘枸杞、小茴香、川楝子、黄柏、破故纸、桃仁。(中医方剂大辞典)

滋阴补肾地黄丸 zi yin bu shen di huang wan

【英文名】Zi Yin Bu Shen Di Huang Pill

【组成】熟地、生地、柴胡、天冬、炙甘草、枳壳、地骨皮、黄连、五味、人参、归身、黄芩。(中医方剂大辞典)

滋阴补精种玉方 zi yin bu jing zhong yu fang

【英文名】Zi Yin Bu Jing Zhong Yu Prescription

【组成】韭子、川续断、菟丝子、盆子、枸杞子、芡实子、莲肉、山药、白茯苓、莲花蕊、沙苑蒺藜。(中医方剂大辞典)

滋阴补髓汤 zi yin bu sui tang

【英文名】Zi Yin Bu Sui Decoction

【组成】生地、龟板、黄柏、知母、虎胫骨、枸杞、当归、党参、茯苓、白术、金毛脊、川断、牛膝。(中医方剂大辞典)

滋阴固下汤 zi yin gu xia tang

【英文名】Zi Yin Gu Xia Decoction

【组成】生山药、怀熟地、野台参、滑石、生杭芍、甘草、酸石榴。(中医方剂大辞典)

滋阴固涩分清汤 zi yin gu se fen qing tang

【英文名】Zi Yin Gu Se Fen Qing Decoction

【组成】天花粉、麦冬、天冬、丹皮、萆薢、太子参、益智仁、石菖蒲、地骨皮、百合、黄连、金樱子、生地、竹叶。(河南中医 1991,(2))

滋阴定眩汤 zi yin ding xuan tang

【英文名】Zi Yin Ding Xuan Decoction

【组成】珍珠母、菊花、沙参、白芍、枸杞、山茱萸。(中医方剂大辞典)

滋阴明目汤 zi yin ming mu tang

【英文名】Zi Yin Ming Mu Decoction

【组成】(1)酒生地、元参、麦门冬、知母、赤芍、牡丹皮、菊花、青葙子。(中医方剂大辞典)(2)大熟地、知母、黄柏、当归、女贞子、车前子、菟丝子、石斛、蒺藜、菊花、楮实子、覆盆子、青葙子、枸杞、甘草。(中医方剂大辞典)

滋阴虎潜丸 zi yin hu qian wan

【英文名】Zi Yin Hu Qian Pill

【组成】黄柏、白芍、龟甲、锁阳、知母、干姜、陈皮、熟地黄、虎骨。(药品标准－中药成方制剂标准 1993)

滋阴降火丸 zi yin jiang huo wan

【英文名】Zi Yin Jiang Huo Decoction

【组成】(1)人参、生地黄、熟地黄、天冬、牡蛎、知母、黄柏、萆薢、麦冬。(中医方剂大辞典)(2)熟地黄、黄柏、知母、枸杞子、莲肉、茯神、人参。(中医方剂大辞典)

滋阴降火汤 zi yin jiang huo tang

【英文名】Zi Yin Jiang Huo Decoction

【组成】(1)生地、女贞、山药、丹皮、茯苓、料豆、沙参、麦冬、贝母、杏仁、谷睛珠、蝉衣、生石决。(中医方剂大辞典)(2)白芍、当归、熟地、麦冬、白术、生地、知母、黄柏、炙草、陈皮。(中医方剂大辞典)(3)生地、当归、黄柏、知母、川芎、赤芍、薄荷、菖蒲、生姜。(中医方剂大辞典)(4)大补阴丸加麦冬、天冬、当归、白芍、炙草、缩砂。(中医方剂大辞典)(5)百部、生地、熟地、天冬、麦冬、知母、贝母、白术、白芍、白茯苓、黄芪、地骨皮。(中医方剂大辞典)(6)当归、地黄、白芍、黄连、白茯苓、知母、天花粉、莲子、黑元参、甘草、麦冬、灯心。(中医方剂大辞典)(7)四物汤加知母、黄柏、玄参。(中医方剂大辞典)(8)知母、黄柏、甘草、黄芩、麦门冬、龙胆草、白马骨头、黑玄参、丹参、姜、茅根。(中医方剂大辞典)(9)当归、川芎、白芍、川黄柏、生知母、怀熟地黄、天花粉、生甘草、玄参、桔梗。(中医方剂大辞典)(10)黄柏、知母、当归、山栀仁、黄芩、青黛、麦门冬、白芍药、熟地黄、甘草、童便、生姜片。(中医方剂大辞典)(11)当归、白芍、生地黄、熟地黄、天门冬、麦门冬、白术、陈皮、黄柏、知母、甘草。(中医方剂大辞典)(12)当归、黄柏、知母、牛膝、生地、白芍、甘草梢、木通。(中医方剂大辞典)(13)当归、生地、白芍、白术、麦门冬、甘草、知母、黄柏、远志、陈皮、川芎。(中医方剂大辞典)(14)当归、川芎、白芍药、黄芩、生地黄、黄柏、知母、柴胡、熟地黄、麦冬。(中医方剂大辞典)(15)生地、木通、知母、元参、赤芍、牡丹皮、酒黄芩、秦皮。(中医方剂大辞典)(16)生地、当归、川芎、赤芍、黄连、寸冬、大贝、胆草、大黄、木通、花粉、蝉蜕、甘草、犀角、石膏。(中医方剂大辞典)(17)生地、元参、天冬、白芍、麦冬、盐柏、桔梗、枯芩、栀子、甘草、知母、山豆根、丹皮、泽泻、薄荷。(中医方剂大辞典)(18)熟地、元参、麦冬、生芍药、丹皮、泽泻、北沙参、女贞、金钗石斛、天冬。(中医方剂大辞典)(19)尖地、麦冬、川连、归身、力子、知母、川贝、鲜斛、丹参、连翘、赤芍。(中医方剂大辞典)

滋阴降火清肺养脾丸 zi yin jiang huo qing fei yang pi wan

【英文名】Zi Yin Jiang Huo Qing Fei Yang Pi Pill

【组成】当归、川芎、白芍、生地、熟地、白术、南知母、黄柏、阿胶、麦冬、天冬、龟版、黄芩、陈皮、大甘草、瓜蒌仁、贝母、五味子、黄连、白茯苓、紫苑、桔梗、山栀。(中医方剂大辞典)

滋阴保肺汤 zi yin bao fei tang

【英文名】Zi Yin Bao Fei Decoction

【组成】(1)黄柏、知母、麦门冬、黄芪、黄芩、生地黄、甘草、五味子、当归、山栀仁、桔梗、茯苓。(中医方剂大辞典)(2)黄柏、知母、麦门冬、天门冬、枇杷叶、当归、芍药、生地黄、阿胶、五味子、橘红、紫菀、桑白皮、甘草。(中医方剂大辞典)

滋阴保肺定喘宁嗽汤 zi yin bao fei ding chuan ning sou tang

【英文名】Zi Yin Bao Fei Ding Chuan Ning Sou Decoction

【组成】当归、芍药、天冬、黄柏、知母、生地、五味子、橘红、紫苑、桑白皮、甘草、茯苓、瓜蒌仁、阿胶、贝母、百合。(中医方剂大辞典)

滋阴养心丸 zi yin yang xin wan

【英文名】Zi Yin Yang Xin Pill

【组成】熟地、山药、归身、茯神、枸杞子、牛膝、山萸肉、柏子仁、杜仲、远志、牡丹皮、辰砂。(中医方剂大辞典)

滋阴养目汤 zi yin yang mu tang

【英文名】Zi Yin Yang Mu Decoction

【组成】大熟地、山萸肉、葳蕤、枸杞子、甘菊花、当归、白芍、柴胡、车前子、白芥子。(中医方剂大辞典)

滋阴养血丸 zi yin yang xue wan

【英文名】Zi Yin Yang Xue Pill

【组成】熟地、当归、鹿茸。(中医方剂大辞典)

滋阴养血汤 zi yin yang xue tang

【英文名】Zi Yin Yang Xue Decoction

【组成】(1)生地、熟地、当归身、阿胶珠、白芍、首乌、枸杞子、炒枣仁、柏子仁、天冬、麦冬、鳖甲、龟版、甘草。(中医方剂大辞典)(2)鳖甲、黄芩、知母、北沙参、麦冬、地骨皮、连翘、枣。(中医方剂大辞典)

滋阴养荣汤 zi yin yang rong tang

【英文名】Zi Yin Yang Rong Decoction

【组成】当归、人参、生地黄、麦门冬、芍药、知母、黄柏、甘草、五味子。(中医方剂大辞典)

滋阴宣解汤 zi yin xuan jie tang

【英文名】Zi Yin Xuan Jie Decoction

【组成】山药、滑石、甘草、连翘、蝉退、生杭芍。(中医方剂大辞典)

滋阴活血方 zi yin huo xue fang

【英文名】Zi Yin Huo Xue Prescription

【组成】何首乌、丹参、川芎、当归、赤芍、生地、生山楂、桑椹子。(中医杂志 1989,(2))

滋阴活血汤 zi yin huo xue tang

【英文名】Zi Yin Huo Xue Decoction

【组成】当归、白芍、熟地、天冬、麦冬、瓜蒌根、红花、桃仁、山栀仁。(中医方剂大辞典)

滋阴济火补脾丸 zi yin ji huo bu pi wan

【英文名】Zi Yin Ji Huo Bu Pi Pill

【组成】熟地、当归、牛膝、茯苓、白术、山药、白芍、陈皮、枸杞子、五味子、知母、黄柏、山茱萸。(中医方剂大辞典)

滋阴种子丸 zi yin zhong zi wan

【英文名】Zi Yin Zhong Zi Pill

【组成】知母、天门冬、麦门冬、黄柏、熟地黄、桑椹子、菟丝子、生地黄、何首乌、干山药、牛膝、黄精、辽五味、白茯苓、枸杞子、柏子仁。(中医方剂大辞典)

滋阴荣血汤 zi yin rong xue tang

【英文名】Zi Yin Rong Xue Decoction

【组成】当归、川芎、白芍药、甘草、熟地黄、白术、广陈皮、白茯苓、侧柏叶、香附子、北五味、知母、麦门冬、黄芩。(中医方剂大辞典)

滋阴退火汤 zi yin tui huo tang

【英文名】Zi Yin Tui Huo Decoction

【组成】熟地、生地、白芍、麦冬、女贞子、甘草、知母、地骨皮、黄芩、生石膏。(中医方剂大辞典)

滋阴退翳汤 zi yin tui yi tang

【英文名】Zi Yin Tui Yi Decoction

【组成】(1)玄参、知母、生地、寸冬、蒺藜、木贼、菊花、青葙子、蝉蜕、菟丝子、甘草。(中医方剂大辞典)(2)酒生地、当归、酒白芍、麦门冬、知母、天花粉、木贼、谷精草、元参。(中医方剂大辞典)

滋阴除湿丸 zi yin chu shi wan

【英文名】Zi Yin Chu Shi Pill

【组成】熟地、丹皮、白茯苓、泽泻、山萸肉、淮山药、黄柏、芦荟。(中医方剂大辞典)

滋阴除湿汤 zi yin chu shi tang

【英文名】Zi Yin Chu Shi Decoction

【组成】(1)生地、元参、当归、丹参、茯苓、泽泻、白鲜皮、蛇床子。(中医方剂大辞典)(2)川芎、当归、白芍、熟地、柴胡、黄芩、陈皮、知母、贝母、泽泻、地骨皮、甘草。(中医方剂大辞典)

滋阴健脾丸 zi yin jian pi wan

【英文名】Zi Yin Jian Pi Pellet

【组成】人参、麦冬、五味、白术、白茯苓、甘草、山药、石斛、陈皮、山楂。(中医方剂大辞典)

滋阴健脾汤 zi yin jian pi tang

【英文名】Zi Yin Jian Pi Decoction

【组成】当归、川芎、白芍、人参、白术、生地、白茯苓、陈皮、半夏、甘草、麦冬、远志、白茯神。(中医方剂大辞典)

滋阴凉血四物汤 zi yin liang xue si wu tang

【英文名】Zi Yin Liang Xue Si Wu Decoction

【异名】滋阴凉血地黄汤(中医方剂大辞典)

【组成】当归、川芎、生地、黄芪、条黄芩、槐角子、白芍药、黄连、秦艽、升麻、枳壳、甘草。(中医方剂大辞典)

滋阴凉血汤 zi yin liang xue tang

【英文名】Zi Yin Liang Xue Decoction

【组成】当归、白芍、川芎、柴胡、葛根、牛蒡子、黄芩、连翘、红花。(中医方剂大辞典)

滋阴消痹汤 zi yin xiao bi tang

【英文名】Zi Yin Xiao Bi Decoction

【组成】当归、生地、沙参、百部、射干、地骨皮、知母、麦冬、桔梗、炒黄芩、元参、甘草。(中医方剂大辞典)

滋阴润肠丸 zi yin run chang wan

【英文名】Zi Yin Run Chang Pill

【组成】熟地黄、当归、熟大黄、生甘草、麻仁、生地黄、桃仁、红花、升麻。(中医方剂大辞典)

滋阴润燥汤 zi yin run zao tang

【英文名】Zi Yin Run Zao Decoction

【组成】(1)天门冬、麦门冬、琥珀、丹参、元参、生地、阿胶、丹皮、泽泻、牛膝。(中医方剂大辞典)(2)山栀仁、黄连、连翘、荆芥、薄荷、赤芍药、生地黄、当归、木通、天花粉、鼠粘子。(中医方剂大辞典)(3)山栀、黄芩、连翘、荆芥、薄荷、桔梗、花粉、前胡、当归、木通、鼠粘子。(中医方剂大辞典)(4)当归、川芎、白芍、熟地、桃仁、红花、陈皮、甘草。(中医方剂大辞典)(5)生地、枸杞子、麦冬、沙参、山楂肉、阿胶、人参、甘草。(中医方剂大辞典)

滋阴润燥剂 zi yin run zao ji

【英文名】Moist Agents Nourish Yin Agents

【定义】指治疗脏腑津伤液耗所致的内燥证的方剂。(方剂学)

滋阴益气汤 zi yin yi qi tang

【英文名】Zi Yin Yi Qi Decoction

【组成】(1)熟地黄、山药、丹皮、泽泻、茯苓、山萸、黄芪、人参、白术、甘草、当归、陈皮、升麻。(中医方剂大辞典)(2)黄芪、归身、丹皮、苡仁、生地、沙参、桑皮、麦冬、白扁豆。(中医方剂大辞典)

滋阴益气定痛汤 zi yin yi qi ding tong tang

【英文名】Zi Yin Yi Qi Ding Tong Decoction

【组成】麦冬、生地、龟板、人参、黄芪、当归、盐黄柏、附子、肉桂、莱菔子、丹参、玄胡、全蝎、蜈蚣。(中国医药学报 1990,5(3))

滋阴益阳汤 zi yin yi yang tang

【英文名】Zi Yin Yi Yang Decoction

【组成】当归、熟地黄、生地黄、白芍、黄柏、知母、人参、白术、白茯苓、黄芪、陈皮、甘草。(中医方剂大辞典)

滋阴益肾丸 zi yin yi shen wan

【英文名】Zi Yin Yi Shen Decoction

【组成】熟地黄、黄柏、菟丝子、牛膝、败龟版、虎骨、知母、白芍药、白术、山药、当归、枸杞子。(中医方剂大辞典)

滋阴益肾暖精丸 zi yin yi shen nuan jing wan

【英文名】Zi Yin Yi Shen Nuan Jing Pill

【组成】原生地、山萸肉、淮山药、盐杜仲、沙苑蒺藜、白茯苓、骨碎补、韭菜子、当归身、炒杭芍、金毛狗脊、益智仁、怀牛膝、石莲蕊、稆豆皮、广缩砂。(中医方剂大辞典)

滋阴益神汤 zi yin yi shen tang

【英文名】Zi Yin Yi Shen Decoction

【组成】生地、熟地、杏仁、归身、甘草。(中医方剂大辞典)

滋阴脏连丸 zi yin zang lian wan

【英文名】Zi Yin Zang Lian Pellet

【组成】怀生地、熟地、山药、牡丹皮、泽泻、白茯苓、川黄连、槐花、山茱萸、川大黄。(中医方剂大辞典)

滋阴清化丸 zi yin qing hua wan

【英文名】Zi Yin Qing Hua Pill

【组成】(1)熟地、生地、天冬、麦冬、当归、龟甲、阿胶、白芍、茯苓、山药、贝母、花粉、甘草、五味。(中医方剂大辞典)(2)天门冬、甘枸杞、麦门冬、知母、当归、生地、熟地、川贝母、北五味、粉丹皮、山萸肉、玄参、白茯苓、怀山药。(中医方剂大辞典)(3)怀庆生地黄、天门冬、陈皮、天花粉、贝母、熟地黄、麦门冬、薏苡仁、白茯苓、干山药、甘枸杞、白芍药、川玄参、五味子、生甘草。(中医方剂大辞典)

滋阴清火汤 zi yin qing huo tang

【英文名】Zi Yin Qing Huo Decoction

【组成】(1)大生地、粉丹皮、焦山栀、乌元参、奎白芍、女贞子、玉桔梗、南薄荷、云茯苓、生甘草。(中医方剂大辞典)(2)怀熟地黄、山茱萸、白茯苓、山药、泽泻、桔梗、玄参、牡丹皮、黄柏、天门冬、麦门冬、甘草。(中医方剂大辞典)(3)当归、川芎、赤芍、生地黄、黄柏、知母、麦门冬、牡丹皮、玄参、犀角、山栀仁、阿胶、甘草。(中医方剂大辞典)

滋阴清火散 zi yin qing huo san

【英文名】Zi Yin Qing Huo Powder

【组成】当归、生地黄、熟地黄、黄柏、知母、黄芩、黄连、木通、桑白皮。(中医方剂大辞典)

滋阴清血汤 zi yin qing xue tang

【英文名】Zi Yin Qing Xue Decoction

【组成】知母、黄柏、生地、石决明、软蒺藜、木通、泽泻、生牡蛎、车前子、生龟版、银花、菊花、地骨皮。(中医方剂大辞典)

滋阴清肺汤 zi yin qing fei tang

【英文名】Zi Yin Qing Fei Decoction

【组成】(1)生石膏、知母、玄参、生地、丹皮、银花、石决明、连翘、蒺藜、车前子、甘草、羚羊角。(中医方剂大辞典)(2)鲜生地、鲜金钗、京元参、剖麦冬、霜桑叶、川尖贝、湖丹皮、生甘草、枇杷叶、甜梨汁。(中医方剂大辞典)

滋阴清胃丸 zi yin qing wei wan

【英文名】Zi Yin Qing Wei Pill

【组成】当归、生地黄、牡丹皮、栀子仁、软石膏、黄连、知母、葛粉、防风、升麻、白芷、生甘草节。(中医方剂大辞典)

滋阴清胃汤 zi yin qing wei tang

【英文名】Zi Yin Qing Wei Decoction

【组成】玄参、当归、生杭芍、甘草、茅根。(中医方剂大辞典)

滋阴清胃饮 zi yin qing wei yin

【英文名】Zi Yin Qing Wei Drink

【组成】生石膏、熟地、泽泻。(中医方剂大辞典)

滋阴清胃固齿丸 zi yin qing wei gu chi wan

【英文名】Zi Yin Qing Wei Gu Chi Pill

【组成】山药末、牡丹皮末、黄柏、升麻末、当归末、元参末、干葛末、黄连。(中医方剂大辞典)

滋阴清热汤 zi yin qing re tang

【英文名】Zi Yin Qing Re Decoction

【组成】大生地、熟地、知母、黄柏、寸冬、葛花、地骨皮、土茯苓、菊花、蔓荆子、木贼、甘草、白蒺藜、车前子。(中医方剂大辞典)

滋阴清热活血通脉汤 zi yin qing re huo xue tong mai tang

【英文名】Zi Yin Qing Re Huo Xue Tong Mai Decoction

【组成】金银花、当归、玄参、甘草、乳香、芍药、牛膝、鸡血藤、石斛。(辽宁中医杂志 1993,(5))

滋阴清热解毒方 zi yin qing re jie du fang

【英文名】Zi Yin Qing Re Jie Du Prescription

【组成】北沙参、麦冬、芦根、玄参、枇杷叶、桑白皮、黄芩、半枝莲、白花舌蛇草、金银花、天花粉、甘草。(山东中医杂志 1992,11(1))

滋阴清解汤 zi yin qing jie tang

【英文名】Zi Yin Qing Jie Decoction

【组成】银花、蒲公英、连翘、石斛、玄参、麦冬、赤芍、谷精珠、生地、木贼草。(中西医结合眼科 1989,7(2))

滋阴清膈饮 zi yin qing ge yin

【英文名】Zi Yin Qing Ge Drink

【异名】滋血清肺散(中医方剂大辞典、医略六书);滋阴清膈散(中医方剂大辞典、证治汇补)

【组成】当归、芍药、黄柏、黄连、黄芩、山栀、生地黄、甘草。(中医方剂大辞典)

滋阴清燥汤 zi yin qing zao tang

【英文名】Zi Yin Qing Zao Decoction

【组成】滑石、甘草、生杭芍、生山药。(中医方剂大辞典)

滋阴散 zi yin san

【英文名】Zi Yin Powder

【组成】生地、知母、黄柏、柴胡、黄芩、侧柏叶、红花、当归、白芍、木通、栀仁。(中医方剂大辞典)

滋阴散火汤 zi yin san huo tang

【英文名】Zi Yin San Huo Decoction

【组成】生地、白芍、牛膝、麦冬、车前、地骨、青蒿、童便。(中医方剂大辞典)

滋阴煎 zi yin jian

【英文名】Zi Yin Decoction

【组成】熟地、生地、丹皮、山萸肉、麦冬、知母、黄柏。(中医方剂大辞典)

滋阴解毒汤 zi yin jie du tang

【英文名】Zi Yin Jie Du Decoction

【组成】(1)生地、当归、白芍、丹皮、黄芩、连翘、防风、荆芥、木通、银花。(中医方剂大辞典)(2)僵蚕、扁豆、山药、桔梗、陈皮、生黄芪、当归、黄连、白芍、甘草。(中医方剂大辞典)

滋阴静镇汤 zi yin jing zhen tang

【英文名】Zi Yin Jing Zhen Decoction

【组成】熟地、枣皮、淮药、枸杞、五味、肉桂、巴戟天。(中医方剂大辞典)

滋阴潜阳宁神益智方 zi yin qian yang ning shen yi zhi fang

【英文名】Zi Yin Qian Yang Ning Shen Yi Zhi Prescription

【组成】生龙骨、生牡蛎、知母、黄柏、菖蒲、熟地、茯苓、远志、五味子等。(山东中医学院学报 1989,13(2))

滋阴潜阳汤 zi yin qian yang tang

【英文名】Zi Yin Qian Yang Decoction

【组成】枸杞、生地、首乌、菊花、白蒺藜、天麻、双钩、珍珠母、夏枯草。(实用中西医结合杂志 1992,5(11))

滋肝养血汤 zi gan yang xue tang

【英文名】Zi Gan Yang Xue Decoction

【组成】熟地、枸杞、山萸肉、菟丝、淮药、当归、柏子仁、

红泽兰、生谷麦芽。(中医方剂大辞典)

滋肝散 zi gan san

【英文名】Zi Gan Powder

【组成】黄连、白芍、陈皮、甘草、当归、白茯苓、柴胡、山楂肉、白术、神曲、丹皮。(中医方剂大辞典)

滋肠五仁丸 zi chang wu ren wan

【英文名】Zi Chang Wu Ren Pill

【异名】五仁丸(中医方剂大辞典、得效)

【组成】桃仁、杏仁、柏子仁、松子仁、郁李仁、陈橘皮。(中医方剂大辞典)

滋补丸 zi bu wan

【英文名】Zi Bu Pill

【组成】(1)白芍药、人参、白茯苓、阿胶、当归、地黄、半夏、鹿茸、黄芪、五味子。(中医方剂大辞典)(2)生干地黄、熟干地黄、刘寄奴、泽兰叶、川芎、艾叶、当归、牡丹皮、五味子、紫巴戟、白芍药、人参、赤芍药、白术、附子、香白芷、金钗石斛、五加皮、茴香。(中医方剂大辞典)

滋补大力丸 zi bu da li wan

【英文名】Zi Bu Da Li Pill

【组成】熟地、山药、茯苓、杞子、枣仁、萸肉、当归、冬术、杜仲、菟丝子、龟版、虎骨、白芍、苁蓉、补骨脂、覆盆子、自然铜、青盐、乳香、没药、地龙、地鳖虫。(中医方剂大辞典)

滋补丹 zi bu dan

【英文名】Zi Bu Pellet

【异名】滋补丸(中医方剂大辞典、寿世保元)

【组成】人参、白术、茯苓、当归、川芎、熟地、白芍、枸杞子、杜仲、牛膝、天门冬、麦门冬、破故纸、远志、牡蛎、龙骨、金樱子、莲蕊、甘草。(中医方剂大辞典)

滋补水鸭合剂 zi bu shui ya he ji

【英文名】Zi Bu Shui Ya Mixture

【组成】鸭肉、冬虫夏草、熟地黄、枸杞子、女贞子、肉从蓉、墨旱莲、黄芪、生姜。(药品标准－中药成方制剂标准 1998)

滋补正元汤 zi bu zheng yuan tang

【英文名】Zi Bu Zheng Yuan Decoction

【组成】北沙参、白芍、川断、菟丝子、女贞子、五味子、首乌、黄精、当归、生甘草。(中医方剂大辞典)

滋补生发片 zi bu sheng fa pian

【英文名】Zi Bu Sheng Fa Tablet

【组成】当归、地黄、川芎、桑椹、黄芪、黑芝麻、桑叶、何首乌、菟丝子、枸杞子、侧柏叶、熟地黄、女贞子、墨旱莲、鸡血藤。(药品标准－中药成方制剂标准 1995)

滋补汤 zi bu tang

【英文名】Zi Bu Decoction

【组成】生干地黄、熟干地黄、刘寄奴、泽兰叶、麻黄、干葛、青蒿、苦梗、知母、天仙藤、地黄芩、人参、秦艽、鳖甲、黄芪。(中医方剂大辞典)

滋补肝肾丸 zi bu gan shen wan

【英文名】Zi Bu Gan Shen Pill

【组成】当归、熟地黄、何首乌、女贞子、墨旱莲、五味子、北沙参、麦冬、续断、陈皮、浮大麦。(药品标准－中药成方制剂标准 1989)

滋补肝肾汤 zi bu gan shen tang

【英文名】Zi Bu Gan Shen Decoction

【组成】北沙参、白芍、川断、菟丝子、女贞子、五味子、首乌、黄精、当归、生甘草。(中医方剂大辞典)

滋补参茸丸 zi bu shen rong wan

【英文名】Zi Bu Shen Rong Pill

【组成】人参、鹿茸、熟地黄、龟板、山药、当归、茯苓、朱砂、益智仁、补骨脂、龙眼肉、枸杞子、苍术、牛膝、栀子、甘草、黄柏、柏子仁、知母、远志、酸枣仁、肉桂、琥珀、砂仁。(药品标准－中药成方制剂标准 1990)

滋补养荣丸 zi bu yang rong wan

【英文名】Zi Bu Yang Rong Pill

【组成】远志、白芍、黄芪、白术、熟地黄、人参、五味子、川芎、当归、山药、陈皮、白茯苓、生干地黄、山茱萸。(中医方剂大辞典)

滋补济阴丸 zi bu ji yin wan

【英文名】Zi Bu Ji Yin Pill

【组成】熟地、山萸肉、山药、茯苓、泽泻、丹皮、芍药、龟版、地骨皮、黄柏、知母、五味子、牛膝、杜仲、青蒿。(中医方剂大辞典)

滋补健身丸 zi bu jian shen wan

【英文名】Zi Bu Jian Shen Pill

【组成】车前子、菟丝子、楮实子、茼麻子、甘草、肉桂、大枣、化橘红、葶苈子。(药品标准－中药成方制剂标准 1992)

滋补润肠膏 zi bu run chang gao

【英文名】Zi Bu Run Chang Ointment

【组成】黄芪、白术、当归、肉苁蓉、黑芝麻、桑椹、火麻仁等。(中医杂志 1989,(8))

滋乳汤 zi ru tang

【英文名】Zi Ru Decoction

【组成】生黄芪、当归、知母、玄参、穿山甲、路路通、王不留行。(中医方剂大辞典)

滋肺生津汤 zi fei sheng jin tang

【英文名】Zi Fei Sheng Jin Decoction

【组成】北沙参、燕根、生玉竹、驴胶珠、炙桑皮、叭杏仁、白茯神、川贝、野百合、炙紫菀、枇杷叶。(中医方剂大辞典)

滋肺汤 zi fei tang

【英文名】Zi Fei Decoction

【组成】石膏、麦冬、生地、黄芩、甘草。(中医方剂大辞典)

滋肺饮 zi fei yin

【英文名】Zi Fei Drink

【组成】(1)山药、苡仁、茯苓、白扁豆、桑皮、丹皮、归尾、甘草梢、百合。(中医方剂大辞典)(2)生地、沙参、麦冬、黄芩、归尾、桑皮、丹皮、元参、枇杷叶、白芍。(中医方剂大辞典)

滋肾丸 zi shen wan

【英文名】Zi Shen Pill

【组成】(1)当归、熟地、枸杞、白术、白芍、白茯、牛膝、胆草、覆盆子、肉苁蓉、川芎、玄参、菟丝子、苍术、防己、厚朴、远志、黄柏、知母、青葙子、石决明、蒺藜、香附、蒙花、磁石、砂仁、甘草、人参。(中医方剂大辞典)(2)当归、生地、人参、杜仲、石斛、枸杞子、山茱萸、破故纸、五味子、何首乌、龟版胶。(中医方剂大辞典)(3)黄柏、知母、肉桂、山茱萸、生地、丹皮。(中医方剂大辞典)(4)川芎、当归身、白芍药、人参、怀熟地黄、甘草、白术、白茯苓、黄柏、知母、甘州枸杞、牛膝、赤白何首乌。(中医方剂大辞典)

滋肾丸加味方 zi shen wan jia wei fang

【英文名】Zi Shen Pill Jia Wei Prescription

【组成】知母、黄柏、肉桂、生地、枸杞子、山萸肉、泽泻、牛膝、白芍、五味子、甘草。(江西中医学院学报 1993,(男性病专辑))

滋肾大补汤 zi shen da bu tang

【英文名】Zi Shen Da Bu Decoction

【组成】人参、黄芪、熟地黄、杜仲、当归、川芎、茯苓、牛膝、白芍药、黄柏、知母、甘草、肉桂。(中医方剂大辞典)

滋肾化瘀清利汤 zi shen hua yu qing li tang

【英文名】Zi Shen Hua Yu Qing Li Decoction

【组成】女贞子、旱莲草、生侧柏、马鞭草、石苇、白花蛇舌草、益母草、白茅根。(中国医药学报 1993,8(2))

滋肾宁血方 zi shen ning xue fang

【英文名】Zi Shen Ning Xue Prescription

【组成】生地、山药、山萸肉、粉丹皮、仙鹤草、花蕊石、白茅根、泽泻、茯苓、车前草、续断。(山东中医杂志 1990,11(6))

滋肾宁神丸 zi shen ning shen wan

【英文名】Zi Shen Ning Shen Pill

【组成】熟地、白芍、兔丝子、夜交藤、丹参、珍珠母、淮山药等。(中草药 1993,24(7))

滋肾生肝饮 zi shen sheng gan yin

【英文名】Zi Shen Sheng Gan Drink

【异名】生肝饮(中医方剂大辞典、医级)

【组成】山药、山茱萸肉、熟地黄、泽泻、茯苓、牡丹皮、五味子、柴胡、白术、当归、甘草。(中医方剂大辞典)

滋肾汤 zi shen tang

【英文名】Zi Shen Decoction

【组成】熟地、白茯苓、淮山药、丹皮、萸肉、泽泻、蛤蚧、龟胶、煅磁石、炒杜仲、青盐陈皮、淡菜。(中医方剂大辞典)

滋肾百补丸 zi shen bai bu wan

【英文名】Zi Shen Bai Bu Pill

【组成】当归、知母、沉香、黄柏、山药、菊花、楮实、青盐、菟丝、杜仲、熟地黄。(中医方剂大辞典)

滋肾饮 zi shen yin

【英文名】Zi Shen Drink

【组成】厚黄柏、青盐、升麻。(中医方剂大辞典)

滋肾固冲汤 zi shen gu chong tang

【英文名】Zi Shen Gu Chong Decoction

【组成】生地、枸杞子、山萸肉、煅龙骨、煅牡蛎、龟版、黄柏、旱莲草、侧柏叶、血余炭、藕节炭。(中医方剂大辞典)

滋肾明目丸 zi shen ming mu wan

【英文名】Zi Shen Ming Mu Pill

【组成】白菊花、川芎、白术、草决明、人参、陈皮、栀仁、肉苁蓉、黄柏、知母、木贼、茺蔚子、枸杞。(中医方剂大辞典)

滋肾明目汤 zi shen ming mu tang

【英文名】Zi Shen Ming Mu Decoction

【组成】当归、川芎、熟地黄、生地黄、白芍、桔梗、人参、山栀、黄连、白芷、蔓荆子、菊花、甘草。(中医方剂大辞典)

滋肾育胎丸 zi shen yu tai wan

【英文名】Zi Shen Yu Tai Pill

【组成】人参、阿胶、鹿角霜、巴戟、首乌、杜仲、枸杞子、菟丝子、熟地黄等。(粤卫药准字(85)第 All－153 号)

滋肾降浊汤 zi shen jiang zhuo tang

【英文名】Zi Shen Jiang Zhuo Decoction

【组成】枸杞子、桑椹子、茯苓、车前子、熟地、元参、荷叶。(中医方剂大辞典)

滋肾保元汤 zi shen bao yuan tang

【英文名】Zi Shen Bao Yuan Decoction

【组成】人参、黄芪、白术、茯苓、归身、杜仲、山萸肉、丹皮、熟地、附子、肉桂、甘草。(中医方剂大辞典)

滋肾养心丸 zi shen yang xin wan

【英文名】Zi Shen Yang Xin Pill

【组成】肉苁蓉、家菊花、枸杞子、生地黄、芍药。(中医方剂大辞典)

滋肾复明汤 zi shen fu ming tang

【英文名】Zi Shen Fu Ming Decoction

【组成】熟地、枸杞子、桑椹子、菟丝子、女贞子、车前子、肉苁蓉、青盐。(中医方剂大辞典)

滋肾柔肝汤 zi shen rou gan tang

【英文名】Zi Shen Rou Gan Decoction

【组成】熟地、枣皮、山药、茯苓、丹皮、泽泻、杞子、菊花、当归、白芍、何首乌、甘草。(中医方剂大辞典)

滋肾活血汤 zi shen huo xue tang

【英文名】Zi Shen Huo Xue Decoction

【组成】桃仁、赤芍、川牛膝、瞿麦、车前草、盐黄柏、盐知母、红花、竹叶、王不留行、皂刺、乌药、甘草梢、肉桂。(中医方剂大辞典)

滋肾种子丸 zi shen zhong zi wan

【英文名】Zi Shen Zhong Zi Pill

【组成】大怀熟地黄、大怀山药、车前子、山萸净肉、沙苑蒺藜、枸杞子、牡丹皮、九蒸何首乌、白莲须、家芡实、人参、怀牛膝、川萆薢、辽五味子、菟丝子、杜仲、鱼膘。(中医方剂大辞典)

滋肾健脑颗粒 zi shen jian nao ke li

【英文名】Zi Shen Jian Nao Granule

【组成】龟甲、鹿角、楮实子、枸杞子、人参、茯苓。(药品标准－中药成方制剂标准 1998)

滋肾润燥汤 zi shen run zao tang

【英文名】Zi Shen Run Zao Decoction

【组成】女贞子、旱莲草、何首乌、枸杞子、麦冬、山萸肉、巴戟天、陈皮。(广西中医药 1987,10(6))

滋肾通耳汤 zi shen tong er tang

【英文名】Zi Shen Tong Er Decoction

【组成】黄柏、黄芩、知母、生地黄、白芍、当归、川芎、柴胡、白芷、香附。(中医方剂大辞典)

滋肾散 zi shen san

【英文名】Zi Shen Powder

【组成】川萆薢、麦门冬、远志、黄柏、菟丝子、五味子。(中医方剂大辞典)

滋肾蓉精丸 zi shen rong jing wan

【英文名】Zi Shen Rong Jing Pill

【组成】黄精、肉苁蓉、制首乌、金樱子、淮山药、赤芍、山楂、五味子、佛手片。(湖南中医杂志 1987,(6))

滋肾熄风汤 zi shen xi feng tang

【英文名】Zi Shen Xi Feng Decoction

【组成】熟地、当归、枸杞子、菟丝、甘菊、巴戟天、豨莶草、天麻、独活、红枣、生姜。(中医方剂大辞典)

滋肾膏 zi shen gao

【英文名】Zi Shen Plaster

【组成】(1)附子、炮姜、党参、吴萸、麦冬、黄连、五味、知母。(中医方剂大辞典)(2)生地、熟地、山药、萸肉、丹皮、泽泻、白茯苓、琐阳、龟版、牛膝、杞子、党参、麦冬、天冬、知母、黄柏、五味、官桂。(中医方剂大辞典)

滋金壮水地黄丸 zi jin zhuang shui di huang wan

【英文名】Zi Jin Zhuang Shui Di Huang Pill

【组成】熟地黄、山茱萸、牡丹皮、茯苓、怀山药、泽泻、牛膝、麦门冬。(中医方剂大辞典)

滋养丸 zi yang wan

【英文名】Zi Yang Pill

【组成】(1)远志、人参、白茯苓、山药、柏子仁、石菖蒲、熟地黄、天门冬、麦门冬、龙骨。(中医方剂大辞典)(2)肉苁蓉、山茱萸、柏子仁、当归、酸枣仁、干木瓜、鹿茸、白茯苓、附子。(中医方剂大辞典)

滋养安神剂 zi yang an shen ji

【英文名】Sedative Prescriptions With Tonic Effects

【定义】指以滋养安神药配伍滋阴养血药为主组方、治疗阴血不足、心神失养证的方剂。(方剂学)

滋泉冲剂 zi quan chong ji

【英文名】Zi Quan Medicinal Instant Granule

【组成】生黄芪、太子参、山药、鲜生地、熟地、五味子、五倍子、生龙牡。(中医杂志 1992,33(6))

滋胃和中代茶饮 zi wei he zhong dai cha yin

【英文名】Zi Wei He Zhong Medicinal Instant Granule

【组成】竹茹、鲜青果、厚朴花、羚羊。(中医方剂大辞典)

滋胎饮 zi tai yin

【英文名】Zi Tai Drink

【组成】麦冬、黄芩、生地、归身、天花粉、甘草。(中医方剂大辞典)

滋荣丸 zi rong wan

【英文名】Zi Rong Pill

【组成】熟干地黄、人参、五味子、赤芍药、当归、远志、白茯苓、牡丹皮、桂心、藁本、防风、卷柏、细辛、山药、白术。(中医方剂大辞典)

滋荣收带丸 zi rong shou dai wan

【英文名】Zi Rong Shou Dai Pill

【组成】当归、白芍、苍术、白茯苓、黄柏、椿根皮、白术、半夏、防风、青皮、升麻、木香、大甘草、川芎、香附米。(中医方剂大辞典)

滋荣汤 zi rong tang

【英文名】Zi Rong Decoction

【组成】当归、川芎、白芍、柴胡、防风、升麻。(中医方剂大辞典)

滋荣助痘汤 zi rong zhu dou tang

【英文名】Zi Rong Zhu Dou Decoction

【组成】芍药、防风、荆芥、干葛、茯苓、半夏、当归、川芎、天麻、桔梗、僵蚕、升麻、陈皮、甘草、全蝎、红花。(中医方剂大辞典)

滋荣易产汤 zi rong yi chan tang

【英文名】Zi Rong Yi Chan Decoction

【组成】人参、川芎、当归、茯苓、炙甘草、陈皮、大腹皮、白术、黄芩、益母草、怀生地。(中医方剂大辞典)

滋荣养气扶正汤 zi rong yang qi fu zheng tang

【英文名】Zi Rong Yang Qi Fu Zheng Decoction

【异名】滋荣益气扶正汤(中医方剂大辞典、胎产指南)

【组成】人参、炙黄芪、白术、川芎、熟地、麦冬、麻黄根、当归、陈皮、炙草。(中医方剂大辞典)

滋荣活络汤 zi rong huo luo tang

【英文名】Zi Rong Huo Luo Decoction

【组成】川芎、当归、熟地、人参、黄芪、茯神、天麻、炙草、陈皮、荆芥穗、防风、羌活、黄连。(中医方剂大辞典)

滋荣健脾丸 zi rong jian pi wan

【英文名】Zi Rong Jian Pi Pill

【组成】白术、白芍、白茯苓、当归、橘红、川芎、甘草、生地、麦芽、枳实、山楂肉、黄连。(中医方剂大辞典)

滋荣益气汤 zi rong yi qi tang

【英文名】Zi Rong Yi Qi Decoction

【组成】(1)人参、当归、川芎、白术、黄芪、熟地、麦冬、炙草、五味子、川附子。(中医方剂大辞典)(2)川芎、当归、人参、黄芪、生地、于术、麦冬、陈皮、升麻、防风、白芷、甘草、荆芥穗。(中医方剂大辞典)

滋荣益气复神汤 zi rong yi qi fu shen tang

【英文名】Zi Rong Yi Qi Fu Shen Decoction

【组成】(1)黄芪、白术、麦冬、川芎、柏子仁、茯神、益智、人参、熟地、陈皮、炙草、枣仁、五味子、莲子、元肉。(中医方剂大辞典)(2)人参、黄芪、白术、当归、炙草、陈皮、五味、川芎、熟地、麦芽。(中医方剂大辞典)

滋荣调中汤 zi rong tiao zhong tang

【英文名】Zi Rong Tiao Zhong Decoction

【组成】陈皮、半夏、白芍、酒芩、木瓜、牛膝、酒柏、知母、羌活、桂枝、防风、川芎、当归、白术、白茯苓。(中医方剂大辞典)

滋荣散坚汤 zi rong san jian tang

【英文名】Zi Rong San Jian Decoction

【异名】滋荣散血汤(中医方剂大辞典、嵩崖尊生)

【组成】(1)夏枯草、党参、黄芪、白术、当归、枣仁、远志、广皮、甘草、木香。(中医方剂大辞典)(2)川芎、当归、白芍、熟地、陈皮、茯苓、桔梗、白术、香附、甘草、海粉、贝母、人参、昆布、升麻、红花。(中医方剂大辞典)

滋荣舒筋健步丸 zi rong shu jin jian bu wan

【英文名】Zi Rong Shu Jin Jian Bu Pill

【组成】当归、白芍、牛膝、白术、茅山苍术、川芎、羌活、防风、木瓜、防己、独活、肉桂、熟地黄、桑寄生。(中医方剂大辞典)

滋唇饮 zi chun yin

【英文名】Zi Chun Drink

【组成】生地黄、鲜石斛、竹茹、石膏、白芍、当归、生甘草。(中医方剂大辞典)

滋润汤 zi run tang

【英文名】Zi Run Decoction

【组成】(1)麻仁、当归、生地、杏仁、羌活、大黄、槟榔、厚朴、枳实、红花。(中医方剂大辞典)(2)当归、杏仁、桃仁、橘红、枳壳、厚朴、苏子、牛膝。(中医方剂大辞典)(3)当归、生地黄、枳壳、厚朴、槟榔、大黄、火麻仁、杏仁、羌活、红花。(中医方剂大辞典)

滋培汤 zi pei tang

【英文名】Zi Pei Decoction

【组成】生山药、于术、广陈皮、牛蒡子、生杭芍、玄参、生赭石、炙甘草。(中医方剂大辞典)

滋液三消汤 zi ye san xiao tang

【英文名】Zi Ye San Xiao Decoction

【组成】生石膏、黄连、元参、生地、乌梅、花粉、葛根、山药、黄芪、白薇、沙菀蒺藜。(现代中医 1991,4(3))

滋液养胃汤 zi ye yang wei tang

【英文名】Zi Ye Yang Wei Decoction

【组成】西党参、鲜石斛、麦门冬、杭白芍、当归身、枇杷叶、生谷芽、川贝母、广陈皮、粉甘草。(中医方剂大辞典)

滋涸汤 zi he tang

【英文名】Zi He Decoction

【组成】玄参、麦冬、茯苓、芡实、人参、甘菊花、女贞子、生地、天门冬、黄芩、天花粉。(中医方剂大辞典)

滋营养液膏 zi ying yang ye gao

【英文名】Zi Ying Yang Ye Ointment

【组成】女贞子、旱莲草、霜桑叶、黑芝麻、黄甘菊、枸杞子、当归身、白芍药、熟地黄、黑大豆、南烛叶、白茯神、萎蕤、橘红、沙苑蒺藜、炙甘草。(中医方剂大辞典)

滋渴汤 zi ke tang

【英文名】Zi Ke Decoction

【组成】绵黄芪、人参、干生姜、麦门冬、乌梅肉、甘草。(中医方剂大辞典)

滋筋养血汤 zi jin yang xue tang

【英文名】Zi Jin Yang Xue Decoction

【异名】滋血养筋汤(中医方剂大辞典、东医宝鉴)

【组成】川归、熟地黄、白芍药、川芎、人参、五味子、麦门冬、黄柏、知母、牛膝、杜仲、苍术、薏苡仁、防风、羌活、甘草。(中医方剂大辞典)

滋筋养荣汤 zi jin yang rong tang

【英文名】Zi Jin Yang Rong Decoction

【组成】当归、川芎、白芍、熟地、续断、杜仲、牛膝、木

瓜、苡仁、车前、五加皮、麦冬、石斛、独活、秦皮。(中医方剂大辞典)

滋筋舒肝汤 zi jin shu gan tang

【英文名】Zi Jin Shu Gan Decoction

【组成】当归、芍药、熟地、柴胡、白术、肉桂、白芥子。(中医方剂大辞典)

滋脾丸 zi pi wan

【英文名】Zi Pi Pill

【组成】神曲、麦芽、半夏曲、陈皮、莲肉、枳壳、缩砂、甘草。(中医方剂大辞典)

滋脾更衣汤 zi pi geng yi tang

【英文名】Zi Pi Geng Yi Decoction

【组成】炙甘草、淮小麦、白术、黄精、大枣。(湖北中医杂志 1991,(3))

滋脾饮 zi pi yin

【英文名】Zi Pi Drink

【组成】人参、茯苓、玄参、丹皮、芡实、茅根、山药、熟地、沙参、甘草。(中医方剂大辞典)

滋脾消疳散 zi pi xiao gan san

【英文名】Zi Pi Xiao Gan Powder

【组成】太子参、淮山药、扁豆、冬瓜仁、木香、麦芽、鸡内金、焦山楂、五谷虫、炙甘草。(实用中西医结合杂志 1993,6(7))

滋精汤 zi jing tang

【英文名】Zi Jing Decoction

【组成】熟地黄、枸杞子、山茱萸、菟丝子、制首乌、仙灵脾、黄芪、当归、炒谷芽。(浙江中医学院学报 1993,(6))

滋膝饮 zi xi yin

【英文名】Zi Xi Drink

【组成】生箭耆、大生地、生怀山药、净萸肉、生猪胰子。(中医方剂大辞典)

滋燥丸 zi zao wan

【英文名】Zi Zao Pill

【组成】熟地、枸杞、牛膝、茯苓、当归、黄芪、麦冬、白芍、人参、知母、黄柏、牡丹皮、五味子、黄连、甘草。(中医方剂大辞典)

滋燥饮 zi zao yin

【英文名】Zi Zao Drink

【组成】(1)花粉、赤茯、生甘草、黄芩、枳壳、杏仁、旋覆花、麦冬、紫苑、川连、桔梗、元参、防风、蜜枇杷叶。(中医方剂大辞典)(2)天冬、麦冬、生地、花粉、白芍、秦艽。(中医方剂大辞典)

滋燥养血润肠丸 zi zao yang xue run chang wan

【英文名】Zi Zao Yang Xue Run Chang Pill

【组成】当归尾、牛膝、麻仁、杏仁、枳壳、桃仁、红花、玄明粉。(中医方剂大辞典)

滋燥养荣汤 zi zao yang rong tang

【英文名】Zi Zao Yang Rong Decoction

【异名】滋燥养营汤(中医方剂大辞典、成方便读)

【组成】(1)当归、生地、白芍、秦艽、黄芩、荆芥、甘草、丹皮、犀角。(中医方剂大辞典)(2)当归、生地黄、熟地黄、白芍药、秦艽、黄芩、防风、甘草。(中医方剂大辞典)

滋燥养营汤 zi zao yang ying tang

【英文名】Zi Zao Yang Ying Decoction

【组成】四物汤去川芎、加生地黄、秦艽、防风、黄连、甘草。(中医方剂大辞典)

滑石三黄散 hua shi san huang san

【英文名】Hua Shi San Huang Powder

【组成】滑石、大黄、雄黄、黄连、胡粉、龙骨、轻粉。(中医方剂大辞典)

滑石丸 hua shi wan

【英文名】Hua Shi Pill

【组成】(1)滑石、续随子、湿生虫、木通。(中医方剂大辞典)(2)木通、滑石、瞿麦、海金砂、甘遂、通草、水蛭、地胆。(中医方剂大辞典)(3)滑石、泽兰、粉霜、续随子。(中医方剂大辞典)(4)滑石、车前子、海蛤、瞿麦穗、牡蛎、海金砂、木通、甘草。(中医方剂大辞典)(5)滑石。(中医方剂大辞典)

滑石木通汤 hua shi mu tong tang

【英文名】Hua Shi Mu Tong Decoction

【组成】滑石、木通、石韦、瞿麦穗、冬葵子。(中医方剂大辞典)

滑石代赭汤 hua shi dai zhe tang

【英文名】Hua Shi Dai Zhe Decoction

【异名】百合代赭汤(中医方剂大辞典、伤寒全生集);百合滑赭汤(中医方剂大辞典、医学入门);百合滑石代赭汤(中医方剂大辞典、千金)

【组成】百合、滑石、代赭石。(中医方剂大辞典)

滑石甘桔汤 hua shi gan ju tang

【英文名】Hua Shi Gan Ju Decoction

【组成】滑石、甘草、桔梗。(中医方剂大辞典)

滑石白鱼散 hua shi bai yu san

【英文名】Hua Shi Bai Yu Powder

【组成】滑石、乱发、白鱼。(中医方剂大辞典)

滑石石膏散 hua shi shi gao san

【英文名】Hua Shi Shi Gao Powder

【异名】滑石散(中医方剂大辞典、普济方)

【组成】滑石、石膏。(中医方剂大辞典)

滑石汤 hua shi tang

【英文名】Hua Shi Decoction

【组成】(1)滑石、冬葵子。(中医方剂大辞典)(2)滑石、茅根、车前子、天门冬、冬瓜瓤、蓖苕子。(中医方剂大辞典)(3)滑石、乱发、鲤鱼齿、雀粪、琥珀、芒硝。(中医方剂大辞典)(4)滑石、葶苈子、防己、木香。(中医方剂大辞典)(5)滑石、冬葵子、榆白皮。(中医方剂大辞典)(6)滑石、瞿麦、桂心、赤芍药、石韦、槟榔、甘草、葵子、赤茯苓、地榆。(中医方剂大辞典)(7)滑石、子芩、冬瓜子、车前子、通草、茯苓。(中医方剂大辞典)(8)滑石、子芩、冬葵子、车前草。(中医方剂大辞典)(9)滑石、葶苈子。(中医方剂大辞典)(10)滑石。(中医方剂大辞典)(11)滑石、子芩、榆白皮、车前子、冬葵子。(中医方剂大辞典)(12)滑石、榆白皮、石韦、地麦草、葵子。(中医方剂大辞典)(13)滑石、葶苈子、大黄。(中医方剂大辞典)(14)滑石、当归、木通、冬葵子、黄芩、麦门冬。(中医方剂大辞典)(15)滑石、牛膝、当归、甘草、葵子、瞿麦穗。(中医方剂大辞典)(16)滑石、赤柳根。(中医方剂大辞典)(17)滑石、黄连、芎䓖、芍药、羚羊角、栀子仁。(中医方剂大辞典)(18)滑石、白茯苓、白术、木通、赤芍药、熟干地黄、五味子。(中医方剂大辞典)

滑石矾石甘草散 hua shi fan shi gan cao san

【英文名】Hua Shi Fan Shi Gan Cao Powder

【组成】滑石、矾石、甘草。(中医方剂大辞典)

滑石粉 hua shi fen

【英文名】Hua Shi Powder

【组成】滑石、绿豆粉、枣叶。(中医方剂大辞典)

滑石通淋散 hua shi tong lin san

【英文名】Hua Shi Tong Lin Decoction

【组成】赤茯苓、泽泻、木通、黄连、猪苓、白术、瞿麦、山栀子、车前子、滑石。(中医方剂大辞典)

滑石散 hua shi san

【英文名】Hua Shi Powder

【异名】玉浆散(中医方剂大辞典、普济方);木通汤(中医方剂大辞典、普济方);木通黄芩汤(中医方剂大辞典、圣济总录);滑石汤(中医方剂大辞典、圣济总录)

【组成】(1)滑石、甘草。(中医方剂大辞典)(2)葵子、滑石、石膏。(中医方剂大辞典)(3)白滑石、白善土。(中医方剂大辞典)(4)王不留行、滑石、甘遂、石韦、葵子、通草、车前子、芍药、蒲黄、桂、当归。(中医方剂大辞典)(5)瞿麦、滑石、黑豆黄、牛乳、酥、冬葵子、蜜。(中医方剂大辞典)(6)滑石、车前子。(中医方剂大辞典)(7)滑石、胆矾。(中医方剂大辞典)(8)滑石、龙骨、手爪甲。(中医方剂大辞典)(9)滑石、手足指甲。(中医方剂大辞典)(10)滑石、栀子仁、木通、豉。(中医方剂大辞典)(11)滑石、桑螵蛸、桂、大黄、黄芩、防己、瞿麦穗、木通。(中医方剂大辞典)(12)滑石、海金砂、木通。(中医方剂大辞典)(13)滑石、朴硝、木通。(中医方剂大辞典)(14)滑石、甘草、大黄、黄芪、地椒、山栀子、乳香。(中医方剂大辞典)(15)滑石末、甘草、葵子、川大黄。(中医方剂大辞典)(16)滑石、子芩、冬葵子、车前子、赤茯苓、木通。(中医方剂大辞典)(17)滑石、木通、车前子、葵子、黄芩、麦门冬。(中医方剂大辞典)(18)滑石、木通、冬葵子。(中医方剂大辞典)(19)滑石、寒水石、葵子。(中医方剂大辞典)(20)滑石、车前子、蘧麦、海蛤、茅根、葵子。(中医方剂大辞典)(21)滑石、石韦、榆白皮。(中医方剂大辞典)(22)滑石、葵子、钟乳粉、桂心、木通、王不留行。(中医方剂大辞典)(23)滑石、葵子、瞿麦、石韦、陈橘皮、蒲黄、川芒硝、紫苓、赤茯苓、赤芍药。(中医方剂大辞典)(24)滑石、白矾。(中医方剂大辞典)(25)密陀僧、黄连、滑石、栝楼根。(中医方剂大辞典)(26)滑石、木通、石韦、蘧麦、川芒硝、冬葵子、黄芩、甘草、白茅根。(中医方剂大辞典)(27)滑石、甜葶苈、汉防己、木通、猪苓、甘草。(中医方剂大辞典)(28)滑石、甜葶苈。(中医方剂大辞典)(29)滑石。(中医方剂大辞典)(30)滑石、通草、石韦。(中医方剂大辞典)(31)滑石、通草、车前子、葵子。(中医方剂大辞典)(32)滑石、葵子、钟乳、桂心、通草、王不留行。(中医方剂大辞典)(33)滑石、石韦、当归、通草、地胆、钟乳、车前子、瞿麦、蛇床子、细辛、蜂房。(中医方剂大辞典)(34)滑石、榆皮、葵子。(中医方剂大辞典)(35)葵子、滑石、通草。(中医方剂大辞典)(36)滑石、栝楼、石韦。(中医方剂大辞典)(37)滑石、黄柏。(中医方剂大辞典)(38)滑石、发灰。(中医方剂大辞典)(39)滑石、当归、生地黄、黄芩、苍术、甘草。(中医方剂大辞典)(40)软滑石、白芍、珍珠。(中医方剂大辞典)(41)葵子、滑石末。(中医方剂大辞典)(42)烂滑石、烂石膏、石韦、瞿麦穗、木通、蜀葵子。(中医方剂大辞典)(43)滑石、瞿麦、葵子、芸苔子、甘草、山栀仁、海金砂、郁金。(中医方剂大辞典)(44)寒水石、白滑石、葵子、乱发灰、车前子、木通。(中医方剂大辞典)(45)白滑石、鲤鱼胆。(中医方剂大辞典)

滑石粥 hua shi zhou

【英文名】Hua Shi Gruel

【组成】(1)滑石、瞿麦穗、粳米。(中医方剂大辞典)(2)滑石、粳米。(中医方剂大辞典)

滑石膏 hua shi gao

【英文名】Hua Shi Ointment

【组成】滑石、木通、灯心、大麦、小麦、酥、葱白、桑根白皮。(中医方剂大辞典)

滑石敷方 hua shi fu fang

【英文名】Hua Shi Fu Prescription

【组成】滑石。(中医方剂大辞典)

滑石藿香汤 hua shi huo xiang tang

【英文名】Hua Shi Huo Xiang Decoction

【组成】飞滑石、白通草、猪苓、茯苓皮、藿香梗、厚朴、白蔻仁、广皮。(中医方剂大辞典)

滑肌散 hua ji san

【英文名】Hua Ji Powder

【组成】(1)剪草、轻粉。(中医方剂大辞典)(2)滑石、甘草、绿豆粉。(中医方剂大辞典)

滑血饮 hua xue yin

【英文名】Hua Xue Drink

【组成】归身、川芎、益母、冬葵子、阿胶、滑石。(中医方剂大辞典)

滑血散 hua xue san

【英文名】Hua Xue Powder

【组成】赤芍药、当归尾、川芎、紫草、红花、血竭。(中医方剂大辞典)

滑利散 hua li san

【英文名】Hua Li Powder

【组成】木通、赤茯苓、泽泻、车前子、灯心。(中医方剂大辞典)

滑肤散 hua fu san

【英文名】Hua Fu Powder

【组成】鹿黎、剪草、赤廷脂、荆芥、蛇床、黄柏皮、白芷、枯矾、轻粉。(中医方剂大辞典)

滑苓汤 hua ling tang

【英文名】Hua Ling Decoction

【组成】滑石、茯苓。(中医方剂大辞典)

滑胎丸 hua tai wan

【英文名】Hua Tai Pill

【组成】乳香、枳壳。(中医方剂大辞典)

滑胎丹 hua tai dan

【英文名】Hua Tai Pellet

【组成】朱砂。(中医方剂大辞典)

滑胎当归散 hua tai dang gui san

【英文名】Hua Tai Dang Gui Decoction

【组成】当归、麻子仁、吴茱萸、干姜、知母、桂、黄芩、甘草、大豆、糯米。(中医方剂大辞典)

滑胎饮 hua tai yin

【英文名】Hua Tai Drink

【组成】(1)茯苓、归身、焦白术、煨川芎、制香附、广皮、苏梗、酒芩、炙草。(中医方剂大辞典)(2)猪油、白蜜、醇酒。(中医方剂大辞典)

滑胎枳壳散 hua tai zhi ke san

【英文名】Hua Tai Zhi Ke Powder

【异名】枳壳汤(中医方剂大辞典、卫生家宝·产科备要);枳壳散(中医方剂大辞典、三因);枳壳宽肠散(中医方剂大辞典、赤水玄珠);瘦胎枳甘散(中医方剂大辞典、医学入门);瘦胎枳壳散(中医方剂大辞典、医方大成);瘦胎饮(中医方剂大辞典、杏苑);宽肠枳壳散(中医方剂大辞典、婴童百问)

【组成】(1)枳壳、甘草。(中医方剂大辞典)(2)甘草、商州枳壳。(中医方剂大辞典)

滑胎散 hua tai san

【英文名】Hua Tai Powder

【组成】(1)冬葵子、肉桂、泽泻、榆白皮。(中医方剂大辞典)(2)槐子、麦蘖、当归、滑石。(中医方剂大辞典)(3)牵牛子、赤土。(中医方剂大辞典)(4)益元散、蛇退、蝉退、男子乱发、穿山甲。(中医方剂大辞典)(5)榆白皮、冬葵子、甘草、桂心、黄芩。(中医方剂大辞典)(6)榆白皮、瞿麦、木通、牛膝、大麻仁。(中医方剂大辞典)(7)人参、陈皮、川芎、制香附、黄芩、紫苏、大腹皮、白芍、白术、当归、砂仁、炙草。(中医方剂大辞典)(8)枳壳、滑石、粉草。(中医方剂大辞典)(9)滑石、冬葵子、甘草。(中医方剂大辞典)

滑胎催生散 hua tai cui sheng san

【英文名】Hua Tai Cui Sheng Powder

【组成】葵子、滑石、蒲黄、木通。(中医方剂大辞典)

滑胎煎 hua tai jian

【英文名】Hua Tai Decoction

【异名】滑胎散(中医方剂大辞典、傅青主女科·产后编)

【组成】(1)当归、川芎、杜仲、熟地、枳壳、山药。(中医方剂大辞典)(2)瞿麦、酥、滑石、葵子、黑豆皮、白蜜、牛膝。(中医方剂大辞典)(3)当归、川芎、杜仲、熟地、枳壳、川药、白术、益母草。(中医方剂大辞典)

滑涩汤 hua se tang

【英文名】Hua Se Decoction

【组成】红花。(中医方剂大辞典)

滑膜Ⅰ号方 hua mo yi hao fang

【英文名】Hua Mo No. 1 Prescription

【组成】生地、赤芍、茯苓、赤小豆、丹皮、三棱、莪术、制川草乌、乌梢蛇、寻骨风、生甘草。(中医杂志 1988, 29(10))

滑膜炎冲剂 hua mo yan chong ji

【英文名】Hua Mu Yan Medicinal Instant Granule

【组成】夏枯草、女贞子、功劳叶、黄芪、当归等。(晋卫药准字(1995)第070037号)

滑膜炎颗粒 hua mo yan ke li

【英文名】Hua Mo Yan Granule

【组成】夏枯草、女贞子、功劳叶、黄芪、防己、薏苡仁、土茯苓、丝瓜络、泽兰、丹参、当归、川牛膝、豨莶草。

（药品标准－中药成方制剂标准 1998）

滑翳决明丸 hua yi jue ming wan

【英文名】Hua Yi Jue Ming Pill

【组成】石决明、车前子、五味子、细辛、大黄、茯苓、知母、茺蔚子、黑参、防风、黄芩。（中医方剂大辞典）

滑翳补肝汤 hua yi bu gan tang

【英文名】Hua Yi Bu Gan Decoction

【组成】茯苓、桔梗、茺蔚子、黄芩、防风、川芎、知母、黑参、当归身、人参。（中医方剂大辞典）

滞下丸 zhi xia wan

【英文名】Zhi Xia Pill

【组成】川黄连、滑石末、槟榔、炙甘草、木香、枳壳、白芍药。（中医方剂大辞典）

滞下如金丸 zhi xia ru jin wan

【英文名】Zhi Xia Ru Jin Pill

【组成】真川连。（中医方剂大辞典）

滞肠散 zhi chang san

【英文名】Zhi Chang Powder

【组成】真铅粉、白石脂、白矾、白龙骨。（中医方剂大辞典）

滞痛饮 zhi tong yin

【英文名】Zhi Tong Drink

【组成】当归、赤芍、肉桂、牛膝、红花、苏木。（中医方剂大辞典）

焚香透膈散 fen xiang tou ge san

【英文名】Fen Xiang Tou Ge Powder

【组成】雄黄、佛耳草、鹅管石、款冬花。（中医方剂大辞典）

焚香透膈筒 fen xiang tou ge tong

【英文名】Fen Xiang Tou Ge Wrap

【组成】鹅管石、款冬花、艾叶、雄黄。（中医方剂大辞典）

焦三仙煎剂 jiao san xian jian ji

【英文名】Jiao San Xian Decoction

【组成】山楂、麦芽、神曲。（江西医药 1962,(2)）

焦鸱散 jiao chi san

【英文名】Jiao Chi Powder

【组成】腊月活鸱、无灰酒。（中医方剂大辞典）

焦楂化滞丸 jiao zha hua zhi wan

【英文名】Jiao Zha Hua Zhi Pill

【组成】山楂、牵牛子、六神曲、麦芽、莱菔子。（药品标准－中药成方制剂标准 1991）

焦瘤膏 jiao liu gao

【英文名】Jiao Liu Plaster

【组成】桑炭灰、枣木灰、黄荆灰、桐壳灰、荞麦灰。（中医方剂大辞典）

焰消散 yan xiao san

【英文名】Yan Xiao Powder

【组成】焰消、石膏、樟脑。（中医方剂大辞典）

煮小蒜方 zhu xiao suan fang

【英文名】Zhu Xiao Suan Prescription

【组成】小蒜。（中医方剂大辞典）

煮水牛肉方 zhu shui niu rou fang

【英文名】Zhu Shui Niu Rou Prescription

【组成】水牛肉。（中医方剂大辞典）

煮白丸 zhu bai wan

【英文名】Zhu Bai Pill

【组成】槐根白皮、楝根白皮、樗根白皮、天南星、半夏、威灵仙、寒食面。（中医方剂大辞典）

煮艾方 zhu ai fang

【英文名】Zhu Ai Prescription

【组成】熟艾。（中医方剂大辞典）

煮朴丸 zhu pu wan

【英文名】Zhu Pu Pill

【组成】(1)厚朴、天南星、肉枣、生姜、茴香、青盐、甘草、附子、川椒、白茯苓。（中医方剂大辞典）(2)厚朴、附子、诃子、肉豆蔻、干姜。（中医方剂大辞典）(3)吴茱萸、茴香、台椒、白艾、附子、厚朴、良姜、神曲、胡椒、丁香、肉豆蔻、麦芽、附子、川白姜、厚朴、半夏曲。（中医方剂大辞典）(4)北枣、川芎、生姜、苍术、茴香、甘草、官桂、神曲、麦芽、蓬术、砂仁、良姜、肉豆蔻、丁香、川姜。（中医方剂大辞典）(5)厚朴、附子、川白姜、舶上茴香、半夏曲。（中医方剂大辞典）(6)厚朴、益智仁、青橘皮、陈橘皮、青盐、生姜、大枣。（中医方剂大辞典）(7)厚朴、天南星、大枣、半夏、生姜、白术、人参、大香、附子、青橘皮。（中医方剂大辞典）(8)厚朴、附子、陈皮、川干姜、青州大枣、茴香、白术、白茯苓、神曲。（中医方剂大辞典）

煮羊头蹄方 zhu yang tou ti fang

【英文名】Zhu Yang Tou Ti Prescription

【组成】白羊头蹄、胡椒、荜茇、干姜、葱白、豉。（中医方剂大辞典）

煮肚方 zhu du fang

【英文名】Zhu Du Prescription

【组成】猪肚、川贝母、白蜂蜜、生姜、广砂、元酒。（中医方剂大辞典）

煮肝丸 zhu gan wan

【英文名】Zhu Gan Pill

【组成】雄猪肝、白矾、柴胡、厚朴、干姜、黄连、陈橘皮、桂、附子。（中医方剂大辞典）

煮肝方 zhu gan fang

【英文名】Zhu Gan Prescription

【组成】石决明、黄蜡。（中医方剂大辞典）

煮肝石决明散 zhu gan shi jue ming san

【英文名】Zhu Gan Shi Jue Ming Powder

【组成】石决明、井泉石、蛤粉、谷精草。(中医方剂大辞典)

煮肝散 zhu gan san

【英文名】Zhu Gan Powder

【组成】(1)夜明砂、蛤粉、谷精草、石决明。(中医方剂大辞典)(2)青蛤粉、夜明砂、谷精草。(中医方剂大辞典)(3)夜明沙。(中医方剂大辞典)(4)四生散。(中医方剂大辞典)(5)青葙子、决明子、车前子、密蒙花。(中医方剂大辞典)(6)黄连、沙参、玄精石、决明子。(中医方剂大辞典)(7)紫芥菜子。(中医方剂大辞典)(8)羌活、独活、青葙子、款冬花。(中医方剂大辞典)(9)紫菀、桔梗、苍术、芍药。(中医方剂大辞典)(10)白芍药、芎䓖、桔梗、陈橘皮、厚朴、桂心、干姜、当归、柴胡、荆芥、莨(莳)萝、胡椒、芜荑、藁本、紫菀。(中医方剂大辞典)(11)缩砂、莨(莳)萝、荜茇、柴胡、白术、白芷、胡椒、干姜、芜荑、陈橘皮、茵陈、细辛、人参、木香、桂心、紫菀、白芍药。(中医方剂大辞典)(12)木香、人参、桂心、胡椒、补骨脂、白术、白芍药、高良姜、干姜、陈橘皮、厚朴、缩砂。(中医方剂大辞典)

煮豆丸 zhu dou wan

【英文名】Zhu Dou Pill

【组成】白术、贯众、苍术、甘草。(中医方剂大辞典)

煮赤豆方 zhu chi dou fang

【英文名】Zhu Chi Dou Prescription

【组成】赤小豆、白樟柳根。(中医方剂大辞典)

煮附丸 zhu fu wan

【英文名】Zhu Fu Pill

【组成】(1)香附子。(中医方剂大辞典)(2)香附子、老姜、盐、茯神、白茯苓、川椒、北茴香。(中医方剂大辞典)(3)附子、茴香、木香、葫芦巴。(中医方剂大辞典)

煮附子丸 zhu fu zi wan

【英文名】Zhu Fu Zi Pill

【组成】香附子、当归、艾叶、人参、木香。(中医方剂大辞典)

煮附丹 zhu fu dan

【英文名】Zhu Fu Pellet

【组成】附子、厚朴、生姜、益智、半夏、川椒、青盐。(中医方剂大辞典)

煮鸡丸 zhu ji wan

【英文名】Zhu Ji Pill

【组成】黄脚雌鸡、柴胡、黄连。(中医方剂大辞典)

煮拔筒方 zhu ba tong fang

【英文名】Zhu Ba Tong Prescription

【组成】羌活、独活、紫苏、蕲艾、鲜菖蒲、甘草、白芷、连须葱。(中医方剂大辞典)

煮枣神方 zhu zao shen fang

【英文名】Zhu Zao Shen Prescription

【组成】何首乌、天花粉、威灵仙、鳖甲、金银花、皂角刺、川萆薢、白僵蚕、木通、白芷、麻黄、蝉蜕、当归、苍术、川芎、生大黄、生地黄、全蛇蜕。(中医方剂大辞典)

煮线方 zhu xian fang

【英文名】Zhu Xian Prescription

【组成】芫花、壁钱。(中医方剂大辞典)

煮肺汤 zhu fei tang

【英文名】Zhu Fei Decoction

【组成】猪肺、青黛、川蜜、红枣。(中医方剂大辞典)

煮肾散 zhu shen san

【英文名】Zhu Shen Powder

【组成】附子、椒红。(中医方剂大辞典)

煮金丸 zhu jin wan

【英文名】Zhu Jin Pill

【组成】雄黄、硇砂、续随子、轻粉、青礞石、芫花末、白面。(中医方剂大辞典)

煮砂丹 zhu sha dan

【英文名】Zhu Sha Pellet

【组成】辰砂、远志、山茱萸、补骨脂、石菖蒲、石莲肉、白茯苓、柏子仁、熟地黄、穿心巴戟、酸枣仁、北五味、人参、附子、干山药、沉香。(中医方剂大辞典)

煮砂方 zhu sha fang

【英文名】Zhu Sha Prescription

【组成】朱砂、黄连、鼠粘子、紫草、当归、川芎、升麻、甘草。(中医方剂大辞典)

煮香汤 zhu xiang tang

【英文名】Zhu Xiang Decoction

【组成】木香、丁香、檀香、沉香、人参、甘草、槟榔、白茯苓。(中医方剂大辞典)

煮料豆方 zhu liao dou fang

【英文名】Zhu Liao Dou Prescription

【组成】马料豆、桑椹、枸杞子、肉苁蓉、青盐、龙骨。(中医方剂大辞典)

煮料豆药方 zhu liao dou yao fang

【英文名】Zhu Liao Dou Prescription

【组成】当归、甘草、川芎、广皮、白术、白芍、丹皮、杜仲、牛膝、首乌、菊花、杞子、生地、熟地、黄芪、青盐。(中医方剂大辞典)

煮桑叶方 zhu sang ye fang

【英文名】Zhu Sang Ye Prescription

【组成】桑叶。(中医方剂大辞典)

煮梨汤 zhu li tang

【英文名】Zhu Li Decoction

【组成】梨子、沙糖。(中医方剂大辞典)

煮浮丸 zhu fu wan
【英文名】Zhu Fu Pill
【组成】(1)半夏、飞罗面、杏仁。(中医方剂大辞典)(2)南星、半夏、防风、天麻、面(生)。(中医方剂大辞典)
煮酒方 zhu jiu fang
【英文名】Zhu Jiu Prescription
【组成】(1)当归、五加皮、海风藤、川芎、牛膝、黄芩、木通、薏仁、木瓜、白术、苍术、乌药、茯苓、甘草、寄生、白芍药、生地、陈皮、半夏、羌活、独活、麻黄、金银花、枳壳、防风、紫苏叶、木香。(中医方剂大辞典)(2)当归、川芎、苍术、白术、白芍药、枳壳、生地黄、半夏、甘草、乌药、麻黄、茯苓、防已、陈皮、木通、薏苡仁、五加皮、木香、桑寄生、黄芩、羌活、独活、牛膝、木瓜、海风藤、苏叶。(中医方剂大辞典)
煮酒药方 zhu jiu yao fang
【英文名】Zhu Jiu Prescription
【组成】当归、人参、茯苓、草乌、乌药、杏仁、川乌、缩砂、何首乌、五加皮、枸杞子、川椒、肉苁蓉、木香、牛膝、枳壳、干姜、香附子、白芷、厚朴、陈皮、麻黄、白术、川芎、独活、羌活、半夏、官桂、芍药、生地黄、天门冬、麦门冬、防风、五味子、小茴香、细辛、苍术、破故纸、甘草、沉香、胡桃肉、酥油、小红枣、北蜜。(中医方剂大辞典)
煮鸭方 zhu ya fang
【英文名】Zhu Ya Prescription
【组成】大雄鸭、大蠊蛇。(中医方剂大辞典)
煮猪肚散 zhu zhu du san
【英文名】Zhu Zhu Du Powder
【组成】附子、干姜、甘草、陈橘皮、肉桂、肉苁蓉、缩砂仁、茴香、肉豆蔻、高良姜、荜茇。(中医方剂大辞典)
煮猪肠方 zhu zhu chang fang
【英文名】Zhu Zhu Chang Prescription
【组成】(1)槐花。(中医方剂大辞典)(2)木耳、青菜、猪肠。(中医方剂大辞典)
煮萍饮 zhu ping yin
【英文名】Zhu Ping Drink
【组成】青萍、紫萍。(中医方剂大辞典)
煮鹿头方 zhu lu tou fang
【英文名】Zhu Lu Tou Prescription
【组成】鹿头。(中医方剂大辞典)
煮黄丸 zhu huang wan
【英文名】Zhu Huang Pill
【异名】煮雄丸(中医方剂大辞典、保命集)
【组成】(1)雄黄、巴豆。(中医方剂大辞典)(2)硫黄、牛膝、诃黎勒皮、附子、甘草、干姜、椒红。(中医方剂大辞典)
煮散 zhu san
【英文名】Zhu Powder
【组成】(1)茯苓、麻黄、黄芪、大青、桂心、细辛、杏仁、石膏、丹参、五味子、甘草、贝母、橘皮、川芎、枳实。(中医方剂大辞典)(2)茯神、防风、牛膝、枳实、防己、秦艽、玄参、芍药、黄芪、白鲜皮、泽泻、独活、桂心、五味子、人参、薏苡仁、麦门冬、羚羊角、石膏、甘草、磁石。(中医方剂大辞典)(3)丹参、牛膝、葛根、杜仲、干地黄、甘草、猪苓、茯苓、远志、子芩、石膏、五加皮、羚羊角、橘皮、生姜、淡竹叶。(中医方剂大辞典)(4)防风、独活、防己、秦艽、黄芪、芍药、人参、白术、茯神、芎䓖、远志、升麻、石斛、牛膝、羚羊角、丹参、甘草、厚朴、天门冬、五加皮、桂心、黄芩、地骨皮、橘皮、生姜、麻黄、干地黄、槟榔、藁本、杜仲、乌犀角、薏苡仁、石膏。(中医方剂大辞典)(5)独活、茯苓、牛膝、汉防己、白术、黄芪、麻黄、柴胡、当归、防风、橘皮、桂心、人参、附子、磁石、羚羊角、生姜、杏仁、半夏、吴茱萸、槟榔、丹参。(中医方剂大辞典)(6)地骨皮、麻黄、杏仁、防己、黄芩、羚羊角、茯苓、泽泻、细辛、薏苡仁、石斛、人参、白术、大黄、磁石、丹参、犀角、蒺藜子、甘草、桂心、生姜、前胡。(中医方剂大辞典)(7)桑根白皮、薏苡仁、通草、紫苏茎叶、五味子、覆盆子、枸杞子、干地黄、茯苓、菝葜、黄芪。(中医方剂大辞典)
煮黑豆方 zhu hei dou fang
【英文名】Zhu Hei Dou Prescription
【组成】黑豆、酥。(中医方剂大辞典)
煮裩药方 zhu kun yao fang
【英文名】Zhu Kun Yao Prescription
【组成】山茱萸、吴茱萸、蛇床子、牡蛎、川椒、葱白。(中医方剂大辞典)
犀归汤 xi gui tang
【英文名】Xi Gui Decoction
【组成】犀角、大黄、牡丹皮、梅仁、冬瓜仁、薏苡仁、芒硝、当归、金银花。(中医方剂大辞典)
犀皮汤 xi pi tang
【英文名】Xi Pi Decoction
【组成】小麦麸、半夏、沉香末、生姜。(中医方剂大辞典)
犀地元参汤 xi di yuan shen tang
【英文名】Xi Di Yuan Shen Decoction
【组成】犀角、鲜生地、元参、连翘、桑叶、丹皮、竹叶心、石菖蒲。(中医方剂大辞典)
犀地清络饮 xi di qing luo yin
【英文名】Xi Di Qing Luo Drink
【组成】犀角汁、粉丹皮、青连翘、淡竹沥、鲜生地、生赤

芍、原桃仁、生姜汁。(中医方剂大辞典)

犀灰散 xi hui san

【英文名】Xi Hui Powder

【组成】(1)巴豆、杏仁、半夏。(中医方剂大辞典)(2)蚕蜕纸、麝香。(中医方剂大辞典)

犀角人参饮子 xi jiao ren shen yin zi

【英文名】Xi Jiao Ren Shen Decoction

【组成】犀角、人参、薤白、粟米。(中医方剂大辞典)

犀角三黄汤 xi jiao san huang tang

【英文名】Xi Jiao San Huang Decoction

【组成】犀角尖、人中黄、土贝、生石膏、黄连、生地、花粉、升麻、知母。(中医方剂大辞典)

犀角丸 xi jiao wan

【英文名】Xi Jiao Pill

【组成】(1)犀角、黄芩、栀子仁、吴蓝、升麻、黄芪、防风、甘草、大黄。(中医方剂大辞典)(2)犀角、防风、白花蛇、丁香、木香、桂、独活、丹砂、麝香、龙脑、天麻、人参、天南星。(中医方剂大辞典)(3)犀角、独活、芎䓖、羚羊角、防风、天麻、人参、白僵蚕、天南星、干蝎、丹砂、龙脑、麝香。(中医方剂大辞典)(4)黄连、犀角、人参、大黄、黑牵牛。(中医方剂大辞典)(5)犀角、白术、桔梗、陈橘皮、金银箔、巴豆。(中医方剂大辞典)(6)犀角屑、当归、川大黄、巴豆、丹砂。(中医方大辞典)(7)犀角屑、川升麻、黄芩、玄参、黄芪、人参、皂荚、坐(如手)、川大黄。(中医方剂大辞典)(8)犀角屑、朱砂、天竹黄、麝香、牛黄、天南星、干蝎。(中医方剂大辞典)(9)犀角屑、天竹黄、朱砂、天麻、白附子、铅霜。(中医方剂大辞典)(10)犀角屑、白花蛇、天南星、白附子、干蝎、天麻、麻黄、牛黄、麝香、腻粉、朱砂、虎睛、龙脑、水钱。(中医方剂大辞典)(11)天竺黄、防风、羚羊角、全蝎、白僵蚕、羌活、明天麻、京墨、川黄连、犀角、胆南星、麻黄、西牛黄。(中医方剂大辞典)(12)犀角、青皮、黑牵牛、陈皮、连翘、新薄荷、皂角。(中医方剂大辞典)(13)犀角、桑螵蛸、白菊花、赤芍、玄参、人参、山药、羌活。(中医方剂大辞典)(14)犀角屑、牛黄、麝香、龙脑、天南星、水银、天麻、天竹黄、白附子、桂心、蝉壳、干蝎、乌蛇肉、铅霜、硫黄。(中医方剂大辞典)(15)犀角屑、蝉壳、乌蛇、牛黄、青黛、天浆子、地龙、蟾酥、朱砂、防风、蚕纸、麝香。(中医方剂大辞典)(16)犀角屑、牛黄、朱砂、天竹黄、铅霜、腻粉、人参、赤茯苓、蚱蝉、龙脑、麝香、白附子。(中医方剂大辞典)(17)犀角屑、羌活、胡黄连、龙齿。(中医方剂大辞典)(18)犀角屑、水蛭、甘草、黑豆。(中医方剂大辞典)(19)犀角屑、天雄、鬼臼、桂心、莽草、真珠、川大黄、雄黄、蜈蚣、贝齿、川乌头、麝香、巴豆、羚羊角屑。(中医方剂大辞典)(20)犀角屑、铅霜、麦门冬、铁粉、甘草、郁金、地骨皮、栝楼根、子芩、茯神、玄参、胡黄连。(中医方剂大辞典)(21)犀角屑、川升麻、川大黄、黄芩、玄参、人参、黄芪、甘草、蓝叶、桔梗、杏仁。(中医方剂大辞典)(22)犀角屑、羚羊角屑、川升麻、生干地黄、黄芪、甘草、马兜铃根、马牙硝。(中医方剂大辞典)(23)犀角屑、羚羊角屑、麦门冬、黄芪、甘草、玄参、牛黄、天竹黄、郁金、川芒硝、柴胡。(中医方剂大辞典)(24)犀角屑、茜根、青黛、黄连。(中医方剂大辞典)(25)犀角、黄连、黄芩、橘皮、滑石、大黄、牵牛头末、槟榔、木香、薄荷、青皮、川芎。(中医方剂大辞典)(26)犀角屑、栝楼根、蛇退皮、钩藤钩子、麻黄、黄芪、羌活、防风、白芍药、甘草。(中医方剂大辞典)(27)犀角末、赤石脂、朴硝、白僵蚕、薄荷叶。(中医方剂大辞典)(28)马鸣退、甘草、石膏、当归、川椒、蝉退、人参、干姜、附子、芎䓖、藁本、白芜荑、柏子仁、白薇、白术、苍耳、白芍药、桔梗、白芷、泽兰、食茱萸、厚朴、防风、生犀。(中医方剂大辞典)(29)生犀角末、人参、枳实、槟榔、黄连、大黄。(中医方剂大辞典)(30)犀角屑、五加皮、黄芩、苦参、大黄、芍药、大青、甘草、麦门冬。(中医方剂大辞典)(31)犀角、黄连、瓜蒌、白头翁、茜根、枳壳、甘草、赤石脂、黄芩、干蓝、榉皮、龙骨、黄柏。(中医方剂大辞典)(32)犀角、青橘皮、京三棱、木香、巴豆、皂荚、黑牵牛。(中医方剂大辞典)(33)生犀角尖、牛黄、黄连、代赭。(中医方剂大辞典)(34)犀角屑、玄参、苦参、丹参、沙参、甘菊花、旋覆花、车前子、槟榔、牵牛子、杏仁、川大黄、前胡、黄柏根皮、知母、白鲜皮、槐子、赤芍药、芎䓖。(中医方剂大辞典)(35)犀角屑、獭肝、柴胡、地骨皮、鳖甲、枳壳、人参、柏脂、黄芪、天灵盖、甘草。(中医方剂大辞典)(36)犀角屑、乌梅肉、黄连、秦艽、贝母、柴胡、川升麻、枳壳、龙胆、鳖甲。(中医方剂大辞典)(37)犀角屑、胡黄连、知母、赤芍药、贝母、地骨皮、黄芩、槟榔、紫苑、木香、款冬花、乌梅肉、柴胡、大熟黄瓜。(中医方剂大辞典)(38)犀角屑、槟榔、人参、防风、羚羊角屑、赤芍药、茯神、桂心、川大黄、马牙硝、地骨皮。(中医方剂大辞典)(39)犀角屑、羚羊角屑、牛黄、麝香、天麻、白附子、蝉壳、牛膝、防风、附子、桂心、当归、芎䓖、羌活、白僵蚕、五加皮、乌蛇肉、薏苡仁、麻仁、朱砂、远志、金箔、银箔、仙灵脾、道人头、地骨皮。(中医方剂大辞典)(40)犀角屑、人参、茯神、川升麻、槟榔、龙齿、朱砂、金箔、银箔。(中医方剂大辞典)(41)犀角屑、栀子仁、川大黄、铁粉、马牙硝、甘草。(中医方剂大辞典)(42)犀角屑、川升麻、黄连、赤茯苓、栀子仁、木通、子芩、玄参、天门冬。(中医方剂大辞典)(43)犀角屑、巴豆、大黄、蜀椒、黄芩、防风、人参、当归、黄芪、藜芦、山栀子、黄连、甘草、升麻。(中医方剂大辞典)(44)犀角屑、吴蓝、黄芩、山栀子仁、巴豆、升麻、黄芪、防风、甘草、大黄、连珠草。(中医方剂大辞典)(45)犀角、木香、硇砂、白茯苓、皂荚、干白薄荷、大黄、原蚕蛾、何首乌、天麻。(中医方剂大辞典)(46)犀角、人参、白茯、芍药、羌活、细辛、玄参、山芋。(中医方剂大辞典)(47)犀角、蒺藜子、五味子、牛膝、杏仁、枳壳、甘草、人参、木通、车前子、桑根白皮。(中医方剂大辞典)(48)犀角、槟榔、白术、芎䓖、羌活、人参、赤茯苓、木香、防风、石斛、牛膝。(中医方剂大辞典)(49)犀角、地榆、黄芩、黄柏、甘草、茜根、柏叶。(中医方剂大辞典)(50)犀角屑、防风、升麻、萎蕤、枳实、石膏、甘草。(中医方剂大辞典)(51)犀角、半夏、天南星、大黄、白矾、丹砂、人参。(中医方剂大辞典)(52)犀角屑、常山、蜀漆叶、豉。(中医方剂大辞典)(53)犀角屑、连翘、麦门冬、子芩、川升麻、地骨皮、防风、秦艽、川大黄、栀子仁、漏芦、乌蛇、牛蒡子、苦参、枳壳、白蒺藜。(中医方剂大辞典)(54)犀角屑、牛蒡子、射干、川升麻、麦门冬、诃黎勒皮、木通、黄芩、马牙硝、龙脑、甘草。(中医方剂大辞典)(55)犀角屑、天麻、防风、远志、羌活、沙参、茯神、龙齿、川升麻、天门冬、葳蕤、羚羊角、铁粉、金银箔、玄参、牛黄、朱砂、麝香。(中医方剂大辞典)(56)犀角屑、防风、人参、升麻、防葵、槟榔仁、青木香、光明砂、牛膝、龙齿、铁精、露蜂房、银箔。(中医方剂大辞典)(57)犀角、升麻、大黄、牛蒡子、乌蛇、玄参。(中医方剂大辞典)(58)犀角、蜀升麻、黄芩、大黄、防风、巴豆、人参、当归、黄芪、干蓼蓝、黄连、甘草、栀子仁。(中医方剂大辞典)(59)犀角屑、羚羊角屑、鬼臼屑、桂心末、天雄、莽草、真朱、雄黄、贝子、蜈蚣、射罔、巴豆、麝香。(中医方剂大辞典)(60)犀角屑、麝香、朱砂、桔梗、莽草、鬼臼、附子、桂心、贝齿、甘草、芫花、巴豆、赤足蜈蚣。(中医方剂大辞典)(61)犀角屑、獭肝、雄黄、桂心、丹砂、贝齿、巴豆、蜈蚣、真珠、射罔、麝香、羚羊角屑、牛黄、附子、鬼臼。(中医方剂大辞典)(62)生犀角屑、黄柏、黄连、苦参、当归。(中医方剂大辞典)

犀角大丸 xi jiao da wan

【英文名】Xi Jiao Da Pill

【组成】马鸣退、人参、干姜、附子、川芎、藁本、白芜荑、柏子仁、白薇、白术、苍耳、白芷、当归、泽兰、桔梗、石膏、甘草、防风、芍药、川椒、食茱萸、厚朴、蝉蜕、生犀。(中医方剂大辞典)

犀角大青汤 xi jiao da qing tang

【英文名】Xi Jiao Da Qing Decoction

【组成】(1)玄参、大青、桔梗、知母、石膏、山栀、木通。(中医方剂大辞典)(2)犀角屑、大青、元参、甘草、升麻、黄连、黄芩、黄柏、山栀子。(中医方剂大辞典)(3)大青、栀子、犀角屑、豉。(中医方剂大辞典)

犀角大黄汤 xi jiao da huang tang

【英文名】Xi Jiao Da Huang Decoction

【组成】犀角、大黄、牡丹皮、梅仁、冬瓜仁、薏苡仁、芒硝、金银花。(中医方剂大辞典)

犀角大黄散 xi jiao da huang san

【英文名】Xi Jiao Da Huang Powder

【组成】犀角、大黄、芎䓖、石膏、牛黄。(中医方剂大辞典)

犀角丹 xi jiao dan

【英文名】Xi Jiao Pellet

【组成】犀角屑、天南星、干蝎、朱砂、牛黄、麝香。(中医方剂大辞典)

犀角五味散 xi jiao wu wei san

【英文名】Xi Jiao Wu Wei Powder

【组成】生犀角、阿胶、黄柏、艾叶、干姜。(中医方剂大辞典)

犀角五香汤 xi jiao wu xiang tang

【英文名】Xi Jiao Wu Xiang Decoction

【组成】犀角屑、丁香、乳香、木香、玄参、升麻、麝香。(中医方剂大辞典)

犀角五黄汤 xi jiao wu huang tang

【英文名】Xi Jiao Wu Huang Decoction

【组成】犀角、川连、黄芩、黄柏、山栀、鲜生地、麦冬、生甘草。(中医方剂大辞典)

犀角元参汤 xi jiao yuan shen tang

【英文名】Xi Jiao Yuan Shen Decoction

【组成】(1)犀角、玄参、甘草、桔梗、升麻、黄芩、黄连、石膏、连翘、黄柏、山栀、薄荷、麝香。(中医方剂大辞典)(2)犀角、升麻、香附、黄芩、人参、元参、甘草。(中医方剂大辞典)

犀角化毒丸 xi jiao hua du wan

【英文名】Xi Jiao Hua Du Pill

【组成】连翘、大黄、胆草、赤苓、青黛、甘草、桔梗、黄连、玄参、朱砂、冰片、犀角、花粉、菊花、黄芩。(中医方剂大辞典)

犀角化毒丹 xi jiao hua du dan

【英文名】Xi Jiao Hua Du Pellet

【组成】(1) 防风、连翘、桔梗、荆芥穗、当归、元参、薄荷、生甘草、山豆根、犀角、羚羊角。(《喉科紫珍集》卷上)(2)犀角、桔梗、青黛、牛蒡子、连翘、元参、朴消、生地黄、粉草、赤茯苓。(《古今医鉴》卷十三引陈伯野方)

犀角升麻丸 xi jiao sheng ma wan

【英文名】Xi Jiao Sheng Ma Pellet

【组成】犀角、升麻、羌活、防风、白附子、白芷、生地黄、川芎、红花、黄芩、甘草。(中医方剂大辞典)

犀角升麻汤 xi jiao sheng ma tang

【英文名】Xi Jiao Sheng Ma Decoction

【组成】(1)上等犀角、真川升麻、防风、羌活、川芎、白附子、白芷、黄芩、甘草。(中医方剂大辞典)(2)麻黄、木香、犀角、升麻、芍药、甘草、杏仁、枳实、雄黄、大黄、麝香。(中医方剂大辞典)

犀角升麻散 xi jiao sheng ma san

【英文名】Xi Jiao Sheng Ma Powder

【组成】犀角末、川升麻、马牙硝、黄连、朱砂、牛黄、龙脑。(中医方剂大辞典)

犀角天麻丸 xi jiao tian ma wan

【英文名】Xi Jiao Tian Ma Pill

【组成】犀角、天麻、芎䓖、半夏、菊花、茯神、人参、羌活、阿胶、丹砂、甘草。(中医方剂大辞典)

犀角止红丹 xi jiao zhi hong dan

【英文名】Xi Jiao Zhi Hong Pellet

【组成】鲜荷叶、当归、川芎、白芍、生地、大黄炭、川牛膝。(中医方剂大辞典)

犀角半夏丸 xi jiao ban xia wan

【英文名】Xi Jiao Ban Xia Pill

【组成】犀角、木香、桔梗、半夏、人参、丹砂、槟榔、青橘皮。(中医方剂大辞典)

犀角正心汤 xi jiao zheng xin tang

【英文名】Xi Jiao Zheng Xin Decoction

【组成】犀角、防风、生干地黄、羌活、菊花、半夏、玄参、黄芩、白术、甘草、旋覆花、麦门冬、前胡。(中医方剂大辞典)

犀角玄参汤 xi jiao xuan shen tang

【英文名】Xi Jiao Xuan Shen Decoction

【组成】犀角屑、升麻、射干、黄芩、人参、黑玄参、甘草。(中医方剂大辞典)

犀角玄参散 xi jiao xuan shen san

【英文名】Xi Jiao Xuan Shen Powder

【组成】犀角、玄参、升麻、黄芪、赤芍药、麦门冬、当归、甘草、大黄。(中医方剂大辞典)

犀角甘桔汤 xi jiao gan ju tang

【英文名】Xi Jiao Gan Ju Decoction

【组成】犀角、甘草、连翘、黄芩、桔梗、贝母。(中医方剂大辞典)

犀角甘菊散 xi jiao gan ju san

【英文名】Xi Jiao Gan Ju Powder

【组成】犀角、甘菊花、前胡、枳壳、菖蒲、泽泻、羌活、生地黄、麦门冬、木通、甘草。(中医方剂大辞典)

犀角地黄丸 xi jiao di huang wan

【英文名】Xi Jiao Di Huang Pill

【组成】生地、白芍、丹皮、侧柏炭、荷叶炭、白茅根、栀子炭、大黄炭。(中医方剂大辞典)

犀角地黄汤 xi jiao di huang tang

【英文名】Xi Jiao Di Huang Decoction

【异名】犀角地黄散(中医方剂大辞典、普济方)

【组成】(1)生犀角、山栀、白芍药、荆芥、牡丹皮、赤芍药、生地、黄芩。(中医方剂大辞典)(2)地黄、白芍、犀角。(中医方剂大辞典)(3)犀角、生地黄、熟地黄、牡丹皮、白芍药、蒲黄、栀子、郁金、生末水、黄柏、黄芩。(中医方剂大辞典)(4)犀角、生地黄、白芍药、黄芩、牡丹皮、黄连。(中医方剂大辞典)(5)犀角、生地、芍药、丹皮、当归、川芎。(中医方剂大辞典)(6)赤芍药、生姜、地黄、牡丹皮、犀角。(中医方剂大辞典)(7)犀角、生地、白芍、丹皮、大黄。(中医方剂大辞典)(8)犀角、生地黄、黄芩、黄连、大黄。(中医方剂大辞典)(9)生地黄、犀角、牡丹皮、芍药。(中医方剂大辞典)(10)犀角、生地黄、赤芍药、牡丹皮、升麻、黄芩。(中医方剂大辞典)(11)生地黄、犀角、干葛、玄参、栀子仁、升麻、大黄、芍药。(中医方剂大辞典)(12)犀角、熟干地黄、羌活、独活、赤箭、石菖蒲、芎䓖、藁本、没药、威灵仙、黄芪、乌药、甘草、木香、当归、蝉蜕、防风、大黄、郁李仁。(中医方剂大辞典)(13)明犀牛角、生地、丹皮、黄芩、红胡、生栀子、归尾、甘草、桔梗、红花、陈皮。(中医方剂大辞典)(14)犀角、生地、白芍、丹皮、柴胡、黄芩。(中医方剂大辞典)(15)犀角、白芍、黑山栀、生地黄、丹皮、黄芩、红花、当归、甘草、藕节。(中医方剂大辞典)(16)犀角、白芍、丹皮、枳壳、生地、黄芩、桔梗、百草霜、甘草、陈皮。(中医方剂大辞典)(17)犀角、升麻、生地黄、木通、桔梗、京芍、甘草。(中医方剂大辞典)(18)犀角、生地黄、牡丹皮、麦冬、白芍。(中医方剂大辞典)

犀角地黄膏 xi jiao di huang gao

【英文名】Xi Jiao Di Huang Honeyed Pill

【组成】天门冬、麦门冬、白茯苓、茯神、生地黄、前胡、柴胡、人参、玄参、甘草、川芎、天麻、防风、羌活。(中医方剂大辞典)

犀角地榆丸 xi jiao di yu wan

【英文名】Xi Jiao Di Yu Honeyed Pill

【组成】犀角、黄芩、黄连、地榆、枳壳、槐米、当归、防风、生地黄、乌梅肉、木耳。(中医方剂大辞典)

犀角地榆汤 xi jiao di yu tang

【英文名】Xi Jiao Di Yu Decoction

【组成】(1)犀角屑、地榆。(中医方剂大辞典)(2)犀角、地脉草、地榆。(中医方剂大辞典)

犀角汤 xi jiao tang

【英文名】Xi Jiao Decoction

【组成】(1)犀角、芍药、芎䓖、生地黄。(中医方剂大辞典)(2)犀角末、甘草、生地黄、芍药、白术、茯苓、栀子、柴胡、人参、大黄、生姜、黄芩、桂心。(中医方剂大辞典)(3)犀角、柴胡、枳壳、麦门冬、芍药、鳖甲。(中医方剂大辞典)(4)犀角屑、茯苓、麦门冬、人参、甘草、黄芩。(中医方剂大辞典)(5)犀角、防风、木通、赤茯苓、桑白皮、甘草。(中医方剂大辞典)(6)犀角屑、萎蕤、升麻、甘草、麦门冬、赤芍药、荠苨、玄参。(中医方剂大辞典)(7)生犀角屑、茯神、麦门冬、白术、甘草。(中医方剂大辞典)(8)犀角、苦参、黄连、地榆、黄柏。(中医方剂大辞典)(9)生犀角、柴胡、秦艽、白术、人参、赤茯苓、木香、甘草。(中医方剂大辞典)(10)犀角、升麻、大黄、石膏。(中医方剂大辞典)(11)犀角、蘘荷根、黄连、升麻、茜根、当归、羖羊皮。(中医方剂大辞典)(12)犀角、独活、生麦门冬、大黄、枳壳、木香、沉香、白蔹、丁香、玄参、连翘、漏芦、木通、甘草、朴硝。(中医方剂大辞典)(13)犀角、玄参、连翘、柴胡、升麻、木通、沉香、檀香、射干、甘草、芒硝、麦门冬。(中医方剂大辞典)(14)犀角、人参、黄芩、山栀子仁、木通、连翘、升麻、芍药、甘草、大黄。(中医方剂大辞典)(15)犀角、栀子仁、赤芍药、赤茯苓、黄芩、射干、大黄。(中医方剂大辞典)(16)犀角、玄参、枳实、人参、木通、麦门冬、射干、马兜铃、防风、防己、升麻、桃仁、甘草、马牙硝。(中医方剂大辞典)(17)犀角屑、黄连、大黄、甘草、青竹茹、秦皮。(中医方剂大辞典)(18)乌犀角、黄连、甘草、秦皮、青竹茹、栀子仁、大黄。(中医方剂大辞典)(19)犀角、芦根、大黄、麦门冬、甘草、石膏。(中医方剂大辞典)(20)犀角、木通、玄参、防风、芍药、青葙子、大黄、甘草、山栀子仁、枳壳。(中医方剂大辞典)(21)犀角、黄芩、瞿麦穗、黄连、栀子仁、车前子、木通、大黄、柴胡、青葙子。(中医方剂大辞典)(22)犀角、鳖甲、柴胡、山芋、续断、熟干地黄、黄芩、紫菀、甘草、秦艽、防风、厚朴。(中医方剂大辞典)(23)犀角屑、黄芪、龙胆、赤茯苓、人参、枳实、槐实。(中医方剂大辞典)(24)犀角、防风、柴胡、知母、桔梗、人参、黄芩、木通、半夏、玄参、石膏、麦门冬、旋覆花。(中医方剂大辞典)(25)犀角、胡黄连、柴胡、人参、赤茯苓、羌活、桔梗、芎䓖、前胡、白芷、鳖甲、甘草。(中医方剂大辞典)(26)犀角、木通、木香、黑豆、甘草、连皮大腹。(中医方剂大辞典)(27)犀角、木香、前胡、青竹茹、麦门冬、大腹。(中医方剂大辞典)(28)犀角、旋覆花、陈橘皮、紫苏茎叶、白茯苓。(中医方剂大辞典)(29)犀角、龙胆、升麻、甘草、麦门冬。(中医方剂大辞典)(30)犀角、桃仁、赤茯苓、甘草、鳖甲、木香、大黄、麝香。(中医方剂大辞典)(31)犀角、防风、生干地黄、羌活、菊花、半夏、玄参、黄芩、白术、甘草、旋覆花、麦门冬、前胡。(中医方剂大辞典)(32)犀角屑、柴胡、黄芩、人参、白茯苓、麦门冬、升麻、甘草。(中医方剂大辞典)(33)犀角、甘草、麦门冬、升麻、知母、鳖甲、石膏。(中医方剂大辞典)(34)犀角、龙骨、木香、阿胶、升麻、桃仁。(中医方剂大辞典)(35)犀角屑、瞿麦穗、黄芩、黄连、木通、栀子仁、大黄、车前子、人参。(中医方剂大辞典)(36)犀角屑、茵陈蒿、茯神、芍药、山栀仁、麦门冬、生干地黄。(中医方剂大辞典)(37)犀角、当归、白芷、升麻、甘草、射干、杏仁。(中医方剂大辞典)(38)犀角、玄参、胡黄连、甘草。(中医方剂大辞典)(39)犀角、大黄、芍药、黄芩、牡丹皮、生干地黄。(中医方剂大辞典)(40)犀角、大青、甘草、升麻、鸡苏茎叶、小蓟、黄芩、芍药、生干地黄、朴硝。(中医方剂大辞典)(41)犀角、黄连、芍药、木通、木香、枳实、射干、人参、半夏。(中医方剂大辞典)(42)犀角屑、茵陈蒿、茯神、芍药、麦门冬、生干地黄、栀子仁。(中医方剂大辞典)(43)犀角、麻黄、黄连、木香。(中医方剂大辞典)(44)犀角、麻黄、石膏、山栀子仁、黄连。(中医方剂大辞典)(45)犀角、大青、人参、远志、升麻、柴胡、黄芩、甘草。(中医方剂大辞典)(46)犀角、甘菊花、玄参、茯神、石膏、防风、升麻、葛根。(中医方剂大辞典)(47)犀角、白鲜皮、黄芩、玄参、钩藤、葛根、石膏。(中医方剂大辞典)(48)犀角、黄芩、山栀子仁、升麻、葛根、山茵陈、生干地黄、甘草。(中医方剂大辞典)(49)熏陆香、青木香、鸡舌香、藿香、犀角屑、沉香、升麻。(中医方剂大辞典)(50)干蓝、犀角、地榆、蜜。(中医方剂大辞典)(51)犀角、生姜、栝楼根、苦参、石膏、竹叶、黄芩、升麻、青木香、防已、防风。(中医方剂大辞典)(52)蒲黄、栝楼根、犀角、甘草、桑寄生、葛根。(中医方剂大辞典)(53)犀角、羚羊角、前胡、栀子仁、黄芩、射干、大黄、升麻、豉。(中医方剂大辞典)(54)犀角、大枣、香豉、紫苏茎、生姜。(中医方剂大辞典)(55)犀角屑、青木香、羚羊角屑、人参、竹茹、沉香、射干、麦门冬、茯苓、麝香、鸡舌香、石膏。(中医方剂大辞典)(56)黄柏、黄芩、白头翁、黄连、当归、牡蛎、犀角屑、艾叶、石榴皮、桑寄生、甘草。(中医方剂大辞典)

犀角竹沥膏 xi jiao zhu li gao

【英文名】Xi Jiao Zhu Li Plaster

【组成】犀角、升麻、蒴藋根、秦艽、独活、白及、菊花、白术、防已、白芷、当归、防风、芎䓖、青木香、寒水石、苦参、漏芦根、蒺藜子、莽草、枳实、栀子仁、竹沥、吴蓝。(中医方剂大辞典)

犀角红花饮 xi jiao hong hua yin

【英文名】Xi Jiao Hong Hua Decoction

【组成】犀角、红花、生地、当归尾、丹皮、连翘、牛蒡子、木通、枳壳。(中医方剂大辞典)

犀角芎藭散 xi jiao xiong qiong san

【英文名】Xi Jiao Xiong Qiong Powder

【异名】羚羊角散(中医方剂大辞典、普济方)

【组成】犀角、芎藭、羚羊角、木香、槟榔、茯神、山芋、前胡、牛膝、桂、枳壳、大黄。(中医方剂大辞典)

犀角防风汤 xi jiao fang feng tang

【英文名】Xi Jiao Fang Feng Decoction

【组成】犀角、防风、甘草、天麻、羌活、滑石、石膏、麻黄、独活、山栀子、荆芥、连翘、当归、黄芩、全蝎、薄荷、大黄、桔梗、白术、细辛。(中医方剂大辞典)

犀角防风散 xi jiao fang feng san

【英文名】Xi Jiao Fang Feng Plaster

【组成】犀角、防风、藁本、蒺藜子、枳壳、羌活、丹参、甘草。(中医方剂大辞典)

犀角豆根汤 xi jiao dou gen tang

【英文名】Xi Jiao Dou Gen Decoction

【组成】犀角、元参、麦冬、力子、木通、豆根、桔梗、枯芩、连翘、甘草。(中医方剂大辞典)

犀角连翘饮 xi jiao lian qiao yin

【英文名】Xi Jiao Lian Qiao Decoction

【组成】犀角、连翘、丹皮、生地、枳壳、荆芥、秦艽、白芷、前胡、花粉、赤芍、葛根、薄荷、红花。(中医方剂大辞典)

犀角饮 xi jiao yin

【英文名】Xi Jiao Drink

【组成】(1)犀角、大力、赤芍、生地、荆芥、防风。(中医方剂大辞典)(2)菖蒲、犀角、赤小豆、赤芍药、木通、玄参、甘菊花、甘草。(中医方剂大辞典)(3)犀角、黄芩、白附子、麦门冬、车前子、羌活。(中医方剂大辞典)(4)雄黄、麝香。(中医方剂大辞典)(5)半夏、犀角、人参、白茯苓、甘草。(中医方剂大辞典)(6)犀角、甘草、防风、黄芩。(中医方剂大辞典)(7)犀角、防风、黄芩、芍药、羚羊角、知母、人参。(中医方剂大辞典)(8)犀角、射干、草龙胆、钓藤、黄芩、人参、茯苓、甘草、远志。(中医方剂大辞典)(9)犀角、黄芩、升麻、山栀子仁、黄芪、牛黄、防己、朴硝。(中医方剂大辞典)(10)犀角、地脉草。(中医方剂大辞典)(11)犀角、榉皮。(中医方剂大辞典)(12)犀角屑、麦门冬、升麻、知母、当归、甘草、生干地黄、鳖甲、石膏、柴胡。(中医方剂大辞典)(13)犀角、大黄、知母、人参、白茯苓、黄芩、玄参、麦门冬、甘草。(中医方剂大辞典)(14)犀角、石膏、芦根、大黄、生麦门冬、甘草、淡竹叶、生地黄。(中医方剂大辞典)(15)犀角、竹茹、桔梗、柴胡、黄芩、朴硝、生天门冬。(中医方剂大辞典)(16)犀角、枇杷叶、葛根、麦门冬。(中医方剂大辞典)(17)犀角、羌活、酸枣仁、茯神、甘菊花、防风、人参、柴胡。(中医方剂大辞典)(18)犀角屑、升麻、玄参、常山、松萝、甘草、细辛、山栀子仁。(中医方剂大辞典)

犀角饮子 xi jiao yin zi

【英文名】Xi Jiao Drink

【异名】犀角汤(中医方剂大辞典、圣济总录)

【组成】(1)犀角、元参、木通、赤芍、甘菊、赤小豆、甘草、生姜、石菖蒲。(中医方剂大辞典)(2)犀角、羚羊角、大黄、人参、茯苓、知母、黄芩、桔梗、防风。(中医方剂大辞典)(3)生犀角屑、蜀升麻、黄芩、干蓝、汉防己、枳实、漏芦、白蔹、栀子仁、甘草。(中医方剂大辞典)(4)犀角、麦门冬、白术、柴胡、地骨皮、枳壳、甘草、生地黄、当归、拣参、茯苓、黄芩、黄芪。(中医方剂大辞典)(5)犀角、菖蒲、木通、元参、赤芍药、赤小豆、甘菊花、甘草。(中医方剂大辞典)(6)犀角、大黄、黄芩、黄芪、升麻、汉防己、栀子、朴硝。(中医方剂大辞典)(7)犀角、知母、防风、甘草、山栀子、杏仁、蔓荆子、地骨皮、白茯苓、黄芩、柴胡。(中医方剂大辞典)(8)犀角屑、黄芩、木香、升麻、麦门冬、石膏、甘草、竹茹。(中医方剂大辞典)(9)犀角屑、茵陈、黄芩、栀子仁、川升麻、甜竹叶、川大黄、川芒硝、甘草。(中医方剂大辞典)(10)犀角屑、石膏、知母、川升麻。(中医方剂大辞典)(11)犀角、羚羊角。(中医方剂大辞典)(12)犀角、茯神、麦门冬、甘草、白术。(中医方剂大辞典)

犀角拓汤 xi jiao tuo tang

【英文名】Xi Jiao Tuo Decoction

【组成】犀角、大黄、升麻、黄芩、栀子、黄连、甘草。(中医方剂大辞典)

犀角知母汤 xi jiao zhi mu tang

【英文名】Xi Jiao Zhi Mu Decoction

【组成】犀角、知母、黄芪、黄芩、人参、丹参、葛根、大黄、甘草、玄参、麦门冬。(中医方剂大辞典)

犀角郁金散 xi jiao yu jin san

【英文名】Xi Jiao Yu Jin Honeyed Pill

【组成】犀角屑、郁金、真珠、牛黄、粉甘草、乳香、真粉、辰砂。(中医方剂大辞典)

犀角茯苓丸 xi jiao fu ling wan

【英文名】Xi Jiao Fu Ling Honeyed Pill

【组成】赤茯苓、茵陈叶、枳实、前胡、甘草、杏仁、半夏、当归、白术、犀角屑。(中医方剂大辞典)

犀角饼子 xi jiao bing zi

【英文名】Xi Jiao Lozenge

【组成】(1)竹沥、犀角、半夏、南星、苦桔梗、甘草。(中医方剂大辞典)(2)犀角、真珠末、丹砂、蓬砂、粉霜、腻粉、青黛、水银、龙脑、麝香。(中医方剂大辞典)

犀角凉膈散 xi jiao liang ge san

【英文名】Xi Jiao Liang Ge Powder

【组成】连翘、薄荷、黄芩、黑山栀、甘草、朴硝。(中医方剂大辞典)

犀角屑散 xi jiao xie san

【英文名】Xi Jiao Xie Powder

【组成】(1)犀角屑、黄芩、石韦、当归、赤芍药、蒲黄。(中医方剂大辞典)(2)犀角屑、葳蕤、荠苨、玄参、木通、石膏、川升麻、甘草、栝楼根。(中医方剂大辞典)

犀角柴胡散 xi jiao chai hu san

【英文名】Xi Jiao Chai Hu Powder

【组成】犀角、赤芍药、地骨皮、麦门冬、红花、甘草、赤茯苓、枳壳、人参、柴胡、黄芪。(中医方剂大辞典)

犀角涂方 xi jiao tu fang

【英文名】Xi Jiao Tu Prescription

【组成】犀角。(中医方剂大辞典)

犀角消毒饮 xi jiao xiao du yin

【英文名】Xi Jiao Xiao Du Decoction

【异名】犀角消毒散(中医方剂大辞典、普济方);犀角消毒汤(中医方剂大辞典、回春)

【组成】(1)犀角、牛蒡、荆芥、甘草、白芍。(中医方剂大辞典)(2)犀角、连翘、牛蒡、桔梗、黄芩、栀子、马勃、陈皮、甘草、蓝根、人参。(中医方剂大辞典)(3)牛蒡子、荆芥、防风、黄芩、犀角、生甘草。(中医方剂大辞典)(4)牛蒡子、荆芥、生草、黄芩、犀角、防风。(中医方剂大辞典)(5)犀角、连翘、鼠粘子、射干、甘草、防风、忍冬。(中医方剂大辞典)(6)犀角、生地、当归、赤芍、荆芥、防风、连翘、牛蒡、丹皮、黄芩、甘草、薄荷。(中医方剂大辞典)(7)恶实、甘草、防风、荆芥穗。(中医方剂大辞典)(8)鼠粘子、防风、荆芥穗、甘草、犀角。(中医方剂大辞典)(9)牛蒡子、银花、连翘、栀子、荆芥、赤芍、僵蚕、生甘草、犀角、柴胡、万年青。(中医方剂大辞典)

犀角消毒散 xi jiao xiao du san

【英文名】Xi Jiao Xiao Du Powder

【组成】(1)犀角、力子、川连、净花、天冬、连乔、荆芥、甘草。(中医方剂大辞典)(2)牛蒡子、甘草、荆芥、防风、犀角、金银花。(中医方剂大辞典)(3)犀角、防风、人参、大力子、甘草。(中医方剂大辞典)(4)荆芥穗、防风、甘草、鼠粘子、羌活、白芷、独活、桔梗。(中医方剂大辞典)

犀角旋覆花汤 xi jiao xuan fu hua tang

【英文名】Xi Jiao Xuan Fu Hua Decoction

【异名】小犀角汤(《外台》卷十八引《崔氏方》)

【组成】犀角、旋覆花、橘皮、茯苓、生姜、大枣、香豉、紫苏茎叶。(中医方剂大辞典)

犀角清咽饮 xi jiao qing yan yin

【英文名】Xi Jiao Qing Yan Decoction

【组成】真犀角、桔梗、栀子、胖大海、黄连、山豆根、皂角刺、薄荷、桂枝、麻黄、木通、甘草。(中医方剂大辞典)

犀角麻黄汤 xi jiao ma huang tang

【英文名】Xi Jiao Ma Huang Decoction

【组成】(1)犀角屑、麻黄、甘草、茯苓、防己、黄芩、石膏、附子、白术、芎䓖、防风、当归、生姜、细辛、桂心。(中医方剂大辞典)(2)犀角、麻黄、防风、独活、防己、芎䓖、白术、当归、羚羊角、黄芩、石膏、生姜、甘草、杏仁、桂心。(中医方剂大辞典)

犀角黄连丸 xi jiao huang lian wan

【英文名】Xi Jiao Huang Lian Water-paste Pill

【组成】犀角、大黄、黑牵牛、青木、甘遂、大戟、芫花、木香。(中医方剂大辞典)

犀角黄连汤 xi jiao huang lian tang

【英文名】Xi Jiao Huang Lian Decoction

【组成】犀角、黄连、乌梅、木香。(中医方剂大辞典)

犀角黄连散 xi jiao huang lian san

【英文名】Xi Jiao Huang Lian Powder

【组成】犀角、当归、大黄、芒硝、黑牵牛。(中医方剂大辞典)

犀角搜风丸 xi jiao sou feng wan

【英文名】Xi Jiao Sou Feng Pill

【组成】牵牛头末、干生姜、车前子、白茯苓、生犀屑、青皮、陈皮、枳实、木通、木香。(中医方剂大辞典)

犀角散 xi jiao san

【英文名】Xi Jiao Powder

【异名】大犀角散(中医方剂大辞典、鸡峰);生犀饮(中医方剂大辞典、圣济总录);射干散(中医方剂大辞典、御药院方);犀角汤(中医方剂大辞典、圣济总录)

【组成】(1)生犀角、川连、苍术、黄土、茶叶。(中医方剂大辞典)(2)犀角、升麻、木香、槟榔、桑皮、大黄、麝、桃仁。(中医方剂大辞典)(3)犀角、茵陈、干葛、升麻、龙胆草、生地黄、寒水石。(中医方剂大辞典)(4)犀角、地骨皮、芍药、柴胡、甘草、干葛。(中医方剂大辞典)(5)犀角屑、鳖甲、柴胡、知母、地骨皮、胡黄连、大黄、桃仁。(中医方剂大辞典)(6)犀角屑、甘草、牛蒡子、荆芥。(中医方剂大辞典)(7)茯神、茯苓、荆芥、防风、蓝叶升麻、人参、薄荷、羌活、苦梗、黄芩、山栀子、川芎、白芷、山药、山茨菇、赤芍药、粉草、蝉蜕、大黄。(中医方剂大辞典)(8)柴胡、前胡、人参、茯苓、羌活、白芷、桔梗、川芎、鳖甲、甘草、犀角末、黄连。(中医方剂大辞典)(9)白菊花、绿豆皮、谷精草、夜明砂。(中医方剂大辞典)(10)

犀角、升麻、桔梗、甘草、牛蒡子。(中医方剂大辞典)(11)犀角末、地骨皮、麦门冬、枳壳、大黄、柴胡、茯苓、赤芍药、桑白皮、黄芪、人参、鳖甲。(中医方剂大辞典)(12)犀角屑、赤芍药、地骨皮、红花、甘草、柴胡、黄芪、麦门冬、人参、枳壳、赤茯苓、生地黄。(中医方剂大辞典)(13)拣参、犀角、川羌活、山栀、黄连、青黛、川芎、甘草、吴白芷、茯苓。(中医方剂大辞典)(14)大黄、荆芥穗、甘草、薄荷。(中医方剂大辞典)(15)犀角、当归、白芍药、牛膝、沉香、木香、虎头骨、槲叶、麝香。(中医方剂大辞典)(16)天麻、犀角、麦门冬、钩藤、朱砂、铁粉、雄黄、麝。(中医方剂大辞典)(17)黄连、大黄、芍药、犀角、甘草。(中医方剂大辞典)(18)犀角屑、地骨皮、秦艽、麦门冬、人参、枳壳、柴胡、白茯苓、鳖甲、赤芍药、桑白皮、黄芪。(中医方剂大辞典)(19)生犀、羚羊角、朱砂、人参、牛黄、龙脑、麝香。(中医方剂大辞典)(20)白茯苓、人参、甘草、干地黄、芍药、麦门冬、黄芪、黄芩。(中医方剂大辞典)(21)银柴胡、川大黄、甘草、川芎、茯苓、芍药、面葛、桑白皮、地骨皮、山栀子仁、黄芩、贝母。(中医方剂大辞典)(22)犀角末、川大黄、柴胡、人参、朴硝、甘草。(中医方剂大辞典)(23)犀角、升麻、恶实、麦门冬、茯神、百合、桑根白皮、大黄、柴胡、山栀子仁、枳壳、甘草、桔梗、黄芩。(中医方剂大辞典)(24)犀角、牛黄、青黛、熊胆。(中医方剂大辞典)(25)犀角屑、乌蛇、细辛、芎䓖、独活、黄芪、蜀椒、升麻、天麻、羌活、苦参、龙骨、酸枣仁、蔓荆实、枳壳。(中医方剂大辞典)(26)犀角、羌活、桑螵蛸、白鲜皮、地骨皮、蔓荆实、丹砂、酸枣仁、乌头、白僵蚕、鹿角胶、薏苡仁、白附子、当归、芎䓖、人参、牛黄、麝香。(中医方剂大辞典)(27)犀角、人参、大黄、栝楼实、甘草、葛根、赤茯苓、槟榔、木香、芎䓖。(中医方剂大辞典)(28)犀角、斑猫、雄黄、桂。(中医方剂大辞典)(29)犀角、芫菁、斑猫、牵牛子、黑豆、麝香、龙脑。(中医方剂大辞典)(30)犀角屑、钩藤、玄参、蚱蝉、甘草、川升麻、黄芩、栀子仁、麦门冬。(中医方剂大辞典)(31)犀角、人参、鹿角、赤茯苓、白蔹、斑猫、糯米。(中医方剂大辞典)(32)犀角屑、羌活、川升麻、茯神、白鲜皮、葛根、柴胡、蛇蜕皮灰、蚱蝉、石膏、甘草、钩藤、麦门冬、川大黄、子芩。(中医方剂大辞典)(33)犀角屑、天麻、白附子、干蝎、朱砂、腻粉、麝香、牛黄、晚蚕蛾。(中医方剂大辞典)(34)犀角屑、人参、茯神、龙齿、麦门冬、黄芩、甘草。(中医方剂大辞典)(35)犀角屑、桂心、甘草、当归、黄连、陈橘皮、人参、干姜。(中医方剂大辞典)(36)犀角屑、鳖甲、柴胡、知母、甘草、川大黄、恒山。(中医方剂大辞典)(37)犀角屑、川升麻、白鲜皮、栀子仁、寒水石、川大黄、漏芦、赤芍药、甘草。(中医方剂大辞典)(38)犀角屑、龙胆、黄芪、川大黄、桑根白皮、钩藤、麻黄、石膏、栝楼瓤、甘草。(中医方剂大辞典)(39)犀角屑、赤芍药、黄芩、麦门冬、川升麻、栀子仁、地骨皮、甘草、川大黄。(中医方剂大辞典)(40)犀角屑、龙胆、川大黄、川朴硝、甘草、枳壳。(中医方剂大辞典)(41)犀角、羚羊角、青羊胆、槐实、五味子、青葙子、恶实、茺蔚子、芦荟、胡黄连、地骨皮、兔肝。(中医方剂大辞典)(42)犀角、胡黄连、远志、人参、石韦、酸枣仁、杏仁、秦艽。(中医方剂大辞典)(43)犀角、木香、麝香。(中医方剂大辞典)(44)犀角、决明子、人参、栀子仁、龙胆、白术。(中医方剂大辞典)(45)犀角、槟榔、陈橘皮、细辛、吴茱萸。(中医方剂大辞典)(46)犀角屑、黄连、铅霜、栝楼根、郁金、甘草。(中医方剂大辞典)(47)犀角、黄芩、大青、马牙硝、麦门冬、山栀子仁、牛黄、赤茯苓、天竺黄、黄连、甘草、麝香。(中医方剂大辞典)(48)犀角屑、牛黄、麝香、羚羊角屑、丹砂、防风、天麻、独活、人参、茯神、沙参、天竺黄、升麻、龙齿、麦门冬、白鲜皮、远志、龙脑、甘草。(中医方剂大辞典)(49)龙齿、辰砂、真牛黄、生乌犀角、新罗人参、白茯苓、远志、生白龙脑、铁粉、真麝香。(中医方剂大辞典)(50)犀角屑、柴胡、黄芩、川大黄、赤芍药、麻黄、石膏、栝楼瓤。(中医方剂大辞典)(51)犀角、龙齿、前胡、木通、甘草。(中医方剂大辞典)(52)犀角屑、茯神、麦门冬、甘草、白术、龙齿。(中医方剂大辞典)(53)犀角屑、茯神、麦门冬、黄芪、人参、甘草。(中医方剂大辞典)(54)犀角屑、赤芍药、芎䓖、当归、甘草、川大黄。(中医方剂大辞典)(55)犀角末、青黛、代赭、朱砂、蛇蜕皮灰。(中医方剂大辞典)(56)犀角屑、茯神、人参、天竹黄、朱砂、川升麻、麦门冬、葛根、子芩、黄芪、羚羊角屑、赤芍药、甘草、柴胡、龙齿。(中医方剂大辞典)(57)犀角屑、川升麻、黄芩、柴胡、茯神、川大黄、钩藤、麦门冬、甘草。(中医方剂大辞典)(58)犀角屑、独活、麻黄、白附子、干蝎、牛黄、天麻、天南星、麝香。(中医方剂大辞典)(59)犀角屑、钩藤、川升麻、人参、黄芩、甘草。(中医方剂大辞典)(60)犀角屑、牛黄、麦门冬、钩藤、麝香、朱砂。(中医方剂大辞典)(61)犀角屑、石韦、王不留行、滑石、蒲黄、黄芩、大黄、木通、葵子、赤芍药、当归、车前子。(中医方剂大辞典)(62)犀角、茵陈、栝楼根、川升麻、龙胆草、甘草、寒水石。(中医方剂大辞典)(63)犀角末、柴胡、枳壳、麦门冬、茯苓、芍药、大黄、桑白皮、人参、黄芪、鳖甲。(中医方剂大辞典)(64)鼠粘子、甘草、荆芥。(中医方剂大辞典)(65)犀角屑、白蘘荷根、地榆、桔梗、苏枋木。(中医方剂大辞典)(66)犀角屑、地脉草。(中医方剂大辞典)(67)犀角屑、白术、黄连、当归、地榆、木香。(中医方剂大辞典)(68)犀角屑、榉树皮、黄连。(中医方剂大辞典)(69)犀角屑、赤芍药、黄连、黄芩、知母、葳蕤、地榆、甘草。(中医方剂大辞典)(70)犀角屑、黄芩、麦门冬、黄芪、柴胡、川升麻、甘草。(中医方剂大辞典)(71)犀角屑、黄芩、黄芪、川升麻、栀子仁、牛黄、汉防己、川朴硝。(中医方剂大辞典)(72)犀角屑、钩藤、甘草、黄芩、栀子仁、川大黄。(中医方剂大辞典)(73)犀角屑、苦参、黄连、黄柏。(中医方剂大辞典)(74)犀角屑、麦门冬、生干地黄、赤茯苓、鸡苏、马兜铃、紫苑、甘草、羚羊角屑。(中医方剂大辞典)(75)犀角屑、川升麻、木香。(中医方剂大辞典)(76)麦门冬、苎麻根、黄芩、茯神、甘草、犀角屑。(中医方剂大辞典)(77)犀角屑、地骨皮、黄芩、麦门冬、赤芍药、甘草。(中医方剂大辞典)(78)犀角屑、柴胡、栀子仁、荠苨、石膏、甘草。(中医方剂大辞典)(79)犀角屑、柴胡、赤芍药、虎杖、红蓝花、黄芩、鳖甲、甘草、茯神、地骨皮、麦门冬、当归、枳壳。(中医方剂大辞典)(80)犀角屑、黄芪、地骨皮、柴胡、麦门冬、人参、枳壳、赤茯苓、红蓝花、赤芍药、甘草。(中医方剂大辞典)(81)犀角屑、川升麻、麦门冬、白蒺藜、甘草。(中医方剂大辞典)(82)犀角屑、牛蒡子、连翘、麝香、木通、玄参、沉香、丁香、川朴硝。(中医方剂大辞典)(83)犀角屑、川大黄、露蜂房、川升麻、麦门冬、连翘、川朴硝、牛蒡子、甘草、枳壳、黄芪。(中医方剂大辞典)(84)犀角屑、葛根、麦门冬、川升麻、木香、黄芪、黄芩、甘草。(中医方剂大辞典)(85)犀角屑、麦门冬、玄参、赤芍药、荠苨、葳蕤、川升麻、甘草、红雪。(中医方剂大辞典)(86)犀角屑、黄芪、麦门冬、川大黄、赤芍药、枳壳、木通、甘草、川大黄。(中医方剂大辞典)(87)犀角屑、栀子仁、生干地黄、子芩、紫参、刺蓟。(中医方剂大辞典)(88)犀角屑、桔梗、络石叶、栀子仁、川升麻、甘草、马牙硝、射干。(中医方剂大辞典)(89)犀角屑、羚羊角屑、防风、玄参、黄芩、黄芪、柴胡、川大黄、马牙硝。(中医方剂大辞典)(90)犀角屑、紫苏茎叶、赤茯苓、木香、赤芍药、红蓝花、槟榔、红雪。(中医方剂大辞典)(91)犀角屑、琥珀、芦荟、木香、酸石榴皮、诃黎勒皮、龙齿、黄连、麝香、槟榔、干姜。(中医方剂大辞典)(92)犀角屑、白僵蚕、地龙、人中白、麝香、生竹黄。(中医方剂大辞典)(93)犀角屑、木通、赤芍药、柴胡、连翘、枳壳、桔梗、恶实、甘草。(中医方剂大辞典)(94)犀角屑、防风、羚羊角屑、薏苡仁、枳壳、黄芩、酸枣仁、桂心、羌活、甘草、川升麻、槟榔。(中医方剂大辞典)(95)犀角屑、木香、川升麻、吴蓝、玄参、子芩、羚羊角屑、防风、白蒺藜、枳壳、甘草、麝香。(中医方剂大辞典)(96)犀角屑、熏陆香、木香、鸡舌香、藿香、沉香、川升麻。(中医方剂大辞典)(97)犀角屑、石膏、木通、川升麻、玄参、甘草、赤芍药、黄芪、川朴硝。(中医方剂大辞典)(98)犀角屑、人参、知母、赤茯苓、麦门冬、地骨皮、黄芪、甘草、葛根、栝楼根、川大黄、芦根。(中医方剂大辞典)(99)犀角屑、玄参、川升麻、黄芪、赤芍药、麦门冬、川大黄、当归、甘草。(中医方剂大辞典)(100)犀角屑、漏芦、川大黄、川升麻、栀子仁、甘草、木通、麦门冬、枳壳、知母、玄参。(中医方剂大辞典)(101)犀角屑、知母、木通、赤芍药、川升麻、川大黄、葳蕤、黄芩、麦门冬、甘草、马牙硝。(中医方剂大辞典)(102)犀角屑、连翘、射干、栀子仁、川升麻、当归、川大黄、木香、枳壳、赤芍药、甘草、玄参。(中医方剂大辞典)(103)犀角屑、知母、木通、赤芍药、川升麻、荠苨、葳蕤、黄芩、甘草、麦门冬、马牙硝。(中医方剂大辞典)(104)犀角屑、赤芍药、伏龙肝、川升麻、青橘皮、当归、黄连、甘草、木香、地榆。(中医方剂大辞典)(105)犀角屑、阿胶、黄连、艾叶、伏龙肝、当归。(中医方剂大辞典)(106)犀角屑、木香、黄芩、地榆、黄连、当归。(中医方剂大辞典)(107)犀角屑、灯心、榆白皮、赤茯苓、子芩、车前子、川芒硝、木通、滑石。(中医方剂大辞典)(108)犀角屑、川升麻、木香、槟榔、桃仁、川大黄、桑根白皮、麝香。(中医方剂大辞典)(109)犀角屑、牛黄、麝香、川大黄、栀子仁。(中医方剂大辞典)(110)犀角屑、白鲜皮、麦门冬、沙参、茵陈、川升麻、川朴硝、甘草。(中医方剂大辞典)(111)犀角屑、麦门冬、白鲜皮、葳蕤、黄芩、川大黄。(中医方剂大辞典)(112)犀角屑、栀子仁、黄芩、羚羊角屑、川升麻、柴胡、龙胆、甘草。(中医方剂大辞典)(113)犀角屑、黄连、赤芍药、茵陈、白鲜皮、土瓜根、栀子仁、柴胡、栝楼根、川大黄、川芒硝、子芩、贝齿。(中医方剂大辞典)(114)犀角屑、茵陈、黄芩、栀子仁、川升麻、川芒硝。(中医方剂大辞典)(115)犀角屑、杏仁、麦门冬、恒山、糯米、甘草。(中医方剂大辞典)(116)犀角屑、天麻、羌活、枳壳、防风、黄芪、白蒺藜、黄芩、槟榔、乌蛇、白鲜皮、甘草。(中医方剂大辞典)(117)犀角屑、川升麻、玄参、木香、葳蕤、麦门冬、射干、栝楼根、甘草、沉香、槟榔、紫苏茎叶、黄芩、荠苨、吴蓝。(中医方剂大辞典)(118)犀角屑、木香、射干、川升麻、麦门冬、柴胡、甘草、鳖甲。(中医方剂大辞典)(119)犀角屑、川大黄、木通、槟榔、柴胡、川升麻、枳壳、黄芩、独活、赤芍药、芎䓖、甘草。(中医方剂大辞典)(120)犀角屑、木香、槟榔、紫苏茎叶、沉香、杉木节、麦门冬、赤茯苓、枳壳、防风、石膏。(中医方剂大辞典)(121)犀角屑、防风、羌活、秦艽、桂心、赤芍药、大腹皮、牛膝、槟榔。(中医方剂大辞典)(122)犀角屑、木通、羌活、黑豆、甘草、牛黄、麝香、桑根白皮。(中医方剂大辞典)(123)犀角屑、安息香、槟榔、没药、肉桂、麝香。(中医方剂大辞典)(124)犀角屑、子芩、赤茯苓、瞿麦、槟榔、枳实、柴胡、甘草、木通、半夏、紫苏茎叶。(中医方剂大辞典)(125)犀角屑、黄连、赤芍药、黄芩、侧柏叶、阿胶、乌梅肉、甘草。(中医方剂大辞典)(126)犀角屑、川升麻、玄参、川大黄、赤芍药、木通、滑石、当归。(中医方剂大辞典)(127)犀角屑、黄连、地榆、茜根、黄芩、栀子仁。(中医方剂大辞典)(128)犀角屑、地榆、赤芍药、木香、黄芩。(中医方剂大辞典)(129)犀角屑、大麻仁、麦门冬、黄芩、土瓜根、白鲜皮、栀子仁、川大黄、甘草。(中医方剂大辞典)(130)犀角屑、葛根、通草、知母、人参、柴胡、蓝叶、桔梗、桑根白皮、赤茯苓、秦艽。(中医方剂大辞典)(131)犀角屑、川升麻、木香、紫草、麦门冬、漏芦、麝香、甘草。(中医方剂大辞典)(132)犀角屑、川大黄、龙胆、黄芩、人参、甘草、不灰木。(中医方剂大辞典)(133)犀角屑、麦门冬、防风、黄芩、川升麻、石膏、川大黄、黄连、大青、甘菊花、栀子仁、甘草。(中医方剂大辞典)(134)犀角屑、栀子仁、地骨皮、子芩、川大黄、麦门冬、甘草、茯神、川升麻、生干地黄、茅根、芦根。(中医方剂大辞典)(135)犀角屑、黄连、川升麻、川大黄、川朴硝、黄芩、麦门冬、甘草。(中医方剂大辞典)(136)犀角屑、栝楼根、川升麻、麦门冬、寒水石、葛根、胡黄连、生干地黄、甘草。(中医方剂大辞典)(137)犀角屑、子芩、川芒硝、玄参、麦门冬、川大黄、枳壳、川升麻、沙参、瞿麦、甘草。(中医方剂大辞典)(138)犀角屑、川升麻、黄芪、玄参、荠苨、麦门冬、甘草、地骨皮、木香、黄芩、葛根、川大黄。(中医方剂大辞典)(139)犀角屑、玄参、赤芍药、柴胡、知母、黄芪、葳蕤、甘草、生麦门冬、赤茯苓、地骨皮。(中医方剂大辞典)(140)犀角屑、黄芩、人参、生干地黄、麦门冬、栝楼根、甘草、杏仁。(中医方剂大辞典)(141)犀角屑、木通、麦门冬、赤茯苓、川升麻、黄芪、马牙硝、杏仁、朱砂、龙脑、甘草。(中医方剂大辞典)(142)犀角屑、甘菊花、前胡、枳壳、菖蒲、麦门冬、泽泻、羌活、木通、生干地黄、甘草。(中医方剂大辞典)(143)犀角屑、前胡、麦门冬、川升麻、黄芪、半夏、甘草、桑根白皮、枳壳。(中医方剂大辞典)(144)犀角屑、白术、甘草、橘皮。(中医方剂大辞典)(145)犀角屑、玄参、黄芪、黄芩、络石、败酱、白蔹、川大黄、甘草。(中医方剂大辞典)(146)犀角屑、射干、桔梗、马蔺根、甘草、川升麻。(中医方剂大辞典)(147)犀角屑、知母、川升麻、黄连、麦门冬、黄芩、葛根、石膏、甘草。(中医方剂大辞典)(148)犀角屑、射干、桔梗、木香、诃黎勒皮、紫苏子、枳壳、甘草、川升麻、槟榔、赤茯苓、木通。(中医方剂大辞典)(149)犀角屑、茵陈、茯神、赤芍药、栀子仁、麦门冬、生干地黄、人参、白鲜皮。(中医方剂大辞典)(150)犀角屑、马牙硝、白矾、川升麻、甘草、桔梗、细辛、石膏、前胡。(中医方剂大辞典)(151)犀角屑、天竹黄、马牙硝、铁粉、铅霜、麝香。(中医方剂大辞典)(152)犀角屑、人参、麦门冬、甘草、知母、赤茯苓、石膏。(中医方剂大辞典)(153)犀角屑、柴胡、赤芍药、瞿麦、黄芩、知母、木通、滑石、川大黄。(中医方剂大辞典)(154)犀角屑、葛根、麻黄、黄芩、甘草。(中医方剂大辞典)(155)犀角屑、防风、川升麻、秦艽、木通、白鲜皮、甘草、槟榔、川芒硝。(中医方剂大辞典)(156)犀角屑、麦门冬、黄芩、石膏、川朴硝、芦根。(中医方剂大辞典)(157)犀角散、玄参、胡黄连、川升麻、甘草、大青。(中医方剂大辞典)(158)犀角屑、沉香、木香、马牙硝、鸡舌香、熏陆香、川升麻、射干、甘草、黄芩、麝香。(中医方剂大辞典)(159)犀角屑、射干、赤芍药、杏仁、羚羊角屑、甘草、栀子仁、川升麻、汉防己。(中医方剂大辞典)(160)犀角屑、川升麻、木通、射干、前胡、川大黄。(中医方剂大辞典)(161)犀角屑、射干、马蔺根、枳壳、马牙硝、甘草。(中医方剂大辞典)(162)犀角屑、羚羊角屑、车前子、枸杞子、槐子、五味子、青葙子、牛蒡子、茺蔚子、胡黄连、兔肝。(中医方剂大辞典)(163)犀角屑、黄芩、葳蕤、防风、地肤子、羚羊角屑、甘草、马牙硝、麦门冬、黄连。(中医方剂大辞典)(164)犀角屑、栀子仁、木通、子芩、川大黄、瞿麦、决明子、黄连、车前子、甘菊花、甘草、防风。(中医方剂大辞典)(165)犀角屑、川升麻、黄芩、栀子仁、甘菊花、玄参、川大黄、麦门冬、甘草。(中医方剂大辞典)(166)犀角屑、丁香、熏陆香、木香、玄参、川升麻、麝香。(中医方剂大辞典)(167)犀角屑、栀子仁、木通、子芩、川大黄、瞿麦、车前子、黄连、川芒硝。(中医方剂大辞典)(168)犀角屑、龙齿、子芩、沙参、葳蕤、麦门冬、川升麻、赤茯苓、赤芍药、杏仁、枳壳、大青、甘草。(中医方剂大辞典)(169)犀角屑、麻黄、木通、桂心、川升麻、葛根、枳壳、黄芩、柴胡、桃仁、甘草。(中医方剂大辞典)(170)犀角屑、石膏、竹茹、葛根、丹参。(中医方剂大辞典)(171)犀角屑、防风、羌活、秦艽、桂心、陈橘皮、大腹皮、牛膝。(中医方剂大辞典)(172)犀角屑、赤茯苓、枳壳、柴胡、白术、鳖甲、知母、赤芍药、甘草。(中医方剂大辞典)(173)犀角屑、黄柏、黄芩、漏芦、川升麻、黄连、当归、牡蛎、艾叶、醋石榴皮、桑寄生、甘草。(中医方剂大辞典)(174)犀角屑、黄连、龙骨、当归、人参、阿胶。(中医方剂大辞典)(175)犀角屑、柴胡、吴蓝、大青、川升麻、乌梅肉、黄芩、甘草。(中医方剂大辞典)(176)

犀角屑、黄芩、木通、川朴硝、土瓜根、龙胆。(中医方剂大辞典)(177)犀角屑、茯神、赤芍药、人参、黄芪、地骨皮、麦门冬、生干地黄、甘草。(中医方剂大辞典)(178)犀角屑、远志、麦门冬、桃花、酸枣仁、黄芪、地骨皮、真珠末、石膏、川升麻、葳蕤、甘草。(中医方剂大辞典)(179)犀角屑、川升麻、玄参、防风、白鲜皮、景天花、白蒺藜、人参、沙参、甘草、马牙硝、牛黄。(中医方剂大辞典)(180)犀角屑、白鲜皮、防风、麦门冬、大麻仁、木通、大腹皮、川大黄、甘草。(中医方剂大辞典)(181)犀角屑、防风、枳壳、独活、桂心、秦艽、当归、赤芍药、仙灵脾、葛根、人参、赤茯苓、牛膝、熟干地黄、黑豆。(中医方剂大辞典)(182)犀角屑、白鲜皮、黄芩、玄参、葳蕤、葛根、石膏、麦门冬、甘草。(中医方剂大辞典)(183)犀角屑、麻黄、防风、石膏、桂心、白术、羌活、人参、芎䓖、白茯苓、细辛、当归、附子、杏仁、甘草。(中医方剂大辞典)(184)犀角屑、白鲜皮、桑上寄生、人参、麦门冬、龙齿、防风、茯神、甘草。(中医方剂大辞典)(185)犀角屑、川升麻、麦门冬、黄柏、黄连、玄参、甘草、杏仁。(中医方剂大辞典)(186)犀角屑、人参、远志、甘草、桂心、独活、酸枣仁、生干地黄。(中医方剂大辞典)(187)犀角屑、茵陈、茯神、人参、栀子仁、赤芍药、麦门冬、龙齿、川升麻、子芩、甘草。(中医方剂大辞典)(188)犀角屑、防风、枳壳、独活、茯神、黄连、白鲜皮、麦门冬、甘草。(中医方剂大辞典)(189)犀角屑、射干、柴胡、川大黄、川升麻、甘草、黄芩、川芒硝、麦门冬。(中医方剂大辞典)(190)犀角屑、麻黄、栀子仁、黄连、地骨皮、甘草、马牙硝、郁金、石膏。(中医方剂大辞典)(191)犀角屑、川升麻、柴胡、葛根、川芒硝、甘草、蓝叶。(中医方剂大辞典)(192)犀角屑、人参、赤茯苓、茵陈、细辛、陈橘皮、麻黄、甘草。(中医方剂大辞典)(193)犀角屑、甘草、枳壳、赤芍药、麦门冬、赤茯苓、葛根、石膏。(中医方剂大辞典)(194)犀角屑、麝香、牛黄、人参、茯神、麦门冬、天竺黄、朱砂、黄芩、栀子仁、甘草。(中医方剂大辞典)(195)犀角屑、柴胡、青竹茹、桔梗、川大黄、麦门冬。(中医方剂大辞典)(196)犀角屑、川升麻、柴胡、葛根、吴蓝、甘草。(中医方剂大辞典)(197)犀角屑、黄芩、柴胡、栀子仁、地骨皮、川大黄、川朴硝、木通。(中医方剂大辞典)(198)犀角屑、天竺黄、人参、卷柏、赤箭、藁本、羌活、防风、芎䓖、桂心、独活、五加皮、黄芪、甘菊花、麻黄、赤芍药、细辛、当归、枳壳、天门冬、苍耳子、甘草、牛黄、麝香。(中医方剂大辞典)(199)犀角屑、枇杷叶、葛根、麦门冬。(中医方剂大辞典)(200)犀角屑、独活、黄芩、川升麻、马牙硝、玄参、射干、甘草。(中医方剂大辞典)(201)犀角屑、瞿麦、麦门冬、栀子、赤茯苓、木通、黄连、白茅根、甘草、杏仁。(中医方剂大辞典)(202)犀角屑、龙骨、麦门冬、黄芪、地骨皮、茯神、人参、麻黄根、远志、甘草。(中医方剂大辞典)(203)犀角屑、朱砂、防风、细辛、天竺黄、茯神、龙脑、川大黄、羌活、麦门冬、赤芍药、白僵蚕、槟榔、羚羊角屑、甘草、栀子仁、子芩、麝香。(中医方剂大辞典)(204)犀角屑、防风、沙参、羌活、甘菊花、麻黄、羚羊角屑、茯神、远志、杏仁、白鲜皮、人参、柴胡、麦门冬、甘草。(中医方剂大辞典)(205)犀角屑、羌活、羚羊角屑、人参、甘菊花、独活、芎䓖、白术、黄芪、石膏、汉防己、防风、黄芩、天麻、枳壳、蔓荆子、当归、甘草。(中医方剂大辞典)(206)犀角。(中医方剂大辞典)(207)生犀、石榴皮、黄连、干蓝、地榆。(中医方剂大辞典)(208)真犀、麝香、雄黄。(中医方剂大辞典)(209)犀角、甘草、防风、黄芩。(中医方剂大辞典)(210)犀角屑、防风、羚羊角屑、车前子、川升麻、蔓荆子、甘菊花、细辛、黄芩、玄参、甘草、朱砂、琥珀、龙脑。(中医方剂大辞典)

犀角煮散 xi jiao zhu san

【英文名】Xi Jiao Zhu Powder

【组成】犀角、豆蔻、干姜、甘草、附子、木香、橘皮、肉桂、人参、茯苓、诃子。(中医方剂大辞典)

犀角紫河车丸 xi jiao zi he che wan

【英文名】Xi Jiao Zi He Che Honeyed Pill

【组成】紫河车、鳖甲、桔梗、胡黄连、芍药、大黄、贝母、败鼓皮心、龙胆草、黄药子、知母、犀角、蓬术、芒硝、朱砂。(中医方剂大辞典)

犀角榉皮煎 xi jiao ju pi jian

【英文名】Xi Jiao Ju Pi Decoction

【异名】犀角榉皮散(中医方剂大辞典、圣济总录)

【组成】犀角屑、梁州榉皮。(中医方剂大辞典)

犀角煎 xi jiao jian

【英文名】Xi Jiao Decoction

【组成】(1)犀角屑、川升麻、川大黄、马牙硝、黄柏、黄药。(中医方剂大辞典)(2)地脉草、黄连、葳蕤、黄柏、竹茹、茜草、蜜、人参、牡蛎、梁州榉皮、干蓝、犀角屑、甘草。(中医方剂大辞典)(3)犀角屑、人参、当归、黄连、蜜。(中医方剂大辞典)(4)犀角、威灵仙、天麻、附子、龙脑。(中医方剂大辞典)(5)犀角屑、子芩、知母、川升麻、人参、蚱蝉、蛇蜕皮、柴胡、钩藤、甘草。(中医方剂大辞典)

犀角解毒丸 xi jiao jie du wan

【英文名】Xi Jiao Jie Du Honeyed Pill

【异名】犀角化毒丸(中医方剂大辞典、景岳全书)

【组成】(1)生地、银花、连翘、黄连、茯苓、防风、犀角、荆芥、甘草、丹皮。(中医方剂大辞典)(2)犀角、升麻、羌活、防风、甘草、荆芥、牛蒡子、连翘、土枸杞、金银花、当归身、生地黄、白芍药。(中医方剂大辞典)(3)生犀角、黄芩、贝母、连翘、生地、甘草、栀子、薄荷、陈皮。(中医方剂大辞典)(4)犀角、薄荷、黄芩、连翘、木通、归尾、甘草、荆芥、防风、生地、花粉、牛蒡、赤芍、金银花。(中医方剂大辞典)(5)生地黄、防风、当归、犀角屑、荆芥、牛蒡子、赤芍药、连翘、桔梗、薄荷、黄芩、甘草。(中医方剂大辞典)(6)犀角、金银花、荆芥穗、赤芍、黄连、花粉、大黄、当归、连翘、防风、白芷、生地、栀子、桔梗、玄参、滑石、黄芩、甘草、雄黄、牛蒡子。(中医方剂大辞典)

犀角解毒化痰汤 xi jiao jie du hua tan tang

【英文名】Xi Jiao Jie Du Hua Tan Decoction

【组成】犀角、丹皮、连翘、贝母、天花粉、薄荷、紫草茸、甘草梢、当归、牛蒡子、赤芍、生地黄、黄连、淡竹叶。(中医方剂大辞典)

犀角解毒化痰清火丸 xi jiao jie du hua tan qing huo wan

【英文名】Xi Jiao Jie Du Hua Tan Qing Huo Honeyed Pill

【组成】生犀角、归尾、丹皮、紫草、甘草梢、川贝母、薄荷、花粉、生地黄、黄连、牛蒡、赤芍。(中医方剂大辞典)

犀角解毒片 xi jiao jie du pian

【英文名】Xi Jiao Jie Du Tablet

【组成】金银花、连翘、桔梗、荆芥穗、牛蒡子、甘草、淡竹叶、薄荷、淡豆豉、羚羊角、犀角、冰片。(中医方剂大辞典)

犀角解毒散 xi jiao jie du san

【英文名】Xi Jiao Jie Du Powder

【组成】牛蒡子、甘草、荆芥穗、防风、犀角。(中医方剂大辞典)

犀角膏 xi jiao gao

【英文名】Xi Jiao Ointment

【异名】除疮落菌膏(中医方剂大辞典、秘喉书)

【组成】(1)犀角、琥珀、人参、茯神、辰砂、枣仁、冰片。(中医方剂大辞典)(2)犀角、羚羊角、玄参、续断、大黄、白蔹、射干、白芷、黄芩、麻黄、升麻、栀子仁、薤白、具蓝、蛇衔、寒水石、慎火草。(中医方剂大辞典)(3)当归、川芎、黄芪、白芷、白蔹、杏仁、木鳖子、官桂、乳香、没药、乱发灰、黄丹、清油。(中医方剂大辞典)(4)犀角、升麻、山栀子、黄芩、芍药、芒硝、连翘、大黄、蛇衔草、白蔹、玄参、蒴藋、干蓝叶、生地黄、漏芦、猪脂。(中医方剂大辞典)(5)犀角末、秦艽、黄连、滑石、马牙硝、杏仁。(中医方剂大辞典)(6)犀角屑、石长生、苦参、蓝实、茺蔚、赤芍药、络石、白蔹、半夏、连翘、商陆、玄参、桑寄生、酥、川消石。(中医方剂大辞典)(7)犀角、天南星、干蝎、白僵蚕、铁粉、巴豆、白附子、轻粉、麝香。(中医方剂大辞典)

犀角增液汤 xi jiao zeng ye tang

【英文名】Xi Jiao Zeng Ye Decoction

【组成】犀角、鲜生地、鲜石斛、天花粉、寒水石、飞滑石、连翘、银花、活水芦根。(中医方剂大辞典)

犀连承气汤 xi lian cheng qi tang

【英文名】Xi Lian Cheng Qi Decoction

【组成】(1)犀角、川水连、生锦纹、小枳实、元明粉、真川朴。(中医方剂大辞典)(2)犀角汁、小川连、小枳实、鲜地汁、生锦纹、真金汁。(中医方剂大辞典)

犀青散 xi qing san

【英文名】Xi Qing Powder

【组成】犀牛黄、冰片、青黛、人中、白西瓜霜、寒水石、月石、黄连。(浙江中医学院学报 1984,8(5))

犀香丸 xi xiang wan

【英文名】Xi Xiang Pill

【组成】犀角屑、枳壳、丁香、麝香、桂、槟榔、干姜、当归、牛黄、鬼箭羽、安息香。(中医方剂大辞典)

犀羚二鲜汤 xi ling er xian tang

【英文名】Xi Ling Er Xian Decoction

【组成】羚羊角、犀角、鲜沙参、鲜生地、连翘、黑山栀、甘中黄、人中白、马勃、大贝母、金银花、陈金汁、元参、生石膏、川黄连。(中医方剂大辞典)

犀羚三汁饮 xi ling san zhi yin

【英文名】Xi Ling San Zhi Decoction

【组成】犀角尖、带心连翘、东白薇、皂角刺、羚角、广郁金、天竺黄、粉丹皮、淡竹沥、鲜石菖蒲汁、生藕汁。(中医方剂大辞典)

犀羚三黄汤 xi ling san huang tang

【英文名】Xi Ling San Huang Decoction

【组成】犀角、川连、羚角、铁粉、桃仁、鲜生地、丹参、石决明、琥珀、青黛、西牛黄。(中医方剂大辞典)

犀羚竹石汤 xi ling zhu shi tang

【英文名】Xi Ling Zhu Shi Decoction

【组成】犀角、羚角、鲜竹叶心、石膏、赤芍、连翘、紫草、银花露。(中医方剂大辞典)

犀羚散 xi ling san

【英文名】Xi Ling Powder

【组成】乌犀角、羚羊角。(中医方剂大辞典)

犀羚解毒丸 xi ling jie du wan

【英文名】Xi Ling Jie Du Pill

【组成】玄参、连翘、薄荷、牛蒡子、荆芥穗、板蓝根、金银花、地黄、麦冬、栀子、淡竹叶、桔梗、甘草、犀角粉、水牛角浓、羚羊角、冰片。(药品标准－中药成方制剂标准 1992)

犀羚镇痉汤 xi ling zhen jing tang

【英文名】Xi Ling Zhen Jing Decoction

【组成】犀角、羚羊角、连翘、金银花、玄参、生地、人中黄、生甘草。(中医方剂大辞典)

犀豉饮 xi chi yin

【英文名】Xi Chi Drink

【组成】犀角、香豉、牛子、荆芥、连翘、栀子、马勃、大贝、蝉衣、赤芍、桔梗、甘草。(中医方剂大辞典)

犀黄丸 xi huang wan

【英文名】Xi Huang Pill

【异名】西黄丸(中医方剂大辞典、治疗汇要)

【组成】犀黄、麝香、乳香、没药、黄米饭。(中医方剂大辞典)

犀黄串 xi huang chuan

【英文名】Xi Huang Pill

【组成】升麻、犀角、黄芩、朴硝、栀子、大黄、豉。(中医方剂大辞典)

犀黄饮 xi huang yin

【英文名】Xi Huang Drink

【组成】玄参、犀角、升麻、甘草、大黄。(中医方剂大辞典)

犀黄散 xi huang san

【英文名】Xi Huang Powder

【组成】犀黄、朱砂、元精石。(中医方剂大辞典)

犊髓全阳膏 du sui quan yang gao

【英文名】Du Sui Quan Yang Unguentum

【组成】小牛犊儿、黄芪、甘草、官桂、陈皮、良姜、川椒、盐、酒。(中医方剂大辞典)

猢孙散 hu sun san

【英文名】Hu Sun Powder

【组成】猢孙姜。(中医方剂大辞典)

猢狲骨熁膏 hu sun gu xie gao

【英文名】Hu Sun Gu Xie Plaster

【组成】猢狲骨、穿山甲骨、狗食系骨、膃肭脐、虎胫骨、野狸骨、水獭骨、猫儿食系骨。(中医方剂大辞典)

猬皮丸 wei pi wan

【英文名】Wei Pi Honeyed Pill

【组成】(1)猬皮、白矾、皂荚刺、硫黄、附子、榼藤子。(中医方剂大辞典)(2)猬皮、槐木耳、附子、当归、赤芍药、桑根白皮、白矾、楮根白皮。(中医方剂大辞典)(3)猬皮、槐子仁、龙骨、槲叶、干姜、熟干地黄、当归、茜根、附子、芎䓖、槟榔、黄芪、吴茱萸。(中医方剂大辞典)(4)猬皮、魁蛤、蚺蛇头、虻虫、蛴螬、鲮鲤甲、葛上亭长、斑蝥、蜈蚣、附子、蜘蛛、水蛭、巴豆、雷丸、水银、川大黄、朱砂、桂心、麝肉、黄连、石膏、川芒硝、龙骨、川椒、甘遂、白矾灰、滑石。(中医方剂大辞典)(5)猬皮、人参、茯苓、白芷、槐耳、干地黄、禹余粮、续断、蒲黄、黄芪、当归、艾叶、橘皮、白蔹、甘草、白马蹄、牛角䚡、鳗鲡鱼头、猪悬蹄甲。(中医方剂大辞典)(6)槐子、附子、当归、连翘、干地黄、干姜、矾石、续断、黄芪、猬皮。(中医方剂大辞典)(7)刺猬皮、经霜槐角子、当归。(中医方剂大辞典)(8)猬皮、槐角、防风、当归、贯众、枳壳、黄芪、枯矾、发灰、猪悬蹄小甲。(中医方剂大辞典)(9)刺猬皮、当归、槐角、黄连、地骨皮、甘草、乳香、核桃。(中医方剂大辞典)(10)川归、川芎、白芍、枳壳、槐花、艾叶、地榆、黄芪、白矾、贯众、猬皮、大皂角、猪后蹄垂甲、蜂房、穿山甲、皂角刺。(中医方剂大辞典)(11)槐花、艾叶、枳壳、地榆、当归、川芎、黄芪、白芍药、白矾、贯众、猬皮、头发、猪后蹄垂甲、盈尺皂角。(中医方剂大辞典)(12)猪左足悬蹄、猬皮、黄牛角、贯众、槐角子、雷丸、鸡冠花、槐花、油发灰、黄芪、香白芷、当归、枳壳、玄参、黄连、防风、鳖甲、麝香。(中医方剂大辞典)(13)猬皮、槐角、白蔹、黄芪、艾叶、桂心、蒲黄、当归、干姜、白马蹄、牛角、续断、禹余粮、猪悬蹄甲。(中医方剂大辞典)(14)猬皮、营实、枳实、黄芪、槐子、桑木耳、地榆、当归、乌贼鱼骨。(中医方剂大辞典)

猬皮汤 wei pi tang

【英文名】Wei Pi Honeyed Decoction

【组成】(1)穿山甲、肉豆蔻末、猬皮。(中医方剂大辞典)(2)猬皮。(中医方剂大辞典)

猬皮灰散 wei pi hui san

【英文名】Wei Pi Hui Powder

【组成】猬皮、黄芪、熟干地黄、续断、柏叶、地榆、白芷、黄连。(中医方剂大辞典)

猬皮象龙丸 wei pi xiang long wan

【英文名】Wei Pi Xiang Long Powder

【组成】水银、雄黄、雌黄、矿石、禹粮石、明矾、渭皮、山甲、象牙、血蝎、乳香、没药、猪悬蹄。(中医方剂大辞典)

猬皮散 wei pi san

【英文名】Wei Pi Powder

【组成】(1)猬皮。(中医方剂大辞典)(2)白刺猬皮、木贼。(中医方剂大辞典)(3)猬皮、鳖甲、蛇蜕皮、露蜂房。(中医方剂大辞典)(4)刺猬皮、陈槐花、白矾、鹿角屑、王瓜。(中医方剂大辞典)(5)猬皮、雄鳖头、酸石榴皮、地榆、枳壳、槐花。(中医方剂大辞典)(6)猬皮、营实、枳壳、黄芪、槐豆、桑耳、人参、地榆、当归、乌贼鱼骨。(中医方剂大辞典)(7)猬皮、黄芪、熟干地黄、续断、柏叶、地榆、白芷、黄连。(中医方剂大辞典)(8)猬皮、黄牛角、鲮鲤甲、猪牙皂荚、野猪肉、旧若叶。(中医方剂大辞典)(9)猬皮、蜀椒、当归、露蜂房、地榆、斑蝥、蛇蜕、乌贼鱼骨、葛上亭长、鲮鲤甲、闾如、细辛、樗鸡、蜈蚣、蜥蜴、薏苡仁、干漆、蒺藜子、桂、漏芦、木通、附子、牡丹皮、龙胆、土瓜根、鹤骨、狸骨、雄黄、蛇床子、大黄、苦参。(中医方剂大辞典)(10)猬皮、枳壳、木贼、当归、槐鹅。(中医方剂大辞典)(11)猬皮、猬肝、猬心。(中医方剂大辞典)(12)猬皮、踯躅花、龙骨、当归、王不留行、土瓜根、鼠姑。(中医方剂大辞典)(13)猬皮、蒜茎、干姜、牡蛎、黄牛角、枳壳、酸石榴皮。(中医方剂大辞典)(14)猬皮、硫黄。(中医方剂大辞典)(15)猬皮、龟甲、当归、黄芪、槐实、大黄、露蜂房、蛇皮、藁本、桂、猪后悬蹄甲。(中医方剂大辞典)(16)头发、猬皮。(中医方剂大辞典)(17)磁石、桂心、猬皮。(中医方剂大辞典)(18)猬皮、蜂房、地榆、附子、桂心、当归、续断、干姜、蜀椒、藁本、厚朴。(中医方剂大辞典)(19)猬皮、杜仲、续断、附子、地榆、厚朴、藁本、当归、桂心、小露蜂房。(中医方剂大辞典)

猬艾丸 wei ai wan

【英文名】Wei Ai Honeyed Pill

【组成】艾叶、槐角、地榆、当归、川芎、刺猬皮、贯众、头发、猪后甲。(中医方剂大辞典)

猬肝膏 wei gan gao

【英文名】Wei Gan Plaster

【组成】猬肝、芍药、芎䓖、细辛、羊膔脂、当归、蜡、黄连、黄芩、松脂。(中医方剂大辞典)

猯肉羹 tuan rou geng

【英文名】Tuan Rou Thick Soup

【组成】猯肉、葱、草果。(中医方剂大辞典)

猴马油 hou ma you

【英文名】Hou Ma Oil

【组成】猴姜、马前子、香油。(中医方剂大辞典)

猴头健胃灵 hou tou jian wei ling

【英文名】Hou Tou Jian Wei Ling Capsule

【组成】猴菇菌丝体、海螵蛸、元胡。((85)晋卫药准字63-002号)

猴头健胃灵胶囊 hou tou jian wei ling jiao nang

【英文名】Hou Tou Jian Wei Ling Capsule

【组成】猴头菌培养物浸膏、海螵蛸、延胡索、白芍、香附、甘草。(药品标准-中药成方制剂标准1998)

猴头菌片 hou tou jun pian

【英文名】Hou Tou Jun Tablet

【组成】猴头菌丝体。(药品标准-中药成方制剂标准1998)

猴耳环消炎片 hou er huan xiao yan pian

【英文名】Hou Er Huan Xiao Yan Tablet

【组成】猴耳环。(药品标准-中药成方制剂标准1992)

猴耳环消炎胶囊 hou er huan xiao yan jiao nang

【英文名】Hou Er Huan Xiao Yan Capsule

【组成】猴耳环。(药品标准-中药成方制剂标准1992)

猴枣化毒丹 hou zao hua du dan

【英文名】Hou Zao Hua Du Pellet

【组成】真珠、血珀、飞滑石。(中医方剂大辞典)

猴枣牛黄散 hou zao niu huang san

【英文名】Hou Zao Niu Huang Powder

【组成】猴枣、猪牙皂、牛黄、细辛、珍珠、川贝母、琥珀、石菖蒲、朱砂、草豆蔻、麝香、硝石、冰片、白矾、甘草、全蝎。(药品标准-中药成方制剂标准1995)

猴枣散 hou zao san

【英文名】Hou Zao Powder

【组成】猴枣、羚羊角、月石、沉香、青礞石、川贝母、天竹黄、麝香。(中医方剂大辞典)

猴枣鹭涎散 hou zao lu xian san

【英文名】Hou Zao Lu Xian Powder

【组成】猴枣、鹭鸶涎、冬瓜仁、前胡、海浮石、瓜蒌仁、白前、牛蒡子、麻黄、桔梗、葶苈子、荆芥、黄芩、杏仁、生石膏、川贝。(中医方剂大辞典)

猴姜丸 hou jiang wan

【英文名】Hou Jiang Pill

【组成】鲜猴姜、远志肉、鲜何首乌、补骨脂、石菖蒲、枸杞子。(中医方剂大辞典)

猴菇片 hou gu pian

【英文名】Hou Gu Tablet

【组成】猴头菇。(药品标准-中药成方制剂标准1998)

猴菇饮 hou gu yin

【英文名】Hou Gu Liquid

【异名】猴菇口服液(药品标准-中药成方制剂标准)

【组成】猴头菇。(药品标准-中药成方制剂标准1991)

猴菇菌片 hou gu jun pian

【英文名】Hou Gu Jun Tablet

【组成】猴头菌。((86)皖卫药准字018号)

猴黎酒 hou li jiu

【英文名】Hou Li Wine

【组成】猴黎子。(中医方剂大辞典)

琥升汤 hu sheng tang

【英文名】Hu Sheng Decoction

【组成】琥珀、升麻、大青叶、生地、当归、茵陈、薏仁、连翘、香附、赤芍、五灵脂、丹皮、败酱草、甘草梢。(陕西中医1993,14(12))

琥珀人参丸 hu po ren shen wan

【英文名】Hu Po Ren Shen Pill

【组成】人参、五灵脂、玻珀、肉桂、附子、赤茯苓、川芎、沉香、穿山甲。(中医方剂大辞典)

琥珀万安丸 hu po wan an wan

【英文名】Hu Po Wan An Pill

【组成】槟榔、白丑、黑丑、雷丸、大黄、贯众、芜荑、沉香、木香。(中医方剂大辞典)

琥珀丸 hu po wan

【英文名】Hu Po Pill

【组成】(1)琥珀、人参、独活、黄芪、防风、羚羊角、赤芍、川芎、麦冬、炙草。(中医方剂大辞典)(2)琥珀、乳香、木香、南星、川乌、当归、沉香、丁香、檀香、全蝎、僵蚕、天麻、赤石脂、延胡索、五灵脂、麝香、辰砂。(中医方剂大辞典)(3)琥珀、乳香、没药、辰砂、麝香。(中医方剂大辞典)(4)沉香、木香、乳香、没药、琥珀、白丑、黑丑、槟榔。(中医方剂大辞典)(5)白矾、象牙、血竭、乳香、没药、麝香、蜂窠。(中医方剂大辞典)(6)辰砂、琥珀、僵蚕、牛黄、南星、全蝎、白附子、乳香、代赭石、天麻、蝉蜕、白术、麝香、龙脑。(中医方剂大辞典)(7)大戟、芫花、海金沙、白丑、琥珀、黄连、滑石、肉桂。(中医方剂大辞典)(8)琥珀、天竺黄、人参、茯神、粉甘草、朱砂、山药、胆星、莲肉。(中医方剂大辞典)(9)延胡索、怀熟地、当归身、川续断、川芎、川牛膝、人参、沉香、乳香、没药、真阿胶、辰砂、大附子、五味子、金钗石斛、肉苁蓉、琥珀、珍珠。(中医方剂大辞典)(10)天竺黄、僵蚕、雄黄、钩藤、天麻、柏子仁、益智、珍珠、琥珀、胆星、牛黄、麝香、全蝎、竹节白附子、冰片、蜈蚣、犍猪爪。(中医方剂大辞典)(11)水蛭、虻虫、琥珀、芫花、桃仁、当归、桂枝、大黄。(中医方剂大辞典)(12)天南星、朱砂、琥珀、真金箔。(中医方剂大辞典)(13)琥珀、沉香、木香、丁香、小茴香、白茯苓、陈皮、八角茴香、熟地黄、甘草、木通、没药、枳壳、当归。(中医方剂大辞典)(14)琥珀、辰砂、沉香、阿胶、肉桂、石斛、附子、五味子、川芎、牛膝、当归、肉苁蓉、人参、续断、没药、熟干地黄、木香。(中医方剂大辞典)(15)琥珀。(中医方剂大辞典)(16)琥珀、白芍药、川乌、川牛膝、鳖甲、蓬莪术、当归、厚朴、木香、泽兰叶、官桂、麝香。(中医方剂大辞典)(17)神茼丸、琥珀。(中医方剂大辞典)(18)熟干地黄、白术、续断、附子、蓬莪术、雄黑豆、刘寄奴、当归、白芍药、青橘皮、延胡索、茴香、牡丹皮、乌药、蛇床子、陈橘皮、金钗、石斛、白芷。(中医方剂大辞典)(19)人参、远志、麦门冬、茯神、白茯苓、龙齿、车前子、乳香、地骨皮、山药、石菖蒲、朱砂、熟干地黄、黄芪、琥珀、柏子仁、五味子。(中医方剂大辞典)(20)琥珀、乳香、干熟地黄、远志、白茯苓、附子、桂、人参、麦门冬、当归、朱砂、麝香、酸枣仁、石菖蒲。(中医方剂大辞典)(21)人参、附子、龙骨、远志、沉香、安息香、琥珀、巴戟、防风、半夏曲、莲子心、紫石英、白茯苓、石菖蒲、熟干地黄、茯神、柏子仁、乳香、麦门冬、牡蛎、辰砂、酸枣仁。(中医方剂大辞典)(22)琥珀、乳香、桃胶。(中医方剂大辞典)(23)干全蝎、琥珀、铁粉、轻粉、南星、白附子、龙脑。(中医方剂大辞典)(24)天麻、人参、防风、甘草、干蝎、僵蚕、牛黄、朱砂、麝香、雄黄。(中医方剂大辞典)(25)琥珀、犀角末、真珠末、天南星、牛黄、龙脑、麝香、丹砂、干蝎。(中医方剂大辞典)(26)琥珀、木香、禹余粮、白术、芍药、鳖甲、桂 附子、羌活、蓬莪术、细辛、牡丹、肉豆蔻、人参、京三棱、黄芪、当归、槟榔、枳壳、柴胡、芎䓖、桃仁、安息香。(中医方剂大辞典)(27)琥珀、生藕节、没药、斑蝥、白丁香、硇砂、牵牛子。(中医方剂大辞典)(28)琥珀、白芷、芎䓖、当归、阿魏、木香、白术、桂、附子、陈橘皮、杏仁、吴茱萸。(中医方剂大辞典)(29)琥珀、大黄、昆布。(中医方剂大辞典)(30)马鸣退、寒水石、人参、赤茯苓、当归、菌桂、牡丹皮、牛膝、芍药、香白芷、木香、芎䓖、山茱萸、藁本、麻黄、黑附子、细辛、泽兰、甘草、防风、桔梗、丹参、蝉壳、沉香。(中医方剂大辞典)(31)琥珀、当归、木香、川芎、防风、槟榔、三棱、干姜、桂心、吴白术、柴胡、人参、青皮、吴茱萸、全蝎、附子、草豆蔻、赤芍药、柏叶、白芷、天麻、桃仁、败龟甲、鳖甲。(中医方剂大辞典)(32)琥珀、没药、当归、赤芍药、京三棱、鳖甲、虻虫、水蛭。(中医方剂大辞典)(33)琥珀、赤芍药、桂心、当归、川大黄、干漆、虻虫、水蛭、鳖甲、硇砂、桃仁。(中医方剂大辞典)(34)琥珀、生干地黄、桂心、牛膝、鳖甲、当归、京三棱、延胡索、干漆、芫花、水蛭、虻虫、槟榔、硇砂、川大黄、桃仁。(中医方剂大辞典)(35)琥珀、当归、芎䓖、牛膝、京三棱、桂心、川大黄、川乌头、干漆、鳖甲、桃仁。(中医方剂大辞典)(36)琥珀、当归、芎䓖、木香、桂心、羌活、槟榔、没药、牛膝、朱砂、延胡索、桃仁、熟干地黄、硼砂、鳖甲、姜黄、苏合香、柴胡、赤芍药、牡丹、川大黄、麝香。(中医方剂大辞典)(37)琥珀、安息香、朱砂、木香、麒麟竭、败龟、没药、地龙、雄黄、当归、槟榔、麝香。(中医方剂大辞典)(38)琥珀、鳖甲、牛膝、白芍药、白蒺藜、当归、黄芪、附子、桂心、庵闾子、鹿茸、川大黄。(中医方剂大辞典)(39)琥珀、槟榔、木香、诃黎勒皮、陈橘皮、五味子、桂心、桃仁、川大黄、半夏、昆布、枳壳、白术。(中医方剂大辞典)(40)琥珀、南星、天麻、朱砂、白僵蚕、白附子、香白芷、龙脑。(中医方剂大辞典)(41)当归、苏木、羌活、丹皮、白术、赤芍、南星、陈皮、独活、川断、乳香、没药、川芎、黄芩、桂枝、青皮、白芍、木瓜、牛膝、苡仁、琥珀、桑皮、五加皮、甘草、川柏、黑豆、肉桂、熟地。(中医方剂大辞典)(42)上琥珀、京三棱、黑牵牛、归尾、没药、大黄。

(中医方剂大辞典)(43)大黄、桃仁、苏木、姜黄、朴硝、槟榔、黑丑、三棱、香附、赤芍、巴豆肉、红花、肉桂、乌药、木香。(中医方剂大辞典)(44)滑石、粉甘草、辰砂、琥珀。(中医方剂大辞典)(45)黄芩、制香附、当归、川芎、三棱、琥珀。(中医方剂大辞典)(46)琥珀、黄连、黄柏、大黄、巴豆。(中医方剂大辞典)

琥珀六合汤 hu po liu he tang

【英文名】Hu Po Liu He Decoction

【组成】四物汤、琥珀、茯苓。(中医方剂大辞典)

琥珀分清泄浊丸 hu po fen qing xie zhuo wan

【英文名】Hu Po Fen Qing Xie Zhuo Pill

【组成】琥珀、锦纹大黄。(中医方剂大辞典)

琥珀化痰镇惊丸 hu po hua tan zhen jing wan

【英文名】Hu Po Hua Tan Zhen Jing Pill

【组成】琥珀、麝香、雄黄、僵蚕、川贝母、沉香、茯苓、天竺黄、胆南星、枳壳、朱砂、甘草。(药品标准－中药成方制剂标准 1994)

琥珀止淋丸 hu po zhi lin wan

【英文名】Hu Po Zhi Lin Pill

【组成】大黄、海金沙、甘草、琥珀。(中医方剂大辞典)

琥珀止痛膏 hu po zhi tong gao

【英文名】Hu Po Zhi Tong Plaster

【组成】山柰、石菖蒲、黄连、马钱子、斑蝥、威灵仙、天南星、蟾酥、琥珀油、丁香罗勒油、薄荷油、八角茴香油、桂皮油、冰片、樟脑。(药品标准－中药成方制剂标准 1997)

琥珀牛黄丸 hu po niu huang wan

【英文名】Hu Po Niu Huang Pill

【组成】琥珀、猪牙皂、木香、人中白、轻粉、雄黄、朱砂、乳香、没药、白芷、当归、西牛黄、槐花、丁香。(中医方剂大辞典)

琥珀生犀汤 hu po sheng xi tang

【英文名】Hu Po Sheng Xi Decoction

【组成】琥珀、犀角、茯神、人参、生干地黄、菖蒲、防风、远志、甘草。(中医方剂大辞典)

琥珀地黄散 hu po di huang san

【英文名】Hu Po Di Huang Powder

【异名】琥珀散(中医方剂大辞典、准绳·女科)

【组成】辰砂、琥珀、没药、当归。(中医方剂大辞典)

琥珀多寐丸 hu po duo mei wan

【英文名】Hu Po Duo Mei Pill

【组成】真琥珀、真羚羊角、人参、白茯神、远志、甘草。(中医方剂大辞典)

琥珀如意散 hu po ru yi san

【英文名】Hu Po Ru Yi Powder

【组成】炉甘石、龙骨、石膏、没药、乳香、赤石脂、生大黄、甘草、扫盆、白蜡、鳖甲、白芷、青黛、赤小豆、地榆炭、僵蚕、琥珀。(中医方剂大辞典)

琥珀安神丸 hu po an shen wan

【英文名】Hu Po An Shen Pill

【组成】地黄、当归、柏子仁、酸枣仁、天冬、麦冬、五味子、大枣、人参、茯苓、丹参、远志、玄参、甘草、南蚊藤果、桔梗、琥珀、龙骨。(药品标准－中药成方制剂标准 1997)

琥珀安神散 hu po an shen san

【英文名】Hu Po An Shen Powder

【组成】琥珀、荆芥、泽兰、当归、赤芍、肉桂、砂糖。(中医方剂大辞典)

琥珀导赤汤 hu po dao chi tang

【英文名】Hu Po Dao Chi Decoction

【组成】琥珀、天冬、麦冬、生地、丹参、丹皮、赤芍、木通、甘草梢、淡竹叶、灯心。(中医方剂大辞典)

琥珀导赤散 hu po dao chi san

【英文名】Hu Po Dao Chi Powder

【组成】琥珀、生地黄、木通、甘草、竹叶。(广西中医药 1991,14(3))

琥珀朱砂丸 hu po zhu sha wan

【英文名】Hu Po Zhu Sha Pill

【异名】琥珀丸(中医方剂大辞典、医学入门)

【组成】琥珀、木香、当归、没药、乳香、麝香、朱砂。(中医方剂大辞典)

琥珀汤 hu po tang

【英文名】Hu Po Decoction

【组成】(1)琥珀、阿胶、葱白、车前草。(中医方剂大辞典)(2)琥珀、大黄、滑石、车前子、车前叶。(3)琥珀、鸡舌、反鼻、大黄、猪苓、木通、商陆。(中医方剂大辞典)(4)琥珀、人参、白术、茯苓、桂枝、附子、干姜、砂仁、陈皮、破故纸、桑白皮。(中医方剂大辞典)(5)琥珀、商陆、桂枝、反鼻、猪苓。(中医方剂大辞典)(6)琥珀、姜黄、牛膝、虎杖、牡丹皮、当归、生干地黄、桂、桃仁、大黄、虻虫、芒硝。(中医方剂大辞典)(7)琥珀末、木通、桃仁、虻虫、水蛭、芍药、大黄、芒硝。(中医方剂大辞典)

琥珀利气丸 hu po li qi wan

【英文名】Hu Po Li Qi Pill

【组成】琥珀、木瓜、黄柏、青皮、香附、酒芩、陈皮、二丑、果仁、川军、莪术、郁李。(中医方剂大辞典)

琥珀彻底汤 hu po che di tang

【英文名】Hu Po Che Di Decoction

【组成】独活、三角将军、人指甲、全蝎、僵蚕、蝉蜕、天南星。(中医方剂大辞典)

琥珀还睛丸 hu po huan jing wan

【英文名】Hu Po Huan Jing Pill

【组成】琥珀、菊花、青葙子、黄连、黄柏、知母、石斛、地黄、麦冬、天冬、党参、山药、茯苓、甘草、枳壳、苦杏仁、当归、川芎、熟地黄、枸杞子、沙苑子、菟丝子、肉苁蓉、杜仲、羚羊角粉、水牛角。(药品标准－中药成方制剂标准 1991)

琥珀饮 hu po yin

【英文名】Hu Po Drink

【组成】(1)琥珀、芒硝、甘草、滑石。(中医方剂大辞典)(2)琥珀。(中医方剂大辞典)

琥珀参苓散 hu po shen ling san

【英文名】Hu Po Shen Ling Powder

【组成】人参、茯苓、琥珀、泽泻、柴胡、当归尾、玄胡索、川楝子、生甘草。(中医方剂大辞典)

琥珀定志丸 hu po ding zhi wan

【英文名】Hu Po Ding Zhi Pill

【组成】人参、琥珀、麦冬、冬术、茯苓、远志、菖蒲、甘草。(中医方剂大辞典)

琥珀定智丸 hu po ding zhi wan

【英文名】Hu Po Ding Zhi Pill

【组成】南星、真琥珀、大朱砂、千人乳、好拣参、白茯苓、白茯神、石菖蒲、远志。(中医方剂大辞典)

琥珀定痛丸 hu po ding tong wan

【英文名】Hu Po Ding Tong Pill

【组成】琥珀、黄占、乳香、没药、白矾、大土灰。(中医方剂大辞典)

琥珀抱龙丸 hu po bao long wan

【英文名】Hu Po Bao Long Pill

【组成】(1)琥珀、牛黄、人参、檀香、白茯苓、朱砂、珍珠、枳壳、枳实、牛胆、南星、天竺黄、山药、甘草、金箔、蜂蜜、黄蜡。(《准绳·幼科》卷二)(2)琥珀、全蝎、僵蚕、胆星、天竺黄、飞腰黄、飞朱砂、麝香、茯苓、川贝。(中药成方配本)(3)琥珀、麝香、腰黄、天虫、川贝、沉香、茯苓、枳壳、竺黄、胆星、甘草、辰砂。(饲鹤亭集方)(4)牛黄、琥珀、雄黄、胆星、赤苓、全蝎、朱砂、白僵蚕、天竺黄、麝香。(济南方)(5)琥珀、雄黄、天竺黄、辰砂、茯苓、胆南星、山药、麝香、僵蚕、全蝎、薄荷。(《痘科类编释意》卷三)(6)胆南星、钩藤、真西牛黄、真天竺黄、雄黄、朱砂、珍珠、麝香、真西琥珀。(《同寿录》卷三)(7)琥珀、天竺黄、胆星、甘草、麝香、月石、沉香、淮山药、枳壳、腰黄、辰砂、茯苓。(《鳞爪集》卷二)(8)琥珀、牛胆南星、僵蚕、雄黄、辰砂、人参、白茯苓、天竺黄、钩藤、真正牛黄、真麝香。(《准绳·幼科》卷二)(9)甘草、天竺黄、防风、天麻、茯苓、羌活、川贝母、白附子、蝉蜕、胆星、桔梗、全蝎、僵蚕、钩藤、人参、牛黄、珍珠、琥珀、明雄黄、朱砂、麝香。(北京市中药成方选集)(10)真琥珀、天竺黄、檀香、人参、白茯苓、粉草、枳壳、枳实、朱砂、山药、南星、金箔。(《活幼心书》卷下)

琥珀泽兰煎 hu po ze lan jian

【英文名】Hu Po Ze Lan Decoction

【组成】紫巴戟、茴香、牡丹皮、刘寄奴草、五味子、白芷、五加皮、金钗石斛、泽兰叶、川芎、赤芍药、生干地黄、川当归、人参、白芍药、熟干地黄、艾叶、附子、白术。(中医方剂大辞典)

琥珀育心丸 hu po yu xin wan

【英文名】Hu Po Yu Xin Pill

【组成】茯神、郁金、远志、牛黄、龙齿、酸枣仁、黄连、辰砂、真金箔。(中医方剂大辞典)

琥珀软坚膏 hu po ruan jian gao

【英文名】Hu Po Ruan Jian Ointment

【组成】琥珀、麝香、乳香、没药、穿山甲、山慈菇、牙皂、全蝎、蜗牛、当归、牛膝、续断、熟地、生草乌、生川乌、独活、细辛、阿魏、马钱子、樟脑、大黄、三七、血竭、广丹、麻油。(山西中医 1993,9(1))

琥珀郁金丸 hu po yu jin wan

【英文名】Hu Po Yu Jin Pill

【组成】黑牵牛、大黄、黄连、黄芩、郁金、滑石、真琥珀、茯苓。(中医方剂大辞典)

琥珀金丝膏 hu po jin si gao

【英文名】Hu Po Jin Si Plaster

【组成】黄连、草龙胆、黄柏、山栀子、青竹叶、乳香、硼砂、白沙蜜。(中医方剂大辞典)

琥珀保生锭子 hu po bao sheng ding zi

【英文名】Hu Po Bao Sheng Ding Zi Decoction

【组成】琥珀、肉桂、五灵脂、生蒲黄、丁香、延胡索、红花、香附、大黄。(中医方剂大辞典)

琥珀养心丹 hu po yang xin dan

【英文名】Hu Po Yang Xin Pellet

【组成】(1)人参、当归、茯神、枣仁、远志、石菖蒲、琥珀、炙草、麦冬、龙眼。(中医方剂大辞典)(2)琥珀、龙齿、远志、石菖蒲、茯神、人参、酸枣仁、当归、生地黄、黄连、柏子仁、朱砂、牛黄。(中医方剂大辞典)

琥珀珍珠八宝丹 hu po zhen zhu ba bao dan

【英文名】Hu Po Zhen Zhu Ba Bao Pellet

【组成】煅甘石、赤石脂、上血竭、儿茶、煅龙骨、煅珍珠、琥珀、象皮。(中医方剂大辞典)

琥珀珍珠散 hu po zhen zhu san

【英文名】Hu Po Zhen Zhu Powder

【组成】(1)琥珀、珍珠、郁金、王不留行、当归、滑石、海金沙、石韦、甘草节、朱砂。(中医方剂大辞典)(2)全蝎、僵蚕、朱砂、轻粉。(中医方剂大辞典)

琥珀茯苓丸 hu po fu ling wan

【英文名】Hu Po Fu Ling Pill

【组成】(1)琥珀、滑石、黄柏、赤茯苓、知母、海蛤粉、木通、当归、萹蓄、猪苓、木香。(中医方剂大辞典)(2)琥珀、土茯苓、赤茯苓、黄柏、海金沙、泽泻、甘草、乌药、丹皮、半夏、车前子、大黄、滑石、木通。(中医方剂大辞典)(3)琥珀、浙茯苓、猪苓、木瓜、牛膝梢、粉丹皮、泽泻、制香附、车前、肉桂、淡附片、蓬术、三棱、山楂肉、蛰虫、神曲、羌活、独活、麦芽、广木香。(中医方剂大辞典)(4)琥珀、滑石、知母、黄柏、蛤粉、赤茯苓、川木通、当归、泽泻、人参、山栀子仁、赤芍药、白术、猪苓、黄连、大黄、黄芩、瞿麦、萹蓄、木香。(中医方剂大辞典)

琥珀茯苓膏 hu po fu ling gao

【英文名】Hu Po Fu Ling Ointment

【组成】人参、陈皮、当归、白茯苓、琥珀。(中医方剂大辞典)

琥珀药 hu po yao

【英文名】Hu Po Drug

【组成】西琥珀、枯白矾、黄丹、麝香、龙泉粉。(中医方剂大辞典)

琥珀射星丸 hu po she xing wan

【英文名】Hu Po She Xing Pill

【组成】辰砂、琥珀、射干、真陈胆星。(中医方剂大辞典)

琥珀消石颗粒 hu po xiao shi ke li

【英文名】Hu Po Xiao Shi Granule

【组成】赤小豆、当归、琥珀、海金沙、金钱草、鸡内金、蒲黄、牛膝。(药品标准－中药成方制剂标准 1998)

琥珀真珠丸 hu po zhen zhu wan

【英文名】Hu Po Zhen Zhu Pill

【组成】巴豆、附子尖、半夏、白花蛇头、白僵蚕、白附子、全蝎、天南星、羌活、白鲜皮、琥珀、天麻、真珠末、朱砂、龙齿、雄黄、麝香。(中医方剂大辞典)

琥珀调经丸 hu po tiao jing wan

【英文名】Hu Po Tiao Jing Pill

【组成】香附子、好艾、没药、当归、川芎、熟地黄、生地黄、芍药、琥珀。(中医方剂大辞典)

琥珀调经散 hu po tiao jing san

【英文名】Hu Po Tiao Jing Powder

【组成】琥珀、白芍、当归、没药、肉桂、细辛、甘草、麝香。(中医方剂大辞典)

琥珀通淋丸 hu po tong lin wan

【英文名】Hu Po Tong Lin Pill

【异名】琥珀五淋丸(中医方剂大辞典、全国中药成药处方集)

【组成】飞琥珀、飞滑石、木通、西当归、广木香、川郁金、萹蓄。(中医方剂大辞典)

琥珀救喉散 hu po jiu hou san

【英文名】Hu Po Jiu Hou Powder

【组成】血琥珀、牛黄、熊胆、梅片、珍珠、儿茶。(中医方剂大辞典)

琥珀清金散 hu po qing jin san

【英文名】Hu Po Qing Jin Powder

【组成】血琥珀、川贝母、茯苓、百合、法夏、天冬、京知母、石膏。(中医方剂大辞典)

琥珀散 hu po san

【英文名】Hu Po Powder

【异名】三棱当归散(中医方剂大辞典、本事);琥珀汤(中医方剂大辞典、鸡峰)

【组成】(1)真琥珀、薄荷、生姜、生地黄、车前子、藕节。(中医方剂大辞典)(2)当归、川芎、广茂、赤芍药、陈皮、干姜。(中医方剂大辞典)(3)赤芍药、香附子、枯荷叶、男子发、当归、棕榈、乌纱帽。(中医方剂大辞典)(4)北壁背阴土、真琥珀、凌霄花、皂角刺、瞿麦、海藻叶。(中医方剂大辞典)(5)琥珀、海金砂、没药、蒲黄。(中医方剂大辞典)(6)琥珀、朱砂、麝香、香墨、白姜蚕、当归、鲤鱼鳞、桂心、百草霜、白附子、梁上尘。(中医方剂大辞典)(7)琥珀、猪苓、茯苓、泽泻、滑石、阿胶、车前子。(中医方剂大辞典)(8)琥珀、南木香、血竭、延胡索、川当归、川芎、肉桂、赤芍药、荆芥穗、枳壳、生地黄。(中医方剂大辞典)(9)辰砂、琥珀、牛黄、僵蚕、南星、全蝎、白附子、代赭石、天麻、乳香、蝉蜕、麝香、脑子。(中医方剂大辞典)(10)滑石、木通、当归、木香、郁金、萹竹、琥珀。(中医方剂大辞典)(11)琥珀。(中医方剂大辞典)(12)归须、天虫、百草霜、荆芥、朱砂、陈皮、甘草、人参、黄芪、川芎、琥珀、牡蛎、伏龙肝。(中医方剂大辞典)(13)荆三棱、蓬莪术、赤芍药、刘寄奴、牡丹皮、官桂、熟干地黄、菊花、真蒲黄、当归。(中医方剂大辞典)(14)淋石、琥珀、当归。(中医方剂大辞典)(15)琥珀末、真珠末、朱砂、铅白霜、红芍药。(中医方剂大辞典)(16)琥珀、鲤鱼皮、赤芍药、姜黄、蒲黄、牡丹、当归、大黄、桂、蓬莪术、牛膝。(中医方剂大辞典)(17)琥珀、没药、生地黄汁。(中医方剂大辞典)(18)琥珀、延胡索、牡丹皮、土瓜根、没药、当归、牛膝、木香。(中医方剂大辞典)(19)琥珀屑、鹿角霜、赤小豆、槐花、枳壳、白芷。(中医方剂大辞典)(20)当归、川芎、赤芍、莪术。(中医方剂大辞典)(21)琥珀、当归、没药、青橘皮、赤芍药、木香、桂心、香附子。(中医方剂大辞典)(22)人参、白芍、煅磁石、琥珀、朱砂、远志肉、石菖蒲、牛黄。(中医方剂大辞典)(23)琥珀末、黑丑、葶苈子、猪苓、泽泻。(中医方剂大辞典)(24)酒柏、松脂、鸡子。(中医方剂大辞典)(25)琥珀、鳖甲、大黄。(中医方剂大辞典)(26)辰砂、琥珀、牛黄、姜蚕、胆星、白附子、全蝎、代赭石、天麻、枳壳、乳香。(中医方剂大辞典)(27)琥珀、人参、茯神、远志、菖蒲、乳香、枣仁、朱砂。(中医方剂大辞典)(28)芦甘石、琥珀、冰片。(中医方剂大辞典)(29)琥珀、虎杖、赤芍药、桂心、土瓜根、川大黄、当归、红蓝花。(中医方剂大辞典)(30)琥珀、花蕊石、郁金、朱砂。(中医方剂大辞典)(31)琥珀、芫花、虻虫、水蛭、麒麟竭、没药、干姜。(中医方剂大辞典)(32)琥珀、人参、远志、茯神、生干地黄、阿胶、铁粉、朱砂、甘草、麝香。(中医方剂大辞典)(33)琥珀、没药、当归、红蓝花、牛李子、蒲黄、姜黄、赤芍药、芫花、桂心、益母草、延胡索。(中医方剂大辞典)(34)琥珀、桂心、牛膝、赤芍药、桃仁、当归、生干地黄。(中医方剂大辞典)(35)琥珀、虎杖、牛膝、木香、鳖甲、赤芍药、柴胡、赤茯苓、桂心、桃仁、当归、枳壳。(中医方剂大辞典)(36)琥珀、蒲黄、刘寄奴、赤芍药、莲子心、鬼箭羽。(中医方剂大辞典)(37)琥珀、硫黄、硇砂、没药、麒麟竭、斑蝥、水蛭、桂心、干漆、海马子、当归、虻虫、芫花、麟香。(中医方剂大辞典)(38)琥珀、茯神、远志、菖蒲、黄芪、羚羊角屑、防风、麦门冬、芎䓖、独活、人参、桑寄生、赤芍药、甘草。(中医方剂大辞典)(39)琥珀、茯神、远志、人参、熟干地黄、甘草、铁粉。(中医方剂大辞典)(40)琥珀、乌药、蓬术、刘寄奴、白芍、肉桂、丹皮、当归、生地、玄胡索。(中医方剂大辞典)(41)滑石、白牵牛、斑蝥、僵蚕、枳壳、赤芍、柴胡、木通、连翘、琥珀、黄芩、甘草。(中医方剂大辞典)(42)琥珀、当归、蒲黄、生地黄、瞿麦、血余、栀子、大蓟、小蓟、甘草、酸浆草自然汁。(中医方剂大辞典)(43)琥珀、滑石、甘草、海金砂。(中医方剂大辞典)(44)琥珀、人参。(中医方剂大辞典)(45)滑石、甘草梢、琥珀。(中医方剂大辞典)(46)白茯苓、黄芩、茵陈、紫草、瞿麦、茅根、石韦、乌药、琥珀、连翘、车前子。(中医方剂大辞典)(47)琥珀、石韦、滑石、葵子、瞿麦、当归、赤芍药、木香。(中医方剂大辞典)(48)乌药、当归、蓬莪术。(中医方剂大辞典)(49)琥珀、芫花、黄柏、当归、干漆、桂心、川大黄。(中医方剂大辞典)(50)琥珀、芫花、牛膝、当归、赤芍药、没药。(中医方剂大辞典)(51)琥珀、土瓜根、当归、藕根、姜黄、白术、桂心、生干地黄、赤芍药、牛膝、凌霄花、庵闾子、川大黄。(中医方剂大辞典)(52)琥珀、牛膝、当归、延胡索、桃仁、芎䓖、赤芍药、桂心、川大黄、牡丹、水蛭。(中医方剂大辞典)(53)琥珀、麒麟竭、没药、木香、桂心、延胡索、当归、牡丹、芸苔子、麝香、吴茱萸、青橘皮。(中医方剂大辞典)(54)琥珀、没药、当归、赤芍药、牡丹、延胡索、蒲黄、蓬莪术、桂心。(中医方剂大辞典)(55)琥珀、牛膝、当归、凌霄花、赤芍药、没药、地龙、麝香、桃仁、水蛭。(中医方剂大辞典)(56)琥珀、白术、当归、柴胡、延胡索、红花子、牡丹、木香、桂心、桃仁、鳖甲、赤芍药。(中医方剂大辞典)(57)琥珀、桂心、当归、牛膝、没药、麒麟竭、干漆、延胡索、防风、羌活、羚羊角屑、川大黄。(中医方剂大辞典)(58)琥珀、生玳瑁、当归、蒲黄、生干地黄、京三棱。(中医方剂大辞典)(59)琥珀、当归、川大黄、赤芍药、桃仁、羚羊角屑、突厥白、生干地黄、藁本。(中医方剂大辞典)(60)琥珀、真珠、珊瑚、贝齿、马珂、朱砂、蕤仁、决明子、龙脑、云石。(中医方剂大辞典)(61)琥珀、真珠末、珊瑚、朱砂、硇砂、马牙硝、乌贼鱼骨。(中医方剂大辞典)(62)上色朱砂、真珠末、芍药、铅白霜。(中医方剂大辞典)(63)琥珀、鳖甲、京三棱、延胡索、没药、大黄。(中医方剂大辞典)(64)琥珀、松子、柏子、荏子、芜菁子、胡麻子、车前子、蛇床子、菟丝子、枸杞子、庵闾子、麦门冬、橘皮、松脂、牡蛎、肉苁蓉、桂心、石韦、石斛、滑石、茯苓、芎䓖、人参、杜蘅、续断、远志、当归、牛膝、牡丹、通草。(中医方剂大辞典)(65)黑牵牛、槟榔。(中医方剂大辞典)

琥珀滋生丸 hu po zi sheng wan

【英文名】Hu Po Zi Sheng Pill

【组成】琥珀、阿胶、五味子、附子、肉桂、沉香、川芎、桑寄生、当归、肉苁蓉、人参、续断、熟地、没药、木香、延胡索、乳香、牛黄、朱砂。(中医方剂大辞典)

琥珀煮散 hu po zhu san

【英文名】Hu Po Zhu Powder

【组成】琥珀、没药、蒲黄、赤芍药、姜黄、红蓝花、土瓜根、牛李子、延胡索、牡丹皮。(中医方剂大辞典)

琥珀犀角膏 hu po xi jiao gao

【英文名】Hu Po Xi Jiao Ointment

【组成】真琥珀、生犀角屑、辰砂、茯神、真脑子、人参、酸枣仁。(中医方剂大辞典)

琥珀黑散 hu po hei san

【英文名】Hu Po Hei Powder

【组成】琥珀、朱砂、松烟墨、人参、附子、百草霜、姜蚕、乳香、当归、黑衣。(中医方剂大辞典)

琥珀煎 hu po jian

【英文名】Hu Po Jian Decoction

【组成】(1)琥珀、牛膝、当归、防风、桃仁、荜茇、芎䓖、桂、干姜、清酒、生地黄汁、酥、蜜。(中医方剂大辞典)(2)乳香末、蕤仁、滑石、铅丹、木鳖子、黄连末、秦皮、柳枝、槐枝、白蜜、黄芩。(中医方剂大辞典)(3)琥珀、贝齿、朱砂、龙脑、马牙硝。(中医方剂大辞典)

琥珀煎丸 hu po jian wan

【英文名】Hu Po Jian Pill

【组成】(1)当归、芎䓖、熟地黄、赤芍药、川楝子、玄胡索、蓬术、琥珀、香附子。(中医方剂大辞典)(2)琥

珀、虻虫、水蛭、肉桂、桃仁、川大黄。（中医方剂大辞典）

琥珀碧玉散 hu po bi yu san

【英文名】Hu Po Bi Yu Powder

【组成】滑石、甘草、琥珀、青黛。（中医方剂大辞典）

琥珀膏 hu po gao

【英文名】Hu Po Plaster

【异名】琥珀煎（中医方剂大辞典、圣惠）；贴痞琥珀膏（中医方剂大辞典、丹溪心法）

【组成】(1)锦纹大黄。（中医方剂大辞典）(2)好松脂。（中医方剂大辞典）(3)蕤仁、大珍珠、琥珀、象牙末、朱砂、白硼砂、玄明粉、麝香、冰片。（中医方剂大辞典）(4)蕲艾、独蒜、川山甲。（中医方剂大辞典）(5)琥珀末、定粉、血余、轻粉、银朱、花椒、黄蜡、麻油。（中医方剂大辞典）(6)黑沙糖。（中医方剂大辞典）(7)大黄、朴硝、麝香。（中医方剂大辞典）(8)人参、石菖蒲、天门冬、远志、麦门冬、白茯苓、预知子。（中医方剂大辞典）(9)大黄、郁金、南星、白芷。（中医方剂大辞典）(10)沉香、嫩松香、乳香、没药、银朱、血竭、香油。（中医方剂大辞典）(11)归须、川芎、黄芪梢、蜂房、细辛、皂角、升麻、甘草梢、蓖麻子、大鳖子、芍药、白蔹、独活、川椒、藁本、防风梢、枸杞子、菖蒲、降真香、官桂、瓜蒌、苏木、白芷、杏仁、黄连、槐枝、琥珀、沉香、木香、丁香、藿香、零陵香、云母石、乳香、雄黄、朱砂、安息香、甘松、轻粉、麝香、发灰、白矾、羊肾脂、蟾酥、香油、黄丹。（中医方剂大辞典）(12)琥珀、生地黄汁、生姜汁。（中医方剂大辞典）(13)琥珀、丁香、木香、桂心、朱砂、木鳖子、当归、白芷、防风、木通、垂柳枝、松脂、黄丹、油。（中医方剂大辞典）(14)琥珀、雄黄、朱砂、丁香、木香、当归、白蔹、芎䓖、木鳖子、乱发、生地黄、垂柳枝、槐枝、松脂、黄丹、清麻油。（中医方剂大辞典）(15)大黄、朴硝。（中医方剂大辞典）

琥珀膏贴积丸 hu po gao tie ji wan

【英文名】Hu Po Gao Tie Ji Pill

【组成】大黄、朴硝。（中医方剂大辞典）

琥珀蜡矾丸 hu po la fan wan

【英文名】Hu Po La Fan Pill

【异名】蜡矾丸（外科正宗）

【组成】(1)明矾、黄蜡、琥珀、朱砂、雄黄、乳香、蜂蜜。（中医方剂大辞典）(2)白矾、黄蜡、雄黄、琥珀、朱砂、蜂蜜。（中医方剂大辞典）

琥珀镇心丸 hu po zhen xin wan

【英文名】Hu Po Zhen Xin Pill

【组成】琥珀、龙齿、川连、朱砂、麦冬、天竺黄、犀角、羚羊角、枣仁、远志、茯神、石菖蒲、麝香、牛黄、珍珠、雄黄、金箔。（中医方剂大辞典）

琥珀镇惊丸 hu po zhen jing wan

【英文名】Hu Po Zhen Jing Pill

【组成】胆星、竺黄、雄黄、辰砂、麝香、琥珀、全虫、僵虫、天麻、梅片。（中医方剂大辞典）

琴饮子 qin yin zi

【英文名】Qin Yin Zi Powder

【组成】当归、大黄、川芎、熟地黄、白芍药、柴胡、桂。（中医方剂大辞典）

琼方既济丸 qiong fang ji ji wan

【英文名】Qiong Fang Ji Ji Pill

【组成】白茯苓、破故纸。（中医方剂大辞典）

琼玉膏 qiong yu gao

【英文名】Qiong Yu Concentrated Decoction

【组成】地黄、党参、茯苓。（药品标准－中药成方制剂标准 1991）

琼花散 qiong hua san

【英文名】Qiong Hua Powder

【异名】琼液散（中医方剂大辞典、外科大成）

【组成】闹羊花。（中医方剂大辞典）

琼花膏 qiong hua gao

【英文名】Qiong Hua Plaster

【组成】闹羊花根皮、五加皮、归身、威灵仙、防风、荆芥、玄参、天花粉、甘草。（中医方剂大辞典）

琼浆药酒 qiong jiang yao jiu

【英文名】Qiong Jiang Wine

【组成】人参、鹿茸、桂元肉、川附片、陈皮、狗脊、枸杞子、补骨脂、黄精、金樱肉、韭菜子、淫羊藿、冬虫草、怀牛膝、灵芝、当归、佛手、驴肾、麻雀头、红糖、红曲、白蜜。（中医方剂大辞典）

琼珠散 qiong zhu san

【英文名】Qiong Zhu Ointment

【组成】粟壳、桑皮、贝母、五味子、玄参、薄荷、陈皮、桔梗、甘草。（中医方剂大辞典）

琼脂膏 qiong zhi gao

【英文名】Qiong Zhi Ointment

【组成】鹿角胶、生地黄、白沙蜜、真酥油、生姜。（中医方剂大辞典）

琼液膏 qiong ye gao

【英文名】Qiong Ye Ointment

【组成】(1)熊胆、牛黄、龙脑、蕤仁、硼砂、黄连、蜂蜜。（中医方剂大辞典）(2)闹羊花、红花、蒲黄、白芷、归尾。（中医方剂大辞典）

琼酥散 qiong su san

【英文名】Qiong Su Powder

【组成】蟾酥、半夏、闹羊花、胡椒、川椒、荜茇、川乌。（中医方剂大辞典）

番木煎剂 fan mu jian ji

【英文名】Fan Mu Decoction

【组成】香附、木贼、大青叶、板蓝根。(陕西中医 1986,7(9))

番泻叶冲剂 fan xie ye chong ji

【英文名】Fan Xie Ye Medicinal Instant Granule

【组成】番泻叶。(中医函授通讯 1992,(2))

番泻叶散 fan xie ye san

【英文名】Fan Xie Ye Powder

【组成】番泻叶、白及、乌贼骨。(浙江中医杂志 1991,(1))

疏土汤 shu tu tang

【英文名】Shu Tu Decoction

【组成】(1)白术、茯苓、干葛、人参、甘草、陈皮、天花粉、竹叶、甘菊、柴胡。(中医方剂大辞典)(2)白术、茯苓、肉桂、柴胡、白芍、枳壳、半夏。(中医方剂大辞典)

疏中丸 shu zhong wan

【英文名】Shu Zhong Pill

【组成】制半夏、人参、白术、升麻、银州柴胡、猪苓、化州橘红、泽泻。(中医方剂大辞典)

疏木饮 shu mu yin

【英文名】Shu Mu Decoction

【组成】柴胡、薄荷、甘草、苍术、白芥子、白芍、茯苓、丹皮、生地、青皮。(中医方剂大辞典)

疏气丸 shu qi wan

【英文名】Shu Qi Honeyed Pill

【组成】(1)大黄、郁李仁、枳壳、羌活、木香、青橘皮、槟榔、芎䓖、檀香、陈橘皮。(中医方剂大辞典)(2)京三棱、牵牛子、干姜、陈橘皮。(中医方剂大辞典)(3)牵牛子、木香、桂心、槟榔、诃黎勒、陈橘皮、桑根白皮、郁李仁。(中医方剂大辞典)

疏气饮 shu qi yin

【英文名】Shu Qi Decoction

【组成】苍术、白芷、防风、升麻、黄芩、白芍、连翘、归尾、甘草节。(中医方剂大辞典)

疏气定痛汤 shu qi ding tong tang

【英文名】Shu Qi Ding Tong Decoction

【组成】制香附、川楝子、延胡索、五灵脂、没药、枳壳、木香、当归、乌药。(中医方剂大辞典)

疏气黄耆丸 shu qi huang qi wan

【英文名】Shu Qi Huang Qi Pill

【组成】黄芪、枳壳、威灵仙。(中医方剂大辞典)

疏风丸 shu feng wan

【英文名】Shu Feng Honeyed Pill

【组成】通圣散、天麻、羌活、独活、细辛、甘菊、首乌。(中医方剂大辞典)

疏风五苓散 shu feng wu ling san

【英文名】Shu Feng Wu Ling Powder

【组成】防风、苍术、肉桂、羌活、猪苓、泽泻、赤茯苓、白术。(中医方剂大辞典)

疏风分理散 shu feng fen li san

【英文名】Shu Feng Fen Li Powder

【组成】荆芥、防风、苏叶、柴胡、陈皮、甘草、苍术、厚朴、木通、木香、车前。(中医方剂大辞典)

疏风止痛合剂 shu feng zhi tong he ji

【英文名】Shu Feng Zhi Tong Mixture

【组成】石决明、白蒺藜、炒栀子、龙胆草、当归、川芎、羌活、防风、白芷、细辛、薄荷、菊花。(吉林中医 1993,(1))

疏风止痛散 shu feng zhi tong san

【英文名】Shu Feng Zhi Tong Wine

【组成】当归、天麻、僵蚕、乌药、牛膝、独活、石南藤、乳香、紫荆花、骨碎补、川芎、姜、葱白。(中医方剂大辞典)

疏风止嗽丸 shu feng zhi sou wan

【英文名】Shu Feng Zhi Sou Honeyed Pill

【组成】苏梗、防风、干葛、枳壳、前胡、桔梗、桑皮、杏仁、半夏、茯苓、陈皮、川贝、羌活、黄芩、甘草。(中医方剂大辞典)

疏风止嗽汤 shu feng zhi sou tang

【英文名】Shu Feng Zhi Sou Decoction

【组成】荆芥穗、苏薄荷、光杏仁、广皮仁、百部、清炙草、紫菀、白前。(中医方剂大辞典)

疏风甘桔汤 shu feng gan ju tang

【英文名】Shu Feng Gan Ju Decoction

【组成】生甘草、桔梗、归尾、花粉、山栀、甘葛、元参、荆芥、川芎、连翘、人参、枳壳、茯苓、陈皮、防风、黄连。(中医方剂大辞典)

疏风再造丸 shu feng zai zao wan

【英文名】Shu Feng Zai Zao Pill

【组成】蕲蛇、红参、草豆蔻、甘草、赤芍、胆南星、茯苓、冰片、川芎、广藿香、油松节、附子、黄芩、磁石、熟地黄、两头尖、防风、细辛、白术、地龙、肉桂、当归、大黄、黄精、乌药、乳香、麻黄、茜草、红花、檀香、全蝎、玄参、葛根、羌活、白芷。(药品标准－中药成方制剂标准 1993)

疏风安胎汤 shu feng an tai tang

【英文名】Shu Feng An Tai Decoction

【组成】荆芥、防风、连翘、黄芩、前胡、甘草、马兰、花粉。(中医方剂大辞典)

疏风汤 shu feng tang

【英文名】Shu Feng Decoction

【组成】(1)荆芥穗、蝉蜕、桔梗、归尾、甘草稍、防风、白芷、石膏、白芍药、茯苓、连翘、苍术。(中医方剂大辞典)(2)当归、川芎、白茯苓、陈皮、半夏、乌药、香附、白芷、羌活、防风、细辛、桂枝、甘草。(中医方剂大辞典)(3)麻黄、益智仁、杏仁、炙甘草、升麻。(中医方剂大辞典)(4)荆芥、防风、柴胡、黄芩、升麻、葛根、当归、川芎、木通、生白芍、生地、木贼、蜜蒙、甘草、甘菊、黑小豆。(中医方剂大辞典)

疏风芎归散 shu feng xiong gui san

【英文名】Shu Feng Xiong Gui Powder

【组成】当归、川芎、人参、紫苏、葛根。(中医方剂大辞典)

疏风利水汤 shu feng li shui tang

【英文名】Shu Feng Li Shui Decoction

【组成】紫浮萍、紫苏、桑皮、益母草、车前子、白茅根、金银花、连翘、甘草。(中医方剂大辞典)

疏风饮 shu feng yin

【英文名】Shu Feng Decoction

【组成】薄荷、荆芥、防风、银花、酒黄芩、天花粉、桔梗。(中医方剂大辞典)

疏风定痛丸 shu feng ding tong wan

【英文名】Shu Feng Ding Tong Honeyed Pill

【组成】马钱子、麻黄、乳香、没药、千年健、地风、桂枝、牛膝、木瓜、自然铜、甘草、杜仲、防风、羌活、独活。(中医方剂大辞典)

疏风败毒散 shu feng bai du san

【英文名】Shu Feng Bai Du Powder

【组成】当归、川芎、白芍药、熟地黄、羌活、独活、桔梗、枳壳、柴胡、白茯苓、白芷、甘草、紫苏、陈皮、香附。(中医方剂大辞典)

疏风养荣汤 shu feng yang rong tang

【英文名】Shu Feng Yang Rong Decoction

【组成】白芍、当归、生地、柴胡、防风、薄荷、麦冬、地骨皮、山栀。(中医方剂大辞典)

疏风枳壳汤 shu feng zhi ke tang

【英文名】Shu Feng Zhi Ke Decoction

【组成】紫苏、枳壳、杏仁。(中医方剂大辞典)

疏风活血冲剂 shu feng huo xue chong ji

【英文名】Shu Feng Huo Xue Medicinal Instant Granule

【组成】川芎、桂枝、荆芥、防风、当归、甘草。(浙江中医杂志 1992,(7))

疏风活血汤 shu feng huo xue tang

【英文名】Shu Feng Huo Xue Decoction

【组成】当归、川芎、威灵仙、白芷、防己、黄柏、南星、苍术、羌活、桂枝、红花、生姜。(中医方剂大辞典)

疏风活血散 shu feng huo xue san

【英文名】Shu Feng Huo Xue Powder

【组成】(1)全当归、生地、赤芍、防风、红花、川芍、苏木、炙草、生姜、红枣。(中医方剂大辞典)(2)当归、生地、川芎、赤芍、荆芥、防风、甘草、红花、苏子。(中医方剂大辞典)

疏风活血解毒汤 shu feng huo xue jie du tang

【英文名】Shu Feng Huo Xue Jie Du Decoction

【组成】防风、地肤子、赤芍、双花、丹参、生地、蝉蜕、石膏、川芎、桂枝。(中医药学报 1992,(4))

疏风活络丸 shu feng huo luo wan

【英文名】Shu Feng Huo Luo Pill

【组成】制马钱子、麻黄、虎杖、菝葜、桂枝、木瓜、甘草、防风、秦艽、桑寄生。(药品标准-中药成方制剂标准 1991)

疏风活络片 shu feng huo luo pian

【英文名】Shu Feng Huo Luo Tablet

【组成】马钱子、秦艽、麻黄、木瓜、虎杖、甘草、菝葜、防风、桂枝、桑寄生。(药品标准-中药成方制剂标准 1994)

疏风胜湿汤 shu feng sheng shi tang

【英文名】Shu Feng Sheng Shi Decoction

【组成】紫苏、干葛、柴胡、川芎、陈皮、半夏、前胡、苡仁、木瓜、续断、枳壳、香附、黄芩。(中医方剂大辞典)

疏风除湿汤 shu feng chu shi tang

【英文名】Shu Feng Chu Shi Tang

【组成】芥穗、防风、蝉衣、生薏米、生枳壳、生白术、生黄柏、车前子、车前草、菊花。(中医方剂大辞典)

疏风顺气丸 shu feng shun qi wan

【英文名】Shu Feng Shun Qi Honeyed Pill

【组成】(1)大黄、麻仁、山茱萸、山药、郁李仁、菟丝子、独活、牛膝、枳壳、槟榔、车前子。(中医方剂大辞典)(2)大黄、车前子、槟榔、火麻子、山药、郁李仁、菟丝子、牛膝、木香、苁蓉、白茯苓、续断、防风、枳壳、独活、人参、白术、甘草。(中医方剂大辞典)

疏风顺气汤 shu feng shun qi tang

【英文名】Shu Feng Shun Qi Decoction

【组成】(1)青皮、木通、厚朴、泽泻、枳实、黄芩、防风、砂仁、陈皮、没药、甘草、红花、乳香。(中医方剂大辞典)(2)紫苏、干葛、桑皮、前胡、麻黄、杏仁、甘草。(中医方剂大辞典)(3)人参、防风、麻黄、羌活、升麻、桔梗、石膏、黄芩、荆芥、天麻、南星、薄桂、葛根、赤芍药、杏仁、当归、川芎、白术、细辛、猪牙皂角。(中医方剂大辞典)

疏风顺气补血汤 shu feng shun qi bu xue tang

【英文名】Shu Feng Shun Qi Bu Xue Decoction

【组成】防风、赤芍、当归、杜仲、白芷、灵仙、川芎、熟地、肉桂、陈皮、青皮、牛膝、甘草。(中医方剂大辞典)

疏风涤火汤 shu feng di huo tang

【英文名】Shu Feng Di Huo Decoction

【组成】半夏、升麻、甘草、薄荷、石菖蒲、生地、当归、连翘、防风、荆芥、苦参、天花粉、白术、白芍、桔梗、白芷、白蒺藜、羌活、黄芩。(中医方剂大辞典)

疏风透肌汤 shu feng tou ji tang

【英文名】Shu Feng Tou Ji Decoction

【组成】防风、荆芥、羌活、前胡、蝉蜕、楂肉、桔梗、甘草。(中医方剂大辞典)

疏风通闭丸 shu feng tong bi wan

【英文名】Shu Feng Tong Bi Honeyed Pill

【组成】归身、川芎、白芍、葛根、秦艽、丹皮、生地、赤芍、天麻、丹参、茯神。(中医方剂大辞典)

疏风通络汤 shu feng tong luo tang

【英文名】Shu Feng Tong Luo Decoction

【组成】独活、防风、当归、姜黄、没药、地龙、桂枝、牛膝、黄芪、鸡血藤、生苡仁、防己、木瓜。(现代中医1989,2(1))

疏风清肝汤 shu feng qing gan tang

【英文名】Shu Feng Qing Gan Decoction

【组成】当归尾、赤芍、荆芥穗、防风、川芎、菊花、生栀、薄荷、柴胡、连翘、金银花、甘草。(中医方剂大辞典)

疏风清热汤 shu feng qing re tang

【英文名】Shu Feng Qing Re Decoction

【组成】(1)荆芥、防风、牛蒡子、甘草、金银花、连翘、桑白皮、赤芍、桔梗、黄芩、天花粉、玄参、浙贝母。(中医方剂大辞典)(2)薄荷、银花、赤芍、茅根、天花粉、枳壳。(中医方剂大辞典)(3)荆芥、防风、牛蒡子、甘草、银花、连翘、桑白皮、赤芍、桔梗、黄芩、花粉、玄参、浙贝。(中医方剂大辞典)

疏风清热饮 shu feng qing re yin

【英文名】Shu Feng Qing Re Decoction

【组成】(1)荆芥、防风、牛蒡子、白蒺藜、蝉衣、生地、丹参、赤芍、山栀、黄芩、银花、连翘、生甘草。(中医方剂大辞典)(2)荆芥、金银花、赤芍、防风、玄参、连翘壳、浙贝母、桔梗、天花粉、淡黄芩、牛蒡子、桑白皮、甘草。(中医方剂大辞典)(3)苦参、全蝎、皂角刺、芥穗、防风、蝉蜕、银花、白芷、桔梗。(中医方剂大辞典)(4)苦参、全蝎、皂刺、猪牙皂角、防风、荆芥穗、金银花、蝉蜕。(中医方剂大辞典)(5)羌活、防风、荆芥、黄芩、甘草。(中医方剂大辞典)

疏风清脑饮 shu feng qing nao yin

【英文名】Shu Feng Qing Nao Decoction

【组成】杭菊花、荷叶、淡豆豉、川蒿本、苏荷叶、丹皮、玄参、晚蚕砂、钩藤、鲜银花藤、葱白。(中医方剂大辞典)

疏风理气汤 shu feng li qi tang

【英文名】Shu Feng Li Qi Decoction

【组成】防风、羌活、陈皮、紫苏、独活、枳壳、威灵仙、细辛、苏木、甘草、白芷、川芎、红花、黄芩、五茄皮、砂仁。(中医方剂大辞典)

疏风散 shu feng san

【英文名】Shu Feng Powder

【组成】(1)羌活、升麻、柴胡、葛根、当归、白芷、生地、苍术、黄柏、茯苓、连翘、银花。(中医方剂大辞典)(2)羌活、当归、白芍、连翘、升麻、苍术、干葛、生地、柴胡、甘草。(中医方剂大辞典)(3)生地、防风、连翘、白芷、犀角、当归、川芎、桔梗、甘草。(中医方剂大辞典)(4)防风、桔梗、嘉蚕、蝉衣、茯苓、甘草。(中医方剂大辞典)(5)连翘、防风、荆芥、当归、元参、桔梗、葛根、杏仁、黄芩、薄荷、牛蒡、知母、甘草。(中医方剂大辞典)(6)前胡、桑皮、陈皮、法半夏、枯芩、玉桔梗、甘草、款冬花、枳壳、苏子。(中医方剂大辞典)(7)防风、犀角、麻黄、人参、当归、川芎、羌活、远志、茯神、甘草。(中医方剂大辞典)(8)荆芥穗、防风、甘草。(中医方剂大辞典)(9)枳壳、防风、羌活、独活、槟榔、白芷、威灵仙、蒺藜、麻仁、杏仁、甘草。(中医方剂大辞典)(10)山栀子仁、大黄、白滑石、熟地黄、悬豆。(中医方剂大辞典)(11)牵牛子、大黄、槟榔、陈橘皮。(中医方剂大辞典)

疏风散郁汤 shu feng san yu tang

【英文名】Shu Feng San Yu Decoction

【组成】藁本、羌活、白芷、荆芥、川芎、防风、柴胡、知母、青黛、芦根、竹叶、木通、泽泻、甘草、前胡、黄芩。(中医方剂大辞典)

疏风散热胶囊 shu feng san re jiao nang

【英文名】Shu Feng San Re Capsule

【组成】金银花、连翘、忍冬藤、桔梗、薄荷、牛蒡子、地黄、淡竹叶、荆芥、栀子、淡豆豉、甘草。(药品标准-中药成方制剂标准 1997)

疏风散湿汤 shu feng san shi tang

【英文名】Shu Feng San Shi Decoction

【组成】赤芍药、黄连、防风、铜绿、川花椒、归尾、轻粉、羌活、五倍子、荆芥、胆矾、明矾。(中医方剂大辞典)

疏风滋血汤 shu feng zi xue tang

【英文名】Shu Feng Zi Xue Decoction

【组成】当归、川芎、白芍药、熟地黄、羌活、独活、红花、牛膝、防风、白芷、家葛、升麻、甘草、柴胡、桃仁。(中医方剂大辞典)

疏风解毒汤 shu feng jie du tang

【英文名】Shu Feng Jie Du Decoction

【组成】荆芥、大力、贝母、射干、豆根、薄荷、银花、桔梗、甘草、灯竹心。(中医方剂大辞典)

疏风解毒饮 shu feng jie du yin

【英文名】Shu Feng Jie Du Decoction

【组成】荆芥、牛蒡子、丹皮、元参、贝母、苏叶、黄连、甘草、麦冬。(中医方剂大辞典)

疏风解毒散 shu feng jie du san

【英文名】Shu Feng Jie Du Powder

【组成】(1)紫浮萍、活地龙。(中医方剂大辞典)(2)白芷、细辛、蒺藜、麻黄、鸡心槟榔、当归须、生干地黄、川芎、赤芍药、川独活、牵牛、苍术、桑白皮、枳壳、甘草。(中医方剂大辞典)

疏机化浊敛溃汤 shu ji hua zhuo lian kui tang

【英文名】Shu Ji Hua Zhuo Lian Kui Decoction

【组成】柴胡、黄芩、厚朴、苍术、郁金、川楝子、鸡金、藿香、茯苓、白蔻仁、沉香、甘草。(云南中医杂志 1993,14(5))

疏邪利金汤 shu xie li jin tang

【英文名】Shu Xie Li Jin Decoction

【组成】防风、荆芥、前胡、杏仁、桔梗、甘草、苏子、橘红。(中医方剂大辞典)

疏邪饮 shu xie yin

【英文名】Shu Xie Decoction

【组成】(1)柴胡、葛根、荆芥、苏叶、黄芩、连翘、芍药、甘草。(中医方剂大辞典)(2)荆芥、紫苏、羌活、甘草、川芎、白芷、麻黄、白芍、防风。(中医方剂大辞典)(3)柴胡、芍药、苏叶、荆芥穗、炙甘草。(中医方剂大辞典)

疏邪和解汤 shu xie he jie tang

【英文名】Shu Xie He Jie Decoction

【组成】柴胡、连翘、苏梗、桔梗、制蚕、土贝、牛蒡、枳壳、生草、马勃、芥子、钩钩。(中医方剂大辞典)

疏邪定惊汤 shu xie ding jing tang

【英文名】Shu Xie Ding Jing Decoction

【组成】麻黄、羌活、白芷、防风、胆星、天麻、薄荷、黄芩、前胡、桔梗。(中医方剂大辞典)

疏邪实表汤 shu xie shi biao tang

【英文名】Shu Xie Shi Biao Decoction

【组成】(1)白术、赤芍、桂枝、防风、川芎、羌活、甘草。(中医方剂大辞典)(2)黄芪、防风、荆芥、甘草、川芎、白芷、桔梗。(中医方剂大辞典)

疏邪荆防散 shu xie jing fang san

【英文名】Shu Xie Jing Fang Powder

【组成】荆芥、象山贝母、牛蒡、桔梗、甘草、防风、前胡、杏仁、马勃、莱菔汁。(中医方剂大辞典)

疏利汤 shu li tang

【英文名】Shu Li Decoction

【组成】陈皮、法半夏、茯苓、甘草、厚朴、乌药、猪苓、泽泻、神曲、吴茱萸。(中医方剂大辞典)

疏肝三通方 shu gan san tong fang

【英文名】Shu Gan San Tong Prescription

【组成】柴胡、枳壳、佛手片、黄芩、女贞子、茵陈、焦山栀、生大黄、车前草、甘草、板蓝根、白术、陈皮、焦楂曲。(上海中医药杂志 1989,(7))

疏肝止血汤 shu gan zhi xue tang

【英文名】Shu Gan Zhi Xue Decoction

【组成】柴胡、黄芩、白芍、黑山栀、丹皮、金铃子、侧柏叶、地榆、枳壳、黄连。(中医方剂大辞典)

疏肝导滞汤 shu gan dao zhi tang

【英文名】Shu Gan Dao Zhi Decoction

【组成】川楝子、延胡、青皮、白芍、当归、香附、丹皮、山栀。(中医方剂大辞典)

疏肝汤 shu gan tang

【英文名】Shu Gan Decoction

【组成】当归、郁金、黑芝麻、乌梅。(山东中医学院学报 1993,17(1))

疏肝两消汤 shu gan liang xiao tang

【英文名】Shu Gan Liang Xiao Decoction

【组成】白芍、白术、陈皮、半夏、当归、厚朴、柴胡、茯神、白芥子。(中医方剂大辞典)

疏肝利胆汤 shu gan li dan tang

【英文名】Shu Gan Li Dan Decoction

【组成】(1)柴胡、决明子、生山楂、生大黄。(辽宁中医杂志 1988,(7))(2)柴胡、白芍、枳壳、木香、元胡、川楝子、茵陈、大黄、金钱草、麦芽、甘草。(山东中医杂志 1988,7(6))(3)柴胡、白芍、枳实、黄芩、大黄、玄胡、川楝子、郁金、半夏、甘草。(陕西中医 1989,10(11))

疏肝利胆散 shu gan li dan san

【英文名】Shu Gan Li Dan Powder

【组成】穿山甲、莪术、皂刺、川楝子、川芎、木香、冰片。(陕西中医 1992,13(1))

疏肝助孕汤 shu gan zhu yun tang

【英文名】Shu Gan Zhu Yun Decoction

【组成】柴胡、制香附、郁金、制元胡、小青皮、王不留行子、路路通、当归、赤芍、白芍、怀牛膝、炮山甲、鹿角霜。(浙江中医学院学报 1989,13(5))

疏肝补肾汤 shu gan bu shen tang

【英文名】Shu Gan Bu Shen Decoction

【组成】柴胡、白芍、山茱萸、菟丝子、阿胶、当归、香附、熟地、旱莲草。(四川中医 1989,7(7))

疏肝饮 shu gan yin

【英文名】Shu Gan Decoction

【异名】疏肝散(中医方剂大辞典、寿世保元)

【组成】黄连、当归、柴胡、青皮、桃仁、川芎、白芍、红花。(中医方剂大辞典)

疏肝和胃汤 shu gan he wei tang

【英文名】Shu Gan He Wei Decoction

【组成】(1)炙柴胡、苏梗、白芍、炒枳壳、制香附、佛手片、炒陈皮、炙甘草、炙内金。(江苏中医 1992,(10))(2)柴胡、瓜蒌仁、川连、枳壳、木香、青皮、陈皮、草豆蔻、清半夏、槟榔片、莱菔子、黄芩。(黑龙江中医药 1987,(6))

疏肝泄火安神汤 shu gan xie huo an shen tang

【英文名】Shu Gan Xie Huo An Shen Decoction

【组成】丹皮、栀子、合欢皮、炒枣仁、夜交藤、柴胡、生龙骨、生牡蛎。(江苏中医杂志 1993,(2))

疏肝养胃汤 shu gan yang wei tang

【英文名】Shu Gan Yang Wei Decoction

【组成】柴胡、白芍、郁金、党参、玉竹、山药、川楝子、佛手、炙甘草。(湖南中医学院学报 1987,(4))

疏肝活血止痛汤 shu gan huo xue zhi tong tang

【英文名】Shu Gan Huo Xue Zhi Tong Decoction

【组成】柴胡、丹皮、桃仁、赤芍、白芷、当归、茯苓、白术、炒栀子、红花、薄荷、杭芍、川芎、葛根。(陕西中医 1992,13(5))

疏肝活血汤 shu gan huo xue tang

【英文名】Shu Gan Huo Xue Decoction

【组成】柴胡、薄荷、黄芩、栀子、归尾、赤芍、红花、莪术、陈皮、甘草。(中医方剂大辞典)

疏肝活血解毒汤 shu gan huo xue jie du tang

【英文名】Shu Gan Huo Xue Jie Du Decoction

【组成】柴胡、香附、枳壳、赤芍、当归、连翘、白芍、板蓝根、川芎、生甘草。(安徽中医学院学报 1991,10(1))

疏肝活络解痉汤 shu gan huo luo jie jing tang

【英文名】Shu Gan Huo Luo Jie Jing Decoction

【组成】柴胡、白芷、川芎、当归、丹参、磁石、赤白芍、香附、鸡血藤、益母草、钩藤、菊花、甘草。(河北中医学院学报 1989,4(2))

疏肝健胃汤 shu gan jian wei tang

【英文名】Shu Gan Jian Wei Decoction

【组成】柴胡、百合、山药、当归、郁金、乌药、乌梅、赤芍、甘松、甘草。(湖南中医学院学报 1988,8(1))

疏肝流气饮 shu gan liu qi yin

【英文名】Shu Gan Liu Qi Decoction

【组成】柴胡、薄荷、郁金、当归、丹皮、黄芩、白芍、山栀、夏枯草。(中医方剂大辞典)

疏肝消核方 shu gan xiao he fang

【英文名】Shu Gan Xiao He Prescription

【组成】柴胡、生白芍、当归、郁金、香附、橘核、延胡索、白术、瓜蒌皮、鹿角霜、炙甘草。(江苏中医杂志 1987,8(11))

疏肝消积散 shu gan xiao ji san

【英文名】Shu Gan Xiao Ji Powder

【组成】柴胡、郁金、赤白芍、枳壳、甘草、丹参、刘寄奴、鳖甲。(实用中医内科杂志 1992,6(2))

疏肝益肾汤 shu gan yi shen tang

【英文名】Shu Gan Yi Shen Decoction

【组成】柴胡、白芍、熟地、山药、萸肉、丹皮、茯苓、泽泻。(中医方剂大辞典)

疏肝益胃汤 shu gan yi wei tang

【英文名】Shu Gan Yi Wei Decoction

【组成】人参、半夏、茯苓、广皮、吴萸、白芍、淡干姜、木瓜、乌梅肉。(中医方剂大辞典)

疏肝益精汤 shu gan yi jing tang

【英文名】Shu Gan Yi Jing Decoction

【组成】柴胡、白芍、当归、白术、茯苓、菟丝子、肉苁蓉、补骨脂、枸杞子、淫羊藿、香附、杜仲、山茱萸、熟地、甘草。(内蒙古中医药 1993,12(2))

疏肝调胃散 shu gan tiao wei san

【英文名】Shu Gan Tiao Wei Powder

【组成】柴胡、苏梗、白芍、炒枳壳、香附、佛手、淮山药、炒陈皮、炙内金、炙甘草。(陕西中医 1993,14(7))

疏肝透毒散 shu gan tou du san

【英文名】Shu Gan Tou Du Powder

【组成】僵蚕、蝉蜕、薄荷、钩藤、青皮、木通、前胡、山楂、羌活、荆芥、灯草、生姜。(中医方剂大辞典)

疏肝通乳汤 shu gan tong ru tang

【英文名】Shu Gan Tong Ru Decoction

【组成】当归、穿山甲、漏芦、麦冬、白芍、柴胡、川芎、青皮、薄荷、王不留行、栝楼、皂角刺。(中医方剂大辞典)

疏肝通精汤 shu gan tong jing tang

【英文名】Shu Gan Tong Jing Decoction

【组成】(1)柴胡、当归、郁金、赤芍、炮穿山甲、地龙、王不留行、石菖蒲、女贞子、路路通、炙麻黄、车前子、蜈蚣。(新中医 1993,(8))(2)柴胡、郁金、当归、白芍、丹参、川牛膝、枳壳、炙麻黄、王不留行、路路通、蜈蚣、生甘草。(陕西中医 1992,13(2))

疏肝排石汤 shu gan pai shi tang

【英文名】Shu Gan Pai Shi Decoction

【组成】柴胡、小青皮、广郁金、广金钱草、生鸡内金、生山楂、王不留行、生大黄、川牛膝。(辽宁中医杂志 1991,(3))

疏肝清耳汤 shu gan qing er tang

【英文名】Shu Gan Qing Er Decoction

【组成】黄连、黄芩、栀子、当归、青皮、胆星、香附、龙胆草、玄参、青黛、木香、焦姜。(中医方剂大辞典)

疏肝清肺汤 shu gan qing fei tang

【英文名】Shu Gan Qing Fei Decoction

【组成】当归、川芎、赤芍、生地、黄芩、栀子、川贝、知

母、寸冬、花粉、银花、桑皮、桔梗、甘草梢。(中医方剂大辞典)

疏肝清胃丸 shu gan qing wei wan

【英文名】Shu Gan Qing Wei Decoction

【组成】夏枯草、蒲公英、金银花、漏芦、橘叶、雄鼠粪、甘菊、川贝母、紫花地丁、山茨菇、连翘壳、白芷、瓜蒌仁、生甘草、广皮、茜草根、乳香、没药。(中医方剂大辞典)

疏肝理气活血化瘀汤 shu gan li qi huo xue hua yu tang

【英文名】Shu Gan Li Qi Huo Xue Hua Yu Decoction

【组成】柴胡、黄芩、川芎、当归、郁金、青皮、红花、忍冬藤、丹参、赤芍、橘核、鸡血藤。(山东中医杂志 1982,(5))

疏肝理肺汤 shu gan li fei tang

【英文名】Shu Gan Li Fei Decoction

【组成】当归、生地、白芍、栀子、桔梗、寸冬、黄芩、菊花、甘草、胡黄连、参三七。(中医方剂大辞典)

疏肝理脾片 shu gan li pi pian

【英文名】Shu Gan Li Pi Tablet

【组成】柴胡、白芍、党参、茯苓等。(湖南中医学院学报 1991,11(2))

疏肝散 shu gan san

【英文名】Shu Gan Powder

【组成】(1)柴胡、赤芍、陈皮、川芎、香附、枳壳、粉草。(中医方剂大辞典)(2)柴胡、陈皮、青皮、川芎、当归、白芍、枳壳、香附、瓜蒌、丹皮。(中医方剂大辞典)(3)柴胡、苏梗、青皮、钩藤、山栀、白芍药、广皮、甘草。(中医方剂大辞典)

疏肝散瘀汤 shu gan san yu tang

【英文名】Shu Gan San Yu Decoction

【组成】当归、红花、苏木、青皮、柴胡、山楂、白芍、乌药、桂枝、甘草。(中医方剂大辞典)

疏肝滋肾汤 shu gan zi shen tang

【英文名】Shu Gan Zi Shen Decoction

【组成】柴胡、白芍、菟丝子、牛膝、茯苓、补骨脂、枸杞子、何首乌、当归、黄精、桑椹子。(陕西中医 1992,13(2))

疏肝解郁汤 shu gan jie yu tang

【英文名】Shu Gan Jie Yu Decoction

【组成】香附、青皮、柴胡、玉京、丹参、川芎、红泽兰、延胡、金铃炭。(中医方剂大辞典)

疏肝解郁活血祛风汤 shu gan jie yu huo xue qu feng tang

【英文名】Shu Gan Jie Yu Huo Xue Qu Feng Decoction

【组成】全当归、杭白芍、郁金、八月扎、益母草、白蒺藜、苍耳草、朱茯苓、灵磁石。(中医杂志 1981,22(2))

疏运汤 shu yun tang

【英文名】Shu Yun Decoction

【组成】苏梗、藿梗、煨木香、焦白术、茯苓、扁豆衣、炙藕节、炒竹茹、煨葛根、陈皮、蔻仁。(辽宁中医杂志 1992,(12))

疏经汤 shu jing tang

【英文名】Shu Jing Decoction

【组成】白芷、羌活、砂仁、桂枝、白术、香附。(中医方剂大辞典)

疏经活血汤 shu jing huo xue tang

【英文名】Shu Jing Huo Xue Decoction

【组成】(1)当归、白术、生地、苍术、牛膝、陈皮、桃仁、威灵仙、汉防已、川芎、羌活、防风、白芷、龙胆草、茯苓、桂枝。(中医方剂大辞典)(2)当归、白芍、生地、苍术、牛膝、陈皮、桃仁、威灵仙、川芎草、汉防己、羌活、防风、白芷、龙胆草、茯苓、甘草。(中医方剂大辞典)

疏经滴丸 shu jing di wan

【英文名】Shu Jing Drop Pill

【组成】川芎、丹参、红花、水蛭、全虫、桂枝、冰片、甘草等。(山西中医 1992,8(2))

疏表汤 shu biao tang

【英文名】Shu Biao Decoction

【组成】淡豆豉、羌活、防风、桔梗、前胡、黄芩、苏叶、川芎、细辛、甘草、生姜、葱白。(中医方剂大辞典)

疏转枳壳丸 shu zhuan zhi ke wan

【英文名】Shu Zhuan Zhi Ke Pill

【组成】枳壳、青橘皮、牵牛子、木香、甘草、大黄、皂荚。(中医方剂大辞典)

疏降养肝增血汤 shu jiang yang gan zeng xue tang

【英文名】Shu Jiang Yang Gan Zeng Xue Decoction

【组成】柴胡、香附、大枣、阿胶、元肉、赤白芍、生熟地、犀角粉、花生衣、菊花。(陕西中医 1993,14(2))

疏毒快斑汤 shu du kuai ban tang

【英文名】Shu Du Kuai Ban Decoction

【组成】荆芥穗、防风、人参、当归、连翘、甘草、桔梗、赤芍、牛蒡子。(中医方剂大辞典)

疏毒饮 shu du yin

【英文名】Shu Du Decoction

【组成】犀角、子芩、青黛、白僵蚕、知母、连翘、前仁、全蝉蜕、通草、黄栀、牛子、熟大黄。(中医方剂大辞典)

疏胆和胃汤 shu dan he wei tang

【英文名】Shu Dan He Wei Decoction

【组成】醋炒柴胡、苏叶、半夏、厚朴、炒枳实、旋覆花、生姜、大腹皮、当归、白花蛇舌草、白豆蔻。(辽宁中医杂志 1989,(4))

疏胎丸 shu tai wan
【英文名】Shu Tai Decoction
【组成】四物汤、云苔子。(中医方剂大辞典)

疏脉饮 shu mai yin
【英文名】Shu Mai Drink
【组成】丹参、夏枯草、忍冬藤、木香、牛膝、元参。(陕西中医 1993,14(10))

疏健分运汤 shu jian fen yun tang
【英文名】Shu Jian Fen Yun Decoction
【组成】白术、茯苓、陈皮、扁豆衣、扁豆花、川朴花、芥菜花、玉蝴蝶、神曲、木香。(浙江中医杂志 1992,(12))

疏通饮 shu tong yin
【英文名】Shu Tong Decoction
【组成】青皮、官桂、木香、当归、香附、红花、山楂、桃仁。(中医方剂大辞典)

疏理和胃汤 shu li he wei tang
【英文名】Shu Li He Wei Decoction
【组成】柴胡、川楝、炒玄胡、制香附、佛手、白芍、甘草、枳壳、郁金、半夏、黄芩、木香、杏仁、薤白、乌梅、生姜、大枣。(陕西中医学院学报 1993,16(1))

疏理通降汤 shu li tong jiang tang
【英文名】Shu Li Tong Jiang Decoction
【组成】炒柴胡、延胡索、广郁金、草豆蔻、制半夏、炒枳壳、川楝子、蒲公英、生川军、甘草。(江苏中医 1992,(5))

疏凿饮子 shu zao yin zi
【英文名】Shu Zao Drink
【异名】疏凿散(中医方剂大辞典、杏苑)
【组成】(1)人参、木通、半夏、附子、草果仁、木瓜、秦艽、槟榔、杏仁、赤茯苓、橘红、厚朴、木香、甘草。(中医方剂大辞典)(2)泽泻、商陆、赤小豆、羌活、大腹皮、椒目、木通、秦艽、茯苓皮、槟榔。(中医方剂大辞典)

疏散外风剂 shu san wai feng ji
【英文名】Exter Wind Dispelling Agents
【定义】指以辛散祛风药为主组方、治疗外风所致病证。(方剂学)

疏滞祛瘀汤 shu zhi qu yu tang
【英文名】Shu Zhi Qu Yu Decoction
【组成】赤白芍、全当归、丹皮、败酱草、南瓜子、薏苡仁、桃仁泥、酒川军、广木香、赤茯苓、广皮炭、炙甘草。(中医杂志 1959,(4))

疏痘丹 shu dou dan
【英文名】Shu Dou Pellet
【组成】活兔、雄黄、朱砂。(中医方剂大辞典)

疏痘散 shu dou san
【英文名】Shu Dou Powder
【组成】辰砂、丝瓜蒂、明僵蚕、蝉壳。(中医方剂大辞典)

疏痛安涂膜剂 shu tong an tu mo ji
【英文名】Shu Tong An Membrane
【组成】透骨草、伸筋草、红花、薄荷脑。(药品标准－中药成方制剂标准 1997)

疏痢丸 shu li wan
【英文名】Shu Li Water-paste Pill
【组成】木香、槟榔、川朴、山楂、青陈皮、银花尖、麦芽、枳壳、元曲、三棱、香附、桃仁、葛根、苦参、红茶叶。(中医方剂大辞典)

疏脾饮 shu pi yin
【英文名】Shu Pi Decoction
【组成】紫苏、柴胡、半夏、防风、青皮、厚朴、川芎。(中医方剂大辞典)

疏痰汤 shu tan tang
【英文名】Shu Tan Decoction
【组成】白芍、茯神、甘草、神曲、半夏。(中医方剂大辞典)

疏解合剂 shu jie he ji
【英文名】Shu Jie Mixture
【组成】荆芥、防风、柴胡、香薷、藿香、佩兰、厚朴、半夏、茯苓、党参、柴胡、黄芩、甘草。(上海中医药杂志 1984,(9))

疏解和中丸 shu jie he zhong wan
【英文名】Shu Jie He Zhong Water-paste Pill
【组成】干葛、陈皮、半夏、前胡、神曲、防风、香薷、青皮、厚朴、槟榔、羌活、苏叶。(中医方剂大辞典)

疏解清肺饮 shu jie qing fei yin
【英文名】Shu Jie Qing Fei Decoction
【组成】荆芥、前胡、苏梗叶、桑皮、杏仁、桔梗、建神曲、甘草、麦冬。(中医方剂大辞典)

疏龈合剂 shu yin he ji
【英文名】Shu Yin Mixture
【组成】黄芩、连翘、银花、地骨皮等。(中药药理与临床 1989,5(4))

疏潜汤 shu qian tang
【英文名】Shu Qian Decoction
【组成】菊花、川芎、珍珠母、蔓荆子、天麻、全蝎、薄荷、露蜂房、细辛、朱砂。(陕西中医 1991,12(10))

痘后化毒丹 dou hou hua du dan
【英文名】Dou Hou Hua Du Pellet
【组成】(1)西黄、珍珠、琥珀、灯心炭、冰片、胆星、天竺黄、人中黄、川贝母、忍冬子。(中医方剂大辞典)(2)西黄、药珠、血珀、灯心灰、胆星、冰片、天竺黄、人中黄。(中医方剂大辞典)

痘后回毒膏 dou hou hui du gao
【英文名】Dou Hou Hui Du Plaster

【组成】麻油、番木鳖。(中医方剂大辞典)

痘后吹耳丹 dou hou chui er dan

【英文名】Dou Hou Chui Er Pellet

【组成】黄丹、扫盆。(中医方剂大辞典)

痘疔散 dou ding san

【英文名】Dou Ding Powder

【组成】雄黄、紫草。(中医方剂大辞典)

痘疖膏 dou jie gao

【英文名】Dou Jie Plaster

【组成】楝枝、柳枝、槐枝、桃枝、红椿枝、真香油、桐油、当归、白芷、地榆、甘草、猪毛、黄丹、乳香、没药。(中医方剂大辞典)

痘泻煎 dou xie jian

【英文名】Dou Xie Decoction

【组成】白术、人参、山药、莲肉、茯苓、肉蔻、砂仁、藿香、肉桂、木香、苍术、诃子。(中医方剂大辞典)

痘毒痘疔膏 dou du dou ding gao

【英文名】Dou Du Dou Ding Plaster

【组成】扁柏叶。(中医方剂大辞典)

痘毒膏 dou du gao

【英文名】Dou Du Plaster

【组成】红花、紫草、猪板油。(中医方剂大辞典)

痘疮完善丹 dou chuang wan shan dan

【英文名】Dou Chuang Wan Shan Pellet

【组成】煅石膏、赤石脂、漂滑石、铅粉、真粉。(中医方剂大辞典)

痘疳丹 dou gan dan

【英文名】Dou Gan Pellet

【组成】人中白、铜录、麝香。(中医方剂大辞典)

痘煮砂 dou zhu sha

【英文名】Dou Zhu Sha Powder

【组成】升麻、川芎、当归、甘草、天麻、干葛。(中医方剂大辞典)

痛风药酒 tong feng yao jiu

【英文名】Tong Feng Yao Wine

【组成】鳖甲、防风、杜仲、人参、甘杞子、粉丹皮、石菖蒲、秦艽、虎骨、川羌活、油松节、牛蒡子、白术、黄芪、远志、山萸肉、桔梗、苍耳子、僵蚕、白茯苓、牛膝、川萆薢、石蟹、天花粉、熟地、明天麻、白芍、白附子、独活、天南星、荆芥、广陈皮、白芷、茅苍术、川芎、当归。(中医方剂大辞典)

痛风饼子 tong feng bing zi

【英文名】Tong Feng Plaster

【组成】五倍子、全蝎、土狗。(中医方剂大辞典)

痛风膏 tong feng gao

【英文名】Tong Feng Plaster

【组成】姜汁、葱汁、广胶、牙皂、川椒、米醋、乳香、没药、麝香。(中医方剂大辞典)

痛宁酒 tong ning jiu

【英文名】Tong Ning Wine

【组成】当归、秦艽、川芎、白芍药、生地黄、苍术、羌活、黄芩、猪苓、泽泻、防风、茵陈、苦参、虎骨。(中医方剂大辞典)

痛必宁冲剂 tong bi ning chong ji

【英文名】Tong Bi Ning Medicinal Instant Granule

【组成】白芍、当归、川芎、党参、肉桂、黄芪、莪术、元胡、牛膝等。(中医药学报 1991,(5))

痛必安 tong bi an

【英文名】Tong Bi An Plaster

【组成】朱砂根、两面针、虎杖。((94)桂卫药健字 Z-55 号)

痛安汤 tong an tang

【英文名】Tong An Decoction

【组成】制川乌、制草乌、制乳香、制没药、桑寄生、当归、丹参、玄胡、蜈蚣、全虫、乌梢蛇、杜仲、木香、防风、独活。(实用中西医结合杂志 1991,4(7))

痛闭安 tong bi an

【英文名】Tong Bi An Decoction

【组成】铜芸、金盆草、祁艾叶、蛤蟆草等。(中西医结合杂志 1984,4(4))

痛克搽剂 tong ke cha ji

【英文名】Tong Ke Liniment

【组成】鲜淡水珠蚌肉、三七。((98)卫药证字 Z-070 号)

痛灵酒 tong ling jiu

【英文名】Tong Ling Wine

【组成】生川乌、生草乌、田三七、马钱子。(中医方剂大辞典)

痛灵散 tong ling san

【英文名】Tong Ling Powder

【组成】樟脑、明雄黄、冰片。(辽宁中医杂志 1991,(12))

痛定注射液 tong ding zhu she ye

【英文名】Tong Ding Injection

【组成】青木香、广木香、马蹄香。(新医药学杂志 1978,(5))

痛泄要方 tong xie yao fang

【英文名】Tong Xie Prescription

【组成】炒白术、炒芍药、炒陈皮、防风。(中医方剂大辞典)

痛泻要方 tong xie yao fang

【英文名】Tong Xie Prescription

【组成】白术、白芍、陈皮、防风。(明·《景岳全书》)

痛经 I 号膏 tong jing yi hao gao

【英文名】Tong Jing NO. 1 Plaster

【组成】小茴香、白胡椒、肉桂、吴茱萸、细辛、马钱子、川芎、麻油、樟丹、黄香。(山东中医杂志 1993,12(5))

痛经一贴灵 tong jing yi tie ling

【英文名】Tong Jing Yi Tie Ling Plaster

【组成】艾叶、香附、川芎、当归、红花、肉桂、冰片。((95)桂药器监准字 370022 号)

痛经丸 tong jing wan

【英文名】Tong Jing Pill

【组成】当归、白芍、川芎、熟地黄、香附、木香、青皮、山楂、延胡索、炮姜、肉桂、丹参、茺蔚子、红花、益母草、五灵脂。(中医方剂大辞典)

痛经口服液 tong jing kou fu ye

【英文名】Tong Jing Peroral Liquid

【组成】当归、川芎、白芍、香附、乌药。(药品标准-中药成方制剂标准 1998)

痛经方 tong jing fang

【英文名】Tong Jing Prescription

【组成】柴胡、当归、赤芍、陈皮、香附、川芎、生蒲黄、丹参、甘草。(山东中医杂志 1982,(6))

痛经片 tong jing pian

【英文名】Tong Jing Tablet

【组成】(1)干姜、小茴香、乌药、苍术等。(中成药研究 1993,(4))(2)当归、川芎、乌药、元胡、五灵脂、乳香、没药、小茴香、干姜、茯苓、苍术。(中西医结合杂志 1991,11(9))

痛经外敷散 tong jing wai fu san

【英文名】Tong Jing Wai Fu Powder

【组成】当归、吴茱萸、乳香、没药、肉桂、细辛、樟脑。(浙江中医学院学报 1985,9(4))

痛经宁 tong jing ning

【英文名】Tong Jing Ning Mixture

【组成】黄芩、肉桂。(中草药 1990,21(7))

痛经宁糖浆 tong jing ning tang jiang

【英文名】Tong Jing Ning Syrup

【组成】当归、香附、白芍、延胡索、川芎、甘草、丹参、川楝子、红花。(药品标准-中药成方制剂标准 1996)

痛经汤 tong jing tang

【英文名】Tong Jing Decoction

【组成】当归、川芎、牛膝、香附、荔枝核、赤芍、五灵脂、肉桂、吴萸、红花、元胡、甘草。(福建中医药 1990,21(2))

痛经灵 tong jing ling

【英文名】Tong Jing Ling Tablet

【组成】延胡索、炒小茴香、炒土元、乌药、细辛。(中国中西医结合杂志 1992,12(11))

痛经灵冲剂 tong jing ling chong ji

【英文名】Tong Jing Ling Medicinal Instant Granule

【组成】元胡、香附、丹参、月季花、桂枝等。(鲁卫药字(1985)67 号)

痛经灵颗粒 tong jing ling ke li

【英文名】Tong Jing Ling Granule

【组成】丹参、赤芍、香附、玫瑰花、蒲黄、元胡、五灵脂、桂枝、红花、乌药。(药品标准-中药成方制剂标准 1998)

痛经宝冲剂 tong jing bao chong ji

【英文名】Tong Jing Bao Medicinal Instant Granule

【异名】月月舒(豫卫药准字(1992)34094 号)

【组成】肉桂、三棱、莪术、红花、当归、丹参、五灵脂、木香、延胡索。(豫卫药准字(1992) 34094 号)

痛经宝颗粒 tong jing bao ke li

【英文名】Tong Jing Bao Granule

【组成】红花、当归、肉桂、三棱、莪术、丹参、五灵脂、木香、延胡索。(药品标准-中药成方制剂标准 1998)

痛经栓 tong jing shuan

【英文名】Tong Jing Suppository

【组成】当归、桃仁、红花等。(甘肃中医学院学报 1991,8(4))

痛经散 tong jing san

【英文名】Tong Jing Powder

【组成】(1)肉桂、三棱、莪术、红花、当归、丹参、五灵脂、木香、延胡索。(中西医结合杂志 1986,6(12))(2)丹参、红花、肉桂等。(南京中医学院学报 1986,(2))

痛经膏 tong jing gao

【英文名】Tong Jing Plaster

【组成】元胡、当归、坤草、白芍、川芎、乌药、血竭、桂枝、香附。(内蒙古中医药 1993,12(1))

痛肿灵 tong zhong ling

【英文名】Tong Zhong Ling Tincture

【异名】痛肿灵酊剂(药品标准-中药成方制剂标准)

【组成】豆叶九里香、四方木皮、汉桃叶、山乌龟、黑吹风、苏木、过岗龙、大驳骨、千斤拔、桂枝、小驳骨、大头陈、牛大力、九里香、竹叶、花椒、防己、大风艾、骨碎补、小风艾、木香、白芷、姜黄、朱砂根、当归藤、地瓜藤、走马风、猪牙皂、香附、水泽兰、猪肚木皮、鸡血藤、冰片、樟脑、薄荷脑。(药品标准-中药成方制剂标准 1993)

痛幽润燥丸 tong you run zao wan

【英文名】Tong You Run Zao Pill

【组成】枳壳、木香、厚朴、桃仁、红花、当归、苦杏仁、火麻仁、郁李仁、熟地黄、地黄、黄芩、槟榔、熟大黄、大黄、甘草。(药品标准-中药成方制剂标准 1991)

痛痢饮 tong li yin

【英文名】Tong Li Drink

【组成】归尾、白芍、黄连、枳壳、木香、莱菔、甘草。（中医方剂大辞典）

痛痹汤 tong bi tang

【英文名】Tong Bi Decoction

【组成】(1)苡仁、白术、当归、鹿角霜、补骨脂、续断、骨碎补、降香、乳香、没药、桃仁、牛膝、制草乌、羌活、红花。（湖北中医杂志 1988，(4)）(2)黄芪、当归、丹参、川芎、怀牛膝、秦艽、元胡、独活、羌活、穿山甲、川乌、黑附片、汉三七。（陕西中医 1992，13(6)）

痞气丸 pi qi wan

【英文名】Pi Qi Pill

【组成】(1)厚朴、黄连、吴茱萸、黄芩、白茯苓、泽泻、川乌头、人参、茵陈、巴豆霜、干姜、白术、缩砂仁、桂、川椒。（中医方剂大辞典）(2)大乌头、附子、赤石脂、川椒、干姜、桂心。（中医方剂大辞典）

痞块膏 pi kuai gao

【英文名】Pi Kuai Plaster

【组成】(1)大黄、朴硝。（中医方剂大辞典）(2)川椒、五倍子。（中医方剂大辞典）

痞炔神膏 pi gui shen gao

【英文名】Pi Gui Shen Plaster

【组成】白芥子、川山甲、真桐油。（中医方剂大辞典）

痞疾丸 pi ji wan

【英文名】Pi Ji Pill

【组成】阿魏、天竺黄、芦荟、沉香、胡黄连、硇砂、雄黄、没药、川山甲、草乌、三棱、莪术。（中医方剂大辞典）

痞积血瘕膏 pi ji xue jia gao

【英文名】Pi Ji Xue Jia Plaster

【组成】麻油、陀僧、阿魏、麝香、僵蚕、蜈蚣、全蝎、朝脑、甘松、白芷、草乌。（中医方剂大辞典）

痞蒺膏 pi ji gao

【英文名】Pi Ji Plaster

【组成】蓖麻子、乌桕子、生大黄。（中医方剂大辞典）

痞膏 pi gao

【英文名】Pi Plaster

【组成】(1)葱白汁、姜汁、水胶。（中医方剂大辞典）(2)桐油、松香、当归、乳香、没药、真阿魏。（中医方剂大辞典）

痢丸子 li wan zi

【英文名】Li Pill

【组成】大半夏、巴豆、百草霜、京墨。（中医方剂大辞典）

痢圣散子 li sheng san zi

【英文名】Li Sheng Powder

【异名】圣散子（中医方剂大辞典、医部全录）

【组成】(1)草果、石菖蒲、白茯苓、麻黄、厚朴、独活、枳壳、藿香、白术、细辛、吴茱萸、甘草、木猪苓、苍术、良姜、赤芍药、附子、藁本、柴胡、泽泻、防风、半夏。（中医方剂大辞典）(2)当归、干姜、黄柏皮、甘草、枳壳、御米、罂粟壳。（中医方剂大辞典）

痢必灵片 li bi ling pian

【英文名】Li Bi Ling Tablet

【组成】苦参、白芍、木香。（药品标准－中药成方制剂标准 1991）

痢灵汤 li ling tang

【英文名】Li Ling Decoction

【组成】大黄、苦参、刘奇奴。（中医急症通讯 1988，(10)）

痢泻丸 li xie wan

【英文名】Li Xie Pill

【组成】全当归、生白芍、枳壳、槟榔、莱菔子、车前子、生甘草。（中医方剂大辞典）

痢泻灵片 li xie ling pian

【英文名】Li Xie Ling Tablet

【组成】拳参、穿心莲、苦参。（药品标准－中药成方制剂标准 1990）

痢炎宁片 li yan ning pian

【英文名】Li Yan Ning Tablet

【组成】马齿苋、铁苋菜、苦参、陈皮、肉桂、白头翁、山楂。（药品标准－中药成方制剂标准 1990）

痢带灵 li dai ling

【英文名】Li Dai Ling Pill

【组成】牛、羊角、蹄甲。（中医方剂大辞典）

痢特敏片 li te min pian

【英文名】Li Te Min Tablet

【组成】仙鹤草、翻白草的浸膏粉、甲氧苄氨嘧啶。（药品标准－中药成方制剂标准 1998）

痢疾万应丸 li ji wan ying wan

【英文名】Li Ji Wan Ying Pill

【组成】茅苍术、杏仁霜、生大黄、炒大黄、羌活、川乌、生甘草、乌药。（中医方剂大辞典）

痢疾万应散 li ji wan ying san

【英文名】Li Ji Wan Ying Powder

【组成】杏仁、羌活、草乌、苍术、酒大黄。（中医方剂大辞典）

痢疾丸 li ji wan

【英文名】Li Ji Pill

【组成】(1)漂茅术、熟西庄、生西庄、酒芩、川厚朴、苦杏仁、川乌、羌活、枳壳、生甘草、炙甘草。（《寿世新编》卷上）(2)鸦片、鸦胆、人参、白石榴皮、沉香、枯矾。（《惠怡堂方》卷一）(3)马齿苋、三棵针。（中药制剂汇编）(4)黄连、木香、黄芩、地榆炭、苡米(生)、枳实、槟榔、大黄、赤芍、莱菔子、甘草。（北京市中药成方选集)(5)吴茱萸、广木香、黑地榆、川黄连、白芍、当归、乌梅肉、白头翁、金银花、炒山楂、川厚朴、槟榔。(《全国中药成药处方集》(禹县方))

痢疾立效饮 li ji li xiao yin

【英文名】Li Ji Li Xiao Drink

【组成】川当归、罂粟壳、炒甘草、赤芍药、酸榴皮、炒地榆。(中医方剂大辞典)

痢疾立验神方 li ji li yan shen fang

【英文名】Li Ji Li Yan Shen Prescription

【组成】香附、陈皮、赤芍、栀子、车前子、川黄连、连翘、木香。(中医方剂大辞典)

痢疾合剂 li ji he ji

【英文名】Li Ji Mixture

【组成】(1)马齿苋、铁苋莱。(浙江中医学院学报 1990,14(5))(2)白头翁、黄柏、马齿苋、竹茹、地榆、木香、杭白芍、生石膏、炙甘草。(中医杂志 1981,22(7))

痢疾导滞散 li ji dao zhi san

【英文名】Li Ji Dao Zhi Powder

【组成】川大黄、广木香、槟榔、白芍、白茯苓、陈皮、莱菔子、车前子。(中医方剂大辞典)

痢疾芩连丸 li ji qin lian wan

【英文名】Li Ji Qin Lian Pill

【组成】葛根、苦参、黄芩、黄连、赤白芍、滑石。(中医方剂大辞典)

痢疾奇妙丹 li ji qi miao dan

【英文名】Li Ji Qi Miao Pellet

【组成】槟榔、川黄连、车前子、地榆、白芍、白茯苓、全当归、甘草、黄柏、莱菔、猪苓、陈皮、枳壳、广木香、南山楂、槐花、吴茱萸、诃子、黄芩、川厚朴、升麻。(中医方剂大辞典)

痢疾奇效丹 li ji qi xiao dan

【英文名】Li Ji Qi Xiao Pellet

【组成】石榴皮、椿根皮、乌梅炭、谷芽、槟榔。(中医方剂大辞典)

痢疾奇效方 li ji qi xiao fang

【英文名】Li Ji Qi Xiao Prescription

【组成】萝卜、生老姜、生蜂蜜、陈细茶。(中医方剂大辞典)

痢疾茶剂 li ji cha ji

【英文名】Li Ji Medicinal Instant Granule

【组成】马齿苋、白头翁、黄柏。(中医方剂大辞典)

痢疾食料丸 li ji si liao wan

【英文名】Li Ji Si Liao Pill

【组成】陈莱菔英、陈茶叶、阳春砂仁、陈蚕豆。(中医方剂大辞典)

痢疾香连散 li ji xiang lian san

【英文名】Li Ji Xiang Lian Powder

【组成】生芍、双花炭、牛黄、黄芩、椿皮炭、山楂炭、广陈皮、广木香、黄连。(中医方剂大辞典)

痢疾散 li ji san

【英文名】Li Ji Powder

【组成】茅苍术、生军、川羌、熟军、杏仁、川乌、生甘草。(中医方剂大辞典)

痢疾膏 li ji gao

【英文名】Li Ji Plaster

【组成】大附子、硫黄、乳香、没药、麝香。(中医方剂大辞典)

痢症散 li zheng san

【英文名】Li Zheng Powder

【组成】广木香、沉香、肉蔻霜、黄连、枯矾、厚朴、赤石脂。(中医方剂大辞典)

痢速宁片 li su ning pian

【英文名】Li Su Ning Tablet

【组成】岩白菜。(药品标准－中药成方制剂标准 1998)

痤疮汤 cuo chuang tang

【英文名】Cuo Chuang Decoction

【组成】黄芩、黄连、黄柏、苦参、土茯苓、桑皮、杷叶、生地、赤芍、丹皮、连翘、菊花、甘草。(河南中医 1986,(5))

痤疮煎剂 cuo chuang jian ji

【英文名】Cuo Chuang Decoction

【组成】野菊花、地丁、紫贝齿、紫草、赤芍、丹皮、苍耳、土大黄、连翘、白蒺藜、紫河车。(北京中医学院学报 1992,15(2))

痤愈汤 cuo yu tang

【英文名】Cuo Yu Decoction

【组成】荆芥、防风、川芎、白芷、桔梗、枳壳、黄连、黄芩、栀子、连翘、当归、薄荷、甘草。(中医方剂大辞典)

痧丸 sha wan

【英文名】Sha Pill

【组成】苍术、明天麻、麻黄、雄黄、朱砂、麝香、丁香、大黄、蟾酥、甘草。(中医方剂大辞典)

痧气丸 sha qi wan

【英文名】Sha Qi Pill

【组成】苍术、锦纹大黄、真蟾酥、明天麻、辰州朱砂、腰黄、生矾、麻黄、木香、当门子、月石。(中医方剂大辞典)

痧气丹 sha qi dan

【英文名】Sha Qi Pellet

【组成】天麻、苍术、麻黄、大黄、甘草、丁香、麝香、朱砂、雄黄、蟾酥。(中医方剂大辞典)

痧气散 sha qi san

【英文名】Sha Qi Powder

【组成】麝香、牛黄、珍珠、蟾酥、朱砂、冰片、雄黄、麻黄、硼砂、银硝、青黛、人中白、猪牙皂、白矾、灯心草炭。(药品标准－中药成方制剂标准 1997)

痧后清热汤 sha hou qing re tang

【英文名】Sha Hou Qing Re Decoction

【组成】玉竹、白沙参、地骨皮、川斛、麦冬、生甘草。(中医方剂大辞典)

痧疫回春丹 sha yi hui chun dan

【英文名】Sha Yi Hui Chun Pellet

【组成】苍术、雄黄、沉香、丁香、木香、郁金、蟾酥、麝香。(中医方剂大辞典)

痧疫回春散 sha yi hui chun san

【英文名】Sha Yi Hui Chun Powder

【组成】川厚朴、广藿梗、白檀香、制茅术、制半夏、新会皮、宣木瓜、淡吴萸、川椒种、制附片、高良姜、乌梅肉、广木香、台乌片。(中医方剂大辞典)

痧药 sha yao

【英文名】Sha Powder

【异名】火龙丹(中医方剂大辞典、种福堂方)

【组成】(1)丁香、苍术、天麻、麻黄、大黄、甘草、冰片、麝香、蟾酥、雄黄、朱砂。(中医方剂大辞典)(2)牛黄、麝香、冰片、朱砂、荜茇、真金箔、雄黄、火枪消、硼砂、牙皂。(中医方剂大辞典)

痧药灵丹 sha yao ling dan

【英文名】Sha Yao Ling Pellet

【组成】茅术、木香、丁香、蟾酥、麝香、犀黄、腰黄、朱砂。(中医方剂大辞典)

痧药蟾酥丸 sha yao chan su wan

【英文名】Sha Yao Chan Su Pill

【组成】蟾酥、麝香、冰片、腰黄、公丁香、生月石、飞朱砂。(中医方剂大辞典)

痫可定 xian ke ding

【英文名】Xian Ke Ding Tablet

【组成】青礞石、白矾、全蝎、蜈蚣、天龙、鹿角霜、紫河车、珍珠母。(江苏中医杂志 1985,(9))

痫症汤 xian zheng tang

【英文名】Xian Zheng Decoction

【组成】黄芪、白术、香附、川芎、枣仁、远志、半夏、附子。(中医方剂大辞典)

痫症镇心丸 xian zheng zhen xin wan

【英文名】Xian Zheng Zhen Xin Pill

【组成】水牛角、珍珠、石菖蒲、黄连、麦冬、远志、胆南星、牛黄、朱砂、酸枣仁、茯苓、甘草。(药品标准－中药成方制剂标准 1989)

痫症镇心丹 xian zheng zhen xin dan

【英文名】Xian Zheng Zhen Xin Pill

【组成】犀牛角、西牛黄、珠粉、黄连、胆星、茯苓、炒远志、枣仁、麦冬、石菖蒲、甘草、飞朱砂。(中医方剂大辞典)

登仙膏 deng xian gao

【英文名】Deng Xian Plaster

【组成】麻油、甘草、芝麻、天门冬、麦门冬、远志、生地、熟地、牛膝、蛇床子、虎骨、菟丝子、鹿茸、肉苁蓉、川续断、紫稍花、木鳖子、杏仁、谷精草、官桂、松香、倭流黄、雄黄、龙骨、赤石脂、乳香、没药、木香、母丁香、蟾酥、麝香、阳起石、黄占。(中医方剂大辞典)

登革清Ⅰ号 deng ge qing yi hao

【英文名】Deng Ge Qing No.1 Decoction

【组成】大黄、青蒿、柴胡、石膏、知母、茵陈、白花蛇舌草、栀子、银花。(中医急症通讯 1987,(4))

登瀛散 deng ying san

【英文名】Deng Ying Powder

【组成】土茯苓、防风、荆芥、五加皮、白鲜皮、木瓜、当归、川芎、白芍、牛膝、生地黄、白茯苓、杜仲、白芷、地骨皮、青藤、槐花、黄连、威灵仙。(中医方剂大辞典)

硝石片 xiao shi pian

【英文名】Xiao Shi Tablet

【组成】火硝、芒硝、绿矾、郁金、鸡内金、山楂。(北京中医杂志 1988,(1))

硝石矾石丸 xiao shi fan shi wan

【英文名】Xiao Shi Fan Shi Pill

【组成】矾石、生山药、硝石。(山西医药杂志 1978,(4))

硝石矾石片 xiao shi fan shi pian

【英文名】Xiao Shi Fan Shi Tablet

【组成】硝石制皂矾。(辽宁中医杂志 1986,(2))

硝矾汤 xiao fan tang

【英文名】Xiao Fan Decoction

【组成】芒硝、明矾。(陕西中医 1986,7(6))

硝黄苦梅煎 xiao huang ku mei jian

【英文名】Xiao Huang Ku Mei Decoction

【组成】芒硝、大黄、苦参、乌梅。(陕西中医 1990,11(12))

硝黄草冲剂 xiao huang cao chong ji

【英文名】Xiao Huang Cao Medicinal Instant Granule

【组成】芒硝、大黄、甘草。(实用中医内科杂志 1988,2(3))

硫丹丸 liu dan wan

【英文名】Liu Dan Pill

【组成】硫黄、铅丹。(中医方剂大辞典)

硫朱丸 liu zhu wan

【英文名】Liu Zhu Pill

【组成】硫黄、川乌头、朱砂、天南星。(中医方剂大辞

樟脑、大枫子油。(中医方剂大辞典)(3)生硫黄、香白芷、瓜蒌根、腻粉、芫青、全蝎、蝉蜕。(中医方剂大辞典)(4)硫黄。(中医方剂大辞典)(5)硫黄、腻粉、吴茱萸、矾石、牡蛎。(中医方剂大辞典)(6)硫黄、白矾灰、朱砂、水银、麝香、黄柏末。(中医方剂大辞典)(7)硫黄、雄黄、白矾、硇砂、白附子、附子、蛇蜕皮。(中医方剂大辞典)

硫黄敷痛膏 liu huang fu tong gao

【英文名】Liu Huang Fu Tong Plaster

【组成】硫黄。(中医方剂大辞典)

硫椒蛋油 liu jiao dan you

【英文名】Liu Jiao Dan Ointment

【组成】生硫黄、花椒、鸡蛋。(中医方剂大辞典)

硫葱敷剂 liu cong fu ji

【英文名】Liu Cong Membranae

【组成】生硫黄、鲜葱白。(中医方剂大辞典)

硫雄丹 liu xiong dan

【英文名】Liu Xiong Pellet

【组成】硫黄、雄黄、樟丹。(陕西中医 1988,9(12))

硫槟散 liu bin san

【英文名】Liu Bin Powder

【异名】槟榔散(中医方剂大辞典、医学入门)

【组成】槟榔、蛇床子、硫黄、全蝎、轻粉、青黛、麝香。(中医方剂大辞典)

硫鲤丸 liu li wan

【英文名】Liu Li Pill

【组成】大鲤鱼、硫黄。(中医方剂大辞典)

硫糕丸 liu gao wan

【英文名】Liu Gao Pill

【组成】硫黄。(中医方剂大辞典)

硫麝散 liu she san

【英文名】Liu She Powder

【组成】硫黄、麝香。(中医方剂大辞典)

硬化回春汤 ying hua hui chun tang

【英文名】Ying Hua Hui Chun Decoction

【组成】商陆、大腹皮、青皮、滑石、竹叶、泽兰、丹参、赤芍、鳖甲、当归、丹皮、白术、马鞭草、穿山甲、山楂。(吉林中医 1991,(4))

稀涎千缗汤 xi xian qian min tang

【英文名】Xi Xian Qian Min Decoction

【异名】稀涎汤(中医方剂大辞典、时方歌括)

【组成】半夏、猪牙皂角、甘草、白矾。(中医方剂大辞典)

稀涎散 xi xian san

【英文名】Xi Xian Powder

【组成】(1)蝎尾、铜青、朱砂、腻粉、麝香。(中医方剂大辞典)(2)款冬花、杏仁、瓜蒌、麦冬。(中医方剂大辞典)(3)山豆根、薄荷、熊胆、茶芽。(中医方剂大辞典)(4)江子仁、牙皂、明矾。(中医方剂大辞典)(5)皂角、半夏、明矾。(中医方剂大辞典)(6)牙皂、藜芦。(中医方剂大辞典)(7)半夏、猪牙皂角。(中医方剂大辞典)(8)猪牙皂角、绿矾、藜芦。(中医方剂大辞典)(9)明矾、枯矾、牙皂。(中医方剂大辞典)

稀桐丸 xi tong wan

【英文名】Xi Tong Pill

【组成】臭梧桐叶、稀莶草。

稀莶片 xi xian pian

【英文名】Xi Xian Tablet

【组成】稀莶草。

稀痘万金丹 xi dou wan jin dan

【英文名】Xi Dou Wan Jin Pellet

【异名】稀痘丹(中医方剂大辞典、仙拈集)

【组成】麻黄根、升麻、羌活、桦皮、茜草根、栝楼根、鼠粘子、天麻、连翘、当归、芍药、川芎、朱砂、冰片、雄黄、蛤蟆灰、麝香、全蝎。(中医方剂大辞典)

稀痘三豆汤 xi dou san dou tang

【英文名】Xi Dou San Dou Decoction

【组成】大黑豆、小赤豆、绿豆、大粉草。(中医方剂大辞典)

稀痘丸 xi dou wan

【英文名】Xi Dou Pill

【组成】紫草、牛蒡子、甘草、赤小豆、山楂、连翘、防风、栀炭、荆芥、川连。(中医方剂大辞典)

稀痘丹 xi dou dan

【英文名】Xi Dou Pellet

【组成】(1)赤豆、黑豆、绿豆、粉草。(中医方剂大辞典)(2)雄黄、朱砂、冰片、麝香。(中医方剂大辞典)(3)红梅花。(中医方剂大辞典)(4)礞石、滑石、石膏、麝香、丝瓜蒂、缠豆藤。(中医方剂大辞典)

稀痘乌鱼汤 xi dou wu yu tang

【英文名】Xi Dou Wu Yu Lotion

【组成】乌鱼。(中医方剂大辞典)

稀痘仙方 xi dou xian fang

【英文名】Xi Dou Xian Prescription

【异名】神验稀痘丹(中医方剂大辞典、疡医大全)

【组成】牛黄、蟾酥、辰砂、丝瓜蒂。(中医方剂大辞典)

稀痘龙凤膏 xi dou long feng gao

【英文名】Xi Dou Long Feng Unguentum

【组成】地龙、乌鸡卵。(中医方剂大辞典)

稀痘如神散 xi dou ru shen san

【英文名】Xi Dou Ru Shen Powder

【组成】丝瓜、升麻、芍药、甘草、山楂、黑豆、赤豆、犀角。(中医方剂大辞典)

稀痘汤 xi dou tang

【英文名】Xi Dou Decoction

【组成】(1)乌豆、红豆、升麻、荆芥、防风、生地、独活、甘草、当归、赤芍、连翘、黄连、黄芩、桔梗、红花、干葛、山楂、地骨皮、牛蒡子、蝉蜕、朱砂。(中医方剂大辞典)(2)升麻、葛根、芍药、甘草。(中医方剂大辞典)(3)羌活、麻黄、生地、黄柏、升麻、甘草、黄连、归身、防风、川芎、藁本、黄芩、柴胡、干葛、苍术、红花、细辛、苏木、陈皮、白术、吴茱萸、连翘。(中医方剂大辞典)

稀痘鸡蛋方 xi dou ji dan fang

【英文名】Xi Dou Ji Dan Prescription

【组成】生鸡蛋。(中医方剂大辞典)

稀痘兔肉丹 xi dou tu rou dan

【英文名】Xi Dou Tu Rou Pellet

【组成】活兔。(中医方剂大辞典)

稀痘保婴丹 xi dou bao ying dan

【英文名】Xi Dou Bao Ying Pellet

【组成】缠豆藤、真紫草茸、荆芥穗、牛蒡子、升麻、甘草梢、大辰砂、荔枝壳、升麻、防风、天竺黄、牛黄、蟾酥、赤小豆、黑豆、绿豆。(中医方剂大辞典)

稀痘神方 xi dou shen fang

【英文名】Xi Dou Shen Prescription

【异名】二气丸(中医方剂大辞典、纲目拾遗)

【组成】白梅花蕊、生地黄、当归、生甘草、脐带。(中医方剂大辞典)

稀痘鲫鱼方 xi dou ji yu fang

【英文名】Xi Dou Ji Yu Prescription

【组成】鲫鱼。(中医方剂大辞典)

稀痘酒 xi dou jiu

【英文名】Xi Dou Wine

【组成】麻黄、紫草、蟾酥。(中医方剂大辞典)

稀痘散 xi dou san

【英文名】Xi Dou Powder

【组成】(1)蛆虫。(中医方剂大辞典)(2)天灵盖、辰砂。(中医方剂大辞典)

稀痘蛤蟆方 xi dou ge ma fang

【英文名】Xi Dou Ge Ma Prescription

【组成】大蛤蟆。(中医方剂大辞典)

稀痘鼠肉方 xi dou shu rou fang

【英文名】Xi Dou Shu Rou Prescription

【组成】雄肥鼠、砂仁。(中医方剂大辞典)

稀痘膏 xi dou gao

【英文名】Xi Dou Plaster

【组成】大麻子、朱砂、麝香。(中医方剂大辞典)

程氏蒸薰方 cheng shi zheng xun fang

【英文名】Cheng Shi Zheng Xun Prescription

【组成】川芎、晚蚕砂、僵蚕、香白芷。(浙江中医杂志 1981,19(9))

程氏蠲痹汤 cheng shi juan bi tang

【英文名】Cheng Shi Juan Bi Decoction

【组成】独活、羌活、秦艽、海风藤、当归、川芎、桑枝、木香、乳香、甘草。(国医论坛 1986,(4))

窜毒丸 cuan du wan

【英文名】Cuan Du Pellet

【组成】穿山甲、刺猬皮、蝉蜕、皂角刺、蛇蜕、土茯苓、黄芩、槐花米、川连、真人参、黄柏、栀仁。(中医方剂大辞典)

童乐丸 tong le wan

【英文名】Tong Le Wan Capsule

【组成】孩儿参。((93)粤卫药健字 Z-15 号)

童宝乐片 tong bao le pian

【英文名】Tong Bao Le Tablet

【组成】黄芪、茯苓、党参、白术、甘草。(药品标准-中药成方制剂标准 1998)

童便结晶粉 tong bian jie jing fen

【英文名】Tong Bian Jie Jing Powder

【组成】童便。(中国医药学报 1987,2(1))

童叟卫生丹 tong sou wei sheng dan

【英文名】Tong Sou Wei Sheng Pellet

【组成】槟榔、郁金、三棱、莪术、于术、鲜姜、丁香、鸡内金、莲子肉、朱砂、茯苓、山药、法半夏、使君子肉、冰片、泻叶、柿霜。(中医方剂大辞典)

童真丸 tong zhen wan

【英文名】Tong Zhen Pill

【组成】真秋石、川贝母。(中医方剂大辞典)

童康片 tong kang pian

【英文名】Tong Kang Tablet

【组成】黄芪、白术、防风、山药、牡蛎、陈皮。(药品标准-中药成方制剂标准 1997)

等住丸 deng zhu wan

【英文名】Deng Zhu Paste Pill

【组成】当归、硫黄、牡蛎、木香。(中医方剂大辞典)

等凉丸 deng liang wan

【英文名】Deng Liang Paste Pill

【组成】黑参、龙胆草。(中医方剂大辞典)

筋骨八仙丹 jin gu ba xian dan

【英文名】Jin Gu Ba Xian Pellet

【组成】桂枝、生炙耆、茅术、木瓜、牛膝、片姜黄、当归身、川芎、杜仲、破故纸、附子、虎骨胶、肉桂、黄柏、荟草、人参、紫苏、条芩、山药、莲肉、山萸。(中医方剂大辞典)

筋骨止痛膏 jin gu zhi tong gao

【英文名】Jin Gu Zhi Tong Plaster

【组成】槐枝、桑枝、生姜、大葱、肉桂、丁香、徐长卿、生草乌、冰片、樟脑、鲜松枝。(药品标准-中药成方

制剂标准 1990)

筋骨宁搽剂 jin gu ning cha ji

【英文名】Jin Gu Ning Liniment

【组成】当归、北刘寄奴、乳香、没药、苏木、三七、延胡索、红花、土鳖虫、桂枝、桑枝、川牛膝、木瓜、羌活、秦艽、铁丝威灵仙、麻黄、老鹳草、青风藤、伸筋草、透骨草、穿山龙、生川乌、生草乌、防己、狗脊、鹿筋、续断、楮实子、骨碎补、淫羊藿、香加皮、海桐皮、鹿衔草、路路通、钩藤、紫荆皮、甘草、兔儿伞、细辛、鸡血藤、天麻、积雪草。(药品标准－中药成方制剂标准 1995)

筋骨宁膏 jin gu ning gao

【英文名】Jin Gu Ning Plaster

【组成】骨碎补、风仙透骨草、五加皮、生天南星、续断、蒲公英、当归、羌活、红花、土鳖虫、桃仁、乳香、没药、樟脑、冰片、桉叶油、水杨酸甲酯、盐酸苯海拉明。(药品标准－中药成方制剂标准 1998)

筋骨草片 jin gu cao pian

【英文名】Jin Gu Cao Tablet

【异名】白毛夏枯草片(药品标准－中药成方制剂标准)

【组成】筋骨草。(药品标准－中药成方制剂标准 1993)

筋骨草胶囊 jin gu cao jiao nang

【英文名】Jin Gu Cao Capsule

【异名】白毛夏枯草胶囊(药品标准－中药成方制剂标准)

【组成】筋骨草。(药品标准－中药成方制剂标准 1998)

筋骨药 jin gu yao

【英文名】Jin Gu Paste Pill

【组成】(1)川乌、草乌、乳香、当归、天麻、虎骨、没药、自然铜、乌药、川芎、萆薢、独活。(中医方剂大辞典)(2)草乌、苍术、青皮、白芷。(中医方剂大辞典)

筋骨疼痛酒 jin gu teng tong jiu

【英文名】Jin Gu Teng Tong Wine

【组成】当归、木香、玉竹、黄芪、党参、重楼、虎杖、桂枝、枸杞子、秦艽、制川乌、制草乌、续断、肉桂、红花。(药品标准－中药成方制剂标准 1991)

筋骨散 jin gu san

【英文名】Jin Gu Powder

【组成】生地黄、赤芍、当归、石南藤、杜白芷、骨碎补、五灵脂、肉桂、山桂皮、荆芥穗、桔梗、川乌、草乌、雄黑豆。(中医方剂大辞典)

筋骨跌伤丸 jin gu die shang wan

【英文名】Jin Gu Die Shang Pill

【组成】当归、三七、乳香、没药、血竭、红花。((79)卫药准字第 121 号)

筒骨煎 tong gu jian

【英文名】Tong Gu Decoction

【组成】地骨皮、粉草、北柴胡、前胡、乌药、麻黄、干葛、青蒿、苦梗、知母、天仙藤、北黄芩、人参、生干地黄、秦艽、鳖甲、黄芪。(中医方剂大辞典)

筚衣汤 bi yi tang

【英文名】Bi Yi Lotion

【组成】炊饭筚衣。(中医方剂大辞典)

粟奴汤 su nu tang

【英文名】Su Nu Decoction

【组成】小豆叶、苦竹髭、粟奴、甘草、灯心、铜钱、葱白。(中医方剂大辞典)

粟米粉 su mi fen

【英文名】Su Mi Rice Flour

【组成】粟米粉。(中医方剂大辞典)

粟米粥 su mi zhou

【英文名】Su Mi Gruel

【组成】(1)粟米、白面。(中医方剂大辞典)(2)粟米、羊肉。(中医方剂大辞典)

粟壳丸 su ke wan

【英文名】Su Ke Pill

【组成】(1)肉豆蔻、粟壳。(中医方剂大辞典)(2)罂粟壳。(中医方剂大辞典)

粟壳饮 su ke yin

【英文名】Su Ke Drink

【组成】罂粟壳、枳壳、白芍药、陈皮、当归、甘草、诃子、木香、人参、白僵蚕。(中医方剂大辞典)

粟壳散 su ke san

【英文名】Su Ke Powder

【异名】粟壳汤(中医方剂大辞典、徐评外科正宗)

【组成】(1)粟壳、当归、陈皮、秦艽、黄芪、生地、熟地、黄柏、黄芩、人参、苍术、厚朴、升麻、荷叶蒂、甘草、地骨皮。(中医方剂大辞典)(2)罂粟壳、陈皮。(中医方剂大辞典)

粟附丸 su fu wan

【英文名】Su Fu Pill

【组成】陈粟米、附子。(中医方剂大辞典)

粟房散 su fang san

【英文名】Su Fang Powder

【组成】生柏枝、罂粟壳。(中医方剂大辞典)

粟酥粥 su su zhou

【英文名】Su Su Gruel

【组成】粟米、酒、酥、葱白。(中医方剂大辞典)

粟煎汤 su jian tang

【英文名】Su Jian Decoction

【组成】白术、当归、川芎、人参、肉桂、芍药。(中医方剂大辞典)

粟煎散 su jian san

【英文名】Su Jian Powder

【组成】罂粟壳、甘草。(中医方剂大辞典)

紫丸 zi wan

【英文名】Zi Pill

【组成】代赭、赤石脂、巴豆、杏仁。(中医方剂大辞典)

紫土散 zi tu san

【英文名】Zi Tu Powder

【组成】倾银紫土新罐。(中医方剂大辞典)

紫云风丸 zi yun feng wan

【英文名】Zi Yun Feng Pill

【组成】何首乌、五加皮、僵蚕、苦参、当归、全蝎、牛蒡子、羌活、独活、白芷、细辛、生地、汉防己、黄连、芍药、蝉蜕、防风、荆芥、苍术。(中医方剂大辞典)

紫云散 zi yun san

【英文名】Zi Yun Powder

【组成】水银铅、朱砂、麝香、雄黄、百草霜。(中医方剂大辞典)

紫云膏 zi yun gao

【英文名】Zi Yun Bill Ointment

【组成】紫草、地榆、当归、冰片。(药品标准-中药成方制剂标准 1995)

紫元丹 zi yuan dan

【英文名】Zi Yuan Pellet

【组成】当归、独活、红花、羌活、秦艽、穿山甲、川断、僵蚕、牛膝、延胡索、川郁金、香附、苍术、杜仲、川乌、草乌、麻黄、制乳香、制没药、全蝎、骨碎补、蜈蚣、蟾酥、番木鳖。(中医方剂大辞典)

紫双丸 zi shuang wan

【英文名】Zi Shuang Pill

【组成】(1)代赭、丹砂、大黄、青木香、当归、桂心、犀角、巴豆。(中医方剂大辞典)(2)巴豆、麦门冬、甘草、甘遂、朱砂、蜡、蕤核仁、牡蛎。(中医方剂大辞典)

紫方 zi fang

【英文名】Zi Prescription

【组成】紫草、荆芥穗、恶实。(中医方剂大辞典)

紫贝散 zi bei san

【英文名】Zi Bei Powder

【组成】紫贝。(中医方剂大辞典)

紫归油 zi gui you

【英文名】Zi Gui Oil

【组成】紫草、当归。(中医方剂大辞典)

紫归治裂膏 zi gui zhi lie gao

【英文名】Zi Gui Zhi Lie Plaster

【组成】紫草、当归、白蔹、甘草、冰片、二甲基亚砜。(药品标准-中药成方制剂标准 1991)

紫正散 zi zheng san

【英文名】Zi Zheng Powder

【组成】紫荆皮、荆芥穗、北防风、北细辛。(中医方剂大辞典)

紫正散合地黄散 zi zheng san he di huang san

【英文名】Zi Zheng San He Di Huang Powder

【组成】荆芥穗、北防风、北细辛、京赤芍、牡丹皮、紫荆皮、小生地、苏薄荷、牙桔梗、生甘草、净茜草。(中医方剂大辞典)

紫永膏 zi yong gao

【英文名】Zi Yong Ointment

【组成】紫永、朱砂、蝎尾肉、黑附子尖、生姜、腻粉、生天南星。(中医方剂大辞典)

紫玉丹 zi yu dan

【英文名】Zi Yu Pellet

【组成】浮萍、生地、知母、甘草、天冬、生姜、玄参。(中医方剂大辞典)

紫玉接骨神散 zi yu jie gu shen san

【英文名】Zi Yu Jie Gu Shen Powder

【组成】半夏、土鳖、铜。(中医方剂大辞典)

紫玉散 zi yu san

【英文名】Zi Yu Powder

【组成】白及、黄柏、大黄、姜黄、南星、东丹、矾红、土贝、血竭。(中医方剂大辞典)

紫玉簪膏 zi yu zan gao

【英文名】Zi Yu Zan Emplastrum

【组成】五倍子、紫玉簪叶、乳香、没药、河豚眼睛、血竭、儿茶、真脂麻油、东丹。(中医方剂大辞典)

紫白饮 zi bai yin

【英文名】Zi Bai Drink

【组成】紫苏、茯苓、半夏、陈皮、甘草、白术。(中医方剂大辞典)

紫白散 zi bai san

【英文名】Zi Bai Powder

【组成】新鲜胎盘、白及、元胡。(实用中西医结合杂志 1993,6(3))

紫石丸 zi shi wan

【英文名】Zi Shi Pill

【组成】紫石英、肉苁蓉、白石英、磁石、鹿茸、菟丝子、人参、黄芪、钟乳粉、熟地黄、巴戟、白茯苓、补骨脂、覆盆子、附子、杜仲、天门冬、当归、五味子、石斛、桂心、柏子仁、蛇床子、棘刺、牛膝、续断、温肭脐。(中医方剂大辞典)

紫石门冬丸 zi shi men dong wan

【英文名】Zi Shi Men Dong Pill

【异名】紫石英丸(中医方剂大辞典、准绳·女科)

【组成】(1)紫石英、天门冬、紫葳、甘草、桂心、牡荆子、乌头、干地黄、辛夷仁、石斛、卷柏、禹余粮、当归、芎䓖、乌贼鱼骨、牛膝、薯蓣、桑寄生、人参、牡丹皮、干姜、厚朴、续断、食茱萸、细辛、柏子仁。(中医方剂大辞典)(2)紫石英、钟乳石、天门冬、当归、芎䓖、紫葳、卷柏、肉桂、干地黄、牡蒙、禹余粮、石斛、辛夷、人参、桑寄生、续断、细辛、厚朴、干姜、食茱萸、艾叶、白薇、薯蓣、乌贼骨、甘草、柏子仁。(中医方剂大辞典)(3)远志、泽泻、肉苁蓉、桂心、紫石英、天门冬、五味子、禹余粮、蜀椒、乌头、卷柏、乌贼骨、寄生、石南、当归、杜仲、甘草、石斛、柏子仁、辛夷、人参、云母。(中医方剂大辞典)

紫石汤 zi shi tang

【英文名】Zi Shi Decoction

【组成】紫石英、寒水石、代赭石、青礞石、磁石、朱砂、小白花蛇、蜈蚣、全蝎、僵蚕、白附、胆星、西花、郁金、天麻、川草、节菖蒲、人参。(辽宁中医杂志 1982,(7))

紫石英丸 zi shi ying wan

【英文名】Zi Shi Ying Pill

【组成】(1)紫石英、阿胶、赤芍药、当归、川芎、续断、鹿茸、官桂、白术、柏子仁、熟干地黄。(中医方剂大辞典)(2)紫石英、熟干地黄、鹿茸、柏子仁、阿胶、当归、川芎、赤芍、续断、附子、人参、白术、肉桂。(中医方剂大辞典)(3)紫石英、鹿茸、禹余粮、当归、枳壳、芎䓖、侧柏、艾、阿胶、赤芍药、桂、白芷、乌贼鱼骨、木香。(中医方剂大辞典)(4)紫石英、海蛤、白茯苓、白石英、菖蒲、杏仁、石硫黄、远志、阿胶、卷柏、铁精、细辛、牛黄、麦门冬、当归、大豆黄卷、生银、大黄、钟乳粉、肉苁蓉、干姜、白术、白蔹、前胡、大枣、人参、防风、山芋、石膏、赤芍药、桔梗、柏子仁、乌头、桂、熟干地黄、甘草。(中医方剂大辞典)(5)紫石英、细辛、厚朴、川椒、桔梗、鳖甲、防风、川大黄、附子、硫黄、牡蒙、人参、桑寄生、半夏、白僵蚕、续断、紫菀、杜衡、牛膝、白薇、当归、桂心。(中医方剂大辞典)(6)紫石英、牛膝、柏子仁、阿胶、附子、防风、细辛、黄芪、芎䓖、杜仲、熟干地黄、羌活、萆薢、丹参、木香、人参、麦门冬、续断、泽兰、禹余粮、当归、白芍药、桂心、石斛、鹿角胶、甘草。(中医方剂大辞典)(7)紫石英、朱砂、柏子仁、龙骨、人参、桑螵蛸、麝香、肉苁蓉。(中医方剂大辞典)(8)紫石英、肉苁蓉、白石英、磁石、鹿茸、菟丝子、人参、黄芪、钟乳粉、熟干地黄、巴戟、白茯苓、补骨脂、覆盆子、附子、当归、杜仲、天门冬、五味子、石斛、桂心、柏子仁、蛇床子、棘刺、牛膝、续断、腽肭脐。(中医方剂大辞典)(9)紫石英、人参、熟地黄、当归身、川芎、川乌头、紫厚朴、桂心、吴茱萸、白干姜。(中医方剂大辞典)

紫石英汤 zi shi ying tang

【英文名】Zi Shi Ying Decoction

【异名】紫石英散(中医方剂大辞典、赤水玄珠)

【组成】(1)紫石英、人参、桂、白茯苓、甘草、赤小豆、麦门冬。(中医方剂大辞典)(2)紫石英、麦门冬、生干地黄、人参、紫苏茎叶、远志、茯神、当归、甘草、防风、赤小豆。(中医方剂大辞典)(3)紫石英。(中医方剂大辞典)(4)紫石英、白石英、白石脂、赤石脂、干姜。(中医方剂大辞典)(5)紫石英、钟乳石、白石英、熟干地黄、当归、半夏、桂、白茯苓、人参、甘草。(中医方剂大辞典)

紫石英饮 zi shi ying yin

【英文名】Zi Shi Ying Drink

【组成】(1)紫石英、白石英、赤石英、桂、石膏、葛根、芎䓖、赤石脂、黄芩、甘草、独活。(中医方剂大辞典)(2)紫石英、防风、白茯苓、人参、麦门冬、当归、远志、赤芍药、细辛、羌活、黑豆。(中医方剂大辞典)

紫石英柏子仁丸 zi shi ying bo zi ren wan

【英文名】Zi Shi Ying Bo Zi Ren Pill

【组成】紫石英、柏子仁、乌头、桂心、当归、山茱萸、泽泻、芎䓖、石斛、远志、寄生、苁蓉、干姜、甘草、蜀椒、杜蘅、辛夷、细辛。(中医方剂大辞典)

紫石英散 zi shi ying san

【英文名】Zi Shi Ying Powder

【异名】紫石英汤(中医方剂大辞典、圣济总录)

【组成】(1)紫石英、寒水石、龙骨、牡蛎粉、滑石、赤石脂、蓝叶、川大黄、石膏、白石脂、桂心、甘草。(中医方剂大辞典)(2)紫石英、滑石、白石脂、龙齿、石膏、寒水石、川大黄、朱砂、甘草、犀角屑、牡蛎粉。(中医方剂大辞典)(3)紫石英、白石英、石膏、赤石脂、芎䓖、独活、葛根、桂心、麻黄、赤芍药、甘草、黄芩。(中医方剂大辞典)(4)紫石英、朱砂、虎杖、细瓷末、滑石、斑蝥。(中医方剂大辞典)(5)紫石英、茯神、麦门冬、人参、羚羊角屑、防风、黄芪、远志、酸枣仁、当归、黄芩、甘草。(中医方剂大辞典)(6)紫石英、白石英、朱砂、龙齿、人参、琥珀、天雄、犀角屑、远志、生干地黄、沙参、茯神、桂心、防风、麦门冬。(中医方剂大辞典)(7)紫石英、麦门冬、射干、人参、龙骨、远志、茯神、当归、防风、甘草、川升麻、沉香。(中医方剂大辞典)(8)紫石英、桂心、紫菀、白茯苓、麦门冬、人参、甘草、黄芪、熟干地黄。(中医方剂大辞典)(9)紫石英、防风、朱砂、龙骨、人参、细辛、甘草、羚羊角屑、远志、白鲜皮、白茯苓、熟干地黄、铁精、牛黄。(中医方剂大辞典)(10)紫石英、远志、赤小豆、附子、桂心、人参、干姜、防风、龙骨、熟干地黄、菖蒲、白术、白茯苓、黄芪。(中医方剂大辞典)(11)紫石英、熟干地黄、人参、紫苏茎叶、远志、茯苓、当归、甘草、赤小豆、麦门冬。(中医方剂大辞典)(12)紫石英、桂心、白茯苓、人参、白术、黄芪、熟干地黄、甘草、麦门冬。(中医方剂大辞典)

紫石酒 zi shi jiu

【英文名】Zi Shi Drink

【组成】(1)紫石英、附子、铁精、茯神、独活、远志、桂心、牛黄、蜂房、干姜、甘草、人参。(中医方剂大辞典)(2)紫石英、钟乳、麻黄、茯苓、白术、防风、远志、桂心、甘草。(中医方剂大辞典)

紫石寒食散 zi shi han shi san

【英文名】Zi Shi Han Shi Powder

【组成】紫石英、白石英、赤石脂、钟乳、栝楼根、防风、桔梗、文蛤、鬼臼、太乙余粮、干姜、附子、桂枝。(中医方剂大辞典)

紫艾煎剂 zi ai jian ji

【英文名】Zi Ai Decoction

【组成】紫草、艾叶、黄柏、黄连、白及、当归、木香。(北京中医杂志 1991,(5))

紫龙丹 zi long dan

【英文名】Zi Long Pellet

【组成】(1)玳瑁石、没石子、赤石脂。(中医方剂大辞典)(2)黄丹、真轻粉。(中医方剂大辞典)(3)冰片、真云麝子、血东丹、扫盆。(中医方剂大辞典)

紫光散 zi guang san

【英文名】Zi Guang Powder

【组成】紫菀、知母、熟地、远志、麦门冬、天门冬。(中医方剂大辞典)

紫团参丸 zi tuan shen wan

【英文名】Zi Tuan Shen Pill

【组成】潞州人参、蛤蚧、白牵牛、苦葶苈、甜葶苈、木香。(中医方剂大辞典)

紫地宁血散 zi di ning xue san

【英文名】Zi Di Ning Xue Powder

【组成】大叶紫珠。((90)卫药准字 Z-43 号)

紫地汤 zi di tang

【英文名】Zi Di Decoction

【组成】紫荆皮、小生地、净茜草、荆芥穗、防风、京赤芍、牡丹皮、芽桔梗、苏薄荷叶、生甘草、北细辛、灯心、茜草藤。(中医方剂大辞典)

紫地散 zi di san

【英文名】Zi Di Powder

【组成】紫荆皮、芥穗、防风、北细辛、小生地、芍药、丹皮、苦桔梗、生甘草、灯心。(中医方剂大辞典)

紫朴开郁丸 zi pu kai yu wan

【英文名】Zi Pu Kai Yu Pill

【组成】槟榔、蔻仁、香附、广木香、草蔻仁、琥珀、苍术、焦三仙、枳壳、广陈皮、厚朴、桔梗、藿香、青皮、砂仁、炙甘草。(中医方剂大辞典)

紫朴汤 zi pu tang

【英文名】Zi Pu Decoction

【组成】紫朴、山楂、卜子、三棱、蓬术、枳实、连翘、青皮、陈皮、细辛。(中医方剂大辞典)

紫朴散 zi pu san

【英文名】Zi Pu Powder

【组成】厚朴。(中医方剂大辞典)

紫汤 zi tang

【英文名】Zi Decoction

【异名】紫方(中医方剂大辞典、肘后方)

【组成】(1)鸡屎、大豆、防风。(中医方剂大辞典)(2)鸡粪白、大豆、防风。(中医方剂大辞典)

紫红散 zi hong san

【英文名】Zi Hong Powder

【组成】信砒、矾石、铅丹。(中医方剂大辞典)

紫色消肿粉 zi se xiao zhong fen

【英文名】Zi Se Xiao Zhong Powder

【组成】紫草、赤芍、当归、贯众、升麻、白芷、荆芥穗、紫荆皮、草红花、儿茶、红曲、羌活、防风。(中医方剂大辞典)

紫色消肿膏 zi se xiao zhong gao

【英文名】Zi Se Xiao Zhong Ointment

【组成】紫草、升麻、贯众、赤芍、紫荆皮、当归、防风、白芷、草红花、羌活、芥穗、荆芥、儿茶、神曲。(中医方剂大辞典)

紫色疽疮膏 zi se ju chuang gao

【英文名】Zi Se Ju Chuang Plaster

【组成】轻粉、红粉、琥珀粉、乳香粉、血竭、冰片、蜂蜡、香油、珍珠粉。(中医方剂大辞典)

紫色溃疡膏 zi se kui yang gao

【英文名】Zi Se Kui Yang Plaster

【组成】轻粉、红粉、琥珀、血竭、乳香、青黛、黄连、蜂蜡、香油、珍珠面。(中医方剂大辞典)

紫芝丸 zi zhi wan

【英文名】Zi Zhi Pill

【组成】(1)五灵脂、半夏。(中医方剂大辞典)(2)紫芝、山芋、天雄、柏子仁、枳实、巴戟天、白茯苓、人参、生干地黄、麦门冬、五味子、半夏、牡丹皮、附子、蓼实、远志、泽泻、瓜子仁。(中医方剂大辞典)(3)紫芝、胡黄连、当归、羚羊角、赤石脂、人参、马齿、川椒、杏仁、蚱蝉、乌蛇、雀瓮、蜂房、丹参、干姜、芍药、龙骨、细辛、黄连、芎、丹砂、牛黄、东门上鸡头。(中医方剂大辞典)

紫芝丹 zi zhi dan

【英文名】Zi Zhi Pellet

【组成】紫芝、朱砂、白石英、石决明、黄连、黄芩、茯苓、白矾、瓜瓣。(中医方剂大辞典)

紫芝多糖片 zi zhi duo tang pian
【英文名】Zi Zhi Duo Tang Tablet
【组成】紫芝多糖粉。(药品标准－中药成方制剂标准 1996)
紫阳丹 zi yang dan
【英文名】Zi Yang Pellet
【组成】水银、银朱、生铅、百草霜、轻粉、杭粉、雄黄、麝香。(中医方剂大辞典)
紫阳真君塞鼻丹 zi yang zhen jun sai bi dan
【英文名】Zi Yang Zhen Jun Sai Bi Pellet
【组成】沉香、木香、乳香、没药、牙皂、荜茇、大良姜、官桂、细辛、巴豆、川乌、好麝香、雄黄、朱砂、血竭、硇砂。(中医方剂大辞典)
紫阳黑散 zi yang hei san
【英文名】Zi Yang Hei Powder
【组成】麻黄、大黄、杏仁。(中医方剂大辞典)
紫杉醇 zi shan Chun
【英文名】Zi Shan Chun Injection
【组成】紫杉醇。((98)卫药证字 X－06 号)
紫沉丸 zi chen wan
【英文名】Zi Chen Pill
【异名】紫沉香丸(中医方剂大辞典、医统)
【组成】(1)沉香、槟榔、紫苏梗、益智、神曲、麦芽、白术、乌药、香附、陈皮、厚朴、甘草。(中医方剂大辞典)(2)丁香、青皮、陈皮、荆三棱、蓬莪术、缩砂仁、桂、硇砂、木香、乌梅、巴豆。(中医方剂大辞典)(3)半夏曲、乌梅、代赭石、杏仁、丁香、缩砂仁、沉香、槟榔、木香、陈皮、白豆蔻、白术、巴豆霜。(中医方剂大辞典)
紫沉消积丸 zi chen xiao ji wan
【英文名】Zi Chen Xiao Ji Pill
【异名】紫沉煎丸(《百一》卷八)
【组成】沉香、阿魏、巴豆霜、硇砂、朱砂、丁香、干姜、硫黄、青皮、高良姜、槟榔、木香、人参、胡椒、官桂。(中医方剂大辞典)
紫沉通气汤 zi chen tong qi tang
【英文名】Zi Chen Tong Qi Decoction
【组成】紫苏叶、枳壳、陈皮、槟榔、赤茯苓、甘草、沉香、木香、麦门冬、五味子、桑白皮、黄芪、干生姜、薄荷叶、荆芥穗、枳实。(中医方剂大辞典)
紫灵丸 zi ling wan
【英文名】Zi Ling Pill
【组成】阳起石、赤石脂、熟干地黄、当归、牡蛎粉。(中医方剂大辞典)
紫灵丹 zi ling dan
【英文名】Zi Ling Pellet
【组成】(1)冰片、麝香、乳香、没药、血竭、朱砂、前胡、元参、母丁香、斑蝥。(中医方剂大辞典)(2)硫黄、白盐花。(中医方剂大辞典)
紫灵药 zi ling yao
【英文名】Zi Ling Powder
【异名】紫灵丹(中医方剂大辞典、青囊秘传)
【组成】水银、朱砂、雄黄、硫黄。(中医方剂大辞典)
紫灵散 zi ling san
【英文名】Zi Ling Powder
【组成】牛烟膏、松香、净东丹、黄芩、黄柏、樟冰、尖槟、西丁、明矾、铜埚、生大黄。(中医方剂大辞典)
紫芦散 zi lu san
【英文名】Zi Lu Powder
【组成】芦甘石、黄柏、甘蔗皮、孩儿茶、赤石脂、绿豆粉、冰片。(中医方剂大辞典)
紫花地丁软膏 zi hua di ding ruan gao
【英文名】Zi Hua Di Ding Bill Ointment
【组成】紫花地丁。(药品标准－中药成方制剂标准 1989)
紫花地丁散 zi hua di ding san
【英文名】Zi Hua Di Ding Powder
【异名】消毒汤(中医方剂大辞典、袖珍)
【组成】紫花地丁、当归、赤芍药、大黄、黄芪、金银花、甘草节。(中医方剂大辞典)
紫花杜鹃片 zi hua du juan pian
【英文名】Zi Hua Du Juan Tablet
【组成】紫花杜鹃浸膏。(药品标准－中药成方制剂标准 1995)
紫花饮 zi hua yin
【英文名】Zi Hua Drink
【组成】麦冬、苦梗、甘菊花、蒲公英、生甘草、贝母、生地、紫花地丁。(中医方剂大辞典)
紫花烧伤膏 zi hua shao shang gao
【英文名】Zi Hua Shao Shang Plaster
【组成】紫草、生地黄、熟地黄、当归、黄连、花椒、甘草、冰片。((93)卫药准字 Z－50 号)
紫花高乌头 zi hua gao wu tou
【英文名】Zi Hua Gao Wu Tou Syrup
【组成】紫花高乌头。(内蒙古中医药 1989,(3))
紫花散 zi hua san
【英文名】Zi Hua Powder
【组成】甘蔗皮。(中医方剂大辞典)
紫芷散 zi zhi san
【英文名】Zi Zhi Powder
【组成】紫苏叶、白芷、官桂、草乌、白及、黄柏。(中医方剂大辞典)
紫苋粥 zi xian zhou
【英文名】Zi Xian Gruel

【组成】紫苋叶、粳米。(中医方剂大辞典)

紫苏丁香丸 zi su ding xiang wan

【英文名】Zi Su Ding Xiang Pill

【组成】真紫苏叶、人参、桂、陈皮、丁香。(中医方剂大辞典)

紫苏七气汤 zi su qi qi tang

【英文名】Zi Su Qi Qi Decoction

【组成】紫苏、茯苓、半夏、厚朴。(中医方剂大辞典)

紫苏丸 zi su wan

【英文名】Zi Su Pill

【组成】(1)紫苏子、桑白皮、青黛、五味子、杏仁、麻黄、甘草、陈皮、人参、半夏。(中医方剂大辞典)(2)紫苏子、橘皮、知母。(中医方剂大辞典)(3)紫苏叶、藿香叶、干木瓜、人参、甘草、白茯苓、桂。(中医方剂大辞典)(4)紫苏茎叶、陈橘皮、人参、高良姜、桂心。(中医方剂大辞典)(5)紫苏叶、桂、赤茯苓、缩砂、甘草、沉香、人参、桔梗、青橘皮、陈橘皮、胡椒。(中医方剂大辞典)

紫苏大腹皮饮 zi su da fu pi yin

【英文名】Zi Su Da Fu Pi Drink

【组成】紫苏叶、桑白皮、木通、茴香、羌活、独活、木瓜、荆芥、青皮、吴茱萸、枳壳、大腹子。(中医方剂大辞典)

紫苏子丸 zi su zi wan

【英文名】Zi Su Zi Pill

【组成】(1)真紫苏子、陈橘皮、高良姜、桂心、人参、木香。(中医方剂大辞典)(2)紫苏子、陈橘皮、杏仁、赤茯苓、防己、葶苈。(中医方剂大辞典)(3)紫苏子、五味子、萝卜子、桑根白皮、皂荚、甜葶苈。(中医方剂大辞典)(4)紫苏子、柴胡、桔梗、赤芍药、五味子、木香、鳖甲、诃黎勒、人参、桃仁、枳壳、郁李仁。(中医方剂大辞典)(5)紫苏子、橘皮、高良姜、桂心、人参。(中医方剂大辞典)

紫苏子汤 zi su zi tang

【英文名】Zi Su Zi Decoction

【异名】紫苏饮子(中医方剂大辞典、赤水玄珠)

【组成】(1)紫苏子、前胡、半夏、厚朴、甘草、川归、黄芩、桂心、桔梗。(中医方剂大辞典)(2)紫苏子、大腹皮、草果仁、半夏、厚朴、木香、橘红、木通、白术、枳实、人参、甘草。(中医方剂大辞典)(3)紫苏子、半夏、五味子、青橘皮、杏仁、桂、赤茯苓、甘草。(中医方剂大辞典)(4)紫苏子、陈橘皮、人参、赤茯苓、厚朴、生姜、杏仁、枇杷叶。(中医方剂大辞典)(5)紫苏、陈橘皮、甘草、干姜、桔梗、杏仁。(中医方剂大辞典)(6)紫苏子、麻黄、杏仁、陈橘皮、桑根白皮、赤茯苓、陈曲、桔梗、百合、甘草。(中医方剂大辞典)(7)紫苏子、半夏、陈橘皮、桂、甘草、人参、白术。(中医方剂大辞典)(8)紫苏子、前胡、厚朴、甘草、当归、半夏、橘皮、大枣、生姜、桂心。(中医方剂大辞典)

紫苏子饮 zi su zi yin

【英文名】Zi Su Zi Drink

【组成】(1)紫苏子、人参、沉香、甘草、缩砂、茯苓。(中医方剂大辞典)(2)紫苏子、人参、陈橘皮、大腹皮、桑根白皮、甜葶苈、甘草、当归。(中医方剂大辞典)

紫苏子酒 zi su zi jiu

【英文名】Zi Su Zi Wine

【异名】苏子酒(中医方剂大辞典、医学入门)

【组成】紫苏子、清酒。(中医方剂大辞典)

紫苏子散 zi su zi san

【英文名】Zi Su Zi Powder

【异名】紫苏饮子散(中医方剂大辞典、医方类聚)

【组成】(1)紫苏子、桑根白皮、半夏、紫菀、人参、甘草、麻黄、五味子、干姜、细辛、杏仁、桂心、款冬花、射干、天门冬。(中医方剂大辞典)(2)紫苏叶、桔梗、麻黄、羌活、牡丹皮、连翘。(中医方剂大辞典)(3)紫苏子、木香、诃黎勒皮、萝卜子、杏仁、人参、甘草、青橘皮。(中医方剂大辞典)(4)紫苏子、杏仁、贝母、五味子、诃黎勒皮、木香、甘草。(中医方剂大辞典)

紫苏子粥 zi su zi zhou

【英文名】Zi Su Zi Gruel

【组成】紫苏子、米。(中医方剂大辞典)

紫苏子煎 zi su zi jian

【英文名】Zi Su Zi Decoction

【组成】紫苏子、生地黄汁、麦门冬汁、白前、生姜汁、贝母、人参、白蜜、杏仁、紫菀、五味子。(中医方剂大辞典)

紫苏丹皮地黄汤 zi su dan pi di huang tang

【英文名】Zi Su Dan Pi Di Huang Decoction

【组成】苏叶、生姜、甘草、丹皮、芍药、地黄。(中医方剂大辞典)

紫苏乌梅汤 zi su wu mei tang

【英文名】Zi Su Wu Mei Decoction

【组成】紫苏、乌梅肉、甘草、干葛、杏仁、盐。(中医方剂大辞典)

紫苏方 zi su fang

【英文名】Zi Su Prescription

【组成】紫苏子、芍药、官桂、茴芋、茯苓、大腹皮、桔梗、甘草、羌活、麻黄、黄芪。(中医方剂大辞典)

紫苏木香汤 zi su mu xiang tang

【英文名】Zi Su Mu Xiang Decoction

【组成】紫苏茎叶、木香、赤茯苓、沉香、芍药、木通、吴茱萸、槟榔、陈橘皮。(中医方剂大辞典)

紫苏木通汤 zi su mu tong tang

【英文名】Zi Su Mu Tong Decoction

【组成】紫苏茎、木通、桑根白皮、青橘皮、荆芥穗、独活、木瓜、怀香子根、羌活、枳壳、大腹。(中医方剂大辞典)

紫苏半夏汤 zi su ban xia tang

【英文名】Zi Su Ban Xia Decoction

【组成】紫苏、半夏、紫菀茸、五味子、陈橘皮、杏仁、桑白皮。(中医方剂大辞典)

紫苏四香汤 zi su si xiang tang

【英文名】Zi Su Si Xiang Decoction

【组成】紫苏、藿香、广木香、香附子、丹参、枳壳、鸡内金、神曲、云茯苓、砂仁、沉香、甘草。(湖北中医杂志 1991,(2))

紫苏石膏地黄汤 zi su shi gao di huang tang

【英文名】Zi Su Shi Gao Di Huang Decoction

【组成】苏叶、桂枝、杏仁、甘草、石膏、生地、麦冬、丹皮、生姜、大枣。(中医方剂大辞典)

紫苏安胎饮 zi su an tai yin

【英文名】Zi Su An Tai Drink

【异名】紫苏安胎散(中医方剂大辞典、胎产新书)

【组成】紫苏、枳实、大腹皮、桔梗、贝母、知母、桑白皮、当归、甘草、五味子、石膏。(中医方剂大辞典)

紫苏汤 zi su tang

【英文名】Zi Su Decoction

【组成】(1)紫苏叶、白茯苓、陈橘皮。(中医方剂大辞典)(2)紫苏茎叶、人参。(中医方剂大辞典)(3)紫苏茎叶、藿香叶、赤茯苓、甘草、人参、桔梗、葛根、丁香枝。(中医方剂大辞典)(4)紫苏叶、麻黄、杏仁、甘草。(中医方剂大辞典)(5)紫苏茎叶、白前、桑根白皮。(中医方剂大辞典)(6)紫苏茎叶、青橘皮。(中医方剂大辞典)(7)紫苏、诃黎勒皮、当归、生姜、人参、槟榔、生地黄汁。(中医方剂大辞典)(8)紫苏、杏仁泥。(中医方剂大辞典)(9)苏叶、桂枝、杏仁、甘草。(中医方剂大辞典)(10)苏叶、白芍、当归、阿胶、人参、丹参、甘草、苏梗、大枣。(中医方剂大辞典)(11)木香、木通、人参、苏子、槟榔、厚朴、半夏、甘草、草果仁、陈皮、白术、赤茯苓。(中医方剂大辞典)(12)紫苏子、半夏、陈皮、桂心、人参、白术、甘草。(中医方剂大辞典)(13)紫苏、乌梅、甘草、杏仁、炒盐。(中医方剂大辞典)(14)紫苏、防风、麦门冬、桑根白皮、大腹。(中医方剂大辞典)(15)紫苏茎叶、吴茱萸、橘皮。(中医方剂大辞典)(16)紫苏茎、甘草、橘皮、生姜、槟榔。(中医方剂大辞典)

紫苏饮 zi su yin

【英文名】Zi Su Drink

【组成】(1)当归、人参、阿胶、甘草、葱白。(中医方剂大辞典)(2)紫苏、白芍、陈皮、川芎、当归、甘草、黄芪、大腹皮、白术、乌药、木香、香附、厚朴、黄芩、葱白、艾。(中医方剂大辞典)(3)柴胡、藿香、甘草、乌梅肉、紫苏叶、干葛、人参、茯苓、麦冬、秦艽、地骨皮、防风。(中医方剂大辞典)(4)大腹皮、人参、川芎、陈橘皮、白芍药、当归、紫苏茎叶、甘草。(中医方剂大辞典)(5)紫苏茎叶、生姜、豉。(中医方剂大辞典)(6)紫苏、贝母、款冬花、汉防已。(中医方剂大辞典)(7)紫苏、贝母、紫菀、麦门冬、枣、葶苈子、甘草。(中医方剂大辞典)(8)紫苏、枳壳、黄芩、柴胡、川芎、陈皮、茯苓、防风、当归、甘草、生姜。(中医方剂大辞典)(9)紫苏、防风、荆芥、柴胡、葛根、广皮、桔梗、甘草、山楂。(中医方剂大辞典)(10)苏梗、白芍、大腹皮、归身、茯苓、香附、川芎、甘草、陈皮、乌药、人参、生姜、枳壳、滑石、砂仁。(中医方剂大辞典)(11)人参、紫苏、川芎、桔梗、甘草、陈皮、升麻。(中医方剂大辞典)(12)紫苏叶、大腹皮、川芎、当归、粉草、人参。(中医方剂大辞典)

紫苏饮子 zi su yin zi

【英文名】Zi Su Drink

【组成】(1)紫苏叶、桑白皮、青皮、五味子、杏仁、麻黄、甘草、陈皮、人参、半夏。(中医方剂大辞典)(2)紫苏叶、人参、防风、桑白皮、麦门冬、紫菀、甘草。(中医方剂大辞典)

紫苏和气饮 zi su he qi yin

【英文名】Zi Su He Qi Drink

【组成】当归、川芎、白芍、人参、紫苏、陈皮、大腹皮、甘草。(中医方剂大辞典)

紫苏和胎饮 zi su he tai yin

【英文名】Zi Su He Tai Drink

【组成】紫苏、条芩、白术、甘草。(中医方剂大辞典)

紫苏知母汤 zi su zhi mu tang

【英文名】Zi Su Zhi Mu Decoction

【组成】紫苏、知母、贝母、款冬花、五味子、人参、桑根白皮、厚朴、甘草。(中医方剂大辞典)

紫苏厚朴汤 zi su hou pu tang

【英文名】Zi Su Hou Pu Decoction

【组成】紫苏、香薷、紫朴、枳壳、红花、青皮、陈皮、卜子、山楂。(中医方剂大辞典)

紫苏姜苓汤 zi su jiang ling tang

【英文名】Zi Su Jiang Ling Decoction

【组成】苏叶、生姜、甘草、茯苓、半夏、橘皮、干姜、砂仁。(中医方剂大辞典)

紫苏香附饮 zi su xiang fu yin

【英文名】Zi Su Xiang Fu Drink

【组成】紫苏、苍术、黄柏、槟榔、木瓜、防己、枳壳、香附、归身、羌活、芍药、泽泻、通草。(中医方剂大辞

典)

紫苏流气饮 zi su liu qi yin

【英文名】Zi Su Liu Qi Drink

【组成】(1)紫苏、黄柏、木瓜、槟榔、香附、陈皮、川芎、厚朴、白芷、苍术、乌药、荆芥、防风、枳壳、独活、甘草。(中医方剂大辞典)(2)紫苏、桔梗、厚朴、甘草、芍药、白芷、陈皮、槟榔、香附、大腹皮。(中医方剂大辞典)(3)紫苏、厚朴、甘草、香附、乌药、槟榔、杜仲、木瓜、枳壳、桔梗、川芎、防风、当归。(中医方剂大辞典)

紫苏散 zi su san

【英文名】Zi Su Powder

【异名】太效紫苏饮子(中医方剂大辞典、普济方);紫苏五味子汤(中医方剂大辞典、圣济总录)

【组成】(1)六一散、紫苏叶、儿茶、赤石脂。(中医方剂大辞典)(2)苏叶、老杉木。(中医方剂大辞典)(3)木通、防己、陈皮、白术、紫苏叶、防风、桑白皮。(中医方剂大辞典)(4)紫苏、人参、陈橘皮、木香。(中医方剂大辞典)(5)紫苏叶、桑白皮、青皮、五味子、杏仁、麻黄、甘草。(中医方剂大辞典)(6)紫苏、厚朴、甘草、知母、贝母、款冬花、半夏、五味子、人参、桑皮。(中医方剂大辞典)(7)紫苏叶、赤茯苓、陈橘皮、前胡、贝母、甘草。(中医方剂大辞典)(8)紫苏茎叶、木通、桑根白皮、茴香根、枳壳、独活、荆芥、羌活、木瓜、青橘皮、大腹皮、甘草。(中医方剂大辞典)(9)紫苏茎叶、桑根白皮、赤茯苓、羚羊角屑、槟榔、木香、桂心、独活、枳壳、郁李仁。(中医方剂大辞典)(10)紫苏茎叶、陈橘皮、半夏、枳壳、柴胡、槟榔、赤茯苓、桂心。(中医方剂大辞典)(11)紫苏子、五味子、麻黄、细辛、紫菀、赤茯苓、黄芩、甘草、陈橘皮、桂心、甜葶苈、半夏、桑根白皮。(中医方剂大辞典)(12)紫苏茎叶、紫菀、贝母、麦门冬、陈橘皮、甘草、桑根白皮、赤茯苓、五味子。(中医方剂大辞典)(13)紫苏叶、桔梗、麻黄、羌活、牡丹皮、连翘。(中医方剂大辞典)(14)紫苏茎叶、诃黎勒皮、陈橘皮、人参、半夏、桂心。(中医方剂大辞典)(15)紫苏茎叶、陈橘皮、槟榔、吴茱萸。(中医方剂大辞典)(16)紫苏茎叶、桑根白皮、赤茯苓、紫菀、白前、木通、槟榔、百合、甘草、杏仁。(中医方剂大辞典)(17)紫苏茎叶、半夏、槟榔、麦门冬、赤茯苓、枳壳、前胡、陈橘皮、枇杷叶、甘草。(中医方剂大辞典)(18)紫苏茎叶、木通、赤茯苓、羚羊角屑、半夏、陈橘皮、羌活、前胡、大腹皮、枳实、木香、桑根白皮、槟榔、川大黄。(中医方剂大辞典)(19)紫苏茎叶、木通、桑根白皮、茴香根、枳壳、独活、荆芥、赤茯苓、木瓜、半夏、槟榔。(中医方剂大辞典)(20)紫苏茎叶、五味子、甘草、前胡、陈橘皮、桂心。(中医方剂大辞典)(21)紫苏茎叶、人参、陈橘皮、甘草、桑根白皮、五味子、赤茯苓、大腹子。(中医方剂大辞典)(22)紫苏、桂心、生干地黄、当归、牛膝、阿胶。(中医方剂大辞典)(23)紫苏茎叶、五味子、赤茯苓、前胡、陈橘皮、白术、桂心、木香、泽泻、人参、黄芪、半夏、诃黎勒皮、甘草。(中医方剂大辞典)(24)紫苏茎叶、木通、石韦、冬葵子、木香、青橘皮、赤茯苓、槟榔。(中医方剂大辞典)(25)紫苏茎叶、木香、赤茯苓、沉香、吴茱萸、赤芍药、陈橘皮、木通、槟榔。(中医方剂大辞典)(26)紫苏茎叶、赤茯苓、麦门冬、木香、人参、陈橘皮、紫菀、柴胡、桂心、当归、半夏、白术、知母、桑根白皮、犀角屑、黄芩、槟榔、枳壳。(中医方剂大辞典)(27)紫苏茎叶、赤茯苓、桔梗、枳壳、川大黄、陈橘皮、柴胡、前胡、大腹皮、麦门冬、郁李仁、诃黎勒、甘草。(中医方剂大辞典)(28)紫苏茎叶、猪苓、陈橘皮、马兜铃、桑根白皮、麦门冬、大腹皮、赤茯苓、枳壳。(中医方剂大辞典)

紫苏煮散 zi su zhu san

【英文名】Zi Su Zhu Powder

【组成】紫苏叶、防风、桑根白皮、白术。(中医方剂大辞典)

紫苏粥 zi su zhou

【英文名】Zi Su Gruel

【组成】(1)紫苏子、高粱米。(中医方剂大辞典)(2)紫苏子、粳米。(中医方剂大辞典)(3)紫苏子、桂心。(中医方剂大辞典)(4)紫苏子。(中医方剂大辞典)(5)紫苏、糯米。(中医方剂大辞典)

紫苏葛根升麻汤 zi su ge gen sheng ma tang

【英文名】Zi Su Ge Gen Sheng Ma Decoction

【组成】苏叶、葛根、桂枝、白芍、甘草、升麻。(中医方剂大辞典)

紫苏葛根半夏汤 zi su ge gen ban xia tang

【英文名】Zi Su Ge Gen Ban Xia Decoction

【组成】苏叶、葛根、桂枝、芍药、半夏、生姜、甘草。(中医方剂大辞典)

紫苏煎剂 zi su jian ji

【英文名】Zi Su Decoction

【组成】紫苏。(中医杂志 1988,29(8))

紫苏膏 zi su gao

【英文名】Zi Su Plaster

【组成】(1)紫苏子、桂、大黄、当归、干姜、陈橘皮、蜀椒、猪脂。(中医方剂大辞典)(2)生地黄、生姜、生天门、生麦冬、杏仁、紫苏子、生牛蒡、生玄参。(中医方剂大辞典)

紫苏橘皮汤 zi su ju pi tang

【英文名】Zi Su Ju Pi Decoction

【组成】紫苏、橘皮、苏子、大腹皮、槟榔、桔梗、五味子、

甘草。(中医方剂大辞典)

紫证散 zi zheng san

【英文名】Zi Zheng Powder

【组成】紫金皮、荆芥、防风、北辛、薄荷、宅舍。(中医方剂大辞典)

紫豆归芪汤 zi dou gui qi tang

【英文名】Zi Dou Gui Qi Decoction

【组成】紫河车、赤小豆、黄芪、丹参、白术、生山楂、生麦芽、当归、茜草、鳖甲、白参、茯苓、大黄、大腹皮、鸡内金、砂仁。(浙江中医杂志 1991,(4))

紫辰丹 zi chen dan

【英文名】Zi Chen Pellet

【组成】朱砂、酸枣仁、乳香、人参、茯苓、远志肉、天南星、人脑子。(中医方剂大辞典)

紫参丸 zi shen wan

【英文名】Zi Shen Pill

【组成】(1)紫参、秦艽、乱发灰、紫菀、厚朴、藁本、雷丸、白芷、蛰虫、贯众、猪后悬蹄甲、虻虫、石南。(中医方剂大辞典)(2)紫参、甘草、桔梗、五味子、阿胶、桂、乌梅肉、杏仁。(中医方剂大辞典)(3)紫参、苦参、连翘、丹参、腻粉、麝香、滑石。(中医方剂大辞典)

紫参汤 zi shen tang

【英文名】Zi Shen Decoction

【组成】(1)紫参、蒲黄、生地黄、黄芩、赤茯苓、赤芍药、当归、甘草。(中医方剂大辞典)(2)紫参、甘草。(中医方剂大辞典)(3)紫参、黄芩、茜根、赤芍药、阿胶、蒲黄、鸡苏叶、小蓟根、青竹茹。(中医方剂大辞典)

紫参保肝冲剂 zi shen bao gan chong ji

【英文名】Zi Shen Bao Gan Medicinal Instant Granule

【组成】紫参、丹参、鸡血藤、当归、香附、郁金、红花、鳖甲。(中医方剂大辞典)

紫参胶囊 zi shen jiao nang

【英文名】Zi Shen Capsule

【组成】紫河车、丹参、当归、蛇床子。(山东中医杂志 1993,12(6))

紫参散 zi shen san

【英文名】Zi Shen Powder

【组成】(1)五味子、紫参、甘草、麻黄、桔梗、御米壳。(中医方剂大辞典)(2)紫参、生干地黄、山栀子、刺蓟、乱发、蒲黄、伏龙肝。(中医方剂大辞典)(3)臭椿根皮、贯众、酸石榴皮、紫参。(中医方剂大辞典)(4)紫参、肉豆蔻、乌贼鱼骨。(中医方剂大辞典)(5)紫参、黄芩、郁金、甘草。(中医方剂大辞典)(6)紫参、防风、茴香子、苦参、何首乌、威灵仙、天麻、乌蛇、白花蛇、丹参、卷柏、苍术。(中医方剂大辞典)(7)紫参、鹿角胶、青竹茹、羚羊角屑、生干地黄。(中医方剂大辞典)(8)紫参、郁金、子芩、甘草、白龙骨、鹿角胶。(中医方剂大辞典)(9)紫参、阿胶、甘草。(中医方剂大辞典)

紫参滴耳油 zi shen di er you

【英文名】Zi Shen Di Er Oil

【组成】紫草、苦参、香油、冰片、枯矾。(浙江中医学院学报 15(6))

紫河车丸 zi he che wan

【英文名】Zi He Che Pill

【组成】(1)紫河车、大熟地、当归身、白芍药、冬白术、淮山药、金香附、拣人参、紫石英、甘枸杞、蕲艾叶、川芎。(中医方剂大辞典)(2)人参、天麻、炙草、犀角、远志、滑石、白芍、茯神、枣仁、天竺黄、朱砂、紫河车、脐带。(中医方剂大辞典)(3)紫河车。(中医方剂大辞典)

紫河车丹 zi he che dan

【英文名】Zi He Che Pellet

【异名】混元丹(中医方剂大辞典、东医保健)

【组成】男子胞衣、人参、白术、木香、白茯苓、茯神、川归、熟地黄、乳香、没药、朱砂、麝香。(中医方剂大辞典)

紫河车胶囊 zi he che jiao nang

【英文名】Zi He Che Capsule

【组成】紫河车。(药品标准－中药成方制剂标准 1991)

紫河车散 zi he che san

【英文名】Zi He Che Powder

【组成】(1)紫河车、茜草根、贯众、芍药、甘草、牛蒡子。(中医方剂大辞典)(2)紫河车、朴硝、甘草、蛤粉。(中医方剂大辞典)

紫油散 zi you san

【英文名】Zi You Powder

【组成】紫草、青黛、黄连、滑石、强的松、扑尔敏。(实用中西医结合杂志 1992,5(11))

紫泡散 zi pao san

【英文名】Zi Pao Powder

【组成】石青、青黛、朱砂、硼砂、冰片、明矾、人中白、元明粉、山豆根。(中医方剂大辞典)

紫炁丹 zi qi dan

【英文名】Zi Qi Pellet

【组成】全当归、川芎、柞树皮、红花、炙黄芪、败龟版。(中医方剂大辞典)

紫炉散 zi lu san

【英文名】Zi Lu Powder

【组成】大冰头、紫甘蔗皮、粉口儿茶、真绿豆粉、厚朴、黄柏、轻白炉甘石、赤石脂。(中医方剂大辞典)

紫矿散 zi kuang san
【英文名】Zi Kuang Powder
【组成】紫矿。(中医方剂大辞典)
紫英散 zi ying san
【英文名】Zi Ying Powder
【组成】紫石英、桂心、白茯苓、人参、白术、黄芪、熟干地黄、甘草、麦门冬。(中医方剂大辞典)
紫茄子根散 zi qie zi gen san
【英文名】Zi Qie Zi Gen Powder
【组成】紫茄子根、白药末、甘草。(中医方剂大辞典)
紫金丸 zi jin wan
【英文名】Zi Jin Pill
【组成】(1)青皮、陈皮、苍术、槟榔、砂仁、红豆、良姜、乌药、香附、三棱、蓬术、枳壳。(中医方剂大辞典)(2)禹余粮、白芍、当归、熟地、川芎、龙骨、四制香附、白芷、肉桂、干姜。(中医方剂大辞典)(3)血竭、沉香、青皮、陈皮、枳壳、厚朴、百草霜、皂矾、蓬术、香附、针砂、干漆、槟榔、黄石榴矾、秦艽、三棱、甘草。(中医方剂大辞典)(4)荆三棱、蓬术、枳壳、干漆、苍术、砂仁、黑牵、青皮、针砂、白矾、陈皮、皂矾。(中医方剂人辞典)(5)川芍、当归、楮实、薄荷、栝楼根、蔓荆子、川椒、甘菊花、蜜蒙花、蛇皮、荆芥穗、地骨皮、白蒺藜。(中医方剂大辞典)(6)白姜、香附子、紫金皮、石菖蒲、青木香、针砂。(中医方剂大辞典)(7)天雄、附子、大川芎、淮乌、人参、白附子、乳香、当归、山栀子、防风、降真乳、辰砂、全蝎。(中医方剂大辞典)(8)新绵灰、汉防己、甘草、阿胶、麝香、乳香。(中医方剂大辞典)(9)紫金粉、贝母、芦荟。(中医方剂大辞典)(10)蝎梢、犀角末、银末、朱砂。(中医方剂大辞典)(11)沉香、木香、肉豆蔻仁、芎䓖、没药、乌药、毕澄茄、檀香、槟榔、茴香子、腽肭脐、麝香、桂、丹砂、苏合香。(中医方剂大辞典)(12)羊脊骨、生地黄、杏仁、蜀椒、附子。(中医方剂大辞典)(13)硇砂、干漆、乌头、干姜。(中医方剂大辞典)(14)乌头、地龙、木鳖子、白胶香、乳香、没药、丹砂、五灵脂、附子、白花蛇、天麻、当归、龙脑、麝香。(中医方剂大辞典)(15)代赭石末、木香末、腻粉、礞石末、硇砂、朱砂、巴豆。(中医方剂大辞典)(16)龙脑、麝香、滴乳香、雄黄、密陀僧、砒霜、朱砂、阿魏、安息香。(中医方剂大辞典)(17)叶子雌黄。(中医方剂大辞典)
紫金丹 zi jin dan
【英文名】Zi Jin Pellet
【异名】胆矾丸(中医方剂大辞典、卫生宝鉴);定喘紫金丹(中医方剂大辞典、痘疹金镜录)
【组成】(1)天麻、胆星、僵蚕、丹皮、竺黄、白附、全蝎、胡连、骨皮、朱砂、牛黄、麝香。(中医方剂大辞典)(2)紫金藤、乳香、没药、血竭、五倍子。(中医方剂大辞典)(3)没药、血竭、降香、自然铜、乳香、苏木、川乌、土狗、龙骨。(中医方剂大辞典)(4)碎砖。(中医方剂大辞典)(5)牛黄、冰片、狗宝、鸦片、木香。(中医方剂大辞典)(6)琥珀屑、降真香末、血竭。(中医方剂大辞典)(7)黄柏、知母、当归、生地、天门冬、麦门冬、玄参、白芍。(中医方剂大辞典)(8)信、雄黄、硼砂。(中医方剂大辞典)(9)大黄、槟榔、苍术、贯众、牙皂、香附、三棱、雷丸、黑丑、使君子、白芜荑、苦楝根皮。(中医方剂大辞典)(10)铁粉、白丁香、腻粉、硇砂、粉霜、巴豆。(中医方剂大辞典)(11)硼砂、轻粉、紫粉、麝香、信。(中医方剂大辞典)(12)人言、朱砂、雄黄、巴豆、硇砂。(中医方剂大辞典)(13)精猪肉、信。(中医方剂大辞典)(14)代赭石、桃仁、大黄。(中医方剂大辞典)(15)禹余粮石、茴香。(中医方剂大辞典)(16)川乌头、草乌头、五灵脂、木鳖子、骨碎补、威灵仙、金毛狗脊、自然铜、防风、地龙、乌药、青皮 陈皮、茴香、黑牵牛、乳香、没药、红娘子、麝香、禹余粮石。(中医方剂大辞典)(17)丁香、木香、荜澄茄、胡椒、五灵脂、肉豆蔻、干姜、半夏末、附子、硫黄、水银砂子。(中医方剂大辞典)(18)针砂、余粮石、硫黄、平胃散、蓬术、缩砂仁、丁香、木香、独活、黄芪、枳壳、白茯苓、大黄、黄连、黑牵牛、甘草、茱萸、槟榔、破故纸、干漆。(中医方剂大辞典)(19)代赭石、(石羌)砺石。(中医方剂大辞典)(20)鹿脊、舶上硫黄、好硇砂、破故纸、禹余粮、舶上茴香、川乌头、巴戟、石中黄、太阴玄精石。(中医方剂大辞典)(21)胆矾、黄蜡、青州枣。(中医方剂大辞典)(22)信砒、豆豉。(中医方剂大辞典)(23)白矾、黄丹。(中医方剂大辞典)(24)代赭石、禹余粮。(中医方剂大辞典)(25)朱砂;土盐、马牙硝。(中医方剂大辞典)(26)丁香、木香、槟榔、肉豆蔻、白丁香、朱砂、雄黄、轻粉、粉霜、桂府滑石、水银、赤土、斑蝥、巴豆、乳香、桃仁、广硂、牛黄、麝香、硼砂。(中医方剂大辞典)(27)石燕子、赤石脂、大赭石、朱砂、硫黄、钟乳粉、阳起石、良姜、荜茇、桂心、干姜、草豆蔻、肉豆蔻。(中医方剂大辞典)(28)草乌头、天南星、丹砂、蜈蚣、白花蛇、蝎梢、牛黄、麝香、乳香。(中医方剂大辞典)(29)铁渣、硇砂、硫黄、硇砂、木香、丁香、腻粉、肉豆蔻、丹砂、干漆、胡椒、阿魏、砒霜。(中医方剂大辞典)(30)桂、诃黎勒、昆布、桃仁、木香、琥珀、陈橘皮、白术、沉香、鸡舌香、丹砂、木瓜根。(中医方剂大辞典)(31)黑附子、丁香、硇砂、缩砂、当归、天南星、半夏、肉豆蔻、自然铜、木香、防葵、青葙子、朱砂、水银。(中医方剂大辞典)
紫金天麻丸 zi jin tian ma wan
【英文名】Zi Jin Tian Ma Pill

【组成】天麻、没药、乳香、牛膝、白术、当归、牛黄、犀角、附子、五灵脂。(中医方剂大辞典)

紫金牛膝丸 zi jin niu xi wan

【英文名】Zi Jin Niu Xi Pill

【组成】紫金藤、杜牛膝、当归、肉桂、麝香、蜀葵根。(中医方剂大辞典)

紫金牛膝散 zi jin niu xi san

【英文名】Zi Jin Niu Xi Powder

【组成】紫金皮、赤葛根皮、赤毛桃根、山布瓜根、赤牛膝、鱼桐根皮、天布瓜根、落鸦枪根。(中医方剂大辞典)

紫金皮丸 zi jin pi wan

【英文名】Zi Jin Pi Pellet

【组成】(1)紫金皮、刘寄奴、川当归、香白芷、赤芍药、白芍药、黑牵牛、生地黄、川芎、川牛膝、乳香、没药、木通、木香、自然铜、藿香、木贼、官桂、羌活、独活、半夏、骨碎补、草乌、川乌。(中医方剂大辞典)(2)紫金皮、黑豆、防风、白胶香、石膏、白蒺藜、骨碎补、川乌、五月蚕沙。(中医方剂大辞典)

紫金皮散 zi jin pi san

【英文名】Zi Jin Pi Powder

【异名】紫荆皮散(中医方剂大辞典、中医外科学)

【组成】紫金皮、天南星、半夏、黄柏、草乌、川乌、川芎、川当归、杜当归、乌药、川白芷、破故纸、刘寄奴、川牛膝、桑白皮。(中医方剂大辞典)

紫金夺命膏 zi jin duo ming gao

【英文名】Zi Jin Duo Ming Plaster

【组成】川黄连、全蝎、穿山甲、黄芩、川黄柏、当归、白芷、赤芍药、番木鳖、生地黄、官桂、海藻。(中医方剂大辞典)

紫金沙散 zi jin sha san

【英文名】Zi Jin Sha Powder

【组成】紫金沙。(中医方剂大辞典)

紫金油 zi jin you

【英文名】Zi Jin Oil

【组成】鲫鱼胆、铁鞋、诃子、郁金、黄芩、黑豆、紫草、零陵香、生姜汁。(中医方剂大辞典)

紫金泥 zi jin ni

【英文名】Zi Jin Pellet

【组成】黑椒、人言、鹅管石。(中医方剂大辞典)

紫金挺 zi jin ting

【英文名】Zi Jin Pellet

【组成】当归、续断、骨碎补、桂、附子、泽兰、芍药、白及、牛膝、羌活、芎䓖、木香、麒麟竭、生干地黄、白僵蚕、白附子、沉香、丁香、栝楼、乌蛇肉、白蔹、白芷、玄参、杏仁、桃仁。(中医方剂大辞典)

紫金活命丹 zi jin huo ming dan

【英文名】Zi Jin Huo Ming Pellet

【组成】锦纹大黄、苦葶苈、巴豆、红娘子、木香。(中医方剂大辞典)

紫金禹粮丸 zi jin yu liang wan

【英文名】Zi Jin Yu Liang Pill

【组成】当归、益母草、川椒、香附、海金沙、松萝茶、白蔻、漆渣、百草霜、挂尘、砂仁、新会皮、木香、豨莶、川贝、白芒、延胡、茵陈、陈香橼、大枣肉、大生地、禹粮石、皂矾。(中医方剂大辞典)

紫金酒 zi jin jiu

【英文名】Zi Jin Wine

【组成】官桂、明乳香、没药、广木香、羊踯躅、川羌、川芎、玄胡索、紫荆皮、五加皮、丹皮、郁金、乌药。(中医方剂大辞典)

紫金散 zi jin san

【英文名】Zi Jin Powder

【异名】紫金藤散(中医方剂大辞典、惠直堂方)

【组成】(1)台麝香、重楼、千金霜、明雄黄、朱砂、红芽、大戟、文蛤、山慈菇、黄连。(中医方剂大辞典)(2)炒苍术、炒黄柏、黄连、生石膏、黑山栀、青黛、花椒、枯矾、烟膏。(中医方剂大辞典)(3)紫金皮。(中医方剂大辞典)(4)厚朴、苍术、川芎、茯苓、当归、半夏、白芍、羌活、独活、牛膝、陈皮、桔梗、枳壳、白芷、麻黄、甘草、桂枝。(中医方剂大辞典)(5)紫草、蛇蜕、牛蒡、连翘。(中医方剂大辞典)(6)信石、雄黄、硼砂。(中医方剂大辞典)(7)粪碱、血竭、茄皮。(中医方剂大辞典)(8)黄丹、轻粉。(中医方剂大辞典)(9)生大黄。(中医方剂大辞典)(10)紫草、蛇蜕皮、牛李子。(中医方剂大辞典)(11)当归、玄胡索、川芎、肉桂、香附子、乌药、紫荆皮、木香、甘草。(中医方剂大辞典)(12)荆三棱、连翘、黄芪、甘草、羌活。(中医方剂大辞典)(13)白矾、黄丹、硇砂。(中医方剂大辞典)(14)焰消、硫黄、代赭石、甘草。(中医方剂大辞典)(15)麻、地黄、青盐、皂荚、东引桃枝、柳枝、桑枝、马齿。(中医方剂大辞典)(16)紫金藤。(中医方剂大辞典)(17)禹余石粮。(中医方剂大辞典)(18)枯矾、砒霜、石胆。(中医方剂大辞典)(19)明羽泽、溺中垽、百虫疮、赤铅华、玉虚(术)、水银腊。(中医方剂大辞典)(20)天南星、甘草、白矾、乌梅。(中医方剂大辞典)(21)降真香。(中医方剂大辞典)(22)橘红、枳壳、肉桂、玄胡索、甘草、紫金牛、当归、香附、南木香。(中医方剂大辞典)(23)禹余粮、赤石脂、龙骨、白芍药、甘草、川芎、附子、熟干地黄、当归、干姜、肉桂。(中医方剂大辞典)(24)紫荆藤皮、降真香、续断、骨碎补、无名异、琥珀、蒲黄、牛膝、当归、桃仁、大黄、朴硝。(中医方剂大辞典)(25)黄连。(中医方剂大辞典)(26)铁粉、龙齿、石膏、牛黄、甘草。(中医方剂大辞典)(27)定粉、铅丹、大枣、莨菪子、诃黎勒。(中医方剂大辞典)(28)紫金粉、麻黄、石膏、寒水石、地骨皮、赤石脂、秦艽、牛黄、乌蛇肉、虎睛、防风、黄芩、牡蛎粉、赤芍药、葛粉、羌活、当归、朴硝、甘草、川大黄、桂心。(中医方剂大辞典)(29)紫草、赤小豆、黄芩、漏芦、车前子、黄柏、糯米。(中医方剂大辞典)(30)蛇黄。(中医方剂大辞典)

紫金煎 zi jin jian

【英文名】Zi Jin Decoction

【组成】甜葶苈、夏枯草、木香。(中医方剂大辞典)

紫金锭 zi jin ding

【英文名】Zi Jin Lozenge

【异名】紫金锭子(中医方剂大辞典、寿世保元)

【组成】(1)炉甘石、青盐、煅石膏、硼砂、冰片、炼蜂蜜。(中医方剂大辞典)(2)山慈菇、文蛤、红芽大戟、白檀香、安息香、苏合油、千金子、明雄黄、琥珀、冰片、当门子。(中医方剂大辞典)(3)炉甘石、黄丹、黄连、朱砂、当归、硼砂、海螵蛸、白丁香、生白矾、硇砂、轻粉、贝齿、珍珠、石蟹、熊胆、乳香、没药、麝香、冰片。(中医方剂大辞典)(4)蟾酥、牛黄、轻粉、雄黄、麝香、丁香、广木香、京墨、巴豆、冰片、珍珠、朱砂。(中医方剂大辞典)(5)大黄、降香屑、山慈菇、红芽大戟、南星、生半夏、雄黄、麝香、乳香、没药。(中医方剂大辞典)(6)飞朱砂、红芽大戟、处州山慈菇、千金霜、文蛤、草河车、珍珠、琥珀、明雄黄、冰片、陈金磨、梅花蕊、西牛黄、川麝香。(中医方剂大辞典)(7)罂粟壳、闹羊花、麻黄、自然铜、寒水石、草乌、乳香、全蝎、川芎、当归、白芷、甘草。(中医方剂大辞典)(8)五倍子、肥皂肉、乳香、没药。(中医方剂大辞典)(9)紫蛇、红青礞石、朱砂、胆星、白附子、牛黄、冰片、僵蚕、天麻、蝉蜕、琥珀、使君子、麝香、钩藤、天竺黄。(中医方剂大辞典)(10)辰砂、陈胆星、蝉蜕、甘草、麝香、蛇含石、白附子、白茯神、白术、僵蚕、白附子、甘草。(中医方剂大辞典)(11)羌活、白附子、防风、天竺黄、西牛黄、胆南星、大黄、枳实、黄连、僵蚕、天麻、白术、青礞石、雄黄、川芎、茯神、全蝎、冰片、麝香、辰砂。(中医方剂大辞典)(12)川黄连、铜绿、轻粉、宫粉。(中医方剂大辞典)(13)人参、白茯苓、白茯神、白术、山药、乳香、赤石脂、辰砂、麝香、金箔。(中医方剂大辞典)

紫金锭子 zi jin ding zi

【英文名】Zi Jin Lozenges

【组成】(1)鲜玄参、鲜地榆、鲜天麻、鲜草乌、全蝎、白面、麻黄、麝香。(中医方剂大辞典)(2)人参、白术、白茯苓、茯神、赤石脂、辰砂、麝香、牛黄、僵蚕、青礞石、五灵脂。(中医方剂大辞典)(3)甘石、珍珠、玛瑙、辰砂、朱砂、冰片、轻粉。(中医方剂大辞典)(4)炉甘石、黄丹、黄连、朱砂、当归、硼砂、海螵蛸、白丁香、白矾、硇砂、轻粉、贝齿、真珠、石蟹、熊胆、乳香、没药、麝香、片脑、黄连、当归、生地黄、防风、黄柏、龙胆草、蕤仁、诃子、冬蜜、鹅梨、猪胰子。(中医方剂大辞典)

紫金锭眼药 zi jin ding yan yao

【英文名】Zi Jin Ding Eye Ointment

【组成】炉甘石、冰片、石膏、大青盐、硼砂。(药品标准－中药成方制剂标准 1990)

紫金箍 zi jin gu

【英文名】Zi Jin Oil

【组成】鲜鸭蛋、蛤蟆头、银朱。(中医方剂大辞典)

紫金膏 zi jin gao

【英文名】Zi Jin Plaster

【组成】(1)紫(钅非)、石菖蒲、独活、白术、防风、附子、白芷、木鳖子、汉椒、杏仁、半夏、桂心、麒麟竭、没药、木香、甘草、赤芍药、白及、沉香、麝香、朱砂、龙脑、黄蜡、乳香、甘松香、零陵香、白檀香、甲香、猪脂、羊脂。(中医方剂大辞典)(2)土朱、松香。(中医方剂大辞典)(3)红矾、皂矾、净松香。(中医方剂大辞典)(4)官桂、生地、秦艽、羌活、黄芩、防风、木通、川连、当归、木瓜、白术、方八、鳖甲、白芷、远志、大蜈蚣、丹参、紫草、毛慈菇、生甲片、血余、茜草、商陆根、柳枝、桃枝、枣枝、桑枝、槐枝。(中医方剂大辞典)(5)白芷、闹洋花、三柰、大茴香、青皮、草乌、川乌、威灵仙、甘松、小茴香、大黄、独活、干蟾、乱头发。(中医方剂大辞典)(6)明松香、蓖麻仁、轻粉、银朱、铜绿。(中医方剂大辞典)(7)炉甘石、黄丹、硼砂、朱砂、轻粉、青盐、珍珠、白丁香、没药、乳香、海螵蛸、枯矾、硇砂、当归、川芎、黄连、甘草、麝香、冰片。(中医方剂大辞典)(8)松香、白芷、麻黄、川乌、草乌、吴茱萸、威灵仙、闹羊花、胡椒、附子。(中医方剂大辞典)(9)矾红、松香。(中医方剂大辞典)(10)虢丹。(中医方剂大辞典)(11)吴白芷、两头尖、穿山甲、五灵脂、生地黄、熟地、木鳖子、巴豆、蓖麻子、血竭、黄丹、香油、没药、乳香、槐柳枝。(中医方剂大辞典)(12)芙蓉花叶、紫金皮。(中医方剂大辞典)(13)片脑膏、炉甘石、黄丹、硇砂、搅盐、盆消、铜绿、轻粉、粉霜。(中医方剂大辞典)(14)乳香、腻粉、五倍子。(中医方剂大辞典)(15)当归、续断、骨碎、桂、附子、泽兰、芍药、白及、牛膝、羌活、川芎、木香、麒麟竭、生干地黄、白僵蚕、白附子、沉香、丁香、栝楼、乌蛇肉、白蔹、白芷、玄参、杏仁、桃仁。(中医方剂大辞典)(16)乳香、没药、当归、人参、羌活、独活、苍术、白及、黄柏、蓖麻子、木鳖子、桔梗、乌头、五倍子、知母、贝母、白芷、防风、藁本、蛇蜕、陈艾、苦参、赤芍药、良姜、乱发、葱白、桃枝、柳枝、槐枝、米醋、云母石、甘草、巴豆、丁香、白蔹。（中医方剂大辞典）(17)紫金皮、乳香、木鳖子、麝香。（中医方剂大辞典）(18)龙脑、轻粉、胆矾、没药、乳香、巴豆、蓖麻仁、黄丹、石灰、荞麦、麝香。（中医方剂大辞典）(19)炉甘石、黄丹、乳香、硇砂、雄黄、没药、白丁香、当归、轻粉、麝香、脑子、蜜。（中医方剂大辞典）(20)铜青、硇砂、硼砂、羚羊角、雄黄、青盐、琥珀、明矾、当门子、片脑、胆矾、深中青、玄精石、黄连、乳香、水银、小丁香、炉甘石、石燕子、金星石、黄丹、银星石、海螵蛸、轻粉、沙糖、水。（中医方剂大辞典）(21)穿山甲、乳香、没药。（中医方剂大辞典）(22)蛇含石、针砂、禹余粮、赤石脂、木香、肉豆蔻、川白姜、川芎、白茯苓、羌活、当归、杜茴香、白蒺藜、川附子、三棱、青皮、陈皮、牛膝、官桂、蓬术。（中医方剂大辞典）(23)白沙蜜、黄丹。（中医方剂大辞典）(24)皂荚、葱、铅丹、团粉、松脂。（中医方剂大辞典）(25)柳枝、槐枝、麻黄、乳香、没药、松脂。（中医方剂大辞典）(26)乳糖、胆矾。（中医方剂大辞典）(27)槐嫩枝芽、龙脑、谷丹、宣连、乌鱼骨、白砂蜜、轻粉、乳香。（中医方剂大辞典）(28)黄丹、麻油、猪脂、野驼脂、松脂、乌蛇、白蔹、白芷、白及、连翘、续断、紫葛、牛膝、生干地黄、鲤甲、猬皮、露蜂房、木通、当归、桃仁、杏仁、乳香、丁香、木香、桂心、附子、芎䓖、羌活、麒麟血。（中医方剂大辞典）

紫金霜 zi jin shuang

【英文名】Zi Jin Powder

【异名】紫金散（中医方剂大辞典、圣济总录）

【组成】黄柏、诃子、麝香、腻粉。（中医方剂大辞典）

紫金蠲痛散 zi jin juan tong san

【英文名】Zi Jin Juan Tong Powder

【组成】紫荆皮、降真香、骨碎补、琥珀、当归、桃仁、蒲黄、无名异、大黄、牛膝、朴硝。（中医方剂大辞典）

紫庭方 zi ting fang

【英文名】Zi Ting Prescription

【组成】乳香。（中医方剂大辞典）

紫砂丹 zi sha dan

【英文名】Zi Sha Pellet

【组成】(1)大黄、煅干漆、枳壳、红花、五灵脂、当归、桃仁、生白芍、生地、土鳖虫、香附、丹皮、怀牛膝、川芎、古钱、血竭、煅自然铜。（中医方剂大辞典）(2)紫蔻、砂仁、母丁香、干姜、良姜、神曲。（中医方剂大辞典）(3)代赭、当归、朱砂、木香、人参。（中医方剂大辞典）

紫砂生肌散 zi sha sheng ji san

【英文名】Zi Sha Sheng Ji Powder

【组成】朱砂、轻粉、冰片。（中医方剂大辞典）

紫砂散 zi sha san

【英文名】Zi Sha Powder

【组成】明月石、净牙硝、紫荆皮、飞朱砂、大梅、当门子。（中医方剂大辞典）

紫神汤 zi shen tang

【英文名】Zi Shen Decoction

【组成】藿香叶、水银、硫黄、滑石、丁香、红曲。（中医方剂大辞典）

紫背荷叶僵蚕散 zi bei he ye jiang can san

【英文名】Zi Bei He Ye Jiang Can Powder

【异名】荷叶散（中医方剂大辞典、普济方）

【组成】紫背荷叶、白僵蚕。（中医方剂大辞典）

紫背荷僵蚕散 zi bei he jiang can san

【英文名】Zi Bei He Jiang Can Powder

【组成】紫背荷叶、直僵蚕、牛蒡子。（中医方剂大辞典）

紫茶汤 zi cha tang

【英文名】Zi Cha Decoction

【组成】紫草、矮地茶、沙参、桑皮、杏仁、贝母、桃仁、甘草。（湖南中医杂志 1988,(1)）

紫茶颗粒 zi cha ke li

【英文名】Zi Cha Granule

【组成】紫花杜鹃、矮地茶。（药品标准－中药成方制剂标准 1998）

紫茸膏 zi rong gao

【英文名】Zi Rong Plaster

【异名】紫草膏（中医方剂大辞典、卫生鸿宝）

【组成】紫草、白芷、归身、甘草、麻油。（中医方剂大辞典）

紫荆皮散 zi jing pi san

【英文名】Zi Jing Pi Powder

【组成】杏仁、紫荆皮。（中医方剂大辞典）

紫荆散 zi jing san

【英文名】Zi Jing Powder

【组成】紫荆皮、赤小豆、荆芥、地榆。（中医方剂大辞典）

紫草丸 zi cao wan

【英文名】Zi Cao Pill

【组成】紫草、珍珠、朱砂、牛黄、犀角、羚羊、青黛、川贝、羌活、琥珀、乳香、没药、玄参、雄黄、冰片、金银花、地丁、胡桃仁、菊花、生甘草。（中医方剂大辞典）

紫草化毒汤 zi cao hua du tang

【英文名】Zi Cao Hua Du Decoction

【组成】紫草、陈皮、升麻、甘草。（中医方剂大辞典）

紫草化斑汤 zi cao hua ban tang

【英文名】Zi Cao Hua Ban Decoction

【组成】升麻、紫草、甘草、陈皮、枳壳、黄芩、黄连、木通。（中医方剂大辞典）

紫草升麻汤 zi cao sheng ma tang
【英文名】Zi Cao Sheng Ma Decoction
【组成】紫草、升麻、甘草。(中医方剂大辞典)

紫草木香汤 zi cao mu xiang tang
【英文名】Zi Cao Mu Xiang Decoction
【异名】紫草木香散(中医方剂大辞典、保婴撮要);紫草汤(中医方剂大辞典、医学正传)
【组成】(1)紫草、木香、茯苓、白术、人参、甘草、糯米。(中医方剂大辞典)(2)紫草、木香、茯苓、白术、甘草。(中医方剂大辞典)

紫草木通汤 zi cao mu tong tang
【英文名】Zi Cao Mu Tong Decoction
【组成】紫草、木通、人参、茯苓、粳米、甘草。(中医方剂大辞典)

紫草木通散 zi cao mu tong san
【英文名】Zi Cao Mu Tong Powder
【组成】紫草、木通、黄连、牛蒡、车前、甘草、茯苓、前胡。(中医方剂大辞典)

紫草冬葵汤 zi cao dong kui tang
【英文名】Zi Cao Dong Kui Decoction
【组成】紫草茸、山栀子、黄芩、秦艽、苦参、冬葵子、露蜂房、白茯苓、木通、白芍药、泽泻、车前子。(中医方剂大辞典)

紫草四圣散 zi cao si sheng san
【英文名】Zi Cao Si Sheng Powder
【组成】紫草、木通、甘草、黄芪。(中医方剂大辞典)

紫草甘草枳壳汤 zi cao gan cao zhi ke tang
【英文名】Zi Cao Gan Cao Zhi Ke Decoction
【异名】紫草茸甘草枳壳汤(中医方剂大辞典、医方类聚)
【组成】四圣散、木通。(中医方剂大辞典)

紫草回斑散 zi cao hui ban san
【英文名】Zi Cao Hui Ban Powder
【组成】紫草茸、黄芪、桑白皮、木通、枳壳、白术。(中医方剂大辞典)

紫草如圣汤 zi cao ru sheng tang
【英文名】Zi Cao Ru Sheng Decoction
【异名】如圣紫草汤(中医方剂大辞典、普济方)
【组成】紫草、陈橘皮。(中医方剂大辞典)

紫草汤 zi cao tang
【英文名】Zi Cao Decoction
【组成】(1)生地、陈皮、甘草、紫草、当归。(中医方剂大辞典)(2)紫草茸、紫苏叶、升麻、甘草。(中医方剂大辞典)(3)麻黄、人参、杏仁。(中医方剂大辞典)(4)紫草、吴蓝、木香、黄连。(中医方剂大辞典)

紫草快斑汤 zi cao kuai ban tang
【英文名】Zi Cao Kuai Ban Decoction
【异名】紫草汤(中医方剂大辞典、准绳)
【组成】紫草、人参、白术、茯苓、当归、川芎、芍药、木通、甘草、糯米。(中医方剂大辞典)

紫草陈皮饮 zi cao chen pi yin
【英文名】Zi Cao Chen Pi Drink
【组成】紫草、陈皮。(中医方剂大辞典)

紫草饮 zi cao yin
【英文名】Zi Cao Drink
【组成】(1)人参、甘草、穿山甲、紫草、蝉蜕。(中医方剂大辞典)(2)紫草、炙甘草、苏木、芍药、川升麻、葛根。(中医方剂大辞典)(3)紫草、金银花、白鲜皮、薏苡、山慈菇、白蒺藜、土茯苓。(中医方剂大辞典)(4)紫草、北芍药、麻黄、当归、甘草。(中医方剂大辞典)(5)紫草。(中医方剂大辞典)

紫草饮子 zi cao yin zi
【英文名】Zi Cao Drink
【异名】紫草茸汁(中医方剂大辞典、证类本草)
【组成】(1)紫草、人参、枳壳、山楂、木通、穿山甲、蝉蜕。(中医方剂大辞典)(2)紫草、人参、芍药、蝉蜕、甘草、川山甲。(中医方剂大辞典)(3)紫草。(中医方剂大辞典)

紫草承气汤 zi cao cheng qi tang
【英文名】Zi Cao Cheng Qi Decoction
【组成】厚朴、大黄、枳实、紫草。(中医方剂大辞典)

紫草油 zi cao you
【英文名】Zi Cao Oil
【组成】白芷、紫草、忍冬藤、冰片、白蜡、香油。(中医方剂大辞典)

紫草油膏 zi cao you gao
【英文名】Zi Cao Unguentum
【组成】紫草根、当归、胡麻油。(中医方剂大辞典)

紫草软膏 zi cao ruan gao
【英文名】Zi Cao Ointment
【组成】紫草根。(中医方剂大辞典)

紫草厚朴汤 zi cao hou pu tang
【英文名】Zi Cao Hou Pu Decoction
【组成】紫草茸、枳实、黄芩、黄连、厚朴、露蜂房、白茯苓、山豆根、麦门冬、桃仁、石膏、旋覆花、蝉蜕、升麻、白术。(中医方剂大辞典)

紫草枳壳汤 zi cao zhi ke tang
【英文名】Zi Cao Zhi Ke Decoction
【组成】紫草、木通、甘草、枳壳。(中医方剂大辞典)

紫草枳实汤 zi cao zhi shi tang
【英文名】Zi Cao Zhi Shi Decoction
【组成】紫草茸、鼠粘子、厚朴、苦参、白芍药、贝母、枳实、诃子、肉豆蔻、蝉蜕、桔梗、白术、升麻、甘草。(中医方剂大辞典)

紫草洗方 zi cao xi fang
【英文名】Zi Cao Lotion
【组成】紫草、茜草、白芷、赤芍、苏木、南红花、次厚朴、丝瓜络、木通。(中医方剂大辞典)
紫草茸饮 zi cao rong yin
【英文名】Zi Cao Rong Drink
【组成】紫草茸、人参、黄芪、当归、白芍药、甘草。(中医方剂大辞典)
紫草茸油 zi cao rong you
【英文名】Zi Cao Rong Oil
【组成】紫草茸、脂麻油。(中医方剂大辞典)
紫草凉血散 zi cao liang xue san
【英文名】Zi Cao Liang Xue Powder
【组成】紫草、生地、丹皮、川黄连、花粉、黄芩、栀子。(中医方剂大辞典)
紫草消毒饮 zi cao xiao du yin
【英文名】Zi Cao Xiao Du Drink
【组成】紫草、连翘、鼠粘子、荆芥、甘草、山豆根。(中医方剂大辞典)
紫草润肌膏 zi cao run ji gao
【英文名】Zi Cao Run Ji Plaster
【组成】紫草、当归、麻油。(中医方剂大辞典)
紫草透肌汤 zi cao tou ji tang
【英文名】Zi Cao Tou Ji Decoction
【异名】紫草透肌散(中医方剂大辞典、治痘全书)
【组成】(1)紫草、防风、荆芥、薄荷、山楂肉、栀子、甘草。(中医方剂大辞典)(2)紫草、升麻、牛子、防风、荆芥、黄芪、甘草、木香。(中医方剂大辞典)
紫草透肌散 zi cao tou ji san
【英文名】Zi Cao Tou Ji Powder
【异名】紫草快斑汤(中医方剂大辞典、张氏医通)
【组成】紫草、蝉蜕、木通、芍药、甘草。(中医方剂大辞典)
紫草酒 zi cao jiu
【英文名】Zi Cao Wine
【组成】紫草、醇酒。(中医方剂大辞典)
紫草麻仁汤 zi cao ma ren tang
【英文名】Zi Cao Ma Ren Decoction
【组成】山豆根、紫草、鼠粘子、露蜂房、生犀、青皮、桃仁、麻仁、侧柏叶、黄芩、杏仁。(中医方剂大辞典)
紫草散 zi cao san
【英文名】Zi Cao Powder
【组成】(1)紫草、甘草、木通、枳壳、黄芪。(中医方剂大辞典)(2)紫草、甘草、黄芪、糯米。(中医方剂大辞典)(3)钩藤钩子、紫草茸。(中医方剂大辞典)(4)紫草。(中医方剂大辞典)
紫草解毒汤 zi cao jie du tang
【英文名】Zi Cao Jie Du Decoction
【组成】麻黄、紫草、红豆、穿山甲、人中黄、僵蚕、全蝎、川连、烧人粪、蝉蜕、牛子。(中医方剂大辞典)
紫草膏 zi cao gao
【英文名】Zi Cao Plaster
【组成】(1)紫草、马肠根、杏仁、吴茱萸、雄黄、清麻油。(中医方剂大辞典)(2)紫草、桂心、芎䓖、赤芍药、白敛、川大黄、防风、黄芩、莽草、当归、木香、甘草。(中医方剂大辞典)(3)紫草、黄连、女青、白芷、矾石、苦酒、生地榆根。(中医方剂大辞典)(4)香油、当归、紫草、白芷、红花、黄蜡。(中医方剂大辞典)(5)乳香、没药、当归、白芷、寒水石、牡丹皮、大黄、冰片、生地、紫草、黄柏、黄蜡、麻油。(中医方剂大辞典)(6)当归、防风、生地、乳香、白芷、没药、紫草。(中医方剂大辞典)(7)紫草、白芷、降香、松香、枯矾、轻粉。(中医方剂大辞典)(8)紫草、真麻油、乳香、没药、黄蜡。(中医方剂大辞典)(9)紫草、犀角、羚羊角、珍珠、劈砂、牛黄、青黛、川贝、琥珀、羌活、冰片、明雄、乳香、没药、元参、银花、地丁、核桃肉、甘草、甘菊。(中医方剂大辞典)(10)僵蚕、全蝎、麻黄、紫草、人中白、白附、蝉蜕、蟾酥、穿山甲、无价散。(中医方剂大辞典)(11)紫草茸、黄连、黄柏、漏芦、赤小豆、绿豆粉。(中医方剂大辞典)(12)紫草、白附子、麻黄、甘草、全蝎、僵蚕。(中医方剂大辞典)
紫香丸 zi xiang wan
【英文名】Zi Xiang Pill
【组成】辰砂、鸦片、沉香、木香、百草霜、当门子。(中医方剂大辞典)
紫根牡蛎汤 zi gen mu li tang
【英文名】Zi Gen Mu Li Decoction
【组成】当归、芍药、川芎、大黄、升麻、牡蛎、黄芪、紫草、甘草、忍冬。(中医方剂大辞典)
紫桂丸 zi gui wan
【英文名】Zi Gui Pill
【异名】追气丸(中医方剂大辞典、普济方)
【组成】(1)禹余粮、龙骨、艾叶、牡蛎、赤石脂、地榆、厚朴、牡丹皮、阿胶、当归、吴茱萸、香白芷、肉桂 附子。(中医方剂大辞典)(2)桂、甘遂、丁香、芫花、木香、巴豆、硇砂。(中医方剂大辞典)(3)桂、当归、吴茱萸。(中医方剂大辞典)(4)紫桂、当归、人参、白术、木香、羌活、酸枣仁、熟干地黄、柏子仁、干姜、牡丹、白芍药、羚羊角屑、白薇、细辛。(中医方剂大辞典)(5)紫桂心、芸薹子、干姜。(中医方剂大辞典)(6)桂心、吴茱萸、菖蒲、猪牙皂荚、紫菀、干姜、川乌头、当归、川椒、莪术、桃仁、附子、木香、牛膝、琥珀。(中医方剂大辞典)(7)桂心、当归、白术、诃黎勒皮、木香、食茱萸、芎䓖、枳实、椒红。(中医方剂大辞典)(8)桂心、木香、当归、芎䓖、人参、熟干地黄、白术、附子、白茯苓、牛膝、肉豆蔻、诃黎勒皮、干姜、延胡索、琥珀、椒红、桃仁。(中医方剂大辞典)

紫桂大丸 zi gui da wan

【英文名】Zi Gui Pill

【组成】桂、茴香子、白豆蔻仁、青橘皮、高良姜、附子、丁香、木香、甘草、胡椒。(中医方剂大辞典)

紫桂丹 zi gui dan

【英文名】Zi Gui Pellet

【组成】苍术、神曲、良姜、干姜、桂、大麦、甘草。(中医方剂大辞典)

紫桂汤 zi gui tang

【英文名】Zi Gui Decoction

【组成】桂、当归、枳壳、赤芍药、芎䓖、白芷、荆芥穗、马鞭草。(中医方剂大辞典)

紫桂散 zi gui san

【英文名】Zi Gui Powder

【异名】紫桂汤(中医方剂大辞典、圣济总录)

【组成】(1)牡丹皮、赤芍药、川芎、当归、牛膝、肉桂、防风、木通、蓬莪术、香白芷、大黄、陈橘皮、桔梗、前胡、京三棱。(中医方剂大辞典)(2)桂、乱发灰。(中医方剂大辞典)(3)桂心、防己、赤茯苓、芍药、人参、白术、甘草、防风、乌头、当归。(中医方剂大辞典)(4)桂。(中医方剂大辞典)(5)肉桂、延胡索、熟干地黄、没药、当归、庵闾子、牛膝、干漆、琥珀、麒麟竭。(中医方剂大辞典)

紫桂煮散 zi gui zhu san

【英文名】Zi Gui Zhu Powder

【组成】桂、高良姜、当归、吴茱萸、厚朴。(中医方剂大辞典)

紫桂煎 zi gui jian

【英文名】Zi Gui Decoction

【组成】当归、桂心、桔梗、吴茱萸、人参、白术、高良姜、橘皮。(中医方剂大辞典)

紫桐散 zi tong san

【英文名】Zi Tong Powder

【组成】梧桐叶、紫花地丁。(中医方剂大辞典)

紫梢花散 zi shao hua san

【英文名】Zi Shao Hua Powder

【组成】紫梢花、附子、马蔺花、牡蛎粉、蛇床子、五加皮、地骨皮、蜀椒、白矾灰、防风。(中医方剂大辞典)

紫珠止血液 zi zhu zhi xue ye

【英文名】Zi Zhu Zhi Xue Oral Liquid

【组成】紫珠草叶。(药品标准－中药成方制剂标准1997)

紫笋茶散 zi sun cha san

【英文名】Zi Sun Cha Powder

【组成】紫笋茶、腊月狗头骨。(中医方剂大辞典)

紫粉丸 zi fen wan

【英文名】Zi Fen Pill

【组成】针砂。(中医方剂大辞典)

紫粉灵宝丹 zi fen ling bao dan

【英文名】Zi Fen Ling Bao Pellet

【组成】黑铅、水银。(中医方剂大辞典)

紫脂膏 zi zhi gao

【英文名】Zi Zhi Emplastrum

【组成】麻油、净花椒、葱头。(中医方剂大辞典)

紫袍 zi pao

【英文名】Zi Pao Powder

【异名】红枣散(中医方剂大辞典、囊秘喉书)

【组成】大红枣、腰黄。(中医方剂大辞典)

紫袍散 zi pao san

【英文名】Zi Pao Powder

【异名】绿云散(中医方剂大辞典、验方新编)

【组成】石青、青黛、朱砂、白硼砂、山豆根、人中白、胆矾、玄明粉、冰片。(中医方剂大辞典)

紫酒 zi jiu

【英文名】Zi Drink

【组成】(1)黑料豆、白酒。(中医方剂大辞典)(2)清酒、鸡白矢。(中医方剂大辞典)

紫梅菊油剂 zi mei ju you ji

【英文名】Zi Mei Ju Oil Solution

【组成】紫珠草、梅片、野菊花、麻油。(中西医结合杂志 1986,6(5))

紫梗半夏汤 zi geng ban xia tang

【英文名】Zi Geng Ban Xia Decoction

【组成】紫苏、桔梗、半夏、甘草。(中医方剂大辞典)

紫菀七味汤 zi wan qi wei tang

【英文名】Zi Wan Qi Wei Decoction

【组成】紫菀、五味子、桂心、麻黄、杏仁、干姜、甘草。(中医方剂大辞典)

紫菀丸 zi wan wan

【英文名】Zi Wan Pill

【组成】(1)丁香、木香、藿香、当归、人参、白茯苓、官桂、黄连、大黄、白术、桔梗、苁蓉、干姜、柴胡、槟榔、风防、陈皮、车前子、蓬术、菖蒲、熟地黄、吴茱萸、厚朴、天门冬、皂角、川乌、缩砂仁、肉豆蔻、黄芪、防己、鳖甲、羌活、紫菀、川椒、巴豆。(中医方剂大辞典)(2)紫菀、款冬花、白前、人参、甜葶苈、乌梅肉、御米壳。(中医方剂大辞典)(3)紫菀、款冬、甘草。(中医方剂大辞典)(4)紫菀、半夏曲、阿胶。(中医方剂大辞典)(5)人参、紫菀、附子、款冬花、橘皮、半夏、杏仁、细辛、甘草、干姜、桂。(中医方剂大辞典)(6)真紫菀、茜根。(中医方剂大辞典)(7)紫菀、贝母、人参、赤茯苓、陈橘皮、桂、款冬花、百部、甘草、杏仁。(中医方剂大辞典)(8)紫菀、蛤蚧、白茯苓、杏仁、款冬花、防风、麦门冬、人参、甘草、马兜铃、黄芪、赤芍药、当归、贝母、白药子、半夏、枣、大麻子、栝楼、龙脑。(中医方剂大辞典)(9)紫菀、桔梗、白术、木香、当归、郁李仁、桂。(中医方剂大辞典)(10)紫菀、官桂、五味子。(中医方剂大辞典)(11)紫菀、五味子。(中医方剂大辞典)(12)紫菀、柴胡、川乌头、吴茱萸、厚朴、皂荚、川椒、桔梗、黄连、肉桂、赤茯苓、菖蒲、人参、干姜、巴豆。(中医方剂大辞典)(13)紫菀、汉防己、贝母、人参、款冬花、桑根白皮、天门冬、木香、甜葶苈、甘草、杏仁、槟榔。(中医方剂大辞典)(14)紫菀、前胡、麦门冬、桔梗、知母、百合、甘草、赤茯苓、柴胡、鳖甲、杏仁。(中医方剂大辞典)(15)紫菀、前胡、麦门冬、桔梗、鳖甲、白芍药、贝母、百合、甘草。(中医方剂大辞典)(16)紫菀、桑根、白皮、贝母、半夏、五味子、射干、百部、款冬花、皂荚、干姜、橘皮、鬼督邮、细辛、杏仁、白石英、蜈蚣。(中医方剂大辞典)(17)紫菀、贝母、百部根、款冬花、五味子、半夏、射干、芫花根皮、干姜、橘皮、杏仁、苏子、白石英、钟乳。(中医方剂大辞典)(18)紫菀、款冬花、细辛、甘皮、干姜。(中医方剂大辞典)

紫菀牙上丸 zi wan ya shang wan

【英文名】Zi Wan Ya Shang Pill

【组成】紫菀、干姜、附子、桂心、款冬花、细辛。(中医方剂大辞典)

紫菀贝母丸 zi wan bei mu wan

【英文名】Zi Wan Bei Mu Pill

【组成】紫菀、贝母、半夏、桑根白皮、五味子、射干、百部、款冬花、皂荚、干姜、橘皮、鬼督邮、细辛、白石英、杏仁、蜈蚣。(中医方剂大辞典)

紫菀半夏汤 zi wan ban xia tang

【英文名】Zi Wan Ban Xia Decoction

【组成】紫菀、麻黄、半夏、五味子、干姜、桂、赤芍药、甘草。(中医方剂大辞典)

紫菀汤 zi wan tang

【英文名】Zi Wan Decoction

【异名】紫菀散(中医方剂大辞典、圣济总录)

【组成】(1)贝母、前胡、桑皮、紫菀、白术、甘草、黄芩、五味子、桔梗、麻黄、紫苏、杏仁、知母、当归、陈皮、赤苓。(中医方剂大辞典)(2)紫菀、款冬花、麻黄、甘草、干地黄、卷柏、麦门冬。(中医方剂大辞典)(3)紫菀、人参、陈橘皮、紫苏茎叶、诃黎勒、枳壳、细辛、郁李仁、杏仁、桂、赤茯苓、甘草、当归、大黄。(中医方剂大辞典)(4)紫菀、桑根白皮、桔梗、续断、赤小豆、甘草、五味子、生干地黄。(中医方剂大辞典)(5)紫菀、柴胡、附子、苍术、赤芍药、肉豆蔻、人参。(中医方剂大辞典)(6)紫菀、贝母、黄芪、柴胡、人参、白茯苓、麻黄、杏仁、款冬花、桂、桔梗、陈橘皮、当归、大腹子、桑根白皮、五味子、甘草、生干地黄、半夏。(中医方剂大辞典)(7)紫菀、款冬花、杏仁、生干地黄、麻黄、甘草、秦艽、桑根白皮、黄明胶、马兜铃、糯米。(中医方剂大辞典)(8)紫菀、桔梗、款冬花、枳壳、陈橘皮、赤茯苓、赤芍药、百合、大腹。(中医方剂大辞典)(9)紫菀、桑根白皮、款冬花、葳蕤、柴胡、桔梗、甘草、升麻、射干。(中医方剂大辞典)(10)紫菀、紫苏叶、白前、杏仁、麻黄、甘草、葶苈。(中医方剂大辞典)(11)紫菀、百部、款冬花。(中医方剂大辞典)(12)紫菀、甘草、槟榔、茯苓、葶苈子。(中医方剂大辞典)(13)紫菀、五味子、生姜、白石英、款冬花、桂心、人参、钟乳、麦门冬、桑根白皮、大枣、粳米。(中医方剂大辞典)(14)紫菀、杏仁、麻黄、桂心、橘皮、青木香、黄芩、当归、甘草、大黄。(中医方剂大辞典)(15)甘草、桔梗、紫菀、川贝母、杏仁。(中医方剂大辞典)(16)紫菀、阿胶、川贝母、苏子、五味子、桑白皮、知母、枳壳、杏仁、款冬花、陈皮。(中医方剂大辞典)(17)生地、紫菀、阿胶、白芍、人参、麦冬、桑叶、川贝、米仁。(中医方剂大辞典)(18)紫菀、防风、竹茹、白蜜。(中医方剂大辞典)(19)紫菀茸、贝母、真苏子、杏仁、北梗、陈皮、麻黄、半夏曲、赤茯苓、桑白皮、甘草。(中医方剂大辞典)(20)紫菀茸、干姜、黄芪、人参、五味子、钟乳粉、杏仁、甘草。(中医方剂大辞典)(21)甘草、杏仁、紫菀、桑白皮、苦梗、天门冬。(中医方剂大辞典)(22)紫菀茸、白芷、人参、甘草、黄芪、地骨皮、杏仁、桑白皮。(中医方剂大辞典)

紫菀杏仁煎 zi wan xing ren jian

【英文名】Zi Wan Xing Ren Decoction

【组成】紫菀、杏仁、生姜汁、地黄汁、酥、蜜、大枣肉、贝母、白茯苓、五味子、人参、甘草、桔梗、地骨皮。(中医方剂大辞典)

紫菀花汤 zi wan hua tang

【英文名】Zi Wan Hua Decoction

【组成】紫菀、五味子、贝母、天门冬、升麻。(中医方剂大辞典)

紫菀饮 zi wan yin

【英文名】Zi Wan Drink

【异名】紫菀汤(中医方剂大辞典、圣济总录)

【组成】(1)紫菀、贝母、五味子、木通、大黄、白前、淡竹茹、杏仁。(中医方剂大辞典)(2)紫菀、桑根白皮、干枣、灯心、生姜、陈橘皮。(中医方剂大辞典)(3)紫菀、杏仁、黄连、前胡、半夏、栝楼、人参、知母、甘草。(中医方剂大辞典)(4)紫菀、贝母、茯苓、杏仁、

生姜、人参、橘皮。(中医方剂大辞典)

紫菀茸汤 zi wan rong tang

【英文名】Zi Wan Rong Decoction

【异名】紫菀汤(中医方剂大辞典、赤水玄珠)

【组成】(1)紫菀茸、干姜、黄芪、五味子、钟乳粉、杏仁、甘草。(中医方剂大辞典)(2)紫菀茸、薇衔、白术、泽泻、牡丹皮、麦门冬、犀角、甘草、藕汁。(中医方剂大辞典)(3)紫菀茸、经霜桑叶、款冬花、百合、杏仁、阿胶、贝母、蒲黄、半夏、犀角、甘草、人参。(中医方剂大辞典)

紫菀桂灵丹 zi wan gui ling dan

【英文名】Zi Wan Gui Ling Pellet

【组成】麻黄、杏仁、生石膏、米壳、核桃、陈皮、紫菀。(中医方剂大辞典)

紫菀散 zi wan san

【英文名】Zi Wan Powder

【异名】紫菀汤(中医方剂大辞典、圣济总录、医方集解);广济紫菀汤(中医方剂大辞典、鸡峰)

【组成】(1)紫菀、五味子、款冬花、桂心、麦门冬、桑根白皮。(中医方剂大辞典)(2)紫菀头、桔梗、天门冬、茯苓、生百合、生地黄汁、知母。(中医方剂大辞典)(3)紫菀、款冬花。(中医方剂大辞典)(4)紫菀茸、苍术、芍药、木香、肉豆蔻。(中医方剂大辞典)(5)人参、紫菀、知母、贝母、桔梗、甘草、五味子、茯苓、阿胶。(中医方剂大辞典)(6)紫菀茸、二桑叶、人参、甘草、杏仁、桔梗、麻黄。(中医方剂大辞典)(7)紫菀、杏仁、细辛、款冬花。(中医方剂大辞典)(8)紫菀、贝母、桑根白皮、桔梗、柴胡、麦门冬、赤茯苓、百部、甘草、杏仁。(中医方剂大辞典)(9)紫菀、款冬花、当归、桂、芎䓖、五味子、附子、细辛、贝母、柏叶、白术、甘草、生干地黄、杏仁。(中医方剂大辞典)(10)紫菀、旋覆花、桔梗、射干、款冬花、川升麻、麻黄、半夏、陈橘皮、甘草、大腹连皮、杏仁。(中医方剂大辞典)(11)紫菀、款冬花、阿胶、侧柏叶、黄芩、干熟地黄、麦门冬、人参、白茯苓、蛤蚧。(中医方剂大辞典)(12)紫菀、川升麻、天门冬、贝母。(中医方剂大辞典)(13)紫菀、甘草、五味子、黄芩、麻黄、桂心、半夏、枳壳。(中医方剂大辞典)(14)紫菀、贝母、款冬花。(中医方剂大辞典)(15)紫菀、汉防己、桂心、细辛、槟榔、赤茯苓、桑根白皮、大腹皮、枳壳、甜葶苈、木香、甘草。(中医方剂大辞典)(16)紫菀、人参、半夏、白茯苓、陈橘皮、麦门冬、当归、黄芪、白芍药、桂心、熟干地黄、甘草、五味子、杏仁。(中医方剂大辞典)(17)紫菀、桑根白皮、贝母、陈橘皮、灯心、甘草。(中医方剂大辞典)(18)紫菀、吴茱萸、白术、当归、桂心、鳖甲、槟榔、郁李仁、枳实。(中医方剂大辞典)(19)紫菀、桑根白皮、款冬花、葳蕤、柴胡、桔梗、甘草、赤茯苓、川升麻、射干、枳壳。(中医方剂大辞典)(20)紫菀、麦门冬、川升麻、木通、前胡、赤茯苓、贝母、大腹皮、子芩、甘草。(中医方剂大辞典)(21)紫菀、麻黄、贝母、大腹皮、杏仁、赤茯苓、桑根白皮、猪苓、槟榔。(中医方剂大辞典)(22)紫菀、柴胡、鳖甲、知母、桑根白皮、甘草、款冬花、生干地黄。(中医方剂大辞典)(23)紫菀、桑根白皮、甘草、栀子仁、赤茯苓、桔梗、黄芩、乌梅肉、川大黄、百合、柴胡、麦门冬、鳖甲、杏仁。(中医方剂大辞典)(24)紫菀、五味子、甘草、百合、白茯苓。(中医方剂大辞典)(25)紫菀、黄芪、白茯苓、款冬花、生干地黄、白前、杏仁、桑根白皮、甘草。(中医方剂大辞典)(26)紫菀、贝母、甘草、桑白皮、麦门冬、人参、陈橘皮、杏仁。(中医方剂大辞典)(27)紫菀、桔梗、木通、旋覆花、桑根白皮、赤茯苓、甘草、茅根、白蒺藜。(中医方剂大辞典)(28)紫菀、桔梗、茅根、甘草、川大黄、川朴硝、木通。(中医方剂大辞典)(29)紫菀、五味子、甘草、麻黄、赤茯苓、木通、桂心、陈橘皮、杏仁。(中医方剂大辞典)(30)木香、人参、白术、紫菀、川芎。(中医方剂大辞典)

紫菀等十味丸 zi wan deng shi wei wan

【英文名】Zi Wan Deng Shi Wei Pill

【组成】紫菀、桑白皮、射干、百部根、麻黄、干葛、地骨皮、升麻、干地黄、芒硝。(中医方剂大辞典)

紫菀煎 zi wan jian

【英文名】Zi Wan Decoction

【组成】(1)紫菀、人参、熟地黄、麦门冬、柴胡、蜀椒、乌头、羌活、甘草、厚朴、大黄、茯苓、黄连、巴豆、槟榔、车前子、苁蓉、防葵、吴茱萸、菖蒲、当归、茯神、干姜、皂角、桔梗、防己、白术、肉豆蔻。(中医方剂大辞典)(2)紫菀、阿胶、射干、细辛、干姜、竹沥、芫花根、桑根白皮、款冬花、附子、甘草、白蜜。(中医方剂大辞典)

紫菀煎丸 zi wan jian wan

【英文名】Zi Wan Jian Pill

【组成】紫菀、杏仁、白蜜、酥。(中医方剂大辞典)

紫菀膏 zi wan gao

【英文名】Zi Wan Ointment

【异名】枇杷叶丸(中医方剂大辞典、普济方)

【组成】枇杷叶、木通、款冬花、紫菀、杏仁、桑白皮、大黄。(中医方剂大辞典)

紫菊汤 zi ju tang

【英文名】Zi Ju Decoction

【组成】生甘菊、紫花地丁、甘草、鼠粘子、栝楼根、贝母、金银花、白芷、怀生地、白及、连翘、五爪龙。(中医方剂大辞典)

紫萍合剂 zi ping he ji

【英文名】Zi Ping Mixture

【组成】紫背浮萍草、夏枯草、海桐皮、老鹳草、当归。(中医方剂大辞典)

紫萍散 zi ping san

【英文名】Zi Ping Powder

【组成】紫背浮萍。(中医方剂大辞典)

紫虚元君头风丹 zi xu yuan jun tou feng dan

【英文名】Zi Xu Yuan Jun Tou Feng Pellet

【异名】紫虚元君襄风丹(中医方剂大辞典、医统)

【组成】大川乌、辽细辛、麝香、高细茶芽。(中医方剂大辞典)

紫银茶 zi yin cha

【英文名】Zi Yin Medicinal Instant Granule

【组成】牛蒡子、忍冬藤、紫花地丁草、白甘菊。(中医方剂大辞典)

紫雪 zi xue

【英文名】Zi Xue Powder

【组成】(1)石膏、玄明粉、硼砂、薄荷、朱砂、甘草。(中医方剂大辞典)(2)青矾、硼砂、元明粉、冰片、麝香。(中医方剂大辞典)(3)松树皮、沥青。(中医方剂大辞典)(4)松树皮。(中医方剂大辞典)(5)金、寒水石、石膏、磁石、滑石。(中医方剂大辞典)(6)黄金、寒水石、石膏、磁石、滑石、玄参、羚羊角、犀角、升麻、沉香、丁子香、青木香、甘草。(中医方剂大辞典)

紫雪丸 zi xue wan

【英文名】Zi Xue Pill

【组成】大黄、黄连、代赭、朱砂、麝香、杏仁、肉豆蔻、巴豆。(中医方剂大辞典)

紫雪玄霜丹 zi xue xuan shuang dan

【英文名】Zi Xue Xuan Shuang Pellet

【组成】飞金、石膏、寒水石、磁石、滑石、犀角屑、青木香、羚羊角屑、沉香、玄参、升麻、甘草、丁香。(中医方剂大辞典)

紫雪汤 zi xue tang

【英文名】Zi Xue Decoction

【组成】紫草茸、地龙。(中医方剂大辞典)

紫雪散 zi xue san

【英文名】Zi Xue Powder

【组成】羚羊角、水牛角浓缩粉、麝香、朱砂、玄参、玄明粉、沉香。(北京同仁堂制药厂)

紫雪膏 zi xue gao

【英文名】Zi Xue Plaster

【组成】蜀椒、杏仁、清麻油、酒蜡。(中医方剂大辞典)

紫黄饮 zi huang yin

【英文名】Zi Huang Drink

【组成】人中黄、紫草茸。(中医方剂大辞典)

紫散 zi san

【英文名】Zi Powder

【组成】香附子。(中医方剂大辞典)

紫散子 zi san zi

【英文名】Zi San Zi Powder

【组成】天麻、川芎、铁粉、硼砂。(中医方剂大辞典)

紫斑方 zi ban fang

【英文名】Zi Ban Prescription

【组成】当归、川芎、白芍、生地、茜草、白茅根、丹参、地肤子、丹皮、苍术、甘草。(中医药学报 1991,(5))

紫琼膏 zi qiong gao

【英文名】Zi Qiong Emplastrum

【组成】忍冬藤、土牛膝、钗石斛、黄芪、熟地、赤首乌、白首乌、玉竹、麦冬、白术、党参、桔梗、当归、白芍、远志、参三七、真川贝、真紫金藤、白螺壳、乳香、没药、象牙屑、琥珀、龙骨、人指甲、珍珠。(中医方剂大辞典)

紫葛丸 zi ge wan

【英文名】Zi Ge Pill

【组成】(1)紫葛、庵闾子、牛膝、桃仁、水蛭、赤芍药、鳖甲、牡丹皮、瞿麦穗、桂。(中医方剂大辞典)(2)紫葛、赤芍药、桔梗、紫菀、木香、诃黎勒、郁李仁、川大黄、牵牛子。(中医方剂大辞典)(3)紫葛、石膏、人参、丹参、细辛、紫参、苦参、玄参、齐盐、代赭、苁蓉、巴豆、乌头、干姜、桂心、独活。(中医方剂大辞典)

紫葛汤 zi ge tang

【英文名】Zi Ge Decoction

【组成】(1)紫葛、紫参、柴胡、禹余粮、紫菀、芒硝。(中医方剂大辞典)(2)紫葛。(中医方剂大辞典)

紫葛饮 zi ge yin

【英文名】Zi Ge Herbal Pieces For Decoction

【组成】(1)紫葛、大戟、黑牵牛、大黄、木香、乳香、槟榔。(中医方剂大辞典)(2)紫葛、麦门冬、生地黄、小麦、甘草、生姜。(中医方剂大辞典)(3)紫葛、麦门冬、人参、羚羊角、小麦、甘草。(中医方剂大辞典)

紫葛帖方 zi ge tie fang

【英文名】Zi Ge Prescription

【异名】紫葛散(中医方剂大辞典、普济方)

【组成】紫葛、大黄、白蔹、玄参、黄芩、黄连、升麻、榆白皮、由跋、赤小豆、青木香。(中医方剂大辞典)

紫葛败毒散 zi ge bai du san

【英文名】Zi Ge Bai Du Powder

【组成】柴胡、葛根、人参、羌活、防风、紫苏、荆芥、桔梗、甘草。(中医方剂大辞典)

紫葛桂枝汤 zi ge gui zhi tang

【英文名】Zi Ge Gui Zhi Decoction

【组成】柴胡、葛根、甘草、羌活、官桂、牛蒡子、人参、防风。(中医方剂大辞典)

紫葛粉丸 zi ge fen wan
【英文名】Zi Ge Fen Pill
【组成】紫葛粉、赤芍药、桔梗、紫菀、木香、诃黎勒皮、郁李仁、大黄、牵牛子。(中医方剂大辞典)

紫葛散 zi ge san
【英文名】Zi Ge Powder
【组成】(1)紫葛、甘草、羌活。(中医方剂大辞典)(2)紫葛、防风、羌活、甘草、黄连。(中医方剂大辞典)(3)紫葛、鳖甲、桂心、牛膝、京三棱、桃仁、虻虫、蒲黄、当归、赤芍药、木香、牡丹、芎䓖、川大黄。(中医方剂大辞典)(4)紫葛、川大黄、白蔹、玄参、黄芩、川升麻、榆白皮、木香、赤小豆、黄连。(中医方剂大辞典)

紫葳汤 zi wei tang
【英文名】Zi Wei Decoction
【组成】(1)紫葳、天冬、百合、杜仲、黄芩、黄连、萆薢、牛膝、防风、菟丝子、蒺藜。(中医方剂大辞典)(2)紫葳、当归、木香、没药、牛膝。(中医方剂大辞典)

紫葳苏木汤 zi wei su mu tang
【英文名】Zi Wei Su Mu Decoction
【组成】紫葳、冬瓜子、苏木、当归、川芎、茯苓、牡丹皮、甘草。(中医方剂大辞典)

紫葳散 zi wei san
【英文名】Zi Wei Powder
【组成】(1)紫葳、肉桂、赤芍药、玄胡索、白芷、牡丹皮、当归、刘寄奴。(中医方剂大辞典)(2)凌霄花、硫黄、腻粉、胡桃。(中医方剂大辞典)(3)紫葳、当归、蓬莪术。(中医方剂大辞典)(4)紫葳、青橘皮、当归、大麦蘖、大黄、没药、桂、芎䓖。(中医方剂大辞典)(5)紫葳。(中医方剂大辞典)(6)紫葳、海藻、瞿麦穗、牡蛎、甘草。(中医方剂大辞典)(7)紫葳、附子。(中医方剂大辞典)(8)紫葳东引根。(中医方剂大辞典)

紫蛤散 zi ge san
【英文名】Zi Ge Powder
【组成】紫河车、蛤蚧、桔梗、陈皮。(吉林中医 1987,(5))

紫微烟 zi wei yan
【英文名】Zi Wei Yan Powder
【组成】白蛇、水银蜡、沉香、百草霜。(《眼科锦囊》卷四)

紫微膏 zi wei gao
【英文名】Zi Wei Plaster
【组成】香油、烛油、黄蜡、炒铅粉、轻粉、乳香、阿魏、白蜡、没药、儿茶、雄黄、龙骨、真珠。(中医方剂大辞典)

紫槟榔煎 zi bing lang jian
【英文名】Zi Bing Lang Decoction
【组成】紫槟榔、向阳石榴皮。(中医方剂大辞典)

紫精丹 zi jing dan
【英文名】Zi Jing Pill
【组成】硫黄、针砂。(中医方剂大辞典)

紫膏 zi gao
【英文名】Zi Ointment
【组成】旱莲草、麦冬、阿胶、白蜜。(中医方剂大辞典)

紫蔻丸 zi kou wan
【英文名】Zi Kou Pill
【组成】红人参、陈皮、云苓、丁香、焦术、紫蔻、沉香、焦楂、莱菔子、草蔻、广木香、香附、藿香、榔片、广砂仁、神曲、麦芽、枳壳、甘草、官桂、良姜、青皮。(中医方剂大辞典)

紫蕺膏 zi ji gao
【英文名】Zi Ji Unguentum
【组成】紫蕺。(中医方剂大辞典)

紫檀香敷方 zi tan xiang fu fang
【英文名】Zi Tan Xiang Fu Prescription
【组成】紫檀香、山芋、铅丹、马齿苋。(中医方剂大辞典)

紫檀涂方 zi tan tu fang
【英文名】Zi Tan Liniment
【组成】紫檀香、芒硝。(中医方剂大辞典)

紫檀散 zi tan san
【英文名】Zi Tan Powder
【组成】紫檀香、木香、川朴硝、卷柏、赤芍药、川大黄。(中医方剂大辞典)

紫霜 zi shuang
【英文名】Zi Unguentum
【组成】紫草、白芷、金银花、大黄、氯霉素。(中国中西医结合杂志 1992,12(9))

紫霜丸 zi shuang wan
【英文名】Zi Shuang Pill
【异名】三味紫霜丸(中医方剂大辞典、普济方)
【组成】(1)四苓散、黄连、淡竹叶。(中医方剂大辞典)(2)代赭石、巴豆。(中医方剂大辞典)(3)代赭石、牛黄、朱砂、麝香、鳖甲、巴豆、枳壳、当归、甘草、木香、生犀末、大黄。(中医方剂大辞典)(4)朱砂、杏仁。(中医方剂大辞典)(5)代赭石、陈皮、木香、杏仁、肉桂、丁香、藿香叶。(中医方剂大辞典)(6)丁头大赭石、杏仁、乳香、朱砂、木香、宣连、轻粉、麝香、肉豆蔻、巴豆。(中医方剂大辞典)(7)大赭石、木香、乳香、肉桂、杏仁、丁香、陈皮、巴豆、肉豆蔻。(中医方剂大辞典)(8)紫霜、天竺黄、甘草、茯苓、朱砂、龙脑。(中医方剂大辞典)(9)代赭、杏仁、巴豆。(中医方剂大辞典)(10)紫金沙、芦荟、贝母。(中医方剂大辞典)

紫霜散 zi shuang san

【英文名】Zi Shuang Powder

【组成】(1)白花蛇、铁粉、丹砂、白附子、蝎梢、麝香。(中医方剂大辞典)(2)朱砂、铁粉、铅霜、天竺黄、龙脑、甘草、人参、使君子。(中医方剂大辞典)

紫霞丹 zi xia dan

【英文名】Zi Xia Pellet

【异名】九转仙丹(中医方剂大辞典、集验良方)

【组成】(1)厚朴、红曲末、木通。(中医方剂大辞典)(2)胆矾、铜绿、杏仁、黄升药、银朱、轻粉、生石膏。(中医方剂大辞典)(3)犀黄、雄黄、大黄、天竺黄、藤黄、冰片、儿茶、参三七、血竭、乳香、没药、麝香、阿魏。(中医方剂大辞典)(4)黑铅、雌黄、雄黄、硫黄、白铅、白茯苓末、明没药。(中医方剂大辞典)(5)熟地、川芎、当归、黑芥、炮姜、丹参、桃仁、益母草。(中医方剂大辞典)(6)朱砂、宫硼砂、沉香、桂花、青木香、细芽茶、诃子、白蔻仁、金钱薄荷、冰片、百药、玄明粉。(中医方剂大辞典)(7)肉苁蓉、白茯苓、生地黄、鹿茸、雄雀脑、雌雄乌鸡肝、雄鸡肾。(中医方剂大辞典)(8)苍术、厚朴、陈皮、甘草、香附子。(中医方剂大辞典)(9)硫黄、针砂、五倍子。(中医方剂大辞典)(10)消石、水银、雄黄、朱砂、硫黄、金箔。(中医方剂大辞典)

紫霞云 zi xia yun

【英文名】Zi Xia Yun

【组成】水银、朱砂、铅、雄黄、麝香、百草霜。(中医方剂大辞典)

紫霞杯 zi xia bei

【英文名】Zi Xia Bei Powder

【组成】硫黄、丁香、木香。(中医方剂大辞典)

紫霞黄露饮 zi xia huang lu yin

【英文名】Zi Xia Huang Lu Drink

【组成】干姜、半夏、藿香、砂仁、枳壳、陈皮、豆蔻、白术、青皮。(中医方剂大辞典)

紫霞锭子 zi xia ding zi

【英文名】Zi Xia Lozenge

【组成】信石、白矾、硇砂、胆矾、雄黄、朱砂、乳香、没药、麝香、片脑。(中医方剂大辞典)

紫霞膏 zi xia gao

【英文名】Zi Xia Unguentum

【异名】青膏(中医方剂大辞典、青囊秘传);绿膏药(中医方剂大辞典、验方新编)

【组成】(1)熊胆、西牛黄、冰片、蕤仁、硼砂、黄连、白沙糖。(中医方剂大辞典)(2)松香、铜绿。(中医方剂大辞典)(3)铜绿、血竭、乳香、没药、松香、蓖麻仁、轻粉。(中医方剂大辞典)(4)制松香、制乳没、血竭、铜绿、潮脑、朱磦、腰黄、麝香、蓖麻仁。(中医方剂大辞典)(5)嫩松香、穰青、乳香、没药。(中医方剂大辞典)(6)真小磨麻油、象皮、当归、赤芍、松香、葱、生姜、乳香、没药、血竭、龙骨。(中医方剂大辞典)

紫癜汤 zi dian tang

【英文名】Zi Dian Decoction

【组成】生地、白茅根、丹皮、白芍、仙鹤草、黑山栀、小蓟、藕节、金银花、荷叶、龟版、三七粉。(中医方剂大辞典)

紫癜胶囊 zi dian jiao nang

【英文名】Zi Dian Capsule

【组成】焦大黄、焦山楂、炙甘草、紫草、防风、五味子、鹿含草、旱莲草、生地、茜草根。(北京中医杂志1990,(2))

紫藤香散 zi teng xiang san

【英文名】Zi Teng Xiang Powder

【组成】紫藤香、马齿苋、薯蓣、黄丹。(中医方剂大辞典)

紫蟾锭 zi chan ding

【英文名】Zi Chan Lozenge

【组成】山慈姑、川文蛤、千金霜、红芽大戟、原麝香、明朱砂、雄黄、寒水石、铜绿、胆矾、明乳香、没药、蜈蚣、全蝎、川山甲、僵蚕、蟾酥、血竭、梅花冰片、枯矾、藤黄、轻粉、红砒、皂角刺。(中医方剂大辞典)

絜矩三和汤 xie ju san he tang

【英文名】Xie Ju San He Decoction

【组成】陈皮、紫苏、甘草、厚朴、槟榔、白术、海金沙、木通。(中医方剂大辞典)

细缊育子汤 yin yun yu zi tang

【英文名】Yin Yun Yu Zi Decoction

【组成】紫石英、淫羊藿、菟丝子、枸杞子、露蜂房、川椒、人参、益母草、王不留行、红花、香附、柴胡、枳壳。(北京中医学院学报1992,15(2))

絮灰散 xu hui san

【英文名】Xu Hui Powder

【组成】破絮、枳壳。(中医方剂大辞典)

缓中丸 huan zhong wan

【英文名】Huan Zhong Honeyed Pill

【组成】神曲、诃子皮、吴茱萸。(中医方剂大辞典)

缓中汤 huan zhong tang

【英文名】Huan Zhong Decoction

【组成】(1)芍药、桂枝、茯苓、大枣、甘草、枳壳、厚朴。(中医方剂大辞典)(2)白芍、当归、人参、甘草、熟地、山茱萸、麦冬、三七根末、荆芥、炒黑姜炭。(中医方剂大辞典)(3)熟地黄、当归、人参、白术、阿胶、芍药、芎䓖、甘草、桂。(中医方剂大辞典)(4)干姜、槟榔、甘草、鳖甲、附子、芍药、陈橘皮、厚朴、人参、枳壳、桂、半夏。(中医方剂大辞典)(5)黄芪、防风、地骨皮、甘草、紫苏叶。(中医方剂大辞典)(6)吴茱萸、干姜、当归、白芷、人参、甘草、麦门冬、半夏、芍药、细辛、生地黄。(中医方剂大辞典)

缓中葱白汤 huan zhong cong bai tang

【英文名】Huan Zhong Cong Bai Decoction

【组成】葱白、当归、人参、半夏、细辛、天门冬、芍药、干姜、甘草、生地黄、吴茱萸。(中医方剂大辞典)

缓气丸 huan qi wan

【英文名】Huan Qi Honeyed Pill

【组成】木香、桂、人参、白术、吴茱萸、厚朴、诃梨勒皮、附子、阿魏。(中医方剂大辞典)

缓风散 huan feng san

【英文名】Huan Feng Powder

【组成】自然铜、蜈蚣、全蝎、地龙、僵蚕。(中医方剂大辞典)

缓攻汤 huan gong tang

【英文名】Huan Gong Decoction

【组成】白芍、枳壳、大黄、槟榔。(中医方剂大辞典)

缓肝利肺化痰丸 huan gan li fei hua tan wan

【英文名】Huan Gan Li Fei Hua Tan Honeyed Pill

【组成】次生地、生杭芍、麦冬、金石斛、川郁金、苦桔梗、橘红、款冬花、浙贝母、炒知母、生桑皮、生甘草、云茯苓、牡丹皮、丹参、建泽泻。(中医方剂大辞典)

缓肝理脾汤 huan gan li pi tang

【英文名】Huan Gan Li Pi Decoction

【组成】广桂枝、人参、白茯苓、白芍药、白术、陈皮、山药、扁豆、甘草。(中医方剂大辞典)

缓肠汤 huan chang tang

【英文名】Huan Chang Decoction

【组成】人参、白术、当归、白茯苓、厚朴、白芍药、炙甘草、阿胶、黄芪、陈粳米、御米壳。(中医方剂大辞典)

缓和二神丹 huan he er shen dan

【英文名】Huan He Er Shen Pellet

【组成】艾叶、酒粕。(中医方剂大辞典)

缓和剂 huan he ji

【英文名】Huan He Plaster

【组成】蜀葵根、亚麻仁、小麦蒸饼。(中医方剂大辞典)

缓急蠲痹汤 huan ji juan bi tang

【英文名】Huan Ji Juan Bi Decoction

【组成】白芍、威灵仙、苏木、苡仁、细辛、羌活、怀膝、青木香、川芎、海桐皮、生甘草、黄柏。(湖南中医学院学报 1986,(2))

缓唇汤 huan chun tang

【英文名】Huan Chun Decoction

【组成】紫地丁、金银花、桔梗、生甘草、白果肉、知母。(中医方剂大辞典)

缓息丹 huan xi dan

【英文名】Huan Xi Pellet

【组成】半夏曲、橘红、天门冬、杏仁。(中医方剂大辞典)

缓息汤 huan xi tang

【英文名】Huan Xi Decoction

【组成】桑白皮、白茯苓、白僵蚕、炙甘草、杏仁、人参、桔梗、白术、陈皮。(中医方剂大辞典)

缓疼煎 huan teng jian

【英文名】Huan Teng Decoction

【组成】当归、川芎、芍药、地黄、焰消、甘草、车前子。(中医方剂大辞典)

缓惊红饼子 huan jing hong bing zi

【英文名】Huan Jing Hong Honeyed Pill

【组成】山药、茯苓、乳香、赤石脂、白术、全蝎、甘草。(中医方剂大辞典)

缓筋汤 huan jin tang

【英文名】Huan Jin Decoction

【异名】羌活汤(中医方剂大辞典)

【组成】熟地黄、生甘草、柴胡、红花、炙甘草、苏木、独活、藁本、升麻、黄芩、草豆蔻仁、酒黄柏、生地黄、当归身、麻黄、羌活、苍术。(中医方剂大辞典)

缓释乳剂 huan shi ru ji

【英文名】Delayed-Action Emulsions

【定义】将水溶性药物制成 W/O 型乳剂,通过油相对药物分子的扩散具有的屏障作用达到缓释目的的剂型。(中药药剂学)

缓释微囊 huan shi wei nang

【英文名】 Microspheres Capsules

【定义】将药物微囊化,达到缓慢释放目的的剂型。(中药药剂学)

缓颊散 huan jia san

【英文名】Huan Jia Powder

【组成】天南星、半夏、乌头、芎䓖、白附子、防风、雄黄、丹砂、牛黄、麝香。(中医方剂大辞典)

翘胡败毒露 qiao hu bai du lu

【英文名】Qiao Hu Bai Du Solution

【组成】防风、柴胡、荆芥、银花、桑叶、枳壳、连翘、黄芩、木通、川芎、甘草、桔梗。(江西中医药 1960,(1))

翘荷汤 qiao he tang

【英文名】Qiao He Decoction

【组成】薄荷、连翘、生甘草、黑栀皮、桔梗、绿豆皮。(中医方剂大辞典)

脾风白术汤 pi feng bai zhu tang

【英文名】Pi Feng Bai Zhu Decoction

【组成】白术、茯苓、防风、防己、人参、甘草、白芍、附子、麻黄、苡仁。(中医方剂大辞典)

脾风膏 pi feng gao

【英文名】Pi Feng Ointment

【组成】天麻、朱砂、人参、川芎、干蝎梢、白僵蚕、牛黄、龙脑、麝香。(中医方剂大辞典)

脾约丸 pi yue wan

【英文名】Pi Yue Honeyed Pill

【组成】大黄、厚朴、枳壳、白芍药、麻子仁、杏仁。(中医方剂大辞典)

脾阴丸 pi yin wan

【英文名】Pi Yin Pill

【组成】六神曲、韭菜子、沉香。(中医方剂大辞典)

脾困散 pi kun san

【英文名】Pi Kun Powder

【组成】天南星、冬瓜子。(中医方剂大辞典)

脾泄丸 pi xie wan

【英文名】Pi Xie Pill

【组成】(1)炒白术、炒神曲、炒芍药。(中医方剂大辞典)(2)白术、白茯苓、小茴香、肉豆蔻、破故纸、广木香。(中医方剂大辞典)(3)人参、白术、白茯、山药、陈皮、黄连、山查、麦芽、肉豆蔻、泽泻。(中医方剂大辞典)(4)术、芍、曲、楂子、半夏、苓、苍术。(中医方剂大辞典)

脾泻饭匙丸 pi xie fan shi wan

【英文名】Pi Xie Fan Shi Pill

【组成】饭匙干末、莲肉、怀庆山药。(中医方剂大辞典)

脾肾丸 pi shen wan

【英文名】Pi Shen Pill

【组成】熟地黄、山药、山茱萸、茯苓、牡丹皮、泽泻、附子、肉桂、牛膝、砂仁、车前子、补骨脂、益智仁。(中医方剂大辞典)

脾肾双补丸 pi shen shuang bu wan

【英文名】Pi Shen Shuang Bu Pill

【组成】人参、莲肉、五味子、山茱萸肉、真淮山药、车前子、肉豆蔻、橘红、砂仁、巴戟天、补骨脂。(中医方剂大辞典)

脾肾双补汤 pi shen shuang bu tang

【英文名】Pi Shen Shuang Bu Decoction

【组成】人参、山药、扁豆、车前子、白茯、白芍、葳蕤子、杜仲、山芋、白寇、石斛。(中医方剂大辞典)

脾肾双补膏 pi shen shuang bu gao

【英文名】Pi Shen Shuang Bu Plaster

【组成】苍术、熟地、五味、茯苓、干姜、川椒。(中医方剂大辞典)

脾肾双益丹 pi shen shuang yi dan

【英文名】Pi Shen Shuang Yi Pellet

【组成】人参、白术、巴戟天、山药、茯苓、柴胡、甘草、肉桂、山茱萸。(中医方剂大辞典)

脾肾方 pi shen fang

【英文名】Pi Shen Prescription

【组成】党参、白术、枸杞子、女贞子、菟丝子、补骨脂。(山西医药杂志 1982,11(6))

脾肾至资汤 pi shen zhi zi tang

【英文名】Pi Shen Zhi Zi Decoction

【组成】熟地、麦冬、五味子、白芍、肉桂、白术、薏仁、白芥子。(中医方剂大辞典)

脾肾两助丸 pi shen liang zhu wan

【英文名】Pi Shen Liang Zhu Pill

【组成】党参、白术、鸡内金、土鳖虫、川芎、山药、黄芪、白芍、小茴香、熟地黄、山茱萸、茯苓、杜仲、枸杞子、补骨脂、锁阳、九节菖蒲、郁金、陈皮、半夏、款冬花、麦冬、川贝母、牵牛子、牛膝、肉苁蓉、甘草、使君子仁、泽泻、当归。(药品标准－中药成方制剂标准 1993)

脾肾两温汤 pi shen liang wen tang

【英文名】Pi Shen Liang Wen Decoction

【组成】人参、白术、肉桂、巴戟天、丁香、肉豆蔻、芡实、山药。(中医方剂大辞典)

脾胃双治饮 pi wei shuang zhi yin

【英文名】Pi Wei Shuang Zhi Drink

【组成】人参、茯苓、白术、甘草、肉桂、神曲、半夏、砂仁。(中医方剂大辞典)

脾胃两安汤 pi wei liang an tang

【英文名】Pi Wei Liang An Decoction

【组成】白术、白茯苓、人参、陈皮、砂仁、山药、薏仁。(中医方剂大辞典)

脾胃统系丸 pi wei tong xi wan

【英文名】Pi Wei Tong Xi Pill

【组成】白术、豆蔻、薏米、山楂、扁豆、木香、枳壳、川楝子、橘皮、麦芽、茯苓、山药、砂仁、半夏曲、柠檬。(中医方剂大辞典)

脾胃健 pi wei jian

【英文名】Pi Wei Jian Decoction

【组成】党参、黄芪、独脚金等。(中药药理与临床 1992,8(1))

脾胃积膏 pi wei ji gao

【英文名】Pi Wei Ji Ointment

【异名】脾积膏(中医方剂大辞典、赤水玄珠)

【组成】鸡子、阿魏、黄蜡。(中医方剂大辞典)

脾胃舒丸 pi wei shu wan

【英文名】Pi Wei Shu Pill

【组成】鳖甲、黄芪、陈皮、枳实、白芍、白术、香附、草果、乌梅、川芎、槟榔、厚朴。(药品标准－中药成方

制剂标准 1991)

脾健灵 pi jian ling

【英文名】Pi Jian Ling Decoction

【组成】猪脾水解物、三七总皂甙、黄芪。(中成药研究 1988,(1))

脾积丸 pi ji wan

【英文名】Pi Ji Pill

【异名】莪术脾积丸(中医方剂大辞典、医统)

【组成】(1)青皮、陈皮、三棱、莪术、香附子、肉果、山楂、丁香、砂仁、槟榔、姜黄、厚朴、黄连、木香、檀香、麦芽、荜茇、白豆蔻。(中医方剂大辞典)(2)丁香、木香、巴豆、高良姜、蓬术、荆三棱、青皮、皂角。(中医方剂大辞典)(3)山楂子、香附子、乌药、紫金皮、砂仁、甘草。(中医方剂大辞典)(4)蓬莪术、京三棱、良姜、青皮、南木香、不蛀皂角、百草霜。(中医方剂大辞典)(5)陈仓米。(中医方剂大辞典)(6)陈仓米、青橘皮、巴豆、石棱、鸡爪、三棱、蓬莪术、京三棱、槟榔。(中医方剂大辞典)

脾寒丹 pi han dan

【英文名】Pi Han Pellet

【组成】黄丹、煨独头蒜。(中医方剂大辞典)

脾湿汤 pi shi tang

【英文名】Pi Shi Decoction

【组成】薏仁、芡实、茯苓、车前子、白术、肉桂。(中医方剂大辞典)

脾舒宁冲剂 pi shu ning chong ji

【英文名】Pi Shu Ning Medicinal Instant Granule

【组成】茯苓、山楂。(桂卫药准字(1988)016143 号)

脾舒宁颗粒 pi shu ning ke li

【英文名】Pi Shu Ning Granule

【组成】茯苓、山楂。(药品标准-中药成方制剂标准 1998)

脾痿汤 pi wei tang

【英文名】Pi Wei Decoction

【组成】生地、当归、白芍、白术、甘草、滑石、栀子、茯苓。(中医方剂大辞典)

腊享膏 la xiang gao

【英文名】La Xiang Plaster

【组成】猪油、猯油、香油、海松子油、松子、黄蜡。(中医方剂大辞典)

腊茶丸 la cha wan

【英文名】La Cha Pill

【组成】腊茶末、丁香、槟榔、青橘皮、木香、缩砂、巴豆、乌梅肉。(中医方剂大辞典)

腊茶汤 la cha tang

【英文名】La Cha Decoction

【组成】腊茶。(中医方剂大辞典)

腊茶饮 la cha yin

【英文名】La Cha Decoction

【组成】附子、芽茶、白芷、细辛、川芎、防风、羌活、荆芥。(中医方剂大辞典)

腊茶散 la cha san

【英文名】La Cha Powder

【组成】腊茶、文蛤、腻粉。(中医方剂大辞典)

腊茶煎 la cha jian

【英文名】La Cha Decoction

【组成】腊茶、五倍子、腻粉。(中医方剂大辞典)

腊鸦散 la ya san

【英文名】La Ya Powder

【组成】腊月鸦、腊月野狐肝、天麻、天南星、白附子、桑螵蛸、藿香、干蝎、蚱蝉、乌蛇肉、白僵蚕、天竹黄、阿胶、麝香、牛黄、龙脑、腻粉。(中医方剂大辞典)

腊脂涂方 la zhi tu fang

【英文名】La Zhi External Application Preparation

【组成】腊日猪脾脂。(中医方剂大辞典)

腊脂膏 la zhi gao

【英文名】La Zhi Plaster

【组成】(1)大风子肉、木鳖子肉、轻粉、枯矾、水银。(中医方剂大辞典)(2)腊月猪脂、大鼠。(中医方剂大辞典)

腊鹅膏 la e gao

【英文名】La E Plaster

【组成】五倍子、白及、阿胶。(中医方剂大辞典)

腊鼠膏 la shu gao

【英文名】La Shu Plaster

【组成】腊鼠、铅丹、琥珀、乳香、芦荟、石螺壳、车螯壳、蛤蜊壳。(中医方剂大辞典)

腋臭散 ye chou san

【英文名】Ye Chou Powder

【组成】密陀僧、枯矾。(中医方剂大辞典)

腋臭擦剂 ye chou ca ji

【英文名】Ye Chou Powder

【组成】密陀僧末、红粉。(中医方剂大辞典)

舒中化痰汤 shu zhong hua tan tang

【英文名】Shu Zhong Hua Tan Decoction

【组成】橘红、贝母、枳实、柴胡、胆南星、木通、半夏、蒌仁、桔梗、苏子、生姜。(中医方剂大辞典)

舒中芍药汤 shu zhong shao yao tang

【英文名】Shu Zhong Shao Yao Decoction

【组成】陈皮、半夏、白茯、甘草、柴胡、黄芩、枳壳、桔梗、白芍、木通、贝母、瓜蒌霜、天冬。(中医方剂大辞典)

舒中益元汤 shu zhong yi yuan tang

【英文名】Shu Zhong Yi Yuan Decoction

【组成】人参、白术、肉桂、莱菔子、厚朴、泽泻。(中医方剂大辞典)

舒心丸 shu xin wan

【英文名】Shu Xin Pill

【组成】人参、珍珠、麝香、灵芝、蟾酥。(中成药研究 1990,(12))

舒心宁 shu xin ning

【英文名】Shu Xin Ning Syrup

【组成】黄芪、党参、当归、川芎、红花。(中西医结合杂志 1988,8(1))

舒心宁片 shu xin ning pian

【英文名】Shu Xin Ning Tablet

【组成】丹参、川芎、赤芍、红花、当归、太子参、薤白、瓜蒌皮、远志、降香、石菖蒲、甘草。(药品标准－中药成方制剂标准 1990)

舒心冲剂 shu xin chong ji

【英文名】Shu Xin Medicinal Instant Granule

【组成】丹参、北沙参、黄柏、牡蛎、龙骨。(药品标准－中药成方制剂标准 1993)

舒心汤 shu xin tang

【英文名】Shu Xin Decoction

【组成】丹参、益母草、生山楂、广三七、檀香、黄芪、淫羊藿、北细辛、石菖蒲、川芎。(现代中医 1989,2(1))

舒心降脂片 shu xin jiang zhi pian

【英文名】Shu Xin Jiang Zhi Tablet

【组成】花粉、山楂、降香、薤白等。(云南中医学院学报 1990,13(1))

舒心散 shu xin san

【英文名】Shu Xin Powder

【组成】三七、赤芍、郁金、乳酸心可定。(上海中医药杂志 1980,(1))

舒心糖浆 shu xin tang jiang

【英文名】Shu Xin Syrup

【组成】党参、黄芪、红花、当归、川芎、三棱、蒲黄。(药品标准－中药成方制剂标准 1993)

舒木生土汤 shu mu sheng tu tang

【英文名】Shu Mu Sheng Tu Decoction

【组成】白芍、茯苓、山药、生枣仁、远志、甘草、白术、熟地、郁金、人参、麦冬、当归、玄参。(中医方剂大辞典)

舒木汤 shu mu tang

【英文名】Shu Mu Decoction

【组成】白芍、当归、川芎、荆芥、郁金、苍术、香附、车前子、猪苓、甘草、青皮、天花粉。(中医方剂大辞典)

舒气丸 shu qi wan

【英文名】Shu Qi Pill

【组成】大黄、青皮、槟榔、苍术、陈皮、香附、川芎、厚朴、麦芽、莱菔子、山楂、枳实、三棱、六神曲、莪术、牵牛子、木香、枳壳、五灵脂。(药品标准－中药成方制剂标准 1990)

舒气活络丸 shu qi huo luo wan

【英文名】Shu Qi Huo Luo Pill

【组成】当归、白芍、沉香、香附、桂枝、川芎、牛膝、乌药、苍术、薏苡仁、生地、柴胡、丹皮、桑寄生、甘草、防己、茯神、大附子。(中医方剂大辞典)

舒气通 shu qi tong

【英文名】Shu Qi Tong Pill

【组成】大黄、槟榔、青皮、木香、炒莱菔子、炒黑丑、灵脂米、茅术、川朴、陈皮、炒香附、炒神曲、川芎、炒麦芽、山楂、三棱、莪术、枳实、枳壳。(中医方剂大辞典)

舒气散 shu qi san

【英文名】Shu Qi Powder

【异名】舒气饮(中医方剂大辞典、辨证录)

【组成】人参、紫苏梗、川芎、当归、陈皮、白芍、牛膝、柴胡。(中医方剂大辞典)

舒气释郁汤 shu qi shi yu tang

【英文名】Shu Qi Shi Yu Decoction

【组成】香附、枳壳、川芎、陈皮、木香、当归、苏梗、柴胡、薄荷。(中医方剂大辞典)

舒乐保健浴液 shu le bao jian yu ye

【英文名】Shu Le Bao Jian Solution

【组成】当归、红花、苏木等。(山东中医学院学报 1993,17(5))

舒乐热熨剂 shu le re yun ji

【英文名】Shu Le Re Yun Ji Granule

【组成】生川乌、桉油、姜黄、白芥子、细辛、红花、独活、艾叶、乳香、川芎、苍术、薄荷油、松节油、樟脑。(药品标准－中药成方制剂标准 1992)

舒乐康胶囊 shu le kang jiao nang

【英文名】Shu Le Kang Capsule

【组成】蚕蛹经酸解精制而得的蛋白水解物、茯苓、莲子、芡实、薏米、人参、山药等。(浙卫药准字(91)1753－1号)

舒凫饮 shu fu yin

【英文名】Shu Fu Decoction

【组成】白鸭。(中医方剂大辞典)

舒血宁注射液 shu xue ning zhu she ye

【英文名】Shu Xue Ning Injection

【异名】银杏叶注射液(药品标准－中药成方制剂标准)

【组成】银杏叶。(药品标准－中药成方制剂标准 1998)

舒灵喉片 shu ling hou pian

【英文名】Shu Ling Hou Tablet

【组成】黄芩、乌梅、五倍子、甘草、南沙参、冰片、诃子、薄荷油。(药品标准－中药成方制剂标准 1998)

舒肝丸 shu gan wan

【英文名】Shu Gan Pill(药品标准－中药成方制剂标准)

【异名】舒肝浓缩丸(药品标准－中药成方制剂标准)

【组成】川楝子、延胡索、片姜黄、白芍、沉香、枳壳、木香、砂仁、陈皮、豆蔻仁、茯苓、厚朴、朱砂。(药品标准－中药成方制剂标准 1993)

舒肝乌龙丹 shu gan wu long dan

【英文名】Shu Gan Wu Long Pellet

【组成】九香虫、杜仲、于术、陈皮、车前。(中医方剂大辞典)

舒肝止痛丸 shu gan zhi tong wan

【英文名】Shu Gan Zhi Tong Pill

【组成】柴胡、当归、白芍、赤芍、白术、薄荷、甘草、生姜、香附、郁金、延胡索、川楝子、木香、陈皮、半夏、黄芩、川芎、莱菔子。(药品标准－中药成方制剂标准 1994)

舒肝片 shu gan pian

【英文名】Shu Gan Tablet

【组成】砂仁、豆蔻、延胡索、陈皮、茯苓、川楝子、沉香、木香、白芍、片姜黄、枳壳、厚朴。(药品标准－中药成方制剂标准 1995)

舒肝平胃丸 shu gan ping wei wan

【英文名】Shu Gan Ping Wei Pill

【组成】厚朴、陈皮、枳壳、法半夏、苍术、甘草、槟榔。(药品标准－中药成方制剂标准 1992)

舒肝冲剂 shu gan chong ji

【英文名】Shu Gan Medicinal Instant Granule

【组成】当归、白术、柴胡、香附、牡丹皮等。(滇卫药准字(1995)第 002403 号)

舒肝汤 shu gan tang

【英文名】Shu Gan Decoction

【组成】(1)柴胡、白芍、白芥子、郁金、高良姜。(中医方剂大辞典)(2)白芥子、柴胡、青皮、橘核、乌药、淡竹沥、龙胆草、生姜。(中医方剂大辞典)

舒肝利肺和脉膏 shu gan li fei he mai gao

【英文名】Shu Gan Li Fei He Mai Plaster

【组成】生香附、独活、麻黄、僵蚕、小青皮、山甲、姜、郁金、宣木瓜、当归、杭芍、抚芎、透骨草、乳没、续断、五加皮。(中医方剂大辞典)

舒肝灵 shu gan ling

【英文名】Shu Gan Ling Pill

【组成】当归、杭芍、香附、柴胡、川朴、丹皮、川芎、木香、小枳实、广皮、片姜黄、玄胡、砂仁、焦三仙、焦槟、丁香、乌药、青皮、豆蔻末、建曲、苏打粉、沉香、炙草。(中医方剂大辞典)

舒肝饮 shu gan yin

【英文名】Shu Gan Decoction

【组成】炒芍、当归、柴胡、白芥、莱菔、丹皮、炒枝、枳壳、桂心。(中医方剂大辞典)

舒肝和胃丸 shu gan he wei wan

【英文名】Shu Gan He Wei Pill

【组成】(1)香附、木香、郁金、佛手、白术、焦槟榔。((80)京卫药准字第 1175 号)(2)姜半夏、枳实、白芍、砂仁、陈皮、槟榔、郁金、焦山楂、乌药、柴胡、姜厚朴、青皮、番泻叶、六神曲、草豆蔻、甘草、当归。((87)鲁卫药准字 1204－30 号)

舒肝和胃汤 shu gan he wei tang

【英文名】Shu Gan He Wei Decoction

【组成】旋覆花、生赭石、藿香、佩兰、焦白术、酒芩、白芍、当归、草蔻、香附。(中医方剂大辞典)

舒肝保坤丸 shu gan bao kun wan

【英文名】Shu Gan Bao Kun Honeyed Pill

【组成】木香、厚朴、广皮、沉香、玄胡、当归、艾炭、香附、生熟地、川芎、红花、坤草。(中医方剂大辞典)

舒肝活血汤 shu gan huo xue tang

【英文名】Shu Gan Huo Xue Decoction

【组成】柴胡、全蝎、山楂、黄芪、茵陈、郁金、丹参、赤芍、白花蛇舌草、三七粉。(中国医药学报 1988,3(2))

舒肝健胃丸 shu gan jian wei wan

【英文名】Shu Gan Jian Wei Pill

【组成】厚朴、香附、白芍、柴胡、青皮、香橼、陈皮、檀香、豆蔻、枳壳、鸡内金、槟榔、延胡索、五灵脂、牵牛子。(药品标准－中药成方制剂标准 1991)

舒肝健胃冲剂 shu gan jian wei chong ji

【英文名】Shu Gan Jian Wei Medicinal Instant Granule

【组成】厚朴、香附、肉桂、鸡内金、草豆蔻、柴胡、白芍、青皮、麦曲、牵牛子、五灵脂、龙胆、大黄、莱菔子、陈皮。(药品标准－中药成方制剂标准 1994)

舒肝健胃散 shu gan jian wei san

【英文名】Shu Gan Jian Wei Powder

【组成】豆蔻、白芍、厚朴、龙胆草、砂仁、甘草、玄明粉、大黄、茯苓、莲肉、薏米、陈皮。(中医方剂大辞典)

舒肝健脾汤 shu gan jian pi tang

【英文名】Shu Gan Jian Pi Decoction

【组成】党参、茯苓、白术、炙甘草、防风、柴胡、川楝子、炒白芍、扁豆、大枣。(浙江中医学院学报 1988,12(6))

舒肝消积丸 shu gan xiao ji wan

【英文名】Shu Gan Xiao Ji Pill

【组成】柴胡、当归、白芍、丹参、三棱、莪术、香附、党参、白术、枳实。(甘肃中医学院学报 1989,(1))

舒肝涤痰汤 shu gan di tan tang

【英文名】Shu Gan Di Tan Decoction

【组成】香附、当归、佛手、橘红、蒌仁、广郁金、茯苓、苏梗、枳壳、参三七、半夏、竹茹。(中医方剂大辞典)

舒肝益肾胶囊 shu gan yi shen jiao nang

【英文名】Shu Gan Yi Shen Capsule

【组成】白芍、柴胡、当归、云茯苓、白术、杞子、女贞子、旱莲草、甘草。(实用中西医结合杂志 1991,4(6))

舒肝益脾液 shu gan yi pi ye

【英文名】Shu Gan Yi Pi Oral Liquid

【组成】茵陈、蒲公英、五味子、茯苓、山楂、黄芪。(药品标准－中药成方制剂标准 1997)

舒肝益脾颗粒 shu gan yi pi ke li

【英文名】Shu Gan Yi Pi Granule

【组成】茵陈、蒲公英、五味子、茯苓、山楂、黄芪。(药品标准－中药成方制剂标准 1998)

舒肝破瘀通脉汤 shu gan po yu tong mai tang

【英文名】Shu Gan Po Yu Tong Mai Decoction

【组成】紫丹参、白芍、赤芍、银柴胡、羌活、防风、木贼草、蝉蜕、当归、白术、云苓、甘草。(上海中医药杂志 1985,(9))

舒肝调气丸 shu gan tiao qi wan

【英文名】Shu Gan Tiao Qi Pill

【组成】陈皮、玄胡、黑郁金、菖蒲、五灵脂、枳实、莪术、胆草、丹皮、郁李仁、厚朴花、炒黑丑、生白芍、炒白丑、片姜黄、香附、厚朴、广木香、沉香、蔻仁、青皮、莱菔子。(中医方剂大辞典)

舒肝通胆汤 shu gan tong dan tang

【英文名】Shu Gan Tong Dan Decoction

【组成】柴胡、茵陈、大黄、郁金、金钱草、鸡内金、威灵仙、片姜黄、陈皮、积实、白芍、青皮、甘草。(山东中医杂志 1991,10(5))

舒肝理气丸 shu gan li qi wan

【英文名】Shu Gan Li Qi Pill

【组成】青木香、姜半夏、陈皮、延胡索、玫瑰花、山楂、香附、柴胡、丹参、甘草、广藿香。(药品标准－中药成方制剂标准 1996)

舒肝理气汤 shu gan li qi tang

【英文名】Shu Gan Li Qi Decoction

【组成】青橘叶、青皮、陈皮、枳壳、厚朴花、香附、苏梗、赤芍、白芍、柴胡、郁金、甘草。(中医方剂大辞典)

舒肝理脾汤 shu gan li pi tang

【英文名】Shu Gan Li Pi Decoction

【组成】绵黄芪、白术、白芍、炙甘草、山药、防风、北柴胡、炙升麻、煨木香、制诃子、赤石脂。(江苏中医杂志 1993,(5))

舒肝溃坚汤 shu gan kui jian tang

【英文名】Shu Gan Kui Jian Decoction

【组成】夏枯草、僵蚕、香附子、石决明、当归、白芍、陈皮、柴胡、抚芎、穿山甲、红花、片子姜黄、甘草。(中医方剂大辞典)

舒肝解郁丸 shu gan jie yu wan

【英文名】Shu Gan Jie Yu Honeyed Pill

【组成】蔻仁、紫朴、广木香、香附、焦三仙、五爪橘、广砂、清夏、沉香、白芍、甘草、白术。(中医方剂大辞典)

舒肝颗粒 shu gan ke li

【英文名】Shu Gan Granule

【组成】当归、白芍、白术、醋香附、柴胡、茯苓、薄荷、栀子、牡丹皮、甘草。(药品标准－中药成方制剂标准 1998)

舒肝藏血汤 shu gan cang xue tang

【英文名】Shu Gan Cang Xue Decoction

【组成】白芍、香附、荆芥、三七根、陈皮、甘草、当归、白术、白芥子。(中医方剂大辞典)

舒和汤 shu he tang

【英文名】Shu He Decoction

【组成】桂枝尖、生黄芪、续断、桑寄生、知母。(中医方剂大辞典)

舒服贴膏 shu fu tie gao

【英文名】Shu Fu Tie Plaster

【组成】姜膏、樟脑、薄荷脑。(药品标准－中药成方制剂标准 1997)

舒经汤 shu jing tang

【英文名】Shu Jing Decoction

【组成】(1)薄荷、白芍、甘草、黄芩、白术、茯苓、桂枝。(中医方剂大辞典)(2)片子姜黄、甘草、羌活、白术、海桐皮、当归、赤芍药。(中医方剂大辞典)

舒肺汤 shu fei tang

【英文名】Shu Fei Decoction

【组成】桔梗、甘草、苏叶、天花粉、茯苓、桂枝。(中医方剂大辞典)

舒肺糖浆 shu fei tang jiang

【英文名】Shu Fei Syrup

【组成】氯化铵、盐酸麻黄碱、甘草流浸膏、百部流浸膏、桔梗流浸膏。(药品标准－中药成方制剂标准 1997)

舒郁九宝丸 shu yu jiu bao wan

【英文名】Shu Yu Jiu Bao Pill

【组成】木香、砂仁、丁香、沉香、香附、青皮、陈皮、厚朴、豆蔻、当归、白芍、白术、茯苓、白扁豆、六神曲、甘草。(药品标准－中药成方制剂标准 1991)

舒郁九宝丹 shu yu jiu bao dan
【英文名】Shu Yu Jiu Bao Pellet
【组成】白芍、豆蔻仁、香附、当归、白术、木香、橘皮、扁豆、丁香、沉香、厚朴、茯苓、青皮、甘草、砂仁、神曲。(中医方剂大辞典)

舒郁丸 shu yu wan
【英文名】Shu Yu Pill
【组成】香附、枳实、苍术、沉香、缩砂、山栀仁、抚芎、红曲、半夏。(中医方剂大辞典)

舒郁丹 shu yu dan
【英文名】Shu Yu Pellet
【组成】香附、厚朴、白芍、枳壳、橘皮、川芎、丹皮、姜黄、青皮、柴胡、橘核、山楂、玄胡、槟榔、六神曲、川楝子、大黄、甘草、麦芽、当归、赭石、沉香、砂仁、豆蔻仁、木香、朱砂。(中医方剂大辞典)

舒郁全睛丹 shu yu quan jing dan
【英文名】Shu Yu Quan Jing Pellet
【异名】舒郁全睛汤(中医方剂大辞典、疡医大全)
【组成】白芍、柴胡、炒枝子、甘草、白芥子、茯苓、陈皮、白术。(中医方剂大辞典)

舒郁汤 shu yu tang
【英文名】Shu Yu Decoction
【组成】紫苏、当归。(中医方剂大辞典)

舒郁降火汤 shu yu jiang huo tang
【英文名】Shu Yu Jiang Huo Decoction
【组成】制香附、大连翘、广陈皮、淡条芩、川黄柏、川黄连、天花粉、生甘草。(中医方剂大辞典)

舒郁健脾丸 shu yu jian pi wan
【英文名】Shu Yu Jian Pi Pill
【组成】白术、枳实、香附、川芎、陈皮、神曲。(中医方剂大辞典)

舒郁清肝汤 shu yu qing gan tang
【英文名】Shu Yu Qing Gan Decoction
【组成】当归、白芍、白术、柴胡、香附、郁金、黄芩、山栀仁、丹皮、甘草。(中医方剂大辞典)

舒郁清肝饮 shu yu qing gan yin
【英文名】Shu Yu Qing Gan Decoction
【组成】生地、柴胡、白芍、茯苓、白术、山栀仁、益母草。(中医方剂大辞典)

舒冠片 shu guan pian
【英文名】Shu Guan Tablet
【组成】制首乌、黄精、仙灵脾、丹参等。(南京中医学院学报 1983,(4))

舒冠通糖浆 shu guan tong tang jiang
【英文名】Shu Guan Tong Syrup
【组成】盐肤木。(药品标准－中药成方制剂标准 1998)

舒咳枇杷糖浆 shu ke pi pa tang jiang
【英文名】Shu Ke Pi Pa Syrup
【组成】枇杷叶、氯化铵、麻黄、薄荷脑、桔梗、远志。(药品标准－中药成方制剂标准 1998)

舒怒益阴汤 shu nu yi yin tang
【英文名】Shu Nu Yi Yin Decoction
【组成】熟地、当归、茯苓、甘草、白芍、陈皮、麦冬、丹皮、柴胡、白术、人参。(中医方剂大辞典)

舒眉丸 shu mei wan
【英文名】Shu Mei Honeyed Pill
【组成】五灵脂、蒲黄、麝香。(中医方剂大辞典)

舒神灵胶囊 shu shen ling jiao nang
【英文名】Shu Shen Ling Capsule
【组成】百合、郁金、牡蛎、甘草、香附、五味子、北合欢、龙骨、首乌藤、丹参、人参。(药品标准－中药成方制剂标准 1995)

舒结汤 shu jie tang
【英文名】Shu Jie Decoction
【组成】柴胡、荆芥、白芍、甘草、半夏、独活、枣仁、麦冬。(中医方剂大辞典)

舒络养肝丸 shu luo yang gan wan
【英文名】Shu Luo Yang Gan Pill
【组成】白芍、柴胡、香附、木香、木瓜、秦艽、防风、独活、羌活、地枫皮、青风藤、海风藤、怀牛膝、续断、麻黄、乳香、没药、川芎、当归、延胡索、苍术、厚朴、杜仲、甘草、赭石、马钱子。(药品标准－中药成方制剂标准 1991)

舒络祛风汤 shu luo qu feng tang
【英文名】Shu Luo Qu Feng Decoction
【组成】桑叶、桑枝、秦艽、忍冬藤、竹茹、僵蚕、威灵仙。(中医方剂大辞典)

舒胆片 shu dan pian
【英文名】Shu Dan Tablet
【组成】木香、厚朴、枳壳、郁金、栀子、茵陈、大黄、虎杖、芒硝。(药品标准－中药成方制剂标准 1998)

舒胆汤 shu dan tang
【英文名】Shu Dan Decoction
【组成】当归、白芍、玄参、花粉、炒栀、柴胡、石菖蒲。(中医方剂大辞典)

舒胆胶囊 shu dan jiao nang
【英文名】Shu Dan Capsule
【组成】大黄、金钱草、枳实、柴胡、栀子、延胡索、黄芩、木香、茵陈、薄荷脑。(药品标准－中药成方制剂标准 1993)

舒脉宁 shu mai ning
【英文名】Shu Mai Ning Decoction
【组成】黄芪、党参、丹参、红花、石斛、制附子、肉桂、延

胡索、金银花、连翘、乳香、没药。(山东中医杂志 1990,9(1))

舒挛汤 shu luan tang

【英文名】Shu Luan Decoction

【组成】薜荔枝叶梗、川椒、侧柏叶。(中医方剂大辞典)

舒泰丸 shu tai wan

【英文名】Shu Tai Honeyed Pill

【组成】紫苏、藿香梗、桔梗、白芍、紫蔻仁、紫朴、广皮、青皮、茅苍术、槟榔、柴胡、川芎、广木香、粉甘草、焦三仙。(中医方剂大辞典)

舒胸片 shu xiong pian

【英文名】Shu Xiong Tablet

【组成】三七、红花、川芎。(药品标准-中药成方制剂标准 1992)

舒痔丸 shu zhi wan

【英文名】Shu Zhi Pill

【组成】槐角、地榆、枳实、槐米、当归、黄芩、甘草、牡丹皮、胡黄连、象牙屑、大黄、荆芥、茯苓、地黄、乳香、刺猬皮。(药品标准-中药成方制剂标准 1991)

舒颈汤 shu jing tang

【英文名】Shu Jing Decoction

【组成】黄芪、当归、桂枝、川乌、草乌、乌梅、川断、乌蛇、狗脊、葛根、夜交藤。(陕西中医 1990,11(3))

舒喉散 shu hou san

【英文名】Shu Hou Powder

【组成】琥珀、牛黄、朱砂、儿茶、麝香、熊胆、生硼砂、冰片。(中医方剂大辞典)

舒愤汤 shu fen tang

【英文名】Shu Fen Decoction

【组成】白芍、炒栀子、玄参、天药粉、柴胡。(中医方剂大辞典)

舒筋丸 shu jin wan

【英文名】Shu Jin Honeyed Pill

【组成】(1)当归、赤小豆、地龙、甜瓜子、木瓜、威灵仙、白胶香、骨碎补、海桐皮、乌药、草乌头、五灵脂、芸薹子。(中医方剂大辞典)(2)乌头、牛膝、地龙、赤小豆、乌药。(中医方剂大辞典)(3)川牛膝、木香、补骨脂、山甲、杜仲、熟地、白芷、山茱萸、钻地风、泽泻、藁本、马钱子、续断、蜈蚣、全蝎、厚朴、钩藤、红花、当归、黑豆、脂麻、桂枝、羌活、独活、官桂、秦艽、狗脊、白术、千年健、威灵仙、何首乌、川乌、草乌、土茯苓、肉桂。(中医方剂大辞典)(4)海桐皮、天麻、大瓜蒌、防风、虎骨、牛膝、沉香、木香、当归、乳香、没药、血竭、甜瓜子、楮实、自然铜、肉桂。(中医方剂大辞典)(5)大天南星、杏仁、山栀子、川乌头、自然铜。(中医方剂大辞典)(6)苍术、川牛膝、肉苁蓉、木瓜、虎胫骨、附子、乳香、没药、官桂、血竭。(中医方剂大辞典)(7)天麻、白附子、当归、川乌头、宣木瓜、防风、全蝎、乳香、没药、川椒、肉桂。(中医方剂大辞典)

舒筋丹 shu jin dan

【英文名】Shu Jin Honeyed Pill

【组成】麻黄、年健、地风、怀牛膝、羌活、独活、制乳香、制没药、木瓜、桂枝、防风、杜仲炭、甘草、马钱子。(中医方剂大辞典)

舒筋止晕汤 shu jin zhi yun tang

【英文名】Shu Jin Zhi Yun Decoction

【组成】川芎、菊花、白芷、苍术、地龙、细辛、三七、威灵仙等。(北京中医学院学报 1990,13(4))

舒筋止痛水 shu jin zhi tong shui

【英文名】Shu Jin Zhi Tong Liniment

【组成】三七粉、三棱、红花、生草乌、生川乌、归尾、樟脑、五加皮、木瓜、淮牛膝、高粱酒。(中医方剂大辞典)

舒筋止痛洗药方 shu jin zhi tong xi yao fang

【英文名】Shu Jin Zhi Tong Lotion

【组成】酒归尾、赤芍、丹皮、防风、汉防己、秦艽、木瓜。(中医方剂大辞典)

舒筋止痛酊 shu jin zhi tong ding

【英文名】Shu Jin Zhi Tong Tincture

【组成】草乌、地枫皮、透骨草、红花、乳香、骨碎补、急性子、花椒、独活。(药品标准-中药成方制剂标准 1997)

舒筋片 shu jin pian

【英文名】Shu Jin Honeyed Pill

【组成】麻黄、制马钱子、羌活、独活、千年见、钻地风、怀牛膝、乳香、没药、木瓜、杜仲、防风、桂枝、甘草。(中医方剂大辞典)

舒筋立安散 shu jin li an san

【英文名】Shu Jin Li An Powder

【组成】防风、羌活、独活、茯苓、川芎、白芷、生地、苍术、红花、桃仁、南星、陈皮、半夏、白术、威灵仙、牛膝、木瓜、防己、酒芩、连翘、木通、龙胆草、附子、甘草。(中医方剂大辞典)

舒筋壮力丸 shu jin zhuang li wan

【英文名】Shu Jin Zhuang Li Honeyed Pill

【组成】乳香、没药、贝母、牛膝、血竭、独活、羌活、杜仲、木瓜、桂枝、甘草、红花、麻黄、马钱子、防风。(中医方剂大辞典)

舒筋汤 shu jin tang

【英文名】Shu Jin Decoction

【组成】(1)天麻、何首乌、木瓜、钩藤、桂枝、海螵蛸、伸筋草、麦芽。(中医方剂大辞典)(2)羌活、当归、片姜黄、炙草、白术、海风藤、赤芍、生姜。(中医方剂大辞典)(3)白芍、熟地、甘菊、丹皮、牛膝、秦艽、白术、枸杞、葳蕤。(中医方剂大辞典)(4)片子姜黄、甘草、羌活、当归、赤芍药、白术、海桐皮。(中医方剂大辞典)

舒筋饮 shu jin yin

【英文名】Shu Jin Decoction

【组成】羌活、当归、乳香、片姜黄、海桐皮、米仁、甘草。(中医方剂大辞典)

舒筋定痛片 shu jin ding tong pian

【英文名】Shu Jin Ding Tong Tablet

【组成】当归、乳香、土鳖虫、骨碎补、自然铜、硼砂、红花、没药、大黄。(药品标准－中药成方制剂标准 1998)

舒筋保安散 shu jin bao an san

【英文名】Shu Jin Bao An Powder

【组成】干木瓜、萆薢、五灵脂、牛膝、天麻、续断、白僵蚕、松节、白芍药、乌药、威灵仙、黄芪、川当归、防风、虎骨。(中医方剂大辞典)

舒筋活血片 shu jin huo xue pian

【英文名】Shu Jin Huo Xue Tablet

【组成】红花、香附、狗脊、香加皮、络石藤、伸筋草、泽兰叶、槲寄生、鸡血藤、自然铜。(药品标准－中药成方制剂标准 1997)

舒筋活血汤 shu jin huo xue tang

【英文名】Shu Jin Huo Xue Decoction

【组成】羌活、防风、荆芥、独活、当归、续断、青皮、牛膝、五加皮、杜仲、红花、枳壳。(中医方剂大辞典)

舒筋活血饮 shu jin huo xue yin

【英文名】Shu Jin Huo Xue Decoction

【组成】陈皮、苍术、羌活、独活、秦艽、当归、牛膝、木瓜、桂枝、防风、米仁、续断。(中医方剂大辞典)

舒筋活血定痛酒 shu jin huo xue ding tong jiu

【英文名】Shu Jin Huo Xue Ding Tong Wine

【组成】乳香、没药、当归、红花、元胡、血竭等。(中成药研究 1992,14(1))

舒筋活血定痛散 shu jin huo xue ding tong san

【英文名】Shu Jin Huo Xue Ding Tong Powder

【组成】(1)当归、没药、川芎、甘草、红花、血竭、乳香、赤芍、生大黄。(中医方剂大辞典)(2)乳香、没药、香附、当归、血竭、自然铜、红花、玄胡、骨碎补。(中医方剂大辞典)

舒筋活血洗方 shu jin huo xue xi fang

【英文名】Shu Jin Huo Xue Lotion

【组成】伸筋草、海桐皮、秦艽、独活、当归、钩藤、乳香、没药、川红花。(中医方剂大辞典)

舒筋活血洗剂 shu jin huo xue xi ji

【英文名】Shu Jin Huo Xue Lotion

【组成】伸筋草、透骨草、桑寄生、骨碎补、土牛膝、归尾、红花、秦艽、五加皮、木瓜。(中医方剂大辞典)

舒筋活血洗药方 shu jin huo xue xi yao fang

【英文名】Shu Jin Huo Xue Lotion

【组成】独活、秦艽、防已、木瓜、赤芍、丹皮、桑枝、木香。(中医方剂大辞典)

舒筋活血液 shu jin huo xue ye

【英文名】Shu Jin Huo Xue Decoction

【组成】黄鳝藤、枫荷梨、兰香草、鸡血藤、陆英、大活血、虎杖、川牛膝、黄酒。(江西中医药 1993,(1))

舒筋活血散 shu jin huo xue san

【英文名】Shu Jin Huo Xue Powder

【组成】当归、赤芍、乳香、没药、西红花、血竭、木瓜、川续断、田三七。(中医方剂大辞典)

舒筋活络丸 shu jin huo luo wan

【英文名】Shu Jin Huo Luo Honeyed Pill

【组成】(1)当归、木瓜、桂枝、川芎、桑寄生、秦艽、灵仙、地龙、独活、胆南星、赤芍、熟地黄、乳香、川乌、骨碎补、防风、羌活、天麻、虎骨胶、五加皮、没药。(中医方剂大辞典)(2)沉香、虎骨、龟版、檀香、蔻仁、麻黄、黄连、白芷、当归、细辛、玄参、白术、香附、骨碎补、何首乌、地龙、干姜、灵仙、白花蛇、天竺黄、羌活、防风、藿香、川芎、赤芍、甘草、大黄、僵蚕、茯苓、天麻、乌梢蛇、熟地、肉桂、乳香、没药、血竭、丁香、麝香、冰片、牛黄、朱砂。(中医方剂大辞典)

舒筋活络丹 shu jin huo luo dan

【英文名】Shu Jin Huo Luo Pellet

【组成】(1)麻黄、马钱子、乳香、没药、年健、地风、川羌、防风、桂枝、川牛膝、木瓜、杜仲、然铜、灵仙、五加皮、独活、归尾、广桂、地龙、荆芥。(中医方剂大辞典)(2)熟地黄、白芍药、当归、川芎、秦艽、木瓜、米仁、黄柏。(中医方剂大辞典)

舒筋活络方 shu jin huo luo fang

【英文名】Shu Jin Huo Luo Prescription

【组成】护膝(肘)方:生草乌、生川乌、生南星、肉桂、细辛、冰片、樟脑。护腰方:生草乌、小茴香、当归、川芎、菖蒲、冰片、樟脑。(中医杂志 1988,29(10))

舒筋活络汤 shu jin huo luo tang

【英文名】Shu Jin Huo Luo Decoction

【组成】鸡血藤、黄芪、木瓜、牛膝、当归、川芎、白芍、山甲、续断、威灵仙、独活、松节、生地、寄生。(中医方剂大辞典)

舒筋活络药膏 shu jin huo luo yao gao

【英文名】Shu Jin Huo Luo Plaster

【组成】赤芍、红花、南星、生蒲黄、旋覆花、苏木、生草乌、生川乌、羌活、独活、生半夏、生栀子、生大黄、生木瓜、路路通、饴糖或蜂蜜。(中医方剂大辞典)

舒筋活络酒 shu jin huo luo jiu

【英文名】Shu Jin Huo Luo Wine

【组成】木瓜、桑寄生、玉竹、续断、川牛膝、当归、川芎、红花、独活、羌活、防风、白术、蚕砂、红曲、甘草。(中医方剂大辞典)

舒筋活络液 shu jin huo luo ye

【英文名】Shu Jin Huo Luo Ye Tincture

【组成】春根藤、络石藤、血风藤、乌多年根、马灵符。((82)粤卫药准字第 C1－086 号)

舒筋活络膏 shu jin huo luo gao

【英文名】Shu Jin Huo Luo Plaster

【组成】(1)当归尾、赤芍、木瓜、夏枯草、草河车、乳香、金果榄、生南星、淮牛膝、红花、僵蚕、川羌活、姜黄、桂枝、山甲、麝香。(中医方剂大辞典)(2)夏枯草、鸡血藤膏、金果榄、冬虫夏草、金银花、连翘、桑寄生、老鹳草、没药、海风藤、全当归、生杭芍、川芎、细生地、川羌活、威灵仙、独活、宣木瓜、广橘红、川郁金、半夏、生甘草、麝香面。(中医方剂大辞典)(3)生虎骨、防风、红花、木瓜、老鹳草、怀牛膝、骨碎补、青风藤、海风藤、功劳叶、当归、麻黄。(中医方剂大辞典)

舒筋健腰丸 shu jin jian yao wan

【英文名】Shu Jin Jian Yao Pill

【组成】狗脊、金樱子、鸡血藤、千斤拔、黑老虎、牛大力、女贞子、桑寄生、菟丝子、延胡索、两面针、乳香、没药。(药品标准－中药成方制剂标准 1997)

舒筋调荣汤 shu jin tiao rong tang

【英文名】Shu Jin Tiao Rong Decoction

【组成】当归、肉苁蓉、川芎、牛膝、人参、威灵仙、红花、生地、丹皮、沉香、黑枣。(中医方剂大辞典)

舒筋通络汤 shu jin tong luo tang

【英文名】Shu Jin Tong Luo Decoction

【组成】生地、当归、白芍、川芎、枸杞、木瓜、金毛脊、楮实子、川断、独活、牛膝、秦艽、红枣、姜、桑枝。(中医方剂大辞典)

舒筋续骨定痛膏 shu jin xu gu ding tong gao

【英文名】Shu Jin Xu Gu Ding Tong Plaster

【组成】川芎、细辛、僵蚕、赤芍、远志、熟地、苦参、赤石脂、柳枝、甘草、连翘、地榆、山甲、栀子、荆芥、防风、槐枝、乌药、木通、榆枝、桃枝、橘皮、天麻、川楝子、牛膝、续断、草乌、大风子、首乌、当归、苦楝皮、大黄、杜仲、桑枝、羌活、麻黄、生地、苍耳子、白芷、枳壳、苍术、蒺藜、五加皮、藁本、川乌、白蔹、灵仙、独活、青风藤、海风藤、地风、乌梢蛇、千年健、桑寄生、寻骨风、仙鹤草、松节、透骨草、片姜黄、骨碎补、小茴香、木瓜、海桐皮、大茴香、蜈蚣。(中医方剂大辞典)

舒筋散 shu jin san

【英文名】Shu Jin Powder

【组成】(1)玄胡索、杜仲、官桂、羌活、芍药。(中医方剂大辞典)(2)延胡索、辣桂、当归。(中医方剂大辞典)(3)人参、川芎、官桂、丁香、木香、天麻、井泉石。(中医方剂大辞典)

舒筋跌打膏 shu jin die da gao

【英文名】Shu Jin Die Da Plaster

【组成】地黄、当归、玄参、大黄、赤芍、木鳖子、白芷、血余炭、蜈蚣、肉桂、阿魏、乳香、没香。(药品标准－中药成方制剂标准 1995)

舒解散 shu jie san

【英文名】Shu Jie Powder

【组成】白芍、当归、天花粉、香附、青皮、神曲、甘草。(中医方剂大辞典)

舒魂丹 shu hun dan

【英文名】Shu Hun Pellet

【组成】人参、白芍、当归、白术、茯苓、麦冬、丹砂、菖蒲、柴胡、郁金、天花粉、甘草。(中医方剂大辞典)

萱麦汤 xuan mai tang

【英文名】Xuan Mai Decoction

【组成】萱草根、栝楼壳、麦牙、连翘、银花、草节、钩藤。(中医方剂大辞典)

萱草忘忧汤 xuan cao wang you tang

【英文名】Xuan Cao Wang You Decoction

【组成】桂枝、白芍、甘草、郁金、合欢花、广皮、半夏、贝母、茯神、柏子仁。(中医方剂大辞典)

萱草膏 xuan cao gao

【英文名】Xuan Cao Plaster

【组成】萱草花、白蜜。(中医方剂大辞典)

萹车韦茅汤 bian che wei mao tang

【英文名】Bian Che Wei Mao Decoction

【组成】萹蓄、车前草、石韦、白茅根。(国医论坛 1991,(2))

萹竹叶羹 bian zhu ye geng

【英文名】Bian Zhu Ye Thick Soup

【组成】萹竹叶。(中医方剂大辞典)

萹蓄汤 bian xu tang

【英文名】Bian Xu Decoction

【组成】萹蓄。(中医方剂大辞典)

萹蓄散 bian xu san

【英文名】Bian Xu Powder

【组成】地萹蓄。(中医方剂大辞典)

落红散 luo hong san

【英文名】Luo Hong Powder

【组成】穿山甲、桔梗、硇砂、人退、谷精草、蝉退、蛇退、鹅不食草。(中医方剂大辞典)

落花生粥 luo hua sheng zhou

【英文名】Luo Hua Sheng Gruel

【组成】落花生、粳米、冰糖。(中医方剂大辞典)

落肾散 luo shen san

【英文名】Luo Shen Powder

【异名】肾著散(中医方剂大辞典、崔氏方)

【组成】羊肾、磁石、天门冬、人参、防风、天雄、龙骨、茯苓、续断、肉苁蓉、玄参、干地黄、桑白皮、白胶、干漆。(中医方剂大辞典)

落鸦枪散 luo ya qiang san

【英文名】Luo Ya Qiang Powder

【组成】落鸦枪、大金钱、羊蹄菜、水杨柳根。(中医方剂大辞典)

落盏汤 luo zhan tang

【英文名】Luo Zhan Decoction

【组成】千年石灰。(中医方剂大辞典)

落痔汤 luo zhi tang

【英文名】Luo Zhi Decoction

【异名】起痔汤(中医方剂大辞典、张氏医通)

【组成】黄连、黄柏、黄芩、大黄、防风、荆芥、栀子、槐角、苦参、甘草、朴硝。(中医方剂大辞典)

落痔膏 luo zhi gao

【英文名】Luo Zhi Plaster

【组成】灰苋灰、纯白炭灰。(中医方剂大辞典)

落瘤饼 luo liu bing

【英文名】Luo Liu Bing Plaster

【组成】白砒、硇砂、黄丹、轻粉、雄黄、乳香、没药、硼砂、斑猫、田螺。(中医方剂大辞典)

落翳神应方 luo yi shen ying fang

【英文名】Luo Yi Shen Ying Fang Prescription

【组成】鹅不食草、芎䓖、踯躅花。(中医方剂大辞典)

葆力隆胶丸 bao li long jiao wan

【英文名】Bao Li Long Capsule

【组成】鹿茸、生地、熟地、首乌、丹参、蕲蛇、槐米、黑桑椹、人参。((88)吉卫药准字 330077 号)

葆元异验膏 bao yuan yi yan gao

【英文名】Bao Yuan Yi Yan Plaster

【组成】全当归、大生地、川续断、白芍药、黄芪、肉苁蓉、条芩、甘草、益母草。(中医方剂大辞典)

葆贞方 bao zhen fang

【英文名】Bao Zhen Prescription

【组成】女贞子、枸杞子。(中药药理与临床 1993,(1))

葆真丸 bao zhen wan

【英文名】Bao Zhen Pill

【组成】(1)稀莶草、白蒺藜、天冬、熟地、人参、茯神、枣仁、枸杞、牛膝、杜仲、续断、五加皮、山药、山萸、白术、菟丝饼、沉香、朱砂、南星、沙苑子、半夏、鹿茸、虎胆、乳香、没药、黄芩、山楂、龙骨、地龙、土鳖、甜瓜子、骨碎补、肉桂、附子、炙甘草。(中医方剂大辞典)(2)熟地黄、山药、杜仲、益智仁、牛膝、鹿角胶、茴香、巴戟、补骨脂、杞子、龟版胶、远志、枳实、胡芦巴、萸肉、柏子霜、五味、茯苓、川楝子、菟丝、石菖蒲。(中医方剂大辞典)(3)鹿角胶、杜仲、干山药、白茯苓、熟地黄、山茱萸肉、北五味、益智仁、远志、川楝子、川巴戟、补骨脂、胡芦巴、沉香。(中医方剂大辞典)(4)鹿角胶、杜仲、干山药、白茯苓、熟地黄、菟丝子、山茱萸肉、北五味子、川牛膝、益智仁、远志、小茴香、川楝子、川巴戟、破故纸、胡芦巴、柏子仁、川山甲、沉香、全蝎。(中医方剂大辞典)

葆真止泄丸 bao zhen zhi xie wan

【英文名】Bao Zhen Zhi Xie Pill

【组成】水煮熟地、人参、龙骨、杞子、五味子、山药、茯神、牛膝炭。(中医方剂大辞典)

葆真固精汤 bao zhen gu jing tang

【英文名】Bao Zhen Gu Jing Decoction

【组成】银龙骨、石莲子、潼蒺藜、韭菜子、莲须、五味子、石榴皮、木通、防风、枯矾、锁阳。(陕西中医 1993,14(10))

葆精丸 bao jing wan

【英文名】Bao Jing Pill

【组成】人参、白术、黄芪、山药、熟地、芡实、北五味、远志、炒枣仁、山萸肉、巴戟天、菟丝子、麦冬、龙骨、金樱子。(中医方剂大辞典)

葆膈散 bao ge san

【英文名】Bao Ge Powder

【组成】连翘、黄芩、山栀、薄荷、大黄、甘草、芒硝。(中医方剂大辞典)

葈耳散 xi er san

【英文名】Xi Er Powder

【组成】葈耳草。(中医方剂大辞典)

葈耳粥 xi er zhou

【英文名】Xi Er Gruel

【组成】葈耳实、白米。(中医方剂大辞典)

葎草饮 lv cao yin

【英文名】Lv Cao Drink

【异名】葎草汁(中医方剂大辞典、圣济总录)

【组成】葎草。(中医方剂大辞典)

葎草煎剂 lv cao jian ji

【英文名】Lv Cao Decoction

【组成】鲜葎草全草。(山东中医杂志 1990,9(6))

葙子散 xiang zi san

【英文名】Xiang Zi Powder

【组成】葙子。(中医方剂大辞典)

葛上亭长丸 ge shang ting zhang wan

【英文名】Ge Shang Ting Zhang Pill

【组成】葛上亭长、地胆、斑蝥、衣中白鱼、鼠妇、雄黄、真珠、槟榔。(中医方剂大辞典)

葛叶散 ge ye san

【英文名】Ge Ye Powder

【组成】葛叶、地菘苗、续断、石灰末、旋覆花、地黄、益母草、麦门冬。(中医方剂大辞典)

葛术汤 ge zhu tang

【英文名】Ge Zhu Decoction

【组成】葛根、白术、桂心、豆豉、杏仁、甘草、枳实。(中医方剂大辞典)

葛母解酲汤 ge mu jie cheng tang

【英文名】Ge Mu Jie Cheng Decoction

【组成】葛根、知母、人参、茯苓、砂仁、豆蔻、青皮、陈皮、木香、神曲、猪苓、生姜。(中医方剂大辞典)

葛玄真人百补构精丸 ge xuan zhen ren bai bu gou jing wan

【英文名】Ge Xuan Zhen Ren Bai Bu Gou Jing Pill

【组成】熟地黄、山药、五味子、苁蓉、牛膝、山茱萸、泽泻、茯苓、远志、巴戟天、赤石脂、石膏、柏子仁、杜仲。(中医方剂大辞典)

葛芋膏 ge yu gao

【英文名】Ge Yu Plaster

【组成】野葛、茵芋、羊踯躅、附子、丹砂、巴豆、乌头、蜀椒、雄黄、大黄。(中医方剂大辞典)

葛芍汤 ge shao tang

【英文名】Ge Shao Decoction

【组成】葛根、赤芍药、广皮、苦参、陈茶叶。(中医方剂大辞典)

葛花丸 ge hua wan

【英文名】Ge Hua Pill

【组成】葛花、砂仁、木香、沉香、豆蔻、荜澄茄、陈皮、乌梅、半夏、山果、茯苓、枳实、葛粉末、甘草。(中医方剂大辞典)

葛花半夏汤 ge hua ban xia tang

【英文名】Ge Hua Ban Xia Decoction

【组成】党参、半夏、葛花、白术、茯苓、陈皮、炙草、生姜。(中医方剂大辞典)

葛花平胃散 ge hua ping wei san

【英文名】Ge Hua Ping Wei Powder

【组成】葛花、苍术、厚朴、广皮、甘草。(中医方剂大辞典)

葛花汤 ge hua tang

【英文名】Ge Hua Decoction

【组成】葛根面、小豆花、藿香叶、白豆蔻、益智仁、缩砂仁、香附子、车前子、葛花、葛蕊、白檀、木香、丁香、沉香、橙皮、陈皮、姜屑、官桂、白术、泽泻、茯苓、人参、甘草。(中医方剂大辞典)

葛花清脾汤 ge hua qing pi tang

【英文名】Ge Hua Qing Pi Decoction

【组成】葛花、枳椇子、赤苓、泽泻、茵陈、酒苓、山栀、车前子、甘草、橘红、厚朴。(中医方剂大辞典)

葛花黄连丸 ge hua huang lian wan

【英文名】Ge Hua Huang Lian Pill

【组成】黄连、枳壳、干葛、葛花、槐花、木香。(中医方剂大辞典)

葛花散 ge hua san

【英文名】Ge Hua Powder

【异名】双花散(中医方剂大辞典、东医宝监.杂病篇)

【组成】(1)葛花。(中医方剂大辞典)(2)葛花、赤小豆花、黄芪、生干地黄、白蔹、赤芍药、黄芩、当归。(中医方剂大辞典)(3)葛花、小豆花。(中医方剂大辞典)

葛花解毒饮 ge hua jie du yin

【英文名】Ge Hua Jie Du Drink

【组成】黄连、黑玄参、当归、龙胆草、茵陈、细甘草、葛花、熟地黄、茯苓、山栀仁、连翘、车前子。(中医方剂大辞典)

葛花解酲丸 ge hua jie cheng wan

【英文名】Ge Hua Jie Cheng Pill

【组成】青皮、茯苓、木香、神曲、黄连、人参、橘皮、白术、泽泻、猪苓、豆蔻仁、葛花。(中医方剂大辞典)

葛花解酲汤 ge hua jie cheng tang

【英文名】Ge Hua Jie Cheng Decoction

【异名】葛花解酒汤(中医方剂大辞典、医方大成);葛花汤(中医方剂大辞典、不知医必要);解酲汤(中医方剂大辞典、脉因证治)

【组成】白豆蔻仁、缩砂仁、葛花、干生姜、神曲、泽泻、白术、橘皮、猪苓、人参、白茯苓、木香、莲花、青皮。(中医方剂大辞典)

葛连丸 ge lian wan

【英文名】Ge Lian Pill

【异名】葛花丸(中医方剂大辞典、保命歌括)

【组成】(1)葛根、附子、薏苡根、芦根、糯米。(中医方剂大辞典)(2)葛根、栝楼、铅丹、附子。(中医方剂大辞典)(3)葛花、黄连。(中医方剂大辞典)

葛厚煎 ge hou jian

【英文名】Ge Hou Decoction

【组成】葛根、厚朴。(山东中医杂志 1990,9(6))

葛洪脚气水 ge hong jiao qi shui

【英文名】Ge Hong Jiao Qi Liquid

【组成】冰醋酸、花椒、氯化钠。(药品标准－中药成方制剂标准 1998)

葛根一物饮 ge gen yi wu yin

【英文名】Ge Gen Yi Wu Drink

【异名】葛根汁(中医方剂大辞典、卫生总微);葛根汤(中医方剂大辞典、圣济总录);葛根汁饮(中医方剂大辞典、产孕集);葛根饮(中医方剂大辞典、圣济总录);葛根饮子(中医方剂大辞典、卫生总微)

【组成】葛根汁。(中医方剂大辞典)

葛根二藤汤 ge gen er teng tang

【英文名】Ge Gen Er Teng Decoction

【组成】葛根、鸡血藤、钩藤。(山东中医杂志 1991,10(1))

葛根人参汤 ge gen ren shen tang

【英文名】Ge Gen Ren Shen Decoction

【组成】葛根、人参、麦门冬、黄芩、黄芪、地骨皮、石膏。(中医方剂大辞典)

葛根化毒汤 ge gen hua du tang

【英文名】Ge Gen Hua Du Decoction

【组成】葛根、官桂、白芍、甘草、青皮、木香、枳壳、连翘、山楂肉。(中医方剂大辞典)

葛根升麻加芍药汤 ge gen sheng ma jia shao yao tang

【英文名】Ge Gen Sheng Ma Jia Shao Yao Decoction

【组成】升麻、葛根、甘草、芍药。(中医方剂大辞典)

葛根双黄液 ge gen shuang huang ye

【英文名】Ge Gen Shuang Huang Liquid

【组成】葛根、黄芩、黄连、木香、鸡苏散、马齿苋、焦楂炭、车前子。(云南中医杂志 1992,13(1))

葛根牛蒡子汤 ge gen niu bang zi tang

【英文名】Ge Gen Niu Bang Zi Decoction

【异名】葛根牛蒡子散(中医方剂大辞典、外科精义);葛根牛蒡汤(《外科枢要》卷四)

【组成】(1)葛根、管仲、甘草、盐豉、牛蒡子。(中医方剂大辞典)(2)升麻、葛根、牛蒡子、麻黄、连翘、玄参、桔梗、甘草。(中医方剂大辞典)

葛根加牛子汤 ge gen jia niu zi tang

【英文名】Ge Gen Jia Niu Zi Decoction

【组成】升麻、葛根、秦艽、荆芥、苏叶、白芷、赤芍、牛子、甘草。(中医方剂大辞典)

葛根加半夏汤 ge gen jia ban xia tang

【英文名】Ge Gen Jia Ban Xia Decoction

【异名】葛根半夏汤(中医方剂大辞典、伤寒论)

【组成】葛根、麻黄、甘草、芍药、桂枝、生姜、半夏、大枣。(中医方剂大辞典)

葛根加薏仁术附汤 ge gen jia yi ren zhu fu tang

【英文名】Ge Gen Jia Yi Ren Zhu Fu Decoction

【组成】葛根、麻黄、桂枝、白芍、薏苡仁、白术、制附片、炙甘草、生姜、大枣。(河北中医 1987,(4))

葛根四虫丸 ge gen si chong wan

【英文名】Ge Gen Si Chong Pill

【组成】葛根、全蝎、僵蚕、地龙、炙鳖甲、蜈蚣、丹参、白芍、牛膝、姜黄、羌活、独活、桔梗、桂枝。(中医正骨 1993,5(4))

葛根四物汤 ge gen si wu tang

【英文名】Ge Gen Si Wu Decoction

【组成】熟地黄、当归、川芎、白芍、葛根、秦艽、防风、牡丹皮、细辛。(中医方剂大辞典)

葛根汁 ge gen zhi

【英文名】Ge Gen Juice

【组成】生葛根、蜜。(中医方剂大辞典)

葛根白术散 ge gen bai zhu san

【英文名】Ge Gen Bai Zhu Powder

【组成】白术、茯苓、干葛、木香、赤芍药、甘草、枳壳。(中医方剂大辞典)

葛根白虎汤 ge gen bai hu tang

【英文名】Ge Gen Bai Hu Decoction

【异名】防葛石膏汤(中医方剂大辞典、医级)

【组成】(1)葛根、石膏、花粉、石斛、连翘、薄荷、防风、桔梗、淡竹叶、白茅根。(中医方剂大辞典)(2)葛根、石膏、知母、防风、甘草、粳米。(中医方剂大辞典)

葛根石膏汤 ge gen shi gao tang

【英文名】Ge Gen Shi Gao Decoction

【组成】葛根、麻黄、石膏、黄芩、芍药、桂枝、甘草。(中医方剂大辞典)

葛根合剂 ge gen he ji

【英文名】Ge Gen Mixture

【组成】葛根、川芎、丹参、女贞子、枸杞子、菊花、黄精、黄芪、泽泻。(中国医药学报 1993,8(3))

葛根汤 ge gen tang

【英文名】Ge Gen Decoction

【异名】葛根豆豉汤(中医方剂大辞典、赤水玄珠);葛根升麻汤(中医方剂大辞典、不知医必要);汉防己汤(中医方剂大辞典、普济方);葛根龙胆汤(中医方剂大辞典、千金)

【组成】(1)葛根、枳实、栀子仁、豉、甘草。(中医方剂大辞典)(2)葛根、防风、归、芎、甘草、独活、茯神、杏仁、白术、人参、陈皮、黄芩、竹沥、防己、麻黄、天虫、升麻、白芍。(中医方剂大辞典)(3)葛根、桂枝、川芎、细辛、防风、麻黄、枳壳、芍药、人参、炙甘草。(中医方剂大辞典)(4)葛根、桔梗、防风、白芍药、甘草、诃子、川芎、白术、枳壳。(中医方剂大辞典)(5)葛根、人参、麦门冬、甘草、白茯苓、泽泻。(中医方剂大辞典)(6)葛根、麻黄、羌活、甘草、枳壳、杏仁、升麻、黄芩、大黄、柴胡、芍药、钩藤、蛇蜕、蚱蝉、石膏。(中医方剂大辞典)(7)葛根、人参、白术、桔梗、白茯苓。(中医方剂大辞典)(8)葛根、防风、枳实、附子、独活、杏仁、麻黄。(中医方剂大辞典)(9)葛根、麦门冬、犀角、萎蕤、荠苨、芍药、甘草、芦根、石膏。(中医方剂大辞典)(10)葛根、甘草、人参、赤茯苓、天门冬、黄芪、桂、犀角屑、生干地黄、芎䓖、麻黄、牛黄、地骨皮、麦门冬。(中医方剂大辞典)(11)葛根、地骨皮、荠苨、车前子、甘草。(中医方剂大辞典)(12)葛根、黄连、木通、吴蓝、甘草、升麻、黄芩、大黄、石膏。(中医方剂大辞典)(13)葛根、木通、桑根白皮、地骨白皮、白鲜皮。(中医方剂大辞典)(14)葛根、赤茯苓、麦门冬、甘草。(中医方剂大辞典)(15)葛根、赤茯苓、麦门冬、甘草、黄芪、人参。(中医方剂大辞典)(16)葛根、石膏、甘草、知母、黄芩、麦门冬、人参、白茯苓、生干地黄、粳米。(中医方剂大辞典)(17)葛根、甘草、半夏、黄连。(中医方剂大辞典)(18)葛根、麻黄、桂、石膏、芍药、甘草。(中医方剂大辞典)(19)葛根、青竹茹、仓粳米。(中医方剂大辞典)(20)葛根、芍药、白茯苓、黄芩、乌头、芎䓖、栀子仁。(中医方剂大辞典)(21)葛根、柴胡、麻黄、芍药、黄芩、甘草、桂。(中医方剂大辞典)(22)葛根、生干地黄、羌活、桂、芍药、芎䓖、麻黄、陈橘皮、木香、甘草。(中医方剂大辞典)(23)葛根、茯苓、半夏、白术、黄芪、人参、麦门冬、甘草。(中医方剂大辞典)(24)葛根、麻黄、桔梗、杏仁、甘草、葶苈、石膏。(中医方剂大辞典)(25)葛根、白术、芍药、干姜、麻黄、桂、甘草。(中医方剂大辞典)(26)葛根、木通、芍药、防风、甘菊花、麻黄、石膏、前胡。(中医方剂大辞典)(27)生葛根、半夏、生姜、独活、桂、防风、当归、芍药、甘草、附子。(中医方剂大辞典)(28)葛根、防风、附子、麻黄、独活、杏仁、松实。(中医方剂大辞典)(29)葛根、麻黄、桂心、赤芍药、半夏、甘草。(中医方剂大辞典)(30)葛根、石膏、麻黄、栀子仁、甘草、胡竹叶、生姜、豉、葱白。(中医方剂大辞典)(31)葛根、葱白、豉、柴胡、生姜、黄芩。(中医方剂大辞典)(32)葛根、麻黄、僵蚕、桂枝、粉草、芍药、大枣。(中医方剂大辞典)(33)葛根、紫草、犀牛角屑、露蜂房、芒硝、大黄、荠苨、人参、玄参、甘草、银屑、猪脂。(中医方剂大辞典)(34)葱白、豉、葛根。(中医方剂大辞典)(35)葛根、生姜、独活、当归、甘草、桂心、茯苓、石膏、人参、白术、芎䓖、防风。(中医方剂大辞典)(36)贝母、葛根、丹皮、木防己、防风、当归、芎䓖、桂肉、茯苓、泽泻、甘草、独活、石膏、人参。(中医方剂大辞典)(37)葛根、生姜、龙胆、大青、桂心、甘草、麻黄、萎蕤、芍药、黄芩、石膏、升麻。(中医方剂大辞典)(38)葛根、麻黄、桂枝、生姜、甘草、芍药、大枣。(中医方剂大辞典)(39)柴胡、葛根、党参、防风、荆芥、甘草、生姜。(中医方剂大辞典)(40)葛根、牛子、荆芥、蝉衣、连翘、郁金、甘草、桔梗。(中医方剂大辞典)(41)葛根、石膏、升麻、前胡、青黛。(中医方剂大辞典)(42)葛根、赤芍药、赤苓、甘草。(中医方剂大辞典)(43)葛根、当归、川芎、川贝、石膏、防己、茯苓、独活、人参、防风。(中医方剂大辞典)(44)葛根、升麻、甘草、赤芍。(中医方剂大辞典)(45)葛根、升麻、秦艽、荆芥、赤芍、苏叶、白芷、甘草、生姜。(中医方剂大辞典)(46)葛根、茯苓、人参、泽泻、甘草、防己、防风、当归、川芎、独活。(中医方剂大辞典)(47)芦根、葛根、人参、麦冬、知母、竹茹、栀子、葱白。(中医方剂大辞典)(48)葛根、麻黄、桔梗、芍药、甘草。(中医方剂大辞典)(49)葛根、陈皮、知母、黄芩、麻黄、甘草。(中医方剂大辞典)(50)石膏、花粉、人参、防风、葛根、甘草。(中医方剂大辞典)(51)干葛、柴胡、防风、荆芥、桔梗、甘草。(中医方剂大辞典)(52)葛根、麻黄、桂枝、甘草、羌活。(中医方剂大辞典)(53)葛根、麻黄、赤芍、豆豉、葱白。(中医方剂大辞典)(54)葛根、麻黄、桂。(中医方剂大辞典)(55)干葛、石膏、赤芍药、甘草、黄芩。(中医方剂大辞典)(56)葛根、黄芩、芍药、白术、藁本、甘草、赤茯苓、大黄。(中医方剂大辞典)(57)升麻、葛根、甘草、半夏、苏叶、白芷、丁皮、川芎、香附子、陈皮。(中医方剂大辞典)(58)葛根、豉。(中医方剂大辞典)

葛根芍药汤 ge gen shao yao tang

【英文名】Ge Gen Shao Yao Decoction

【组成】葛根、芍药、甘草、黄芩、桂枝。(中医方剂大辞典)

葛根饮 ge gen yin

【英文名】Ge Gen Drink

【异名】葛根汤(中医方剂大辞典、延年秘录)

【组成】(1)葛根、人参、白茯苓、桂、甘草、槟榔、芎䓖、赤芍药、麦门冬。(中医方剂大辞典)(2)葛根、黄芩、大青、石膏、人参、甘草。(中医方剂大辞典)(3)葛根汁、淡竹沥。(中医方剂大辞典)(4)葛根、葱白、豉、米。(中医方剂大辞典)

葛根饮子 ge gen yin zi

【英文名】Ge Gen Drink

【异名】葛根汤(中医方剂大辞典、圣济总录)

【组成】(1)葛根、麦门冬、竹茹、菝葜。(中医方剂大辞典)(2)葛根、石膏、栀子仁、白米、麻黄、豉、葱白。(中医方剂大辞典)(3)葛根、赤芍药、豉、葱白。(中医方剂大辞典)

葛根麦门冬散 ge gen mai men dong san

【英文名】Ge Gen Mai Men Dong Powder

【异名】葛根麦门冬汤(《保婴撮要》卷十八);干葛麦冬汤(《痘疹会通》卷四)

【组成】葛根、麦门冬、人参、石膏、川升麻、甘草、茯苓、

赤芍药。(中医方剂大辞典)

葛根治痢散 ge gen zhi li san

【英文名】Ge Gen Zhi Li Powder

【组成】葛根、酒炒苦参、陈皮、赤芍、陈松萝茶、炒麦芽、山楂。(中医方剂大辞典)

葛根郁金汤 ge gen yu jin tang

【英文名】Ge Gen Yu Jin Decoction

【组成】葛根、郁金、石膏、荆芥穗、甘草。(中医方剂大辞典)

葛根姜豉汤 ge gen jiang chi tang

【英文名】Ge Gen Jiang Chi Decoction

【异名】葛根葱豉汤(中医方剂大辞典、保命歌括)

【组成】芍药、生姜、豉、葱白、葛根。(中医方剂大辞典)

葛根牵正汤 ge gen qian zheng tang

【英文名】Ge Gen Qian Zheng Decoction

【组成】葛根、麻黄、桂枝、白附子、川芎、羌活、防风、僵蚕、全蝎粉、甘草。(山东中医杂志 1993,12(5))

葛根首乌汤 ge gen shou wu tang

【英文名】Ge Gen Shou Wu Decoction

【组成】桂枝、芍药、甘草、葛根、麻黄、首乌、生姜、大枣。(中医方剂大辞典)

葛根柴胡汤 ge gen chai hu tang

【英文名】Ge Gen Chai Hu Decoction

【组成】葛根、柴胡、芍药、桔梗、甘草。(中医方剂大辞典)

葛根桂枝人参汤 ge gen gui zhi ren shen tang

【英文名】Ge Gen Gui Zhi Ren Shen Decoction

【组成】葛根、桂枝、人参。(中医方剂大辞典)

葛根桂枝汤 ge gen gui zhi tang

【英文名】Ge Gen Gui Zhi Decoction

【组成】葛根、防风、甘草、桂枝、赤芍、升麻。(中医方剂大辞典)

葛根素注射液 ge gen su zhu she ye

【英文名】Ge Gen Su Injection

【组成】葛根素。(中国中医眼科杂志 1992,2(4))

葛根透毒汤 ge gen tou du tang

【英文名】Ge Gen Tou Du Decoction

【组成】葛根、连翘、花粉、银花、薄荷、大贝母、地骨皮、生地、石决明、蝉蜕、牛蒡子、甘草。(中医方剂大辞典)

葛根淡豉汤 ge gen dan chi tang

【英文名】Ge Gen Dan Chi Decoction

【组成】葛根、淡豉。(中医方剂大辞典)

葛根清胃汤 ge gen qing wei tang

【英文名】Ge Gen Qing Wei Decoction

【组成】黄连、葛根、升麻、甘草、生地、山栀、丹皮。(中医方剂大辞典)

葛根清胃饮 ge gen qing wei yin

【英文名】Ge Gen Qing Wei Decoction

【组成】藿香、佩兰、葛根、黄芩、川连、元胡、川楝、陈皮、香附、枳壳、白芍、甘草。(广东医学(祖国医学版)1993,14(6))

葛根猪苓汤 ge gen zhu ling tang

【英文名】Ge Gen Zhu Ling Decoction

【组成】葛根、猪苓、泽泻、茯苓、滑石、石膏、阿胶、地骨皮、栀子。(中医方剂大辞典)

葛根续命汤 ge gen xu ming tang

【英文名】Ge Gen Xu Ming Decoction

【组成】小续命汤倍桂枝、黄芩、葛根。(中医方剂大辞典)

葛根黄芩汤 ge gen huang qin tang

【英文名】Ge Gen Huang Qin Decoction

【组成】(1)葛根、防风、黄芩、广皮、甘草。(中医方剂大辞典)(2)干葛、黄芩、黄连、芍药、石膏、五味子、甘草。(中医方剂大辞典)

葛根黄芩黄连汤 ge gen huang qin huang lian tang

【英文名】Ge Gen Huang Qin Huang Lian Decoction

【异名】黄连葛根汤(《普济方》卷三六九);葛根汤(《医方类聚》卷五十三引《神巧万全方》);葛根黄连黄芩汤(《内台方议》卷三);葛根黄芩汤(《伤寒全生集》卷三)

【组成】葛根、甘草、黄芩、黄连。(中医方剂大辞典)

葛根散 ge gen san

【英文名】Ge Gen Powder

【异名】葛根汤(中医方剂大辞典、东医宝监.杂病篇);葛根石膏汤(中医方剂大辞典、圣济总录)

【组成】(1)葛根、赤芍药、麻黄、黄芩、石膏、大青、甘草。(《圣惠》卷十五)(2)葛根、黄芩、甘草、石膏、柴胡、知母。(《圣惠》卷十一)(3)葛根、麦门冬、黄芩、川升麻、甘草、石膏。(《圣惠》卷十五)(4)甘草、干葛花、葛根、缩砂仁、贯众。(《儒门事亲》卷十二)(5)葛根、甘草、桂心、大青、黄芩、石膏、赤芍药、麻黄。(《圣惠》卷九)(6)葛根、石膏、柴胡、川升麻、知母、栀子仁、甘草、川大黄。(《圣惠》卷九)(7)葛根、人参、白术、半夏、陈橘皮、桑根白皮。(《圣惠》卷八十四)(8)葛根、甘草、川大黄、麦门冬、人参。(《圣惠》卷十五)(9)葛根、石膏、栀子仁、柴胡、赤芍药、甘草。(《圣惠》卷十五)(10)葛根、麻黄、赤芍药、黄芩、石膏、桂心、甘草、杏仁。(《圣惠》卷十五)(11)干葛、麻黄、石膏、黄芩、芍药、桂枝、甘草。(《幼幼新书》卷十八引《疹痘论》)(12)葛根、麻黄、犀角屑。(《圣惠》卷十五)(13)葛根、赤芍药、麻黄、白芷、柴胡、黄芩、石膏、桂心。(《圣惠》卷十七)(14)葛根、枳壳、川大黄、麦门冬、甘草、槟榔。(《圣惠》卷十)(15)葛根、川大黄、黄芩、麻黄、桂心、赤芍药、甘草、柴胡、栀子仁。(《圣惠》卷十七)(16)葛根。(《普济方》卷三〇六)(17)葛根、麻黄、柴胡、大青、葳蕤、赤芍药、黄芩、甘草、麦门冬。(《圣惠》卷十七)(18)葛根、麻黄、桂心、甘草、赤芍药、柴胡、细辛、石膏、厚朴。(《圣惠》卷七十八)(19)葛根、麻黄、人参、甘草、桂心。(《圣惠》卷八十四)(20)葛根、麦门冬、黄芩、赤芍药、人参、犀角屑、甘草、石膏、川升麻。(《圣惠》卷八十四)(21)葛根、黄芩、川大黄、柴胡、甘草。(《圣惠》卷八十四)(22)干姜、丁香、藿香、甘草、赤茯苓、枇杷叶。(《普济方》卷二〇二引《指南方》)(23)葛根、黄耆、甘草、山栀子仁、石膏。(《圣济总录》卷二十三)(24)葛根、石膏、赤芍药、甘草、甘菊花、黄芩、防风。(《圣惠》卷十七)(25)葛根、黄芩、甘草、柴胡、黄连、牛黄。(《圣济总录》卷八十七)(26)葛根、川升麻、犀角肩、知母、黄芩、甘草、郁金、川大黄。(《圣惠》卷十八)(27)葛根、猪苓、赤茯苓、桂心、白术、泽泻、栝楼根。(《圣惠》卷十六)(28)葛根、黄芩、川大黄、柴胡、甘草、犀角屑。(《圣惠》卷十)(29)葛根、山栀子仁、黄芩、大黄、甘草、朴消。(《圣济总录》卷二十七)(30)葛根、龙胆、大青、桂心、甘草、麻黄、葳蕤、赤芍药、黄芩、石膏、川升麻。(《圣惠》卷十七)(31)葛根、甘草、半夏、白术、黄耆、人参、赤茯苓、麦门冬、陈橘皮。(《圣惠》卷十一)(32)葛根、黄芩、人参、麦门冬、葳蕤、黄耆、甘草。(《圣惠》卷七十四)(33)葛根、赤芍药、黄芩、豉、栀子仁。(《圣惠》卷十六)(34)葛根、麦门冬、犀角屑、葳蕤、荠苨、赤芍药、石膏、黄芩、甘草。(《圣惠》卷六十一)(35)葛根、甘草、黄耆、川升麻、栝楼根、麦门冬、赤芍药、黄芩、栀子仁、生干地黄。(《圣惠》卷六十一)(36)葛根、麦门冬、红雪、犀角屑、葳蕤、荠苨、赤芍药、甘草、石膏。(《圣惠》卷六十一)(37)葛根、羌活、干姜、桂心、半夏、防风、甘草、天麻、麻黄、天雄、牛膝、草薢。(《圣惠》卷二十二)(38)葛根、麻黄、赤芍药、防风、黄芩、汉防已、桂心、白术、人参、独活、芎劳、川升麻、牛膝、石膏、陈橘皮、五加皮、羚羊角屑。(《圣惠》卷十九)

葛根疏邪汤 ge gen shu xie tang

【英文名】Ge Gen Shu Xie Decoction

【组成】葛根、防风、荆芥、苏叶、牛蒡子、连翘、地骨皮、前胡、赤茯苓、枳壳、木通。(中医方剂大辞典)

葛根粥 ge gen zhou

【英文名】Ge Gen Gruel

【组成】葛根、粳米。(中医方剂大辞典)

葛根葱白石膏汤 ge gen cong bai shi gao tang

【英文名】Ge Gen Cong Bai Shi Gao Decoction

【组成】葛根、黄芩、黄连、石膏、炙草、葱白。(中医方剂大辞典)

葛根葱白汤 ge gen cong bai tang

【英文名】Ge Gen Cong Bai Decoction

【组成】(1)葛根、防风、白芷、葱白、生姜。(中医方剂大辞典)(2)葛根、芍药、芎劳、知母、葱白、生姜。(中医方剂大辞典)

葛根槐茺汤 ge gen huai chong tang

【英文名】Ge Gen Huai Chong Decoction

【组成】葛根、槐米、茺蔚子。(湖北中医杂志 1985,(1))

葛根煎 ge gen jian

【英文名】Ge Gen Decoction

【组成】生葛根汁、生地黄汁、生麦门冬汁、白蜜、枣膏、生姜汁。(中医方剂大辞典)

葛根解托汤 ge gen jie tuo tang

【英文名】Ge Gen Jie Tuo Decoction

【组成】干葛、柴胡、前胡、防风、陈皮、半夏、泽泻、生甘草、生姜、大枣。(中医方剂大辞典)

葛根解肌汤 ge gen jie ji tang

【英文名】Ge Gen Jie Ji Decoction

【组成】(1)葛根、芍药、麻黄、大青、甘草、黄芩、石膏、桂、大枣。(中医方剂大辞典)(2)干葛、防风、桔梗、前胡、薄荷、山楂肉、陈皮、甘草。(中医方剂大辞典)(3)葛根、白芷、防风、苍术、葱白。(中医方剂大辞典)(4)葛根、前胡、荆芥、鼠粘子、连翘、赤芍、蝉蜕、木通、生甘草。(中医方剂大辞典)(5)葛根、麻黄、肉桂、甘草、黄芩、芍药。(中医方剂大辞典)

葛根解表汤 ge gen jie biao tang

【英文名】Ge Gen Jie Biao Decoction

【组成】干葛、防风、柴胡、半夏、人参、黄芩、前胡、秦艽、茯苓、甘草。(中医方剂大辞典)

葛根解毒汤 ge gen jie du tang

【英文名】Ge Gen Jie Du Decoction

【组成】(1)葛根、荆芥、前胡、牛蒡子、防风、连翘、淡竹叶、人参、柴胡、桔梗、赤芍药、羌活、升麻、甘草。(中医方剂大辞典)(2)葛粉、天花粉、麦门冬、生地黄、升麻、甘草。(中医方剂大辞典)

葛根解热汤 ge gen jie re tang

【英文名】Ge Gen Jie Re Decoction

【组成】葛根、桂枝、甘草、芍药、麻黄、生姜、大枣、黄芩。(中医方剂大辞典)

葛根解酲汤 ge gen jie cheng tang

【英文名】Ge Gen Jie Cheng Decoction

【组成】葛根、葛花、砂仁、木香、陈皮、白茯苓、猪苓、泽泻、人参、神曲、白术、白豆蔻、青皮、川黄连。(中医方剂大辞典)

葛根橘皮汤 ge gen ju pi tang
【英文名】Ge Gen Ju Pi Decoction
【异名】葛根散(《圣惠》卷十五);葛根汤(《圣济总录》卷二十二);葛根陈皮汤(《永类钤方》卷八)
【组成】葛根、橘皮、杏仁、麻黄、知母、黄芩、甘草。(中医方剂大辞典)

葛根藿香汤 ge gen huo xiang tang
【英文名】Ge Gen Huo Xiang Decoction
【组成】葛根、藿香、前仁、茯苓、炮姜、甘草。(湖南中医杂志 1993,9(2))

葛根蠲暑饮 ge gen juan shu yin
【英文名】Ge Gen Juan Shu Drink
【组成】葛根、杏仁、麦冬、滑石、条芩、赤芍、生甘草、川连、淡竹叶、青蒿、花粉、白薇、大黄。(中医方剂大辞典)

葛真君汤 ge zhen jun tang
【英文名】Ge Zhen Jun Decoction
【组成】白芍、白芥子、香附、茯苓、陈皮、附子、桔梗、甘草。(中医方剂大辞典)

葛粉丸 ge fen wan
【英文名】Ge Fen Pill
【组成】(1)沙糖、葛粉。(中医方剂大辞典)(2)黄柏、苦参、葛粉、枳壳、荆芥穗。(中医方剂大辞典)

葛粉汤 ge fen tang
【英文名】Ge Fen Decoction
【组成】葛粉。(中医方剂大辞典)

葛粉饮 ge fen yin
【英文名】Ge Fen Drink
【组成】葛粉、白蜜。(中医方剂大辞典)

葛粉拔刀 ge fen ba dao
【英文名】Ge Fen Ba Dao Decoction
【组成】葛粉、荆芥、葱白、生姜、川椒、香豉、盐花、半筒骨髓。(中医方剂大辞典)

葛粉索饼 ge fen suo bing
【英文名】Ge Fen Suo Medicated Cake
【异名】葛粉羹(中医方剂大辞典、饮粉羹)
【组成】(1)葛粉、荆芥、香豉。(中医方剂大辞典)(2)葛粉、荆芥。(中医方剂大辞典)

葛粉散 ge fen san
【英文名】Ge Fen Powder
【组成】(1)葛粉、生干地黄、香豉。(中医方剂大辞典)(2)葛粉、甘草、石灰。(中医方剂大辞典)

葛粉粥 ge fen zhou
【英文名】Ge Fen Gruel
【异名】葛根粉粥(中医方剂大辞典、长寿药粥谱);葛粉饭(中医方剂大辞典、圣济总录)
【组成】(1)葛粉、粟米。(中医方剂大辞典)(2)白粱米饭、葛粉。(中医方剂大辞典)

葛豉粥 ge chi zhou
【英文名】Ge Chi Gruel
【组成】葛根、葱白、豉、生姜。(中医方剂大辞典)

葛黄散 ge huang san
【英文名】Ge Huang Powder
【组成】葛根、黄芩、黄连、木香、藿香、车前、滑石、甘草。(中草药 1990,21(6))

葛散子 ge san zi
【英文名】Ge San Zi Powder
【组成】葛、雄黄、甘草、当归。(中医方剂大辞典)

葛犀汤 ge xi tang
【英文名】Ge Xi Decoction
【组成】葛根、犀角、牛子、桔梗、连翘、栀子、蝉衣、荆芥、马勃、楂炭、甘中黄。(中医方剂大辞典)

葛蒡合剂 ge bang he ji
【英文名】Ge Bang Mixture
【组成】葛根、牛蒡子、荆芥、薄荷、金银花、连翘、蝉蜕。(药品标准－中药成方制剂标准 1991)

葛槿散 ge jin san
【英文名】Ge Jin Powder
【组成】牙皂、紫葛、白槿花、龟版灰、明矾、硼砂。(中医方剂大辞典)

葡消散 pu xiao san
【英文名】Pu Xiao Powder
【组成】葡萄干、焰消。(中医方剂大辞典)

葡萄酒 pu tao jiu
【英文名】Pu Tao Wine
【组成】(1)葡萄。(中医方剂大辞典)(2)干葡萄末、细曲末、糯米。(中医方剂大辞典)

葡萄煎 pu tao jian
【英文名】Pu Tao Jian Decoction
【组成】葡萄、藕汁、生地黄汁、蜜。(中医方剂大辞典)

葫芦丹 hu lu dan
【英文名】Hu Lu Pellet
【组成】结顶掣腰干葫芦、细辛、川甘松、生明矾、皂矾、生大黄、木瓜、木通、木香、滑石、芫荽、姜皮。(中医方剂大辞典)

葫芦化毒丹 hu lu hua du dan
【英文名】Hu Lu Hua Du Pellet
【组成】大黄、黄柏、远志。(中医方剂大辞典)

葫芦汤 hu lu tang
【英文名】Hu Lu Decoction
【组成】葫芦须、红花子。(中医方剂大辞典)

葫芦花汤 hu lu hua tang
【英文名】Hu Lu Hua Decoction
【组成】葫芦花。(中医方剂大辞典)

葫芦饮 hu lu yin
【英文名】Hu Lu Drink
【组成】苦葫芦瓢。(中医方剂大辞典)
葫芦根散 hu lu gen san
【英文名】Hu Lu Gen Powder
【组成】葫芦根、白药、漏芦、麦门冬。(中医方剂大辞典)
葫芦素片 hu lu su pian
【英文名】Hu Lu Su Tablet
【组成】葫芦素B、E。(湘卫药准字(85) 02-14)
葫芦酒 hu lu jiu
【英文名】Hu Lu Wine
【组成】(1)苦葫芦。(中医方剂大辞典)(2)苦葫芦子。(中医方剂大辞典)
葫芦散 hu lu san
【英文名】Hu Lu Powder
【组成】(1)切颈葫芦。(中医方剂大辞典)(2)木通、葫芦子、泽泻、防己、猪苓、海蛤。(中医方剂大辞典)
葫芦糯米酒散 hu lu nuo mi jiu san
【英文名】Hu Lu Nuo Mi Jiu Powder
【异名】葫芦糯米酒饮(中医方剂大辞典、寿世新编)
【组成】陈葫芦、糯米。(中医方剂大辞典)
葫荽子散 hu sui zi san
【英文名】Hu Sui Zi Powder
【组成】葫荽子、枳壳、当归、皂荚子仁、郁李仁。(中医方剂大辞典)
葫葈叶汤 hu xi ye tang
【英文名】Hu Xi Ye Decoction
【组成】葫葈叶。(中医方剂大辞典)
葱子粥 cong zi zhou
【英文名】Cong Zi Gruel
【组成】葱实。(中医方剂大辞典)
葱号散 cong hao san
【英文名】Cong Hao Powder
【异名】葱乳汤(中医方剂大辞典、刘氏方)
【组成】人乳、葱白。(中医方剂大辞典)
葱头粳米粥 cong tou jing mi zhou
【英文名】Cong Tou Jing Mi Gruel
【组成】白粳米、葱头。(中医方剂大辞典)
葱头薏苡仁粥 cong tou yi yi ren zhou
【英文名】Cong Tou Yi Yi Ren Gruel
【组成】葱白、豉、牛蒡根、薄荷、薏苡仁。(中医方剂大辞典)
葱归溻肿汤 cong gui ta zhong tang
【英文名】Cong Gui Ta Zhong Decoction
【异名】葱归汤(中医方剂大辞典、金鉴)
【组成】独活、白芷、葱头、当归、甘草。(中医方剂大辞典)
葱术散 cong zhu san
【英文名】Cong Zhu Powder
【组成】苍术、葱、麻黄、甘草。(中医方剂大辞典)
葱汁油 cong zhi you
【英文名】Cong Zhi Oil
【组成】老葱白。(中医方剂大辞典)
葱白一物汤 cong bai yi wu tang
【英文名】Cong Bai Yi Wu Decoction
【异名】葱白汤(中医方剂大辞典、圣惠)
【组成】葱白。(中医方剂大辞典)
葱白七味饮 cong bai qi wei yin
【英文名】Cong Bai Qi Wei Drink
【异名】葛根散(中医方剂大辞典、许仁则方)
【组成】葱白、干葛、新豉、生姜、生麦门冬、干地黄、劳水。(中医方剂大辞典)
葱白丸 cong bai wan
【英文名】Cong Bai Pill
【组成】(1)阿胶、香附、川芎、当归、厚朴。(中医方剂大辞典)(2)归尾、枳壳、厚朴、青木香、三棱、苏梗、元胡索、香附、青皮、沉香。(中医方剂大辞典)
葱白大枣汤 cong bai da zao tang
【英文名】Cong Bai Da Zao Decoction
【异名】葱白汤(中医方剂大辞典、肘后方)
【组成】葱白、大枣。(中医方剂大辞典)
葱白汁 cong bai zhi
【英文名】Cong Bai Juice
【组成】葱白。(中医方剂大辞典)
葱白甘草汤 cong bai gan cao tang
【英文名】Cong Bai Gan Cao Decoction
【组成】葱白、粉草。(中医方剂大辞典)
葱白当归汤 cong bai dang gui tang
【英文名】Cong Bai Dang Gui Decoction
【组成】葱白、当归。(中医方剂大辞典)
葱白汤 cong bai tang
【英文名】Cong Bai Decoction
【异名】葱白散(中医方剂大辞典、圣济总录);葱白雌鸡汤(中医方剂大辞典、千金);连须葱白汤(中医方剂大辞典、伤寒总病论)
【组成】(1)橘皮、葵子、葱白。(中医方剂大辞典)(2)葱白、栀子、豉。(中医方剂大辞典)(3)葱白、豉、葛根、升麻。(中医方剂大辞典)(4)葱白、蜀椒、薤白、香豉、防风、芎䓖。(中医方剂大辞典)(5)葱白、甘草、陈橘皮、生姜。(中医方剂大辞典)(6)甘草、大黄、桑根白皮。(中医方剂大辞典)(7)葱白、生姜、豉、细茶末。(中医方剂大辞典)(8)连须葱白、生姜。(中医方剂大辞典)(9)葱白、乌头、甘草、真朱、恒山、桃叶。(中医方剂大辞典)(10)葱白、半夏、生姜、甘草、当归、黄芪、麦门冬、阿胶、人参、黄芩、旋覆花。(中医方剂大辞典)(11)葱白、阿胶、当归、续断、芎䓖、银随。(中医方剂大辞典)(12)葱白、寸冬、酒芩、阿胶、党参、甘草、当归、黄芪。(中医方剂大辞典)(13)葱白、人参、黄芪、白术、条芩、阿胶、白芍、甘草、知母。(中医方剂大辞典)(14)川芎、当归、白芍、熟地、人参、白术、甘草、陈皮、香附、五味子、麦冬、川断、黄芩、紫苏、紫菀、葱白、黄芪。(中医方剂大辞典)

葱白补骨脂汤 cong bai bu gu zhi tang

【英文名】Cong Bai Bu Gu Zhi Decoction

【组成】杜仲、远志、当归、川芎、陈皮、甘草、瞿麦、补骨脂、香附、牛膝、葱白、车前子。(中医方剂大辞典)

葱白饮 cong bai yin

【英文名】Cong Bai Drink

【组成】(1)葱白、葫叶、荠苨、枸杞。(中医方剂大辞典)(2)葱白、薤白、甘草、青蒿心、杏仁。(中医方剂大辞典)

葱白饮子 cong bai yin zi

【英文名】Cong Bai Yin Zi Decoction

【异名】葱白汤(中医方剂大辞典、圣惠)

【组成】葱白、木通、冬葵子。(中医方剂大辞典)

葱白定痛汤 cong bai ding tong tang

【英文名】Cong Bai Ding Tong Decoction

【组成】当归、阿胶、炙草、葱白。(中医方剂大辞典)

葱白香豉汤 cong bai xiang chi tang

【英文名】Cong Bai Xiang Chi Decoction

【组成】葱白、香豉、(竻蝦)竹叶、乌梅、常山。(中医方剂大辞典)

葱白益母汤 cong bai yi mu tang

【英文名】Cong Bai Yi Mu Decoction

【组成】益母草、葱头。(中医方剂大辞典)

葱白酒 cong bai jiu

【英文名】Cong Bai Wine

【组成】葱白。(中医方剂大辞典)

葱白豉汤 cong bai chi tang

【英文名】Cong Bai Chi Decoction

【异名】葱豉汤(中医方剂大辞典、千金);香豉饮(中医方剂大辞典、千金)

【组成】(1)葱白、豉、干姜、甘草。(中医方剂大辞典)(2)葱白、豉、甘草。(中医方剂大辞典)(3)葱白、豉、甘草、人参。(中医方剂大辞典)(4)葱白、豉、甘草、生麦门冬。(中医方剂大辞典)

葱白散 cong bai san

【英文名】Cong Bai Powder

【组成】(1)川芎、苍术、白术、甘草、石膏、干葛、麻黄。(中医方剂大辞典)(2)川芎、当归、枳壳、厚朴、官桂、干姜、芍药、木香、青橘皮、神曲、麦蘖、人参、蓬莪术、舶上茴香、荆三棱、苦楝子、茯苓、干地黄、大黄、诃子。(中医方剂大辞典)(3)当归、川芎、枳壳、官桂、青皮、川白姜、茴香、川楝肉、陈皮、紫苏、三棱、蓬术、白芍药、茯苓、木香、人参、沉香、甘草。(中医方剂大辞典)

葱白粥 cong bai zhou

【英文名】Cong Bai Gruel

【组成】葱白、白粳米。(中医方剂大辞典)

葱白葛根汤 cong bai ge gen tang

【英文名】Cong Bai Ge Gen Decoction

【异名】葱白汤(中医方剂大辞典、伤寒全生集)

【组成】葛根、芍药、知母、川芎。(中医方剂大辞典)

葱白煎 cong bai jian

【英文名】Cong Bai Jian Decoction

【组成】葱白、盐。(中医方剂大辞典)

葱白滴鼻液 cong bai di bi ye

【英文名】Cong Bai Nose Drop

【组成】葱白。(中医方剂大辞典)

葱白膏 cong bai gao

【英文名】Cong Bai Plaster

【组成】葱青白、松菜子、葶苈子、蒴藋、青木香、莽草、丹参、生蛇衔、蒺藜子。(中医方剂大辞典)

葱白熨 cong bai yun

【英文名】Cong Bai Hot Medicated Compress

【异名】葱熨(《圣济总录》卷一三五);独胜散(《普济方》卷一一二)

【组成】(1)葱白。(中医方剂大辞典)(2)酽醋、葱白。(中医方剂大辞典)

葱尖薄荷汤 cong jian bo he tang

【英文名】Cong Jian Bo He Decoction

【组成】葱尖、薄荷、菊花。(中医方剂大辞典)

葱朴汤 cong pu tang

【英文名】Cong Pu Decoction

【组成】连须葱头、朴硝。(中医方剂大辞典)

葱汤丸 cong tang wan

【英文名】Cong Tang Pill

【组成】(1)巴豆、轻粉、滑石、鹰粪。(中医方剂大辞典)(2)天南星、蝎梢、半夏、寒水石、朱砂、僵蚕。(中医方剂大辞典)(3)南星末、白附子末、滑石末、朱砂末、全蝎、轻粉、麝香、粉霜、巴豆。(中医方剂大辞典)

葱利汤 cong li tang

【英文名】Cong Li Decoction

【组成】乌头、恒山、甘草、葱利、桃花。(中医方剂大辞典)

葱苏饮 cong su yin
【英文名】Cong Su Drink
【组成】苏叶、陈皮、大力子、前胡、桔梗、红花、川芎、葱白。(中医方剂大辞典)

葱苏姜楂茶 cong su jiang zha cha
【英文名】Cong Su Jiang Zha Medicinal Instant Granule
【组成】葱白、苏叶、生姜、山楂、陈茶。(中医方剂大辞典)

葱苏散 cong su san
【英文名】Cong Su Powder
【组成】苏叶、葱白、生姜、川芎。(中医方剂大辞典)

葱豆洗汤 cong dou xi tang
【英文名】Cong Dou Lotion
【异名】蒺藜子汤(《千金》卷二十四);蒺藜汤(《普济方》卷一九二)
【组成】赤小豆、葱、蒺藜子、菘菜子、蒴藋、巴豆。(中医方剂大辞典)

葱豆酒 cong dou jiu
【英文名】Cong Dou Wine
【组成】赤小豆。(中医方剂大辞典)

葱连膏 cong lian gao
【英文名】Cong Lian Plaster
【组成】飞丹、乳香、没药、黄连、血竭、、冰片、松香、蓖麻子、葱白。(中医方剂大辞典)

葱附丸 cong fu wan
【英文名】Cong Fu Pill
【组成】川附子、细辛。(中医方剂大辞典)

葱油 cong you
【英文名】Cong Oil
【组成】葱白、麻油。(中医方剂大辞典)

葱油饮 cong you yin
【英文名】Cong You Drink
【组成】(1)葱白汁、真芝麻油。(中医方剂大辞典)(2)葱汁、菜油。(中医方剂大辞典)

葱油膏 cong you gao
【英文名】Cong You Plaster
【组成】黄芽葱、麻油。(中医方剂大辞典)

葱矾丸 cong fan wan
【英文名】Cong Fan Pill
【组成】雪白矾石、葱白。(中医方剂大辞典)

葱矾酒 cong fan jiu
【英文名】Cong Fan Wine
【异名】葱矾散(《验方新编》卷十一);葱矾饮(《寿世良方》)
【组成】明矾、葱白。(中医方剂大辞典)

葱青散 cong qing san
【英文名】Cong Qing Powder
【异名】葱蜜散(中医方剂大辞典、得效)
【组成】葱青、蜜。(中医方剂大辞典)

葱姜煎 cong jiang jian
【英文名】Cong Jiang Jian Decoction
【异名】葱姜饮(中医方剂大辞典、惠直堂方)
【组成】葱、姜。(中医方剂大辞典)

葱姜熨 cong jiang yun
【英文名】Cong Jiang Hot Medicated Compress
【组成】葱、姜。(中医方剂大辞典)

葱涎丸 cong xian wan
【英文名】Cong Xian Pill
【组成】(1)麻仁、枳壳。(中医方剂大辞典)(2)芒硝、生明硫黄。(中医方剂大辞典)(3)蚰蜒、天南星、蜈蚣、全蝎、巴豆。(中医方剂大辞典)

葱涎膏 cong xian gao
【英文名】Cong Xian Plaster
【组成】(1)猪牙、皂角、天南星、赤小豆。(中医方剂大辞典)(2)牙皂、草乌。(中医方剂大辞典)(3)葱叶、猪牙皂角。(中医方剂大辞典)

葱饼子 cong bing zi
【英文名】Cong Bing Zi Emplastrum
【组成】盐、葱白。(中医方剂大辞典)

葱根葛豉粥 cong gen ge chi zhou
【英文名】Cong Gen Ge Chi Gruel
【异名】葱根葛豉汤(中医方剂大辞典、外台)
【组成】葱根、干葛、豉、葱白、生姜、椒。(中医方剂大辞典)

葱桃汤 cong tao tang
【英文名】Cong Tao Decoction
【组成】葱根、桃叶。(中医方剂大辞典)

葱桃散 cong tao san
【英文名】Cong Tao Powder
【组成】细茶、生姜、胡桃肉、葱白。(中医方剂大辞典)

葱涕丸 cong ti wan
【英文名】Cong Ti Pill
【组成】葱涕、木通、细辛、桂心、菖蒲、附子、当归、甘草、独活、白矾。(中医方剂大辞典)

葱胶汤 cong jiao tang
【英文名】Cong Jiao Decoction
【异名】葱白散(《普济方》卷三十九);葱白汤(《普济方》卷三二一);葱白阿胶散(《鸡峰》卷十六)
【组成】(1)葱白、牛皮胶。(中医方剂大辞典)(2)好胶、葱白。(中医方剂大辞典)

葱液膏 cong ye gao
【英文名】Cong Ye Plaster
【异名】葱涎膏(中医方剂大辞典、圣惠)
【组成】葱汁、细辛、附子。(中医方剂大辞典)

葱豉白虎汤 cong chi bai hu tang
【英文名】Cong Chi Bai Hu Decoction
【组成】鲜葱白、豆豉、生石膏、知母、细辛、生甘草、粳米。(中医方剂大辞典)

葱豉安胎汤 cong chi an tai tang
【英文名】Cong Chi An Tai Decoction
【异名】葱豉散(中医方剂大辞典、删繁方)
【组成】香豉、葱白、阿胶。(中医方剂大辞典)

葱豉汤 cong chi tang
【英文名】Cong Chi Decoction
【异名】葱白豉汤(中医方剂大辞典、肘后方)
【组成】(1)豉、葱白、生姜。(中医方剂大辞典)(2)葱白、豉、蜀椒。(中医方剂大辞典)(3)苍术、麻黄、甘草、桂。(中医方剂大辞典)(4)葱白、豉、干姜、麻黄、桂、芍药。(中医方剂大辞典)(5)葱白、香豉、蓝叶、柴胡、川升麻、犀角屑、赤芍药、甘草。(中医方剂大辞典)(6)葱白、麻黄、豉、生姜。(中医方剂大辞典)(7)葱白、豉。(中医方剂大辞典)

葱豉茶 cong chi cha
【英文名】Cong Chi Medicinal Instant Granule
【组成】葱白、豉、荆芥、薄荷、栀子仁、石膏、茶末。(中医方剂大辞典)

葱豉桔梗汤 cong chi ju geng tang
【英文名】Cong Chi Ju Geng Decoction
【组成】鲜葱白、苦桔梗、焦山栀、淡豆豉、苏薄荷、青连翘、生甘草、鲜淡竹叶。(中医方剂大辞典)

葱豉益元散 cong chi yi yuan san
【英文名】Cong Chi Yi Yuan Powder
【组成】(1)葱白、豆豉。(中医方剂大辞典)(2)辰砂、桂府滑石、甘草、葱、豉。(中医方剂大辞典)

葱豉荷米煎 cong chi he mi jian
【英文名】Cong Chi He Mi Jian Decoction
【组成】鲜葱白、淡豆豉、苏薄荷、生粳米。(中医方剂大辞典)

葱豉酒 cong chi jiu
【英文名】Cong Chi Wine
【组成】葱根、豆豉。(中医方剂大辞典)

葱豉粥 cong chi zhou
【英文名】Cong Chi Gruel
【组成】(1)香豉、葱白、羊髓、盐花、薄荷。(中医方剂大辞典)(2)豉、葱白、粳米。(中医方剂大辞典)

葱豉葛根汤 cong chi ge gen tang
【英文名】Cong Chi Ge Gen Decoction
【组成】鲜葱白、淡豆豉、生葛根。(中医方剂大辞典)

葱粥 cong zhou
【英文名】Cong Gruel
【组成】(1)葱白、豉、生姜。(中医方剂大辞典)(2)葱白、黄牛乳、粳米。(中医方剂大辞典)(3)绿葱根。(中医方剂大辞典)(4)葱、糯米。(中医方剂大辞典)(5)葱、粳米。(中医方剂大辞典)(6)葱白、牛酥。(中医方剂大辞典)

葱蒜膏 cong suan gao
【英文名】Cong Suan Plaster
【组成】生葱、独蒜、麻油。(中医方剂大辞典)

葱蒲膏 cong pu gao
【英文名】Cong Pu Plaster
【组成】葱白、蒲公英、豉。(中医方剂大辞典)

葱蜜汤 cong mi tang
【英文名】Cong Mi Decoction
【组成】葱白。(中医方剂大辞典)

葱蜜膏 cong mi gao
【英文名】Cong Mi Plaster
【组成】(1)葱头、灰面、白蜜。(中医方剂大辞典)(2)生葱、生蜜、猪胆汁。(中医方剂大辞典)

葱薤汤 cong xie tang
【英文名】Cong Xie Decoction
【组成】葱白、薤白、荆芥穗、竹茹、豉、生姜、蜀椒。(中医方剂大辞典)

葳灵仙桂汤 wei ling xian gui tang
【英文名】Wei Ling Xian Gui Decoction
【组成】葳灵仙、肉桂、木香、乳香、没药。(中医方剂大辞典)

葳灵仙散 wei ling xian san
【英文名】Wei Ling Xian Powder
【组成】贝母、葳灵仙、知母、蟾酥。(中医方剂大辞典)

葳蕤丸 wei rui wan
【英文名】Wei Rui Pill
【组成】(1)葳蕤、黄连、防风、人参、茯神、豆豉。(中医方剂大辞典)(2)葳蕤、人参、白术、甘草。(中医方剂大辞典)

葳蕤收阴汤 wei rui shou yin tang
【英文名】Wei Rui Shou Yin Decoction
【组成】葳蕤、人参、白芍、当归、柴胡。(中医方剂大辞典)

葳蕤汤 wei rui tang
【英文名】Wei Rui Decoction
【组成】葳蕤、茯苓、枣仁、石膏、人参。(中医方剂大辞典)

葳蕤饮 wei rui yin
【英文名】Wei Rui Drink
【组成】葳蕤、羚羊角屑、人参、葱白、豉。(中医方剂大辞典)

葳蕤金银散 wei rui jin yin san
【英文名】Wei Rui Jin Yin Powder

【组成】葳蕤、芍药、当归、金银花、人参、肉桂、玄参、麦冬、车前子、熟地。(中医方剂大辞典)

葳蕤散 wei rui san

【英文名】Wei Rui Powder

【异名】萎蕤汤(中医方剂大辞典、圣济总录);葳蕤汤(中医方剂大辞典、普济方)

【组成】(1)葳蕤、川大黄、川升麻、甘草、黄芩、大青。(中医方剂大辞典)(2)葳蕤、五加皮、甘草、桑根白皮、荠苨、麦门冬、石膏。(中医方剂大辞典)(3)葳蕤、犀角屑、川升麻、黄芩、大青、栀子仁、川大黄、川朴硝、甘草。(中医方剂大辞典)(4)葳蕤、麦门冬、桔梗、羚羊角屑、木通、子芩、黄芪、栀子仁、甘草。(中医方剂大辞典)(5)葳蕤、羚羊角屑、蕤仁、蔓荆子、甘菊花、羌活、玄参、芎䓖、甘草、枳壳。(中医方剂大辞典)(6)葳蕤、秦皮、甘菊花、防风、栀子仁、甘草、黄连、决明子。(中医方剂大辞典)(7)葳蕤、桂心、木香、雄鼠粪、荆芥。(中医方剂大辞典)(8)葳蕤、柴胡、羚羊角屑、石膏、川朴硝、甘草、桑根白皮、肉桂、厚朴。(中医方剂大辞典)(9)葳蕤、柴胡、羚羊角屑、石膏、桑根白皮、川朴硝。(中医方剂大辞典)(10)葳蕤、薏苡仁、白鲜皮、麦门冬、茯神、犀角屑、石膏、防风、远志、甘草。(中医方剂大辞典)

葵子如圣散 kui zi ru sheng san

【英文名】Kui Zi Ru Sheng Powder

【组成】黄葵子。(中医方剂大辞典)

葵子汤 kui zi tang

【英文名】Kui Zi Decoction

【异名】葵花汤(中医方剂大辞典、济生);葵子散(中医方剂大辞典、千金)

【组成】(1)葵子。(中医方剂大辞典)(2)冬葵子。(中医方剂大辞典)(3)赤茯苓、木猪苓、葵子、枳实、瞿麦、木通、黄芩、车前子、滑石、甘草。(中医方剂大辞典)(4)冬葵子、滑石、瞿麦、丹参。(中医方剂大辞典)(5)厚朴、甘草、当归、白术、人参、白芍、柴胡、葵子。(中医方剂大辞典)(6)赤茯苓、葵子、石韦、泽泻、白术。(中医方剂大辞典)(7)葵子、车前子、茯苓、白术、木通、赤芍药。(中医方剂大辞典)(8)葵子、石韦、滑石。(中医方剂大辞典)(9)葵子、石膏、滑石、贝齿、阿胶。(中医方剂大辞典)(10)冬葵子、滑石、朴硝、赤茯苓、木通、茅根、石韦。(中医方剂大辞典)(11)葵子、生茅根、青橘皮。(中医方剂大辞典)(12)葵子、消石。(中医方剂大辞典)(13)葵子、阿胶。(中医方剂大辞典)(14)葵子、生姜、甘草、芍药、白术、柴胡、大枣、厚朴。(中医方剂大辞典)(15)葵子、小便。(中医方剂大辞典)(16)葵子、滑石。(中医方剂大辞典)(17)葵子、粱米。(中医方剂大辞典)

葵子饮 kui zi yin

【英文名】Kui Zi Drink

【异名】葵子汤(中医方剂大辞典、圣济总录)

【组成】(1)葵子。(中医方剂大辞典)(2)木通、冬葵子、甘遂、瞿麦穗、滑石。(中医方剂大辞典)

葵子茯苓散 kui zi fu ling san

【英文名】Kui Zi Fu Ling Powder

【异名】茯苓散(中医方剂大辞典、金匮)

【组成】葵子、茯苓。(中医方剂大辞典)

葵子散 kui zi san

【英文名】Kui Zi Powder

【异名】甘草汤(中医方剂大辞典、圣惠);葵子汤(中医方剂大辞典、圣惠);赤茯苓散(中医方剂大辞典、圣惠);冬葵子散(中医方剂大辞典、古今录验)

【组成】(1)葵子、滑石、山栀、葱汁、螺肉。(中医方剂大辞典)(2)甘草、葵子。(中医方剂大辞典)(3)葵子、车前子、乱发。(中医方剂大辞典)(4)冬葵子、滑石。(中医方剂大辞典)(5)葵子、车前子、木通、瞿麦、桑白皮、赤茯苓、山栀仁、甘草。(中医方剂大辞典)(6)冬葵子。(中医方剂大辞典)(7)冬葵子、石楠、榆白皮、石韦、木通、滑石。(中医方剂大辞典)(8)葵子、滑石、黄芩、瞿麦、灯心、白石英粉、防葵、甘草。(中医方剂大辞典)(9)冬葵子、滑石、瞿麦、丹参。(中医方剂大辞典)(10)葵子、桂心、甘草、滑石、榆白皮。(中医方剂大辞典)(11)葵子、赤茯苓、汉防己。(中医方剂大辞典)(12)冬葵子、滑石、木通。(中医方剂大辞典)(13)葵子、车前子、川大黄、冬瓜仁、当归、木通、滑石、甘草。(中医方剂大辞典)(14)葵子、石韦、王不留行、滑石、当归、瞿麦、赤芍药、琥珀、甘草。(中医方剂大辞典)(15)葵子、川芒硝、当归、黄芩、木通、甘草、麦门冬、羚羊角屑。(中医方剂大辞典)(16)葵子、赤茯苓、白术、当归、木香、泽泻。(中医方剂大辞典)(17)葵子、瞿麦、木通、滑石、榆白皮。(中医方剂大辞典)(18)葵子、木通、赤茯苓、牛蒡子、枳壳、川大黄。(中医方剂大辞典)(19)葵子、豉、犀角屑、地榆、川升麻、露蜂房、甘草。(中医方剂大辞典)(20)木通、冬葵子、滑石、石韦、当归、生干地黄。(中医方剂大辞典)(21)冬葵子、柏子、茯苓。(中医方剂大辞典)(22)葵子、滑石、石南叶、地榆、石韦、通草。(中医方剂大辞典)

葵子蜀黍汤 kui zi shu shu tang

【英文名】Kui Zi Shu Shu Decoction

【组成】冬葵子、蜀黍、木通、滑石。(中医方剂大辞典)

葵发散 kui fa san

【英文名】Kui Fa Powder

【组成】头发、冬葵子。(中医方剂大辞典)

葵石汤 kui shi tang
【英文名】Kui Shi Decoction
【组成】葵根、滑石。(中医方剂大辞典)
葵石散 kui shi san
【英文名】Kui Shi Powder
【异名】木通散(中医方剂大辞典、卫生总微)
【组成】葵根、滑石、木通、牵牛子。(中医方剂大辞典)
葵花散 kui hua san
【英文名】Kui Hua Powder
【异名】葵花汤(中医方剂大辞典、洁古家珍)
【组成】(1)赤白葵花。(中医方剂大辞典)(2)葵花根。(中医方剂大辞典)
葵金制剂 kui jin zhi ji
【英文名】Kui Jin Prescription
【组成】向日葵盘、金钱草。(新中医 1981,(3))
葵根汤 kui gen tang
【英文名】Kui Gen Decoction
【组成】(1)葵根、银花、甘草节、皂角刺、陈皮。(中医方剂大辞典)(2)葵根、黄芪、白术。(中医方剂大辞典)(3)葵根、乱发灰、大黄、桂、滑石、木通、当归。(中医方剂大辞典)(4)葵根、胡荽、淡竹叶、滑石末。(中医方剂大辞典)(5)葵根皮。(中医方剂大辞典)(6)葵根、车前子、乱发、大黄、冬瓜汁、通草、桂心、滑石、生姜。(中医方剂大辞典)
葵根饮 kui gen yin
【英文名】Kui Gen Drink
【组成】葵根、胡荽、滑石。(中医方剂大辞典)
葵根饮子 kui gen yin zi
【英文名】Kui Gen Drink
【组成】葵根、滑石、紫葛、瞿麦、白茅根。(中医方剂大辞典)
葵根散 kui gen san
【英文名】Kui Gen Powder
【组成】(1)冬葵根、车前子、滑石、冬瓜仁、木通、川大黄、桂心。(中医方剂大辞典)(2)葵子、车前子、乱发灰、川大黄、桂心、滑石、冬瓜瓤、木通、甘草。(中医方剂大辞典)(3)葵根、木通、瞿麦、甘草、川大黄、粗葱叶并根。(中医方剂大辞典)(4)蜀葵根、冬瓜仁、槐米、败酱草、忍冬藤、当归尾、赤芍、生地、大黄、米仁。(中医方剂大辞典)(5)葵根、乌蛇、黄柏、鳖甲。(中医方剂大辞典)(6)葵根、赤小豆、土瓜根、麝香。(中医方剂大辞典)(7)葵根。(中医方剂大辞典)(8)葵根、壁鱼。(中医方剂大辞典)
葵根敷方 kui gen fu fang
【英文名】Kui Gen Fu Fang
【组成】葵菜根。(中医方剂大辞典)
葵菜粥 kui cai zhou
【英文名】Kui Cai Gruel
【组成】葵菜、粟米、葱白。(中医方剂大辞典)
葵菜羹 kui cai geng
【英文名】Kui Cai Thick Soup
【组成】(1)葵菜叶。(中医方剂大辞典)(2)葵菜、青粱米、葱白。(中医方剂大辞典)
葵酥汤 kui su tang
【英文名】Kui Su Decoction
【组成】葵子、牛酥。(中医方剂大辞典)
葵榆汤 kui yu tang
【英文名】Kui Yu Decoction
【组成】葵子、榆皮。(中医方剂大辞典)
葵齑汁 kui ji zhi
【英文名】Kui Ji Juice
【组成】葵菜。(中医方剂大辞典)
葶贝胶囊 ting bei jiao nang
【英文名】Ting Bei Capsule
【组成】北葶苈子、麻黄、川贝母、苦杏仁、瓜蒌皮、生石膏、黄芩、赭石等。((98)卫药准字 Z-032 号)
葶归丸 ting gui wan
【英文名】Ting Gui Pill
【组成】当归、人参、大黄、桂心、瞿麦、赤芍、白茯苓、葶苈。(中医方剂大辞典)
葶苈丸 ting li wan
【英文名】Ting Li Pill
【异名】二利丸(中医方剂大辞典、范汪方);葶苈膏(中医方剂大辞典、圣惠);葶苈牵牛丸(中医方剂大辞典、外台);葶牛丸(中医方剂大辞典、小儿药证直诀);甜葶苈丸(中医方剂大辞典、圣惠);血分葶苈丸(中医方剂大辞典、全生指迷方);人参顺气饮子(中医方剂大辞典、兰室秘藏)
【组成】(1)炒葶苈子、杏仁、防己、茯苓、白牵牛、萝菔子。(中医方剂大辞典)(2)葶苈子、汉防己、牵牛子、杏仁、莱菔子。(中医方剂大辞典)(3)甜葶苈、黑豆、杏仁、汉防己。(中医方剂大辞典)(4)葶苈、泽泻、猪苓、椒目、桑根白皮、杏仁、大戟、甘遂、大黄、黄芩、芫花、荛花。(中医方剂大辞典)(5)葶苈子、干枣。(中医方剂大辞典)(6)甜葶苈、大黄、人参。(中医方剂大辞典)(7)葶苈、杏仁、防己、赤茯苓、甘草。(中医方剂大辞典)(8)甜葶苈、黑牵牛、汉防己、杏仁。(中医方剂大辞典)(9)葶苈子、铅丹、砒霜、半夏、羌活、杏仁、马兜铃。(中医方剂大辞典)(10)葶苈、椒目、茯苓。(中医方剂大辞典)(11)甜葶苈、汉防己、杏仁。(中医方剂大辞典)(12)甜葶苈、甘遂、牵牛子、川大黄、羌活、陈橘皮。(中医方剂大辞典)(13)甜葶苈、半夏、前胡、诃黎勒皮、紫苏子、木香、桂心、槟榔。(中医方剂大辞典)(14)甜葶苈、山杏仁、盐花。(中医方剂大辞典)

(15)甜葶苈、贝母、杏仁、皂荚。(中医方剂大辞典)(16)甜葶苈、汉防己、桑根白皮、郁李仁。(中医方剂大辞典)(17)甜葶苈、杏仁、马兜铃、汉防己、郁李仁、鸡子黄、皂荚。(中医方剂大辞典)(18)甜葶苈、杏仁、牵牛子、汉防己、陈橘皮。(中医方剂大辞典)(19)葶苈子、甘草、杏仁、海蛤、郁李仁、汉防己、吴茱萸、槟榔、大黄。(中医方剂大辞典)(20)甜葶苈、栝楼仁、杏仁、汉防己。(中医方剂大辞典)(21)葶苈子、杏仁、大枣。(中医方剂大辞典)(22)葶苈子、牵牛子、泽漆叶、海藻、昆布、桑根白皮、甘遂、椒目、郁李仁、桂心。(中医方剂大辞典)(23)葶苈、吴茱萸。(中医方剂大辞典)(24)苦葶苈、桑白皮、枳壳、木通、槟榔、木香。(中医方剂大辞典)(25)苦葶苈、郁李仁、赤茯苓、桑白皮、黑牵牛、汉防己、川羌活、陈橘皮、泽泻、白术。(中医方剂大辞典)(26)半夏、厚朴、石膏、青皮、当归身、白豆蔻仁、缩砂茵陈、干葛、炙甘草、羌活、黄芩、苦葶苈、人参、柴胡、独活。(中医方剂大辞典)(27)甜葶苈、郁李仁、白术、牵牛子、赤茯苓、桑白皮、羌活、汉防己、陈橘皮、泽泻。(中医方剂大辞典)(28)苦葶苈、当归、肉桂、白蒺藜、干姜、川乌头、吴茱萸、大杏仁、鳖甲、茯苓、人参、槟榔。(中医方剂大辞典)(29)甜葶苈、续随子、干笋。(中医方剂大辞典)(30)葶苈子、芸苔子、马兜铃、紫菀、人参、杏仁、皂荚、白前、甘草、防己。(中医方剂大辞典)(31)葶苈、木香、陈橘皮、枳壳、楮根白皮、干姜、槟榔、防己、马兜铃、朴硝、蓬莪术、甘遂。(中医方剂大辞典)(32)葶苈、防己、甘草、杏仁、贝母。(中医方剂大辞典)(33)葶苈子、牵牛子、海藻、昆布、猪苓、泽漆。(中医方剂大辞典)(34)葶苈、防己、陈橘皮、郁李仁、紫苏子、赤茯苓。(中医方剂大辞典)(35)葶苈、防己、椒目、大黄、蓖麻子、郁李仁。(中医方剂大辞典)(36)葶苈、桃仁。(中医方剂大辞典)(37)葶苈子、消石、杏仁。(中医方剂大辞典)(38)葶苈、泽泻、猪苓、椒目、桑根白皮、杏仁、牵牛子。(中医方剂大辞典)(39)葶苈、杏仁。(中医方剂大辞典)(40)葶苈子。(中医方剂大辞典)(41)葶苈子、防己、郁李仁。(中医方剂大辞典)(42)甜葶苈、防己、麻黄、杏仁、黑牵牛。(中医方剂大辞典)(43)甜葶苈、木香、半夏。(中医方剂大辞典)(44)葶苈子、枳壳、桂、羚羊角、白茯苓、柴胡、鳖甲、防风、菟丝子、牛膝、安息香、陈橘皮。(中医方剂大辞典)(45)葶苈、大黄、芒硝、杏仁。(中医方剂大辞典)(46)葶苈子、陈橘皮、柴胡、枣肉。(中医方剂大辞典)(47)甜葶苈子、大黄、杏仁。(中医方剂大辞典)

葶苈大丸 ting li da wan

【英文名】Ting Li Da Pill

【异名】葶苈丸(《医学纲目》卷二十四);小葶苈丸(《赤水玄珠》卷五)

【组成】甜葶苈、荠菜根。(中医方剂大辞典)

葶苈大枣汤 ting li da zao tang

【英文名】Ting Li Da Zao Decoction

【组成】葶苈、大枣。(中医方剂大辞典)

葶苈大枣泻肺汤 ting li da zao xie fei tang

【英文名】Ting Li Da Zao Xie Fei Decoction

【异名】葶苈大枣汤(《金鉴》卷六十七);葶苈汤(《圣济总录》卷二十四);葶苈散(《医学入门》卷七);泻肺汤(《千金方衍义》卷十七)

【组成】(1)甜葶苈、苦葶苈、大枣。(中医方剂大辞典)(2)葶苈、大枣。(中医方剂大辞典)

葶苈子十五味丸 ting li zi shi wu wei wan

【英文名】Ting Li Zi Shi Wu Wei Pill

【组成】葶苈子、细辛、五味子、干姜、当归、桂心、人参、丁香、大黄、商陆根、橘皮、桑白皮、皂荚肉、大腹槟榔、麻黄。(中医方剂大辞典)

葶苈子丸 ting li zi wan

【英文名】Ting Li Zi Pill

【组成】(1)葶苈子、防己、甘草、杏仁、贝母。(中医方剂大辞典)(2)葶苈子、贝母、杏仁、紫菀、茯苓、五味子、人参、桑白皮。(中医方剂大辞典)(3)葶苈子、椒目、茯苓、吴茱萸。(中医方剂大辞典)

葶苈子回神酒 ting li zi hui shen jiu

【英文名】Ting Li Zi Hui Shen Wine

【异名】葶苈酒(中医方剂大辞典、肘后方)

【组成】春酒、葶苈子。(中医方剂大辞典)

葶苈子泻肺汤 ting li zi xie fei tang

【英文名】Ting Li Zi Xie Fei Decoction

【组成】葶苈子、茯苓、白芍、桔梗、车前子、丝瓜络、桑白皮、麦冬、陈皮、枳实、焦楂、远志、五味子、牡蛎、沙参、丁香、甘草。(陕西中医 1991,12(7))

葶苈子散 ting li zi san

【英文名】Ting Li Zi Powder

【组成】(1)葶苈子。(中医方剂大辞典)(2)葶苈子、胡桐律。(中医方剂大辞典)(3)蓝叶、大黄、葶苈子。(中医方剂大辞典)

葶苈五子汤 ting li wu zi tang

【英文名】Ting Li Wu Zi Decoction

【组成】葶苈子、牛蒡子、炙苏子、炒杏仁、莱菔子、川贝母、炙橘红、大枣。(中医方剂大辞典)

葶苈五味汤 ting li wu wei tang

【英文名】Ting Li Wu Wei Decoction

【组成】葶苈子、五味子、附子、赤芍、干姜、白术、茯苓、益母草。(吉林中医 1987,(5))

葶苈方 ting li fang

【英文名】Ting Li Fang Prescription

【组成】葶苈子、知母、贝母。(中医方剂大辞典)

葶苈木香丸 ting li mu xiang wan

【英文名】Ting Li Mu Xiang Pill

【组成】人参、汉防己、苦葶苈、木香、槟榔、木通、白茯苓。(中医方剂大辞典)

葶苈木香散 ting li mu xiang san

【英文名】Ting Li Mu Xiang Powder

【异名】葶苈木香汤(中医方剂大辞典、宣明论)

【组成】(1)葶苈、木香、滑石、泽泻、猪苓、白术、赤茯苓、木通、官桂、甘遂、生姜。(中医方剂大辞典)(2)葶苈、茯苓、猪苓、白术、木香、泽泻、木通、甘草、辣桂、滑石。(中医方剂大辞典)

葶苈汤 ting li tang

【英文名】Ting Li Decoction

【组成】(1)葶苈、桑根白皮、大枣。(中医方剂大辞典)(2)葶苈、杏仁、贝母、百合、麦门冬、生干地黄。(中医方剂大辞典)(3)葶苈子、桑根白皮、百合。(中医方剂大辞典)(4)葶苈子、槟榔、桑根白皮、杏仁、大黄、朴硝。(中医方剂大辞典)

葶苈饮 ting li yin

【英文名】Ting Li Drink

【异名】葶苈汤(中医方剂大辞典、圣济总录)

【组成】葶苈子、桑根白皮、紫菀、木通、郁李仁、槟榔。(中医方剂大辞典)

葶苈定喘汤 ting li ding chuan tang

【英文名】Ting Li Ding Chuan Decoction

【组成】葶苈子、白果、麻黄、款冬花、半夏、桑皮、黄芩、杏仁、苏子、甘草。(陕西中医 1992,13(7))

葶苈苦参散 ting li ku shen san

【英文名】Ting Li Ku Shen Powder

【组成】苦参、黄连、瓜蒂、黄柏、大黄、葶苈子。(中医方剂大辞典)

葶苈苦酒汤 ting li ku jiu tang

【英文名】Ting Li Ku Jiu Decoction

【组成】苦酒、生艾汁、葶苈。(中医方剂大辞典)

葶苈降血脂胶囊 ting li jiang xue zhi jiao nang

【英文名】Ting Li Jiang Xue Zhi Capsule

【组成】葶苈子、山楂、茵陈蒿、黄芩、泽泻等。((90)卫药准字 Z-21 号)

葶苈茯苓丸 ting li fu ling wan

【英文名】Ting Li Fu Ling Pill

【组成】葶苈子、茯苓、吴茱萸、椒目、甘遂。(中医方剂大辞典)

葶苈草颗粒 ting li cao ke li

【英文名】Ting Li Cao Granule

【异名】肠炎干糖浆(药品标准-中药成方制剂标准)

【组成】葶苈草。(药品标准-中药成方制剂标准 1996)

葶苈桑白皮散 ting li sang bai pi san

【英文名】Ting Li Sang Bai Pi Powder

【组成】葶苈子、汉防己、杏仁、贝母、萝卜子、家苏子、桑白皮、枳壳、黄芩、白芥子。(中医方剂大辞典)

葶苈清肺汤 ting li qing fei tang

【英文名】Ting Li Qing Fei Decoction

【组成】地骨皮、桑白皮、杏仁、柴胡、大黄、黄芩、苦葶苈、秦艽。(中医方剂大辞典)

葶苈清肺饮 ting li qing fei yin

【英文名】Ting Li Qing Fei Drink

【组成】葶苈子、桑白皮、地骨皮、甘草、大腹皮、马兜铃。(中医方剂大辞典)

葶苈猪苓散 ting li zhu ling san

【英文名】Ting Li Zhu Ling Powder

【组成】葶苈、茯苓、猪苓、白术、苍术、泽泻、瞿麦、车前子、川芎、当归、赤芍、生地。(中医方剂大辞典)

葶苈散 ting li san

【英文名】Ting Li Powder

【异名】葶苈子散(中医方剂大辞典、经效产宝)

【组成】(1)甜葶苈、枳壳、桑根白皮、当归、大腹皮、木香、紫苏茎、陈橘皮、郁李仁。(中医方剂大辞典)(2)甜葶苈、赤芍药、白芷、丁香、黄芪、羊桃皮、消石、半夏、白蔹、莽草、木香、木鳖子。(中医方剂大辞典)(3)甜葶苈、枳壳、赤茯苓、桑根白皮、汉防己、陈橘皮、甘草。(中医方剂大辞典)(4)葶苈子、白术、茯苓、桑白皮、郁李仁。(中医方剂大辞典)(5)葶苈、杏仁。(中医方剂大辞典)(6)葶苈、白芥子、甘遂。(中医方剂大辞典)(7)葶苈子、白术、茯苓、桑白皮、杏仁、泽泻。(中医方剂大辞典)(8)甜葶苈、黑牵牛、槟榔、大黄。(中医方剂大辞典)(9)葶苈、牵牛、桑白皮、槟榔。(中医方剂大辞典)(10)葶苈、防己、甘遂、大戟。(中医方剂大辞典)(11)黄葶苈、桑白皮、陈皮。(中医方剂大辞典)(12)甜葶苈子、百合、白附子、北五味子、甘草节、罗参、款冬花、百药煎、大朱砂、紫菀。(中医方剂大辞典)(13)茯苓、白术、甘草、木通、厚朴、葶苈、木香、官桂、猪苓、泽泻。(中医方剂大辞典)(14)甘葶苈、紫牵牛、桑白皮、鸡心槟榔、川大黄。(中医方剂大辞典)(15)甜葶苈、桔梗、瓜蒌子、川升麻、薏苡仁、桑白皮、葛根、甘草。(中医方剂大辞典)(16)葶苈、半夏、巴豆。(中医方剂大辞典)(17)苦葶苈、蛤粉、桑白皮、山栀子、人参、荆芥穗、薄荷叶、赤茯苓、陈皮、桔梗、杏仁、甘草。(中医方剂大辞典)(18)葶苈、青皮。(中医方剂大辞典)(19)葶苈、漏芦、鹤虱、虾蟆、丹砂、滑石、蟾酥。(中医方剂大辞典)(20)葶苈子、大黄、槟榔、桂、陈橘皮、赤茯苓、甘草。(中医方剂大

辞典)(21)甜葶苈、麻黄、贝母、甘草、杏仁。(中医方剂大辞典)

葶苈煎 ting li jian

【英文名】Ting Li Jian Decoction

【组成】(1)苦葶苈末、地龙末、麝香、腊月猪脂。(中医方剂大辞典)(2)甜葶苈、川芒硝、椒目、水银、防己、海蛤。(中医方剂大辞典)(3)葶苈、防己、泽漆叶、郁李仁、赤茯苓、泽泻、杏仁、柴胡。(中医方剂大辞典)

葶苈膏 ting li gao

【英文名】Ting Li Ointment

【组成】(1)牛黄、麝香、龙脑、昆布、海藻、牵牛、桂心、椒目、葶苈。(中医方剂大辞典)(2)葶苈、蜣螂、马衔虫、蝉壳、斑蝥、麝香。(中医方剂大辞典)

蒋氏化毒丹 jiang shi hua du dan

【英文名】Jiang Shi Hua Du Pellet

【组成】犀角、黄连、桔梗、玄参、薄荷叶、甘草、大黄、青黛。(中医方剂大辞典)

蒋氏肥儿丸 jiang shi fei er wan

【英文名】Jiang Shi Fei Er Pill

【组成】芸白术、陈皮、香附、厚朴、枳实、槟榔、神曲、麦芽、泽泻、菔子、山楂肉、白茯苓、白芍药、木香、甘草。(中医方剂大辞典)

蒌贝养荣汤 lou bei yang rong tang

【英文名】Lou Bei Yang Rong Decoction

【异名】瓜贝养荣汤(原书同卷张以增校本);栝贝养营汤(《温热暑疫全书》卷四);清痰养荣汤(《会约》卷五)

【组成】知母、花粉、贝母、瓜蒌实、橘红、白芍、当归、紫苏子。(中医方剂大辞典)

蒌贝陷胸汤 lou bei xian xiong tang

【英文名】Lou Bei Xian Xiong Decoction

【组成】瓜蒌仁、枳实、大贝母、知母、生甘草、川连。(中医方剂大辞典)

蒌贝散 lou bei san

【英文名】Lou Bei Powder

【组成】栝蒌、贝母、南星、甘草、连翘。(中医方剂大辞典)

蒌汁消蜜饮 lou zhi xiao mi yin

【英文名】Lou Zhi Xiao Mi Drink

【组成】大栝楼。(中医方剂大辞典)

蒌苏饮 lou su yin

【英文名】Lou Su Drink

【组成】瓜蒌、甘草、半夏、苏叶、竹沥、陈皮。(中医方剂大辞典)

蒌连丸 lou lian wan

【英文名】Lou Lian Pill

【组成】(1)黄连、瓜蒌。(中医方剂大辞典)(2)栝蒌根、黄连。(中医方剂大辞典)

蒌矾散 lou fan san

【英文名】Lou Fan Powder

【组成】瓜蒌、明矾。(中医方剂大辞典)

蛔虫散 hui chong san

【英文名】Hui Chong Powder

【组成】蛔虫。(中医方剂大辞典)

蛔疳散 hui gan san

【英文名】Hui Gan Powder

【组成】使君子、槟榔、轻粉、定粉、茴香、黄丹、苦楝根末。(中医方剂大辞典)

蛔厥止痛汤 hui jue zhi tong tang

【英文名】Hui Jue Zhi Tong Decoction

【组成】乌梅、川楝子、川椒、木香、枳壳。(浙江中医杂志 1993,28(4))

蛙鸡灰散 wa ji hui san

【英文名】Wa Ji Hui Powder

【组成】长脚蛙青背、鸡骨。(中医方剂大辞典)

蛛丹散 zhu dan san

【英文名】Zhu Dan Powder

【异名】黑神散(中医方剂大辞典、卫生总微)

【组成】大蜘蛛、黄丹。(中医方剂大辞典)

蛛丝散 zhu si san

【英文名】Zhu Si Powder

【组成】大蜘蛛网。(中医方剂大辞典)

蛛矾散 zhu fan san

【英文名】Zhu Fan Powder

【组成】明矾、大蜘蛛。(中医方剂大辞典)

蛜蝌丸 yi qi wan

【英文名】Yi Qi Pill

【异名】干蝎散(中医方剂大辞典、普济方);干蝎丸(中医方剂大辞典、圣济总录);白附子丸(中医方剂大辞典、圣济总录)

【组成】(1)白附子、天麻、全蝎、白僵蚕、天南星、人参、附子、钩藤、朱砂、甘草、脑子、麝香。(中医方剂大辞典)(2)全蝎。(中医方剂大辞典)(3)干蝎、白附子、朱砂、天浆子、麝香。(中医方剂大辞典)(4)蛜蝌、白僵蚕、白附子、朱砂、甘草、麝香、脑、羌活。(中医方剂大辞典)(5)干蝎、白附子、附子、天南星。(中医方剂大辞典)(6)蛜蝌、白胶香、白芥子、阿魏、白僵蚕。(中医方剂大辞典)(7)蛜蝌、白附子、独活、槐螵蛸、白僵蚕、天南星、腻粉、天麻、桂心。(中医方剂大辞典)(8)蛜蝌、侧子、独活、桑螵蛸、踯躅花、天南星、萆薢、天麻、桂心。(中医方剂大辞典)(9)蛜蝌、萝卜子、胡椒、槟榔、肉豆蔻、木香。(中医方剂大辞典)(10)蝎。(中医方剂大辞典)(11)茯苓、茯神、山药、天麻、僵蚕、蝉蜕、防风、羌活、人参、白附、远志、川芎、白芷、荆芥、全蝎、赭石、粉草、琥珀、珍珠、朱砂、脑子、麝香、金箔、牛黄、蚤休。(中医方剂大辞典)(12)全蝎、白僵蚕、雄黄、白附子、天麻、朱砂、麝香、天南星、半夏、乌梢蛇。(中医方剂大辞典)(13)全蝎、半夏、京墨、辰砂、铁粉、人参、真珠末、茶、春柳芽。(中医方剂大辞典)(14)全蝎、地龙。(中医方剂大辞典)(15)蛜蝌、桃仁、白附子、阿魏、桂心、白芷、安息香、没药、乳香、当归、北漏芦、牛膝、芍药、地骨皮、威灵仙、羌活。(中医方剂大辞典)(16)蛜蝌、穿心巴戟、黑附子、羌活、沙苑、白蒺藜。(中医方剂大辞典)(17)蛜蝌、天麻、附子、补骨脂、葫芦巴、牛膝、石斛、槟榔、巴戟、硫黄、硇砂、阿魏、桃仁。(中医方剂大辞典)(18)蛜蝌、虎胫骨、川乌头、白蒺藜、安息香、槟榔、芎䓖、狗脊、赤茯苓、白花蛇、肉桂、赤箭、枳实、防风。(中医方剂大辞典)(19)蛜蝌、补骨脂、茴香子、木香、阿魏、马蔺花、苦楝子、桃仁。(中医方剂大辞典)(20)蛜蝌、木香、当归、附子、肉桂、朱砂、阳起石、阿魏、硫黄、水银、硇砂、自然铜、槟榔、茴香子、干姜、磁石、桃仁。(中医方剂大辞典)(21)蛜蝌、硇砂、木香、肉豆蔻、青橘皮、阿魏、自然铜、桃仁、安息香、附子、磁石。(中医方剂大辞典)(22)蛜蝌、白附子、防风、天麻、天雄、白花蛇、黄芪、萆薢、桂心、独活、丹参、当归、安息香、海桐皮、补骨脂、仙灵脾、牛膝、雄黄、麝香、肉苁蓉。(中医方剂大辞典)

蛤苓丹 ge ling dan

【英文名】Ge Ling Pellet

【组成】茯苓、车前子、文蛤、白莲蕊。(中医方剂大辞典)

蛤青散 ge qing san

【英文名】Ge Qing Powder

【组成】蚌粉、青黛。(中医方剂大辞典)

蛤消散 ge xiao san

【英文名】Ge Xiao Powder

【组成】文蛤。(中医方剂大辞典)

蛤粉丸 ge fen wan

【英文名】Ge Fen Pill

【组成】(1)蛤粉、黄蜡。(中医方剂大辞典)(2)蛤粉。(中医方剂大辞典)(3)南星、半夏、香附、蛤粉、瓜蒌仁、贝母、杏仁。(中医方剂大辞典)(4)黄柏、知母、蛤粉。(中医方剂大辞典)

蛤粉散 ge fen san

【英文名】Ge Fen Powder

【组成】(1)蛤粉、夜明砂。(中医方剂大辞典)(2)蛤粉、轻粉、白及、冰片。(中医方剂大辞典)(3)蛤粉、石决明、夜明砂、甘草。(中医方剂大辞典)(4)蛤粉、石膏、轻粉、黄柏。(中医方剂大辞典)(5)蛤粉、白矾、胡桃。(中医方剂大辞典)(6)蛤粉、白胶香。(中医方剂大辞典)(7)蛤粉、甘草。(中医方剂大辞典)(8)谷精草、蛤粉。(中医方剂大辞典)(9)白蚬壳。(中医方剂大辞典)(10)真蛤粉、滑石。(中医方剂大辞典)

蛤粉膏 ge fen gao

【英文名】Ge Fen Plaster

【组成】蛤粉、轻粉、青黛、川黄柏、石膏。(中医方剂大辞典)

蛤蚕散 ge can san

【英文名】Ge Can Powder

【组成】蚕茧壳、五倍子。(中医方剂大辞典)

蛤蚧丸 ge jie wan

【英文名】Ge Jie Pill

【组成】(1)蛤蚧、天门冬、麦门冬、生干地黄、贝母、款冬花、紫菀、杏仁。(中医方剂大辞典)(2)蛤蚧、人参、芸苔子、桔梗、知母、紫苏茎叶、猪牙皂荚、鳖甲、槟榔、白前、柴胡、防己、杏仁、羚羊角、郁李仁、紫菀、猪苓、甜葶苈。(中医方剂大辞典)(3)蛤蚧、半夏、杏仁、栝楼、阿胶、青橘皮、干枣。(中医方剂大辞典)(4)蛤蚧、葶苈子、杏仁、款冬花、贝母、诃黎勒皮、甘草。(中医方剂大辞典)(5)蛤蚧、紫菀、款冬、鳖甲、贝母、皂荚子仁、杏仁。(中医方剂大辞典)(6)蛤蚧、汉防己、贝母、甜葶苈、桑根白皮、蝉蜕、猪苓、赤芍药、陈橘皮、人参、甘草、五味子。(中医方剂大辞典)(7)蛤蚧、人参、白前、杏仁、猪牙皂、汉防己、紫菀、甘草、羚羊角屑、槟榔、贝母、甜葶苈、郁李仁。(中医方剂大辞典)(8)蛤蚧、贝母、紫菀、杏仁、鳖甲、皂荚仁、桑根白皮。(中医方剂大辞典)(9)蛤蚧、皂角、款冬花、木香、杏仁、天麻、半夏、熟地、五味子、丁香。(中医方剂大辞典)(10)蛤蚧、诃子、阿胶、熟地黄、麦门冬、细辛、甘草。(中医方剂大辞典)(11)蛤蚧、琥珀、真珠末、海藻、肉豆蔻、大黄、昆布。(中医方剂大辞典)(12)蛤蚧、桂、木香、五灵脂、乌梅、甘草。(中医方剂大辞典)(13)蛤蚧、胡黄连、知母、鳖甲、紫菀、桑根白皮、天门冬、人参、黄芪、甘草、柴胡、地骨皮、生干地黄、杏仁、细辛。(中医方剂大辞典)

蛤蚧大补丸 ge jie da bu wan

【英文名】Ge Jie Da Bu Pill

【异名】蛤蚧大补胶囊(药品标准－中药成方制剂标准)

【组成】蛤蚧、党参、黄芪、枸杞子、当归、茯苓、熟地黄、女贞子、甘草、山药、木瓜、狗脊、巴戟天、白术、续断、杜仲、黄精、骨碎补。(药品标准－中药成方制剂标准 1993)

蛤蚧汤 ge jie tang
【英文名】Ge Jie Decoction
【组成】(1)蛤蚧、贝母、知母、鹿角胶、葛根、人参、杏仁、甘草、枇杷叶。(中医方剂大辞典)(2)蛤蚧、人参、杏仁、白茯苓、甘草、桑根白皮。(中医方剂大辞典)(3)蛤蚧、知母、贝母、鹿角胶、甘草、杏仁、人参、葛根、桑根白皮、枇杷叶。(中医方剂大辞典)

蛤蚧补肾丸 ge jie bu shen wan
【英文名】Ge Jie Bu Shen Pill
【异名】蛤蚧补肾胶囊(药品标准-中药成方制剂标准)
【组成】蛤蚧、淫羊藿、麻雀、当归、黄芪、牛膝、枸杞子、锁阳、党参、肉苁蓉、熟地黄、续断、杜仲、山药、茯苓、菟丝子、胡芦巴、狗鞭、鹿茸。(药品标准-中药成方制剂标准 1993)

蛤蚧补肾胶囊 ge jie bu shen jiao nang
【英文名】Ge Jie Bu Shen Capsule
【组成】熟地黄、杜仲、党参、山药、茯苓、当归、牛膝、枸杞子、锁阳、续断、菟丝子、淫羊藿、肉苁蓉、黄芪、胡芦巴、麻雀、狗鞭、蛤蚧、鹿茸。((86)闽卫药准字 20423 号)

蛤蚧饮子 ge jie yin zi
【英文名】Ge Jie Drink
【组成】黄芩、蛤蚧、麻黄、胡黄连、秦艽、青蒿、人参、柴胡、甘草、生地黄、熟地黄、知母、贝母、杏仁、鳖甲、桔梗、草龙胆、木香。(中医方剂大辞典)

蛤蚧固金汤 ge jie gu jin tang
【英文名】Ge Jie Gu Jin Decoction
【组成】熟地、淮山药、冬虫夏草、茜草根、炙蛤蚧、白茯苓、驴胶、北沙参、原川贝母、白石英、女贞子。(中医方剂大辞典)

蛤蚧定喘丸 ge jie ding chuan wan
【英文名】Ge Jie Ding Chuan Pill
【组成】生蒌仁、生紫菀、麻黄、鳖甲、黄芩、甘草、麦冬、黄连、百合、炒苏子、生石膏、杏仁、石膏、蛤蚧。(中医方剂大辞典)

蛤蚧治痨丸 ge jie zhi lao wan
【英文名】Ge Jie Zhi Lao Pill
【组成】蛤蚧、百部、平贝母、白果、白及、乌梅、冬虫夏草。(药品标准-中药成方制剂标准 1991)

蛤蚧保和丸 ge jie bao he wan
【英文名】Ge Jie Bao He Pill
【组成】蛤蚧、熟地黄、鳖甲、麦门冬、川贝、五味子、杏仁、人中白、款冬花、真阿胶、紫菀、朱砂、橘红。(中医方剂大辞典)

蛤蚧养肺丸 ge jie yang fei wan
【英文名】Ge Jie Yang Fei Pill
【组成】莲肉、前胡、花粉、戈半夏、条参、白及、瓜仁、天冬、川贝母、白前、桔梗、赖氏红、杏仁、桑皮、苏子、白芥子、莱菔子、云苓、山药、薏仁、扁豆、百合、生耆、党参、生草、蛤蚧。(中医方剂大辞典)

蛤蚧党参膏 ge jie dang shen gao
【英文名】Ge Jie Dang Shen Concentrated Decoction
【组成】党参清膏、蛤蚧。(药品标准-中药成方制剂标准 1998)

蛤蚧救喘丹 ge jie jiu chuan dan
【英文名】Ge Jie Jiu Chuan Pellet
【组成】人参、熟地、麦冬、肉桂、苏子、蛤蚧、半夏。(中医方剂大辞典)

蛤蚧散 ge jie san
【英文名】Ge Jie Powder
【异名】人参蛤蚧散(中医方剂大辞典、御药院方)
【组成】(1)蛤蚧、成炼钟乳、款冬花、肉桂、白矾、甘草。(中医方剂大辞典)(2)蛤蚧、乳香、木香、白茯苓、丁香、茴香、川山甲。(中医方剂大辞典)(3)蛤蚧、枇杷叶、柴胡、紫菀、贝母、人参、鹿角胶。(中医方剂大辞典)(4)蛤蚧、阿胶、生犀角、鹿角胶、羚羊角。(中医方剂大辞典)(5)蛤蚧、槐角、杏仁、茯苓、皂角、鹿角胶。(中医方剂大辞典)(6)蛤蚧、人参、茯苓、知母、贝母、桑白皮、甘草、大杏仁。(中医方剂大辞典)(7)蛤蚧、白羊肺、麦门冬、款冬花、胡黄连。(中医方剂大辞典)

蛤蚧膏 ge jie gao
【英文名】Ge Jie Ointment
【组成】麻黄、紫菀茸、艾叶、槐角、陈皮、枇杷叶、桑白皮、甜葶苈、款冬花、薄荷叶、杏仁、佛耳草、五味子、贝母、紫苏叶、皂角。(中医方剂大辞典)

蛤蜊散 ge li san
【英文名】Ge Li Powder
【异名】蛤粉散(中医方剂大辞典、外科精义)
【组成】(1)蛤蜊壳。(中医方剂大辞典)(2)蛤蜊壳灰。(中医方剂大辞典)

蛤馔 ge zhuan
【英文名】Ge Medicated Food
【组成】活蛙。(中医方剂大辞典)

蛭蟾丹 zhi chan dan
【英文名】Zhi Chan Pellet
【组成】蚂蝗、蟾酥、熊胆、麝香、冰片。(中医方剂大辞典)

蛮龙液 man long ye
【英文名】Man Long Oral Liquid
【组成】雄蚕蛾、刺五加、菟丝子、淫羊藿、熟地黄、补骨脂。(药品标准-中药成方制剂标准 1997)

蛮夷酒 man yi jiu
【英文名】Man Yi Wine

【组成】(1)矾石、桂心、白术、狼毒、半夏、石南、白石脂、龙胆、续断、芫花、白石英、代赭、闾茹、石苇、玄参、天雄、防风、山茱萸、桔梗、藜芦、卷柏、细辛、寒水石、乌头、踯躅、蜀椒、白芷、秦艽、菖蒲、附子、远志、石膏、蜈蚣。(中医方剂大辞典)(2)独活、丹参、礜石、干地黄、附子、麦门冬、白芷、乌喙、乌头、人参、狼毒、蜀椒、防风、细辛、矾石、寒水石、牛膝、麻黄、芎䓖、当归、柴胡、芍药、牡蛎、桔梗、狗脊、天雄、苁蓉、茯神、金牙、薯蓣、白术、杜仲、石南、款冬、干姜、芜荑、山茱萸、牡荆子、芫花、柏子仁、石斛、桂心、甘遂、苏子、赤石脂。(中医方剂大辞典)

蛰虫汤 zhe chong tang

【英文名】Zhe Chong Decoction

【异名】蛰虫散(中医方剂大辞典、圣济总录)

【组成】蛰虫、盐。(中医方剂大辞典)

蛰虫散 zhe chong san

【英文名】Zhe Chong Powder

【组成】(1)蛰虫、芎䓖、当归、女青、赤芍药、川大黄、川椒、桂心。(中医方剂大辞典)(2)蛰虫、芎䓖、女青、川大黄、川椒、干姜、桂心。(中医方剂大辞典)(3)蛰虫、虻虫、水蛭、桂心、桃仁、川大黄。(中医方剂大辞典)

蛲虫药膏 nao chong yao gao

【英文名】Nao Chong Bill Ointment

【组成】百部浸膏、甲紫。(药品标准－中药成方制剂标准 1995)

蛲虫散 nao chong san

【英文名】Nao Chong Powder

【组成】使君子粉、生大黄。(中医方剂大辞典)

蛴螬丸 qi cao wan

【英文名】Qi Cao Pill

【组成】(1)蛴螬、虻虫、水蛭、桑螵蛸、狗胆、代赭、川大黄、桃仁。(中医方剂大辞典)(2)蛴螬、生干地黄、牡丹、干漆、赤芍药、牛膝、土瓜根、桂心、桃仁、黄芩、琥珀、虻虫、水蛭、甜葶苈、赤茯苓、海藻、桑根白皮。(中医方剂大辞典)(3)蛴螬、蝼蛄、赤小豆、赤鲤鱼鲊、硼砂、红花木。(中医方剂大辞典)(4)蛴螬、槐蚰粪、蚕沙、晚蚕蛾、干地龙、蟑螂、白花蛇、乌头、天麻。(中医方剂大辞典)

蛴螬点眼方 qi cao dian yan fang

【英文名】Qi Cao Ophthalmic Prescription

【组成】蛴螬、曾青、朱砂。(中医方剂大辞典)

蛴螬酒 qi cao jiu

【英文名】Qi Cao Wine

【组成】蛴螬虫。(中医方剂大辞典)

蛴螬散 qi cao san

【英文名】Qi Cao Powder

【组成】(1)蛴螬、甘草、没药、乳香。(中医方剂大辞典)(2)干蛴螬。(中医方剂大辞典)

蜒蚰散 yan you san

【英文名】Yan You Powder

【组成】蜒蚰、银珠。(中医方剂大辞典)

蜒蝣槐花丸 yan you huai hua wan

【英文名】Yan You Huai Hua Pill

【组成】槐花、蜒蝣。(中医方剂大辞典)

谢传万病无忧散 xie chuan wan bing wu you san

【英文名】Xie Chuan Wan Bing Wu You Powder

【组成】草果、黄连、滑石、泽泻、枳壳、木通、厚朴、陈皮、赤茯苓、车前子、猪苓、砂仁、香薷、白扁豆、白术、小茴香、木香、甘草。(中医方剂大辞典)

谢传笑去散 xie zhuan xiao qu san

【英文名】Xie Zhuan Xiao Qu Powder

【组成】乳香、没药、雄黄、胡椒、乌药两个尖。(中医方剂大辞典)

赐方五香汤 ci fang wu xiang tang

【英文名】Ci Fang Wu Xiang Decoction

【组成】木香、沉香、滴乳香、藿香叶、吴茱萸、麝香。(中医方剂大辞典)

赐方鹿茸丸 ci fang lu rong wan

【英文名】Ci Fang Lu Rong Pill

【组成】鹿茸、附子、五味子、肉苁蓉、牛膝、熟干地黄、干山药、杜仲。(中医方剂大辞典)

趁气丸 chen qi wan

【英文名】Chen Qi Pill

【组成】胡椒、木香、槟榔、蝎梢、阿魏、陈橘皮、肉豆蔻、莱菔子。(中医方剂大辞典)

趁风膏 chen feng gao

【英文名】Chen Feng Plaster

【组成】川山甲、红海蛤、川乌头。(中医方剂大辞典)

趁鬼丹 chen gui dan

【英文名】Chen Gui Pellet

【组成】信砒、大豆、雄黄、轻粉、荷叶、甘草。(中医方剂大辞典)

趁痛丸 chen tong wan

【英文名】Chen Tong Pill

【异名】控涎丹(中医方剂大辞典、脚气治法总要)

【组成】(1)芸苔子、木鳖子仁、白胶香、地龙、五灵脂、赤小豆、当归、骨碎补、海桐皮、威灵仙、草乌头、乌药、甜瓜子。(中医方剂大辞典)(2)草乌头、生干地黄、天南星、半夏、白僵蚕、乌药。(中医方剂大辞典)(3)甘遂、白芥子、大戟。(中医方剂大辞典)(4)五灵脂、赤芍药、川乌、没药、麝香。(中医方剂大辞典)(5)乳香、没药、白萵苣子、乌梅、白粟米。(中医方剂大辞典)(6)甘遂、大戟、芫花、黑牵牛。(中医

方剂大辞典）

趁痛汤 chen tong tang

【英文名】Chen Tong Decoction

【组成】鲮鲤甲、恶实、小蓟根叶、五灵脂、乳香、没药、甜瓜子、皂荚刺、竹蚛末、地龙。（中医方剂大辞典）

趁痛饮 chen tong yin

【英文名】Chen Tong Drink

【组成】虎骨、防风、白芷、续断、藁本、茯苓、白芍、甘草、当归。（中医方剂大辞典）

趁痛饮子 chen tong yin zi

【英文名】Chen Tong Drink

【组成】虎骨、茯苓、甘草、藁本、防风、白芷、当归、白芍、续断、吴术、附子。（中医方剂大辞典）

趁痛散 chen tong san

【英文名】Chen Tong Powder

【异名】二妙趁痛散（中医方剂大辞典、产育保庆集）

【组成】(1)没药、杜仲、延胡索、当归、肉桂、萆薢。（中医方剂大辞典）(2)牛膝、当归、桂、白术、黄芪、独活、生姜、薤白、甘草。（中医方剂大辞典）(3)牛膝、甘草、薤白、当归、白术、黄芪、桂心、独活。（中医方剂大辞典）(4)蓬莪术、桂心、槟榔、附子、细辛、芫花。（中医方剂大辞典）(5)当归、官桂、白术、牛膝、甘草、黄芪、独活、羌活、生姜、桑寄生。（中医方剂大辞典）(6)草乌、白芷、川芎、炒当归、炒乌药、乳香、紫金皮、没药、南星。（中医方剂大辞典）(7)乳香、没药、桃仁、红花、当归、地龙、牛膝、羌活、甘草、五灵脂、香附。（中医方剂大辞典）(8)川独活、五灵脂、乳香、白芷、北茴香、防风、百草霜、没药、生地黄、赤芍、当归、杜白芷、桔梗、草乌。（中医方剂大辞典）

越没里膏 yue mei li gao

【英文名】Yue Mei Li Ointment

【组成】麻油、白蜡。（中医方剂大辞典）

越涎散 yue xian san

【英文名】）Yue Xian Powder

【组成】(1)鸭嘴胆矾、乌梅。（中医方剂大辞典）(2)牙硝、白矾、北细辛。（中医方剂大辞典）

越桃丸 yue tao wan

【英文名】Yue Tao Pill

【组成】(1)越桃、桃花、大黄、郁金、白牵牛、郁李仁、丹砂、巴豆霜。（中医方剂大辞典）(2)山栀子、草龙胆、甘草、赤茯苓。（中医方剂大辞典）

越桃饮 yue tao yin

【英文名】Yue Tao Drink

【异名】越桃饮子（中医方剂大辞典、幼幼新书）

【组成】(1)山栀、甘草、红芍药、大黄、连翘、黄芩。（中医方剂大辞典）(2)越桃、甘草、藿香叶、石膏。（中医方剂大辞典）

越桃散 yue tao san

【英文名】Yue Tao Powder

【组成】(1)山栀子。（中医方剂大辞典）(2)越桃、白芷。（中医方剂大辞典）(3)川芎、石膏、山栀子、连翘、草龙胆、汉防己、芍药、蔓荆子、何首乌、荆芥穗、薄荷叶、当归、生地黄、甘草、大黄、麻黄。（中医方剂大辞典）(4)越桃、黄芩、甘草、当归、羌活、白芷。（中医方剂大辞典）(5)川芎、羌活、防风、甘菊花、白蒺藜、甘草、山栀。（中医方剂大辞典）(6)越桃、槐花、青州枣、干姜。（中医方剂大辞典）

越婢加半夏汤 yue bi jia ban xia tang

【英文名】Yue Bi Jia Ban Xia Decoction

【组成】麻黄、石膏、生姜、大枣、甘草、半夏。（中医方剂大辞典）

越婢加术汤 yue bi jia zhu tang

【英文名】Yue Bi Jia Zhu Decoction

【组成】(1)麻黄、石膏、生姜、大枣、甘草、白术。（中医方剂大辞典）(2)越婢汤、苍术。（中医方剂大辞典）

越婢加附子汤 yue bi jia fu zi tang

【英文名】Yue Bi Jia Fu Zi Decoction

【组成】越婢汤、附子。（中医方剂大辞典）

越婢汤 yue bi tang

【英文名】Yue Bi Decoction

【组成】(1)升麻、石膏、甘草。（中医方剂大辞典）(2)麻黄、石膏、白术、大附子、生姜、甘草、大枣。（中医方剂大辞典）(3)麻黄、石膏、生姜、枣、甘草。（中医方剂大辞典）

越菊保和丸 yue ju bao he wan

【英文名】Yue Ju Bao He Pill

【组成】香附、川芎、栀子、枳实、白术、山楂、莱菔子。((80)京卫药准字第 1488 号)

越鞠二陈丸 yue ju er chen wan

【英文名】Yue Ju Er Chen Pill

【组成】苍术、山栀子、南芎、神曲、香附、山楂肉、陈皮、半夏、白茯苓、海石、南星、天花粉、枳壳、甘草。（中医方剂大辞典）

越鞠丸 yue ju wan

【英文名】Yue Ju Pill

【异名】芎术丸（中医方剂大辞典、丹溪心法）

【组成】(1)香附、山栀、半夏、神曲、川芎、郁金、胆草。（中医方剂大辞典）(2)苍术、神曲、香附子、山楂、山栀、抚芎、麦芽。（中医方剂大辞典）(3)苍术、香附、抚芎、神曲、栀子。（中医方剂大辞典）

越鞠片 yue ju pian

【英文名】Yue Ju Tablet

【组成】香附、川芎、栀子、苍术、六神曲。（药品标准－

中药成方制剂标准1993)

越鞠汤 yue ju tang

【英文名】Yue Ju Decoction

【组成】香附、苏梗、连翘、苍术、神曲、甘草、桔梗、黄芩、枳壳、山栀、抚芎。(中医方剂大辞典)

越鞠保和丸 yue ju bao he wan

【英文名】Yue Ju Bao He Pill

【异名】越曲保和丸(中医方剂大辞典、古今医鉴)

【组成】苍术、抚芎、神曲、香附、栀子、陈皮、半夏、白茯苓、连翘、莱菔子、枳实、白术、黄连、山楂、木香、当归。(中医方剂大辞典)

越鞠逍遥加味丸 yue ju xiao yao jia wei wan

【英文名】Yue Ju Xiao Yao Jia Wei Pill

【组成】当归、白芍、抚芎、醋柴、香附、苍术、炒栀、焦曲、橘红、半夏、云苓、黄连、桑皮、骨皮、川贝、生草。(中医方剂大辞典)

跌仆损伤急救散 die pu sun shang ji jiu san

【英文名】Die Pu Sun Shang Ji Jiu Powder

【组成】当归尾、自然铜、桃仁、红花、陈麻皮、地鳖虫、骨碎补、大黄、乳香、没药、胎儿骨、血竭、朱砂、雄黄、麝香。(中医方剂人辞典)

跌打十三味煎 die da shi san wei jian

【英文名】Die Da Shi San Wei Decoction

【组成】赤芍、香附、玄胡、三棱、红花、桃仁、骨碎补、青皮、蓬术、乌药、木香、苏木、归尾。(中医方剂大辞典)

跌打万应散 die da wan ying san

【英文名】Die Da Wan Ying Powder

【组成】麝香、血竭、红花、冰片、乳香、没药、辰砂、耳茶、归身。(中医方剂大辞典)

跌打万花油 die da wan hua you

【英文名】Die Da Wan Hua Oil

【组成】蔓荆子、木棉花、野菊花、葛花、大蒜、葱、松节油、白缪香、红花、苏木、马钱子、樟脑油、薄荷脑、水杨酸甲酯、入地金牛、田基黄、血竭、钱包金、甘菊、海风藤、宽筋藤、土田七、过塘蛇、蜡梅花、扁柏叶、大风艾、乌药、大黄、泽兰、威灵仙、金银花、九节茶、了刁竹、大罗伞、木棉皮、防风、蛇床子、羊蹄草、声色草、谷精草、倒扣草、山慈姑、山白芷、瓜子菜、刘寄奴、水翁花、马齿苋、无名异、皂角、白芷、黄连、回香油、白树油、桉叶油、红花油、油松节、柳枝、红花、九层塔、栀子、旱莲草、蓖麻子、大风子、还魂草、辣蓼、三棱、莪术、莲叶、白背木耳、丁香油、牡丹皮、赤芍、蒲黄、桃仁、白及、柚皮、青皮、陈皮、黄连、骨碎补、苍耳子、川芎、姜皮、砂仁、草豆蔻、肉豆蔻、羌活、独活、白胡椒、荜茇、香附、紫草、天南星、丁香、紫草茸、茶油。(《广东省药品标准》(1982年))

跌打万金丸 die da wan jin wan

【英文名】Die Da Wan Jin Pill

【组成】乳香、苏木、没药、自然铜、地龙、无名异、当归、土鳖、血竭、生军、硼砂、碎补、马钱子。(中医方剂大辞典)

跌打丸 die da wan

【英文名】Die Da Pill

【组成】(1)三七、土鳖虫、乳香、没药、红花、姜黄、桃仁、三棱。((82)粤卫药准字第G2-030号)(2)三七、赤芍、血竭、三棱、枳实、当归、桃仁、桔梗、白芍、红花、苏木、牡丹皮、北刘寄奴、防风、骨碎补。((91)吉卫药准字ZZ-0244-2049号)

跌打止痛片 die da zhi tong pian

【英文名】Die Da Zhi Tong Tablet

【组成】菊三七、红花、当归、土鳖虫、马钱子、合欢皮。(药品标准-中药成方制剂标准1991)

跌打止痛散 die da zhi tong san

【英文名】Die Da Zhi Tong Powder

【组成】红花、大黄、儿茶、三七、骨碎补、乳香、马钱子、当归、赤芍、自然铜、穿山龙、甜瓜子、麻黄。(药品标准-中药成方制剂标准1993)

跌打片 die da pian

【英文名】Die Da Tablet

【组成】三七、当归、白芍、赤芍、桃仁、红花、血竭、北刘寄奴、骨碎补、续断、苏木、牡丹皮、乳香、没药、姜黄、三棱、防风、甜瓜子、枳实、桔梗、甘草、关木通、自然铜、土鳖虫。(药品标准-中药成方制剂标准1998)

跌打风湿药酒 die da feng shi yao jiu

【英文名】Die Da Feng Shi Wine

【组成】三棱、乳香、没药、川芎、当归、莪术、皂角刺、骨碎补、牡丹皮、威灵仙、赤芍、五灵脂、薏苡仁、桂枝、羌活、独活、木瓜、防己、白藓皮、秦艽、防风、补骨脂、杜仲、巴戟天、天麻、续断、牛膝、半夏、制川乌、香附。(药品标准-中药成方制剂标准1991)

跌打风湿酒 die da feng shi jiu

【英文名】Die Da Feng Shi Wine

【组成】五加皮、红花、骨碎补、细辛、桂枝、地黄、宽筋藤、千斤拔、当归、莪术、怀牛膝、栀子、九里香、过江龙、枫荷桂、陈皮、泽兰、苍术、麻黄、木香、羊耳菊、海风藤、甘草。(药品标准-中药成方制剂标准1991)

跌打风湿霜 die da feng shi shuang

【英文名】Die Da Feng Shi Plaster

【组成】田七、当归尾、泽兰、川续断、骨碎补、威灵仙、五加皮、伸筋草、海桐皮。(新中医1984,(3))

跌打白糖饮 die da bai tang yin

【英文名】Die Da Bai Tang Drink

【组成】白砂糖。(中医方剂大辞典)

跌打伤科酒 die da shang ke jiu

【英文名】Die Da Shang Ke Wine

【组成】九节茶、泽兰、牛大力、毛麝香、大驳骨、徐长卿、两面针、山白芷、宽筋藤、黑老虎根、山桂花根、大叶紫珠。(药品标准-中药成方制剂标准1998)

跌打吐血饮 die da tu xue yin

【英文名】Die Da Tu Xue Drink

【组成】生地、玄参、地榆、山栀、黄芩、茅根。(中医方剂大辞典)

跌打红药片 die da hong yao pian

【英文名】Die Da Hong Yao Tablet

【组成】三七、红花、当归、川芎、白芷、土鳖虫。(药品标准-中药成方制剂标准1998)

跌打扭伤灵酊 die da niu shang ling ding

【英文名】Die Da Niu Shang Ling Tincture

【组成】破天莱、吹风散、五味藤、桂枝、两面针、生草乌、了哥王、九龙川、大风艾、薄荷油、冰片、樟脑。(药品标准-中药成方制剂标准1998)

跌打扭伤散 die da niu shang san

【英文名】Die Da Niu Shang Powder

【组成】黄毛耳草、干姜、栀子、桃仁、绒楠。(药品标准-中药成方制剂标准1998)

跌打还魂丸 die da huan hun wan

【英文名】Die Da Huan Hun Pill

【组成】田七、血竭、川连、血余、无名异、石蜡、乳香、没药、山羊血、生地、红花、金边土鳖、桃仁、续断、地龙、真牛黄、赤芍、全归、血珀、珍珠、元麝、冰片、人参、熊胆、儿茶。(中医方剂大辞典)

跌打养营汤 die da yang ying tang

【英文名】Die Da Yang Ying Decoction

【组成】西洋参、黄芪、当归、川芎、熟地、白芍、枸杞、淮山药、续断、砂仁、三七、补骨脂、骨碎补、木瓜、甘草。(中医方剂大辞典)

跌打按摩药膏 die da an mo yao gao

【英文名】Die Da An Mo Bill Ointment

【组成】樟脑、薄荷脑、水杨酸苯酯、辣椒、松节油。(药品标准-中药成方制剂标准1998)

跌打活血散 die da huo xue san

【英文名】Die Da Huo Xue Powder

【组成】红花、当归、血竭、三七、骨碎补、续断。((91)吉卫药准字ZZ-0245-2016号)

跌打活命丹 die da huo ming dan

【英文名】Die Da Huo Ming Pellet

【组成】泽兰叶、当归、红花、丹皮、青木香、桃仁、赤芍。(中医方剂大辞典)

跌打药酒 die da yao jiu

【英文名】Die Da Wine

【组成】(1)血珀、党参、碎补、生地、山羊、续断、全归、地龙、无名异、赤芍、红花、羌活、金边土鳖、花粉、石脂、桃仁、乳香、没药、苏木、田七。(中医方剂大辞典)(2)沉香、没药、灵仙、虎骨、儿茶、土鳖、白芍、朱砂、乳香、血竭、麝香、牛膝、丁香、加皮、杜仲、故纸、小茴、麦冬、知母、然铜、猴骨、大茴、细辛、茯苓、当归、黄柏、菟丝子、枸杞、橘红、京皮、山药、羌活、独活、玄胡、丹皮、川芎、桂枝、木瓜、西香。(中医方剂大辞典)

跌打损伤丸 die da sun shang wan

【英文名】Die Da Sun Shang Pill

【组成】大黄、刘寄奴、红花、当归、香附、莪术、青皮、枳实、川芎、降香、赤芍、槟榔、自然铜、延胡索、牛膝、桃仁、苏木、土鳖虫、威灵仙、三棱。(药品标准-中药成方制剂标准1991)

跌打损伤药酒 die da sun shang yao jiu

【英文名】Dei Da Sun Shang Wine

【组成】当归、五加皮、生地、破故纸、骨碎补、十大功劳、薏苡仁、紫荆皮、广木香、羌活、川芎、杜仲、莪术、桃仁、虎骨。(中医方剂大辞典)

跌打损伤酒 die da sun shang jiu

【英文名】Die Da Sun Shang Wine

【异名】跌打酒(中医方剂大辞典、全国中药成药处方集)

【组成】(1)麝香、乳香、自然铜、红花、当归尾、砂仁、三七、香附、蓬莪术、木通、锁阳、威灵仙、五加皮、桂枝、吴茱萸、杜仲、番木鳖、草乌、法半夏、朱砂、生地、川乌、干漆、赤芍、细辛、枳壳、苏木、羌活、独活、公丁香、大茴香、没药、首乌、川乌、紫花地丁、橘皮、蛰虫、青皮、松节、甘草、桃仁、海马、三棱、骨碎补、虎骨、补骨。(中医方剂大辞典)(2)柴胡、黄芩、五灵脂、桃仁、当归、赤芍、川芎、红花、苏木、续断、骨碎补、三棱、伏水、莪术。(中医方剂大辞典)(3)当归、苡米仁、羌活、杜仲、五加皮、骨碎补、桃仁、莪术、生地、紫荆皮、广木香、破故纸、川芎、十大功劳、虎胫骨。(中医方剂大辞典)

跌打损伤散 die da sun shang san

【英文名】Die Da Sun Shang Powder

【组成】当归、红花、骨碎补、苏木、儿茶、续断、自然铜、大黄、桃仁、阴行草、雄黄、栀子、白芷、威灵仙、冰片、方海、琥珀。(药品标准-中药成方制剂标准1997)

跌打损伤精 die da sun shang jing

【英文名】Die Dan Sun Shang Liniment

【组成】自然铜、马钱子、川乌、草乌、乳香、没药、红花、细辛、栀子、桂枝、血竭、田七、樟脑、冰片。(中成药研究1991,(5))

跌打损伤膏 die da sun shang gao
【英文名】Die Da Sun Shang Plaster
【组成】(1)当归、三棱、莪术、独活、白芷、川芎、羌活、杜仲、川牛膝、防风、肉桂、红花、续断、防已、五加皮、骨碎补、赤芍药、刘寄奴、秦艽、葱头、土鳖虫、头发。(中医方剂大辞典)(2)当归、川芎、白及、赤芍、大黄、苏木、血藤、郁金、良姜、刘寄奴、五加皮、青木香、羌活、姜黄、桑寄生、三棱、莪术、黄柏、血余、土鳖、红花、桃仁、川牛膝、玄胡、秦艽、防风、白鲜皮、大葱白。(中医方剂大辞典)(3)生地、薄荷、独活、赤芍、川芎、川羌、连翘、香附、荆芥、当归、防风、桃仁、米仁、青皮、加皮、丹皮、杜仲、川柏、玄胡、白芍、白芷、牛膝、红花、白鲜皮、木通、苏木、木瓜、甘草、厚朴、苏梗、枳实、枳壳、秦艽、川断、黄芪、甘松、三棱、山柰、玄参、刘寄奴、骨碎补、铅粉。(中医方剂大辞典)

跌打消炎膏 die da xiao yan gao
【英文名】Die Da Xiao Yan Plaster
【组成】大黄、生草乌、生南星、生半夏、生栀子、白芷、丹参、白蚤休、黄药片、荔枝草、樟脑、凡士林。(中国中药杂志 1991,16(12))

跌打散 die da san
【英文名】Die Da Powder
【组成】(1)羌活、独活、荆芥穗、薄荷、苍术、大黄、黄柏、当归尾、蒲黄、防风、白芷、刘寄奴、紫荆皮。(中医方剂大辞典)(2)石灰、血竭、松香、乳香、没药。(中医方剂大辞典)

跌打榜药酒 die da bang yao jiu
【英文名】Die Da Bang Wine
【组成】三七、无名异、土鳖虫、鸡骨香、泽兰、薄荷、木鳖子、荜澄茄、栀子、独角莲、三棱、草乌、洋金花、南刘寄奴、芥子、莪术、红花、姜黄、甘草、假蒟、山柰、徐长卿、重楼、油松节、大黄、朱砂根、虎杖、九里香、驳骨丹、大茶药、小罗伞、鹰不泊、两面针、肉桂、田基黄、乌药、韩信草、骨碎补。(药品标准－中药成方制剂标准 1997)

跌打膏 die da gao
【英文名】Die Da Plaster
【组成】乳香、没药、血竭、香油、三七、冰片、樟脑、东丹。(中医方剂大辞典)

跌打膏药 die da gao yao
【英文名】Die Da Emplastrum
【异名】五香膏(中医方剂大辞典、伤科汇纂)
【组成】(1)乳香、没药、血竭、冰片、樟脑、金不换、东丹、茶油清。(中医方剂大辞典)(2)川乌、草乌、三棱、蓬术、当归、生地、赤芍、大黄、川山甲、木鳖子、生南星、牙皂、密陀僧、铅粉、丁香、肉桂、乳香、没药、甘松、山奈、川芎、白芷、川柏、大茴。(中医方剂大辞典)

跌打镇痛膏 die da zhen tong gao
【英文名】Die Da Zhen Tong Plaster
【组成】土鳖虫、草乌、马钱子、大黄、降香、两面针、黄芩、黄柏、虎杖、冰片、薄荷油、樟脑、水杨酸甲酯、薄荷脑。(药品标准－中药成方制剂标准 1998)

跌伤灵贴膏 die shang ling tie gao
【英文名】Die Shang Ling Tie Plaster
【组成】运动创伤浸膏、乳香、没药、薄荷脑、樟脑、冰片、水杨酸甲酯。(药品标准－中药成方制剂标准 1998)

逼毒七宝散 bi du qi bao san
【英文名】Bi Du Qi Bao Powder
【组成】黄连、当归、赤芍药、蔓荆子、五倍子、乳香、轻粉。(中医方剂大辞典)

逼毒散 bi du san
【英文名】Bi Du Powder
【组成】(1)黄药子、白药子、赤小豆、雄黄。(中医方剂大辞典)(2)白芷、贝母、香附子末、甘草。(中医方剂大辞典)(3)甘草、苍术。(中医方剂大辞典)(4)当归、枳壳、甘草、白芷、贝母。(中医方剂大辞典)(5)苍术、甘草。(中医方剂大辞典)

逼瘟丹 bi wen dan
【英文名】Bi Wen Pellet
【组成】(1)生苍术、大黄、白芷、青蒿、红枣。(中医方剂大辞典)(2)广陵零香、小陵零香、苍术、茅香、藿香、香附子、山奈子、川芎、藁本、细辛、白芷、甘松、防风、远志、檀香、沉香、降真香、樟脑、乳香、辰砂、焰消、安息香、鬼箭草、大皂角。(中医方剂大辞典)

遂心丸 sui xin wan
【英文名】Sui Xin Pellet
【组成】煨甘遂、猪心血。(中医方剂大辞典)

遂心丹 sui xin dan
【英文名】Sui Xin Pill
【组成】甘遂。(中医方剂大辞典)

遂心正气丸 sui xin zheng qi wan
【英文名】Sui Xin Zheng Qi Pill
【组成】当归、白芍、柴胡、薄荷、紫苏、枳壳、厚朴、青皮、草蔻仁、制半夏、山楂、甘草、藿香、神曲、麦芽、槟榔、山栀仁、桔梗、青蒿、黄芩、钩藤、制军、天竺黄、香附。(中医方剂大辞典)

遂情汤 sui qing tang
【英文名】Sui Qing Decoction
【组成】香附、白芍、荆芥、麦冬、茯神、白术、生枣仁、人参、神曲、甘草、柴胡、白芥子。(中医方剂大辞典)

遂愈散 sui yu san
【英文名】Sui Yu Powder

【组成】滑石末、丁香、藿香末。(中医方剂大辞典)

遇仙丹 yu xian dan

【英文名】Yu Xian Pellet

【异名】一粒金丹(中医方剂大辞典、摄生众妙方);牛郎串(中医方剂大辞典、串雅内编)

【组成】(1)净红升、生石膏、水飞桃丹、银珠。(中医方剂大辞典)(2)黑丑、生大黄、牙皂、鸡心槟榔。(中医方剂大辞典)(3)生军、槟榔、三棱、莪术、黑丑、白丑、木香、甘草。(中医方剂大辞典)(4)白黑丑、槟榔、三棱、蓬术、牙皂。(中医方剂大辞典)(5)槟榔、木香、大皂角、黑丑。(中医方剂大辞典)(6)茵陈、槟榔、牙皂、三棱、莪术、枳壳、广木香、萝卜子、牵牛。(中医方剂大辞典)(7)绵纹大黄、连珠巴戟。(中医方剂大辞典)(8)黑丑、大黄、三棱、蓬术、牙皂、茵陈、枳壳、槟榔、木香。(中医方剂大辞典)(9)槟榔、牵牛末、大黄、三棱、莪术、木香。(中医方剂大辞典)(10)腽肭脐、阿芙蓉、片脑、朱砂、麝香、晚蚕蛾。(中医方剂大辞典)(11)白牵牛、白槟榔、茵陈、莪术、三棱、牙皂。(中医方剂大辞典)(12)牵牛、大腹子、锡灰、大黄、雷丸、青木香、鹤虱、干漆、皂角。(中医方剂大辞典)(13)陈皮、良姜、吴茱萸、石菖蒲、半夏、白姜、五灵脂、胡椒、斑蝥、巴豆。(中医方剂大辞典)(14)朱砂、雄黄、蓖麻、蛇蜕。(中医方剂大辞典)(15)人参、紫参、苦参、白僵蚕。(中医方剂大辞典)

遇仙方 yu xian fang

【英文名】Yu Xian Prescription

【组成】(1)老杉木。(中医方剂大辞典)(2)附子、川乌、当归、川芎、羌活、肉苁蓉、杜仲、黄芪、白蒺藜、白术、人参、川牛膝、防风、天麻、白茯苓、萆薢、狗脊、续断、独活、肉桂、赤芍、虎胫骨。(中医方剂大辞典)

遇仙无比丸 yu xian wu bi wan

【英文名】Yu Xian Wu Bi Pill

【组成】白术、槟榔、甘草、牵牛、郁李仁、密陀僧、斑蝥、防风。(中医方剂大辞典)

遇仙立效饮子 yu xian li xiao yin zi

【英文名】Yu Xian Li Xiao Powder

【异名】遇仙立效散(中医方剂大辞典、局方)

【组成】御米壳、川当归、甘草、赤芍药、酸榴皮、地榆。(中医方剂大辞典)

遇仙如意丸 yu xian ru yi wan

【英文名】Yu Xian Ru Yi Pill

【异名】遇仙如意丹(中医方剂大辞典、医统)

【组成】白茯苓、陈皮、青皮、丁香、木香、人参、白术、白豆蔻仁、缩砂仁、官桂、京三棱、石菖蒲、远志、广茂、干山药、甘草、香附子、牵牛头末。(中医方剂大辞典)

遇仙汤 yu xian tang

【英文名】Yu Xian Decoction

【组成】当归、桂心、白芷、甘草。(中医方剂大辞典)

遇仙补寿丹 yu xian bu shou dan

【英文名】Yu Xian Bu Shou Pellet

【组成】蝙蝠、紫黑桑椹、杜仲、童子发、天门冬、黄精、何首乌、熟地、川椒、枸杞、当归、旱莲草、秋石丹、玄胡索。(中医方剂大辞典)

遇仙膏 yu xian gao

【英文名】Yu Xian Unguentum

【组成】(1)当归、白芷、两头尖、穿山甲、巴豆、蓖麻子、土鳖、麻油、黄丹、乳香、没药、轻粉、血竭、麝香。(中医方剂大辞典)(2)豨莶草、海风藤、大半夏、蓖麻子、麻黄、川乌、草乌、南星、羌活、桂枝、独活、细辛、玄参、当归、荆芥、金银花。(中医方剂大辞典)(3)炉甘石、当归、乳香、轻粉、麝香、黄丹、乌鱼骨、硇砂、白丁香粉。(中医方剂大辞典)(4)川五灵脂、白芷、贝母、当归。(中医方剂大辞典)

遇明丸 yu ming wan

【英文名】Yu Ming Pill

【组成】皂角、何首乌、牵牛头末、薄荷叶。(中医方剂大辞典)

遇春仙 yu chun xian

【英文名】Yu Chun Xian

【组成】丁香、沉香、檀香、麝香、香附子。(中医方剂大辞典)

遍身生疮药酒 bian shen sheng chuang yao jiu

【英文名】Bian Shen Sheng Chuang Wine

【组成】虎骨、薏苡仁、当归、金银花、防风、白茯苓、连翘、怀生地、贝母、苍耳子、羌活、天花粉、白芍、海风藤、黄柏、茅苍术。(中医方剂大辞典)

遍身疼痛丸 bian shen teng tong wan

【英文名】Bian Shen Teng Tong Pill

【组成】全身当归、羌活、木香、木通、陈皮、青皮、枳壳、川芎、白术、肉桂、独活、香附、桔梗、沉香、枳实、甘草。(中医方剂大辞典)

遏水至奇汤 e shui zhi qi tang

【英文名】E Shui Zhi Qi Decoction

【组成】人参、莲子、白果、茯苓、甘草、车前子、肉桂、王不留行。(中医方剂大辞典)

遏火汤 e huo tang

【英文名】E Huo Decoction

【组成】人参、白术、生地、玄参、甘草、知母、天花粉、陈皮、神曲、丹皮。(中医方剂大辞典)

遏汗丸 e han wan

【英文名】E Han Pill

【组成】桑叶、熟地、北五味、麦冬。(中医方剂大辞典)

遏炎散 e yan san

【英文名】E Yan Powder

【组成】熟地、玄参、地骨皮、麦冬、北五味子、甘草、贝母、炒枣仁。(中医方剂大辞典)

遐龄颗粒 xia ling ke li

【英文名】Xia Ling Granule

【组成】三七、制何首乌、枸杞子、山楂、黄精、菟丝子、菊花、黑芝麻、楮实子、桑椹清膏。(药品标准-中药成方制剂标准1998)

道人开障散 dao ren kai zhang san

【英文名】Dao Ren Kai Zhang Powder

【组成】蛇蜕、蝉蜕、黄连、绿豆、甘草。(中医方剂大辞典)

道宁纯阳丹 dao ning chun yang dan

【英文名】Dao Ning Chun Yang Pellet

【组成】苍术、莲肉、大公猪肚、南星、大半夏、橘皮、谷芽、厚朴、白术、麦芽、甘草、人参、茯苓、白豆蔻、三棱、莪术、缩砂、荜澄茄、木香、丁香、沉香、粟米。(中医方剂大辞典)

道合汤 dao he tang

【英文名】Dao He Decoction

【组成】削术、甘草、白盐、椒子。(中医方剂大辞典)

遗山牢牙散 yi shan lao ya san

【英文名】Yi Shan Lao Ya Powder

【异名】牢牙散(中医方剂大辞典、普济方)

【组成】茯苓、石膏、龙骨、寒水石、白芷、细辛、石燕子。(中医方剂大辞典)

遗尿方 yi niao fang

【英文名】Yi Niao Prescription

【组成】党参、菟丝子、蚕茧、补骨脂、金樱子、覆盆子、炙甘草、桑螵蛸、黄芪。(新中医1983,(6))

遗尿合剂 yi niao he ji

【英文名】Yi Niao Mixture

【组成】党参、沙参、白术、生地、覆盆子、桑螵蛸、仙鹤草、当归、菖蒲、远志、五味子、生牡蛎。(上海中医药杂志1989,(7))

遗尿灵 yi niao ling

【英文名】Yi Niao Ling Medicinal Instant Granule

【组成】桑螵蛸、菟丝子、覆盆子、石菖蒲、川芎、金樱子、黄芪。(中医杂志1985,26(6))

遗尿灵汤 yi niao ling tang

【英文名】Yi Niao Ling Decoction

【组成】黄芪、当归、附子、五味子、山药、黄芩、木通、陈皮、炙甘草。(实用中西医结合杂志1993,6(1))

遗尿停 yi niao ting

【英文名】Yi Niao Ting Capsule

【组成】黄芪、炙麻黄、家韭子、菟丝子、五味子、桑螵蛸、生栀子。(中医杂志1993,34(7))

遗尿停胶囊 yi niao ting jiao nang

【英文名】Yi Niao Ting Capsule

【组成】文冠果子仁霜。((98)卫药试字Z-004号)

遗尿散 yi niao san

【英文名】Yi Niao Powder

【组成】麻黄、五味子、菟丝子、益智仁。(中医杂志1990,31(11))

遗忘双痊丹 yi wang shuang quan dan

【英文名】Yi Wang Shuang Quan Pellet

【组成】人参、莲须、芡实、山药、麦冬、五味子、生枣仁、远志、菖蒲、当归、柏子仁、熟地、山茱萸。(中医方剂大辞典)

遗花散 yi hua san

【英文名】Yi Hua Powder

【组成】轻粉、飞东丹、牙皂。(中医方剂大辞典)

遗溺汤 yi ni tang

【英文名】Yi Ni Decoction

【组成】黄芪、白术、干姜、益智、五味、升麻、柴胡、山药。(中医方剂大辞典)

遗粮清髓汤 yi liang qing sui tang

【英文名】Yi Liang Qing Sui Decoction

【组成】仙遗粮、炙皂荚、生槐蕊、当归、赤芍、白鲜皮、威灵仙、大风藤、忍冬藤、薏仁、花粉、山甲、蜂房、荆芥、刺蒺藜、粉萆薢。(中医方剂大辞典)

遗精丸 yi jing wan

【英文名】Yi Jing Pill

【组成】熟地炭、白芍、沙蒺藜、制首乌、杜仲、旱莲草、党参、山药、丹参、金樱子、五倍子、桑螵蛸、莲须、赤石脂、明矾、牡蛎粉、乌贼骨、煅龙骨、韭菜子。(中医方剂大辞典)

酥料 su liao

【英文名】Su Powder

【组成】蟾酥、雄黄、乳香、没药、枯矾、铜绿、寒水石、胆矾、朱砂、麝香、轻粉、蜗牛。(中医方剂大辞典)

酥粥 su zhou

【英文名】Su Gruel

【组成】真酥、滑石、白茯苓、葱白、生姜。(中医方剂大辞典)

酥雄丹 su xiong dan

【英文名】Su Xiong Pellet

【组成】上朱砂、真茅苍术、母丁香、明雄黄、真蟾酥。(中医方剂大辞典)

酥雄救命丹 su xiong jiu ming dan

【英文名】Su Xiong Jiu Ming Pellet

【组成】真蟾酥、明雄黄。(中医方剂大辞典)

酥蒜煎 su suan jian

【英文名】Su Suan Decoction

【组成】酥、蒜。(中医方剂大辞典)

酥膏 su gao

【英文名】Su Ointment

【组成】真牛酥、秋葵子、白蜜、滑石、瞿麦、大豆黄卷。(中医方剂大辞典)

酥蜜粥 su mi zhou

【英文名】Su Mi Gruel

【组成】酥油、蜂蜜、粳米。(中医方剂大辞典)

酥蜜煎 su mi jian

【英文名】Su Mi Decoction

【组成】(1)酥油、白蜜、姜汁。(中医方剂大辞典)(2)藕汁、白蜜、生地黄汁。(中医方剂大辞典)(3)酥、蜜、大青。(中医方剂大辞典)(4)酥、蜜。(中医方剂大辞典)(5)酥、白蜜、芒硝。(中医方剂大辞典)

酥蜜膏 su mi gao

【英文名】Su Mi Ointment

【组成】生地黄汁、黑饧、白蜜、白糖、生姜汁、酥、川升麻、鹿角胶、杏仁。(中医方剂大辞典)

酥蜜膏酒 su mi gao jiu

【英文名】Su Mi Ointment Wine

【异名】酥蜜膏(《外台》卷十引《删繁方》)

【组成】酥、崖蜜、饴糖、生姜汁、生百部汁、大枣肉、杏仁、柑皮。(中医方剂大辞典)

释担汤 shi dan tang

【英文名】Shi Dan Decoction

【组成】金银花、土茯苓、漏芦、当归、大枣。(中医方剂大辞典)

释绊汤 shi ban tang

【英文名】Shi Ban Decoction

【组成】金银花、生黄芪、人参、白术、生甘草、桔梗、天花粉、当归、桂枝、生姜。(中医方剂大辞典)

释眉丹 shi mei dan

【英文名】Shi Mei Pellet

【组成】黄连、皂矾、轻粉、冰片。(中医方剂大辞典)

释项饮 shi xiang yin

【英文名】Shi Xiang Decoction

【组成】白芷、葛根、柴胡、川芎、桔梗、生甘草、山豆根、麦冬、天冬、紫苏、紫花地丁、天花粉、蒲公英。(中医方剂大辞典)

释惊汤 shi jing tang

【英文名】Shi Jing Decoction

【组成】白芍、当归、青木香、大黄、枳实、白芥子、茯苓、枳壳、甘草、麦芽、山楂。(中医方剂大辞典)

释麻丸 shi ma wan

【英文名】Shi Ma Pill

【组成】白术、广皮、山楂、川连、炙甘草、黄芩、木香、枳实、苍术、茯苓、人参、半夏、当归、白芍、经霜桑叶。(中医方剂大辞典)

释麻汤 shi ma tang

【英文名】Shi Ma Decoction

【组成】人参、当归、黄芪、茯苓、半夏、白芥子、陈皮、白术、甘草、附子、柴胡。(中医方剂大辞典)

释痛汤 shi tong tang

【英文名】Shi Tong Decoction

【组成】人参、黄芪、白术、茯苓、生地、麦冬、当归、玄参、甘草。(中医方剂大辞典)

释疑汤 shi yi tang

【英文名】Shi Yi Decoction

【组成】人参、巴戟天、茯苓、白术、白薇、甘草、使君子、砂仁、肉桂、广木香、菖蒲。(中医方剂大辞典)

释擎汤 shi qing tang

【英文名】Shi Qing Decoction

【组成】(1)金银花、当归、玄参、生地黄、紫花地丁、贝母、天花粉、桂枝。(中医方剂大辞典)(2)玄参、生地、金银花、当归、紫花地丁、贝母。(中医方剂大辞典)

释躁汤 shi zao tang

【英文名】Shi Zao Decoction

【组成】玄参、荆芥、天花粉、甘草、陈皮、茯苓、菖蒲、附子。(中医方剂大辞典)

铺脐药饼 pu qi yao bing

【英文名】Pu Qi Yao Bing Emplastrum

【组成】(1)真轻粉、巴豆、生硫黄。(中医方剂大辞典)(2)商陆根。(中医方剂大辞典)

锁阳丸 suo yang wan

【英文名】Suo Yang Pill

【异名】固精丸(中医方剂大辞典、全国中药成药处方集)

【组成】(1)锁阳、龙骨、牡蛎、芡实、桑螵蛸、熟地、山萸肉、山药、茯苓、泽泻、丹皮、莲须、枣仁、远志、柏子仁。(中医方剂大辞典)(2)芡实、桑螵蛸、牡蛎、锁阳、云苓、莲须、龙骨、丹皮、鹿角霜、山药、山萸、泽泻、柏子仁。(中医方剂大辞典)(3)龟版、知母、黄柏、虎骨、牛膝、杜仲、锁阳、破故纸、续断、当归、地黄。(中医方剂大辞典)

锁阳丹 suo yang dan

【英文名】Suo Yang Pellet

【组成】(1)白茯苓、木馒头和皮子。(中医方剂大辞典)(2)桑螵蛸、龙骨、白茯苓。(中医方剂大辞典)

锁阳补肾胶囊 suo yang bu shen jiao nang

【英文名】Suo Yang Bu Shen Capsule

【组成】锁阳、仙茅、巴戟天、当归、蛇床子、肉苁蓉、韭莱子、五味子、红参、牛鞭、狗肾、鹿茸、黑顺片、肉桂、小茴香、阳起石、花椒、菟丝子、杜仲、沙苑子、党参、山茱萸、淫羊藿、黄芪、山药、熟地黄、补骨脂、枸杞子、覆盆子、远志、莲须、金樱子、泽泻。(药品标准－中药成方制剂标准 1997)

锁阳固精丸 suo yang gu jing wan

【英文名】Suo Yang Gu Jing Pill

【组成】(1)鹿角霜、龙骨、牡蛎、芡实、韭菜子、锁阳、菟丝子、莲子肉、牛膝、补骨脂、青盐、杜仲、苁蓉、大茴香、莲须、巴戟天、熟地、山药、山茱萸、茯苓、丹皮、泽泻、知母、黄柏。(北京市中药成方选集)(2)黄柏、知母、煅牡蛎、芡实、莲须、煅龙骨、锁阳、山萸肉、茯苓、远志肉。(《全国中药成药处方集》(天津方))(3)沙苑蒺藜、山萸、芡实、莲须、覆盆子、菟丝子、枸杞、续断。(《仙拈集》卷三引高仲白方)(4)熟地、山萸肉、川黄柏、山药、菟丝子、建泽泻、锁阳、枸杞子、白茯苓、莲须、巴戟天、牡丹皮、枣仁、故纸。(《全国中药成药处方集》(禹县方))(5)党参、肉桂、炙黄耆、破故纸、杜仲、小茴香、巴戟、山药、锁阳、菟丝子、枸杞、核桃仁、龙骨、牡蛎。(《全国中药成药处方集》(大同方))(6)芡实、莲须、山茱萸、桑螵蛸、龙骨、泽泻、牡蛎、丹皮、柏子仁、锁阳、鹿角霜、茯苓、怀山药。(《全国中药成药处方集》(南昌方))

锁匙散 suo shi san

【英文名】Suo Shi Powder

【组成】梅片、焰消。(中医方剂大辞典)

锁精丸 suo jing wan

【英文名】Suo Jing Pill

【组成】(1)菟丝子、牡蛎、金樱子、茯苓。(中医方剂大辞典)(2)山药、杞子、五味、萸肉、锁阳、黄柏、知母、党参、黄芪、石莲、海蛤粉、白术。(中医方剂大辞典)(3)补骨脂、白茯苓、五味子、青盐。(中医方剂大辞典)(4)川独活、川续断、谷精草、石莲肉、生鸡头、莲心、干菱米、川楝子、金樱子、紧龙骨、白茯苓、木猪苓、小茴香、藕节。(中医方剂大辞典)(5)破故纸、青盐、白茯苓。(中医方剂大辞典)

锁精丹 suo jing dan

【英文名】Suo Jing Pellet

【组成】龙骨、莲心、半夏、木猪苓。(《续易简》卷三)

锄种汤 chu zhong tang

【英文名】Chu Zhong Decoction

【组成】楝树根、槟榔、厚朴、炒栀子、百部、白术、茯苓、使君子肉。(中医方剂大辞典)

锅粑散 guo ba san

【英文名】Guo Ba Powder

【组成】干饭锅粑、松花、腊肉骨头。(中医方剂大辞典)

锅焦丸 guo jiao wan

【英文名】Guo Jiao Pill

【异名】锅宜丸(中医方剂大辞典、中国医学大辞典)

【组成】锅焦、神曲、山楂、莲肉、砂仁、鸡肫皮。(中医方剂大辞典)

锈刀散 xiu dao san

【英文名】Xiu Dao Powder

【组成】生锈刀。(中医方剂大辞典)

锉散 cuo san

【英文名】Cuo Powder

【组成】(1)天仙藤、青蒿子、桑白皮、香附子、荆芥穗、前胡、柴胡、桔梗、麻黄、苍术、干葛、陈橘皮、茴香、秦艽、川芎、白芍药、藁本、黄芪、半夏、川羌活、甘草、肉桂、白芷、厚朴。(中医方剂大辞典)(2)防风、枳壳、黄芪、竹叶、甘草。(中医方剂大辞典)

阑尾1号 lan wei yi hao

【英文名】Lan Wei No.1 Prescription

【组成】红藤、地丁草、川楝子。(中医方剂大辞典)

阑尾2号 lan wei er hao

【英文名】Lan Wei No.2 Prescription

【组成】红藤、三颗针、大黄、丹皮、川楝子、芒硝。(中医方剂大辞典)

阑尾3号 lan wei san hao

【英文名】Lan Wei No.3 Prescription

【组成】红藤、丹皮、皂角刺、炙山甲、银花、桃仁、川楝子。(中医方剂大辞典)

阑尾一号消炎片 lan wei yi hao xiao yan pian

【英文名】Lan Wei No.1 Xiao Yan Tablet

【组成】金银花、大青叶、败酱草、蒲公英、川楝子、生大黄、木香、冬瓜仁、桃仁、赤芍、黄芩、滑石粉、红藤。(中医方剂大辞典)

阑尾二号消炎片 lan wei er hao xiao yan pian

【英文名】Lan Wei No.2 Xiao Yan Tablet

【组成】蒲公英、厚朴、皂角刺、大黄、硬脂酸镁、淀粉。(中医方剂大辞典)

阑尾化瘀汤 lan wei hua yu tang

【英文名】Lan Wei Hua Yu Decoction

【组成】川楝子、金银花、延胡索、牡丹皮、桃仁、大黄、木香。(中医方剂大辞典)

阑尾防发丸 lan wei fang fa wan

【英文名】Lan Wei Fang Fa Pill

【组成】白花蛇舌草、蒲公英、红藤、红花、泽兰、火硝、芒硝、生甘草。(中医杂志 1937,(11))

阑尾灵颗粒 lan wei ling ke li

【英文名】Lan Wei Ling Granule

【组成】金银花、薄公英、败酱草、牡丹皮、赤芍、川楝子、大黄、桃仁、木香。(药品标准－中药成方制剂

标准 1998)

阑尾炎合剂 lan wei yan he ji

【英文名】Lan Wei Yan Mixture

【组成】金银花、蒲公英、败酱草、连翘、白花蛇舌草、冬瓜仁、赤芍、大黄、桃仁、川楝子、木香。(中医方剂大辞典)

阑尾炎汤 lan wei yan tang

【英文名】Lan Wei Yan Decoction

【组成】大黄、丹皮、冬瓜子、桃仁、元明粉、丹参、杭白芍、柴胡、金银花、连翘、败酱草、薏苡仁。(中医方剂大辞典)

阑尾消炎丸 lan wei xiao yan wan

【英文名】Lan Wei Xiao Yan Pill

【组成】金银花、大青叶、败酱草、蒲公英、鸡血藤、川楝子、大黄、木香、冬瓜子、桃仁、赤芍、黄芩。(中医方剂大辞典)

阑尾消炎片 lan wei xiao yan pian

【英文名】Lan Wei Xiao Yan Tablet

【组成】金银花、大青叶、败酱草、蒲公英、大血藤、川楝子、大黄、木香、冬瓜子、桃仁、赤芍、黄芩。(药品标准－中药成方制剂标准 1990)

阑尾清化汤 lan wei qing hua tang

【英文名】Lan Wei Qing Hua Decoction

【组成】银花、蒲公英、丹皮、大黄、川楝子、赤芍、桃仁、生甘草。(中医方剂大辞典)

阑尾清解汤 lan wei qing jie tang

【英文名】Lan Wei Qing Jie Decoction

【组成】金银花、大黄、蒲公英、冬瓜仁、牡丹皮、川楝子、生甘草、木香。(中医方剂大辞典)

阑尾糖浆 lan wei tang jiang

【英文名】Lan Wei Syrup

【组成】虎杖、蒲公英、白花蛇舌草、生大黄、糖。(新医药学杂志 1976,(6))

隔竹煮粥 ge zhu zhu zhou

【英文名】Ge Zhu Zhu Gruel

【组成】糯米、白蜡。(中医方剂大辞典)

隔纸白玉膏 ge zhi bai yu gao

【英文名】Ge Zhi Bai Yu Plaster

【组成】雄猪油、黄蜡、白蜡、蓖麻子仁、麻油、鸡子油、铅粉、乳香末、轻粉、冰片。(中医方剂大辞典)

隔纸拔毒生肌神膏 ge zhi ba du sheng ji shen gao

【英文名】Ge Zhi Ba Du Sheng Ji Shen Plaster

【组成】金银花、净青黛、制甘石、提白蜡、上宫粉、真血结。(中医方剂大辞典)

隔纸膏 ge zhi gao

【英文名】Ge Zhi Plaster

【组成】(1)乳香、没药、血竭、轻粉、银珠、铅粉、朱砂、冰片、石钟乳。(中医方剂大辞典)(2)香油、铜绿、黄蜡。(中医方剂大辞典)(3)明矾、胡椒、川椒、皮消、淮盐砖、白占。(中医方剂大辞典)(4)白蜡、甘石、银朱、铜绿、枯矾、大梅片。(中医方剂大辞典)(5)炙乳没、水连、川柏、湘黄、青黛。(中医方剂大辞典)(6)雄猪油、劈毒立消丹、麻油、飞丹。(中医方剂大辞典)(7)无名异、龙骨、血竭、乳香、没药、雄黄、牛黄、阿胶、海螵蛸、赤石脂、郁金、黄柏、黄丹、轻粉。(中医方剂大辞典)(8)松香、黄柏末、轻粉。(中医方剂大辞典)(9)乳香、没药、铜绿、儿茶、龙骨、雄黄、轻粉、芦荟、山甲、蜈蚣、黄柏、冰片。(中医方剂大辞典)(10)龙骨、铅粉、铅丹。(中医方剂大辞典)(11)枯矾、密陀僧、龙骨、黄丹。(中医方剂大辞典)(12)乳香、没药、无名异、血竭、轻粉、百草霜、万年灰、龙脑。(中医方剂大辞典)(13)龙骨、血竭、轻粉、冰片、阿魏、乳香、没药、麝香、黄丹、生芝麻、香油。(中医方剂大辞典)(14)净猪油、黄占、白占、轻粉、黄柏、珍珠、官粉、赤石脂。(中医方剂大辞典)(15)黄香、轻粉、银朱、冰片。(中医方剂大辞典)(16)当归、白芷、黄连、五倍子、雄黄、没药、海螵蛸、血竭、白及、白蔹、黄柏、厚朴、黄丹、乳香、轻粉。(中医方剂大辞典)(17)鸡屎、松香、百草霜、雄黄、枯矾。(中医方剂大辞典)(18)面粉、白蜡、黄蜡、冰片。(中医方剂大辞典)(19)自然铜、乳香、没药、血竭、黄蜡、铜青、细芽茶、黄柏末。(中医方剂大辞典)(20)黄柏、飞丹、轻粉、面粉黄柏、飞丹、轻粉、面粉。(中医方剂大辞典)(21)黄芪、轻粉、乳香、没药、血竭、银朱、铜录。(中医方剂大辞典)(22)蕲艾、飞丹、韶粉。(中医方剂大辞典)(23)煅石膏、枯白矾。(中医方剂大辞典)

隔纸膏药 ge zhi gao yao

【英文名】Ge Zhi Plaster

【组成】桐油、黄蜡、白蜡、象皮末、轻粉。(中医方剂大辞典)

隔毒丸 ge du wan

【英文名】Ge Du Pill

【组成】郁李仁、黑牵牛、大戟、甘遂、牛黄、乳香、麝香、龙脑。(中医方剂大辞典)

隔药灸脐散 ge yao jiu qi san

【英文名】Ge Yao Jiu Qi Powder

【组成】细辛、丁香、肉桂、吴茱萸。(辽宁中医杂志 1989,(10))

隔壁膏 ge bi gao

【英文名】Ge Bi Plaster

【组成】老杉木节。(中医方剂大辞典)

隔臁膏 ge lian gao

【英文名】Ge Lian Plaster

【异名】隔纸膏(中医方剂大辞典、准绳.疡医)
【组成】当归、白芷、五倍子、黄连、雄黄、乳香、没药、海螵蛸、血竭、黄柏、白蔹、白及、厚朴、黄丹、轻粉木合。(中医方剂大辞典)

雁肪汤 yan fang tang
【英文名】Yan Fang Decoction
【组成】雁肪、甘草、当归、桂心、芍药、人参、石膏、桃仁、大枣、大黄。(中医方剂大辞典)

雁脂酒 yan zhi jiu
【英文名】Yan Zhi Wine
【组成】雁脂。(中医方剂大辞典)

雁膀汤 yan pang tang
【英文名】Yan Pang Decoction
【组成】雁膀、甘草、当归、大枣、赤芍药、人参、石膏、桂心、川大黄、枳实、桃仁。(中医方剂大辞典)

雄及散 xiong ji san
【英文名】Xiong Ji Powder
【组成】雄精、白及、血竭、大雄蜒蚰。(中医方剂大辞典)

雄仙丹 xiong xian dan
【英文名】Xiong Xian Pellet
【组成】雄雀、白花蛇、乌蛇、肉桂、川芎、当归、萆薢、藿香叶、天南星、蔓荆子、槟榔、菊花、牛膝、犀角屑、白附子、全蝎、白僵蚕、真珠末、朱砂、龙脑、麝香、地龙、防己、蝉蜕、天麻、牛蒡子、人参、防风、藁本、独活、白茯苓、羌活、麻黄、干姜、踯躅花、香白芷。(中医方剂大辞典)

雄半丸 xiong ban wan
【英文名】Xiong Ban Pill
【组成】雄黄、巴豆、半夏。(中医方剂大辞典)

雄白散 xiong bai san
【英文名】Xiong Bai Powder
【组成】雄黄、松香、明矾、枯矾、黄丹。(新中医 1992,(8))

雄白醋糊剂 xiong bai cu hu ji
【英文名】Xiong Bai Cu Paste
【组成】雄黄、白及粉。(中医方剂大辞典)

雄朱丸 xiong zhu wan
【英文名】Xiong Zhu Pill
【组成】(1)牛胆南星、天花粉、薄荷、荆芥、防风、羌活、天麻、朱砂、雄黄、麝香。(中医方剂大辞典)(2)雄朱、朱砂、天麻、大天南星、白附子、白僵蚕、狼毒、桂、槟榔、南木香、白花蛇、乌蛇、蝎梢、大川乌头、麝香、龙脑。(中医方剂大辞典)(3)朱砂、雄黄、白附子。(中医方剂大辞典)(4)天麻、防风、全蝎、僵蚕、甘草、牛黄、麝、雄黄、朱砂。(中医方剂大辞典)(5)雄黄、朱砂、龙脑、麝香、白僵蚕、白附子、天南星、乌蛇。(中医方剂大辞典)

雄朱丹 xiong zhu dan
【英文名】Xiong Zhu Pellet
【异名】雄黄丹砂丸(中医方剂大辞典、圣惠)
【组成】(1)雄黄、朱砂、麝、腻粉、白附子、半夏、天南星、川乌头、附子、干蝎、羌活、天麻、川芎、肉桂、白僵蚕、木香、白鲜皮、乌蛇、花蛇、巴豆。(中医方剂大辞典)(2)雄黄、朱砂、天麻、白花蛇、乌蛇、肉桂、芎䓖、蔓荆子、白僵蚕、牛膝、萆薢、羚羊角屑、白附子、槟榔、天南星、当归、藿香、甘菊花、地龙、干姜、羌活、独活、人参、麻黄、天雄、踯躅、防风、汉防己、白芷、白茯苓、藁本、干蝎、蝉壳、牛蒡子、龙脑、麝香。(中医方剂大辞典)(3)雄黄、朱砂、水银、雌黄、黑铅。(中医方剂大辞典)(4)大黑豆。(中医方剂大辞典)(5)朱砂、雄黄、附子、胡椒、官桂、赤石脂、木香、沉香、荜茇、丁香、白术、乳香。(中医方剂大辞典)(6)雄黄、朱砂。(中医方剂大辞典)

雄朱散 xiong zhu san
【英文名】Xiong Zhu Powder
【组成】(1)石膏、雄黄、牙硝、天竺黄、甘草末、脑子。(中医方剂大辞典)(2)雄黄、乳香、白矾。(中医方剂大辞典)(3)雄黄、朱砂、龙齿、桔梗、羌活、当归、升麻、川乌、川芎、犀角、芍药、鬼箭羽、白僵蚕、白术、南星、山栀子、陈皮、木香、黄芩、虎胫骨、紫苏子、莽草、枳壳、麻黄、蜈蚣、槟榔、干蝎。(中医方剂大辞典)(4)雄黄、朱砂。(中医方剂大辞典)(5)雄黄、朱砂、川乌、草乌、天麻、半夏、南星。(中医方剂大辞典)(6)雄黄、朱砂、滑石、阿魏、雌黄、雷丸、藜芦、硫黄、生犀角屑、芫青虫、斑猫虫、黑皂荚刺。(中医方剂大辞典)(7)牛黄、雄黄、大朱砂。(中医方剂大辞典)

雄朱膏 xiong zhu gao
【英文名】Xiong Zhu Ointment
【组成】丹砂、马牙硝、龙脑、甘草、牛黄、麝香、雄黄、寒水石。(中医方剂大辞典)

雄朱蝎附散 xiong zhu xie fu san
【英文名】Xiong Zhu Xie Fu Powder
【组成】白芷、藁本、僵蚕、川乌、麻黄、南星、白附子、防风、雄黄、辰砂、蝎梢。(中医方剂大辞典)

雄灵散 xiong ling san
【英文名】Xiong Ling Powder
【组成】雄黄、五灵脂。(中医方剂大辞典)

雄豆丸 xiong dou wan
【英文名】Xiong Dou Pill
【组成】雄黄、巴豆、鬼臼、莽草、丹砂、獭肝、蜥蜴、蜈蚣。(中医方剂大辞典)

雄豆散 xiong dou san
【英文名】Xiong Dou Powder

【组成】雄黑豆。(中医方剂大辞典)

雄辛散 xiong xin san

【英文名】Xiong Xin Powder

【组成】细辛、荜茇、雄黄、麝香。(中医方剂大辞典)

雄附汤 xiong fu tang

【英文名】Xiong Fu Decoction

【组成】天雄、附子、绵黄芪、新罗参、白术、白茯苓、白芍药、肉豆蔻、木香、丁香、川白姜、甘草、沉香、诃子。(中医方剂大辞典)

雄附醒风汤 xiong fu xing feng tang

【英文名】Xiong Fu Xing Feng Decoction

【组成】附子、天雄、南星、蝎梢。(中医方剂大辞典)

雄鸡马兰汤 xiong ji ma lan tang

【英文名】Xiong Ji Ma Lan Decoction

【组成】雄鸡、马兰。(中医方剂大辞典)

雄鸡汤 xiong ji tang

【英文名】Xiong Ji Decoction

【异名】保胎雄鸡汤(中医方剂大辞典、千金)

【组成】雄鸡、甘草、人参、茯苓、阿胶、黄芩、白术、麦门冬、芍药、大枣、生姜。(中医方剂大辞典)

雄鸡肝桂心方 xiong gj gan gui xin fang

【英文名】Xiong Gi Gan Gui Xin Prescription

【组成】雄鸡肝、桂心。(中医方剂大辞典)

雄鸡酒 xiong ji jiu

【英文名】Xiong Ji Wine

【组成】雄鸡。(中医方剂大辞典)

雄松散 xiong song san

【英文名】Xiong Song Powder

【组成】雄黄、甘草、甘松、木香、大黄、丁香、巴豆。(中医方剂大辞典)

雄矾丸 xiong fan wan

【英文名】Xiong Fan Pill

【组成】黄蜡、白矾、雄黄。(中医方剂大辞典)

雄矾瓜蒂散 xiong fan gua di san

【英文名】Xiaong Fan Gua Di Powder

【组成】雄黄、明矾、苦瓜蒂。(中医方剂大辞典)

雄矾散 xiong fan san

【英文名】Xiong Fan Powder

【组成】(1)雄黄、瓜蒂、明矾、绿矾、细辛、麝香。(中医方剂大辞典)(2)雄黄、矾。(中医方剂大辞典)(3)白矾、雄黄、乳香、五倍子末、腻粉。(中医方剂大辞典)

雄姜散 xiong jiang san

【英文名】Xiong Jiang Powder

【组成】干姜、雄黄。(中医方剂大辞典)

雄狮丸 xiong shi wan

【英文名】Xiong Shi Pill

【组成】人参、鹿茸、仙灵脾、巴戟天、淫羊藿、蚕娥、蟾酥等。(《四川省药品标准》(1993年))

雄砂丸 xiong sha wan

【英文名】Xiong Sha Pill

【组成】鹤虱、芜荑、干漆、直僵蚕、贯众、酸石榴根皮、朱砂、雄黄、雷丸、甘遂。(中医方剂大辞典)

雄胆散 xiong dan san

【英文名】Xiong Dan Powder

【组成】黄芩、黄连、栀仁、制梅干、青黛、雄黄、硼砂、鸡内金、人中白、枯矾。(中医方剂大辞典)

雄轻散 xiong qing san

【英文名】Xiong Qing Powder

【组成】雄黄、轻粉、杏仁。(中医方剂大辞典)

雄殊丸 xiong shu wan

【英文名】Xiong Shu Pill

【组成】牛黄、真珠、丁头代赭石、白僵蚕、蕤仁、雄黄。(中医方剂大辞典)

雄珠散 xiong zhu san

【英文名】Xiong Zhu Powder

【组成】朱砂、雄黄、真珠、硼砂、水银、铅、全蝎、白附子、脑、麝。(中医方剂大辞典)

雄脑散 xiong nao san

【英文名】Xiong Nao Powder

【组成】樟脑、腰黄。(中医方剂大辞典)

雄鸭酒 xiong ya jiu

【英文名】Xiong Ya Wine

【组成】鸭、南苍术、防风、荆芥、雄黄、砂仁、广木香、米仁。(中医方剂大辞典)

雄猪肚丸 xiong zhu du wan

【英文名】Xiong Zhu Du Pill

【组成】白术、莲子、雄猪肚。(中医方剂大辞典)

雄硇散 xiong nao san

【英文名】Xiong Nao Powder

【组成】硇砂、雄黄、冰片。(内蒙古中医药 1990,9(3))

雄绿散 xiong lv san

【英文名】Xiong Lv Powder

【组成】雄黄、铜绿。(中医方剂大辞典)

雄蛇散 xiong she san

【英文名】Xiong She Powder

【组成】雄黄、蛇蜕。(中医方剂大辞典)

雄蛎散 xiong li san

【英文名】Xiong Li Powder

【组成】牡蛎、明雄。(中医方剂大辞典)

雄雀粪散 xiong que fen san

【英文名】Xiong Que Fen Powder

【组成】雄雀粪。(中医方剂大辞典)

雄黄丸 xiong huang wan

【英文名】Xiong Huang Pill

【异名】雄麝丸(中医方剂大辞典、圣惠);雄雌丸(中医方剂大辞典、范汪方);万病丸(中医方剂大辞典、小品方);六珍丹(中医方剂大辞典、普济方)

【组成】(1)雄黄、野狐肝、阿魏、朱砂、猢狲头骨、天灵盖、麝香。(中医方剂大辞典)(2)雄黄、硫黄、朱砂、麝香、阿魏、桂心、干姜、巴豆。(中医方剂大辞典)(3)雄黄、雌黄、代赭、朱砂、虾蟆、麝香、天灵盖、巴豆、青黛。(中医方剂大辞典)(4)雄黄、牛黄、龙脑、麝香、白僵蚕、天南星、白花蛇、天麻、白附子、天雄、干蝎、半夏、蝉壳、独活、腻粉、犀角屑、槐胶、芎䓖。(中医方剂大辞典)(5)雄黄、炼成松脂。(中医方剂大辞典)(6)雄黄、麝香、天麻、桂心、当归、干蝎、石菖蒲、乌蛇、天南星、白僵蚕、附子、牛膝。(中医方剂大辞典)(7)雄黄、麝香、天麻、乌蛇、天雄、当归、川乌头、芎䓖、五灵脂、独活、虎胫骨、天南星、败龟、干蝎、白僵蚕、安息香、桂心。(中医方剂大辞典)(8)雄黄、龙齿、铁粉、黄丹。(中医方剂大辞典)(9)雄黄、牛黄、麝香、白附子、蜣螂、天麻、白僵蚕、天南星、白花蛇肉。(中医方剂大辞典)(10)雄黄、人参、安息香、川椒、川大黄、铁粉、沉香、防风、薯蓣、附子、白茯苓、朱砂。(中医方剂大辞典)(11)雄黄、朱砂、雌黄、苍术、虎头骨、鬼督邮、鬼箭羽、鬼臼、羚羊角屑、马蹄、川乌头、天雄、芜荑、菖蒲、皂荚、芎䓖、麝香。(中医方剂大辞典)(12)雄黄、赤小豆、丹参、鬼箭羽。(中医方剂大辞典)(13)雄黄、朱砂、黄丹、巴豆、麝香。(中医方剂大辞典)(14)雄黄、丹砂、赤石脂。(中医方剂大辞典)(15)明雄、丹参、赤小豆、鬼箭羽。(中医方剂大辞典)(16)明雄黄。(中医方剂大辞典)(17)明雄黄、鬼臼、丹砂、元胡索、川芎、半夏、麝香。(中医方剂大辞典)(18)巴豆、麝香、全蝎、牙皂、雄黄、大黄、郁金。(中医方剂大辞典)(19)雄黄、半夏、神曲、白曲、巴霜。(中医方剂大辞典)(20)全蝎、雄黄、盆硝、乳香、没药、薄荷、川芎、冰片。(中医方剂大辞典)(21)雄黄、郁金、巴豆、麝香、皂角、全蝎。(中医方剂大辞典)(22)雄黄、信石、半夏、白矾、巴豆。(中医方剂大辞典)(23)雄黄、巴豆。(中医方剂大辞典)(24)雄黄、雌黄、丹砂、野丈人、徐长卿、大黄、羚羊角、麝。(中医方剂大辞典)(25)雄黄、雌黄、曾青、鬼臼、珍珠、丹砂、虎头骨、桔梗、白术、女青、芎䓖、白芷、鬼督邮、芜荑、鬼箭羽、藜芦、菖蒲、皂荚。(中医方剂大辞典)(26)雄黄、麝香。(中医方剂大辞典)(27)雄黄、朱砂、藜芦、马目毒公、皂荚、莽草、巴豆。(中医方剂大辞典)(28)雄黄、巴豆、莽草、鬼臼、蜈蚣。(中医方剂大辞典)(29)铅丹、真珠、雄黄、水银、雌黄、丹砂。(中医方剂大辞典)(30)雄黄、麝香、甘遂、芫花、人参。(中医方剂大辞典)(31)雄黄、大蒜。(中医方剂大辞典)(32)雄黄、黄连、木香、麝香。(中医方剂大辞典)(33)雄黄、干姜。(中医方剂大辞典)(34)雄黄、虎脂、砒霜、天灵盖、猢狲头骨、朱砂、安息香、公鼠粪、白芥子、黄丹、绿豆粉。(中医方剂大辞典)(35)雄黄、雌黄、珍珠末、丹砂、水银、铅丹。(中医方剂大辞典)(36)郁金、雄黄、大戟、芒硝、巴豆。(中医方剂大辞典)(37)雄黄、兔粪、天灵盖、鳖甲、木香、轻粉。(中医方剂大辞典)(38)瓜蒂、明矾、华阴细辛、雄黄。(中医方剂大辞典)(39)雄黄、白矾、木香、生葶苈子、马兜铃、鸡内金、淡豆豉、信砒。(中医方剂大辞典)(40)雄黄、雌黄、信、巴豆、半夏。(中医方剂大辞典)(41)南星、雄黄、半夏、巴豆。(中医方剂大辞典)(42)通明雄黄、川乌头。(中医方剂大辞典)(43)白芜荑、贯众、狼牙根、椿东引根白皮、槐东引根白皮、猬皮、雄黄、白鳝头。(中医方剂大辞典)(44)砒霜、雄黄、雄黑豆。(中医方剂大辞典)(45)雄黄。(中医方剂大辞典)(46)雄黄、醋。(中医方剂大辞典)(47)雄黄、凝水石、白矾、水蓼、丹砂、砒霜、铅丹、鸡子皮、大黄。(中医方剂大辞典)(48)雄黄、水银、铅、真珠末、丹砂。(中医方剂大辞典)(49)雄黄、龙脑、蝎梢、防风、腻粉、天南星、白附子、丹砂、麝香。(中医方剂大辞典)(50)雄黄、丹砂、藜芦、鬼臼、巴豆。(中医方剂大辞典)(51)雄黄、丹砂、麝香、桂、附子、槟榔、鹿茸、干姜、防风、白茯苓、天南星、黄芪、半夏、白附子、白僵蚕。(中医方剂大辞典)(52)雄黄、丹砂、礜石、牡丹皮、巴豆、藜芦、附子、蜈蚣。(中医方剂大辞典)(53)雄黄、郁金末、巴豆、生面。(中医方剂大辞典)(54)雄黄、丹砂、麝香、木香、龟甲、鳖甲、虎头骨、羚羊角、犀角、白薇、玄参、当归、知母、防风、麻黄、龙胆、牡蛎、猪苓、柴胡、茯神、升麻、槟榔、地骨皮、赤芍药、栀子仁、黄连、乌梅肉、阿魏、桃仁、安息香、萎蕤、龙齿。(中医方剂大辞典)(55)雄黄、当归、芦荟、麝香、槟榔。(中医方剂大辞典)(56)雄黄、丹砂、干姜、附子。(中医方剂大辞典)(57)雄黄、丹砂、龙脑、麝香、乌蛇、白附子、天南星、白僵蚕。(中医方剂大辞典)(58)雄黄、巴豆、郁金。(中医方剂大辞典)(59)雄黄、丹砂、牛黄、天南星、白僵蚕、天麻、麝香、金薄、银薄。(中医方剂大辞典)(60)雄黄、羌活、独活、腻粉、人参、芦荟、乌犀角、牛黄、乌蛇、白僵蚕、白附子、天南星、干蝎、槐胶、天麻。(中医方剂大辞典)(61)雄黄、天南星、续断、桂、乌头、茵芋、天雄、羌活、白附子、木香。(中医方剂大辞典)(62)雄黄、真珠、白矾、牡丹、附子、藜芦、桂心、蜈蚣、巴豆。(中医方剂大辞典)(63)雄黄、明白矾。(中医方剂大辞典)(64)雄黄、磁石、朱砂、硫黄、牛黄、麝香。(中医方剂大辞典)(65)雄黄、牛黄、朱砂、麝香、青黛、夜明沙。(中医方剂大辞典)(66)雄黄、芦荟、青黛、朱砂、龙胆、黄柏、黄矾、当归、白矾、细辛、莨菪子、甘草、麝香、蚱蝉、干蝎、干蟾。(中医方剂大辞典)(67)雄黄、朱砂、麝香、牛黄、石膏、蕤仁、牡蛎粉、巴豆、甘遂。(中医方剂大辞典)(68)雄黄、麝香、牛黄、朱砂、腻粉、巴豆、半夏、天浆子、水银。(中医方剂大辞典)(69)雄黄、铅霜、蟾酥、乳香、朱砂、熊胆、牛黄、蝎梢、麝香、白矾灰。(中医方剂大辞典)(70)雄黄、真珠末、麝香、牛黄、巴豆。(中医方剂大辞典)(71)雄黄、牛黄、牡蛎、真珠末、巴豆。(中医方剂大辞典)(72)雄黄、虎头骨、麝香、猴孙头骨、白龙脑、大蛇头、乳香、降真香、煎香、白胶香、鬼臼。(中医方剂大辞典)(73)雄黄、鬼臼、莽草、丹砂、巴豆、獭肝、蜈蚣、蜥蜴。(中医方剂大辞典)(74)雄黄、蜣螂、威灵仙、朝生花、鼠。(中医方剂大辞典)(75)雄黄、水银、朱砂、腻粉。(中医方剂大辞典)(76)雄黄、朱砂、麝香、细辛、人参。(中医方剂大辞典)(77)独颗蒜、雄黄、杏仁。(中医方剂大辞典)(78)雄黄、川椒目、鬼臼、莽草、芫花、木香、藜芦、白矾、獭肝、附子、蜈蚣、斑蝥。(中医方剂大辞典)(79)雄黄、清漆、米醋。(中医方剂大辞典)(80)雄黄、麦门冬、天门冬、皂荚、莽草、鬼臼、巴豆。(中医方剂大辞典)(81)雄黄、人参、甘草、桔梗、藁本、附子、麦门冬、川椒、巴豆。(中医方剂大辞典)(82)雄黄、熊胆、黄连、青黛、麝香、细辛、干漆、兰香子、狗头骨灰、蛇蜕皮、蜣螂、芦荟、龙胆、蜗牛壳、地龙、蝉壳。(中医方剂大辞典)(83)雄黄、麝香、黄连、胡黄连、芦荟、朱砂、蟾头。(中医方剂大辞典)(84)雄黄、朱砂、铁粉、豮猪胆、熊胆、鲤鱼胆、乌牛胆、青羊胆、麝香。(中医方剂大辞典)

雄黄丹 xiong huang dan

【英文名】Xiong Huang Pellet

【异名】大黄丸(中医方剂大辞典、肘后)

【组成】(1)雄黄、朱砂、杏仁、巴豆、豉。(中医方剂大辞典)(2)干蟾、胡黄连、白芜荑、川黄连、干漆、雄黄、麝香。(中医方剂大辞典)(3)白驴蹄、大黄、绿豆、砒霜、光明砂、雄黄。(中医方剂大辞典)(4)雄黄、磁石、朱砂、硫黄、牛黄、麝香。(中医方剂大辞典)

雄黄木香散 xiong huang mu xiang san

【英文名】Xiong Huang Mu Xiang Powder

【组成】大鲫鱼、雄黄、黑牵牛、木香、土狗。(中医方剂大辞典)

雄黄半夏丸 xiong huang ban xia wan

【英文名】Xiong Huang Ban Xia Pill

【组成】雄黄、半夏、丹砂、腻粉、天竺黄、麝香、牛黄。(中医方剂大辞典)

雄黄圣饼子 xiong huang sheng bing zi

【英文名】Xiong Huang Sheng Medicated Cake

【组成】雄黄、巴豆、白面。(中医方剂大辞典)

雄黄冰片膏 xiong huang bing pian gao

【英文名】Xiong Huang Bing Pian Plaster

【组成】雄黄、冰片。(吉林中医 1992,(6))

雄黄合剂 xiong huang he ji

【英文名】Xiong Huang Mixture

【组成】雄黄、吴萸、贝母、威灵仙、五灵脂、白芷、细辛。(中医方剂大辞典)

雄黄夺命散 xiong huang duo ming san

【英文名】Xiong Huang Duo Ming Powder

【组成】黑白丑、大黄、槟榔、木香。(中医方剂大辞典)

雄黄延年方 xiong huang yan nian fang

【英文名】Xiong Huang Yan Nian Prescription

【组成】雄黄、蕤仁、蒲黄。(中医方剂大辞典)

雄黄朱砂方 xiong huang zhu sha fang

【英文名】Xiong Huang Zhu Sha Prescription

【组成】雄黄、朱砂、常山。(中医方剂大辞典)

雄黄防风丸 xiong huang fang feng wan

【英文名】Xiong Huang Fang Feng Pill

【组成】雄黄、防风、芎䓖、石膏、白附子、丹砂、独活、人参、细辛、麝香。(中医方剂大辞典)

雄黄牡蛎散 xiong huang mu li san

【英文名】Xiong Huang Mu Li Powder

【组成】牡蛎、明雄黄。(医宗金鉴)

雄黄龟酒 xiong huang gui jiu

【英文名】Xiong Huang Gui Wine

【组成】活大乌龟、明雄黄。(中医方剂大辞典)

雄黄定疼膏 xiong huang ding teng gao

【英文名】Xiong Huang Ding Teng Plaster

【组成】大蒜、细辛、猪牙皂角、盆消、雄黄。(中医方剂大辞典)

雄黄油 xiong huang you

【英文名】Xiong Huang Oil

【组成】(1)雄黄、甘油。(中医方剂大辞典)(2)雄黄。(中医方剂大辞典)

雄黄败毒丸 xiong huang bai du wan

【英文名】Xiong Huang Bai Du Pill

【组成】雄黄、朱砂、孩儿茶、轻粉、苦参。(中医方剂大辞典)

雄黄洗剂 xiong huang xi ji

【英文名】Xiong Huang Lotion

【组成】(1)雄黄、苦参、苡仁、蛇床子、薄荷、黄柏、生苍术、当归。(中医杂志 1989,(3))(2)雄黄、明矾、大黄、黄柏、侧柏叶、冰片。(黑龙江中医药 1990,(5))

雄黄祛毒散 xiong huang qu du san

【英文名】Xiong Huang Qu Du Powder

【组成】雄黄、五灵脂、贝母、白芷。(中医方剂大辞典)

雄黄神金散 xiong huang shen jin san

【英文名】Xiong Huang Shen Jin Powder

【组成】雄黄、葶苈、泽泻、椒目、大戟、巴戟、茯苓、芫花、甘遂、桑白皮。(中医方剂大辞典)

雄黄酊 xiong huang ding

【英文名】Xiong Huang Tincture

【组成】雄黄粉、冰片、酒精。(中医方剂大辞典)

雄黄闾茹膏 xiong huang lv ru gao

【英文名】Xiong Huang Lv Ru Ointment

【组成】雄黄、白蔹、雌黄、闾茹、乱发。(中医方剂大辞典、普济方)

雄黄饼子散 xiong huang bing zi san

【英文名】Xiong Huang Bing Zi Powder

【组成】雄黄。(中医方剂大辞典)

雄黄息肉方 xiong huang xi rou fang

【英文名】Xiong Huan Xi Rou Prescription

【组成】轻粉、雄黄、杏仁、细辛、麝香。(中医方剂大辞典)

雄黄涂药 xiong huang tu yao

【英文名】Xiong Huang Plaster

【组成】雄黄、白矾、紫石英、白石英、马牙硝、太阴玄精、金星礜石、银星礜石。(中医方剂大辞典)

雄黄消毒膏 xiong huang xiao du gao

【英文名】Xiong Huang Xiao Du Plaster

【组成】矾、雄黄、信、巴豆、黄蜡。(中医方剂大辞典)

雄黄胭脂散 xiong huang yan zhi san

【英文名】Xiong Huang Yan Zhi Powder

【组成】大黄、紫草、鸡冠、雄黄。(中医方剂大辞典)

雄黄酒 xiong huang jiu

【英文名】Xiong Huang Wine

【组成】明雄黄。(中医方剂大辞典)

雄黄停痫丸 xiong huang ting xian wan

【英文名】Xiong Huang Ting Xian Pill

【组成】明雄黄、钩藤、琥珀、炒乳香、天竺黄、明天麻、芥穗、朱砂、明矾、全蝎、胆南星、郁金、黄连、珍珠、木香、甘草、冰片、绿豆。(山东中医杂志 1983,(4))

雄黄淋洗方 xiong huang lin xi fang

【英文名】Xiong Huang Lotion

【组成】雄黄、矾石、甘草。(中医方剂大辞典)

雄黄淋蘸方 xiong huang lin zhan fang

【英文名】Xiong Huang Lin Zhan Lotion

【组成】雄黄、甘草。(中医方剂大辞典)

雄黄黄芩散 xiong huang huang qin san

【英文名】Xiong Huang Huang Qin Powder

【组成】雄黄、黄芩、蜂房、鳖甲、茴香、吴茱萸、干姜、蜀椒。(中医方剂大辞典)

雄黄散 xiong huang san

【英文名】Xiong Huang Powder

【异名】天麻雄黄散(中医方剂大辞典、保命集);雄黄解毒散(中医方剂大辞典、外科正宗)

【组成】(1)明矾、朴硝、雄黄、鸭觜胆矾、雌黄。(中医方剂大辞典)(2)石膏、牡蛎、雄黄、硫黄。(中医方剂大辞典)(3)雄黄、半夏、干姜。(中医方剂大辞典)(4)川升麻、吴白芷、川芎、生干地黄、猪牙皂角、寒水石、白茯苓、华阴细辛、青盐、麝香、胡桐律、雄黄末。(中医方剂大辞典)(5)雌黄末、雄黄末、麝香末。(中医方剂大辞典)(6)雄黄、北细辛、麝香。(中医方剂大辞典)(7)雄黄、瓜蒂、绿矾、麝。(中医方剂大辞典)(8)雄黄、芦荟、青黛、朱砂、当归、白芷、熊胆、龙胆、黄连、黄蘗、甘草、麝香、细辛、蚱蝉、干虾蟆。(中医方剂大辞典)(9)雄黄、消石、蚺蛇胆、黄连、石盐、苦参、朱砂、鸡屎矾、麝香。(中医方剂大辞典)(10)雄黄、白矾、井盐、莽草。(中医方剂大辞典)(11)雄黄、黄芩末、曾青。(中医方剂大辞典)(12)雄黄、麝香、犀角末。(中医方剂大辞典)(13)雄黄、朱砂、牛黄、熊胆、天麻、晚蚕蛾、天竹黄、麝香、铅霜、马牙硝。(中医方剂大辞典)(14)雄黄、硇砂、麝香、熊胆、石炭、水蛭。(中医方剂大辞典)(15)雄黄、乌蛇、地龙、蜥蜴、麒麟竭、赤箭、侧子、桂心、没药、木香、麝香、白芥子。(中医方剂大辞典)(16)雄黄、黄连、黄柏、赤小豆、川朴硝、黄芩、白及。(中医方剂大辞典)(17)雄黄、乳香、白矾。(中医方剂大辞典)(18)雄黄。(中医方剂大辞典)(19)雄黄、安息香、露蜂房、桃仁、麝香。(中医方剂大辞典)(20)雄黄、铜绿。(中医方剂大辞典)(21)雄黄、白矾、黄丹、白蔹。(中医方剂大辞典)(22)雄黄、乳香、没药、麝香。(中医方剂大辞典)(23)白矾、雄黄。(中医方剂大辞典)(24)雄黄、硇砂、白矾、土蜂窝、露蜂房。(中医方剂大辞典)(25)雄黄、巴豆。(中医方剂大辞典)(26)雄黄、瓜蒂、赤小豆。(中医方剂大辞典)(27)南星、半夏、天麻、雄黄。(中医方剂大辞典)(28)雄黄、鸡屎白、藜芦、丹砂、鳗鲡鱼。(中医方剂大辞典)(29)雄黄、麝香、木香、川大黄、黄连、白芷、桂心、当归、黄柏、槟榔、芎䓖、麒麟竭。(中医方剂大辞典)(30)雄黄、川大黄、磁石、白矾、细辛。(中医方剂大辞典)(31)雄黄、黄芩、黄连、黄柏、川大黄、黄芪、桂心、细辛、黄环、泽泻、山茱萸、蒲黄、麻黄、人参。(中医方剂大辞典)(32)雄黄、釜下黄土、獭肝、斑蝥。(中医方剂大辞典)(33)雄黄、赤小豆、瓜叶。(中医方剂大辞典)(34)雄黄、石胆、乳发、人粪灰、麝香、鲫鱼。(中医方剂大辞典)(35)雄黄、麝香、熊胆、天雄、细辛、当归、附子、干姜、苦参、生干地黄、芦荟、甘草。(中医方剂大辞典)(36)

雄黄、雌黄、雷丸、阿魏、滑石、朱砂、藜芦、白蔹、犀角屑、紫石英。(中医方剂大辞典)(37)雄黄、莽草、藜芦、斑蝥、赤小豆、白矾、芜荑、皂荚、蛇床子、吴茱萸、硫黄、附子、巴豆。(中医方剂大辞典)(38)雄黄、龙脑、麝香、朱砂、阿胶、天南星、丁香、香墨、干蝎、蝉壳、牛黄、腻粉。(中医方剂大辞典)(39)雄黄、牛黄、麝香、白附子、蜣螂、天麻、白僵蚕、天南星。(中医方剂大辞典)(40)雄黄、青葙子、苦参、黄连、杏仁。(中医方剂大辞典)(41)干姜、麝香、雄黄。(中医方剂大辞典)(42)雄黄、青葙、苦参、矾石、雌黄、铁衣、藜芦、麝香。(中医方剂大辞典)(43)雄黄、朱砂、菖蒲、鬼臼。(中医方剂大辞典)(44)白麻稭、花燕脂、雄黄。(中医方剂大辞典)(45)芎䓖、藜芦、雄黄、丹砂、蜀椒、细辛、当归。(中医方剂大辞典)(46)雄黄末。(中医方剂大辞典)(47)雄黄矾石、麝香。(中医方剂大辞典)(48)雄黄、麝香。(中医方剂大辞典)(49)雄黄、黄连、木香、麝香。(中医方剂大辞典)(50)雄黄、雌黄、丹砂、羚羊角、芜荑、虎头骨、石菖蒲、鬼臼箭、白头翁、苍术、马悬蹄、猪粪、桃奴。(中医方剂大辞典)(51)雄黄、吴茱萸。(中医方剂大辞典)(52)雄黄、黄柏、蛇床子。(中医方剂大辞典)(53)雄黄、全蝎、薄荷、川芎、乳香、没药、牙硝。(中医方剂大辞典)(54)雄黄、没药、五灵脂、五倍子、白矾。(中医方剂大辞典)(55)雄黄、蟾酥、冰片、轻粉。(中医方剂大辞典)(56)雄黄、枯矾、麝香、人中白。(中医方剂大辞典)(57)雄黄、水银、轻粉、烟胶、枯矾。(中医方剂大辞典)(58)雄黄、黄柏、麝香。(中医方剂大辞典)(59)雄黄、没药、乳香、轻粉。(中医方剂大辞典)(60)雄黄、生半夏、川乌尖、干姜。(中医方剂大辞典)(61)雄黄、赤小豆、胡粉、吴茱萸、黄连、黄柏、干姜、蛇床子、腻粉。(中医方剂大辞典)(62)雄黄、甘遂、芒硝、轻粉。(中医方剂大辞典)(63)草乌头、干姜、防风、当归、天南星、藁本、肉桂、甘草、川芎、雄黄、白僵蚕。(中医方剂大辞典)(64)雄黄、白矾、沥青、轻粉、血余。(中医方剂大辞典)(65)蜈蚣、雄黄。(中医方剂大辞典)(66)雄黄、鬼臼、川芎、秦艽、柴胡、天虫、芫花根、巴戟、厚朴、牛膝、斑蝥、甘草、吴茱萸、延胡索。(中医方剂大辞典)(67)雄黄、干蓝。(中医方剂大辞典)(68)雄黄、胡粉。(中医方剂大辞典)(69)雄黄、水银、铜绿、麝香。(中医方剂大辞典)(70)雄黄、牛黄、蚱蝉、干蝎。(中医方剂大辞典)(71)雄黄、龙脑、麝香、丹砂、黄芩、山栀子、人参、犀角屑、大黄、桂、甘草、牛黄、虎睛。(中医方剂大辞典)(72)雄黄、香墨、金箔、马牙硝。(中医方剂大辞典)(73)雄黄、生姜汁。(中医方剂大辞典)(74)雄黄、细辛、龙脑。(中医方剂大辞典)(75)雄黄、细辛、青盐、石膏、良姜、荜茇、麝香、胡椒。(中医方剂大辞典)(76)雄黄、红豆、沧盐。(中医方剂大辞典)(77)雄黄、峭粉、水银。(中医方剂大辞典)(78)天麻、蝉退、南星、桂心、半夏、白附子、雄黄、麝香、天竺黄、腻粉、全蝎。(中医方剂大辞典)(79)桎皮、剪草、矾、白及、雄黄、斑蝥、草乌头尖。(中医方剂大辞典)(80)粟米小粉、草乌、南星络石、百合、白及、乳香、没药、雄黄、黄丹。(中医方剂大辞典)(81)巴豆、干桑黄茹、雄黄、郁金。(中医方剂大辞典)(82)雄黄、细辛、青盐、乳香、良姜、荜茇、麝香、胡椒。(中医方剂大辞典)(83)雄黄、麝香、干姜、巴豆。(中医方剂大辞典)(84)雄黄、粉霜、蜣螂、巴豆。(中医方剂大辞典)(85)雄黄、百合、乳香、黄柏、白蚬子。(中医方剂大辞典)(86)雄黄、蜜陀僧、腻粉、麝香。(中医方剂大辞典)(87)雄黄、细辛、木通、苏仁、皂荚、白矾、礜石、黎芦、地胆、瓜蒂、地榆、闾茹、巴豆。(中医方剂大辞典)(88)雄黄、丹砂、丁香、桂、干蝎、乌蛇、硫黄、天麻、人参、天南星、山芋、麝香、槟榔、木香、白附子、麻黄。(中医方剂大辞典)(89)雄黄、甘草、黄芩、栀子、芍药。(中医方剂大辞典)(90)雄黄、白矾、紫石英、白石英、马牙硝、太阴玄精石、金星石、银星石。(中医方剂大辞典)(91)雄黄、硫黄、白矾。(中医方剂大辞典)(92)雄黄、丹砂、牛黄、丁香、桂、天麻、麝香、天南星、龙脑、半夏、麻黄、白僵蚕、附子、干姜、大黄。(中医方剂大辞典)(93)雄黄、白药、川乌头、草乌、天麻、川芎。(中医方剂大辞典)(94)明雄黄、明信砒。(中医方剂大辞典)

雄黄斑蝥酊 xiong huang ban mao ding

【英文名】Xiong Huang Ban Mao Tincture

【组成】斑蝥、雄黄、鲜山楂、95%酒精。(中医方剂大辞典)

雄黄款冬花散 xiong huang kuan dong hua san

【英文名】Xiong Huang Kuan Dong Hua Powder

【组成】款冬花、佛耳草、明雄黄。(中医方剂大辞典)

雄黄锐散 xiong huang rui san

【英文名】Xiong Huang Rui Powder

【组成】雄黄、青葙子、苦参、黄连、桃仁。(中医方剂大辞典)

雄黄暖膏药 xiong huang nuan gao yao

【英文名】Xiong Huang Nuan Emplastrum

【异名】雄黄暖膏(中医方剂大辞典、圣惠)

【组成】黄丹、麻油、猪脂、松脂、羊脂、蜡、野驼脂、当归、乌蛇、生干地黄、连翘花、续断、白芷、露蜂房、川乌头、细辛、棘针、芎䓖、羌活、人粪、紫草、虎胫骨、鲮鲤甲、猬皮、莨菪子、吴茱萸、白蔹、紫葛、玄参、桑木耳、木通、杏仁、青绯帛、白术、葱和根、槐树枝、杨

柳枝、防风、桑根白皮、赤芍药、香附子。(中医方剂大辞典)

雄黄煎 xiong huang jian

【英文名】Xiong Huang Decoction

【组成】雄黄、葶苈、麝香、芦荟。(中医方剂大辞典)

雄黄解毒丸 xiong huang jie du wan

【英文名】Xiong Huang Jie Du Pill

【异名】雄黄散(中医方剂大辞典、痈疽神秘验方);雄黄化毒丸(中医方剂大辞典、疮疡经验全书)

【组成】(1)雄黄、白矾、寒水石。(中医方剂大辞典)(2)雄黄、玉金、巴豆、枯凡、皂角、麝香。(中医方剂大辞典)(3)雄黄、川郁金、巴豆、乳香、没药。(中医方剂大辞典)(4)雄黄、郁金、甘草节、巴豆仁、绿豆粉。(中医方剂大辞典)(5)鸡冠雄黄、真郁金、庄大黄、巴豆霜。(中医方剂大辞典)(6)雄黄、铜绿。(中医方剂大辞典)

雄黄解积丸 xiong huang jie ji wan

【英文名】Xiong Huang Jie Ji Pill

【组成】雄黄、郁金、乳香、没药、朱砂、血竭、巴豆。(中医方剂大辞典)

雄黄截疟丸 xiong huang jie nve wan

【英文名】Xiong Huang Jie Nve Pill

【组成】人言、雄黄、辰砂、甘草、绿豆粉。(中医方剂大辞典)

雄黄熏方 xiong huang xun fang

【英文名】Xiong Huang Aerosol

【组成】雄黄。(中医方剂大辞典)

雄黄膏 xiong huang gao

【英文名】Xiong Huang Plaster

【异名】雄黄散(中医方剂大辞典、圣济总录)

【组成】(1)雄黄、硫黄、氧化锌、凡士林。(中医方剂大辞典)(2)雄黄精、羌黄、滑石粉、儿茶、漳丹、黄柏、黄连、甘草、冰片。(中医方剂大辞典)(3)雄黄、如意金黄散、蟾酥、生白矾、冰片、凡士林。(中医方剂大辞典)(4)雄黄、硫黄。(中医方剂大辞典)(5)蓖麻子、巴豆仁、雄黄、麝香。(中医方剂大辞典)(6)雄黄、麒麟竭、乳香、麝香、杏仁、柳枝、沥油。(中医方剂大辞典)(7)雄黄、白花蛇、白沙蜜、杏仁。(中医方剂大辞典)(8)槟榔、雄黄、轻粉、枯矾、黄蜡、蛇床子、黄柏、吴茱萸、苦参、黄连、五倍子、海桐皮、闾茹。(中医方剂大辞典)(9)雄黄、天南星、寒水石、黄丹、乳香。(中医方剂大辞典)(10)雄黄末、黄丹、腻粉、蜡、巴豆、葱。(中医方剂大辞典)(11)雄黄、杏仁、半夏。(中医方剂大辞典)(12)雄黄、石硫黄、羊蹄根、沙糖、荷叶。(中医方剂大辞典)(13)雄黄、乳香、没药、麝香。(中医方剂大辞典)(14)雄黄、黄连、黄芩、松脂、乱发灰、猪脂。(中医方剂大辞典)(15)雄黄、巨胜油、丹砂、蜜陀僧、铅丹、蜡、蛇黄、牡蛎。(中医方剂大辞典)(16)雄黄、牛酥、黄蜡、白蜜、丹砂、藁本、藜芦、杏仁、升麻、芎䓖、白芷。(中医方剂大辞典)(17)雄黄、薤根、白矾、藜芦、瓜蒂、胡粉、水银。(中医方剂大辞典)(18)雄黄、闾茹、蛇床子、礜石、水银、黄连。(中医方剂大辞典)(19)雄黄、雌黄、黄柏、黄芩、姜黄、白芷、当归、木香。(中医方剂大辞典)(20)雄黄、清油、乱发、硫黄、黄蜡。(中医方剂大辞典)(21)雄黄、附子、腻粉、白矾、藜芦、川椒。(中医方剂大辞典)(22)雄黄、当归、桂心、白芷、赤芍药、甘草、附子、黄芪、枳壳、吴茱萸、白术、独活、槟榔、麝香、乳香、突厥白、木鳖子、云母粉、松脂、白蜡、垂柳枝、槐枝、白檀香、零陵香、甘松香、黄丹、麻油。(中医方剂大辞典)(23)雄黄、黄芪、漏芦、络石、续断、营实、紫葛、白蔹、桑寄生、商陆、连翘、汉防己、赤芍药、败酱、川升麻、莽草、当归、苦参、木通、紫苑、芫花、藜芦、白及、闾茹、黄丹、蜡、清油。(中医方剂大辞典)(24)好牛酥、蜜蜡、雄黄、朱砂、藁本、藜芦、杏仁、芎䓖、白芷、鳗鲡鱼、升麻。(中医方剂大辞典)(25)雄黄、矾石、藜芦、当归、黄连、附子、芒草、芎䓖、白及、巴豆。(中医方剂大辞典)(26)雄黄、雌黄、乌头、松脂、乱发、猪脂。(中医方剂大辞典)(27)雄黄、雌黄、水银、松脂、猪脂、乱发。(中医方剂大辞典)(28)雄黄。(中医方剂大辞典)

雄黄蜡丸 xiong huang la wan

【英文名】Xiong Huang La Pill

【组成】煮酒蜡、木鳖子、巴豆、雄黄末。(中医方剂大辞典)

雄黄摩风膏 xiong huang mo feng gao

【英文名】Xiong Huang Mo Feng Ointment

【组成】雄黄、硫黄、朱砂、鬼箭羽、犀角屑、侧子、羚羊角屑、鹿角胶、附子、踯躅、川乌头、木香、汉防己、牛膝、细辛、虎胫骨、石斛、败龟、菖蒲、熟干地黄、沙参、薯蓣、巴戟、芎䓖、续断、杜若、当归、秦艽、狗脊、萆薢、茵芋、白蔹、桂心、杜仲、川椒、天雄。(中医方剂大辞典)

雄黄敷方 xiong huang fu fang

【英文名】Xiong Huang External Application Preparation

【组成】雄黄。(中医方剂大辞典)

雄黄敷疮方 xiong huang fu chuang fang

【英文名】Xiong Huang Fu Chuang Powder

【组成】雄黄。(中医方剂大辞典)

雄黄藜芦散 xiong huang li lu san

【英文名】Xiong Huang Li Lu Powder

【异名】雄黄散(中医方剂大辞典、外科正宗)

【组成】雄黄、葱管藜芦、轻粉、鳖头、冰片。(中医方剂

大辞典)

雄黄灌耳方 xiong huang guan er fang

【英文名】Xiong Huang Guan Er Prescription

【组成】雄黄、绿矾、矾石、半夏。(中医方剂大辞典)

雄黄麝香丸 xiong huang she xiang wan

【英文名】Xiong Huang She Xiang Pill

【组成】乌头、大黄、雄黄、麝香、朱砂、蜀椒、巴豆、槟榔、当归、木香、桂、犀角、干姜。(中医方剂大辞典)

雄黄麝香散 xiong huang she xiang san

【英文名】Xiong Huang She Xiang Powder

【组成】(1)雄黄、麝香、干姜。(中医方剂大辞典)(2)雄黄、铜绿、枯矾、血竭、麝香、轻粉、黄丹、黄连。(中医方剂大辞典)(3)麝香、芦荟、青黛、黄柏、雄黄。(中医方剂大辞典)

雄硫散 xiong liu san

【英文名】Xiong Liu Powder

【组成】(1)雄黄、硫黄、凤凰皮、穿山甲、滑石。(中医方剂大辞典)(2)雄黄、铅粉、硫黄。(中医方剂大辞典)

雄鹅散 xiong e san

【英文名】Xiong E Powder

【组成】雄鹅、石斛、巴戟天、天雄、五味子、蛇床子、薯蓣、菟丝子、牛膝、远志、苁蓉。(中医方剂大辞典)

雄黑豆酒 xiong hei dou jiu

【英文名】Xiong Hei Dou Wine

【组成】雄黑豆、鸡粪白。(中医方剂大辞典)

雄黑豆散 xiong hei dou san

【英文名】Xiong Hei Dou Powder

【组成】雄黑豆、黄柏、芸苔子、桑根白皮、黄连、龙骨、乌贼鱼骨。(中医方剂大辞典)

雄蒜芜荑丸 xiong suan wu yi wan

【英文名】Xiong Suan Wu Yi Pill

【组成】雄黄、生大蒜、芜荑、槟榔、苦楝皮。(中医杂志 1959,(3))

雄蜂壮阳胶囊 xiong feng zhuang yang jiao nang

【英文名】Xiong Feng Zhuang Yang Capsule

【组成】雄蜂。(江西中医学院学报 1993,(男性病专辑))

雄蜈散 xiong wu san

【英文名】Xiong Wu Powder

【组成】雄黄、蜈蚣、青黛、儿茶。(山西中医 1992,8(6))

雄鼠屎汤 xiong shu shi tang

【英文名】Xiong Shu Shi Decoction

【组成】栀子、枳壳、雄鼠屎。(中医方剂大辞典)

雄鼠骨散 xiong shu gu san

【英文名】Xiong Shu Gu Powder

【组成】(1)雄鼠骨、当归、熟地、榆皮、没石子、青盐、细辛。(中医方剂大辞典)(2)雄鼠骨、香附子、白芷、川芎、桑叶、地骨皮、川椒、蒲公英、青盐、川槿皮、旱莲草。(中医方剂大辞典)

雄鼠散 xiong shu san

【英文名】Xiong Shu Powder

【组成】活雄鼠。(中医方剂大辞典)

雄鼠稀痘方 xiong shu xi dou fang

【英文名】Xiong Shu Xi Dou Prescription

【组成】雄鼠。(中医方剂大辞典)

雄鼠粥 xiong shu zhou

【英文名】Xiong Shu Gruel

【组成】雄鼠肉、陈橘皮、鳖甲、京三棱、郁李仁、生姜。(中医方剂大辞典)

雄鼠粪丸 xiong shu fen wan

【英文名】Xiong Shu Fen Pill

【组成】雄鼠粪、绿豆粉、腻粉、斑蝥。(中医方剂大辞典)

雄槟丸 xiong bin wan

【英文名】Xiong Bin Pill

【异名】雄榔丸(中医方剂大辞典、医方考)

【组成】雄黄、槟榔、白矾。(中医方剂大辞典)

雄漆丸 xiong qi wan

【英文名】Xiong Qi Pill

【组成】(1)透明雄黄、淮熟地、干漆灰。(中医方剂大辞典)(2)真漆、明雄黄、牙皂。(中医方剂大辞典)

雄漆膏 xiong qi gao

【英文名】Xiong Qi Ointment

【组成】生漆、雄黄。(中医方剂大辞典)

雄蝉散 xiong chan san

【英文名】Xiong Chan Powder

【组成】雄黄、蝉退。(中医方剂大辞典)

雄雌散 xiong ci san

【英文名】Xiong Ci Powder

【组成】雌鸡粪、雄鸡粪。(中医方剂大辞典)

雄樟散 xiong zhang san

【英文名】Xiong Zhang Powder

【组成】雄黄、樟脑。(中医方剂大辞典)

雄麝丸 xiong she wan

【英文名】Xiong She Pill

【组成】雄黄、雌黄、青黛、代赭石、朱砂、大虾蟆、安息香、阿魏、男子天灵盖、麝、川巴豆肉。(中医方剂大辞典)

雄麝汤 xiong she tang

【英文名】Xiong She Decoction

【组成】(1)地丁根、白芷、牡蛎、牛蒡子、金银花、僵蚕、山栀、荆芥穗、青木香、茜草根、甘草。(中医方剂大辞典)(2)雄黄、朱砂、真绿豆粉、麝香、乳香、白芷、茜草根、紫花地丁草、牡蛎、僵蚕、牛蒡子、大黄、金银花、青木香、栀子、荆芥穗、朴硝、甘草、胡桃。(中医方剂大辞典)

雄麝散 xiong she san

【英文名】Xiong She Powder

【组成】(1)雄黄、麝香。(中医方剂大辞典)(2)麝香、雄黄。(中医方剂大辞典)(3)雄黄、麝香、肉桂、胡椒。(中医方剂大辞典)(4)麝香、真雄精、巴豆霜。(中医方剂大辞典)(5)雄黄、乳香、麝香。(中医方剂大辞典)(6)雄黄末、麝香末。(中医方剂大辞典)(7)干漆、使君子、雄黄、麝香。(中医方剂大辞典)(8)蛇蜕皮、雄黄、血竭、麝香。(中医方剂大辞典)(9)雄黄、麝香、羚羊角、赤芍药、败鼓皮、马兜铃根、荠苨、鬼臼。(中医方剂大辞典)

雅叫哈顿散 ya jiao ha dun san

【英文名】Ya Jiao Ha Dun Powder

【组成】小百部、藤苦参、苦冬瓜、箭根薯、羊耳菊根、蔓荆子茎叶。(中医方剂大辞典)

集仙丹 ji xian dan

【英文名】Ji Xian Pellet

【组成】大红三仙丹、明净腰黄、生漂牡蛎粉、飞净石膏、广丹、飞滑石。(中医方剂大辞典)

集仙固齿丹 ji xian gu chi dan

【英文名】Ji Xian Gu Chi Pellet

【组成】五倍、龙骨、甘草、蔗皮灰、人中白、黄柏末、青黛、枯矾、冰片、薄荷、儿茶、黄牛粪尖。(中医方剂大辞典)

集圣丸 ji sheng wan

【英文名】Ji Sheng Pill

【组成】(1)真芦荟、五灵脂、夜明砂、真广皮、杭青皮、蓬莪术、使君肉、南木香、白当归、西川芎、人参、正川连、干蟾蜍、西砂仁。(中医方剂大辞典)(2)芦荟、北五灵脂、好夜明砂、缩砂、橘皮、青皮、蓬莪术、木香、使君子、鹰爪黄连、虾蟆。(中医方剂大辞典)

集圣汤 ji sheng tang

【英文名】Ji Sheng Decoction

【组成】附子、桂、干姜、甘草、荜澄茄。(中医方剂大辞典)

集成三仙丹 ji cheng san xian dan

【英文名】Ji Cheng San Xian Pellet

【异名】三仙丹(中医方剂大辞典、幼幼集成)

【组成】五灵脂、南木香、巴豆仁。(中医方剂大辞典)

集成三合保胎丸 ji cheng san he bao tai wan

【英文名】Ji Cheng San He Bao Tai Pill

【组成】大怀地、大当归、漂白术、实条芩、棉杜仲、川续断。(中医方剂大辞典)

集成白玉丹 ji cheng bai yu dan

【英文名】Ji Cheng Bai Yu Pellet

【组成】窑矿石灰。(中医方剂大辞典)

集成沆瀣丹 ji cheng hang xie dan

【英文名】Ji Cheng Hang Xie Pill

【异名】沆瀣丸(中医方剂大辞典、麻疹全书)

【组成】杭川芎、锦庄黄、实黄芩、厚黄柏、黑牵牛、薄荷叶、粉滑石、尖槟榔、陈枳壳、净连翘、京赤芍。(中医方剂大辞典)

集成定痫丸 ji cheng ding xian wan

【英文名】Ji Cheng Ding Xian Honeyed Pill

【组成】人参、漂白术、白云苓、直广皮、法半夏、石菖蒲、白当归、青化桂、杭白芍、白蔻仁、漂苍术、南木香、真龙骨、赤金箔、镜面砂。(中医方剂大辞典)

集成肥儿丸 ji cheng fei er wan

【英文名】Ji Cheng Fei Er Honeyed Pill

【异名】百选肥儿丸(中医方剂大辞典、春脚集)

【组成】建莲肉、西砂仁、漂白术、人参、京楂肉、杭白芍、广陈皮、法半夏、白茯苓、正雅连、苡仁、六神曲、炙甘草。(中医方剂大辞典)

集成金粟丹 ji cheng jin su dan

【英文名】Ji Cheng Jin Su Pellet

【异名】金粟丸(中医方剂大辞典、青囊秘传)

【组成】牛胆南星、明天麻、明乳香、净全蝎、节白附、梅冰片、代赭石、直僵蚕、赤金箔、真麝香。(中医方剂大辞典)

集虫丸 ji chong wan

【英文名】Ji Chong Pill

【组成】锡灰、使君子、槟榔、三棱、莪术、芜荑、大黄。(中医方剂大辞典)

集灵方 ji ling fang

【英文名】Ji Ling Prescription

【组成】人参、枸杞、牛膝、天门冬、麦门冬、怀生地黄、怀熟地黄。(中医方剂大辞典)

集灵饮 ji ling yin

【英文名】Ji Ling Drink

【组成】神曲、青皮、苍术、陈皮、薄桂、白术、延胡索、黄芩、草果、半夏。(中医方剂大辞典)

集灵胶 ji ling jiao

【英文名】Ji Ling Colloid

【组成】天冬、麦冬、生地、熟地、玄参、桔梗、甘草。(中医方剂大辞典)

集灵接骨膏 ji ling jie gu gao

【英文名】Ji Ling Jie Gu Plaster

【组成】生地、当归、大黄、寄奴、雄鼠屎、闹羊花、红花、上肉桂、川乌、草乌、大戟、芫花、甘草、甘遂、五灵脂、山甲、紫荆皮、血余、地鳖虫、野苎根。(中医方

剂大辞典)

集灵膏 ji ling gao

【英文名】Ji Ling Ointment

【组成】(1)生地熟地、人参、枸杞子、麦门冬、天门冬、牛膝。(中医方剂大辞典)(2)熟地、麦冬、枸杞子、牛膝、桂圆肉、黑枣肉、天冬、人参、黄芪、白术、陈皮、枣仁、制首乌、白蒺藜、茯神、地骨皮、贝母末。(中医方剂大辞典)

集芳散 ji fang san

【英文名】Ji Fang Powder

【组成】官白芷、川芎、藿香、木香、防风、甘草、葱。(中医方剂大辞典)

集宝疗痹膏 ji bao liao bi gao

【英文名】Ji Bao Liao Bi Plaster

【组成】川乌、草乌、南星、半夏、当归、红花、独活、羌活、大黄、桃仁、山甲、肉桂、白芷、陀僧、硫黄、松香、生姜汁、麻油、竹汁。(中医方剂大辞典)

集香丸 ji xiang wan

【英文名】Ji Xiang Pill

【组成】(1)京三棱、广茂、青皮、陈皮、丁香皮、益智、川楝子、茴香、巴豆。(中医方剂大辞典)(2)白豆蔻仁、缩砂仁、木香、姜黄、丁香、香附子、麝香、甘草。(中医方剂大辞典)(3)丁皮、茴香、益智、荆三棱、青皮、莪术、陈皮、川楝子、巴豆。(中医方剂大辞典)(4)附子、硇砂、木香、荜茇、破故纸。(中医方剂大辞典)

集香汤 ji xiang tang

【英文名】Ji Xiang Decoction

【组成】(1)白豆蔻、缩砂、白檀香、人参、胡椒、甘草。(中医方剂大辞典)(2)沉香、丁香、木香、青木香、藿香、川芎、赤茯苓、槟榔、枳壳、甘草、乳香、麝香。(中医方剂大辞典)

集香宝屑 ji xiang bao xie

【英文名】Ji Xiang Bao Xie

【组成】白豆蔻、缩砂仁、白茯苓、甘草、橘皮、香附子。(中医方剂大辞典)

集香散 ji xiang san

【英文名】Ji Xiang Powder

【组成】白芷、藿香、茅香、香附、防风、木香、甘草。(中医方剂大辞典)

集香煎 ji xiang jian

【英文名】Ji Xiang Decoction

【异名】集香散(中医方剂大辞典、卫生总微)

【组成】藿香叶、厚朴、丁香、沉香、木香、白茯苓、白豆蔻、白术。(中医方剂大辞典)

集效丸 ji xiao wan

【英文名】Ji Xiao Honeyed Pill

【组成】大黄、木香、槟榔、诃黎勒、附子、羌活、芜荑、鹤虱、干姜。(中医方剂大辞典)

集验鹿茸丸 ji yan lu rong wan

【英文名】Ji Yan Lu Rong Honeyed Pill

【组成】鹿茸、熟地黄、当归、枸杞子、酸枣仁、远志、附子、沉香、牛膝、山药、苁蓉、麝香。(中医方剂大辞典)

集雪膏 ji xue gao

【英文名】Ji Xue Ointment

【组成】生地、玄参、丹皮、杏仁、桔梗、贝母、百部、知母、橘红、薄荷、麦冬、鳖甲、桑白皮、石菖蒲。(中医方剂大辞典)

集福丸 ji fu wan

【英文名】Ji Fu Pill

【组成】乌头、桂、香附子、干姜、陈橘皮、巴豆肉。(中医方剂大辞典)

韩氏三子养亲汤 han shi san zi yang qin tang

【英文名】Han Shi San Zi Yang Qin Decoction

【组成】白芥子、苏子、莱菔子、紫菀、冬花、广地龙。(国医论坛 1988,(2))

韩氏驱毒散 han shi qu du san

【英文名】Han Shi Qu Du Powder

【组成】龙骨、甘石、轻粉、冰片、儿茶、元连、红粉。(中医方剂大辞典)

韩侍郎神验捻髭方 han shi lang shen yan nian zi fang

【英文名】Han Shi Lang Shen Yan Nian Zi Prescription

【组成】百药煎、五倍子、诃子皮、(艹狼)把、荷叶、定粉、绿矾。(中医方剂大辞典)

韩相进灵丹 han xiang jin ling dan

【英文名】Han Xiang Jin Ling Pellet

【异名】进灵丹(中医方剂大辞典、中国医学大辞典)

【组成】防风、石决明、威灵仙、蕤仁、蛤粉、谷精草、枸杞子、苍术、甘草、菊花。(中医方剂大辞典)

韩魏王自养丸 han wei wang zi yang wan

【英文名】Han Wei Wang Zi Yang Pellet

【组成】乌头、红椒、破故纸、舶上茴香、山药、川楝子、菟丝子、葫芦巴、巴戟、牛膝、附子。(中医方剂大辞典)

颌下淋巴汤 he xia lin ba tang

【英文名】He Xia Lin Ba Decoction

【组成】蒲公英、芦根、玄参、桔梗、黄药子、尖贝母、夏枯草、青蒿、白芷。(中医杂志 1989,(6))

骗马丹 pian ma dan

【英文名】Pian Ma Paste Pill

【组成】(1)附子、广木香、川乌、虎骨、草乌、细辛、乳香、当归、没药、川山甲、二头尖、赤芍、五灵脂。(中医方剂大辞典)(2)乳香、没药、沉香、木香、人参、白豆蔻、赤芍药、防风、虎骨、当归、全蝎、甜瓜子、自然铜、白芷、两头尖、灵旨、草乌。(中医方剂大辞典)(3)真川乌、川芎、真苏木、地龙、白芷、草乌头、续断、牛膝、肉苁蓉、滴乳、明松香、木鳖子、虎胫骨、骨碎补、自然铜、败龟版、全蝎。(中医方剂大辞典)(4)葫芦芭、破故纸、金刚骨、骨碎补、甜瓜子、胡桃仁、乳香、没药、自然铜。(中医方剂大辞典)(5)骨碎补、自然铜、虎胫骨、败龟、川乌、草乌、牛膝、地龙、五灵脂、当归、乳香、没药、川芎、萆薢、羌活、藁本、天麻、防风、威灵仙。(中医方剂大辞典)

鲁公酿酒 lu gong niang jiu

【英文名】Lu Gong Niang Wine

【组成】干姜、踯躅、桂心、甘草、芎藭、续断、细辛、附子、秦艽、天雄、石膏、紫菀、葛根、石龙芮、石斛、通草、石南、柏子仁、防风、巴戟天、山茱萸、牛膝、天门冬、乌头、蜀椒。(中医方剂大辞典)

鲁王酒 lu wang jiu

【英文名】Lu Wang Wine

【异名】鲁公酒(中医方剂大辞典、千金翼)

【组成】茵芋、乌头、踯躅、天雄、防己、石斛、细辛、柏子仁、牛膝、甘草、通草、桂心、山茱萸、秦艽、黄芩、茵陈、附子、瞿麦、杜仲、泽泻、王不留行、石南、防风、远志、干地黄。(中医方剂大辞典)

鲁府遇仙传种子药酒 lu fu yu xian zhuan zhong zi yao jiu

【英文名】Lu Fu Yu Xian Zhuan Zhong Zi Wine

【组成】白茯苓、大红枣、胡桃肉、白蜂蜜、绵黄芪、人参、白术、当归、川芎、白芍、生地黄、熟地黄、小茴、覆盆子、陈皮、沉香、木香、甘枸杞子、官桂、砂仁、甘草、乳香、没药、北五味子。(中医方剂大辞典)

鹁鸽羹 bo ge geng

【英文名】Bo Ge Tick Soup

【组成】白鸦鸽。(中医方剂大辞典)

鹅毛管眼药 e mao guan yan yao

【英文名】E Mao Guan Eye-drops Preparation

【组成】(1)麝香、珍珠、熊胆、冰片、琥珀、炉甘石、硼砂、青葙子、谷精草、桑叶、菊花、密蒙花、决明子、蔓荆子、苍耳子、蚕砂、白蒺藜、薄荷、大黄、黄芩、黄连、黄柏、龙胆草、山栀、知母、车前子、生地黄、赤芍药、当归、牡丹皮、荆芥、防风、青蒿、石菖蒲、茯苓、银花、连翘、甘草、玄参、枳壳、苦丁茶、枸杞子、木贼草、望月砂。(中医方剂大辞典)(2)光明眼药粉、水飞制甘石、冰片。(中医方剂大辞典)(3)麝香、熊胆、飞琥珀、冰片、飞制甘石、飞生月石、荸荠粉、蕤仁霜、生地、玄参、川石斛、麦冬、杞子、黄连、黄芩、黄柏、龙胆草、青葙子、决明子、白蒺藜、白菊花、桑叶、谷精珠、木贼草、焦山栀、石决明、淡竹叶、夜明沙、木鳖子。(中医方剂大辞典)

鹅石散 e shi san

【英文名】E Shi Powder

【组成】鹅管石、井水石、朱砂。(中医方剂大辞典)

鹅实散 e shi san

【英文名】E Shi Powder

【组成】鹅眼枳实、小茴香。(中医方剂大辞典)

鹅胆膏 e dan gao

【英文名】E Dan Plaster

【组成】杏仁、轻粉、胆矾。(中医方剂大辞典)

鹅梨汁煎丸 e li zhi jian wan

【英文名】E Li Zhi Jian Pill

【组成】羚羊角、木香、青橘、半夏、羌活、独活、川芎、藿香、全蝎、白花蛇、白附子、天麻、槟榔、朱砂、麝香、牛黄、龙脑。(中医方剂大辞典)

鹅梨汤 e li tang

【英文名】E Li Decoction

【组成】鹅管石、陈麻黄、当归、茯苓、蒌仁、苏子、桑叶、橘红、半夏、贝母、杏仁。(中医方剂大辞典)

鹅梨煎丸 e li jian wan

【英文名】E Li Jian Pill

【组成】(1)大鹅梨、皂荚、生地黄、生薄荷、蜜、木香、人参、白茯苓、白蒺藜、牛膝、肉苁蓉、羌活、防风、白术、青橘皮、桔梗、山芋、半夏、槟榔、甘草。(中医方剂大辞典)(2)鹅梨、薄荷、皂荚、防风、白蒺藜、天麻、威灵仙、甘草。(中医方剂大辞典)

鹅琅丸 e lang wan

【英文名】E Lang Pill

【组成】冬虫草、金牛草、当归、川芎、法半夏、黄芪、熟地、丹皮、山药、明党参、鹤虱、洋参、萸肉、覆花、米壳。(中医方剂大辞典)

鹅翎丹 e ling dan

【英文名】E Ling Pellet

【组成】粉炉甘石、官硼砂、新珠子、片脑、琥珀、熊胆。(中医方剂大辞典)

鹅翎散 e ling san

【英文名】E Ling Powder

【组成】番木鳖、干漆、白鹅毛、苦参、皂角刺。(中医方剂大辞典)

鹅黄散 e huang san

【英文名】E Huang Powder

【组成】(1)真轻粉、石膏、黄柏。(中医方剂大辞典)(2)绿豆粉、黄柏、轻粉、滑石粉、冰片。(中医方剂大辞典)(3)熟石膏、黄柏、青黛、轻粉、六一散。(中医方剂大辞典)(4)煅石膏、黄柏、薄荷叶。(中医方剂大辞典)(5)黄柏、石膏。(中医方剂大辞典)(6)绿豆粉、滑石、黄柏、轻粉。(中医方剂大辞典)

鹅掌风药水 e zhang feng yao shui
【英文名】E Zhang Feng Tincture
【组成】土荆皮、蛇床子、大风子仁、百部、防风、当归、凤仙透骨草、侧柏叶、吴茱萸、花椒、蝉蜕、斑蝥。(中医方剂大辞典)

鹅掌风浸剂 e zhang feng jin ji
【英文名】E Zhang Feng Unguentum
【组成】斑蝥、蜈蚣、砒霜、樟脑、白及、土槿皮、大黄、马钱子。(中医方剂大辞典)

鹅掌风膏 e zhang feng gao
【英文名】E Zhang Feng Plaster
【组成】凤仙花、苍耳草、血余、鹿角屑、络石、虎骨、百部、茜草、蓟草、人指甲、穿山甲、羌活、龙骨、麻黄、蕲艾、威灵仙。(中医方剂大辞典)

鹅掌油 e zhang you
【英文名】E Zhang Oil
【异名】鹅掌皮散(中医方剂大辞典、疡科捷径)
【组成】鹅掌皮。(《准绳·疡医》卷四)

鹅掌疯疫浸剂 e zhang feng yi jin ji
【英文名】E Zhang Feng Unguentum
【组成】斑蝥、蜈蚣、白信、樟脑、白及、土槿皮、大黄、马钱子。(新医药学杂志 1975,(5))

鹅管眼药 e guan yan yao
【英文名】E Guan Eye-drops Preparation
【组成】甘石、琥珀、朱砂、牛黄、梅片、雄黄、珍珠、麝香、青鱼胆、熊胆、蕤仁。(中医方剂大辞典)

鹅管散 e guan san
【英文名】E Guan Powder
【组成】黄连、大黄、鹅管石、赤石脂、雄黄、片脑。(中医方剂大辞典)

鹅膏 e gao
【英文名】E Plaster
【组成】鹅膏。(中医方剂大辞典)

鹅墩饮 e dun yin
【英文名】E Dun Drink
【组成】青蒿、木通、车前子、泽泻、防已、赤苓、滑石、甘草。(中医方剂大辞典)

黍叶裹敷方 shu ye guo fu fang
【英文名】Shu Ye Plaster
【组成】黍叶。(中医方剂大辞典)

黍米汤 shu mi tang
【英文名】Shu Mi Decoction
【组成】干黍米。(中医方剂大辞典)

黍米饮 shu mi yin
【英文名】Shu Mi Drink
【组成】黍米。(中医方剂大辞典)

黍米粥 shu mi zhou
【英文名】Shu Mi Gruel
【组成】(1)黍米、阿胶。(中医方剂大辞典)(2)黍米、蜡、羊脂、阿胶。(中医方剂大辞典)(3)黍米、鸡子、蜡。(中医方剂大辞典)

黍谷回春膏 shu gu hui chun gao
【英文名】Shu Gu Hui Chun Emplastrum
【组成】生附子、甘草、大蒜、青葱、甘遂、海马、川椒、紫梢花、沙苑子、蛇床子、狗胆、良姜、故纸、鹿茸、木鳖子、狗头骨、山奈、五味子、大茴香、海螵蛸、韭子、木香、地龙、胡椒、穿山甲、锁阳、全蝎、当归、蛤蚧、蜈蚣、蜂房、肉桂、公丁香、鸦片、阳起石、石硫黄、乳香、朱砂、干安息、元精石、蟾酥、麝香、苏合香油、丁香油。(中医方剂大辞典)

黍粘子汤 shu nian zi tang
【英文名】Shu Nian Zi Decoction
【组成】昆布、苏木、生甘草、蒲黄、草龙胆、黍粘子、连翘、生地黄、当归梢、黄芩、炙甘草、黄连、柴胡、黄芪、桔梗、桃仁、红花。(中医方剂大辞典)

黍粘汤 shu nian tang
【英文名】Shu Nian Decoction
【组成】黍粘子、甘草。(中医方剂大辞典)

黑了脱敏洗剂 hei liao tuo min xi ji
【英文名】Hei Liao Tuo Min Lotion
【组成】黑面神、了哥王、蛇泡勒、乌桕叶、地胆头、十大功劳、明矾。(中医方剂大辞典)

黑八宝丹 hei ba bao dan
【英文名】Hei Ba Bao Pellet
【组成】川黄连、梅片、人中白、马勃、西瓜霜、麝香、橄榄炭、硼砂、雄鼠粪、广尖、灯草炭。(中医方剂大辞典)

黑丸 hei wan
【英文名】Hei Pill
【异名】黑丸子(中医方剂大辞典、普济方)
【组成】(1)鹿茸、当归。(中医方剂大辞典)(2)草乌、甘草、零陵香、藿香、茅香、五灵脂、荆芥、没药、川芎、石膏、血竭。(中医方剂大辞典)

黑丸子 hei wan zi
【英文名】Hei Pill
【异名】和血定痛丸(中医方剂大辞典、校注妇人良方)
【组成】(1)莪术、合欢、木香、黄连、熊胆。(中医方剂大辞典)(2)合欢霜、沉香、木香、黄连、熊胆。(中医方剂大辞典)(3)干姜、百草霜、木馒头、乌梅、败棕、柏叶、油发、桂心、白芷。(中医方剂大辞典)(4)乌梅、生半夏、杏仁、巴豆。(中医方剂大辞典)(5)乌梅肉、百草霜、杏仁、巴豆、半夏、缩砂仁。(中医方剂大辞典)(6)黑牵牛、天门冬。(中医方剂大辞典)(7)山茵陈、蜀升麻、常山、芒硝、麻黄、官桂、附子。(中医方剂大辞典)(8)当归、细辛、附子、干姜、胡椒、盐豉、巴豆、狼毒、杏仁。(中医方剂大辞典)(9)白蔹、白及、南星、芍药、土当归、骨碎补、川乌、牛膝、百草霜、赤小豆。(中医方剂大辞典)

黑子丸 hei zi wan

【英文名】Hei Zi Pill

【组成】黄蜡、杏仁、江子、砂仁。(中医方剂大辞典)

黑子散 hei zi san

【英文名】Hei Zi Powder

【组成】(1)猪牙皂角。(中医方剂大辞典)(2)干姜、甘草。(中医方剂大辞典)

黑子膏 hei zi gao

【英文名】Hei Zi Plaster

【组成】麻油、木鳖子、黄丹。(中医方剂大辞典)

黑马蹄香散 hei ma ti xiang san

【英文名】Hei Ma Ti Xiang Powder

【组成】马蹄香。(中医方剂大辞典)

黑丑丸 hei chou wan

【英文名】Hei Chou Pill

【组成】黑牵牛。(中医方剂大辞典)

黑丑散 hei chou san

【英文名】Hei Chou Powder

【组成】黑丑、半夏、白芥子、木香、茯苓、橘红、甘草。(中医方剂大辞典)

黑云散 hei yun san

【英文名】Hei Yun Powder

【组成】五倍子、百药煎、生胡桃皮、青石榴皮、诃子肉、青木瓜皮、青柿子皮、何首乌、猪牙皂角、青矾、细辛、水银。(中医方剂大辞典)

黑云膏 hei yun gao

【英文名】Hei Yun Plaster

【组成】(1)苍耳草。(中医方剂大辞典)(2)当归、川乌、川椒、飞盐、赤芍、白芷、羌活、木香、僵蚕、杏仁、黑豆、脂麻、蓖麻子、苍耳子、白附子。(中医方剂大辞典)

黑牛续地饮 hei niu xu di yin

【英文名】Hei Niu Xu Di Drink

【组成】黑豆、牛膝、续断、生地、当归、玄胡、丹皮、赤芍。(中医方剂大辞典)

黑牛黄丸 hei niu huang wan

【英文名】Hei Niu Huang Pill

【组成】羚羊角、牛黄、天竺黄、朱砂、胆星、珍珠、雄黄、麝香、京墨、犀角、冰片、琥珀、金箔。(中医方剂大辞典)

黑牛散 hei niu san

【英文名】Hei Niu Powder

【组成】黑牛儿。(中医方剂大辞典)

黑牛髓煎 hei niu sui jian

【英文名】Hei Niu Sui Decoction

【组成】黑牛髓、生地黄汁、白沙蜜。(中医方剂大辞典)

黑发仙丹 hei fa xian dan

【英文名】Hei Fa Xian Pellet

【组成】熟地、苡仁、山药、桑叶、白术、生何首乌、巨胜子、白果、黑芝麻、北五味、花椒、乌头皮、胡桃肉、参片。(中医方剂大辞典)

黑发香头油 hei fa xiang tou you

【英文名】Hei Fa Xiang Tou Oil

【组成】何首乌、墨斗草、白芷、细辛、甘松、三奈、排草、生地黄、桑椹、侧柏叶、红豆、良姜、黑枣、核桃肉。(中医方剂大辞典)

黑发散 hei fa san

【英文名】Hei Fa Powder

【组成】官粉、真蛤粉、黄丹、密陀僧、石灰。(中医方剂大辞典)

黑圣丸 hei sheng wan

【英文名】Hei Sheng Pill

【组成】胎发、赤鲤鱼皮、虻虫、香墨、水蛭、黑豆、羚羊角屑、麒麟竭、巴豆。(中医方剂大辞典)

黑圣散 hei sheng san

【英文名】Hei Sheng Powder

【组成】(1)生干地黄、乌巢子、槲叶、棕榈皮、好墨、童子头发。(中医方剂大辞典)(2)白马护干、赤骡护干、麝香、紫驴护干、干漆。(中医方剂大辞典)(3)鲫鱼、大枣、胆矾、龙骨、脑子、麝香。(中医方剂大辞典)(4)当归、川芎、茯苓、地榆、槐花、败棕、艾叶、百草霜。(中医方剂大辞典)(5)百草霜。(中医方剂大辞典)(6)草乌头、蓬砂。(中医方剂大辞典)(7)大蜘蛛。(中医方剂大辞典)

黑奴丸 hei nu wan

【英文名】Hei Nu Pill

【异名】水解丸(中医方剂大辞典、肘后方)

【组成】(1)麻黄、大黄、黄芩、芒硝、釜底墨、灶突墨、梁上尘。(中医方剂大辞典)(2)麻黄、黄芩、甘草、灶突墨、芒硝、豉。(中医方剂大辞典)(3)麻黄、川大黄、川朴硝、梁上尘、灶突墨、釜底墨、小麦。(中医方剂大辞典)

黑布化毒散膏 hei bu hua du san gao

【英文名】Hei Bu Hua Du San Plaster

【组成】黑布药膏、化毒散软膏。(中医方剂大辞典)

黑布药膏 hei bu yao gao

【英文名】Hei Bu Emplastrum

【组成】老黑醋、五倍子、蜈蚣、蜂蜜。(中医方剂大辞典)

黑布膏 hei bu gao

【英文名】Hei Bu Plaster

【组成】黑醋、五倍子、蜈蚣、蜂蜜。(中医方剂大辞典)

黑归脾丸 hei gui pi wan

【英文名】Hei Gui Pi Pill

【组成】熟地、人参、冬术、茯神、枣仁、远志、黄芪、当归、木香、炙草、桂元、生姜、大枣。(中医方剂大辞典)

黑归脾汤 hei gui pi tang

【英文名】Hei Gui Pi Decoction

【组成】归脾汤、大熟地。(中医方剂大辞典)

黑末子 hei mo zi

【英文名】Hei Mo Zi Powder

【组成】(1)雄鸡毛、桑炭、老松节、嫩松心、侧柏叶、当归、牛膝、何首乌、黑豆、南星、骨碎补、熟地黄、羌活、独活、赤芍药、川芎、白芷、细辛、肉桂、川乌、草乌、木鳖子、南木香、五灵脂、降真香、乳香、没药、枫香、百草霜。(中医方剂大辞典)(2)羊角连内骨。(中医方剂大辞典)

黑玉丹 hei yu dan

【英文名】Hei Yu Pellet

【组成】(1)棕榈、头发、刺猬皮、槐角、牛骨髓、生油麻、雷丸、苦楝根、乳香、麝香、猪蹄甲、榼藤子。(中医方剂大辞典)(2)槐花、枳壳、地榆、黄芪、川芎、五灵脂、五倍子。(中医方剂大辞典)

黑生肌散 hei sheng ji san

【英文名】Hei Sheng Ji Powder

【组成】川文蛤炭、乌梅炭、生石膏。(中医方剂大辞典)

黑白丸 hei bai wan

【英文名】Hei Bai Pill

【组成】马料豆、白蒺藜。(中医方剂大辞典)

黑白方 hei bai fang

【英文名】Hei Bai Prescription

【组成】母丁香。(中医方剂大辞典)

黑白安胎散 hei bai an tai san

【英文名】Hei Bai An Tai Powder

【组成】白术、熟地。(中医方剂大辞典)

黑白附子丸 hei bai fu zi wan

【英文名】Hei Bai Fu Zi Pill

【组成】白附子、黑附子、白术、白茯苓。(中医方剂大辞典)

黑白饮 hei bai yin

【英文名】Hei Bai Drink

【异名】黑白散(中医方剂大辞典、金鉴)

【组成】黑牵牛、白牵牛、大黄、陈皮、槟榔、甘草、玄明粉。(中医方剂大辞典)

黑白神丹 hei bai shen dan

【英文名】Hei Bai Shen Pellet

【组成】大鳗鲡。(中医方剂大辞典)

黑白散 hei bai san

【英文名】Hei Bai Powder

【组成】(1)百草霜、轻粉。(中医方剂大辞典)(2)寒水石、牡蛎、朴硝、青黛、轻粉。(中医方剂大辞典)(3)黑白牵牛。(中医方剂大辞典)(4)小麦、朴硝、白矾、五倍子、葱白。(中医方剂大辞典)(5)黑牵牛、白牵牛。(中医方剂大辞典)(6)黑乌蛇、白花蛇、雄黄、大黄。(中医方剂大辞典)(7)乌金石、寒水石。(中医方剂大辞典)

黑龙丸 hei long wan

【英文名】Hei Long Pill

【异名】大黑龙丸(中医方剂大辞典、准绳.幼科);资寿黑龙丸(中医方剂大辞典、普济方)

【组成】(1)黑驴粪。(中医方剂大辞典)(2)皂角、巴豆。(中医方剂大辞典)(3)明矾、池矾、南星、半夏、百药煎、五味子、猪牙皂角、乌梅肉。(中医方剂大辞典)(4)牛胆南星、青礞石、天竺黄、青黛、芦荟、辰砂、僵蚕、蜈蚣。(中医方剂大辞典)(5)羌活、独活、蔓荆子、薄荷叶、细松烟墨、川芎、白附子、甘草、山栀子仁、白僵蚕、香白芷、防风、荆芥穗、天南星、草乌头、川乌头。(中医方剂大辞典)(6)天南星、川乌、石膏、麻黄、干薄荷、藁本、白芷、京墨。(中医方剂大辞典)(7)芎䓖、大黄、甘草、益智、藿香叶、栀子、防风、雄黄、雌黄、麝香、腻粉、水银、乳香。(中医方剂大辞典)(8)附子、乌头、乌蛇、干蝎、苍术、防风、厚朴、麻黄、赤芍药、白芷、芎䓖、陈橘皮、天南星、吴茱萸、白术、自然铜。(中医方剂大辞典)(9)雄黄、朱砂、水银、硫黄、牙硝、太一玄精石、黄丹、消、白矾、定粉、天竺黄、铅白霜、牛黄、生龙脑、乳香、真珠末、香墨、生犀、木香、天麻、白僵蚕、乌蛇、藿香、官桂、麻黄、虫壳、半夏、桑螵蛸。(中医方剂大辞典)(10)黑龙尾煤、乱发灰、神曲。(中医方剂大辞典)(11)生甘草、干姜、伏龙肝、人参、茯苓、百草霜、白术。(中医方剂大辞典)

黑龙丹 hei long dan

【英文名】Hei Long Pellet

【异名】琥珀黑龙丹(中医方剂大辞典、局方);收胬散(中医方剂大辞典、外科方外奇方)

【组成】(1)大熟地、乌梅肉。(中医方剂大辞典)(2)珍珠、蜜蜡、沉香、白丑、黑丑、槟榔、茵陈、三棱、莪术。(中医方剂大辞典)(3)白面、金丝矾、辰砂、珠子、粉霜。(中医方剂大辞典)(4)当归、五灵脂、川芎、高良姜、干地黄、百草霜、硫黄、乳香、花乳石、琥珀。(中医方剂大辞典)(5)石硫黄、雄黄、丹砂、曾青、白石英、紫石英、水银、金薄、太阴玄精石、消石、马牙硝、白矾、铅丹、胡粉、天南星、白花蛇、白附子、白僵蚕、蝎梢、天竺黄、天麻、麻黄、鹿胎、虎骨、败龟、蝉蜕、羚羊角、犀角、木香、曲、麦蘖、轻粉、麝香。(中医方剂大辞典)(6)舶上硫黄、巴豆。(中医方剂大辞典)(7)朱砂、硫黄、水银、雄黄、硇砂、紫石英、金箔、银箔、曾青、自然铜、古字钱、硫黄、麻黄、白花蛇、藿香、白附子、附子、人参、干蝎、天麻、天南星、虎胫骨、败龟、木香、阿胶、白僵蚕、防风、牛黄、麝香、龙脑、酸枣仁、琥珀、腻粉。(中医方剂大辞典)

黑龙汤 hei long tang

【英文名】Hei Long Decoction

【组成】龙胆草、柴胡、木通、甘草节、当归、金银花、皂刺、赤芍、防风、黄连、吴萸。(中医方剂大辞典)

黑龙妙化膏 hei long miao hua gao

【英文名】Hei Long Miao Hua Unguentum

【组成】川乌、草乌、当归、白芷、赤芍、生地、熟地、两头尖、官桂、三棱、莪术、穿山甲、木鳖子、巴豆、蓖麻仁、没药、木香、麝香、五灵脂。(中医方剂大辞典)

黑龙散 hei long san

【英文名】Hei Long Powder

【组成】(1)归尾、赤芍、肉桂、干姜、黑豆、蒲黄、甘草、生地。(中医方剂人辞典)(2)麻黄、竹茹、苏木、蝎梢、乌龙土。(中医方剂大辞典)(3)穿山甲、虎头骨、洛粉、麝香、龙脑、丁香。(中医方剂大辞典)(4)苦瓠霜、盐梅。(中医方剂大辞典)(5)山木炭、黄连、大黄。(中医方剂大辞典)(6)枇杷叶、川山甲。(中医方剂大辞典)(7)附子。(中医方剂大辞典)

黑龙煎 hei long jian

【英文名】Hei Long Decoction

【组成】人参、甘草、无灰酒、不蚛皂角。(中医方剂大辞典)

黑光汤 hei guang tang

【英文名】Hei Guang Decoction

【组成】千里光、苍术苗、朝东墙头草。(中医方剂大辞典)

黑地黄丸 hei di huang wan

【英文名】Hei Di Huang Pill

【异名】地黄丸(中医方剂大辞典、活法机要)

【组成】苍术、熟地黄、川姜冬。(中医方剂大辞典)

黑成散 hei cheng san

【英文名】Hei Cheng Powder

【组成】紫草、牛黄。(中医方剂大辞典)

黑红软膏 hei hong ruan gao

【英文名】Hei Hong Plaster

【组成】黑豆油、京红粉、利马锥、羊毛脂、凡士林。(中医方剂大辞典)

黑色疽疮膏 hei se ju chuang gao

【英文名】Hei Se Ju Chuang Plaster

【组成】白芷、当归、玄参、黄芪、防风、甘草、生地、蛇蜕、血余、蜂房、穿山甲、杏仁、樟丹、乳香、轻粉、红粉、冰片、米珠、麝香、没药、血竭、儿茶、龙骨、松香、黄蜡、香油。(中医方剂大辞典)

黑吹药 hei chui yao

【英文名】Hei Chui Yao

【组成】辰砂、元寸、西黄、月石、琥珀、珍珠、玄明粉、冰片、皂荚、灯草灰、方八、制猪胆、肉灰。(中医方剂大辞典)

黑汞散 hei gong san

【英文名】Hei Gong Powder

【组成】黑汞、硫黄。(中医方剂大辞典)

黑汞膏 hei gong gao

【英文名】Hei Gong Plaster

【组成】黑汞、猪脂。(中医方剂大辞典)

黑灵丸 hei ling wan

【英文名】Hei Ling Pill

【组成】羌活、独活、巴豆。(中医方剂大辞典)

黑灵丹 hei ling dan

【英文名】Hei Ling Pellet

【组成】(1)巴豆肉、蓖麻子。(中医方剂大辞典)(2)广皮、三棱、莪术、青皮、连翘、黑丑、干姜、槟榔、百草霜、砂仁、肉果、肉桂。(中医方剂大辞典)

黑灵药 hei ling yao

【英文名】Hei Ling Pellet

【组成】青果核、冰片。(中医方剂大辞典)

黑灵散 hei ling san

【英文名】Hei Ling Powder

【组成】(1)败鳖甲。(中医方剂大辞典)(2)露蜂房、牡蛎粉、虢丹、硫黄。(中医方剂大辞典)(3)穿山甲、黑鲤鱼皮、小儿发、皂荚。(中医方剂大辞典)

黑纸拈 hei zhi nian

【英文名】Hei Zhi Lozenge

【组成】密陀僧、黄连、沥青。(中医方剂大辞典)

黑芥丸 hei jie wan

【英文名】Hei Jie Pill

【组成】桂、胡椒、白芥子、黑芥子、大戟、甘遂。(中医方剂大辞典)

黑花蛇散 hei hua she san

【英文名】Hei Hua She Powder

【组成】麻黄、黑花蛇、天麻、白附子、干姜、川芎、附子、草乌、蝎梢。(中医方剂大辞典)

黑豆丸 hei dou wan

【英文名】Hei Dou Pill

【组成】(1)黑豆、黄芩、黄连、大黄、甘草、朴硝、密蒙花。(中医方剂大辞典)(2)菟丝子、沙蒺藜、甘枸杞、破故纸、牛膝、杜仲、归身、鱼鳔、川椒、青盐、人参。(中医方剂大辞典)(3)黑豆、牛胆。(中医方剂大辞典)(4)黑豆、桑根白皮、大腹、木通、陈橘皮、紫苏茎。(中医方剂大辞典)

黑豆方 hei dou fang

【英文名】Hei Dou Prescription

【组成】小粒黑豆、天雄乌头。(中医方剂大辞典)

黑豆汁渍方 hei dou zhi zi fang

【英文名】Hei Dou Zhi Zi Prescription

【组成】黑豆。(中医方剂大辞典)

黑豆生姜汤 hei dou sheng jiang tang

【英文名】Hei Dou Sheng Jiang Decoction

【组成】黑豆、生姜、杉木节、沉香、紫苏茎叶、槟榔、童便、木瓜。(中医方剂大辞典)

黑豆汤 hei dou tang

【英文名】Hei Dou Decoction

【组成】(1)黑豆、羌活、恶根实。(中医方剂大辞典)(2)黑豆、槟榔、桑根白皮。(中医方剂大辞典)(3)黑豆、甘草。(中医方剂大辞典)(4)黑豆、防风、甘草、麦门冬。(中医方剂大辞典)(5)黑豆、淡竹叶、甘草。(中医方剂大辞典)(6)黑豆。(中医方剂大辞典)(7)黑豆、生姜。(中医方剂大辞典)

黑豆沥 hei dou li

【英文名】Hei Dou Li

【组成】黑豆、巨胜子、诃黎勒皮。(中医方剂大辞典)

黑豆饮 hei dou yin

【英文名】Hei Dou Drink

【组成】(1)黑豆、桑根白皮、生姜、郁李仁。(中医方剂大辞典)(2)黑豆、甘草。(中医方剂大辞典)(3)黑豆、防风、羌活、甘草。(中医方剂大辞典)(4)黑豆。(中医方剂大辞典)

黑豆饮子 hei dou yin zi

【英文名】Hei Dou Decoction

【组成】黑豆、小麦、蒲黄、吴茱萸。(中医方剂大辞典)

黑豆油膏 hei dou you gao

【英文名】Hei Dou You Plaster

【组成】黑豆油、氧化锌。(中医方剂大辞典)

黑豆神方 hei dou shen fang

【英文名】Hei Dou Shen Prescription

【组成】何首乌、当归、五加皮、骨碎补、生地、青皮、杜仲、远志、甘草、附子、巴戟、枣仁、琐阳、紫梢花、枸杞子、槐角、蒺藜、肉苁蓉、蛇床子、牛膝、青盐、金樱子、破故纸。(中医方剂大辞典)

黑豆神散 hei dou shen san

【英文名】Hei Dou Shen Powder

【组成】黑豆、川芎、当归、芍药、生地、姜、桂、甘草、蒲黄。(中医方剂大辞典)

黑豆浸酒 hei dou jin jiu

【英文名】Hei Dou Jin Wine

【组成】(1)黑豆、白花蛇、大麻仁、五加皮、苍耳子、牛蒡子。(中医方剂大辞典)(2)黑豆、熟干地黄、杜仲、枸杞子、羌活、牛膝、仙灵脾、当归、石斛、侧子、茵芋、白茯苓、防风、川椒、桂心、芎䓖、白术、五加皮、酸枣仁。(中医方剂大辞典)(3)黑豆。(中医方剂大辞典)

黑豆酒 hei dou jiu

【英文名】Hei Dou Wine

【组成】(1)黑豆、黄芪。(中医方剂大辞典)(2)酒、鸡屎白、黑豆。(中医方剂大辞典)

黑豆散 hei dou san

【英文名】Hei Dou Powder

【组成】(1)小黑豆、川楝子、乌梅、甘草、干姜、罂粟壳。(中医方剂大辞典)(2)雄黑豆、桑条东枝、栗楔、枫香脂、龙骨、虎骨。(中医方剂大辞典)(3)熟煮大豆。(中医方剂大辞典)(4)黑豆、大麻仁。(中医方剂大辞典)

黑豆粥 hei dou zhou

【英文名】Hei Dou Gruel

【组成】黑豆、桑枝、构皮。(中医方剂大辞典)

黑豆煎 hei dou jian

【英文名】Hei Dou Decoction

【组成】(1)黑豆、生地黄汁、麦门冬、生藕汁、酥。(中医方剂大辞典)(2)黑豆、桑根白皮、羌活、蒺藜子、海桐皮、吴茱萸。(中医方剂大辞典)(3)黑豆、附子、天雄、天麻、五加皮、牛膝、威灵仙。(中医方剂大辞典)

黑豆馏油软膏 hei dou liu you ruan gao

【英文名】Hei Dou Liu You Bill Ointment

【组成】黑豆馏油、桉油、氧化锌、冰片。(药品标准－中药成方制剂标准 1997)

黑豆熨 hei dou yun

【英文名】Hei Dou Hot Medicated Compress

【组成】黑豆。(中医方剂大辞典)

黑豆羹 hei dou geng

【英文名】Hei Dou Thick Soup

【组成】黑豆、淡竹叶、枸杞茎叶。(中医方剂大辞典)

黑附丸 hei fu wan

【英文名】Hei Fu Pill

【组成】(1)黑附子、白茯苓、川楝子、茴香、破故纸、熟地黄、交趾桂、大当归。(中医方剂大辞典)(2)附子、黑豆。(中医方剂大辞典)

黑附子丸 hei fu zi wan

【英文名】Hei Fu Zi Pill

【组成】附子、乌头、虎胫骨、五灵脂、防风、桂、海桐皮、地龙、狼毒、自然铜。(中医方剂大辞典)

黑附子汤 hei fu zi tang

【英文名】Hei Fu Zi Decoction

【组成】附子、木香、人参、白附子、甘草。(中医方剂大辞典)

黑附子散 hei fu zi san

【英文名】Hei Fu Zi Powder

【组成】附子、滑石、半夏、瞿麦、通草。(中医方剂大辞典)

黑附汤 hei fu tang

【英文名】Hei Fu Decoction

【异名】黑附子汤(中医方剂大辞典、准绳.幼科)

【组成】(1)黑附子、白术、南星、甘草、半夏。(中医方剂大辞典)(2)附子、木香、白附子、甘草。(中医方剂大辞典)

黑附散 hei fu san

【英文名】Hei Fu Powder

【组成】干姜、乌梅、棕榈。(中医方剂大辞典)

黑参丸 hei shen wan

【英文名】Hei Shen Pill

【组成】(1)苦参。(中医方剂大辞典)(2)黑参、天门冬、麦门冬。(中医方剂大辞典)

黑参汤 hei shen tang

【英文名】Hei Shen Decoction

【组成】(1)黑参、苦参、栀子、菊花、黄连、枳壳、草决明、车前子、防风、大黄、升麻。(中医方剂大辞典)(2)黑参、黄芩、生地黄、赤芍药、菊花、青葙子、白蒺藜。(中医方剂大辞典)

黑弩箭丸 hei nu jian wan

【英文名】Hei Nu Jian Pill

【组成】两头尖、五灵脂、没药、当归、乳香。(中医方剂大辞典)

黑枣丁香散 hei zao ding xiang san

【英文名】Hei Zao Ding Xiang Powder

【组成】大黑枣。(中医方剂大辞典)

黑枣胡椒散 hei zao hu jiao san

【英文名】Hei Zao Hu Jiao Powder

【组成】大黑枣。(中医方剂大辞典)

黑油膏 hei you gao

【英文名】Hei You Plaster

【组成】龙骨、五倍子、轻粉、枯矾、生石膏、寒水石、蛤壳粉、冰片、薄荷脑。(中医方剂大辞典)

黑狗头骨散 hei gou tou gu san

【英文名】Hei Gou Tou Gu Powder

【组成】黑狗头骨、天灵盖、生牛皮、天南星。(中医方剂大辞典)

黑矾大枣六味煎 hei fan da zao liu wei jian

【英文名】Hei Fan Da Zao Liu Wei Decoction

【组成】醋制黑矾、丹参、生山楂、茵陈、蜂蜜、肥大枣。(山西医药杂志 1982,11(6))

黑矾甘油 hei fan gan you

【英文名】Hei Fan Gan Oil

【组成】黑矾、槐米、甘油。(中医方剂大辞典)

黑矾洗剂 hei fan xi ji

【英文名】Hei Fan Lotion

【组成】蛇床子、苦参、黑矾。(中医方剂大辞典)

黑虎丸 hei hu wan

【英文名】Hei Hu Pill

【异名】黑虎丹(中医方剂大辞典、普济方)

【组成】(1)川军、巴豆霜、干姜、郁李。(中医方剂大辞典)(2)三棱、大黄、干漆、巴豆霜。(中医方剂大辞典)(3)草乌、白芷、五灵脂、羌活、苍术、乳香、自然铜。(中医方剂大辞典)(4)不蚛皂角、巴豆。(中医方剂大辞典)(5)白矾、鸡冠花、乌龙尾、青橘皮、五灵脂。(中医方剂大辞典)(6)芫花、甘遂、乌头、大戟、京三棱、牵牛子、干姜、陈橘皮、干漆。(中医方剂大辞典)(7)天南星、芎䓖、杜仲、半夏、白附子、续断、香墨。(中医方剂大辞典)

黑虎子惊药 hei hu zi jing yao

【英文名】Hei Hu Zi Jing Paste Pill

【组成】天麻、蝎尾、京墨、白附子、龙脑、麝香、真珠、金银箔。(中医方剂大辞典)

黑虎丹 hei hu dan

【英文名】Hei Hu Pellet

【组成】(1)全蝎、蜈蚣、蜂房炭、干蜘蛛、僵蚕、乳香、没药、磁石、斑蝥、炙甲片。(中医方剂大辞典)(2)当门子、大冰片、公丁香、母丁香、全蝎、蜈蚣、僵蚕、穿山甲、灵磁石、大蜘蛛。(中医方剂大辞典)(3)苍术、草乌、生姜、自然铜、乳香、没药、五灵脂。(中医方剂大辞典)(4)丝瓜。(中医方剂大辞典)(5)猪胆、雄黄豆、麝香。(中医方剂大辞典)(6)苍术、川乌、草乌、细辛、防风、荆芥、麻黄、两头尖、金钗石斛、天麻、川芎、白芷、甘草、何首乌、当归。(中医方剂大辞典)(7)白芷、草芎、正芎、草乌、石膏、苍术、白姜、川乌、甘草、防风、羌活、僵蚕、当归、墨、肉桂、北细辛。(中医方剂大辞典)(8)羌活、白术、五加皮、肉桂、槟榔、川乌、黄芪、白茯苓、赤芍药、附子、熟地黄、乌药、生苍术、当归、川牛膝、虎胫骨、白蒺藜、杜仲、黑小豆。(中医方剂大辞典)(9)草乌、川乌、甘草、麻黄、甘松、熟干地黄、藿香叶、白芷、油烟墨、猪牙皂荚、川芎、当归、何首乌、南星、僵蚕、赤小豆、羌活、白胶香、木鳖子。(中医方剂大辞典)(10)天灵盖、虾蟆、生人中白、桃仁、麝香、硫黄、雄黄、穿山甲、皂荚刺、轻粉。(中医方剂大辞典)(11)芦荟、雄黄、麝香、白狗粪、虾蟆、天灵盖、蛤蚧、乌驴蹄、乳香、猪胆。(中医方剂大辞典)(12)天灵盖、虾蟆、麝香、桃仁、雄黄、杏仁、人中白。(中医方剂大辞典)

(13)川乌、木鳖、地龙、黑小豆、五灵脂、松墨。(中医方剂大辞典)

黑虎汤 hei hu tang

【英文名】Hei Hu Decoction

【组成】(1)白及、旱莲草、侧柏叶炭、地榆炭。(中医方剂大辞典)(2)玄参、柴胡、生甘草。(中医方剂大辞典)

黑虎散 hei hu san

【英文名】Hei Hu Powder

【组成】(1)黑狗头、猪牙皂角、盐梅。(中医方剂大辞典)(2)两头尖、荆芥、藿香、石膏、薄荷、天麻、羌活、细辛、独活、黑虎。(中医方剂大辞典)(3)干姜、良姜、片子姜黄、巴豆。(中医方剂大辞典)(4)肥枣、赤鲤鱼鳞、雄狗胆、血竭。(中医方剂大辞典)

黑虎膏 hei hu gao

【英文名】Hei Hu Plaster

【组成】(1)草乌、南星、半夏、大黄、五倍子、干姜、姜黄、黄柏。(中医方剂大辞典)(2)大黄、黄连、黄芩、黄柏、当归、木鳖子、穿山甲、乱发、蛇蜕、麻油、黄丹、乳香、没药、阿魏。(中医方剂大辞典)(3)槐条、柳条、巴豆、当归、木鳖子仁、白芷、自然铜、小油、黄丹。(中医方剂大辞典)(4)当归、防风、大黄、赤芍药、黄芩、黄柏、生地黄、黄连、玄参、桔梗、官桂、白芷、木鳖子仁、杏仁、血竭、猪牙皂荚、没药、乳香、香油、黄丹。(中医方剂大辞典)

黑金丸 hei jin wan

【英文名】Hei Jin Pill

【异名】黑金丹(中医方剂大辞典、普济方)

【组成】(1)沉香、附子、木香、青橘皮、干姜、细墨、京三棱、蓬莪术、桂、大黄、干漆、麝香、硇砂。(中医方剂大辞典)(2)黑铅、水银、天南星。(中医方剂大辞典)

黑金丹 hei jin dan

【英文名】Hei Jin Pellet

【组成】黄连、黄芩、黄柏、山栀子、连翘、石膏、泽泻、赤芍药、大黄、枳壳、薄荷、牡丹皮、玄参、桔梗、防风、赤茯苓、荆芥。(中医方剂大辞典)

黑金散 hei jin san

【英文名】Hei Jin Powder

【组成】(1)血竭、松墨、血余、百草霜、当归、肉桂、赤芍、延胡、鲤鱼鳞。(中医方剂大辞典)(2)当归、川椒、甘草、细辛、黑铅。(中医方剂大辞典)(3)香附子、香白芷、莲蓬壳、糊刷。(中医方剂大辞典)(4)香附子、高良姜、五灵脂。(中医方剂大辞典)(5)鲤鱼皮、黄牛角腮、棕榈皮、破故纸、乱发、乌贼鱼骨、熟干地黄、干姜、当归、木贼。(中医方剂大辞典)(6)干漆、肉桂、草豆蔻、石榴根、精明雄黄。(中医方剂大辞典)(7)猪悬蹄甲、蛇蜕皮、鲮鲤甲、猬皮、鸦翅、蛤粉。(中医方剂大辞典)(8)赤龙鳞、乱发、当归、人参、白茯苓、硇砂、麝香、犀角、芍药、枳壳、大黄。(中医方剂大辞典)(9)好细墨。(中医方剂大辞典)(10)猪蹄合子、天南星、款冬花。(中医方剂大辞典)(11)麻(米凡)、地黄、皂角、青盐、东引桃枝、柳枝、桑枝、墙头豆、马齿。(中医方剂大辞典)

黑金膏 hei jin gao

【英文名】Hei Jin Plaster

【组成】(1)黄芪、黄连、黄柏、黄芩、大黄、防风、白蔹、白芷、南星、花粉、荆芥、猪牙皂荚、露蜂房、木鳖、乌头、蓖麻子、桃仁、杏仁、柳枝、槐枝、柏枝梢。(中医方剂大辞典)(2)桂心、芎䓖、当归、木鳖子、乌贼鱼骨、漏芦、白及、川乌头、鸡舌香、木香、白檀香、丁香、松脂、乱发、黄丹、清麻油。(中医方剂大辞典)

黑鱼汤 hei yu tang

【英文名】Hei Yu Decoction

【组成】豨莶叶、鱼。(中医方剂大辞典)

黑姜散 hei jiang san

【英文名】Hei Jiang Powder

【组成】(1)鲜姜。(中医方剂大辞典)(2)干姜。(中医方剂大辞典)

黑将军散 hei jiang jun san

【英文名】Hei Jiang Jun Powder

【异名】大黄汤(中医方剂大辞典、济阳纲目)

【组成】大黄。(中医方剂大辞典)

黑星丹 hei xing dan

【英文名】Hei Xing Pellet

【组成】曾青、杨梅青、胡椒青、桃花石、紫石英、白石英、硫黄、雄黄、光明砂、黄丹、定粉、水银、生金屑、山泽银屑、真珠末、龙脑、牛黄、铅霜、麝香、犀角屑。(中医方剂大辞典)

黑疮药 hei chuang yao

【英文名】Hei Chuang Liniment

【组成】皂角子。(中医方剂大辞典)

黑神丸 hei shen wan

【英文名】Hei Shen Pill

【异名】醉惊丸(中医方剂大辞典、苏沈良方);催生丸(中医方剂大辞典、准绳·女科);乌犀丸(中医方剂大辞典、朱氏集验方);镇风丹(中医方剂大辞典、袖珍);益母丸(中医方剂大辞典、准绳·女科)

【组成】(1)香墨、没药、天麻、红花、当归、百草霜。(中医方剂大辞典)(2)葫芦巴、石菖蒲、皂角。(中医方剂大辞典)(3)京墨、飞罗面、天麻、佛面真金、百草霜。(中医方剂大辞典)(4)益母草。(中医方剂大辞典)(5)百草霜、巴豆。(中医方剂大辞典)(6)木香、官桂、附子、当归、干姜、细墨、白术、荆三棱、陈橘皮、芫花、巴豆、槟榔、硇砂。(中医方剂大辞典)(7)巴豆、血余灰、百草霜。(中医方剂大辞典)(8)川芎、南星、半夏、天麻、防风、何首乌、甘松、白芷、川乌、华阴细辛、甘草、桔梗、桂、皂角绚、干姜。(中医方剂大辞典)(9)白蔹、白及、当归、白芍、南星、川乌、骨碎补、牛膝、百草霜、赤小豆。(中医方剂大辞典)(10)牡丹皮、白芍药、川芎、麻黄、赤芍药、甘草、荆芥、草乌、乌豆、何首乌。(中医方剂大辞典)(11)熟干地黄、赤小豆、干姜、藁本、麻黄、川芎、羌活、甘松、当归、川乌、甘草、藿香、香墨、草乌、白芷。(中医方剂大辞典)(12)巴豆、白姜、肉桂、黑附子。(中医方剂大辞典)(13)草乌头、五灵脂。(中医方剂大辞典)(14)桔梗、麻黄、川芎、防风、香白芷、木贼、桂心、红豆、缩砂仁、釜墨、大川乌头、天南星、天台乌药、沉香、麝香。(中医方剂大辞典)(15)乌头、草乌、芎、香白芷、白僵蚕、羌活、甘草、灵脂、好墨、麝香。(中医方剂大辞典)(16)巴豆、硫黄、干姜、皂荚。(中医方剂大辞典)(17)巴豆、铛墨、杏仁。(中医方剂大辞典)(18)木香、硇砂、蓬莪术、京三棱、桂、附子、干姜、干漆、大黄、青橘皮、墨、巴豆。(中医方剂大辞典)(19)草乌头、地龙、五灵脂、麝香。(中医方剂大辞典)(20)硫黄、丹砂、雄黄、水银、铅丹、消石、定粉、乌蛇肉、藿香叶、干蝎、白僵蚕、麻黄、天麻、天南星、白附子、白芷、附子、麝香。(中医方剂大辞典)(21)皂荚、杏仁、半夏、知母、贝母。(中医方剂大辞典)(22)腻粉、墨、白面、芦荟、麝香、龙脑、牛黄、青黛、使君子。(中医方剂大辞典)(23)漆、神曲、茴香、木香、椒红、丁香、槟榔。(中医方剂大辞典)(24)硫黄、朱砂、水银、雄黄、麻黄、天麻、白附子、乌蛇、白僵蚕、桂心、干蝎、天南星、天雄、独活、川乌头、麝香。(中医方剂大辞典)

黑神丹 hei shen dan

【英文名】Hei Shen Pellet

【组成】(1)黑附子、天麻、天南星、桂、半夏、麻黄、干姜、草乌头、白附子、麝香、天雄。(中医方剂大辞典)(2)天麻、蔓荆子、川芎、防风、藁本、白茯苓、细辛、川乌头、牛膝、荆芥穗、甘草、香白芷、赤芍药、白僵蚕、细松烟墨。(中医方剂大辞典)(3)诃子、黑牵牛、巴戟、甘遂、赤小豆。(中医方剂大辞典)(4)荞面、川大黄、槟榔、细墨。(中医方剂大辞典)

黑神汤 hei shen tang

【英文名】Hei Shen Decoction

【组成】肉桂、炮姜、生蒲黄、当归尾、熟地、甘草梢、童便。(中西医结合眼科 1993,11(2))

黑神黄耆散 hei shen huang qi san

【英文名】Hei Shen Huang Qi Powder

【组成】京墨、黄牛角、蛇蜕、槟榔、猪牙皂角、穿山甲、蔓荆子、黑狗脊、黄京子、枳壳。(中医方剂大辞典)

黑神散 hei shen san

【英文名】Hei Shen Powder

【异名】大进黑神散(中医方剂大辞典、产宝诸方);下胎乌金散(中医方剂大辞典、医略六书)

【组成】(1)火麻。(中医方剂大辞典)(2)当归、熟地、白芍、肉桂、蒲黄、香附、玄胡、炮姜、五灵脂、大黑豆、沉香。(中医方剂大辞典)(3)川山甲。(中医方剂大辞典)(4)牙皂。(中医方剂大辞典)(5)上青桂、全当归、杭白芍、黑炮姜、怀熟地、大黑豆。(中医方剂大辞典)(6)棕皮灰、玄胡索、当归、赤芍、白芍、生地黄、五灵脂、蒲黄、熟地黄、香附米、干姜、沉香、乳香、大黑豆、莪术、红花。(中医方剂大辞典)(7)龙胆草、青胆矾。(中医方剂大辞典)(8)当归、熟地、白芍、甘草、蒲黄、干姜、雄黑豆、人参、川芎、香附。(中医方剂大辞典)(9)当归、熟地、川芎、干姜、桂心、青皮、香附、木香、黑豆。(中医方剂大辞典)(10)当归、熟地、白芍、肉桂、甘草、沉香、棕灰、蒲黄、没药、乳香、赤芍、血竭。(中医方剂大辞典)(11)郁李仁、麻仁、槐角、枳实、皂角仁、苍术、归尾、生地、大黄。(中医方剂大辞典)(12)白术、芍药、滑石、黄芩、牡丹皮、人参、川芎、归尾、陈皮、荆芥、干姜、甘草。(中医方剂大辞典)(13)水蛭、天仙子、没药、乳香、羊胫腚骨、大叶莴苣子、萆薢、防风、红芍药、草乌头、自然铜、梧桐泪。(中医方剂大辞典)(14)麻黄根、盆消、自然铜、诃子肉、雄黄、红豆、没药、乳香、萝卜子、良姜、马兜铃。(中医方剂大辞典)(15)白术、茯苓、甘草、茴香、桂、延胡索、生地黄、川芎、芍药、蒲黄、木香、白芷、当归。(中医方剂大辞典)(16)陈槐花、百草霜。(中医方剂大辞典)(17)百草霜、蚌粉。(中医方剂大辞典)(18)当归、刘寄奴、苦梗、延胡索、桂心、陈皮、茯苓、芍药。(中医方剂大辞典)(19)熟地黄、陈生姜。(中医方剂大辞典)(20)熟干地黄、蒲黄、当归、干姜、桂心、芍药、甘草、黑豆。(中医方剂大辞典)(21)黄牛胫骨、真定器。(中医方剂大辞典)(22)硫黄、密佗僧、黄丹。(中医方剂大辞典)(23)红花、蒲黄、归尾、桂心、乌药、白芷、生地、刘寄奴、灵脂、陈皮、甘草、川芎、香附、玄胡、干姜、琥珀。(中医方剂大辞典)(24)赤芍、桂心、归尾、干姜、蒲黄、白芷、香附、益母草、黑豆、生地、陈皮、红花、朴硝、鹿角屑、童便。(中医方剂大辞典)(25)乌梅、干姜、大枣。(中医方剂大辞典)(26)百草霜。(中医方剂大辞典)(27)驴护干。(中医方剂大辞典)(28)桂心、当归、芍药、甘草、干姜、生地、黑豆、附子。(中医方剂大辞典)(29)赤龙鳞、乱发、乌贼鱼骨、桂、干姜、延胡索、牡丹皮、芍药、诃梨勒皮、芎䓖、当归、生干地黄、水蛭。(中医方剂大辞典)(30)铅墨、白芷。(中医方剂大辞典)(31)杉木节、干姜。(中医方剂大辞典)(32)白面。(中医方剂大辞典)(33)藁本、乌头、皂荚、密陀僧。(中医方剂大辞典)(34)醋石榴。(中医方剂大辞典)(35)白刺猬皮、人中白。(中医方剂大辞典)(36)栝楼。(中医方剂大辞典)(37)附子、麻黄、桂。(中医方剂大辞典)(38)羌活、黄芪、蔓荆子、狗脊、枳壳、槟榔、栝楼。(中医方剂大辞典)(39)乱发、露蜂房、腻粉、突厥白、腊月猪脂。(中医方剂大辞典)(40)雄黑豆、当归、芍药、甘草、干姜、蒲黄、肉桂、熟地黄。(中医方剂大辞典)

黑神散子 hei shen san zi

【英文名】Hei Shen Powder

【组成】麻黄、川大黄、杏仁。(中医方剂大辞典)

黑神膏 hei shen gao

【英文名】Hei Shen Plaster

【组成】(1)酒、皂荚。(中医方剂大辞典)(2)当归、杏仁、黄丹、柳枝、桃枝、血余、小油。(中医方剂大辞典)

黑药 hei yao

【英文名】Hei Drug

【组成】(1)干过腊鱼霜、山椒。(中医方剂大辞典)(2)没食子、石榴皮、干荷叶、五倍子、诃子皮、百药煎、金丝矾、绿矾。(中医方剂大辞典)

黑药油 hei yao you

【英文名】Hei Yao Oil

【组成】细生地、黄柏、当归、赤芍、大黄、白芷、独活、麻黄。(中医方剂大辞典)

黑药膏 hei yao gao

【英文名】Hei Yao Plaster

【组成】自然铜、代赭石、乳香、没药、麻黄、牛膝、黄芪、红花、透骨草、冰片、猪胆汁、凡士林。(实用中西医结合杂志 1993,6(5))

黑退消 hei tui xiao

【英文名】Hei Tui Xiao

【组成】生川乌、生草乌、生南星、生半夏、生磁石、公丁香、肉桂、制乳没、炒甘松、硇砂、冰片、麝香。(中医方剂大辞典)

黑须仙丹 hei xu xian dan

【英文名】Hei Xu Xian Pellet

【异名】黑发仙丹(中医方剂大辞典、串雅内编)

【组成】熟地、万年青、桑椹、黑芝麻、山药、南烛皮、花椒、白果、巨胜子。(中医方剂大辞典)

黑须散 hei xu san

【英文名】Hei Xu Powder

【组成】宫粉、真蛤粉、黄丹、密陀僧、石灰。(中医方剂大辞典)

黑香四神散 hei xiang si shen san

【英文名】Hei Xiang Si Shen Powder

【组成】香附、陈皮、乌药、甘草、生姜、大枣。(中医方剂大辞典)

黑香散 hei xiang san

【英文名】Hei Xiang Powder

【异名】黑灵丹(中医方剂大辞典、中国医学大辞典)

【组成】(1)青州枣、轻粉。(中医方剂大辞典)(2)橄榄核。(中医方剂大辞典)

黑卿膏 hei qing gao

【英文名】Hei Qing Plaster

【组成】鲫鱼。(中医方剂大辞典)

黑桑椹膏 hei sang shen gao

【英文名】Hei Sang Shen Ointment

【组成】黑桑椹。(中医方剂大辞典)

黑消散 hei xiao san

【英文名】Hei Xiao Powder

【组成】大黄、川连、黄芩、黄柏。(中医方剂大辞典)

黑疸汤 hei dan tang

【英文名】Hei Dan Decoction

【组成】茵陈蒿、瓜蒌根。(中医方剂大辞典)

黑盐顶 hei yan ding

【英文名】Hei Yan Ding Honeyed Pill

【组成】盐、豆豉、桃仁、熟巴豆。(中医方剂大辞典)

黑逍遥散 hei xiao yao san

【英文名】Hei Xiao Yao Powder

【组成】逍遥散、熟地。(中医方剂大辞典)

黑铅丹 hei qian dan

【英文名】Hei Qian Pellet

【组成】黑铅、青盐、没食子、升麻、石膏、香附子、槐角子。(中医方剂大辞典)

黑铅酒 hei qian jiu

【英文名】Hei Qian Wine

【组成】(1)黑铅、甘草。(中医方剂大辞典)(2)黑铅。(中医方剂大辞典)

黑铅散 hei qian san

【英文名】Hei Qian Powder

【异名】青金散(中医方剂大辞典、普济方);紫金散(中医方剂大辞典、幼幼新书)

【组成】(1)黑铅。(中医方剂大辞典)(2)黄丹、蛇床子、地龙、青矾。(中医方剂大辞典)(3)黑铅沙子。(中医方剂大辞典)

黑痔丹 hei zhi dan

【英文名】Hei Zhi Pellet

【异名】引痔丹(中医方剂大辞典、增补内经拾遗)

【组成】白矾、蟾酥、轻粉、信石。(中医方剂大辞典)

黑雪丹 hei xue dan

【英文名】Hei Xue Pellet

【组成】冰片、食盐、干姜、玄明粉、月石、朱砂、百草霜、蒲黄。(中医方剂大辞典)

黑散 hei san

【英文名】Hei Powder

【异名】黑膏子(中医方剂大辞典、普济方)

【组成】(1)麻黄、大黄、杏仁。(中医方剂大辞典)(2)麻黄、贯众、桂心、甘草、干漆、细辛。(中医方剂大辞典)(3)黄连、黄芩、大黄、黄柏。(中医方剂大辞典)(4)干姜、甘草。(中医方剂大辞典)(5)天南星、皂荚、芎䓖末、荆芥穗末。(中医方剂大辞典)

黑散子 hei san zi

【英文名】Hei San Zi Powder

【异名】琥珀黑散(中医方剂大辞典、局方);百草霜散(中医方剂大辞典、普济方);神仙黑散子(中医方剂大辞典、陈氏小儿病源方)

【组成】(1)皂角、甘草。(中医方剂大辞典)(2)釜底煤。(中医方剂大辞典)(3)天南星、不蚛皂荚。(中医方剂大辞典)(4)天南星、半夏、猪牙皂角、巴豆、白矾。(中医方剂大辞典)(5)枣子、北矾。(中医方剂大辞典)(6)香墨、乌头、芎䓖、败龟、木香、赤芍药、桂、没药、自然铜、当归、地龙、乳香、骨碎补、白芷。(中医方剂大辞典)(7)大黄、巴豆、半两钱、羊胫炭。(中医方剂大辞典)(8)人参、丁香皮、泽泻、附子、天仙藤、白豆蔻、釜墨。(中医方剂大辞典)(9)腊月猪粪。(中医方剂大辞典)(10)藁本、升麻、皂荚、石膏。(中医方剂大辞典)(11)麻黄、川大黄、杏仁。(中医方剂大辞典)(12)鲤鱼皮、芍药、蒲黄、当归、没药、桂心、好墨、卷柏、青木香、麝香、金生墨、发灰。(中医方剂大辞典)(13)川大黄、麻黄、川升麻、杏仁、芍药、甘草。(中医方剂大辞典)(14)青州枣、生姜、厚朴、甘草。(中医方剂大辞典)(15)隔年莲蓬、败棕榈、头发。(中医方剂大辞典)(16)琥珀、朱砂、京墨、血苗灰、新罗白附子、百草霜、黑衣、麝、白僵蚕、川当归。(中医方剂大辞典)

黑蒲黄散 hei pu huang san

【英文名】Hei Pu Huang Powder

【组成】蒲黄、阿胶、当归、川芎、白芍、熟地、生地、丹皮、荆芥、地榆、香附、棕灰、血余末。(中医方剂大辞典)

黑锡丸 hei xi wan

【英文名】Hei Xi Pill

【组成】(1)黑铅、硫黄、葫芦巴、破故纸、川楝肉、肉豆蔻、巴戟、木香、沉香。(中医方剂大辞典)(2)硫黄、川楝子、黑铅、阳起石、木香、沉香、青皮、肉豆蔻、茴香、官桂、附子、葫芦巴、破故纸、乌药。(中医方剂大辞典)

黑锡丹 hei xi dan

【英文名】Hei Xi Pill

【组成】黑锡、硫黄、川楝子、胡芦巴、木香、附子、肉豆蔻、补骨脂、沉香、小茴香、阳起石、肉桂。(药品标准－中药成方制剂标准1994)

黑锡散 hei xi san

【英文名】Hei Xi Powder

【组成】黑锡、升麻、细辛、诃子。(中医方剂大辞典)

黑锡煎 hei xi jian

【英文名】Hei Xi Decoction

【组成】黑锡。(中医方剂大辞典)

黑膏 hei gao

【英文名】Hei Ointment

【组成】(1)乌头、川芎、雄黄、胡粉、木防己、升麻、黄连、雌黄、藜芦、明矾、杏仁、巴豆、黄柏、松脂、乳发。(中医方剂大辞典)(2)生地黄、豉、猪脂。(中医方剂大辞典)

黑膏子 hei gao zi

【英文名】Hei Gao Zi Emplastrum

【组成】麻油、猪脂、巴豆、蓖麻子肉、斑蝥。(中医方剂大辞典)

黑膏汤 hei gao tang

【英文名】Hei Gao Decoction

【组成】生地、淡豆豉、河柳。(中医方剂大辞典)

黑膏药 hei gao yao

【英文名】Hei Gao Yao Prescription

【组成】防风、荆芥、连翘、大黄、黄连、黄芩、黄柏、当归、赤芍药、玄参、紫金皮、木鳖子、白芷、杏仁、桃仁、生地、地芫荽、黄花蒐、侧柏叶、地薄荷、猪狲貯、乳香、没药、儿茶、大黄、当归、杉皮炭、枫香、龙骨、赤石脂、血竭、樟脑、孩儿骨、朱砂、水银、麝香。(中医方剂大辞典)

黑膏药 hei gao yao

【英文名】Black Emplastrums

【定义】是指药材、食用植物油与红丹炼制成膏料,摊涂于裱背材料上制成的外用制剂,为黑颜色。(中药药剂学)

黑蔹软膏 hei lian gao

【英文名】Hei Lian Plaster

【组成】白蔹。(中医方剂大辞典)

黑鹤散 hei he san

【英文名】Hei He Powder

【组成】青盐、血余、皂荚、地骨皮、荆芥。(中医方剂大辞典)

黑糖散 hei tang san

【英文名】Hei Tang Powder

【组成】陈米糖。(中医方剂大辞典)

黑髭揩齿散 hei zi kai chi san

【英文名】Hei Zi Kai Chi Powder

【组成】莲子草、鸡肠草、熟干地黄、马齿苋、酸石榴皮、海盐、青胡桃皮、没石子、丁香、川升麻、麝香。(中医方剂大辞典)

黑霜丸 hei shuang wan

【英文名】Hei Shuang Pill

【组成】巴豆、百草霜。(中医方剂大辞典)

黑癣药 hei xuan yao

【英文名】Hei Xuan Yao

【组成】青葱、杏仁、松香。(中医方剂大辞典)

鼎足方 ding zu fang

【英文名】Ding Zu Prescription

【组成】生姜、白矾。(中医方剂大辞典)

十三画

催生万金不传遇仙丹 cui sheng wan jin bu chuan yu xian dan

【英文名】Cui Sheng Wan Jin Bu Chuan Yu Xian Pellet

【组成】蓖麻子、朱砂、雄黄、蛇蜕。(中医方剂大辞典)

催生大圣丹 cui sheng da sheng dan

【英文名】Cui Sheng Da Sheng Pellet

【组成】片脑、麝香、母丁香、腊月兔脑子。(中医方剂大辞典)

催生丹 cui sheng dan

【英文名】Cui Sheng Pellet

【异名】催生汤(中医方剂大辞典、三因)

【组成】(1)益母草、焦白芷、滑石、百草霜。(中医方剂大辞典)(2)兔脑、通明乳香。(中医方剂大辞典)(3)苍术、桔梗、陈皮、白芷、桂心、甘草、当归、川乌头、干姜、厚朴、南星、附子、半夏、茯苓、芍药、杏仁、阿胶、川芎、枳壳、南木香。(中医方剂大辞典)(4)麝香、乳香、母丁香、兔脑髓。(中医方剂大辞典)(5)金箔、银箔、麝香、朱砂。(中医方剂大辞典)(6)净归身、白芍、川芎、黄芩、绵黄芪、陈皮、大腹皮。(中医方剂大辞典)(7)车前子。(中医方剂大辞典)(8)益母草、当归、乳香、甘草、麝香。(中医方剂大辞典)

催生开骨丹 cui sheng kai gu dan

【英文名】Cui Sheng Kai Gu Pellet

【组成】朱砂、透明滴乳。(中医方剂大辞典)

催生四物汤 cui sheng si wu tang

【英文名】Cui Sheng Si Wu Decoction

【组成】(1)四物汤、枳壳、蜀葵子。(中医方剂大辞典)(2)当归、南芎、桂枝、鬼箭、白芷、苏木、红花、干姜、牛膝、牡丹皮、玄胡索、麝香。(中医方剂大辞典)

催生立应散 cui sheng li ying san

【英文名】Cui Sheng Li Ying Powder

【组成】车前子、当归、冬葵子、牛膝、白芷、大腹皮、枳壳、川芎、白芍。(中医方剂大辞典)

催生夺命丹 cui sheng duo ming dan

【英文名】Cui Sheng Duo Ming Pellet

【异名】催生夺命如神丹(中医方剂大辞典、医学正传)

【组成】(1)母丁香末、乳香、没药、麝香。(中医方剂大辞典)(2)牡丹皮、枳壳、赤芍药、蝉蜕、青皮、阿胶、甘草、五加皮、芸苔子、贯众、蚕蜕纸、花蕊石、乳香。(中医方剂大辞典)(3)牡丹皮、白茯苓、桂、赤芍药、桃仁、泽泻。(中医方剂大辞典)

催生如圣丸 cui sheng ru sheng wan

【英文名】Cui Sheng Ru Sheng Pill

【组成】乳香。(中医方剂大辞典)

催生如圣汤 cui sheng ru sheng tang

【英文名】Cui Sheng Ru Sheng Decoction

【组成】苍术、枳壳、桔梗、陈皮、芍药、白芷、川芎、当归、肉桂、半夏、甘草、干姜、厚朴、木香、杏仁、茯神。(中医方剂大辞典)

催生如圣散 cui sheng ru sheng san

【英文名】Cui Sheng Ru Sheng Powder

【组成】(1)黄蜀葵花。(中医方剂大辞典)(2)车前、当归、秦艽、川牛膝、白芷、大腹皮、枳壳、川芎、芍药。(中医方剂大辞典)(3)当归、川芎、大腹皮、枳壳、白芷。(中医方剂大辞典)

催生如意丹 cui sheng ru yi dan

【英文名】Cui Sheng Ru Yi Pellet

【组成】明乳香末、鸡蛋清。(中医方剂大辞典)

催生如意散 cui sheng ru yi san

【英文名】Cui Sheng Ru Yi Powder

【异名】如意散(中医方剂大辞典、准绳)

【组成】(1)官桂、甘草、川芎、白芷、陈皮、赤芍、当归、木香、厚朴、南星、车前、葵子、百草霜、枳壳、麻黄、益母草。(中医方剂大辞典)(2)人参、乳香、辰砂。(中医方剂大辞典)(3)当归、川芎、冬葵子、车前子、肉桂、丁香、滑石、红花、乌药、生芝麻、黄杨头、枳壳。(中医方剂大辞典)

催生安胎救命散 cui sheng an tai jiu ming san

【英文名】Cui Sheng An Tai Jiu Ming Powder

【组成】乌药、前胡、菊花、蓬莪术、当归。(中医方剂大辞典)

催生汤 cui sheng tang

【英文名】Cui Sheng Decoction

【组成】(1)桃仁、赤芍、牡丹皮、白茯苓、官桂。(中医方剂大辞典)(2)苍术、小原枳壳、白桔梗、薄陈皮、杨芍药、川白芷、大川芎、大当归、交趾桂、半夏、粉草、麻黄、军姜、厚朴、南木香、杏仁、白茯苓。(中医方剂大辞典)(3)王不留行、京三棱、牵牛子、百合、

当归、威灵仙、雷丸、大黄、天雄、桂、甘草、大腹。(中医方剂大辞典)

催生防葵散 cui sheng fang kui san

【英文名】Cui Sheng Fang Kui Powder

【组成】防葵、滑石、朱砂、冬葵子、木通、瞿麦、榆白皮、飞生毛。(中医方剂大辞典)

催生饮 cui sheng yin

【英文名】Cui Sheng Drink

【组成】当归、川芎、大腹皮、枳壳、白芷。(中医方剂大辞典)

催生乳香丸 cui sheng ru xiang wan

【英文名】Cui Sheng Ru Xiang Pill

【异名】乳朱丸(中医方剂大辞典、医方类聚)

【组成】乳香。(中医方剂大辞典)

催生柞本饮 cui sheng zuo ben yin

【英文名】Cui Sheng Zuo Ben Drink

【组成】大柞木枝、大甘草。(中医方剂大辞典)

催生神圣散 cui sheng shen sheng san

【英文名】Cui Sheng Shen Sheng Powder

【组成】车前子、冬葵子、白芷、枳壳。(中医方剂大辞典)

催生神妙乳珠丹 cui sheng shen miao ru zhu dan

【英文名】Cui Sheng Shen Miao Ru Zhu Pellet

【异名】神妙乳砂丹(中医方剂大辞典、校注妇人良方)

【组成】乳香。(中医方剂大辞典)

催生神柞饮 cui sheng shen zuo yin

【英文名】Cui Sheng Shen Zuo Drink

【组成】生柞枝、益母草、川芎、当归、人参。(中医方剂大辞典)

催生神效七圣散 cui sheng shen xiao qi sheng san

【英文名】Cui Sheng Shen Xiao Qi Sheng Powder

【组成】延胡索、没药、白矾、白芷、姜黄、当归、桂心。(中医方剂大辞典)

催生神效圣功散 cui sheng shen xiao sheng gong san

【英文名】Cui Sheng Shen Xiao Sheng Gong Powder

【组成】榆白皮、滑石、没药、当归 朱砂。(中医方剂大辞典)

催生神效散 cui sheng shen xiao san

【英文名】Cui Sheng Shen Xiao Powder

【组成】旧草马。(中医方剂大辞典)

催生神验方 cui sheng shen yan fang

【英文名】Cui Sheng Shen Yan Prescription

【组成】茉莉花、芝麻。(中医方剂大辞典)

催生顺气饮 cui sheng shun qi yin

【英文名】Cui Sheng Shun Qi Drink

【组成】当归、川芎、肉桂、木香、乌药、广皮、枳壳、冬葵子、红花、车前子、生芝麻。(中医方剂大辞典)

催生桂散 cui sheng gui san

【英文名】Cui Sheng Gui Powder

【组成】官桂。(中医方剂大辞典)

催生益母丸 cui sheng yi mu wan

【英文名】Cui Sheng Yi Mu Honeyed Pill

【组成】益母草、车前子、冬葵子、枳壳、牛膝。(中医方剂大辞典)

催生萆豆膏 cui sheng bi dou gao

【英文名】Cui Sheng Bi Dou Plaster

【组成】萆麻、巴豆。(中医方剂大辞典)

催生散 cui sheng san

【英文名】Cui Sheng Powder

【异名】催生神应黑散(中医方剂大辞典、宋氏女科)

【组成】(1)腊月兔脑髓。(中医方剂大辞典)(2)朴硝。(中医方剂大辞典)(3)牵牛子、禹余粮。(中医方剂大辞典)(4)半夏、白及。(中医方剂大辞典)(5)车前子、当归、白芷、红花。(中医方剂大辞典)(6)白芷、伏龙肝、百草霜、滑石、甘草。(中医方剂大辞典)(7)蛇蜕、蝉蜕、人蜕。(中医方剂大辞典)(8)白芷、百草霜、滑石。(中医方剂大辞典)

催生滑胎汤 cui sheng hua tai tang

【英文名】Cui Sheng Hua Tai Decoction

【组成】当归、川芎、甘草、白茯苓、枳壳、紫苏、滑石、益母草、木通、大腹皮。(中医方剂大辞典)

催生滑胎散 cui sheng hua tai san

【英文名】Cui Sheng Hua Tai Powder

【组成】槐子、麦蘖、贝母、滑石、当归。(中医方剂大辞典)

催生槐豆散 cui sheng huai dou san

【英文名】Cui Sheng Huai Dou Powder

【组成】槐豆、当归、贝母、川芎。(中医方剂大辞典)

催生鼠肾丸 cui sheng shu shen wan

【英文名】Cui Sheng Shu Shen Pill

【组成】朱砂、明雄黄、真琥珀、麝香、雄鼠腰子。(中医方剂大辞典)

催生膏 cui sheng gao

【英文名】Cui Sheng Ointment

【组成】大龟。(中医方剂大辞典)

催产饮 cui chan yin

【英文名】Cui Chan Drink

【组成】党参、炒白术、当归、川芎、黄芪、川牛膝、丹参、桑寄生、桃仁、红花、川断、制香附。(中西医结合杂志 1986,6(8))

催汤丸 cui tang wan

【英文名】Cui Tang Pill

【组成】土木香膏、土木香、悬钩子茎、土藤蓼、野姜、诃子、余甘子、毛诃子、块根糙苏。(中医方剂大辞典)

催乳丸 cui ru wan
【英文名】Cui Ru Pill
【组成】当归、通草、麦芽、川芎、穿山甲、漏芦、地黄、黄芪、鹿角霜、白芍、木香、王不留行。(药品标准－中药成方制剂标准 1989)

催乳方 cui ru fang
【英文名】Cui Ru Prescription
【组成】维生素 E、土鳖虫。(实用中西医结合杂志 1990,3(6))

催乳汤 cui ru tang
【英文名】Cui Ru Decoction
【组成】黄芪、熟地、人参、当归、川芎、枸杞、通草、王不留行。(中医方剂大辞典)

催乳散 cui ru san
【英文名】Cui Ru Powder
【组成】漏芦、通草、贝母、白芷。(中医方剂大辞典)

催经止孕汤 cui jing zhi yun tang
【英文名】Cui Jing Zhi Yun Decoction
【组成】全当归、藏红花、益母草、三棱、莪术、苏木、大腹皮、干姜、桂枝、川芎、怀牛膝、水蛭、甘遂。(江苏中医 1993,(14))

催经散 cui jing san
【英文名】Cui Jing Powder
【组成】凌霄花。(中医方剂大辞典)

催浆方 cui jiang fang
【英文名】Cui Jiang Prescription
【组成】鸽子。(中医方剂大辞典)

催浆饮 cui jiang yin
【英文名】Cui Jiang Drink
【组成】黄芪、川芎、白芷、牛子、肉桂、当归、鹿茸、生地、白芍、山甲。(中医方剂大辞典)

催脓散 cui nong san
【英文名】Cui Nong Powder
【组成】番木鳖、草乌。(中医方剂大辞典)

催痔散 cui zhi san
【英文名】Cui Zhi Powder
【组成】穿山甲、蝼蛄、血余、黄颡鱼、脑子、麝香。(中医方剂大辞典)

催脱钉 cui tuo ding
【英文名】Cui Tuo Ding Suppository
【组成】山慈菇、炙砒霜、枯矾、麝香。(北京中医学院学报 1989,12(3))

催痘汤 cui dou tang
【英文名】Cui Dou Decoction
【组成】人参、牛蒡子、当归、川芎、黄芪、茯苓、桔梗、陈皮、连翘、肉桂。(中医方剂大辞典)

催蛰丹 cui zhe dan
【英文名】Cui Zhe Pellet
【组成】虎牙、人牙。(中医方剂大辞典)

催潮散 cui chao san
【英文名】Cui Chao Powder
【组成】天南星、半夏。(中医方剂大辞典)

嗅鼻渊方 xiu bi yuan fang
【英文名】Xiu Bi Yuan Decoction
【组成】辛荑仁、苍耳子、白芷、薄荷叶、川芎、木通、羌活、黄连、黄芩、荆芥穗、防风、甘草、栀子、连翘、白术、滑石、石膏、当归、赤芍、酒大黄、沉香、皂角。(中医方剂大辞典)

唢骨散 suo gu san
【英文名】Suo Gu Decoction
【组成】马蹄金、马蹄藤、白马骨、紫金皮、钩藤钩、铁马鞭、酒坛根、马蹄香、天灯心、山苏木、赤牛膝、地茄根、紫金藤、李子根、臭木待根、乌苞子根、穿山蜈蚣。(中医方剂大辞典)

嗣育保胎丸 si yu bao tai wan
【英文名】Si Yu Bao Tai Pill
【组成】黄芪、党参、茯苓、白术、甘草、当归、川芎、白芍、熟地黄、阿胶、桑寄生、菟丝子、艾叶、荆芥穗、厚朴、枳壳、川贝母、羌活、鹿茸。(药品标准－中药成方制剂标准 1991)

塌气丸 ta qi wan
【英文名】Ta Qi Pill
【组成】(1)全蝎、黑牵牛、萝卜子、陈皮、青皮、京三棱、蓬莪术。(中医方剂大辞典)(2)巴豆、胡椒、丁香、青橘。(中医方剂大辞典)(3)川巴豆壳、青橘皮、萝卜子。(中医方剂大辞典)(4)青橘皮、巴豆。(中医方剂大辞典)(5)胡椒、蝎尾。(中医方剂大辞典)(6)萝卜子、木香、陈皮、莪术、五灵脂、牵牛、神曲。(中医方剂大辞典)(7)木香、鸡心槟榔、黑牵牛。(中医方剂大辞典)(8)丁香、胡椒、萝卜子、白牵牛。(中医方剂大辞典)(9)胡椒、木香、蝎尾。(中医方剂大辞典)(10)陈皮、萝卜子、木香、胡椒、草豆蔻、青皮、蝎梢。(中医方剂大辞典)(11)青皮、荜拨、胡椒、木香、全蝎。(中医方剂大辞典)(12)胡椒、甘遂、黑牵牛、木香。(中医方剂大辞典)

塌气退黄汤 ta qi tui huang tang
【英文名】Ta Qi Tui Huang Decoction
【异名】茯苓渗湿汤(中医方剂大辞典、兰室秘藏)
【组成】白术、柴胡、升麻、桂枝、麻黄、吴茱萸、厚朴、羌活、草豆蔻、神曲末、苍术、泽泻、白茯苓、猪苓、黄柏、橘红、青皮、黄连、杏仁。(中医方剂大辞典)

塌气散 ta qi san
【英文名】Ta Qi Powder
【组成】(1)槟榔、橘红、麦芽、甘草、缩砂仁、枳壳。(中医方剂大辞典)(2)木香、净青皮。(中医方剂大辞典)(3)赤小豆、陈皮、萝卜子、甘草、木香。(中医方剂大辞典)(4)陈米、青橘皮、甘草、黑牵牛、肉豆蔻。(中医方剂大辞典)(5)中庸(樟柳根)、赤小豆、橘皮红、萝卜子、槟榔、甘草、木香。(中医方剂大辞典)(6)甘草、茴香、白牵牛、木香。(中医方剂大辞典)(7)舶上茴香、枳壳、茯苓、人参、陈皮、青皮、甘草、苍术、丁香、干姜、高良姜。(中医方剂大辞典)

塌气藁膏 ta qi gao gao

【英文名】Ta Qi Gao Plaster

【组成】吴茱萸、桂、附子、椒子、干姜、地龙。(中医方剂大辞典)

塌肿汤 ta zhong tang

【英文名】Ta Zhong Decoction

【组成】(1)黄芪、白芍、川芎、当归、陈皮、甘草、麻黄、人参、乳香、没药、罂粟壳。(中医方剂大辞典)(2)甘草、干漆、生地黄、黄芩、当归、川芎、鳖甲。(中医方剂大辞典)

塌肿神应丸 ta zhong shen ying wan

【英文名】Ta Zhong Shen Ying Pill

【组成】三棱、莪术、青皮、陈皮、干漆、芫花、大戟、硇砂、巴豆霜。(中医方剂大辞典)

塌痒汤 ta yang tang

【英文名】Ta Yang Decoction

【组成】苦参、威灵仙、蛇床子、当归尾、狼毒、鹤虱草。(中医方剂大辞典)

塌腹丸 ta fu wan

【英文名】Ta Fu Water-paste Pill

【异名】塌胀丸(中医方剂大辞典、杨氏藏方卷十)

【组成】赤小豆、陈皮、木香、商陆。(中医方剂大辞典)

塞耳丸 sai er wan

【英文名】Sai Er Pill

【异名】桃仁膏(普济方);松脂膏(普济方)

【组成】(1)蜘蛛、人言、黑豆。(中医方剂大辞典)(2)桃仁、松脂、椒目末、巴豆。(中医方剂大辞典)(3)松脂、杏仁、巴豆、椒目末、葱汁。(中医方剂大辞典)(4)巴豆、桃仁、松脂大豆。(中医方剂大辞典)

塞耳丹 sai er dan

【英文名】Sai Er Pill

【异名】塞耳丸(济生)

【组成】(1)水银、国丹。(中医方剂大辞典)(2)青黛、桂心、砒、巴豆、硫黄。(中医方剂大辞典)(3)石菖蒲、巴豆、全蝎。(中医方剂大辞典)

塞耳杏仁膏 sai er xing ren gao

【英文名】Sai Er Xing Ren Plaster

【异名】蓖麻丸 (普济方)

【组成】杏仁、蓖麻子、盐、乳香、巴豆、附子、桃仁、磁石、木通、蜡、菖蒲。(中医方剂大辞典)

塞耳赤石脂散 sai er chi shi zhi san

【英文名】Sai Er Chi Shi Zhi Powder

【组成】赤石脂、白矾、黄连、乌贼鱼骨。(中医方剂大辞典)

塞耳附子方 sai er fu zi fang

【英文名】Sai Er Fu Zi Prescription

【组成】附子。(中医方剂大辞典)

塞耳枫香丸 sai er feng xiang wan

【英文名】Sai Er Feng Xiang Pill

【组成】枫香、巴豆、松脂、黄蜡、婆律膏、胡桃仁。(中医方剂大辞典)

塞耳药 sai er yao

【英文名】Sai Er Yao Drug

【组成】壁钱、胡椒末。(中医方剂大辞典)

塞耳桃仁方 sai er tao ren fang

【英文名】Sai Er Tao Ren Prescription

【组成】桃仁。(中医方剂大辞典)

塞耳黄耆丸 sai er huang qi wan

【英文名】Sai Er Huang Qi Pill

【组成】黄芪、芍药、当归、干姜、蜀椒。(中医方剂大辞典)

塞耳散 sai er san

【英文名】Sai Er Powder

【组成】伏龙肝。(中医方剂大辞典)

塞耳硫黄散 sai er liu huang san

【英文名】Sai Er Liu Huang Powder

【组成】雄黄、硫黄。(中医方剂大辞典)

塞降风湿酒 sai jiang feng shi jiu

【英文名】Sai Jiang Feng Shi Wine

【异名】塞隆骨((90)卫药试字 Z-32)

【组成】塞隆骨。((90)卫药试字 Z-32)

塞鼻丹 sai bi dan

【英文名】Sai Bi Pellet

【组成】(1)麝香、辛夷、巴豆、西牛黄、细辛、牙皂角、蟾酥、冰片、朱砂、生半夏、雄黄。(中医方剂大辞典)(2)薄荷、细辛、巴霜、冰片。(中医方剂大辞典)(3)朱砂、麝香、丁香、乌梅肉、川乌、草乌、当归、三柰、乳香、皂角。(中医方剂大辞典)(4)草乌、巴豆、胡椒、大枣。(中医方剂大辞典)

塞鼻瓜蒂散 sai bi gua di san

【英文名】Sai Bi Gua Di Powder

【组成】(1)瓜蒂、藜芦。(中医方剂大辞典)(2)瓜蒂。(中医方剂大辞典)(3)瓜蒂、细辛。(中医方剂大辞典)

塞鼻甘遂散 sai bi gan sui san

【英文名】Sai Bi Gan Sui Powder

【组成】甘遂、细辛、附子、木通。(中医剂大辞典)

塞鼻灵 sai bi ling
【英文名】Sai Bi Ling Powder
【组成】公丁香、小茴香。(江苏中医 1993,(14))

塞鼻皂荚散 sai bi zao jia san
【英文名】Sai Bi Zao Jia Powder
【异名】皂荚散(圣济总录)
【组成】皂荚、细辛、辛夷、川椒、附子。(中医方剂大辞典)

塞鼻散 sai bi san
【英文名】Sai Bi Powder
【组成】猬皮。(中医方剂大辞典)

塞鼻雄黄丸 sai bi xiong huang wan
【英文名】Sai Bi Xiong Huang Pill
【组成】雄黄、甘草、附子、细辛。(中医方剂大辞典)

填阴汤 tian yin tang
【英文名】Tian Yin Decoction
【组成】熟地、山茱萸、北五味、麦冬、山药、白芥子、破故纸、牛膝、附子。(中医方剂大辞典)

填坎汤 tian kan tang
【英文名】Tian Kan Decoction
【组成】山茱萸、茯苓、巴戟天、肉桂、车前子、北五味、人参、芡实、白术。(中医方剂大辞典)

填经止痛丹 tian jing zhi tong dan
【英文名】Tian Jing Zhi Tong Decoction
【组成】熟地、山茱萸、山叶、甘草、肉桂。(中医方剂大辞典)

填齿散 tian chi san
【英文名】Tian Chi Plaster
【组成】人参、骨碎补、三七末、同川蒺藜、乳香、鼠脊骨末。(中医方剂大辞典)

填骨万金煎 tian gu wan jin jian
【英文名】Tian Gu Wan Jin Decoction
【组成】生地黄、甘草、阿胶、肉苁蓉、桑根白皮、麦门冬、干地黄、石斛、牛髓、白蜜、清酒、麻子仁、大枣、当归、干漆、蜀椒、桔梗、五味子、附子、干姜、茯苓、桂心、人参。(中医方剂大辞典)

填骨丸 tian gu wan
【英文名】Tian Gu Honeyed Pill
【组成】石斛、人参、巴戟天、当归、牡蒙、石长生、石韦、白术、远志、苁蓉、紫菀、茯苓、干姜、天雄、蛇床子、柏子仁、五味子、牛膝、牡蛎、干地黄、附子、牡丹、甘草、署预、阿胶、蜀椒。(中医方剂大辞典)

填骨髓煎 tian gu sui jian
【英文名】Tian Gu Sui Ointment
【组成】白茯苓、山茱萸、当归、巴戟、五味子、人参、远志、桂心、附子、菟丝子、天门冬、大豆黄卷、肉苁蓉、石斛、石韦。(中医方剂大辞典)

填窍止氛汤 tian qiao zhi fen tang
【英文名】Tian Qiao Zhi Fen Decoction
【组成】麦冬、熟地、菖蒲。(中医方剂大辞典)

填睛丸 tian jing wan
【英文名】Tian Jing Honeyed Pill
【组成】石决明、白阳起石、磁石、陈橘皮、栀子花、肉苁蓉、黑石、人参、生姜、厚朴、苦参、白芷、黄芩、甘草、白茯苓、桂、防风、杏仁、升麻、生干地黄、龙脑、黄连、麦门冬、槐子、黄柏、车前子、乳香、蕤仁、青葙子、乌贼鱼骨。(中医方剂大辞典)

填睛育婴丸 tian jing yu ying wan
【英文名】Tian Jing Yu Ying Honeyed Pill
【组成】石决明、阳起石、白芷、白茯苓、桂、防风、杏仁、陈橘皮、栀子花、肉苁蓉、生姜、甘草、厚朴、磁石末、人参、青葙子、蕤仁、升麻、熟干地黄、龙脑、车前子、黄柏、槐子、麦门冬、黄连、乳香、乌贼鱼骨、黄芩、苦参。(中医方剂大辞典)

填精止血汤 tian jing zhi xue tang
【英文名】Tian Jing Zhi Xue Decoction
【组成】熟地、山茱萸、麦冬、北五味子、炒黑荆芥、白芍。(中医方剂大辞典)

填精补血方 tian jing bu xue fang
【英文名】Tian Jing Bu Xue Prescription
【组成】熟地、枸杞、制首乌、仙灵脾、黄芪、当归等。(北京中医学院学报 1992,15(4))

填精益气汤 tian jing yi qi tang
【英文名】Tian Jing Yi Qi Decoction
【组成】熟地、枸杞、菟丝、焦术、苁蓉、杜仲、故纸、当归、洋参、北芪、菖蒲、炙草、桂元、大枣。(中医方剂大辞典)

填精益血汤 tian jing yi xue tang
【英文名】Tian Jing Yi Xue Decoction
【组成】熟地、山茱萸、白芍、当归、柴胡、丹皮、沙参、茯苓、地骨、白术。(中医方剂大辞典)

廓清饮 kuo qing yin
【英文名】Kuo Qing Drink
【组成】枳壳、厚朴、大腹皮、白芥子、萝卜子、茯苓、泽泻、陈皮。(中医方剂大辞典)

微丸 wei wan
【英文名】Micro Pills
【定义】指直径小于 2.5mm 的各类球形或类球形的药剂。(中药药剂学)

微达康口服液 wei da kang kou fu ye
【英文名】Wei Da Kang Oral Liquid
【组成】刺五加、黄芪、陈皮、熟地黄、女贞子、附子、淫羊藿。(药品标准-中药成方制剂标准 1998)

微达康膏 wei da kang gao
【英文名】Wei Da Kang Bill Ointment

【组成】刺五加、黄芪、陈皮、熟地黄、女贞子、附子、淫羊藿。(药品标准－中药成方制剂标准 1998)

微达康颗粒 wei da kang ke li

【英文名】Wei Da Kang Granule

【组成】刺五加、黄芪、陈皮、熟地黄、女贞子、附子、淫羊藿。(药品标准－中药成方制剂标准 1998)

微囊剂 wei nang ji

【英文名】Microspheres Capsules

【异名】微型胶囊(中药药剂学)

【定义】指利用天然的或合成的高分子材料将固体或液体药物包裹而成的直径 1－5000μm 的微小胶囊。(中药药剂学)

愈风丸 yu feng wan

【英文名】Yu Feng Paste Pill

【组成】(1)天麻、白附子、羌活、天南星、川芎、细辛、香白芷、槟榔子、白蒺藜、肉桂、半夏、陈橘皮。(中医方剂大辞典)(2)白牵牛、虎骨、山栀子仁、甘菊花、当归、骨碎补、白芥子、草乌头、地龙、硇砂、牛膝、肉苁蓉、麻黄、自然铜、革薢、地骨皮、乌头、枫香脂、胡芦巴。(中医方剂大辞典)

愈风丹 yu feng dan

【英文名】Yu Feng Honeyed Pill

【组成】(1)大黄、芒硝、荆芥、麻黄、栀子、赤芍、连翘、甘草、桔梗、川芎、归身、石膏、滑石、薄荷、黄芩、白术、羌活、独活、细辛、天麻、甘菊、半夏、南星、橘红、茯苓、黄连、黄柏、枳实、熟地、制首乌。(中医方剂大辞典)(2)白芍药、当归、黄连、川芎、何首乌、甘草、黄芩、生地黄、秦艽、羌活、天麻、独活、荆芥、菖蒲、防风、大黄、南星、滑石、连翘、石膏、白僵蚕、山栀、蝉蜕、海桐皮、麻黄、白术、桔梗、红花、玄明粉、薄荷。(中医方剂大辞典)(3)苍术、香白芷、南川乌、南草乌、天麻、当归、防风、何首乌、荆芥穗、麻黄、石斛、甘草、南芎。(中医方剂大辞典)(4)天麻、牛膝、革薢、玄参、杜仲、羌活、当归、熟地黄、生地黄、独活、肉桂。(中医方剂大辞典)(5)龙脑薄荷、天麻、天南星、白附子、玄参、大川乌头。(中医方剂大辞典)(6)荆芥穗、乌药、天南星、川芎、黑附子、天麻、甘草、当归。(中医方剂大辞典)(7)通圣散、四物汤、黄连解毒汤、羌活、细辛、甘菊、天麻、何首乌、薄荷、独活。(中医方剂大辞典)(8)苦参、皂角、土花蛇、白花蛇、乌梢蛇。(中医方剂大辞典)(9)芍药、川芎、白僵蚕、桔梗、细辛、羌活、麻黄、防风、白芷、天麻、全蝎、甘草、南星。(中医方剂大辞典)

愈风化痰丸 yu feng hua tan wan

【英文名】Yu Feng Hua Tan Paste Pill

【组成】何首乌、僵蚕、光乌、全蝎、南星、半夏、桑寄生、荆芥、牙皂、破故纸、陈皮、菟丝子、地黄、木香、沉香、白芍药、川乌、天麻、黄芩、防风、汉防己、白术、当归、羌活、独活、杜仲、巴戟。(中医方剂大辞典)

愈风四物汤 yu feng si wu tang

【英文名】Yu Feng Si Wu Decoction

【组成】四物汤、荆芥、细辛、麻黄、防风、甘草。(中医方剂大辞典)

愈风宁心片 yu feng ning xin pian

【英文名】Yu Feng Ning Xin Tablet

【组成】葛根。(药品标准－中药成方制剂标准 1989)

愈风汤 yu feng tang

【英文名】Yu Feng Decoction

【组成】(1)苍术、陈皮、甘草、防风、皮消、苦参、瓦松、胡麻仁、紫背浮萍。(中医方剂大辞典)(2)独活、羌活、蝉壳、半夏、川芎、黄芩、黄连、白芍、当归、陈皮、荆芥、防风、生地、威灵仙、金沸草、僵蚕、贝母、茯苓、胆星。(中医方剂大辞典)(3)人参、白术、白茯苓、当归、川芎、白芍、陈皮、半夏、枳实、防风、羌活、甘草。(中医方剂大辞典)(4)羌活、防风、当归、川芎、白芍、桂、黄芪、天麻、秦艽。(中医方剂大辞典)(5)防风、人参、川归、羌活、川芎、柴胡、前胡、茯苓、枳壳、甘草、细辛、秦艽。(中医方剂大辞典)(6)羌活、甘草、防风、蔓荆子、川芎、细辛、枳壳、人参、麻黄、甘菊、薄荷、枸杞子、当归、知母、地骨皮、黄芪、独活、杜仲、吴白芷、秦艽、柴胡、半夏、前胡、厚朴、熟地黄、防己、茯苓、黄芩、石膏、芍药、生地黄、苍术、桂枝。(中医方剂大辞典)(7)香附子、川芎、羌活。(中医方剂大辞典)

愈风饮 yu feng yin

【英文名】Yu Feng Decoction

【异名】愈风汤(中医方剂大辞典、采艾编翼)

【组成】川芎、当归、生地黄、熟地黄、红花、牛膝、半夏、甘草、橘红、羌活、防风、天麻、南星、白术、白茯苓、薄桂枝、黄芩、酸枣仁、白芍药、黄柏。(中医方剂大辞典)

愈风饼子 yu feng bing zi

【英文名】Yu Feng Tablet

【组成】川乌、川芎、甘菊、白芷、防风、细辛、天麻、羌活、荆芥、薄荷、甘草。(中医方剂大辞典)

愈风换肌丹 yu feng huan ji dan

【英文名】Yu Feng Huan Ji Pellet

【组成】白花蛇、苦参、皂角。(中医方剂大辞典)

愈风润燥汤 yu feng run zao tang

【英文名】Yu Feng Run Zao Decoction

【组成】川芎、当归、熟地黄、生地黄、牛膝、红花、羌活、防风、南星、天麻、半夏、橘红、白茯苓、黄芩、桂枝、白术、白芍药、酸枣仁、黄柏、甘草。(中医方剂大辞典)

愈风酒 yu feng jiu
【英文名】Yu Feng Wine
【组成】陈海蜇、马料豆、嫩桑枝、松针。(中医方剂大辞典)

愈风散 yu feng san
【英文名】Yu Feng Powder
【异名】愈风汤(中医方剂大辞典、朱丹溪方)
【组成】(1)力子、防风、蝉蜕、竹叶、僵蚕、紫金花、地龙干。(中医方剂大辞典)(2)淡豉、真水银、轻粉、枳壳末。(中医方剂大辞典)(3)菊花、乌头、乌蛇、地骨皮、川芎、桔梗、苦参、草乌。(中医方剂大辞典)(4)荆芥穗、当归身尾。(中医方剂大辞典)(5)荆芥。(中医方剂大辞典)

愈伤灵胶囊 yu shang ling jiao nang
【英文名】Yu Shang Ling Capsule
【组成】土鳖虫、红花、自然铜、黄瓜子、冰片、续断、三七、当归、落新妇提取物。(药品标准-中药成方制剂标准 1993)

愈伤膏 yu shang gao
【英文名】Yu Shang Plaster
【组成】利凡诺、百宝丹、精纱布、氧化锌、松香、橡胶、凡士林、羊毛脂、石蜡。(药品标准-中药成方制剂标准 1998)

愈创灵 yu chuang ling
【英文名】Yu Chuang Ling Plaster
【组成】红花、白芷、没药、血竭、龙骨、当归、蟹骨、乳香、羌活、防风、七叶一枝花、菖蒲、凡士林。(山西中医 1993,9(1))

愈创软膏 yu chuang ruan gao
【英文名】Yu Chuang Ointment
【组成】(木继)木叶浸膏、煅甘石、煅石膏、煅寒水石、煅珍珠母、冰片。(中医方剂大辞典)

愈创膏 yu chuang gao
【英文名】Yu Chuang Plaster
【组成】乳香、没药、生煅石膏、赤石脂、炉甘石、白矾、密陀僧、黄连素、冰片。(中西医结合杂志 1986,6(5))

愈肝片 yu gan pian
【英文名】Yu Gan Tablet
【组成】当归、黄芩、茵陈、维生素 C。(中草药 1976,(8))

愈肝龙糖浆 yu gan long tang jiang
【英文名】Yu Gan Long Syrup
【组成】茵陈、小蘖根、柴胡、蒲公英、黄芩、紫草。(药品标准-中药成方制剂标准 1998)

愈肝灵冲剂 yu gan ling chong ji
【英文名】Yu Gan Ling Medicinal Instant Granule
【组成】茵陈、栀子、白茅根、黄连等。(中成药研究 1991,(9))

愈疟酒 yu nue jiu
【英文名】Yu Nue Wine
【组成】米、曲。(中医方剂大辞典)

愈疟散 yu nue san
【英文名】Yu Nue Powder
【组成】代赭石、朱砂、砒霜。(中医方剂大辞典)

愈疡灵 yu yang ling
【英文名】Yu Yang Ling Ointment
【组成】Ⅰ号:醋制延胡索、煅瓦楞子、香附、血竭、白术、白及、甘草、三七、青木香;Ⅱ号:黄芪、白芍、甘草、郁金、蒲黄、五灵脂、白及、甘松、蔓陀罗、汉防己、肉桂、砂仁。(云南中医学院学报 1984,(4))

愈疡散 yu yang san
【英文名】Yu Yang Powder
【组成】炒党参、海螵蛸、煅牡蛎、煅瓦楞、白及、炙甘草、参三七、延胡索、台乌药、姜半夏、广木香、制川朴、青皮、陈皮、茯苓、公丁香、京三棱、蓬莪术、杜红花。(中医杂志 1980,21(5))

愈肩汤 yu jian tang
【英文名】Yu Jian Decoction
【组成】川羌活、防风、川桂枝、制半夏、片子姜、天仙藤、白术、白芷、全当归、茯苓、红花、风化硝。(四川中医 1990,8(5))

愈肾汤 yu shen tang
【英文名】Yu Shen Decoction
【组成】生黄芪、防已、益母草、泽兰、丹参、白蛇舌草、白茅根、连翘。(江苏中医杂志 1987,8(12))

愈金汤 yu jin tang
【英文名】Yu Jin Decoction
【组成】山栀子、瞿麦、木通、滑石、甘草、竹叶。(中医方剂大辞典)

愈哕汤 yu hui tang
【英文名】Yu Hui Decoction
【组成】香附子、橘皮、生姜。(中医方剂大辞典)

愈带丸 yu dai wan
【英文名】Yu Dai Paste Pill
【组成】(1)熟地、白芍、当归、川柏、良姜、川芎、椿根皮。(中医方剂大辞典)(2)寒水石、荞面。(中医方剂大辞典)

愈毒汤 yu du tang
【英文名】Yu Du Decoction
【组成】土茯苓、白蘚皮、苦参、金银花、黄柏、皂角子、薏苡、木通、防风。(中医方剂大辞典)

愈浊丸 yu zhuo wan
【英文名】Yu Zhuo Pill

【组成】良姜、芍药、黄柏、椿树根皮。(中医方剂大辞典)

愈疮枣 yu chuang zao

【英文名】Yu Chuang Zao Thick Soup

【组成】红枣、猪板油、陈酒。(中医方剂大辞典)

愈疯丸 yu feng wan

【英文名】Yu Feng Water-paste Pill

【组成】生漆、豨莶、苍耳草、雄黄、苦参、防风。(中医方剂大辞典)

愈胃汤 yu wei tang

【英文名】Yu Wei Decoction

【组成】丹参、白芍、龙葵、拔葜、炙甘草、细辛、砂仁、制乳香、失笑散。(云南中医杂志 1986,7(1))

愈疸汤 yu dan tang

【英文名】Yu Dan Decoction

【组成】地骨皮、砂仁、黑枣。(中医方剂大辞典)

8805 **愈消散 ba ba ling wu yu xiao san**

【英文名】Ba Ba Ling Wu Yu Xiao Powder

【组成】地骨皮、荔枝核、鬼箭羽、桔梗、威灵仙、姜黄、牛蒡子。(北京中医杂志.1992,(3))

愈渊丸 yu yuan wan

【英文名】Yu Yuan Pill

【组成】黄芩、栀子、玄参、辛荑、苍耳子、麦冬、地骨皮、赤芍、连翘、白芷、薄荷、荆芥、花粉、甘草、桔梗。(药品标准－中药成方制剂标准 1998)

愈痔丸 yu zhi wan

【英文名】Yu Zhi Honeyed Pill

【组成】石莲子、制大黄、象牙槐角、黄连、黄芩、赤芍、川芎、黄柏、当归、怀牛膝、蛇蜕、全蝎、京墨。(中医方剂大辞典)

愈痔散 yu zhi san

【英文名】Yu Zhi Powder

【组成】南乳香、槐花、木香、商枳壳、鹤虱、苹澄茄、白芜荑。(中医方剂大辞典)

愈蛊散 yu gu san

【英文名】Yu Gu Powder

【组成】瞿麦、葛根、甘遂、牵牛、芫花、滑石、葶苈、胡椒。(中医方剂大辞典)

愈黄丹 yu huang dan

【英文名】Yu Huang Pellet

【组成】水蛭、虻虫、制乳没、黄连、蜂房、黄柏、丹皮、龙胆草。(中医方剂大辞典)

愈溃灵 yu kui ling

【英文名】Yu Kui Ling Tablet

【组成】陇马陆全粉、甘草、丹参、白芍、元胡、三七、白术、木香、香附。(中西医结合杂志 1986,6(8))

愈溃散 yu kui san

【英文名】Yu Kui Powder

【组成】青黛、紫草、当归、血竭、黄柏、田三七。(辽宁中医杂志 1993,(3))

愈痛丸 yu tong wan

【英文名】Yu Tong Paste Pill

【组成】(1)当归、白芍、羌活、川芎、香附、肉桂、玄胡索、桃仁、乳香、没药。(中医方剂大辞典)(2)续断、杜仲、山药、川芎、独活、狗脊、萆薢。(中医方剂大辞典)(3)川萆薢、鳖甲、川当归、三棱、破故纸、神曲、蓬莪术、麦糵、熟干地黄、干漆、延胡索、茴香、沉香、肉桂、没药、麝香。(中医方剂大辞典)(4)雷丸、石菖蒲、姜黄、五灵脂、槟榔、延胡索、茴香、胡椒、蝎梢、斑猫、没药、巴豆。(中医方剂大辞典)

愈痛饮 yu tong yin

【英文名】Yu Tong Drink

【组成】菊花、霜桑叶、黄芩、薄荷、苦丁茶、连翘、夏枯草、藁本、白芷、鲜茅根、荷叶、川芎、细辛。(山西中医 1987,3(5))

愈痛散 yu tong san

【英文名】Yu Tong Powder

【组成】五灵脂、玄胡索、蓬莪术、良姜、当归。(中医方剂大辞典)

愈痢丸 yu li wan

【英文名】Yu Li Pill

【组成】大黄、硫酸镁、山楂、活性炭、白矾、甘草。(陕西中医 1991,12(3))

愈裂贴膏 yu lie tie gao

【英文名】Yu Lie Tie Plaster

【组成】白及、尿囊素。(药品标准－中药成方制剂标准 1991)

愈瘫灵 yu tan ling

【英文名】Yu Tan Ling Decoction

【组成】党参、茯苓、菖蒲、白芍、白术、生甘草、半夏、当归、肉桂、川芎、僵蚕、升麻、白附子、桑枝。(北京中医学院学报 1992,15(1))

愈癣洗剂 yu xuan xi ji

【英文名】Yu Xuan Lotion

【组成】大蒜茎、枯矾、川椒、苦参、青木香、桃仁。(云南中医杂志 1992,13(3))

愈癣药酒 yu xuan yao jiu

【英文名】Yu Xuan Yao Wine

【组成】苦参子、槟榔、白及、洋樟、土槿皮、木通、方八、生姜、百部、花椒。(中医方剂大辞典)

愚鲁汤 yu lu tang

【英文名】Yu Lu Decoction

【组成】(1)银州柴胡、辽东人参。(中医方剂大辞典)(2)北柴胡、南人参。(中医方剂大辞典)

感气丸 gan qi wan

【英文名】Gan Qi Pill

【组成】附子、腻粉、瓜蒂、麝香。(中医方剂大辞典)

感字丸 gan zi wan

【英文名】Gan Zi Pill

【组成】白花蛇、白蒺藜、白僵蚕、白鲜皮、枫子肉、荆芥穗、北防风、香白芷、漂苍术、苏薄荷、香独活、白苦参、土麻仁、大熟地、杭酒芍、当归尾、小川连、厚黄柏、片黄芩、焦栀子、牡丹皮、川芎、花槟榔、净银花、条甘草。(中医方剂大辞典)

感应丸 gan ying wan

【英文名】Gan Ying Pill

【异名】太乙神明再造感应丹(中医方剂大辞典、得效)

【组成】(1)杏仁、巴豆、晋枣。(中医方剂大辞典)(2)百草霜、杏仁、南木香、丁香、川干姜、肉豆蔻、巴豆。(中医方剂大辞典)(3)肉豆蔻、川姜、百草霜、木香、荜澄茄、京三棱、巴豆、杏仁、酒蜡、油、丁香。(中医方剂大辞典)

感应膏 gan ying gao

【英文名】Gan Ying Ointment

【组成】木香、丁香、肉豆蔻、干姜、杏仁、巴豆、百草霜、硇砂。(中医方剂大辞典)

感亭丸 gan ting wan

【英文名】Gan Ting Pill

【组成】槐花、薰陆、枣肉、胡桃仁、轻粉。(中医方剂大辞典)

感冒丸 gan mao wan

【英文名】Gan Mao Pill

【组成】麻黄、紫苏叶、苦杏仁、薄荷、前胡、金银花、石膏、菊花、黄芩、甘草、桔梗、桑叶。(药品标准－中药成方制剂标准 1990)

感冒丹 gan mao dan

【英文名】Gang Mao Dan Capsule

【组成】淡豆豉、金银花、薄荷、紫菀、桔梗、连翘、芦根、茅根、栀子、陈皮、荆芥穗、桑叶。

感冒止咳冲剂 gan mao zhi ke chong ji

【英文名】Gan Mao Zhi Ke Granule

【组成】柴胡、金银花、葛根、青蒿、连翘、黄芩、桔梗、苦杏仁、薄荷脑。(药品标准－中药成方制剂标准 1990)

感冒止咳糖浆 gan mao zhi ke tang jiang

【英文名】Gan Mao Zhi Ke Syrup

【组成】柴胡、金银花、葛根、青蒿、连翘、黄芩、桔梗、苦杏仁、薄荷脑。(药品标准－中药成方制剂标准 1991)

感冒水 gan mao shui

【英文名】Gan Mao Liquid

【组成】羌活、麻黄、桂枝、荆芥穗、防风、白芷、川芎、石菖蒲、葛根、薄荷、苦杏仁、当归、黄芩、桔梗。(药品标准－中药成方制剂标准 1992)

感冒发散汤 gan mao fa san tang

【英文名】Gan Mao Fa San Decoction

【异名】发散汤(中医方剂大辞典、仙拈集)

【组成】防风、紫苏、干葛、前胡、桔梗、苍术、羌活、陈皮、川芎、白芷、香附、赤芍、细辛、甘草、生姜。(中医方剂大辞典)

感冒平 gan mao ping

【英文名】Gan Mao Ping Medicinal Instant Granule

【组成】黄芪、板蓝根、藿香。(上海中医药杂志 1988,(6))

感冒伤风咳茶 gan mao shang feng ke cha

【英文名】Gan Mao Shang Feng Ke Tea

【组成】桔梗、浙贝母、荆芥、枇杷叶、厚朴、天花粉、桑叶、紫苏叶、薄荷、防风、前胡、甘草。(药品标准－中药成方制剂标准 1997)

感冒安片 gan mao an pian

【英文名】Gan Mao An Tablet

【组成】倒扣草、水杨梅、地胆草、佛手、千里光、野菊花、对乙酰氨基酚、马来酸氯苯那敏、咖啡因。(药品标准－中药成方制剂标准 1997)

感冒汤 gan mao tang

【英文名】Gan Mao Decoction

【组成】厚朴、陈皮、半夏、白芷、桔梗、茯苓、甘草、姜、葱白。(中医方剂大辞典)

感冒汤 1 号 gan mao tang yi hao

【英文名】Gan Mao NO.1 Prescription

【组成】桑叶、桑枝、苇根、菊花、淡豆豉、山栀、连翘、金银花、忍冬藤、蔓荆子、薄荷、甘草。(中医方剂大辞典)

感冒汤 2 号 gan mao tang er hao

【英文名】Gan Mao Tang NO.2 Prescription

【组成】麻黄、桂枝、荆芥穗、防风、羌活、辛夷、淡豆豉、苇根、甘草。(中医方剂大辞典)

感冒灵 gan mao ling

【英文名】Gan Mao Ling Medicinal Instant Granule

【组成】桂枝、薄荷等。(上海中医药杂志 1993,(11))

999 感冒灵 jiu jiu jiu gan mao ling

【英文名】(1)Jiu Jiu Jiu Gan Mao Capsule(2)Jiu Jiu Jiu Gan Mao Medicinal Instant Granule

【组成】金盏银盘、野菊花、岗梅、扑热息痛、扑尔敏。((94)粤卫药准字第 K4－046 号)

感冒灵片 gan mao ling pian

【英文名】Gan Mao Ling Tablet

【组成】三叉苦、金盏银盘、岗梅。((85)粤卫药准字第 K1－015 号)

感冒灵冲剂 gan mao ling chong ji

【英文名】Gan Mao Ling Granule

【组成】三叉苦、金盏银盘、野菊花、岗梅、咖啡因、对乙酰氨基酚、扑尔敏、薄荷油。(药品标准－中药成方制剂标准 1993)

感冒灵胶囊 gan mao ling jiao nang

【英文名】Gan Mao Ling Capsule

【组成】三叉苦、金盏银盘、野菊花、岗梅、咖啡因、对乙酰氨基酚、马来酸氯苯那敏、薄荷油。(药品标准－中药成方制剂标准 1997)

感冒苏风丸 gan mao su feng wan

【英文名】Gan Mao Su Feng Pill

【组成】杏仁、桂枝。((92)滇卫药准字(92)3Z 第 539 号)

感冒炎咳灵糖浆 gan mao yan ke ling tang jiang

【英文名】Gao Mao Yan Ke Ling Syrup

【组成】一点红、一枝黄花、板蓝根、甘草、生姜。(药品标准－中药成方制剂标准 1990)

感冒软胶囊 gan mao ruan jiao nang

【英文名】Gan Mao Ruan Capsule

【组成】羌活、麻黄、桂枝、荆芥穗、防风、白芷、川芎、石菖蒲、葛根、薄荷、苦杏仁、当归、黄芩、桔梗。(药品标准－中药成方制剂标准 1992)

感冒咳嗽冲剂 gan mao ke sou chong ji

【英文名】Gan Mao Ke Sou Granule

【组成】金银花、枇杷叶、百部、桔梗、天花粉、桉油。(药品标准－中药成方制剂标准 1991)

感冒药片 gan mao yao pian

【英文名】Gan Mao Yao Tablet

【组成】防风、前胡、石膏、板蓝根、桔梗、柴胡、大青叶、川芎、羌活、竹茹、甘草、葛根、薄荷油、薄荷脑。(药品标准－中药成方制剂标准 1991)

感冒退烧片 gan mao tui shao pian

【英文名】Gan Mao Tui Shao Tablet

【组成】板蓝根、荆芥穗、拳参、葛根、柴胡。(药品标准－中药成方制剂标准 1990)

感冒退热冲剂 gan mao tui re chong ji

【英文名】Gan Mao Tui Re Medicinal Instant Granule

【组成】(1)大青叶、板蓝根、连翘、拳参。((87)皖卫药准字 096 号)(2)大青叶、板蓝根、拳参。((91)闽卫药准字 70 号)

感冒退热汤 gan mao tui re tang

【英文名】Gan Mao Tui Re Decoction

【组成】羌活、荆芥、柴胡、黄芩、生石膏、知母、大青叶、板蓝根、桔梗、杏仁、赤芍、甘草。(贵阳中医学院学报 1993,(3))

感冒消炎片 gan mao xiao yan pian

【英文名】Gan Mao Xiao Yan Tablet

【组成】千里光、蒲公英等。(滇卫药准字(1995)第 000576 号)

感冒通片 gan mao tong pian

【英文名】Gan Mao Tong Tablet

【组成】人工牛黄、双氯灭痛、扑尔敏。((89)赣卫药准字 43－24 号)

感冒康胶囊 gan mao kang jiao nang

【英文名】Gan Mao Kang Capsule

【组成】穿心莲叶、野菊花、一枝黄花、蓝花参、野木瓜。(药品标准－中药成方制剂标准 1996)

感冒清 gan mao qing

【英文名】Gan Mao Qing Decoction

【组成】山芝麻、板兰根、鬼针草、岗梅根、大青叶、穿心莲、盐酸吗啉胍、扑热息痛、扑尔敏。(中医方剂大辞典)

感冒清片 gan mao qing pian

【英文名】Gan Mao Qing Tablet

【组成】黄毛耳草、干姜、栀子、桃仁、绒楠。(药品标准－中药成方制剂标准 1998)

感冒清热冲剂 gan mao qing re chong ji

【英文名】Gan Mao Qing Re Medicinal Instant Granule

【组成】荆芥穗、薄荷、防风、柴胡、紫苏叶、葛根、桔梗、苦杏仁、白芷、苦地丁、芦根。(中医方剂大辞典)

感冒清热合剂 gan mao qing re he ji

【英文名】Gan Mao Qing Re Mixture

【组成】薄荷、荆芥穗、银花、连翘、杏仁、生石膏、前胡、黄芩、竹叶、柴胡、生甘草、板蓝根。(中医杂志 1991,32(3))

感冒清胶囊 gan mao qing jiao nang

【英文名】Gan Mao Qing Capsule

【组成】南板蓝根、大青叶、金盏银盘、岗梅 、山芝麻、对乙酰氨基酚、穿心莲叶、盐酸吗啉胍、马来酸氯苯那敏。(药品标准－中药成方制剂标准 1998)

感冒疏风丸 gan mao shu feng wan

【英文名】Gan Mao Shu Feng Pill

【组成】麻黄绒、苦杏仁、桂枝、白芍、紫苏叶、防风、桔梗、谷芽、甘草、大枣、生姜、独活。(药品标准－中药成方制剂标准 1997)

感冒疏风片 gan mao shu feng pian

【英文名】Gan Mao Shu Feng Tablet

【组成】麻黄绒、苦杏仁、桂枝、白芍、紫苏叶、防风、桔梗、独活、甘草、大枣、生姜、谷芽。(药品标准－中药成方制剂标准 1996)

感冒舒冲剂 gan mao shu chong ji

【英文名】Gan Mao Shu Granule

【组成】大青叶、连翘、荆芥、防风、薄荷、牛蒡子、桔梗、白芷、甘草。(药品标准－中药成方制剂标准 1995)

感冒解表丸 gan mao jie biao wan

【英文名】Gan Mao Jie Biao Pill

【组成】苏叶、川芎、防风、白芷、白芍、连翘、羌活、葛根、甘草、陈皮、清半夏、桂枝、麻黄、升麻、广藿香、茯苓。(药品标准－中药成方制剂标准 1995)

感冒解毒片 gan mao jie du pian

【英文名】Gan Mao Jie Du Tablet

【组成】蓝花参、鸡花、一枝黄花。(药品标准－中药成方制剂标准 1996)

感冒解毒灵茶 gan mao jie du ling cha

【英文名】Gan Mao Jie Du Ling Tea

【组成】紫苏叶、苦杏仁、前胡、羌活、防风、川芎、金银忍冬叶、陈皮、连翘、牛蒡子、麦冬、桑白皮、板蓝根。(药品标准－中药成方制剂标准 1997)

感冒解毒颗粒 gan mao jie du ke li

【英文名】Gan Mao Jie Du Granule

【异名】感冒解毒冲剂(药品标准－中药成方制剂标准)

【组成】蓝花参、鸡花、一枝黄花。(药品标准－中药成方制剂标准 1996)

感冒解热冲剂 gan mao jie re chong ji

【英文名】Gan Mao Jie Re Granule

【组成】麻黄、菊花、白术、羌活、防风、生姜、石膏、葛根、钩藤。(药品标准－中药成方制剂标准 1990)

感冒解痛散 gan mao jie tong san

【英文名】Gan Mao Jie Tong Powder

【异名】伤风散(药品标准－中药成方制剂标准)

【组成】荆芥、麻黄、白芷、苍术、陈皮、甘草。(药品标准－中药成方制剂标准 1996)

感特灵胶囊 gan te ling jiao nang

【英文名】Gan Te Ling Capsule

【组成】黄芩、柴胡、贝母、细辛、大青叶、板蓝根、牛黄、对乙酰氨基酚、马来酸氯苯钠敏、咖啡因。(药品标准－中药成方制剂标准 1997)

感通汤 gan tong tang

【英文名】Gan Tong Decoction

【组成】甘草、麻黄、芎䓖、马兜铃、防风、黄明胶。(中医方剂大辞典)

慈丹胶囊 ci dan jiao nang

【英文名】Ci Dan Capsule

【组成】莪术、山慈菇、鸦胆子、马钱子粉、蜂房等。((98)卫药准字 Z－029 号)

慈云散 ci yun san

【英文名】Ci Yun Powder

【组成】番木鳖、川乌、土鳖虫、鹿角、穿山甲、明天麻、草乌、川芎、升麻、当归尾、闹羊花、香附、僵蚕、蜈蚣、斑蝥。(中医方剂大辞典)

慈姑汤 ci gu tang

【英文名】Ci Gu Decoction

【组成】山慈姑、苍耳子、当归、白芷、王不留行、天花粉。(中医方剂大辞典)

慈济丸 ci ji wan

【英文名】Ci Ji Pill

【组成】宣木瓜、川乌、黄芪、蒺藜、当归、防风、萆薢、牛膝、天台乌药、赤小豆、茴香、地龙、老白胶、川五灵脂。(中医方剂大辞典)

慈航丸 ci hang wan

【英文名】Ci Hang Pill

【组成】益母草、当归、川芎。(药品标准－中药成方制剂标准 1989)

慈航丹 ci hang dan

【英文名】Ci Hang Pellet

【组成】当归、川芎、坤草、香附。(中医方剂大辞典)

慈航膏 ci hang gao

【英文名】Ci Hang Plaster

【组成】侧柏叶、大黄、当归、地榆、血余、露蜂房、黄蜡、香油。(中医方剂大辞典)

慈莲丸 ci lian wan

【英文名】Ci Lian Pill

【组成】鹿角霜、山慈菇、半枝莲等。(内蒙古中医药 1989,(2))

慈救丹 ci jiu dan

【英文名】Ci Jiu Pellet

【组成】朱砂、全蝎、江子、麝香。(中医方剂大辞典)

慎火草汁涂方 shen huo cao zhi tu fang

【英文名】Shen Huo Cao Zhi Tu Prescription

【组成】慎火草。(中医方剂大辞典)

慎火草散 shen huo cao san

【英文名】Shen Huo Cao Powder

【组成】(1)慎火草、丹参、麻黄、白术。(中医方剂大辞典)(2)慎火草、紫葛、硝石。(中医方剂大辞典)(3)慎火草、当归、鹿茸、阿胶、龙骨。(中医方剂大辞典)(4)慎火草、白石脂、禹余粮、鳖甲、干姜、细辛、当归、芎䓖、石斛、芍药、牡蛎、黄连、蔷薇根皮、干地黄、熟艾、桂心。(中医方剂大辞典)

慎言育精汤 shen yan yu jing tang

【英文名】Shen Yan Yu Jing Decoction

【组成】枸杞、仙灵脾、菟丝子、熟地、茯苓、补骨脂、紫河车、紫石英、桑椹、肉苁蓉、山萸肉、制首乌、萆薢、覆盆子、韭菜子、蛇床子、车前子。(贵阳中医学院学报 1991,(2))

慎言祛瘀汤 shen yan qu yu tang

【英文名】Shen Yan Qu Yu Decoction

【组成】丹参、赤芍、川芎、三棱、莪术、益母草、鸡血藤、仙茅、仙灵脾、熟地、枸杞子、生蒲黄、紫石英。(贵阳中医学院学报 1993,(2))

搏金散 bo jin san
【英文名】Bo Jin Powder
【组成】人参、白茯苓、络石、龙骨。(中医方剂大辞典)

搐药 chu yao
【英文名】Chu Yao Nose Drop
【异名】搐鼻散(中医方剂大辞典、医学纲目)
【组成】(1)鹅不食草。(中医方剂大辞典)(2)苍耳、薄荷叶、盆硝、石膏、乳香、华细辛、贯芎。(中医方剂大辞典)(3)薄荷叶、青黛、石膏、芒硝、川芎、细辛、蔓荆子。(中医方剂大辞典)(4)软石膏、朴硝、脑子、荆芥、檀香皮、薄荷、白芷、细辛。(中医方剂大辞典)

搐药不卧散 chu yao bu wo san
【英文名】Chu Yao Bu Wo Nose Drop
【组成】藿香、石藋花、人参、藜芦、芍药、谷精草、苦丁香、石膏、川芎、甘草。(中医方剂大辞典)

搐药瓜蒂散 chu yao gua di san
【英文名】Chu Yao Gua Di Nose Drop
【组成】瓜蒂、母丁香、黍米、赤小豆。(中医方剂大辞典)

搐药斩邪散 chu yao zhan xie san
【英文名】Chu Yao Zhan Xie Nose Drop
【组成】藜芦、川芎、细辛、草乌头尖。(中医方剂大辞典)

搐药麻黄散 chu yao ma huang san
【英文名】Chu Yao Ma Huang Nose Drop
【异名】搐鼻散(中医方剂大辞典、兰室秘藏)
【组成】麻黄、当归身。(中医方剂大辞典)

搐鼻开关药 chu bi kai guan yao
【英文名】Chu Bi Kai Guan Liniment
【组成】皂角、北细辛、南星、半夏、麝香。(中医方剂大辞典)

搐鼻方 chu bi fang
【英文名】Chu Bi Nose Drop
【异名】搐鼻药(中医方剂大辞典、医统)
【组成】雄黄、没药、乳香。(中医方剂大辞典)

搐鼻瓜蒂散 chu bi gua di san
【英文名】Chu Bi Gua Di Nose Drop
【组成】瓜蒂。(中医方剂大辞典)

搐鼻夺命散 chu bi duo ming san
【英文名】Chu Bi Duo Ming Nose Drop
【组成】蔓荆叶、石菖蒲、谷精草、东平薄荷、芎䓖、藜芦、细辛。(中医方剂大辞典)

搐鼻如圣散 chu bi ru sheng san
【英文名】Chu Bi Ru Sheng Nose Drop
【组成】皂角、白矾、雄黄、藜芦。(中医方剂大辞典)

搐鼻法 chu bi fa
【英文名】Chu Bi Nose Drop
【异名】救苦散(中医方剂大辞典、育婴秘诀)
【组成】川芎、藿香、藜芦、玄胡索、牡丹皮、朱砂。(中医方剂大辞典)

搐鼻神效散 chu bi shen xiao san
【英文名】Chu Bi Shen Xiao Nose Drop
【组成】真胆矾。(中医方剂大辞典)

搐鼻药 chu bi yao
【英文名】Chu Bi Yao Nose Drop
【异名】搐鼻散(中医方剂大辞典、银海精微)
【组成】(1)细辛、甘草、人参、藜芦、川芎、盆硝。(中医方剂大辞典)(2)荜茇、良姜、白芷、细辛。(中医方剂大辞典)(3)蜈蚣、蝎梢、僵蚕。(中医方剂大辞典)(4)雄黄、辰砂、细辛、脑、麝。(中医方剂大辞典)

搐鼻香 chu bi xiang
【英文名】Chu Bi Xiang Honeyed Pill
【组成】牡蛎、紫梢花、韶脑、母丁香、黄狗头骨、蛇床子、破故纸、桂心。(中医方剂大辞典)

搐鼻通天散 chu bi tong tian san
【英文名】Chu Bi Tong Tian Nose Drop
【组成】川芎、细辛、黎芦、白芷、防风、薄荷、猪牙皂角。(中医方剂大辞典)

搐鼻通气散 chu bi tong qi san
【英文名】Chu Bi Tong Qi Nose Drop
【组成】玄胡索、玄参、牙皂、川芎、细辛、藜芦、草乌、闹羊花。(中医方剂大辞典)

搐鼻通关散 chu bi tong guan san
【英文名】Chu Bi Tong Guan Nose Drop
【组成】杨梅皮、踯躅花根、薄荷叶、白芷、粉草、细辛、牙皂、麝香。(中医方剂大辞典)

搐鼻通顶散 chu bi tong ding san
【英文名】Chu Bi Tong Ding Nose Drop
【组成】金头蜈蚣、全蝎、滑石、盆硝、乳香、没药、川芎、石膏、细辛、藿香叶。(中医方剂大辞典)

搐鼻散 chu bi san
【英文名】Chu Bi Nose Drop
【异名】搐鼻通天散(中医方剂大辞典、医学心语)
【组成】(1)麻黄根、苦丁香、红豆、羌活、连翘。(中医方剂大辞典)(2)细辛、川芎、石膏、皂角末、雄黄、焰硝。(中医方剂大辞典)(3)木鳖子。(中医方剂大辞典)(4)细辛、皂角、半夏。(中医方剂大辞典)(5)半夏、细辛、荆芥、牙皂、麝香。(中医方剂大辞典)(6)黄丹、牙硝、雄黄、没药。(中医方剂大辞典)(7)白矾、铜青。(中医方剂大辞典)(8)红豆、荜拨、良姜、威灵仙。(中医方剂大辞典)(9)赤脚蜈蚣。(中医方剂大辞典)(10)道人头、乳香。(中医方剂大辞典)(11)细辛。(中医方剂大辞典)(12)瓜蒂、细辛。

(中医方剂大辞典)(13)青黛、石膏、芒硝、郁金、薄荷、牙皂。(中医方剂大辞典)

搐鼻碧云散 chu bi bi yun san

【英文名】Chu Bi Bi Yun Nose Drop

【异名】搐鼻通气散(中医方剂大辞典、内科摘要)

【组成】鹅不食草、青黛、川芎。(中医方剂大辞典)

搠罗脱因 shuo luo tuo yin

【英文名】Shuo Luo Tuo Yin Decoction

【组成】白面、羊肉二脚子、羊舌、山药、蘑菇、胡罗卜、糟姜。(中医方剂大辞典)

摄风酒 she feng jiu

【英文名】She Feng Wine

【组成】寻风藤、五加皮、虎胫骨、乌药、石南叶、苍术、三角尖、骨碎补、青木香、威灵仙、川续断、当归、乳香、川羌活、北细辛、青藤根、川牛膝、防风、南木香、石薜荔、苏木、甘草节、生姜、大川乌。(中医方剂大辞典)

摄生方 she sheng fang

【英文名】She Sheng Paste Pill

【组成】铜青、石绿。(中医方剂大辞典)

摄生妙用方 she sheng miao yong fang

【英文名】She Sheng Miao Yong Prescription

【组成】旱莲草。(中医方剂大辞典)

摄生饮 she sheng yin

【英文名】She Sheng Drink

【组成】圆白南星、南木香、半夏、辣细辛、苍术、甘草、细节、石菖蒲。(中医方剂大辞典)

摄血丹 she xue dan

【英文名】She Xue Pellet

【组成】黄芪、白术、人参、甘草、荆芥、破故纸、续断、肉果。(中医方剂大辞典)

摄血固冲汤 she xue gu chong tang

【英文名】She Xue Gu Chong Decoction

【组成】党参、黄芪、白术、龙骨、乌贼骨、阿胶珠、茜草根、龟版、广三七、血余炭。(中医方剂大辞典)

摄阳汤 she yang tang

【英文名】She Yang Decoction

【组成】(1)熟地黄、人参、黄芪、当归、荆芥穗、棕榈皮、甘草、熟附子。(中医方剂大辞典)(2)黄芪、阿胶、归身、白术、甘草、棕榈皮、乌贼骨、荆芥。(中医方剂大辞典)(3)人参、黄芪、白芍、麦冬、北五味、山茱萸、熟地。(中医方剂大辞典)

摄阴煎 she yin jian

【英文名】She Yin Decoction

【组成】活磁石、地黄、首乌、龟版、鳖甲、山茱萸肉、白芍、山药、五味子。(中医方剂大辞典)

摄真汤 she zhen tang

【英文名】She Zhen Decoction

【组成】鱼鳔、生龙骨、桑螵蛸、芡实、茯苓、五味子、秋石。(中医方剂大辞典)

摄脾丸 she pi wan

【英文名】She Pi Pill

【组成】木香、诃子、厚朴、五倍子、白术。(中医方剂大辞典)

摄魂汤 she hun tang

【英文名】She Hun Decoction

【组成】生枣仁、麦冬、熟地、白芍、当归、山茱萸、人参、茯神、远志、巴戟天、柏子仁、白芥子。(中医方剂大辞典)

新三妙散 xin san miao san

【英文名】Xin San Miao Powder

【组成】黄柏面、寒水石面、青黛面。(中医方剂大辞典)

新五玉膏 xin wu yu gao

【英文名】Xin Wu Yu Plaster

【组成】祛湿散、硫黄末、五倍子末、铅粉、玉黄膏。(中医方剂大辞典)

新方乌头药 xin fang wu tou yao

【英文名】Xin Fang Wu Tou Powder

【组成】诃子皮、当归、没食子、醋石榴皮、五倍子、百药煎。(中医方剂大辞典)

新方清咽汤 xin fang qing yan tang

【英文名】Xin Fang Qing Yan Decoction

【组成】乌元参、女贞子、大生地、剖麦冬、潼木通、粉丹皮、枣杞子、生首乌、大连翘、生甘草、南薄荷。(中医方剂大辞典)

新方溃疡宁 xin fang kui yang ning

【英文名】Xin Fang Kui Yang Ning Powder

【组成】珍珠、牛黄、青黛、象牙屑、冰片。(中草药 1991,22(1))

新水散 xin shui san

【英文名】Xin Shui Powder

【组成】箬叶。(中医方剂大辞典)

新瓦散 xin wa san

【英文名】Xin Wa Powder

【组成】(1)多年瓦。(中医方剂大辞典)(2)新瓦、使过炼银锅子。(中医方剂大辞典)

新订大黄蛰虫汤 xin ding dai huang zhe chong tang

【英文名】Xin Ding Dai Huang Zhe Chong Decoction

【组成】酒制大黄、单桃仁、酒炒当归、甜桂心、小青皮、金铃子、酒炒蛰虫、煨干漆、酒炒山甲、小枳实、山楂肉、延胡索。(中医方剂大辞典)

新订六郁汤 xin ding liu yu tang

【英文名】Xin Ding Liu Yu Decoction

【组成】香附、云苓、苍术、陈皮、栀子、川芎、神曲、焦山

楂、谷芽、玄胡、砂仁、桔梗。(中医方剂大辞典)

新订参蟾驱蛊化疳汤 xin ding shen chan qu gu hua gan tang

【英文名】Xin Ding Shen Chan Qu Gu Hua Gan Decoction

【组成】党参、甘草、升麻、当归、使君、山药、雄黄、蟾蜍、胡黄连、鳖甲、芜荑、鸡金、云苓、辰砂。(中医方剂大辞典)

新订黑热病牙疳秋霜散 xin ding hei re bing ya gan qiu shuang san

【英文名】Xin Ding Hei Re Bing Ya Gan Qiu Shuang Powder

【组成】犀角、粉霜、白矾、原麝香、砒霜、冰片。(中医方剂大辞典)

新订黑热病血毒性鼻衄汤 xin ding hei re bing xue du xing bi niu tang

【英文名】Xin Ding Hei Re Bing Xue Du Xing Bi Niu Decoction

【组成】乌犀角、川锦纹、蒲黄、赤芍、人中黄、粉丹皮、玳瑁、桃仁、玄参、金银花、粉葛根、怀牛膝。(中医方剂大辞典)

新订黑热病何人饮 xin ding hei re bing he ren yin

【英文名】Xin Ding Hei Re Bing He Ren Drink

【组成】首乌、银柴胡、白归身、鳖甲、山药、党参、香青蒿、白芍、甘草、生绵芪。(中医方剂大辞典)

新订黑热病芦荟消疳饮 xin ding hei re bing lu hui xiao gan yin

【英文名】Xin Ding Hei Re Bing Lu Hui Xiao Gan Drink

【组成】朱拌芦荟、银柴胡、薄荷、玄参、川柏、川木通、藿香叶、胡黄连、升麻、桔梗、姜炭、甘草。(中医方剂大辞典)

新订黑热病苍柏消疳饮 xin ding hei re bing cang bo xiao gan yin

【英文名】Xin Ding Hei Re Bing Cang Bo Xiao Gan Drink

【组成】苍术、附子、山楂肉、黑姜、小青皮、甘草、宣木瓜、粉萆薢、川柏、独活、怀牛膝、尖槟榔、鸡金、黑大豆、汉防已。(中医方剂大辞典)

新订黑热病贫血性鼻衄汤 xin ding hei re bing pin xue xing bi niu tang

【英文名】Xin Ding Hei Re Bing Pin Xue Xing Bi Niu Decoction

【组成】党参、归身、生绵芪、姜炭、鹿角胶、龟版、怀牛膝、熟地、奎白芍、黑草、甜桂心、阿胶、鳖甲。(中医方剂大辞典)

新订黑热病郁血性鼻衄汤 xin ding hei re bing yu xue xing bi niu tang

【英文名】Xin Ding Hei Re Bing Yu Xue Xing Bi Niu Decoction

【组成】锦纹、䗪虫、蒲黄、柴胡、怀牛膝、蜀漆、单桃仁、山甲、甜桂心、香附、夜明砂、赤芍。(中医方剂大辞典)

新订黑热病消疳外贴膏 xin ding hei re bing xiao gan wai tie gao

【英文名】Xin Ding Hei Re Bing Xiao Gan Wai Tie Plaster

【组成】青黛、乳香、白砒、真轻粉、麝香。(中医方剂大辞典)

新订黑热病秦艽汤 xin ding hei re bing qin jiao tang

【英文名】Xin Ding Hei Re Bing Qin Jiao Decoction

【组成】秦艽、葛根、归身、小青皮、山甲、柴胡、羌独、赤芍、蜀漆、桃仁。(中医方剂大辞典)

新订黑热病溃脓性下痢汤 xin ding hei re bing kui nong xing xia li tang

【英文名】Xin Ding Hei Re Bing Kui Nong Xing Xia Li Decoction

【组成】赤小豆、鸦胆子、银花、地榆、黄连、小青皮、紫雪丹、全当归、锦纹、槐花、桃仁、黄柏、川楝子。(中医方剂大辞典)

新订鳖甲解肝煎 xin ding bie jia jie gan jian

【英文名】Xin Ding Bie Jia Jie Gan Decoction

【组成】酥炙鳖甲、酒炒䗪虫、甜桂心、小青皮、煨蜀漆、炙山甲、酒炒大黄、漂尽海藻、当归、奎白芍、生牡蛎、青柴胡。(中医方剂大辞典)

新加八味地黄汤 xin jia ba wei di huang tang

【英文名】Xin Jia Ba Wei Di Huang Decoction

【组成】厚附块、大熟地、山萸肉、紫石英、紫瑶桂、淮山药、浙茯苓、泽泻。(中医方剂大辞典)

新加三拗汤 xin jia san ao tang

【英文名】Xin Jia San Ao Decoction

【组成】带节麻黄、荆芥穗、苦桔梗、金橘饼、苦杏仁、苏薄荷、生甘草、大蜜枣。(中医方剂大辞典)

新加木贼煎 xin jia mu zei jian

【英文名】Xin Jia Mu Zei Decoction

【组成】木贼草、淡香豉、冬桑叶、制香附、鲜葱白、焦山栀、粉丹皮、夏枯草、清炙草、鲜荷梗。(中医方剂大辞典)

新加玉女煎 xin jia yu nv jian

【英文名】Xin Jia Yu Nv Decoction

【组成】生石膏、紫石英、淮牛膝、大熟地、灵磁石、东白薇、石决明、原麦冬、知母、青盐陈皮。(中医方剂大辞典)

新加瓜蒌薤白汤 xin jia gua lou xie bai tang

【英文名】Xin Jia Gua Lou Xie Bai Decoction

【组成】瓜蒌仁、光桃仁、干薤白、杜苍术、制香附、丹皮、控涎丹、藏红花、韭白汁、姜汁。(中医方剂大辞典)

新加甘麦大枣汤 xin jia gan mai da zao tang
【英文名】Xin Jia Gan Mai Da Zao Decoction
【组成】生白芍、山萸肉、淮小麦、红枣肉、白石英、清炙草。(中医方剂大辞典)

新加白虎汤 xin jia bai hu tang
【英文名】Xin Jia Bai Hu Decoction
【组成】苏薄荷、生石膏、鲜荷叶、陈仓米、白知母、益元散、鲜竹叶、嫩桑枝。(中医方剂大辞典)

新加羌活左经汤 xin jia qiang huo zuo jing tang
【英文名】Xin Jia Qiang Huo Zuo Jing Decoction
【组成】羌活、防风、当归、川芎、白术、干姜、半夏、柴胡、牛膝、木瓜、防己、桂心。(中医方剂大辞典)

新加附子左经汤 xin jia fu zi zuo jing tang
【英文名】Xin Jia Fu Zi Zuo Jing Decoction
【组成】熟附、干姜、麻黄、细辛、炙草、白茯苓、白术、桂心、泽泻、五味子。(中医方剂大辞典)

新加味太极丸 xin jia wei tai ji wan
【英文名】Xin Jia Wei Tai Ji Pill
【组成】蝉蜕、僵蚕、姜黄、胆南星、天竺黄、大黄、冰片、黄芩、花粉、麻黄。(中医杂志 1988,29(8))

新加苦参汤 xin jia ku shen tang
【英文名】Xin Jia Ku Shen Decoction
【组成】苦参、川黄连、薏苡仁、银花、赤芍、荆芥、防风。(中医方剂大辞典)

新加金水六君丸 xin jia jin shui liu jun wan
【英文名】Xin Jia Jin Shui Liu Jun Water-paste Pill
【组成】熟地、姜半夏、归身、茯苓、广橘红、炙黑甘草、淡附子、北细辛、五味子。(中医方剂大辞典)

新加保和丸 xin jia bao he wan
【英文名】Xin Jia Bao He Pill
【组成】神曲、山楂、葛根、茯苓、党参、黄芪、莱菔子、甘草、山药、地龙、僵蚕、生南星、陈皮、法半夏、蜈蚣、全蝎、紫河车。(四川中医 1992,(12))

新加香薷饮 xin jia xiang ru yin
【英文名】Xin Jia Xiang Ru Drink
【组成】香薷、银花、鲜扁豆花、厚朴、连翘。(中医方剂大辞典)

新加柴胡独活汤 xin jia chai hu du huo tang
【英文名】Xin Jia Chai Hu Du Huo Decoction
【组成】柴胡、苍术、防风、独活、川芎、青皮、炙草、制川草乌、细辛。(四川中医 1991,9(4))

新加桂枝左经汤 xin jia gui zhi zuo jing tang
【英文名】Xin Jia Gui Zhi Zuo Jing Decoction
【组成】桂枝、厚朴、枳壳、防风、白术、苍术、陈皮、半夏、炙草、茯苓、神曲。(中医方剂大辞典)

新加桂枝茯苓汤 xin jia gui zhi fu ling tang
【英文名】Xin Jia Gui Zhi Fu Ling Decoction
【组成】桂枝、茯苓、丹皮、海螵蛸、桃仁、白芍、党参。(陕西中医 1987,8(11))

新加耆桂五物汤 xin jia qi gui wu wu tang
【英文名】Xin Jia Qi Gui Wu Wu Decoction
【组成】黄芪、桂枝、芍药、当归、牛膝、桑寄生、薏苡、杜仲、生姜、大枣。(中医方剂大辞典)

新加逍遥饮 xin jia xiao yao yin
【英文名】Xin Jia Xiao Yao Drink
【组成】生地、当归、茯神、酸枣仁、怀山药、炙甘草、陈皮、远志、沙参、丹皮。(湖北中医杂志 1984,(3))

新加酒沥汤 xin jia jiu li tang
【英文名】Xin Jia Jiu Li Decoction
【组成】细生地、白归身、广橘白、苏薄荷、生白芍、清炙草、川柴胡、玫瑰花、陈绍酒、淡竹沥。(中医方剂大辞典)

新加羚角饮 xin jia ling jiao yin
【英文名】Xin Jia Ling Jiao Drink
【组成】羚羊角、酒黄芩、柴胡、酒大黄、元明粉、知母、元参、银花、赤芍、酒茺蔚子。(中医方剂大辞典)

新加黄龙汤 xin jia huang long tang
【英文名】Xin Jia Huang Long Decoction
【组成】细生地、生甘草、人参、生大黄、芒硝、元参、麦冬、当归、海参、姜汁。(中医方剂大辞典)

新宁膏 xin ning gao
【英文名】Xin Ning Ointment
【组成】生地、麦冬、龙眼肉、苡仁、橘红、桔梗、甘草、贝母、薄荷叶。(中医方剂大辞典)

新生化冲剂 xin sheng hua chong ji
【英文名】Xin Sheng Hua Granule
【组成】当归、川芎、桃仁、甘草、干姜、益母草、红花。(药品标准－中药成方制剂标准 1991)

新生饮 xin sheng yin
【英文名】Xin Sheng Drink
【组成】凤尾草、过路黄、山楂、茅根。(安徽中医学院学报 1982,(3))

新石灰散 xin shi hui san
【英文名】Xin Shi Hui Powder
【组成】新石灰、青蒿、艾叶。(中医方剂大辞典)

新伤药 xin shang yao
【英文名】Xin Shang Yao Powder
【组成】黄柏、延胡索、血通、白芷、羌活、独活、木香、血竭。(北京中医杂志 1988,(4))

新伤消瘀散 xin shang xiao yu san
【英文名】Xin Shang Xiao Yu Powder
【组成】大黄、龙胆草、香附、牡丹皮、黄芩、乳香、白芷、黄柏、栀仁、姜黄、红花、生石膏、赤芍、没药、麝香、面粉。(湖南中医杂志 1989,(1))

新伤续断汤 xin shang xu duan tang
【英文名】Xin Shang Xu Duan Decoction
【组成】当归尾、地鳖虫、乳香、没药、自然铜、丹参、骨碎补、泽兰叶、延胡索、苏木、续断、桑枝、桃仁。(中医方剂大辞典)

新伤揉药 xin shang rou yao
【英文名】Xin Shang Rou Yao Powder
【组成】血竭、乳香、红花、梅片、樟脑、麝香。(中草药1980,11(1))

新伤膏 xin shang gao
【英文名】Xin Shang Plaster
【组成】生大黄、广地龙、丹皮、自然铜、接骨木、炮山甲片、老苏木等。(中医杂志1987,(10))

新光一号 xin guang yi hao
【英文名】Xin Guang NO.1 Prescription
【组成】薄荷脑、冰片、95%酒精、石炭酸、饱和明矾液。(中医方剂大辞典)

新光二号 xin guang er hao
【英文名】Xin Guang NO.2 Prescription
【组成】凡士林、松香、明矾。(中医方剂大辞典)

新安全药 xin an quan yao
【英文名】Xin An Quan Honeyed Pill
【组成】胆星、天麻、天竺黄、山栀仁、大黄、甘草、朱砂、雄黄、天花粉、当归、麻黄、硼砂、羌活、川芎、防风、龙胆草、麝香。(中医方剂大辞典)

新安宫牛黄丸 xin an gong niu huang wan
【英文名】Xin An Gong Niu Huang Pill
【组成】黄芩、黄连、辰砂、雄黄、郁金、山栀、石决明、牛角、冰片、苏合香、猪胆汁。(清·《温病条辨》安宫牛黄丸加减)

新血宝胶囊 xin xue bao jiao nang
【英文名】Xin Xue Bao Capsule
【组成】鸡血藤、黄芪、大枣、当归、白术、陈皮、硫酸亚铁。(药品标准-中药成方制剂标准1997)

新吹 xin chui
【英文名】Xin Chui Powder
【组成】川连、黄芩、黑栀、月石、熊胆、枯矾、青黛、冰片、儿茶、雄黄、青梅、牛黄、珍珠、铜青、中白、麝香、牛胆硝、鸡内金。(中医方剂大辞典)

新改容丸 xin gai rong wan
【英文名】Xin Gai Rong Pill
【组成】防风、白芷、菊花、丹参、水杨酸等。(北京中医杂志1989,(6))

新肝方 xin gan fang
【英文名】Xin Gan Prescription
【组成】龙胆草、生草、马鞭草、枸杞子、赤芍、泽泻、木香。(陕西中医1987,7(7))

新补中益气汤 xin bu zhong yi qi tang
【英文名】Xin Bu Zhong Yi Qi Decoction
【组成】炙黄芪、党参、炒枳实、炒白术、升麻、柴胡、当归、陈皮、炙甘草、生姜、大枣。(实用中西医结合杂志1991,4(2))

新阿胶 xin e jiao
【英文名】Xin E Jiao
【组成】猪皮。(药品标准-中药成方制剂标准1998)

新制止呃汤 xin zhi zhi e tang
【英文名】Xin Zhi Zhi E Decoction
【组成】人参、半夏、甘草、葶苈子、白芍、熟附子、吴茱萸、云茯苓、西瓜子壳。(中医方剂大辞典)

新制兰膏汤 xin zhi lan gao tang
【英文名】Xin Zhi Lan Gao Decoction
【组成】泽兰叶、石膏、蝉蜕壳、白僵蚕、桔梗、甘草、防风、炒栀子、薄荷叶、黄芩、新会橘红、元明粉、当归、白芍药、雄黄、黄蜜。(中医方剂大辞典)

新制阴阳攻积丸 xin zhi yin yang gong ji wan
【英文名】Xin Zhi Yin Yang Gong Ji Pill
【组成】吴茱萸、干姜、官桂、川乌、黄连、半夏、橘红、茯苓、槟榔、厚朴、枳实、菖蒲、玄胡索、人参、沉香、琥珀、桔梗、巴霜。(中医方剂大辞典)

新制苏子降气汤 xin zhi su zi jiang qi tang
【英文名】Xin Zhi Su Zi Jiang Qi Decoction
【组成】首乌、苏子、川贝、橘红、丹参、苡仁、茯苓。(中医方剂大辞典)

新制柴连汤 xin zhi chai lian tang
【英文名】Xin Zhi Chai Lian Decoction
【组成】柴胡、川连、黄芩、赤芍、蔓荆、山栀、胆草、木通、甘草、荆芥、防风。(中医方剂大辞典)

新制柴胡汤 xin zhi chai hu tang
【英文名】Xin Zhi Chai Hu Decoction
【组成】柴胡、龙骨、牡蛎、竹沥、半夏、黄芩、桃仁、红花、丹皮、赤芍、丹参、香附、青皮、陈皮、酒大黄、生甘草。(上海中医药杂志1962,(8))

新制润下丸 xin zhi run xia wan
【英文名】Xin Zhi Run Xia Water-paste Pill
【组成】陈皮、炙甘草。(中医方剂大辞典)

新制通幽汤 xin zhi tong you tang
【英文名】Xin Zhi Tong You Decoction
【组成】当归、红花、桃仁、韭汁、香附、牡丹皮、苏子、桔梗、陈皮。(中医方剂大辞典)

新制救疫汤 xin zhi jiu yi tang
【英文名】Xin Zhi Jiu Yi Decoction
【组成】黑豆、绿豆、白扁豆、贝母、甘草、金银花、丹皮、当归、玉竹、老姜、大生何首乌、黄泥、赤饭豆。(中医方剂大辞典)

新制理中散 xin zhi li zhong san

【英文名】Xin Zhi Li Zhong Powder

【组成】人参、白术、茯苓、枳实、干姜、陈皮、砂仁、甘草。(中医方剂大辞典)

新制犀角散 xin zhi xi jiao san

【英文名】Xin Zhi Xi Jiao Powder

【组成】大黄、羌活、犀角、防风、羚角、甘草、黄芩、栀子、黄柏。(中医方剂大辞典)

新制橘皮竹茹汤 xin zhi ju pi zhu ru tang

【英文名】Xin Zhi Ju Pi Zhu Ru Decoction

【组成】橘皮、竹茹、柿蒂、姜汁。(中医方剂大辞典)

新制蠲痹汤 xin zhi juan bi tang

【英文名】Xin Zhi Juan Bi Decoction

【组成】苍术、羌活、白术、茯苓、官桂、泽泻、甘草。(中医方剂大辞典)

新备急丸 xin bei ji wan

【英文名】Xin Bei Ji Pill

【组成】巴豆霜、生大黄末、生黄连末。(中医方剂大辞典)

新定乌附丸 xin ding wu fu wan

【英文名】Xin Ding Wu Fu Honeyed Pill

【组成】天台乌药、白豆蔻、沉香、茯苓、香附、甘草。(中医方剂大辞典)

新定开瞽神方 xin ding kai gu shen fang

【英文名】Xin Ding Kai Gu Shen Prescription

【组成】茺蔚子、元参、香附、柴胡、泽泻、防风、白菊花。(中医方剂大辞典)

新定加味冰硼散 xin ding jia wei bing peng san

【英文名】Xin Ding Jia Wei Bing Peng Powder

【组成】漂人中白、老月石、薄荷尖、梅花、冰片、明腰黄。(中医方剂大辞典)

新定加减锡类散 xin ding jia jian xi lei san

【英文名】Xin Ding Jia Jian Xi Lei Powder

【组成】漂净人中白、西牛黄、老月石、鸡爪川连、明雄黄、真川贝、广郁金、金余灰、上梅片。(中医方剂大辞典)

新定白术汤 xin ding bai zhu tang

【英文名】Xin Ding Bai Zhu Decoction

【组成】白术、杜仲、附子。(中医方剂大辞典)

新定龙骨散 xin ding long gu san

【英文名】Xin Ding Long Gu Powder

【组成】龙骨、五倍子。(中医方剂大辞典)

新定吴茱萸汤 xin ding wu zhu yu tang

【英文名】Xin Ding Wu Zhu Yu Decoction

【组成】人参、吴茱萸、川连、茯苓、半夏、宣州木瓜。(中医方剂大辞典)

新定补元煎 xin ding bu yuan jian

【英文名】Xin Ding Bu Yuan Decoction

【组成】人参、白术、炒姜、贝母、牡蛎、五味子、诃子、乌梅、甘草。(中医方剂大辞典)

新定枇杷叶饮 xin ding pi pa ye yin

【英文名】Xin Ding Pi Pa Ye Drink

【组成】枇杷叶、扁豆、茯苓、陈皮、缩砂仁、麦门冬、木香、甘草。(中医方剂大辞典)

新定拯阳理劳汤 xin ding zheng yang li lao tang

【英文名】Xin Ding Zheng Yang Li Lao Decoction

【组成】(1)牡丹皮、当归身、麦门冬、甘草、苡仁、白芍药、北五味、人参、莲子、橘红、生地黄。(中医方剂大辞典)(2)黄芪、人参、肉桂、当归、白术、甘草、陈皮、北五味。(中医方剂大辞典)

新定胆制咽喉药 xin ding dan zhi yan hou yao

【英文名】Xin Ding Dan Zhi Yan Hou Drug

【组成】川连、条子芩、川柏、白僵蚕、人中白、老月石、薄荷叶。(中医方剂大辞典)

新定桂苓汤 xin ding gui ling tang

【英文名】Xin Ding Gui Ling Decoction

【组成】桂、茯苓、人参、甘草、芍药、生姜。(中医方剂大辞典)

新定逍遥汤 xin ding xiao yao tang

【英文名】Xin Ding Xiao Yao Decoction

【组成】柴胡、当归、白芍、白术、茯苓、泽兰、郁金、鳖甲、牡蛎、穿山甲。(浙江中医杂志 1993,28(40))

新定清中止呕方 xin ding qing zhong zhi ou fang

【英文名】Xin Ding Qing Zhong Zhi Ou Prescription

【组成】半夏、茯苓、陈皮、竹茹、干葛、生姜、芦根、枇杷叶、麦冬、白风米。(中医方剂大辞典)

新定清宁膏 xin ding qing ning gao

【英文名】Xin Ding Qing Ning Plaster

【组成】麦门冬、生地黄、广橘红、桔梗、甘草、龙眼肉。(中医方剂大辞典)

新定黄连香薷饮 xin ding huang lian xiang ru yin

【英文名】Xin Ding Huang Lian Xiang Ru Drink

【组成】香薷、黄连、厚朴、麦芽、生扁豆、木瓜、陈皮、半夏、茯苓、甘草。(中医方剂大辞典)

新定催生保产万全方 xin ding cui sheng bao chan wan quan fang

【英文名】Xin Ding Cui Sheng Bao Chan Wan Quan Prescription

【异名】催生万全汤(中医方剂大辞典、胎产心法)

【组成】人参、当归、川芎、桃仁、干姜、甘草、红花、肉桂。(中医方剂大辞典)

新定薏仁汤 xin ding yi ren tang

【英文名】Xin Ding Yi Ren Decoction

【组成】薏仁、附子、木瓜、牛膝。(中医方剂大辞典)

新法半夏汤 xin fa ban xia tang

【英文名】Xin Fa Ban Xia Decoction

【组成】(1)缩砂仁、神曲、草果仁、橘红、白豆蔻仁、丁香、甘草、大半夏。(中医方剂大辞典)(2)陈皮、炒神曲、炮干姜、丁皮、木香、白茯苓、甘草、草果、半夏曲。(中医方剂大辞典)

新法枯痔散 xin fa ku zhi san

【英文名】Xin Fa Ku Zhi Powder

【异名】对丹(外科十三方考)

【组成】新石灰、干碱、青黛、冰片。(中医方剂大辞典)

新青黛散 xin qing dai san

【英文名】Xin Qing Dai Powder

【组成】青黛、象牙硝、朱砂、黄连、黄柏、生玳瑁、雄黄、牛黄、冰片、硼砂。(中医方剂大辞典)

新型三黄膏 xin xing san huang gao

【英文名】Xin Xing San Huang Plaster

【组成】大黄、黄芩、黄柏、海金砂等。(上海中医药杂志 1991,(3))

新型狗皮膏 xin xing gou pi gao

【英文名】Xin Xing Gou Pi Plaster

【组成】生川乌、羌活、高良姜、官桂、当归、防己、麻黄、红花、洋金花、白屈菜、花椒、蟾酥、白花菜子、透骨草、没药、乳香、薄荷脑、冰片、樟脑、水杨酸甲酯、八角茴香油、盐酸苯海拉明。(药品标准－中药成方制剂标准 1992)

新复方大青叶片 xin fu fang da qing ye pian

【英文名】Xin Fu Fang Da Qing Ye Tablet

【组成】复方大青叶提取物、扑热息痛、咖啡因、异戊巴比妥、维生素 C。(药品标准－中药成方制剂标准 1991)

新枯痔丁 xin ku zhi ding

【英文名】Xin Ku Zhi Wine

【组成】黄柏、枯矾、白及、五倍子、米粉。(福建中医药 1981,12(6))

新疥膏 xin jie gao

【英文名】Xin Jie Plaster

【组成】硫黄、轻粉、樟脑、水杨酸、强的松片、凡士林。(浙江中医杂志 1993,28(3))

新药 xin yao

【英文名】New Drugs

【定义】新设计、新合成、新分离提纯或新发明的药物,已批准为临床试用或上市。(中国中医药学主题词表)

新香连丸 xin xiang lian wan

【英文名】Xin Xiang Lian Pill

【组成】黄连、广木香。(浙江中医杂志 1957,(6))

新消风散 xin xiao feng san

【英文名】Xin Xiao Feng Powder

【组成】全蝎、僵蚕、薄荷、生地、苦参、荆芥、防风、牛蒡子、蝉蜕、甘草。(中医方剂大辞典)

新益气汤 xin yi qi tang

【英文名】Xin Yi Qi Decoction

【组成】红参、黄芪、炒白术、生白芍、淮山药、升麻、红枣、熟地黄。(江西中医药 1993,(2))

新添半夏瓜蒌丸 xin tian ban xia gua lou wan

【英文名】Xin Tian Ban Xia Gua Lou Pill

【组成】半夏、瓜蒌、杏仁、麻黄、白矾、款冬花。(中医方剂大辞典)

新清宁片 xin qing ning pian

【英文名】Xin Qing Ning Tablet

【组成】熟大黄。

新雪丹 xin xue dan

【英文名】Xin Xue Pellet

【组成】磁石、石膏、滑石、寒水石、硝石、芒硝、栀子、竹叶卷心、升麻、穿心莲、珍珠层粉、沉香、牛黄、冰片。(粤卫药准字(1993)第 115083 号)

新雪片 xin xue pian

【英文名】Xin Xue Tablet

【组成】磁石、石膏、滑石、寒水石、硝石、芒硝、栀子、竹叶卷心、广升麻、穿心莲、珍珠层粉、沉香、冰片、人工牛黄。(药品标准－中药成方制剂标准 1997)

新雪颗粒 xin xue ke li

【英文名】Xin Xue Granule

【组成】磁石、石膏、滑石、寒水石、硝石、芒硝、栀子、竹叶卷心、广升麻、穿心莲、珍珠层粉、沉香、牛黄、冰片。(药品标准－中药成方制剂标准 1998)

新碧桃仙片 xin bi tao xian pian

【英文名】Xin Bi Tao Xian Tablet

【组成】淫羊藿、何首乌、知母、百部、夏枯草、茯苓、胆汁、甘草酸铵、马兜铃等。(《中华人民共和国卫生部－药品标准－二十个分册》(1990 年))

新增快气汤 xin zeng kuai qi tang

【英文名】Xin Zeng Kuai Qi Decoction

【组成】砂仁、甘草、香附子、桔梗、陈皮。(中医方剂大辞典)

新癀片 xin huang pian

【英文名】Xin Huang Tablet

【组成】牛黄、九节茶等。(《福建省药品标准》(1988 年))

新癥煎 xin zheng jian

【英文名】Xin Zheng Decoction

【组成】生地、五味子、北沙参、留行子、麦冬、蒲公英、石见穿、百部、徐长卿、地骨皮、南沙参、望江南、野菊花、淮生药、白花蛇舌草、煅牡蛎、夏枯草、海藻、海带、元参、花粉、川贝、炙山甲、甲香、羊肾、鱼腥草、紫花地丁、象贝。(中医杂志 1988,29(2))

嗜鼻散 xu bi san

【英文名】Xu Bi Powder

【组成】白芍、良姜、干姜、雄黄、细辛、冰片。(陕西中医.1991,12(11))

暖下丸 nuan xia wan

【英文名】Nuan Xia Pill

【组成】大附子、生姜、好丁香。(中医方剂大辞典)

暖中丸 nuan zhong wan

【英文名】Nuan Zhong Pill

【组成】陈皮、苍术、厚朴、三棱、白术、青皮、香附、甘草、针砂。(中医方剂大辞典)

暖风汤 nuan feng tang

【英文名】Nuan Feng Decoction

【组成】细辛、五味子、防风、茺蔚子、藁本、知母、黄芩、川芎、龙胆草、蔓荆子、木贼、苍术、夏枯草、香附。(中医方剂大辞典)

暖阳汤 nuan yang tang

【英文名】Nuan Yang Decoction

【组成】白术、肉苁蓉、附子。(中医方剂大辞典)

暖肚封脐膏 nuan du feng qi gao

【英文名】Nuan Du Feng Qi Ointment

【组成】韭菜子、蛇床子、大附子、肉桂、川椒、倭硫黄、麝香、独蒜。(中医方剂大辞典)

暖肝饮 nuan gan yin

【英文名】Nuan Gan Drink

【组成】熟地、当归、附子、炮姜、吴萸、花椒、葱白。(中医方剂大辞典)

暖肝益肾汤 nuan gan yi shen tang

【英文名】Nuan Gan Yi Shen Decoction

【组成】熟地、当归、枸杞、杜仲、附子、沉香、丁香、吴萸、刀豆壳。(中医方剂大辞典)

暖肝煎 nuan gan jian

【英文名】Nuan Gan Decoction

【组成】当归、枸杞、茯苓、小茴香、肉桂、乌药、沉香。(中医方剂大辞典)

暖肠丸 nuan chang wan

【英文名】Nuan Chang Pill

【组成】木香、肉豆蔻、丁香、胡椒。(中医方剂大辞典)

暖肺汤 nuan fei tang

【英文名】Nuan Fei Decoction

【组成】茺蔚子、细辛、五味子、干地黄、藁本、知母、黄芩、芎藭。(中医方剂大辞典)

暖肺散 nuan fei san

【英文名】Nuan Fei Powder

【组成】茺蔚子、细辛、五味子、防风、藁本、知母、黄芩、芎藭。(中医方剂大辞典)

暖肾丸 nuan shen wan

【英文名】Nuan Shen Pill

【组成】(1)葫芦巴、故纸、川楝肉、大熟地黄、益智仁、鹿茸、山茱萸、代赭石、赤石脂、龙骨、海螵蛸、熟艾、丁香、沉香、滴乳香、禹余粮。(中医方剂大辞典)(2)牛膝、石斛、巴戟、萆薢、川芎、续断、茯苓、附子、当归、细辛、五味子、菟丝子。(中医方剂大辞典)

暖肾助火汤 nuan shen zhu huo tang

【英文名】Nuan Shen Zhu Huo Decoction

【组成】潞参、白术、山药、巴戟天、覆盆子、桑螵蛸、附子片、上元桂、芡实、肉苁蓉。(中医方剂大辞典)

暖肾疝气丸 nuan shen shan qi wan

【英文名】Nuan Shen Shan Qi Pill

【组成】白术、茯苓、泽泻、橘核、肉桂、木香、川楝子、牡蛎、硫黄、知母、川附子、干姜、黄柏、昆布、山甲、乳香、小茴香、丁香。(中医方剂大辞典)

暖肾散 nuan shen san

【英文名】Nuan Shen Powder

【组成】(1)附子、泽泻、桂、蜀椒、杏仁、当归。(中医方剂大辞典)(2)巴戟天、甘遂、槟榔、木香、苦葶苈、大麦蘖、芫花、陈橘皮、腻粉、沉香、泽泻。(中医方剂大辞典)(3)荜澄茄、蜀椒、干姜、附子、桃仁、茴香子、桂、蒺藜子、枳壳、泽泻、槟榔。(中医方剂大辞典)

暖金丹 nuan jin dan

【英文名】Nuan Jin Honeyed Pill

【组成】天麻、白花蛇、全蝎、蜈蚣、白附子、白僵蚕、黑附子尖、牛黄、天南星、辰砂、麝。(中医方剂大辞典)

暖宫万灵丸 nuan gong wan ling wan

【英文名】Nuan Gong Wan Ling Honeyed Pill

【组成】川芎、当归、芍药、熟地黄、生地黄、白茯苓、牡丹皮、肉桂、玄胡、黄芪、泽兰、卷柏、牛膝、香附、白术、甘草、没药、吴茱萸、木香、薯蓣、山茱萸、桂心、石斛、钟乳粉、藁本、五味子。(中医方剂大辞典)

暖宫孕子丸 nuan gong yun zi wan

【英文名】Nuan Gong Yun Zi Pill

【组成】熟地黄、香附、当归、川芎、白芍、阿胶、艾叶、杜仲、续断、黄芩。(药品标准－中药成方制剂标准1990)

暖宫妙应丸 nuan gong miao ying wan

【英文名】Nuan Gong Miao Ying Pill

【组成】艾叶、龙骨、当归、川芎、牡蛎、白芍药、牡丹皮、茯苓、赤石脂、熟地。(中医方剂大辞典)

暖宫定痛汤 nuan gong ding tong tang

【英文名】Nuan Gong Ding Tong Decoction

【组成】橘核、荔枝核、小茴香、胡芦巴、延胡索、五灵脂、川楝子、制香附、乌药。(中医方剂大辞典)

暖宫调经汤 nuan gong tiao jing tang

【英文名】Nuan Gong Tiao Jing Decoction

【组成】熟附子、桂枝、益母草、川牛膝、茯苓、炒五灵脂。(四川中医 1988,(10))

暖宫螽斯丸 nuan gong zhong si wan

【英文名】Nuan Gong Zhong Si Honeyed Pill

【异名】王子丸(中医方剂大辞典、摄生众妙方)

【组成】厚朴、吴茱萸、白茯苓、白及、白蔹、石菖蒲、白附子、桂心、人参、没药、细辛、乳香、当归、牛膝。(中医方剂大辞典)

暖胃丸 nuan wei wan

【英文名】Nuan Wei Pill

【组成】(1)江子、黄腊。(中医方剂大辞典)(2)硫黄、白矾、丁香、茴香、木香、半夏。(中医方剂大辞典)

暖胃正气汤 nuan wei zheng qi tang

【英文名】Nuan Wei Zheng Qi Decoction

【组成】栅木皮。(中医方剂大辞典)

暖胃汤 nuan wei tang

【英文名】Nuan Wei Decoction

【组成】(1)白芍、干姜、丹参、厚朴、木香、香附、吴茱萸、生姜。(中医方剂大辞典)(2)生姜、丁香、齐州大半夏、大草豆蔻、甘草、陈皮。(中医方剂大辞典)

暖胃和中汤 nuan wei he zhong tang

【英文名】Nuan Wei He Zhong Decoction

【组成】山药、茯苓、扁豆、乌药、吴茱萸、陈皮、草豆蔻、木香、甘草。(中医方剂大辞典)

暖胃备急丸 nuan wei bei ji wan

【英文名】Nuan Wei Bei Ji Pill

【组成】益智、橘皮、甘草、阿魏、生姜。(中医方剂大辞典)

暖胃胶 nuan wei jiao

【英文名】Nuan Wei Colloid

【组成】牙猪肚、白茯苓、胡椒、净糯米、麻油。(中医方剂大辞典)

暖胃调中散 nuan wei tiao zhong san

【英文名】Nuan Wei Tiao Zhong Powder

【组成】白术、白芍、干姜、甘草、肉蔻、肉桂。(中医方剂大辞典)

暖胃散 nuan wei san

【英文名】Nuan Wei Powder

【组成】苍术。(中医方剂大辞典)

暖胃舒乐片 nuan wei shu le pian

【英文名】Nuan Wei Shu Le Tablet

【组成】黄芪、大红袍、延胡索、白芍、鸡矢藤、白及、砂仁、五倍子、肉桂、丹参、甘草、炮姜。(药品标准－中药成方制剂标准 1993)

暖胃搐麻汤 nuan wei chu ma tang

【英文名】Nuan Wei Chu Ma Decoction

【组成】生耆、党参、白术、山药、巴戟天、芡实、覆盆子、桑螵蛸、续断、归身、枣仁。(中医方剂大辞典)

暖胃膏 nuan wei gao

【英文名】Nuan Wei Plaster

【组成】生姜、牛皮胶、乳香末、没药末。(中医方剂大辞典)

暖胞丸 nuan bao wan

【英文名】Nuan Bao Honeyed Pill

【异名】暖宫丸(中医方剂大辞典、百一)

【组成】(1)吴茱萸、蛇床子。(中医方剂大辞典)(2)香附、艾炭、当归、黄芪、吴萸、白芍、川芎、川断、熟地、贡桂。(中医方剂大辞典)(3)香附、艾叶、当归、黄芪、白芍、吴萸、川芎、生地、官桂。(中医方剂大辞典)(4)蛇床子、肉桂、杏仁、母丁香、菟丝子、白及、细辛、吴茱萸、薏苡仁、砂仁、牡蛎、川椒。(中医方剂大辞典)(5)当归、川芎、白芍、熟地、茯苓、牡丹皮、艾叶、龙骨、牡蛎、赤石脂。(中医方剂大辞典)(6)当归、续断、藁本、吴茱萸、五味子、人参、白茯苓、白术、绵黄芪、川芎、香白芷、缩砂仁、干姜、萆薢、石斛、牡蛎、香附子、熟干地黄、山药、菟丝子、羌活、白龙骨、茴香、山茱萸、延胡索、川椒。(中医方剂大辞典)(7)沙参、地榆、黄芪、桔梗、白薇、牛膝、杜仲、厚朴、白芷、干姜、细辛、蜀椒、附子。(中医方剂大辞典)(8)生硫黄、禹余粮、赤石脂、附子、海螵蛸。(中医方剂大辞典)

暖盐豉熨方 nuan yan chi yun fang

【英文名】Nuan Yan Chi Hot Medicated Compress

【异名】盐豉熨方(中医方剂大辞典、圣惠)

【组成】盐、豉。(中医方剂大辞典)

暖脏丸 nuan zang wan

【英文名】Nuan Zang Pill

【组成】吴茱萸、黄连。(中医方剂大辞典)

暖脐丸 nuan qi wan

【英文名】Nuan Qi Paste Pill

【组成】母丁香、去皮木鳖子、台麝香。(中医方剂大辞典)

暖脐散 nuan qi san

【英文名】Nuan Qi Powder

【组成】胡椒、花椒、吴茱萸。(中国中西医结合杂志 1993,13(9))

暖脐膏 nuan qi gao

【英文名】Nuan Qi Plaster

【组成】(1)真麻油、生天雄、炮姜、广木香、香橼皮、小茴、黄丹、没药末、肉桂末。(中医方剂大辞典)(2)当归、白芷、乌药、小茴香、木香、大茴香、生香附。(中医方剂大辞典)(3)清膏肉、胡椒、肉桂、母丁香、硫黄、吴茱萸。(中医方剂大辞典)(4)肉桂末、公丁香末、白胡椒末、万应膏药肉。(中医方剂大辞典)

(5)母丁香、白胡椒、倭硫黄、绿豆粉、吴茱萸。(中医方剂大辞典)(6)香油、生姜、黄丹。(中医方剂大辞典)熟地、附子、甘草、良姜、香麻油。(中医方剂大辞典)(7)生地、熟地、天冬、麦冬、附子、肉桂、远志、牛膝、茯蓉、肉蔻仁、杏仁、木鳖仁、菟丝子、蛇床子、鹿胶、虎胶、紫梢花、阳起石、阿芙蓉、麻油、黄丹、松香、槐柳枝、雄黄、硫黄、赤石脂、龙骨、朱砂、沉香、木香、麝香、黄蜡。(中医方剂大辞典)(8)柏子尖、松毛心、附子。(中医方剂大辞典)(9)生附子、甘遂、甘草。(中医方剂大辞典)(10)韭子、蛇床子、附子、川椒、肉桂、独蒜。(中医方剂大辞典)

暖筋通痹汤 nuan jin tong bi tang

【英文名】Nuan Jin Tong Bi Decoction

【组成】熟附片、黄芪、怀牛膝、锁阳、木瓜、田七、甘草。(湖北中医杂志 1988,(5))

暖脾丸 nuan pi wan

【英文名】Nuan Pi Pill

【组成】黑附子、干姜、甘草、陈皮、官桂、茯蓉、缩砂、茴香、红豆蔻、蛮姜、荜澄茄、舶上硫黄。(中医方剂大辞典)

暗治饮 an zhi yin

【英文名】An Zhi Drink

【组成】(1)当归、白芍、茯苓、炒栀子、柴胡、海螵蛸。(中医方剂大辞典)(2)黄柏、茯苓、蒲公英、柴胡、白芍、生甘草、龙胆草、豨莶草。(中医方剂大辞典)

暗香汤 an xiang tang

【英文名】An Xiang Decoction

【组成】(1)梅花。(中医方剂大辞典)(2)香附子、缩砂仁、木香、檀香、甘草、胡椒。(中医方剂大辞典)

椹煎 zhen jian

【英文名】Zhen Decoction

【组成】椹汁、白蜜、生姜汁。(中医方剂大辞典)

椿归止血散 chun gui zhi xue san

【英文名】Chun Gui Zhi Xue Powder

【组成】椿根白皮、红花、当归、灯芯草、竹叶、粉草、红糖、黄酒。(湖北中医杂志 1985,(6))

椿白皮丸 chun bai pi wan

【英文名】Chun Bai Pi Pill

【组成】椿白皮。(中医方剂大辞典)

椿皮丸 chun pi wan

【英文名】Chun Pi Pill

【组成】(1)白臭椿根皮、红香椿根皮。(中医方剂大辞典)(2)东行椿根白皮。(中医方剂大辞典)(3)臭椿白皮、苍术、枳壳。(中医方剂大辞典)

椿皮饮 chun pi yin

【英文名】Chun Pi Drink

【组成】椿白皮、东柳枝、阿魏。(中医方剂大辞典)

椿皮散 chun pi san

【英文名】Chun Pi Powder

【组成】臭椿木白皮、干姜、甘草、鸡冠花、附子、槐鹅。(中医方剂大辞典)

椿皮煎 chun pi jian

【英文名】Chun Pi Decoction

【组成】生椿皮。(中医方剂大辞典)

椿皮膏 chun pi gao

【英文名】Chun Pi Plaster

【组成】臭椿树皮。(中医方剂大辞典)

椿花散 chun hua san

【英文名】Chun Hua Powder

【组成】臭橘、鸡冠花、椿花。(中医方剂大辞典)

椿鸡丸 chun ji wan

【英文名】Chun Ji Pill

【组成】雪里炭、黄连、椿根白皮。(中医方剂大辞典)

椿树根丸 chun shu gen wan

【英文名】Chun Shu Gen Pill

【组成】青黛、海石、黄柏。(中医方剂大辞典)

椿荚散 chun jia san

【英文名】Chun Jia Powder

【组成】椿荚。(中医方剂大辞典)

椿根皮汤 chun gen pi tang

【英文名】Chun Gen Pi Decoction

【组成】臭椿皮、荆芥穗、藿香。(中医方剂大辞典)

椿根汤 chun gen tang

【英文名】Chun Gen Decoction

【组成】椿根、盐、葱白、豉、椒。(中医方剂大辞典)

椿根散 chun gen san

【英文名】Chun Gen Powder

【组成】(1)椿根白皮、松花面、地榆、荷叶蒂。(中医方剂大辞典)(2)臭椿树根、地榆、黄芪、伏龙肝、当归。(中医方剂大辞典)

楂曲平胃合剂 zha qu ping wei he ji

【英文名】Zha Qu Ping Wei Mixture

【组成】山楂、六神曲、苍术、厚朴、鸡内金、陈皮、甘草。(药品标准－中药成方制剂标准 1993)

楂橘丸 zha ju wan

【英文名】Zha Ju Pill

【组成】山楂、橘核、山栀、柴胡、牡丹皮、桃仁、大小茴香、吴茱萸。(中医方剂大辞典)

楚王瓜子丸 chu wang gua zi wan

【英文名】Chu Wang Gua Zi Pill

【组成】桂心、铢萸、白薇、干姜、乌头、蜀椒、芎䓖、防葵、白芷。(中医方剂大辞典)

楝子汤 lian zi tang

【英文名】Lian Zi Decoction

【组成】楝实、地榆根、桃皮、苦参。（中医方剂大辞典）

楝子煎 lian zi jian

【英文名】Lian Zi Decoction

【组成】楝树子。（中医方剂大辞典）

楝皮汁 lian pi zhi

【英文名】Lian Pi Juice

【组成】楝根皮。（中医方剂大辞典）

楝花粉 lian hua fen

【英文名】Lian Hua Powder

【组成】川芎、藁本、楝花、丁香、英粉。（中医方剂大辞典）

楝花粉敷方 lian hua fen fu fang

【英文名】Lian Hua Fen Fu Prescription

【组成】苦楝花。（中医方剂大辞典）

楝陈汤 lian chen tang

【英文名】Lian Chen Decoction

【组成】苦楝根皮、陈皮、半夏、白茯苓、甘草。（中医方剂大辞典）

楝实丸 lian shi wan

【英文名】Lian Shi Pill

【异名】茴香楝实丸（中医方剂大辞典、医学发明）

【组成】(1)楝实、茴香子、山茱萸、食茱萸、吴茱萸、青橘皮、陈橘皮、马蔺花、芫花。（中医方剂大辞典）(2)楝实、白术、乌药、茴香子、补骨脂、木香、厚朴。（中医方剂大辞典）(3)楝实、大黄、栀子仁、人参、赤茯苓、酸枣、蛇黄、金牙石。（中医方剂大辞典）

楝实洗方 lian shi xi fang

【英文名】Lian Shi Lotion

【组成】楝实、楝叶及嫩枝、凌霄叶及藤、丹参、枳壳、蛇床子、地榆、皂荚、苦参。（中医方剂大辞典）

楝实散 lian shi san

【英文名】Lian Shi Powder

【组成】(1)梗根皮、酸石榴根、槐根。（中医方剂大辞典）(2)川楝子、甘草、栝楼根。（中医方剂大辞典）(3)楝实、蓬莪茂、京三棱、芎䓖、补骨脂、菟丝子、木香、葫芦巴、茴香子、桂、荜澄茄、陈橘皮、丁香。（中医方剂大辞典）(4)楝实、鸡粪。（中医方剂大辞典）(5)楝实、巴豆、茴香子、甘草、青盐。（中医方剂大辞典）(6)楝实、茴香子、荆三棱、蓬莪茂。（中医方剂大辞典）

楝实塞耳方 lian shi sai er fang

【英文名】Lian Shi Sai Er Prescription

【组成】楝实。（中医方剂大辞典）

楝实膏 lian shi gao

【英文名】Lian Shi Plaster

【组成】楝实、槐子。（中医方剂大辞典）

楝果裘 lian guo qiu

【英文名】Lian Guo Powder

【组成】楝树果。（中医方剂大辞典）

楝根下虫丸 lian gen xia chong wan

【英文名】Lian Gen Xia Chong Pill

【组成】苦楝根皮、武彝茶、槟榔、冰糖、盐。（中医方剂大辞典）

楝根皮丸 lian gen pi wan

【英文名】Lian Gen Pi Pill

【组成】东引苦楝根白皮、狼牙、白矾灰、猪胆。（中医方剂大辞典）

楝根汤 lian gen tang

【英文名】Lian Gen Decoction

【组成】梗根皮、酸石榴根、槐根。（中医方剂大辞典）

楝椒煎 lian jiao jian

【英文名】Lian Jiao Decoction

【组成】苦楝根皮、川椒。（中医方剂大辞典）

楞薤煅蒌丸 leng xie duan lou wan

【英文名】Leng Xie Duan Lou Pill

【组成】瓦楞子、鸡内金、延胡、没药、香附、桃仁、蒌仁、苏子、白芥子、萝卜子、薤白。（中医方剂大辞典）

楸木汁方 qiu mu zhi fang

【英文名】Qiu Mu Zhi Prescription

【组成】楸木白汁。（中医方剂大辞典）

楸木皮敷方 qiu mu pi fu fang

【英文名】Qiu Mu Pi Fu Prescription

【组成】楸木白皮。（中医方剂大辞典）

楸叶汤 qiu ye tang

【英文名】Qiu Ye Decoction

【组成】楸、槲木皮、樱皮。（中医方剂大辞典）

楸叶贴方 qiu ye tie fang

【英文名】Qiu Ye Tie Prescription

【组成】楸叶。（中医方剂大辞典）

楸叶涂敷方 qiu ye tu fu fang

【英文名】Qiu Ye Tu Fu Prescription

【组成】楸叶、猪胆。（中医方剂大辞典）

楸叶膏 qiu ye gao

【英文名】Qiu Ye Plaster

【组成】(1)揪叶、马齿苋。（中医方剂大辞典）(2)楸叶。（中医方剂大辞典）

榄冲茶 lan chong cha

【英文名】Lan Chong Tea

【组成】橄榄、葱头、生姜、紫苏叶。((82)粤卫药准字第 A19－020 号)

榄核散 lan he san

【英文名】Lan He Powder

【组成】橄榄核、儿茶、冰片、白薇、生甘草、百部。（中医方剂大辞典）

榄葱茶 lan cong cha

【英文名】Lan Cong Tea

【组成】青果、生姜、葱头、紫苏叶。(药品标准－中药成方制剂标准 1992)

榆丁散 yu ding san

【英文名】Yu Ding Powder

【组成】防风、地榆、紫花地丁、马齿苋。(中医方剂大辞典)

榆仁丸 yu ren wan

【英文名】Yu Ren Pill

【组成】榆仁、黄连。(中医方剂大辞典)

榆白皮汤 yu bai pi tang

【英文名】Yu Bai Pi Decoction

【组成】(1)榆白皮、葵子、甘草、桂心。(中医方剂大辞典)(2)榆白皮、桂、当归、甘草、滑石。(中医方剂大辞典)(3)榆白皮、冬葵子。(中医方剂大辞典)(4)榆白皮、车前子、冬葵根、木通、瞿麦穗、茅根、桑螵蛸。(中医方剂大辞典)(5)榆白皮、甘草、滑石、桂。(中医方剂大辞典)(6)榆白皮、葵子、滑石、石韦、蘧麦、生干地黄。(中医方剂大辞典)

榆白皮饮 yu bai pi yin

【英文名】Yu Bai Pi Drink

【异名】榆白皮汤 (原书卷九十二)

【组成】榆白皮、滑石、黄芩、木通、瞿麦、石韦、冬葵子、车前草。(中医方剂大辞典)

榆白皮索饼 yu bai pi suo bing

【英文名】Yu Bai Pi Suo Pill

【组成】榆白皮、面。(中医方剂大辞典)

榆白皮散 yu bai pi san

【英文名】Yu Bai Pi Powder

【异名】榆白皮汤(中医方剂大辞典、普济方、女科百问)

【组成】(1)榆白皮、当归、熟地、冬葵子、秦艽。(中医方剂大辞典)(2)榆白皮、瞿麦、甘草。(中医方剂大辞典)(3)榆白皮、甘草、葵子。(中医方剂大辞典)(4)榆白皮散。(中医方剂大辞典)(5)通草、榆白皮、鸡苏、茯苓、当归、葵子、瞿麦、大黄、芍药、滑石、芒硝、麦冬。(中医方剂大辞典)(6)榆白皮、当归、熟地黄。(中医方剂大辞典)(7)榆白皮、韭子、滑石、沉香、黄芪、黄橘皮、黄芩、甘草、瞿麦。(中医方剂大辞典)(8)榆白皮、木通、黄芩、葵子、芎䓖、芍药、滑石、蒲黄。(中医方剂大辞典)(9)榆白皮、王不留行、滑石。(中医方剂大辞典)(10)榆白皮、蘧麦。(中医方剂大辞典)(11)榆白皮、葵根、牛膝、瞿麦、大麻仁、木通。(中医方剂大辞典)(12)榆白皮、槐白皮、赤小豆、大麦面、桑白皮、川朴硝、皂荚。(中医方剂大辞典)(13)榆白皮、木通、黄芩、当归、葵子、赤芍药、滑石、蒲黄、川大黄。(中医方剂大辞典)(14)榆白皮、甘遂、蘧麦、犀角屑、赤茯苓、木通、山栀子、川芒硝、子芩、滑石。(中医方剂大辞典)

榆白皮煮散 yu bai pi zhu san

【英文名】Yu Bai Pi Zhu Powder

【组成】榆白皮、当归。(中医方剂大辞典)

榆白皮敷方 yu bai pi fu fang

【英文名】Yu Bai Pi Fu Prescription

【组成】榆白皮。(中医方剂大辞典)

榆白汤 yu bai tang

【英文名】Yu Bai Decoction

【异名】榆皮散(中医方剂大辞典、普济方)

【组成】榆白皮、黄芩、瞿麦、茯苓、通草、郁李仁、栀子、鸡苏叶。(中医方剂大辞典)

榆皮汤 yu pi tang

【英文名】Yu Pi Decoction

【异名】榆白皮汤(中医方剂大辞典、普济方)

【组成】(1)榆皮、黄芩、瞿麦穗、甘草、泽泻、赤茯苓。(中医方剂大辞典)(2)榆皮、滑石、冬葵子、石韦、瞿麦穗、笔头灰。(中医方剂大辞典)(3)榆皮、桂、芎䓖、木通、瞿麦穗、人参。(中医方剂大辞典)(4)榆白皮。(中医方剂大辞典)(5)瞿麦、防葵、榆白皮、葵子、滑石、黄芩、甘草。(中医方剂大辞典)(6)榆皮、滑石、黄芩、甘草、瞿麦、葵子。(中医主剂大辞典)

榆皮饮 yu pi yin

【英文名】Yu Pi Drink

【组成】榆白皮、瞿麦、赤茯苓、鸡苏、栀子仁、木通、郁李仁。(中医方剂大辞典)

榆皮索饼 yu pi suo bing

【英文名】Yu Pi Suo Pill

【组成】榆皮、白面。(中医方剂大辞典)

榆皮通滑泄热煎 yu pi tong hua xie re jian

【英文名】Yu Pi Tong Hua Xie Re Decoction

【组成】榆白皮、葵子、车前子、赤蜜、滑石、通草。(中医方剂大辞典)

榆皮散 yu pi san

【英文名】Yu Pi Powder

【组成】(1)榆白皮、木通、赤芍药、猪苓、滑石、葵子、黄芩。(中医方剂大辞典)(2)榆白皮、车前子、葵根、木通、蘧麦、白茅根、桑螵蛸、赤茯苓、黄芩。(中医方剂大辞典)(3)榆白皮、葵根、泽泻、木通、蘧麦、赤茯苓、桑螵蛸、甘草、川芒硝、当归、子芩、石韦。(中医方剂大辞典)

榆皮滑胎散 yu pi hua tai san

【英文名】Yu Pi Hua Tai Powder

【组成】榆白皮。(中医方剂大辞典)

榆地玄归汤 yu di xuan gui tang

【英文名】Yu Di Xuan Gui Decoction

【组成】地榆、当归、玄参、生地。(中医方剂大辞典)

榆羊丸 yu yang wan

【英文名】Yu Yang Pill

【组成】地榆、当归、羊蹄后壳。(中医方剂大辞典)

榆芨汤 yu ji tang

【英文名】Yu Ji Decoction

【组成】地榆、白及、儿茶、元胡、灵脂、白术、焦三仙、鸡内金、茯苓、椿皮、甘草。(实用中医内科杂志 1993,7(3))

榆枝汤 yu zhi tang

【英文名】Yu Zhi Decoction

【组成】榆枝、石燕子。(中医方剂大辞典)

榆砂汤 yu sha tang

【英文名】Yu Sha Decoction

【组成】地榆、砂仁、生甘草、炙甘草。(中医方剂大辞典)

榆根散 yu gen san

【英文名】Yu Gen Powder

【组成】地榆、三七根末、苦参末。(中医方剂大辞典)

榆槐脏连丸 yu huai zang lian wan

【英文名】Yu Huai Zang Lian Pill

【组成】川连、槐米、地榆炭、猪大肠。(中医方剂大辞典)

榉叶散 ju ye san

【英文名】Ju Ye Powder

【异名】榉树叶散(中医方剂大辞典、普济方)

【组成】榉树叶、甘草、麦门冬、干姜。(中医方剂大辞典)

榉皮汤 ju pi tang

【英文名】Ju Pi Decoction

【组成】榉木皮、蔷薇根。(中医方剂大辞典)

榉皮饮子 ju pi yin zi

【英文名】Ju Pi Drink

【组成】梁州榉皮、栝楼、茯苓、人参、粟米。(中医方剂大辞典)

榉皮洗眼方 ju pi xi yan fang

【英文名】Ju Pi Xi Yan Prescription

【组成】榉皮、古钱。(中医方剂大辞典)

榉皮散 ju pi san

【英文名】Ju Pi Powder

【组成】榉树皮、栝楼根、白茯苓、人参。(中医方剂大辞典)

榉柳叶汤 ju liu ye tang

【英文名】Ju Liu Ye Decoction

【组成】榉柳叶、麦门冬、干姜、大枣、甘草。(中医方剂大辞典)

榉树菌子丸 ju shu jun zi wan

【英文名】Ju Shu Jun Zi Pill

【组成】榉树菌子、虾蟆、葫荽子、黄牛角(角思)、鳗鲡鱼头。(中医方剂大辞典)

槐子丸 huai zi wan

【英文名】Huai Zi Pill

【组成】(1)槐子、黄连。(中医方剂大辞典)(2)槐角、陈橘皮、干地黄、续断、黄芪、白矾、当归、干姜、黄连、附子。(中医方剂大辞典)(3)槐实、猬皮、当归、附子、连翘、干姜、续断、黄芪。(中医方剂大辞典)(4)槐子。(中医方剂大辞典)(5)槐子、黄芩、榼藤子。(中医方剂大辞典)(6)槐子仁、干漆、秦艽、黄芩、白蔹、木香、牡蛎、龙骨、附子、雷丸、白芷、桂心、白蒺藜、鸡舌香、楝树根白皮。(中医方剂大辞典)(7)槐子仁、黄芩。(中医方剂大辞典)(8)槐子仁、龙骨、槲叶、干姜、当归、茜根、附子、黄芪、川大黄、乱发、吴茱萸、猪后悬蹄甲。(中医方剂大辞典)(9)槐子、天麻、独活、地肤了、沙参、人参、羚羊角屑、决明子、防风、甘菊花、枳壳。(中医方剂大辞典)(10)槐子仁、覆盆子、酸枣仁、柏子仁、车前子、蔓荆子、茺蔚子、牛蒡子、蒺藜子。(中医方剂大辞典)(11)槐子、苦参、熊胆、干漆、木香、槟榔、桃仁。(中医方剂大辞典)(12)槐子、干漆、吴茱萸根白皮、秦艽、白芷、桂心、黄芩、黄芪、白敛、牡蛎、龙骨、雷丸、丁香、木香、蒺藜、附子。(中医方剂大辞典)

槐子仁散 huai zi ren san

【英文名】Huai Zi Ren Powder

【组成】槐子仁、营实、猬皮、桑耳、木贼、黄芪、当归、乌贼鱼骨、皂荚子、麝香、枳壳。(中医方剂大辞典)

槐子方 huai zi fang

【英文名】Huai Zi Prescription

【组成】乌牛胆、槐子。(中医方剂大辞典)

槐子汤 huai zi tang

【英文名】Huai Zi Decoction

【组成】(1)槐米、蒌仁、枳壳、天冬、麦冬、玉竹、麻仁、苏子、杏仁、甘草、金橘饼、白芝麻。(中医方剂大辞典)(2)槐子、牛膝、木通、榆白皮、瞿麦穗、麻子仁。(中医方剂大辞典)

槐子酒 huai zi jiu

【英文名】Huai Zi Wine

【组成】槐东南枝、槐东南根、槐子。(中医方剂大辞典)

槐子散 huai zi san

【英文名】Huai Zi Powder

【组成】(1)槐子、管仲。(中医方剂大辞典)(2)槐子、黄芩、木贼、苍术。(中医方剂大辞典)(3)槐、槐花。(中医方剂大辞典)

槐子煎 huai zi jian

【英文名】Huai Zi Decoction

【组成】(1)防风、白附子、槐子、僵蚕、麻黄、干姜、半夏、牛黄、麝香、朱砂、金箔。(中医方剂大辞典)(2)槐子、桂、秦艽、白术、续断、附子。(中医方剂大辞典)

槐子膏 huai zi gao

【英文名】Huai Zi Plaster

【组成】(1)槐子、黄丹、头发、麻油、猪脂、蜡、水杨白皮、桑根白皮、皂荚、巴豆、天雄、当归、槐白皮、雄黄、麝香。(中医方剂大辞典)(2)槐子中仁、秦艽、白术、续断、桂心、巴豆、大附子。(中医方剂大辞典)

槐叶汤 huai ye tang

【英文名】Huai Ye Decoction

【组成】槐叶、葱白、豉。(中医方剂大辞典)

槐叶茶 huai ye cha

【英文名】Huai Ye Medicinal Instant Granule

【异名】槐芽茶(中医方剂大辞典、圣惠)

【组成】嫩槐叶。(中医方剂大辞典)

槐术散 huai zhu san

【英文名】Huai Zhu Powder

【组成】白于术、槐角米。(中医方剂大辞典)

槐白丸 huai bai wan

【英文名】Huai Bai Pill

【组成】槐白皮、槐花、白矾。(中医方剂大辞典)

槐白皮汤 huai bai pi tang

【英文名】Huai Bai Pi Decoction

【组成】(1)槐白皮、桑白皮、紫藤香、防风。(中医方剂大辞典)(2)槐白皮、益母草。(中医方剂大辞典)(3)槐白皮、黄柏、香茅叶。(中医方剂大辞典)(4)槐白皮。(中医方剂大辞典)

槐白皮散 huai bai pi san

【英文名】Huai Bai Pi Powder

【组成】(1)槐白皮、地骨皮、荜拨、五灵脂、蛇床子、乳香、麝香。(中医方剂大辞典)(2)槐白皮、枸杞根、附子、防风、芎䓖、川椒。(中医方剂大辞典)(3)槐白皮、地骨皮、松节。(中医方剂大辞典)

槐白皮膏 huai bai pi gao

【英文名】Huai Bai Pi Plaster

【组成】(1)槐白皮、赤小豆、白芷、甘草、木鳖仁、槐子、楝子、当归。(中医方剂大辞典)(2)槐白皮、赤小豆、楝实、桃人、当归、白芷、甘草。(中医方剂大辞典)(3)槐白皮、赤小豆、楝实、槐实、当归、白芷、甘草、猪脂。(中医方剂大辞典)

槐皮丸 huai pi wan

【英文名】Huai Pi Pill

【组成】槐皮、桃仁、楝实。(中医方剂大辞典)

槐皮洗眼汤 huai pi xi yan tang

【英文名】Huai Pi Xi Yan Decoction

【组成】槐子、秦皮、黄连、淡竹叶、蕤仁、栀子仁、黄蘗、马牙硝、青盐。(中医方剂大辞典)

槐皮浆 huai pi jiang

【英文名】Huai Pi Decoction

【组成】槐白皮。(中医方剂大辞典)

槐皮膏 huai pi gao

【英文名】Huai Pi Plaster

【组成】(1)槐皮、熏陆、辛荑、甘草、白芷、巴豆、漆子、桃仁。(中医方剂大辞典)(2)槐皮、甘草、当归、白芷、陈豉、桃仁、赤小豆。(中医方剂大辞典)

槐艾洗法 huai ai xi fa

【英文名】Huai Ai Lotion

【组成】槐条、艾叶。(中医方剂大辞典)

槐灰散 huai hui san

【英文名】Huai Hui Powder

【组成】槐枝。(中医方剂大辞典)

槐耳丸 huai er wan

【英文名】Huai Er Pill

【异名】槐耳白蔹丸(鸡峰)

【组成】(1)槐耳、白蔹、艾叶、蒲黄、白芷、黄芪、人参、续断、禹余粮、当归、橘皮、茯苓、猬皮、干地黄、牛角腮、马白蹄、猪后悬蹄。(中医方剂大辞典)(2)槐耳、牛角、禹余粮、猪悬蹄甲、麝香、白蔹、黄芪、艾叶、蒲黄、白马蹄、续断、当归、熟干地黄、鳗鲡鱼头、猬皮。(中医方剂大辞典)

槐耳冲剂 huai er chong ji

【英文名】Huai Er Medicinal Instant Granule

【组成】槐耳菌质。((92)卫药试字 Z-18 号)

槐耳汤 huai er tang

【英文名】Huai Er Decoction

【组成】槐树上木耳。(中医方剂大辞典)

槐耳散 huai er san

【英文名】Huai Er Powder

【组成】槐树上木耳。(中医方剂大辞典)

槐壳丸 huai qiao wan

【英文名】Huai Qiao Pill

【组成】槐花、枳壳。(中医方剂大辞典)

槐条膏 huai tiao gao

【英文名】Huai Tiao Plaster

【组成】嫩槐条。(中医方剂大辞典)

槐芩散 huai qin san

【英文名】Huai Qin Powder

【组成】炒槐米、黄芩。(中医方剂大辞典)

槐花丸 huai hua wan

【英文名】Huai Hua Pill

【组成】(1)槐花、元胡、地榆、乌梅肉。(中医方剂大辞典)(2)槐花、蒲黄、地榆、卷柏、干姜。(中医方剂大

辞典)

槐花丹 huai hua dan

【英文名】Huai Hua Pellet

【组成】粉霜、归尾、血竭、朱砂、槐花、沉香、丁香、乳香、没药、血余、牙皂、大黄、白芷梢、陈棕灰、牛黄、冰片、麝香、木香、儿茶。(中医方剂大辞典)

槐花当归散 huai hua dang gui san

【英文名】Huai Hua Dang Gui Powder

【组成】槐花、何首乌、川芎、当归、甘草。(中医方剂大辞典)

槐花汤 huai hua tang

【英文名】Huai Hua Decoction

【组成】(1)橡斗子、槐花、白矾。(中医方剂大辞典)(2)槐枝花。(中医方剂大辞典)(3)槐花、麝香、赤小豆。(中医方剂大辞典)

槐花饮 huai hua yin

【英文名】Huai Hua Drink

【组成】槐花、白矾。(中医方剂大辞典)

槐花金银酒 huai hua jin yin jiu

【英文名】Huai Hua Jin Yin Wine

【组成】槐花、金银花。(中医方剂大辞典)

槐花枳壳散 huai hua zhi ke san

【英文名】Huai Hua Zhi Ke Powder

【组成】槐花、黄连、枳壳、百药煎。(中医方剂大辞典)

槐花酒 huai hua jiu

【英文名】Huai Hua Wine

【组成】槐花。(中医方剂大辞典)

槐花猪肉汤 huai hua zhu rou tang

【英文名】Huai Hua Zhu Rou Decoction

【组成】肥猪肉、槐花、续断、地榆。(湖北中倡杂志 1990,(1))

槐花散 huai hua san

【英文名】Huai Hua Powder

【异名】槐花一物散(中医方剂大辞典、医方考);槐花饮(中医方剂大辞典、赤水玄珠);槐花汤(中医方剂大辞典、准绳·类方)

【组成】(1)槐花、黄芩。(中医方剂大辞典)(2)当归、防风、枳壳、槐花、黄芩、地榆。(中医方剂大辞典)(3)炒槐花、炒侧柏叶、醋炒枳壳、川黄连、炒荆芥穗。(中医方剂大辞典)(4)槐花、荆芥、枳壳、艾叶。(中医方剂大辞典)(5)当归、地榆、生地、芍药、黄芩、升麻、枳壳、槐花、阿胶、防风、侧柏叶。(中医方剂大辞典)(6)黄连、枳壳、槐花。(中医方剂大辞典)(7)槐花、山栀子。(中医方剂大辞典)(8)苍术、厚朴、陈皮、当归、枳壳、槐花、甘草、乌梅。(中医方剂大辞典)(9)陈槐花、百草霜。(中医方剂大辞典)(10)槐花、苏木、败荷叶、赤芍药、黄连、甘草、枳壳、干莲蓬、石榴皮、当归。(中医方剂大辞典)(11)槐花、槐角。(中医方剂大辞典)(12)青皮、槐花、荆芥穗。(中医方剂大辞典)(13)槐花、地榆。(中医方剂大辞典)(14)槐花、柏叶、荆芥穗、枳壳。(中医方剂大辞典)(15)槐花、荆芥、千针草、伏火硇砂。(中医方剂大辞典)(16)槐花、蒲黄、川面姜。(中医方剂大辞典)(17)槐花。(中医方剂大辞典)(18)皂角、白矾、槐花、甘草。(中医方剂大辞典)(19)槐花、白术、熟干地黄、芎䓖、黄芪、木香、当归、甘草。(中医方剂大辞典)

槐芽丸 huai ya wan

【英文名】Huai Ya Pill

【组成】槐芽、皂荚芽、苦参、使君子、防风、羌活、乌蛇。(中医方剂大辞典)

槐芽散 huai ya san

【英文名】Huai Ya Powder

【异名】空心散(中医方剂大辞典、普济方)

【组成】槐芽、胡黄连、杨梅青、龙脑。(中医方剂大辞典)

槐角丸 huai jiao wan

【英文名】Huai Jiao Pill

【组成】槐角、地榆、黄芩、枳壳、当归、防风。((92)豫卫药准字 ZZ-0254-49060 号)

槐角子丸 huai jiao zi wan

【英文名】Huai Jiao Zi Pill

【组成】皂角、黄芪、荆芥穗、木香、露蜂房、猬皮、鳖甲、槐子、桔梗、穿山甲、芍药、大黄。(中医方剂大辞典)

槐角子汤 huai jiao zi tang

【英文名】Huai Jiao Zi Decoction

【组成】槐角子、枳壳、黄芪、黄连、薄荷。(中医方剂大辞典)

槐角地榆丸 huai jiao di yu wan

【英文名】Huai Jiao Di Yu Pill

【组成】(1)槐角、防风、黄柏、当归、大艽、枳壳、地榆炭、山栀、熟军、黄连、生地、黄芩。(中医方剂大辞典)(2)槐角、地榆、地黄、黄芩、荆芥、枳壳、归尾。(中医方剂大辞典)

槐角地榆汤 huai jiao di yu tang

【英文名】Huai Jiao Di Yu Decoction

【组成】地榆、槐角、白芍药、栀子、枳壳、黄芩、荆芥。(中医方剂大辞典)

槐角地榆散 huai jiao di yu san

【英文名】Huai Jiao Di Yu Powder

【组成】槐角、地榆、黄芩、当归、防风、枳壳、生地黄、茯苓、雄黄、白矾、寒水石、文蛤、熊胆、牛黄、片脑。(中医方剂大辞典)

槐角利膈丸 huai jiao li ge wan
【英文名】Huai Jiao Li Ge Pill
【组成】牵牛、皂角、槐角、半夏。(中医方剂大辞典)

槐角枳壳汤 huai jiao zhi ke tang
【英文名】Huai Jiao Zhi Ke Decoction
【组成】槐角、枳壳、黄连、黄芩、当归、白芍药、赤茯苓、甘草、乌梅。(中医方剂大辞典)

槐角散 huai jiao san
【英文名】Huai Jiao Pill
【组成】苍术、厚朴、陈皮、当归、枳壳、槐角、甘草、乌梅。(中医方剂大辞典)

槐角煎 huai jiao jian
【英文名】Huai Jiao Decoction
【组成】(1)槐角、荆芥穗、菊花、皂角。(中医方剂大辞典)(2)凤眼草、槐角、地榆、枳壳、荆芥穗、密陀僧、槐花。(中医方剂大辞典)

槐角煎丸 huai jiao jian wan
【英文名】Huai Jiao Jian Pill
【组成】天麻、川芎、甘草、黄药子、甘菊花、人参、何首乌、苦参、荆芥穗、防风、槐角、皂角。(中医方剂大辞典)

槐豆散 huai dou san
【英文名】Huai Dou Powder
【组成】(1)槐豆、当归、贝母、芎䓖、人参。(中医方剂大辞典)(2)槐豆、皂荚子仁、枳壳、防风、桑耳。(中医方剂大辞典)

槐连四物汤 huai lian si wu tang
【英文名】Huai Lian Si Wu Decoction
【组成】当归、川芎、赤芍药、生地黄、槐花、黄连、御米壳。(中医方剂大辞典)

槐连汤 huai lian tang
【英文名】Huai Lian Decoction
【组成】连翘、条参、青蒿、生地、槐花、元参、黄柏、贝母、黄芩、三棱、广西田州三七。(中医方剂大辞典)

槐实丸 huai shi wan
【英文名】Huai Shi Pill
【组成】(1)槐实、羚羊角、独活、天麻、沙参、地肤子、人参、防风、甘菊花、枳壳、决明子。(中医方剂大辞典)(2)槐实、黄芪、枳实、贯众、白术、肉豆蔻仁、防风、荆芥穗、樗荚、苦参、厚朴、麝香、木香、芎䓖、皂荚子黄。(中医方剂大辞典)(3)槐实、皂荚、木香、芎䓖、枳壳、菊花、牵牛子、槟榔。(中医方剂大辞典)

槐实散 huai shi san
【英文名】Huai Shi Powder
【组成】(1)槐实、荆芥穗、甘草、防风。(中医方剂大辞典)(2)槐实、防风、枳壳、黄芪。(中医方剂大辞典)

槐实膏 huai shi gao
【英文名】Huai Shi Plaster
【组成】槐实、马牙硝、生地黄、酥。(中医方剂大辞典)

槐枝八仙散 huai zhi ba xian san
【英文名】Huai Zhi Ba Xian Powder
【组成】新槐枝、生干地黄、地骨皮、梧桐律、莽草、细辛、青盐、乳香。(中医方剂大辞典)

槐枝汤 huai zhi tang
【英文名】Huai Zhi Decoction
【异名】莽草叶散(中医方剂大辞典、普济方)
【组成】(1)槐枝、升麻、莽草、胡桐泪。(中医方剂大辞典)(2)槐枝、秦皮、黄连、蕤仁、马牙硝、黄柏、山栀子、古字钱、食盐、淡竹叶。(中医方剂大辞典)(3)槐枝、柳枝、青钱、青盐、生朴硝、醋淡得所浆水。(中医方剂大辞典)

槐枝烙方 huai zhi lao fang
【英文名】Huai Zhi Lao Prescription
【组成】槐枝。(中医方剂大辞典)

槐枝酒 huai zhi jiu
【英文名】Huai Zhi Wine
【组成】(1)槐枝。(中医方剂大辞典)(2)槐枝叶、槐子仁、苍耳茎叶。(中医方剂大辞典)

槐枝散 huai zhi san
【英文名】Huai Zhi Powder
【组成】(1)槐枝、无食子、马齿苋、生干地黄、乌贼鱼骨、胡桃、青橘皮、地黄花、皂荚、槲叶、葱须。(中医方剂大辞典)(2)槐枝、青盐、胡麻子仁、生干地黄、皂荚。(中医方剂大辞典)(3)槐枝、巨胜子、生干地黄、皂荚。(中医方剂大辞典)

槐枝煎 huai zhi jian
【英文名】Huai Zhi Decoction
【组成】槐枝、桑枝、柳枝、槐蛀虫、细辛、藁木、胡桐泪、升麻、莽草、麝香。(中医方剂大辞典)

槐枝膏 huai zhi gao
【英文名】Huai Zhi Plaster
【异名】三枝膏(鸡峰)
【组成】(1)槐枝、黄连、黄柏、巴豆。(中医方剂大辞典)(2)槐枝、柳枝、桑枝。(中医方剂大辞典)(3)槐枝。(中医方剂大辞典)

槐肤酒 huai fu jiu
【英文名】Huai Fu Wine
【组成】槐子、地肤子、地丁。(中医方剂大辞典)

槐金散 huai jin san
【英文名】Huai Jin Powder
【组成】槐花、郁金。(中医方剂大辞典)

槐胆丹 huai dan dan
【英文名】Huai Dan Pellet

【组成】槐子。(中医方剂大辞典)

槐茶 huai cha

【英文名】Huai Medicinal Instant Granule

【组成】槐叶。(中医方剂大辞典)

槐荆丸 huai jing wan

【英文名】Huai Jing Pill

【组成】(1)槐花、荆芥穗、枳壳、白矾、薄荷叶、蔚金。(中医方剂大辞典)(2)荆芥、槐花。(中医方剂大辞典)

槐荆散 huai jing san

【英文名】Huai Jing Powder

【组成】槐花、荆芥穗。(中医方剂大辞典)

槐荚子丸 huai jia zi wan

【英文名】Huai Jia Zi Pill

【组成】槐荚子、枳壳、威灵仙、干姜、白矾、熟干地黄、连翘、当归、陈橘皮、附子、续断。(中医方剂大辞典)

槐荚煎丸 huai jia jian wan

【英文名】Huai Jia Jian Pill

【组成】槐荚、白蜜、枳壳、黄芪、防风、杏仁、皂荚子。(中医方剂大辞典)

槐香丸 huai xiang wan

【英文名】Huai Xiang Pill

【组成】槐花、黄连、木香、白矾。(中医方剂大辞典)

槐香散 huai xiang san

【英文名】Huai Xiang Powder

【异名】万金散(中医方剂大辞典、普济方)

【组成】槐花。(中医方剂大辞典)

槐盐散 huai yan san

【英文名】Huai Yan Powder

【组成】食盐、青盐。(中医方剂大辞典)

槐耆汤 huai qi tang

【英文名】Huai Qi Decoction

【组成】槐花、青蒿、生地、紫苏、南薄荷、连翘、生黄芪、天冬、元参、花粉、黄柏。(中医方剂大辞典)

槐胶丸 huai jiao wan

【英文名】Huai Jiao Pill

【组成】(1)槐胶、牛黄、麝香、羚羊角、石龙子、蜈蚣、丹砂、干蝎、蜚蠊、芫青、虻虫、蛰虫、巴豆。(中医方剂大辞典)(2)槐胶、天麻、牛膝、蔓荆实、何首乌、甘草、人参、生干地黄、防风、槐花、菊花。(中医方剂大辞典)

槐胶散 huai jiao san

【英文名】Huai Jiao Powder

【组成】槐胶、白花蛇、独活、白附子、防风、干蝎、干姜、天南星、天麻、麝香。(中医方剂大辞典)

槐酒 huai jiu

【英文名】Huai Wine

【组成】槐东南枝、槐白皮、槐东南根、槐子。(中医方剂大辞典)

槐梅膏 huai mei gao

【英文名】Huai Mei Plaster

【组成】苏合油、槐花粉、猩胆、冰片。(中医方剂大辞典)

槐黄丸 huai huang wan

【英文名】Huai Huang Pill

【组成】黄连、槐花。(中医方剂大辞典)

槐黄汤 huai huang tang

【英文名】Huai Huang Decoction

【组成】槐花、生地黄、樗根白皮、防风、当归、白芍药、荆芥穗、川芎、黄连、枳壳、地榆、乌梅、甘草。(中医方剂大辞典)

槐黄散 huai huang san

【英文名】Huai Huang Powder

【组成】(1)黄芪、当归、槐花、白术、人参、芍药。(中医方剂大辞典)(2)槐黄、附子。(中医方剂大辞典)

槐萼散 huai e san

【英文名】Huai E Powder

【组成】槐萼、生地黄、青皮、白术、荆芥、川芎、升麻、当归身。(中医方剂大辞典)

槐鹅散 huai e san

【英文名】Huai E Powder

【组成】槐鹅、侧柏、荆芥穗、棕榈、黄牛角(角思)、牛膝。(中医方剂大辞典)

槐榆生地汤 huai yu sheng di tang

【英文名】Huai Yu Sheng Di Decoction

【组成】槐花、地榆、黄芩、银花、生地、白芍、生鸡子、甘草、荆芥、荷叶蒂。(中医方剂大辞典)

槐榆合剂 huai yu he ji

【英文名】Huai Yu Mixture

【组成】地榆、槐花、黄连、黄柏、赤芍、荆芥。(辽宁中医杂志 1989,(4))

槐榆散 huai yu san

【英文名】Huai Yu Powder

【组成】槐花、地榆。(中医方剂大辞典)

槐榆煎 huai yu jian

【英文名】Huai Yu Decoction

【组成】槐花、地榆、金银花、茵陈蒿、土茯苓、甘草、浙贝母、白芷、桔梗。(中医方剂大辞典)

槐蛾散 huai e san

【英文名】Huai E Powder

【组成】槐蛾。(中医方剂大辞典)

殿胞煎 dian bao jian

【英文名】Dian Bao Decoction

【异名】殿胎煎(一见知医)

【组成】当归、川芎、炙甘草、茯苓、肉桂。（中医方剂大辞典）

源吉林甘和茶 yuan ji lin gan he cha

【英文名】Yuan Ji Lin Gan He Tea

【组成】紫苏叶、青蒿、香薷、薄荷、葛根、前胡、防风、黄芩、连翘、桑叶、淡竹叶、广藿香、苦丁茶、水翁花、荷叶、川木通、栀子、茵陈、粉萆解、槐花、威灵仙、苍术、厚朴、陈皮、乌药、布渣叶、山楂、槟榔、紫苏梗、龙胆、旋覆花、甘草、牡荆叶、千里光。（药品标准－中药成方制剂标准 1998）

源泉汤 yuan quan tang

【英文名】Yuan Quan Decoction

【组成】当归、生地、熟地、白芍、阿胶、枸杞、青蒿、丹参、干姜、山药、元参、陈皮、地骨皮。（中医方剂大辞典）

溢经汤 yi jing tan

【英文名】Yi Jing Decoction

【组成】熟地、白术、山药、生枣仁、白芍、当归、丹皮、沙参、柴胡、杜仲、人参。（中医方剂大辞典）

溢胆汤 yi dan tang

【英文名】Yi Dan Decoction

【组成】黄芩、甘草、人参、官桂、苦参、茯神。（中医方剂大辞典）

溪黄草冲剂 xi huang cao chong ji

【英文名】Xi Huang Cao Medicinal Instant Granule

【组成】溪黄草、白花蛇舌草、茵陈、茯苓等。（粤卫药健字(1995)第 0017 号）

溪螺散 xi luo san

【英文名】Xi Luo Powder

【组成】溪螺、干葛粉。（中医方剂大辞典）

溯源丹 shuo yuan dan

【英文名】Shuo Yuan Pellet

【组成】当归、熟地黄、蕲艾、香附、川芎、人参、白芍、阿胶、白术、茅根、椿根皮、黄柏、地榆、白茯苓、白石脂。（中医方剂大辞典）

溯源救肾汤 shuo yuan jiu shen tang

【英文名】Shuo Yuan Jiu Shen Decoction

【组成】熟地、麦冬、白术、白芍药、杜仲、川续断、牛膝、姜炭。（中医方剂大辞典）

溯源散 shuo yuan san

【英文名】Shuo Yuan Powder

【组成】原食物、生韭菜。（中医方剂大辞典）

溯源解毒汤 shuo yuan jie du tang

【英文名】Shuo Yuan Jie Du Decoction

【组成】酒芩、苍术、白蒺藜、蔓荆子、何首乌、胡麻、酒升麻。（中医方剂大辞典）

溶化汤 rong hua tang

【英文名】Rong Hua Decoction

【组成】鬼针草、金银花、大黄、桃仁、赤芍、川楝子、元胡、丹皮、枳实、生芪。（福建中医药 1989,20(6)）

溶化活血方 rong hua huo xue fang

【英文名】Rong Hua Huo Xue Tincture

【组成】大黄、黄芩、黄柏、苦参、川芎、白芷、蔓荆子、侧柏叶、冰片。（江苏中医 1991,(1)）

溶石汤 rong shi tang

【英文名】Rong Shi Decoction

【组成】(1)金钱草、生鸡内金、石苇、滑石、蒲公英、海金沙、川牛膝、胡桃肉。（陕西中医 1993,14(5)）(2)海藻、紫菀、茯苓、菟丝子、金钱草、冬葵子、川牛膝、硝石、乌药。（湖北中医杂志 1986,(3)）(3)金钱草、冬葵子、滑石、海金砂、牛膝、木通、大黄、生鸡内金末、竹叶、栀子、生草梢、琥珀末。（湖南中医杂志 1987,(2)）

溶栓丸 rong shuan wan

【英文名】Rong Shuan Pill

【组成】蚯蚓的干燥粉末。（中药药理与临床 1989,5(2)）

溶栓丸 3 号 rong shuan wan san hao

【英文名】Rong Shuan NO.3 Pill

【组成】(1)壁虎、黄连、金银花、制乳香、制没药、土茯苓、水蛭、地龙、蛰虫、丹参、三七、蜈蚣、僵蚕、乌梢蛇、元胡等。（甘肃中医学院学报 1993,10(1)）(2)壁虎、黄连、制乳香、制没药、金银花、大黄、土鳖、水蛭、蟾蜍皮、僵蚕、地龙。（中医杂志 1984,25(7)）

溶栓汤 rong shuan tang

【英文名】Rong Shuan Decoction

【组成】黄芪、白术、生卷柏、海藻、昆布、花粉、生山楂、赤芍、莪术、桃仁、白芥子、浙贝、红花、三棱、穿山甲、桂枝。（中医急症通讯 1991,(1－2)）

溶栓通脉汤 rong shuan tong mai tang

【英文名】Rong Shuan Tong Mai Decoction

【组成】丹参、赤芍、当归、川芎、红花、桃仁、益母草、鸡血藤、穿山甲、地龙、黄芪、血竭。（四川中医 1991,9(9)）

溶排胆石汤 rong pai dan shi tang

【英文名】Rong Pai Dan Shi Decoction

【组成】柴胡、木香、大黄、郁金、姜黄、茵陈、焦山栀、陈皮、玉米须等。（江苏中医 1988,(1)）

溶解冲剂 rong jie chong ji

【英文名】Rong Jie Medicinal Instant Granule

【组成】金银花、金钱草、柴胡等。((92)广卫药准字 Z－23 号）

溺白散 ni bai san

【英文名】Ni Bai Powder

【组成】溺垢、白霜梅、枯白矾。（中医方剂大辞典）

溺血丹 ni xue dan
【英文名】Ni Xue Pellet
【组成】生地、苏木根、淡竹叶、山栀、滑石、甘草、蒲黄、藕节、当归。(中医方剂大辞典)
溺绿散 ni lv san
【英文名】Ni Lv Powder
【组成】溺垢、铜绿、麝香。(中医方剂大辞典)
溻肿汤 ta zhong tang
【英文名】Ta Zhong Decoction
【组成】(1)芍药、丹参、黄芩、白敛。(中医方剂大辞典)(2)蒲翁盈、枸杞苗、鹭鸶藤、升麻、葛根。(中医方剂大辞典)
溻痒汤 ta yang tang
【英文名】Ta Yang Decoction
【组成】蛇床子、川椒、白矾。(中医方剂大辞典)
滂沱汤 pang tuo tang
【英文名】Pang Tuo Decoction
【组成】元参、升麻、黄芩、麦冬、防风、天花粉、苏叶、青黛、甘草、生地、桑白皮。(中医方剂大辞典)
滇壶丹 dian hu dan
【英文名】Dian Hu Pellet
【组成】白僵蚕、全蝎、大黄。(中医方剂大辞典)
滚金丸 gun jin wan
【英文名】Gun Jin Pill
【组成】(1)南星、枳壳。(中医方剂大辞典)(2)干姜、真橘皮、天南星、半夏。(中医方剂大辞典)
滚涎丸 gun xian wan
【英文名】Gun Xian Pill
【组成】天南星、半夏、白僵蚕、猪牙皂角。(中医方剂大辞典)
滚涎膏 gun xian gao
【英文名】Gun Xian Plaster
【组成】龙脑、朱砂、蓬砂、马牙硝、铅霜、水银、牛黄、麝香。(中医方剂大辞典)
滚痰丸 gun tan wan
【英文名】Gun Tan Pill
【组成】(1)大黄、黄芩、沉香、青礞石。(中医方剂大辞典)(2)青礞石、沉香、制锦纹、广木香、黄芩、枳实。(中医方剂大辞典)(3)江子、半夏、朱砂、腻粉、雄黄、郁金。(中医方剂大辞典)(4)大黄、黄芩、青礞石、沉香、百药煎。(中医方剂大辞典)
滚痰豁窍汤 gun tan huo qiao tang
【英文名】Gun Tan Huo Qiao Decoction
【组成】煅礞石、芫花、甘遂、大戟、胆南星、竺黄、秋实、竹茹、黄芩、菖蒲、沉香、生大黄、磁石、生铁虎。(广西中医药 1982,(5))
满山白片 man shan bai pian
【英文名】Man Shan Bai Tablet
【组成】满山白。(药品标准－中药成方制剂标准 1994)
满山白冲剂 man shan bai chong ji
【英文名】Man Shan Bai Granule
【组成】满山白。(药品标准－中药成方制剂标准 1994)
满山白糖浆 man shan bai tang jiang
【英文名】Man Shan Bai Syrup
【组成】满山白。(药品标准－中药成方制剂标准 1994)
满天秋 man tian qiu
【英文名】Man Tian Qiu Powder
【组成】石膏、茜草、寒水石、人中白、甘草、红曲、郁金、紫草茸、辰砂。(中医方剂大辞典)
满店香 man dian xiang
【英文名】Man Dian Xiang Powder
【组成】丁香、藿叶、零零、甘松、白芷梢、香附、当归、桂、益智、槟榔、白蔻、麝。(中医方剂大辞典)
满茵汤 man yin tang
【英文名】Man Yin Decoction
【组成】鲜满天星、茵陈、青皮、郁金、生大黄、香附、金钱草、柴胡、黄芩。(湖北中医杂志 1990,(3))
煅狗骨散 duan gou gu san
【英文名】Duan Gou Gu Powder
【组成】煅狗骨。(中国中医骨伤科杂志 1991,7(6))
煅金液丹 duan jin ye dan
【英文名】Duan Jin Ye Pellet
【组成】硫黄。(中医方剂大辞典)
煅落铁屑膏 duan luo tie xie gao
【英文名】Duan Luo Tie Xie Plaster
【组成】煅落铁屑、狗颊车连齿骨、虎粪、鹿皮。(中医方剂大辞典)
煅蒌散 duan lou san
【英文名】Duan Lou Powder
【组成】黄瓜蒌、苏子、莱菔子、芥子、人中黄。(中医方剂大辞典)
煎附子法 jian fu zi fa
【英文名】Jian Fu Zi Processed Drug
【组成】生大附子、晋枣、生姜。(中医方剂大辞典)
煎麦散 jian mai san
【英文名】Jian Mai Powder
【组成】大鳖甲、银州柴胡、大川乌头、元参、干漆、干葛、秦艽、人参、茯苓。(中医方剂大辞典)
煎金饮 jian jin yin
【英文名】Jian Jin Drink
【组成】代赭石。(中医方剂大辞典)
煎药不当 jian yao bu dang
【英文名】Unsuitable For Decocting Drug

【定义】指煎煮中药的不恰当的方法。(中药学)

煎药方法 jian yao fang fa

【英文名】Methods Of Decocting Drugs

【定义】指根据中药的药性及功用确定的煎煮中药的适宜方法。(中药学)

煎药火候 jian yao huo hou

【英文名】Fire For Decocting Drugs

【定义】指根据中药的药性及功用确定的煎煮中药的适宜火候。(中药学)

煎药用水 jian yao yong shui

【英文名】Water For Decocting Drugs

【定义】指用来煎煮中药的水。(中药学)

煎药用具 jian yao yong ju

【英文名】Utensil For Decocting Drugs

【定义】以瓦罐、砂锅为主的煎煮中药的器皿。(中药学)

煎药次数 jian yao ci shu

【英文名】Times Of Decocting Drugs

【定义】指根据中药的药性及功用确定的煎煮中药的适宜次数。(中药学)

煎药时间 jian yao shi jian

【英文名】Time Of Decocting Drugs

【定义】指根据中药的药性及功用确定的煎煮中药的适宜时间。(中药学)

煎药法 jian yao fa

【英文名】Methods Of Decocting Drugs

【定义】指中药加水煎煮时所应采取的适宜方法。(中药学)

煎猪肪方 jian zhu fang fang

【英文名】Jian Zhu Fang Precription

【定义】不中水猪肪、葱白。(中医方剂大辞典)

煎银饮子 jian yin yin zi

【英文名】Jian Yin Drink

【定义】银、石膏、寒水石、蚕蛹茧。(中医方剂大辞典)

煎膏剂 jian gao ji

【英文名】Soft Extract

【定义】指药材加水煎煮,去渣浓缩后,加糖或蜂蜜制成的稠厚状半流体剂型。(中药药剂学)

煎膏药方丹 jian gao yao fang dan

【英文名】Jian Gao Yao Fang Pellet

【组成】元参、苦参、黄芩、杏仁、白芷、大黄、金银花、天花粉、连翘、归尾、赤芍、丹皮、黄芪。(中医方剂大辞典)

煎蜜散 jian mi san

【英文名】Jian Mi Powder

【组成】黄柏。(中医方剂大辞典)

煞疳保童丸 sha gan bao tong wan

【英文名】Sha Gan Bao Tong Honeyed Pill

【组成】青黛、熊胆、黑狗胆、麝香、芦荟、鲤鱼胆、蟾头灰、蜗牛、水银。(中医方剂大辞典)

煤红膏 mei hong gao

【英文名】Mei Hong Plaster

【组成】京红粉、利马锥、白蜡、凡士林、煤焦油。(中医方剂大辞典)

煤酚皂浸液 mei fen zao jin ye

【英文名】Mei Fen Zao Unguentum

【组成】生川乌、马钱子、白鲜皮、蛇床子。(内蒙古中医药 1984,(2))

煦育膏 xu yu gao

【英文名】Xu Yu Plaster

【组成】沥青、黄蜡、牛脂、麻油。(中医方剂大辞典)

照山白片 zhao shan bai pian

【英文名】Zhao Shan Bai Tablet

【组成】照山白。(山西医药杂志 1978,(2))

照山白浸膏片 zhao shan bai jin gao pian

【英文名】Zhao Shan Bai Jin Gao Tablet

【组成】照山白。(药品标准 - 中药成方制剂标准 1991)

照月饮 zhao yue yin

【英文名】Zhao Yue Drink

【组成】真雄黄。(中医方剂大辞典)

照水丸 zhao shui wan

【英文名】Zhao Shui Pill

【组成】(1)海螵蛸、朱砂、片脑、黄蜡。(中医方剂大辞典)(2)龙脑、滑石、丹砂、乌贼鱼骨。(中医方剂大辞典)

照水丹 zhao shui dan

【英文名】Zhao Shui Pellet

【异名】点水丹(中医方剂大辞典、普济方)

【组成】(1)伏蜕鸡子壳、木贼草。(中医方剂大辞典)(2)蛇蜕皮、水银、黄丹、乌鸡子、硇砂、乌贼鱼骨。(中医方剂大辞典)(3)轻粉、脑子、麝香、辰砂、硼砂、水银、硇砂、铜青、杏仁。(中医方剂大辞典)(4)朱砂、海螵蛸。(中医方剂大辞典)

照药 zhao yao

【英文名】Zhao Yao Smoking Processing

【组成】水银、黄丹、血竭、广锡、京香。(中医方剂大辞典)

煨石子散 wei shi zi san

【英文名】Wei Shi Zi Powder

【组成】黄芪、白蒺藜、巴戟天、川椒、白附子、茴香、川芎、木香。(中医方剂大辞典)

煨地淮附汤 wei di huai fu tang

【英文名】Wei Di Huai Fu Decoction

【组成】熟地、附子、山药、玉竹、麦冬、葛根、乌梅、黄

连、益智仁、桑螵蛸。(江西中医药 1984,(6))

煨肝茵陈散 wei gan yin chen san

【英文名】Wei Gan Yin Chen Powder

【组成】茵陈蒿、犀角、石斛、人参、芍药、桔梗、防风、柴胡、细辛、白术、桂、吴茱萸、当归。(中医方剂大辞典)

煨肝散 wei gan san

【英文名】Wei Gan Powder

【组成】(1)川椒、茴香、缩砂仁、丁香、木香、肉豆蔻、附子、白术。(中医方剂大辞典)(2)苍术、缩砂、柴胡、厚朴、桔梗、芜荑、桂心、陈皮、远志、北紫苑、胡椒。(中医方剂大辞典)

煨附丸 wei fu wan

【英文名】Wei Fu Pill

【组成】黑附子、丁香。(中医方剂大辞典)

煨枣方 wei zao fang

【英文名】Wei Zao Prescription

【组成】斑蝥。(中医方剂大辞典)

煨肾丸 wei shen wan

【英文名】Wei Shen Pill

【组成】(1)草乌、猪腰。(中医方剂大辞典)(2)川楝子、马练花、破故纸、胡芦巴、茴香。(中医方剂大辞典)(3)附子、葫芦巴、破故纸、茴香。(中医方剂大辞典)

煨肾方 wei shen fang

【英文名】Wei Shen Pill

【组成】巴戟天、荜澄茄、茴香子、附子。(中医方剂大辞典)

煨肾附子散 wei shen fu zi san

【英文名】Wei Shen Fu Zi Powder

【组成】豮猪肾、附子。(中医方剂大辞典)

煨肾散 wei shen san

【英文名】Wei Shen Powder

【异名】烧腰散(中医方剂大辞典、嵩崖尊生)

【组成】(1)杜仲、肉苁蓉、破故纸、人参、当归、秋石、川巴戟、鹿角霜。(中医方剂大辞典)(2)杜仲、茴香、沉香、巴戟。(中医方剂大辞典)(3)丁香、木香、槟榔、大黄、甘遂、黑牵牛、桔梗。(中医方剂大辞典)(4)甘遂、木香。(中医方剂大辞典)(5)连珠甘遂、木香、桔梗、槟榔。(中医方剂大辞典)(6)黄芪、白蒺藜、羌活。(中医方剂大辞典)(7)茴香子、荜澄茄、巴戟天、干姜、桂、附子、蜀椒。(中医方剂大辞典)(8)杜仲。(中医方剂大辞典)

煨姜丸 wei jiang wan

【英文名】Wei Jiang Pill

【组成】(1)草果、良姜、茴香、丁香、吴茱萸、木香、川楝子、石菖蒲、白姜、荜茇。(中医方剂大辞典)(2)木香、附子、硇砂、桂、沈香、丁香、陈皮、舶上茴香、荜澄茄、青皮、槟榔、鸡舌香。(中医方剂大辞典)(3)硇砂、附子、豆蔻仁、胡椒、干漆。(中医方剂大辞典)(4)附子、硇砂、木香、生姜。(中医方剂大辞典)(5)附子、丁香。(中医方剂大辞典)(6)丁香、附子、肉豆蔻、木香、青橘皮。(中医方剂大辞典)

煨姜汤 wei jiang tang

【英文名】Wei Jiang Decoction

【组成】生姜、杏仁、甘草、山药、神曲。(中医方剂大辞典)

煨姜苋方 wei jiang xian fang

【英文名】Wei Jiang Xian Prescription

【组成】马齿苋、生姜。(中医方剂大辞典)

煨姜散 wei jiang san

【英文名】Wei Jiang Powder

【组成】生姜。(中医方剂大辞典)

煨脐种子方 wei qi zhong zi fang

【英文名】Wei Qi Zhong Zi Prescription

【组成】韭菜子、蛇床子、附子、肉桂、川椒。(中医方剂大辞典)

煨猪肝方 wei zhu gan fang

【英文名】Wei Zhu Gan Prescription

【组成】猪肝、芜荑。(中医方剂大辞典)

煨葱方 wei cong fang

【英文名】Wei Cong Prescription

【组成】葱。(中医方剂大辞典)

煨蒜方 wei suan fang

【英文名】Wei Suan Prescription

【组成】独头蒜。(中医方剂大辞典)

煨鲫鱼方 wei ji yu fang

【英文名】Wei Ji Yu Prescription

【组成】鲫鱼。(中医方剂大辞典)

猿猴人洞 yuan hou ren dong

【英文名】Yuan Hou Ren Dong Pill

【组成】推车虫、大花蜘蛛。(中医方剂大辞典)

猿猴上树方 yuan hou shang shu fang

【英文名】Yuan Hou Shang Shu Liniment

【组成】黑牯牛胆、槐子、五倍子、石榴皮、白矾。(中医方剂大辞典)

瑞龙膏 rui long gao

【英文名】Rui Long Plaster

【组成】鲜鲫鱼、鲜山药。(中医方剂大辞典)

瑞红散 rui hong san

【英文名】Rui Hong Powder

【组成】朱砂、蝎梢、僵蚕。(中医方剂大辞典)

瑞花油 rui hua you

【英文名】Rui Hua Oil

【组成】薄荷脑、水杨酸甲酯、八角茴香油、樟脑、桉油。(药品标准-中药成方制剂标准 1997)

瑞金丸 rui jin wan

【英文名】Rui Jin Pill

【组成】胆星、半夏、广陈皮、旋覆花、杏仁、紫苏子、甘草梢、贝母、牛黄、人参、桔梗。(中医方剂大辞典)

瑞金丹 rui jin dan

【英文名】Rui Jin Pellet

【组成】川大黄、真秋石。(中医方剂大辞典)

瑞金散 rui jin san

【英文名】Rui Jin Powder

【组成】片子姜黄、牡丹皮、莪茂、红花、当归、赤芍药、川芎、桂心、延胡索。(中医方剂大辞典)

瑞草油 rui cao you

【英文名】Rui Cao Oil

【组成】樟脑、桉油、薄荷脑、水杨酸甲酯、水杨酸乙酯、薰衣草油。(药品标准-中药成方制剂标准 1998)

瑞香散 rui xiang san

【英文名】Rui Xiang Powder

【组成】南木香、槟榔、诃子、川干姜、肉桂、甘草、麦蘖、白术、白茯苓、人参、青皮、丁香、京三棱、白扁豆。(中医方剂大辞典)

瑞效丸 rui xiao wan

【英文名】Rui Xiao Paste Pill

【组成】当归、京三棱、槟榔、木鳖子、川山甲、牡蛎、连翘、枳壳、硇砂、琥珀、巴豆、麝香。(中医方剂大辞典)

瑞莲丸 rui lian wan

【英文名】Rui Lian Honeyed Pill

【异名】金莲丸(中医方剂大辞典、医学入门卷七)

【组成】(1)焦术、莲米、芡实、淮山药、扁豆、广皮、白蔻、百合、生姜、甘草。(中医方剂大辞典)(2)山药、莲肉、白术、芡实、人参、橘红、白茯苓、白芍药、甘草。(中医方剂大辞典)(3)人参、白术、赤茯苓、香薷、泽泻、猪苓、莲肉、麦门冬。(中医方剂大辞典)(4)酸枣仁、白术、人参、白茯苓、故纸、益智、大茴香、左顾牡蛎。(中医方剂人辞典)(5)白茯苓、石莲肉、龙骨、天门冬、麦门冬、远志、柏子仁、紫石英、当归、酸枣仁、龙齿、乳香。(中医方剂大辞典)(6)苍术、枸杞子、莲肉、北五味子、熟地黄、破故纸。(中医方剂大辞典)

瑞莲散 rui lian san

【英文名】Rui Lian Powder

【组成】(1)湖莲子、棕榈炭、当归、川芎、鲤鱼鳞、炮姜炭。(中医方剂大辞典)(2)陈莲蓬壳。(中医方剂大辞典)(3)石莲肉、木香、丁香、人参、泽泻、诃子肉、紫苏子、白芷、肉豆蔻、陈皮。(中医方剂大辞典)(4)瑞莲、棕榈、当归、官桂、槟榔、鲤鱼鳞、川芎。(中医方剂大辞典)

瑞莲膏 rui lian gao

【英文名】Rui Lian Ointment

【组成】旱莲子心、浮石、干葛、海螵蛸、蒲黄。(中医方剂大辞典)

痰气俱安汤 tan qi ju an tang

【英文名】Tan Qi Ju An Decoction

【组成】陈皮、半夏、胆星、海石、白芥子、泽泻、木通。(中医方剂大辞典)

痰火方 tan huo fang

【英文名】Tan Huo Prescription

【异名】痰火神丸(集验良方)

【组成】陈皮、白术、黑枳实、天花粉、陈枳壳、前胡、山楂肉、甘草、大半夏、大黄。(中医方剂大辞典)

痰火越鞠丸 tan huo yue ju wan

【英文名】Tan Huo Yue Ju Pill

【组成】海石、胆星、瓜蒌、山栀、青黛、香附、抚芎、苍术。(中医方剂大辞典)

痰块百效膏 tan kuai bai xiao gao

【英文名】Tan Kuai Bai Xiao Plaster

【组成】甘遂、红芽大戟、麻黄、白芥子、生南星、僵蚕、朴硝、藤黄、姜半夏。(中医方剂大辞典)

痰饮丸 tan yin wan

【英文名】Tan Yin Pill

【组成】苍术、白术、莱菔子、肉桂、附片、甘草、白芥子、苏子。(中医方剂大辞典)

痰净片 tan jing pian

【英文名】Tan Jing Tablet

【组成】商陆提取物。(药品标准-中药成方制剂标准 1997)

痰郁汤 tan yu tang

【英文名】Tan Yu Decoction

【组成】(1)杏仁、瓜蒌、枳实、陈皮、茯苓、甘草、香附、浮石、苏子。(中医方剂大辞典)(2)苏子、半夏、前胡、炙草、当归、陈皮、沉香、瓜蒌、胆星、枳实、香附、浮石。(中医方剂大辞典)(3)海石、香附、南星、瓜蒌。(中医方剂大辞典)

痰郁润下丸 tan yu run xia wan

【英文名】Tan Yu Run Xia Pill

【组成】胆星、黄连、半夏、黄芩、橘红、白矾。(中医方剂大辞典)

痰顶 tan ding

【英文名】Tan Ding Powder

【组成】(1)白信、巴霜、雄黄、枯矾、半夏。(中医方剂大辞典)(2)乌梅、半夏、大黄。(中医方剂大辞典)

痰咳净 tan ke jing

【英文名】Tan Ke Jing Powder

【组成】桔梗、远志、咖啡因、杏仁、冰片、甘草等。(粤卫药准字(1985)E－057号、冀卫药准字(1985)16号)

痰咳净片 tan ke jing pian

【英文名】Tan Ke Jing Tablet

【组成】桔梗、咖啡因、远志、冰片、苦杏仁、五倍子、甘草。(药品标准－中药成方制剂标准1998)

痰咳净散 tan ke jing san

【英文名】Tan Ke Jing Powder

【组成】桔梗、咖啡因、远志、冰片、苦杏仁、五倍子、甘草。(药品标准－中药成方制剂标准1998)

痰咳清片 tan ke qing pian

【英文名】Tan Ke Qing Tablet

【组成】暴马子皮、满山红、黄芩、盐酸麻黄碱、氯化铵。(药品标准－中药成方制剂标准1991)

痰毒顶 tan du ding

【英文名】Tan Du Ding Powder

【组成】白信、半夏、南星、腰雄黄。(中医方剂大辞典)

痰迷心窍灵丹 tan mi xin qiao ling dan

【英文名】Tan Mi Xin Qiao Ling Pellet

【组成】甘遂、辰砂、硫黄、芫花、海藻。(中医方剂大辞典)

痰核丸 tan he wan

【英文名】Tan He Pill

【组成】硼砂、沉香、贝母、百草霜、钟乳粉、陈皮、茯苓、白术、甘草、苏叶、鹅管石、石膏。(中医方剂大辞典)

痰核酒 tan he jiu

【英文名】Tan He Wine

【组成】都管草根、兔耳、一枝箭白果、紫花地丁、威灵仙。(中医方剂大辞典)

痰核痰瘰膏 tan he tan luo gao

【英文名】Tan He Tan Luo Plaster

【组成】(1)肥皂。(中医方剂大辞典)

痰热咳喘方 tan re ke chuan fang

【英文名】Tan Re Ke Chuan Decoction

【组成】银花、薄荷、黄芩、陈皮、枳壳、桔梗、前胡、鱼腥草、白茅根、甘草。(陕西中医1991,12(8))

痰喘丸 tan chuan wan

【英文名】Tan Chuan Pill

【组成】白檀香、豆蔻、蛤粉、川贝、麦冬、儿茶、淡天冬、薄荷叶、苦桔梗、广木香、麝香、梅冰。(中医方剂大辞典)

痰喘半夏颗粒 tan chuan ban xia ke li

【英文名】Tan Chuan Ban Xia Granule

【异名】痰喘半夏冲剂(药品标准－中药成方制剂标准)

【组成】半夏、川贝母、肉桂、豆蔻、沉香、丁香、西洋参、白芷、细辛、天竺黄、朱砂、甘草、陈皮、川芎、枳壳、白术、青皮、泽泻、白芍、山楂、五味子、酸枣仁、干姜、薄荷油。(药品标准－中药成方制剂标准1996)

痰喘净 tan chuan jing

【英文名】Tan Chuan Jing Capsule

【组成】黄柏果油、苦参。(《吉林省药品标准》(1986年))

痰嗽丸 tan sou wan

【英文名】Tan Sou Pill

【组成】半夏、苍术、陈皮。(中医方剂大辞典)

痰嗽化痰丸 tan sou hua tan wan

【英文名】Tan Sou Hua Tan Pill

【组成】白芥子、滑石、贝母、南星、风化硝、黄芩。(中医方剂大辞典)

痰癖丸 tan pi wan

【英文名】Tan Pi Pill

【组成】芫花、干姜。(中医方剂大辞典)

痱子粉 fei zi fen

【英文名】Fei Zi Powder

【组成】滑石、白芷、薄荷脑、官粉、枯矾、冰片、香精。(药品标准－中药成方制剂标准1993)

痹玉康 bi yu kang

【英文名】Bi Yu Kang Pill

【组成】乌附片、肉桂、干姜、黄芪、当归、麻黄、炒白芥子、全虫、乌蛇、白鲜皮、蛇床子、酒大黄。(内蒙古中医药1992,11(2))

痹冲剂 bi chong ji

【英文名】Bi Medicinal Instant Granule

【组成】生地、淫羊藿、独活、皂刺、红花。((84)辽卫药准字第1455－65号)

痹复康 bi fu kang

【英文名】Bi Fu Kang Tablet

【组成】熟地、川断、水蛭、地鳖虫、千年健等。(湖北中医杂志1989,(2))

痹药 bi yao

【英文名】Bi Yao Powder

【组成】猴姜、香附、草乌、川芎。(中医方剂大辞典)

痹症汤 bi zheng tang

【英文名】Bi Zheng Decoction

【组成】黄芪、香附、当归、川芎、木瓜、苡仁、附子、熟地。(中医方剂大辞典)

痹通药酒 bi tong yao jiu

【英文名】Bi Tong Wine

【组成】制草乌、当归、高良姜、丁香。(药品标准－中药成方制剂标准1998)

痹痛外洗液 bi tong wai xi ye

【英文名】Bi Tong Lotion

【组成】生麻黄、桂枝、生川草乌、苍耳草、元胡、伸筋草、秦艽、大黄、黄芪、细辛、冰片。(内蒙古中医药1993,12(4))

痹痛宁 bi tong ning

【英文名】Bi Tong Ning Capsule

【组成】鹿角霜、黄芪、当归、地龙、蜈蚣、青风藤、薏苡仁、羌活、生地、白芍、淫羊藿、川断等。(中药药理与临床1989,5(3))

痹痛灵 bi tong ling

【英文名】Bi Tong Ling Pill

【组成】青风藤、威灵仙、细辛、地鳖虫、血竭粉。(新中医药1989,(4))

痹痛酊 bi tong ding

【英文名】Bi Tong Tincture

【组成】山葡萄藤、穿山龙、鹿骨胶、制草乌。(药品标准－中药成方制剂标准1991)

痹祺胶囊 bi qi jiao nang

【英文名】Bi Qi Capsule

【组成】党参、白术、丹参、川芎、三七、马钱子等。((91)卫药准字Z－85号)

痼冷丸 gu leng wan

【英文名】Gu Leng Pill

【组成】曲末、白术、干姜、桂心、吴茱萸、蜀椒。(中医方剂大辞典)

瘀血汤 yu xue tang

【英文名】Yu Xue Decoction

【组成】(1)归尾、川芎、大黄、枳壳、白芍、灵脂、赤苓、童便。(中医方剂大辞典)(2)黄芪、白术、香附、川芎、附子、干姜、桃仁、红花。(中医方剂大辞典)(3)生地、当归、丹皮、栀子、蒲黄、桃仁、元胡、川芎。(中医方剂大辞典)

瘀血痹胶囊 yu xue bi jiao nang

【英文名】Yu Xue Bi Capsule

【组成】乳香、威灵仙、红花、丹参、没药、川牛膝、川芎、当归、姜黄、香附、黄芪。(药品标准－中药成方制剂标准1998)

瘀血痹颗粒 yu xue bi ke li

【英文名】Yu Xue Bi Granule

【组成】乳香、威灵仙、红花、丹参、没药、川牛膝、川芎、当归、姜黄、香附、黄芪。(药品标准－中药成方制剂标准1998)

瘀滞型胆石汤 yu zhi xing dan shi tang

【英文名】Yu Zhi Xing Dan Shi Decoction

【组成】金钱草、茵陈、威灵仙、郁金、柴胡、姜黄、枳壳、青皮、木香。(中医方剂大辞典)

睛明散 jing ming san

【英文名】Jing Ming Powder

【组成】黄连、当归、赤芍药、滑石。(中医方剂大辞典)

睡仙 shui xian

【英文名】Shui Xian Capsule

【组成】酸枣仁、五味子、首乌藤、丹参。((90)桂卫药准字第27053号)

睡圣散 shui sheng san

【英文名】Shui Sheng Powder

【组成】山茄花、火麻花。(中医方剂大辞典)

睡安胶囊 shui an jiao nang

【英文名】Shui An Capsule

【组成】酸枣仁、五味子、远志、首乌藤、丹参、石菖蒲、知母、甘草、茯苓。(药品标准－中药成方制剂标准1998)

睡安散 shui an san

【英文名】Shui An Powder

【组成】辰砂、乳香、血竭、麝香、人参、酸枣仁、南星、白附子、全蝎、蜈蚣。(中医方剂大辞典)

睡红散 shui hong san

【英文名】Shui Hong Powder

【组成】(1)赤头蜈蚣、曼陀罗子、天南星、乳香、土狗子、全蝎、朱砂、脑、麝。(中医方剂大辞典)(2)乌蛇、青黛、蝎梢、牛黄、硼砂、脑子、水银、砂子、真珠末、麝香、金银箔、乌蛇尾、蛇黄、京墨、天南星末、半夏末。(中医方剂大辞典)

睡应丸 shui ying wan

【英文名】Shui Ying Paste Pill

【组成】南星、白附子、青黛、朱砂、雄黄、轻粉、全蝎、金箔、脑子、麝香、巴豆。(中医方剂大辞典)

睡应丹 shui ying dan

【英文名】Shui Ying Paste Pill

【组成】京墨、天南星、白附子、朱砂、雄黄、金箔、脑、麝、青黛、全蝎、轻粉。(中医方剂大辞典)

睡洪散 shui hong san

【英文名】Shui Hong Powder

【组成】佛花、乳香、朱砂、麝香。(中医方剂大辞典)

睡惊十宝丹 shui jing shi bao dan

【英文名】Shui Jing Shi Bao Paste Pill

【组成】朱砂、轻粉、芦荟、青黛、京墨、寒食面、脑、麝、使君子、金箔。(中医方剂大辞典)

睡惊丸 shui jing wan

【英文名】Shui Jing Pill

【异名】青金丹(中医方剂大辞典、本事)

【组成】(1)青黛、硼砂、脑子、麝香、山药、茯苓、甘草、金箔。(中医方剂大辞典)(2)代赭石、蛇黄、铁粉南星、金星石、银精石、黄连、麝香。(中医方剂大辞典)(3)半夏、乳香、犀角。(中医方剂大辞典)(4)牛黄、犀角、龙脑、铅白霜、白附子、蝎梢、人参、茯苓、珍珠末、腻粉、朱砂、金银箔、麝香。(中医方剂大辞典)(5)粉霜、京墨、芦荟、天南星、巴豆、使君子。(中医方剂大辞典)(6)使君子、金箔、银箔、脑、麝、腻粉、香京墨。(中医方剂大辞典)(7)青黛、僵蚕、乳香、天南星、蝎、硼砂、芦荟、使君子、轻粉、朱砂、龙脑薄荷、京墨、巴豆、脑、麝。(中医方剂大辞典)(8)白附子、蝉壳、天麻、朱砂、大附子、青黛、天南星、雄黄、全蝎、麝香、脑子。(中医方剂大辞典)(9)龙脑、朱砂、京墨、青黛、芦荟、使君子、腻粉、牛黄、麝香、干蝎、金银箔。(中医方剂大辞典)(10)水银、朱砂、牛黄、雄黄、麝香、脑子、芦荟、轻粉、天麻、螺青、天南星、天竺黄、川大黄、石脑油。(中医方剂大辞典)(11)白龙脑、朱砂、香墨、青黛、芦荟、腻粉、使君子。(中医方剂大辞典)(12)天南星、乳香、水银、琥珀末、牛黄、白龙脑、青黛。(中医方剂大辞典)

睡惊丹 shui jing dan

【英文名】Shui Jing Paste Pill

【异名】睡惊丸(中医方剂大辞典、卫生总微)

【组成】蛇黄、天南星、茯苓、铁粉、使君子仁、脑子、麝香、银箔、金箔。(中医方剂大辞典)

睡惊太乙丹 shui jing tai yi dan

【英文名】Shui Jing Tai yi Honeyed Pill

【异名】太乙丹(中医方剂大辞典、保婴撮要)

【组成】桔梗、藿香叶、扁豆、白芷、川芎。(中医方剂大辞典)

睡惊散 shui jing san

【英文名】Shui Jing Powder

【组成】郁金、辰砂、麝香、乳香、陈皮、巴豆。(中医方剂大辞典)

睡惊膏 shui jing gao

【英文名】Shui Jing Ointment

【组成】(1)青黛末、全蝎、川巴豆、轻粉、水银。(中医方剂大辞典)(2)赤脚蜈蚣、轻粉、巴豆、汞、白附子、蝎梢、青黛、麝香。(中医方剂大辞典)

睡黄散 shui huang san

【英文名】Shui Huang Powder

【组成】黍粘子、雄黄、马牙硝、甘草、牛黄。(中医方剂大辞典)

睡脾散 shui pi san

【英文名】Shui Pi Powder

【组成】桑螵蛸、干薄荷叶、干蝎、人参、干山药、天南星、半夏。(中医方剂大辞典)

督会汤 du hui tang

【英文名】Du Hui Decoction

【组成】金银花、黄芪、元参、天门冬、熟地黄、人参、黄柏、砂仁、甘草、藁本。(中医方剂大辞典)

硼砂丸 peng sha wan

【英文名】Peng Sha Pill

【组成】(1)麝香、硼砂、甘草、牙硝、梅花脑、寒水石。(中医方剂大辞典)(2)硼砂、砒黄。(中医方剂大辞典)(3)硼砂、朱砂、黄丹、砒霜。(中医方剂大辞典)(4)硼砂、硫黄、黄丹、白矾。(中医方剂大辞典)(5)硼砂、沉香、木香、诃黎勒皮、附子、槟榔、干姜、桃仁。(中医方剂大辞典)(6)硼砂、巴豆、干姜、附子、青橘皮、京三棱、干漆、香墨。(中医方剂大辞典)(7)硼砂、鳖甲、川大黄、木香、肉桂、附子、巴豆、京三棱、槟榔、干姜、皂荚。(中医方剂大辞典)(8)硼砂、京三棱、芫花、猪牙皂荚、巴豆、干漆、干姜、大戟、川乌头。(中医方剂大辞典)(9)硼砂、硫黄、木香、槟榔、川大黄、牵牛子、吴茱萸、京三棱、当归、肉桂、青橘皮、鳖甲。(中医方剂大辞典)(10)硼砂、细桑条子。(中医方剂大辞典)(11)硼砂、干姜、川乌头、芫花、皂荚、京三棱、五灵脂、巴豆。(中医方剂大辞典)(12)木香、沉香、巴霜、青皮、铜青、硼砂。(中医方剂大辞典)(13)硼砂、脑子、麝香、薄荷叶。(中医方剂大辞典)(14)硼砂、信石、巴豆、红娘子。(中医方剂大辞典)(15)蓬砂、马牙硝、丹砂、斑猫。(中医方剂大辞典)

硼砂丹 peng sha dan

【英文名】Peng Sha Pellet

【组成】硼砂、白矾、西牛黄、人爪甲。(中医方剂大辞典)

硼砂散 peng sha san

【英文名】Peng Sha Powder

【异名】真圣散(中医方剂大辞典、博济)

【组成】(1)脑子、硼砂、牙硝、熊胆、麝香。(中医方剂大辞典)(2)硼砂、蒲黄、净硝、孩儿茶、薄荷、甘草、青黛、片脑。(中医方剂大辞典)(3)硼砂、朴硝、片脑、朱砂、雄黄、麝香。(中医方剂大辞典)(4)硼砂、豆粉、朱砂。(中医方剂大辞典)(5)硼砂、生萎葱。(中医方剂大辞典)(6)南玄参、贯众、白茯苓、缩砂仁、滑石、荆芥穗、甘草、山豆根、青黛、硼砂、蒲黄、薄荷叶、寒水石。(中医方剂大辞典)(7)硼砂、琥珀、赤茯苓、蜀葵子、陈橘皮。(中医方剂大辞典)(8)山药、脑子、牙硝、麝香、甘草、硼砂。(中医方剂大辞典)(9)青黛、石膏、硼砂、脑子。(中医方剂大辞典)(10)硼砂、枯矾、蛇皮、皂角刺。(中医方剂大辞典)(11)硼砂、硇砂、马牙硝、白矾。(中医方剂大辞典)(12)蓬砂、矾蝴蝶、密陀僧。(中医方剂大辞典)(13)蓬砂、甘草、白芷、白药子、蒲黄。(中医方剂大辞典)(14)蓬砂、甘草、马牙硝、人参。(中医方剂大辞典)(15)硼砂、僵蚕、牙硝、白矾、甘草、雄黄、硇砂、草乌头。(中医方剂大辞典)(16)硼砂、胆矾、马牙硝、龙脑、铅白霜。(中医方剂大辞典)(17)硼砂、僵蚕、百药煎、川芎、山豆根、盆硝、薄荷、紫河车、青黛。(中医方剂大辞典)(18)硼砂、斑蝥、干漆、水马、白芷、滑石、桂心。(中医方剂大辞典)(19)硼砂、马牙硝、滑石、寒水石、龙脑、白矾。(中医方剂大辞典)

硼砂煎丸 peng sha jian wan

【英文名】Peng Sha Jian Pill

【组成】(1)硼砂、皂荚、白附子、地龙、槟榔、附子、半夏、天麻。(中医方剂大辞典)(2)硼砂、鳖甲、桃仁、木香、当归、五灵脂。(中医方剂大辞典)(3)硼砂、干漆末、京三棱末、巴豆、川大黄、附子、青橘皮、香墨、当归。(中医方剂大辞典)(4)硼砂、芫花、川乌头、川大黄、鳖甲、当归、木香、桂心、蓬莪术、京三棱、干漆、青橘皮。(中医方剂大辞典)(5)硼砂、附子、吴茱萸、木香、桃仁、防葵、槟榔。(中医方剂大辞典)(6)硼砂、干漆、桂心、汉椒、干姜、附子、槟榔、川大黄。(中医方剂大辞典)(7)硼砂、干漆、防葵、木香、川大黄。(中医方剂大辞典)(8)硼砂、阿魏、神曲、诃黎勒、丁香、荜茇、附子、青橘皮、白芥子、茴香子、槟榔。(中医方剂大辞典)

碌丹散子 lu dan san zi

【英文名】Lu Dan Powder

【组成】黄丹、白矾、胆矾、白鳝、铜青。(中医方剂大辞典)

碎骨丹 sui gu dan

【英文名】Sui Gu Pellet

【组成】骨碎补、白及片、陈皮、茄皮、虎膝骨、冰片、麝香、三七、地鳖虫、血竭、乳香、川断、硼砂、没药、雌雄活鸡。(中医方剂大辞典)

碑记丹 bei ji dan

【英文名】Bei Ji Pellet

【组成】石榴、陈皮、三棱、豆霜、灵脂、大戟、芫花、甘遂、葶苈、桃仁、豆豉、川军、皂角、乌梅、枳壳、青皮、木香、麦芽、神曲。(中医方剂大辞典)

禁口丹 jin kou dan

【英文名】Jin Kou Pellet

【组成】枇杷叶、砂仁。(中医方剂大辞典)

禁鼠丹 jin shu dan

【英文名】Jin Shu Pellet

【组成】猫粪、轻粉、三七根。(中医方剂大辞典)

禁精汤 jin jing tang

【英文名】Jin Jing Decoction

【组成】韭子、粳米。(中医方剂大辞典)

福尔康补膏 fu er kang bu gao

【英文名】Fu Er Kang Bu Ointment

【组成】人参、白术、茯苓、甘草、白芍、熟地黄、枸杞子、川续断、川芎、木香。

福幼理中丸 fu you li zhong wan

【英文名】Fu You Li Zhong Pill

【组成】人参、枣仁、枸杞子、熟地、干姜、白术、生黄芪、当归、山萸肉、故纸、桃仁、生白芍、肉桂。(中医方剂大辞典)

福字阿胶 fu zi e jiao

【英文名】Fu Zi E Jiao

【组成】驴皮、陈皮、甘草等。(药品标准-中药成方制剂标准 1998)

福寿二味散 fu shou er wei san

【英文名】Fu Shou Er Wei Powder

【组成】干姜、石决明。(中医方剂大辞典)

福寿丸 fu shou wan

【英文名】Hu Shou Pill

【组成】绞股兰、巴戟天、何首乌等。(中药药理与临床 1989,5(6))

福寿丹 fu shou dan

【英文名】Fu Shou Pellet

【组成】朱砂、黄连、甘草。(中医方剂大辞典)

福寿仙多糖王口服液 fu shou xian duo tang wang kou fu ye

【英文名】Fu Shou Xian Duo Tang Wang Oral Liquid

【组成】制何首乌、枸杞子、桑椹子、茯苓、银耳、山楂等。

福寿保生丸 fu shou bao sheng wan

【英文名】Fu Shou Bao Sheng Pill

【组成】(1)芦荟、南木香、蓬术、芜荑、使君子仁、黄连、青皮、砂仁、陈皮、神曲。(中医方剂大辞典)(2)芦荟、木香、芜荑仁、使君子、砂仁、胡黄连、神曲、广茂、三棱、陈皮、干虾蟆。(中医方剂大辞典)

福寿草片 fu shou cao pian

【英文名】Fu Shou Cao Tablet

【组成】冰凉花。(药品标准-中药成方制剂标准 1996)

福寿胶囊 fu shou jiao nang

【英文名】Fu Shou Capsule

【组成】巴戟天、何首乌、枸杞子、绞股兰、玫瑰茄、余甘子、灵芝、黑豆。(药品标准-中药成方制剂标准 1998)

福建香茶饼 fu jian xiang cha bing

【英文名】Fu Jiang Xiang Cha Pill

【组成】沈香、白檀、儿茶、粉草、麝香、冰片。(中医方剂大辞典)

福建减肥茶 fu jian jian fei cha

【英文名】Fu Jian Jian Fei Medicinal Instant Granule

【组成】山楂、麦芽、陈皮、茯苓、莱菔子、笔管草、乌龙茶。(元·《丹溪心法》保和丸加减研制)

福庭丸 fu ting wan

【英文名】Fu Ting Pill

【组成】附子、厚朴。(中医方剂大辞典)

福神丹 fu shen dan

【英文名】Fu Shen Pellet

【组成】诃子、巴戟、黑牵牛、甘草、赤小豆。(中医方剂大辞典)

福胎饮 fu tai yin

【英文名】Fu Tai Drink

【组成】当归、枳壳、川芎、益母草、黄芪。(中医方剂大辞典)

福靛散 fu dian san

【英文名】Fu Dian Powder

【组成】靛青花、鸡子清。(中医方剂大辞典)

稚儿灵冲剂 zhi er ling chong ji

【英文名】Zhi Er Ling Granule

【组成】党参、太子参、南沙参、地黄、制何首乌、白术、当归、白芍、黑大豆、木香、白扁豆、山药、仙鹤草、功劳叶、茯苓、五味子、石菖蒲、浮小麦、甘草、牡蛎、牡蛎、陈皮、远志、大枣。(药品标准-中药成方制剂标准1991)

稚儿灵膏滋 zhi er ling gao zi

【英文名】Zhi Er Ling Concentrated Decoction

【组成】党参、太子参、南沙参、地黄、制何首乌、白术、当归、白芍、黑大豆、木香、白扁豆、山药、仙鹤草、功劳叶、茯苓、五味子、石菖蒲、浮小麦、甘草、牡蛎、煅牡蛎、陈皮、远志、大枣。(药品标准-中药成方制剂标准1997)

稠柳饼 chou liu bing

【英文名】Chou Liu Medicated Diet

【组成】稠柳子。(中医方剂大辞典)

窦气饮 dou qi yin

【英文名】Dou Qi Drink

【异名】外用散剂(中医方剂大辞典、救偏琐言)

【组成】丹皮、荆芥、青皮、山楂、穿甲、牛蒡、木通、赤芍、姜蚕、蝉蜕。(中医方剂大辞典)

窦侍御仙酒 dou shi yu xian jiu

【英文名】Dou Shi Yu Xian Wine

【组成】牛膝、牛蒡根、大麻子、枸杞子、苍术、牛蒡子、蚕砂、秦艽、羌活、防风、桔梗。(中医方剂大辞典)

简妙膏 jian miao gao

【英文名】Jian Miao Plaster

【组成】桑椹、诃子。(中医方剂大辞典)

简易圣灵丹 jian yi sheng ling dan

【英文名】Jian Yi Sheng Ling Pellet

【组成】羊角、核桃壳。(中医方剂大辞典)

简易玉红膏 jian yi yu hong gao

【英文名】Jian Yi Yu Hong Plaster

【组成】真香油。(中医方剂大辞典)

粱米汤 liang mi tang

【英文名】Liang Mi Decoction

【组成】粱米、黄连。(中医方剂大辞典)

粱米饮 liang mi yin

【英文名】Liang Mi Drink

【组成】(1)黄粱米。(中医方剂大辞典)(2)粱米粉。(中医方剂大辞典)

粱米粥 liang mi zhou

【英文名】Liang Mi Gruel

【组成】(1)青粱米。(中医方剂大辞典)(2)白粱米、荆芥、薄荷、豉。(中医方剂大辞典)

粱豉汤 liang chi tang

【英文名】Liang Chi Decoction

【组成】猪肾、淡豆豉、白粱米、葱白、人参、当归。(中医方剂大辞典)

粳米汤 jing mi tang

【英文名】Jing Mi Decoction

【组成】附子、半夏、甘草、陈粳米。(中医方剂大辞典)

粳米饮 jing mi yin

【英文名】Jing Mi Drink

【组成】(1)仓粳米、薤白、羊肾脂、豉。(中医方剂大辞典)(2)粳米泔。(中医方剂大辞典)

粳米桃仁粥 jing mi tao ren zhou

【英文名】Jing Mi Tao Ren Gruel

【组成】粳米、桃仁。(中医方剂大辞典)

粳米粥 jing mi zhou

【英文名】Jing Mi Gruel

【组成】(1)粳米、曲末。(中医方剂大辞典)(2)粳米、薤白、豉、枳壳、生姜汁、大枣、陈橘皮。(中医方剂大辞典)

粳酥粥 jing su zhou

【英文名】Jing Su Gruel

【组成】真酥、芜荑仁。(中医方剂大辞典)

绒云散 qiu yun san

【英文名】Qiu Yun Powder

【组成】柏叶、百合、人参、阿胶。(中医方剂大辞典)

缚手散 fu shou san

【英文名】Fu Shou Powder

【组成】大萝卜。(中医方剂大辞典)

缚虎丸 fu hu wan

【英文名】Fu Hu Pill

【组成】砒、黄蜡。(中医方剂大辞典)

缠金丹 chan jin dan

【英文名】Chan Jin Pellet

【组成】(1)消石、腻粉、硇砂、粉霜、砒、硫黄、巴豆霜、龙脑、辰砂、蜡。(中医方剂大辞典)(2)硇砂、乳香、杏仁、巴豆、黄蜡、朱砂、木鳖、白胶香、黄丹、砒霜。

(中医方剂大辞典)(3)朱砂、粉霜、硫黄、硝石、硇砂、轻粉、砒霜、龙脑。(中医方剂大辞典)(4)木香、丁香、沉香、槟榔、官桂、胡椒、硇砂、白丁香、肉豆蔻、飞矾、马兜铃、南星、五灵脂、瓜蒌根、半夏、朱砂。(中医方剂大辞典)

缠喉散 chan hou san

【英文名】Chan Hou Powder

【组成】(1)巴豆霜、上辰砂、明雄、倒蜕虫。(中医方剂大辞典)(2)白僵蚕、生姜汁。(中医方剂大辞典)

罩胎散 zhao tai san

【英文名】Zhao Tai Pellet

【组成】(1)当归、川芎、人参、白术、茯苓、甘草、黄芩、砂仁、柴胡、干葛、桔梗、紫草、阿胶、防风、荆芥、白芷、白芍药。(中医方剂大辞典)(2)人参、白术、茯苓、甘草、当归、川芎、芍药、柴胡、干葛、桔梗、黄芩、陈皮、枳壳、紫草、砂仁。(中医方剂大辞典)(3)赤茯苓、白术、当归、白芍药、赤芍药、柴胡、干葛、人参、桔梗、黄芩、防风、陈皮、荆芥、枳壳、紫草、阿胶、糯米、川白芷、甘草、川芎、缩砂仁。(中医方剂大辞典)(4)当归、白芍药、枳壳、砂仁、川芎、甘草。(中医方剂大辞典)(5)卷荷叶、蚌粉花。(中医方剂大辞典)(6)白术、当归、白芷、白芍、茯苓、柴胡、川芎、阿胶、陈皮、砂仁、甘草。(中医方剂大辞典)

群生蛇药 qun sheng she yao

【英文名】Qun Sheng She Yao Tablet

【组成】大蓟根、马齿苋、五灵脂、商陆、蒲公英。(中草药通讯 1976,(9))

腮腺宁糊剂 sai xian ning hu ji

【英文名】Sai Xian Ning Cataplasm

【组成】芙蓉叶、白芷、大黄、乳香、苎麻根、赤小豆、薄荷油。(药品标准－中药成方制剂标准 1993)

腮腺炎片 sai xian yan pian

【英文名】Sai Xian Yan Tablet

【组成】蓼大青叶、板蓝根、连翘、蒲公英、夏枯草、牛黄。(药品标准－中药成方制剂标准 1991)

腮腺炎膏 sai xian yan gao

【英文名】Sai Xian Yan Plaster

【组成】穿山甲、乳香、没药、赤芍、连翘、生大黄、栀子、大青叶、板蓝根、五灵脂。(吉林中医 1987,(1))

腰子汤 yao zi tang

【英文名】Yao Zi Decoction

【组成】猪腰子、香蕈、葱白、芍药。(中医方剂大辞典)

腰子散 yao zi san

【英文名】Yao Zi Powder

【组成】黑牵牛、白牵牛。(中医方剂大辞典)

腰肾膏 yao shen gao

【英文名】Yao Shen Plaster

【组成】肉苁蓉、八角茴香、熟地黄、补骨脂、淫羊藿、蛇床子、牛膝、续断、甘草、杜仲、菟丝子、枸杞子、车前子、小茴香、附子、五味子、乳香、没药、丁香、锁阳、樟脑、冰片、薄荷油、肉桂油、水杨酸甲酯、枫香脂稠膏、盐酸苯海拉明。(药品标准－中药成方制剂标准 1998)

腰息痛胶囊 yao xi tong jiao nang

【英文名】Yao Xi Tong Capsule

【组成】白芷、草乌、独活、续断、牛膝、三七、防风、威灵仙、秦艽、川加皮、防己、海风藤、杜仲、土萆薢、何首乌、桑寄生、当归、骨碎补、红花、千年健、赤芍、桂枝、扑热息痛。(药品标准－中药成方制剂标准 1996)

腰疼丸 yao teng wan

【英文名】Yao Teng Pill

【组成】补骨脂、南藤、续断、吉祥草、牛膝、山药。(药品标准－中药成方制剂标准 1997)

腰椎痹痛丸 yao zhui bi tong wan

【英文名】Yao Zhui Bi Tong Pill

【组成】桂枝、千年健、五加皮、桃仁、骨碎补、赤芍、防风、独活、萆薢、防己、威灵仙、制草乌、桑寄生、秦艽、红花、海风藤、白芷、续断、当归。(药品标准－中药成方制剂标准 1998)

腰滞二妙汤 yao zhi er miao tang

【英文名】Yao Zhi Er Miao Decoction

【组成】毛茛根、前胡、桑白、(艹焊)菜、肉桂。(中医方剂大辞典)

腰痛丸 yao tong wan

【英文名】Yao Tong Pill

【组成】杜仲叶、补骨脂、狗脊、续断、当归、赤芍、白术、牛膝、泽泻、肉桂、乳香、土鳖虫。(药品标准－中药成方制剂标准 1998)

腰痛六合散 yao tong liu he san

【英文名】Yao Tong Liu He Powder

【组成】杜仲、肉苁蓉、川巴戟、小茴香、补骨脂、净青盐。(中医方剂大辞典)

腰痛片 yao tong pian

【英文名】Yao Tong Tablet

【组成】杜仲叶、补骨脂、续断、当归、白术、牛膝、肉桂、乳香、狗脊、赤芍、泽泻、土鳖虫。(药品标准－中药成方制剂标准 1991)

腰痛宁 yao tong ning

【英文名】Yao Tong Ning Pill

【组成】炙甘草、川牛膝、麻黄、乳香、没药、苍术、制马钱子。(北京中医杂志 1988,(4))

腰痛宁胶囊 yao tong ning jiao nang

【英文名】Yao Tong Ning Capsule

【组成】马钱子、土鳖虫、乳香、没药、全蝎、僵蚕、牛膝等。(冀卫药审字(1985) 96号)

腰痛立安散 yao tong li an san

【英文名】Yao Tong Li An Powder

【组成】杜仲、橘核。(中医方剂大辞典)

腰痛合剂 yao tong he ji

【英文名】Yao Tong Mixture

【组成】白对叶肾、红对叶肾、菜头肾、棉花肾、花麦肾、龙芽肾、鸡矢藤、陈皮、大枣。(浙江中医学院学报 1983,(3))

腰痛汤 yao tong tang

【英文名】Yao Tong Decoction

【组成】(1)熟地、当归、香附、川芎、青皮、木通、白芍、薄荷。(中医方剂大辞典)(2)熟地、当归、黄芪、杜仲、香附、川芎、升麻、青盐。(中医方剂大辞典)

腰痛神方 yao tong shen fang

【英文名】Yao Tong Shen Prescription

【组成】(1)杜仲、补骨脂、牛膝、香附、青盐。(中医方剂大辞典)(2)雄猪腰子、青盐、大茴、当归、杜仲。(中医方剂大辞典)

腰痛酒 yao tong jiu

【英文名】Yao Tong Wine

【组成】杜仲、破故纸、苍术、鹿角霜。(中医方剂大辞典)

腰腹痛丸 yao fu tong wan

【英文名】Yao Fu Tong Paste Pill

【组成】杜仲、阿胶、麦门冬、生地黄、白芍、北五味子、青蒿子、山茱萸肉、银柴胡、枳壳、艾叶、鳖甲、枇杷叶。(中医方剂大辞典)

腰腿宁 yao tui ning

【英文名】Yao Tui Ning Decoction

【组成】川续断、桑寄生、鹿衔草、透骨草、威灵仙、苏木、怀牛膝、自然铜、生川乌、独活、防己、乳香、血竭。(陕西中医 1989,10(6))

腰腿痛丸 yao tui tong wan

【英文名】Yao Tui Tong Pill

【组成】麻黄、红参、豹骨、羌活、木瓜、乳香、甘草、地枫皮、防风、马钱子粉、鹿茸、牛膝、独活、鸡血藤、没药、千年健、杜仲炭。(药品标准－中药成方制剂标准 1995)

腰腿痛效灵汤 yao tui tong xiao ling tang

【英文名】Yao Tui Tong Xiao Ling Decoction

【组成】当归、乳香、没药、制草、乌牛膝、杜仲、干姜、鸡血藤、威灵仙等。(北京中医学院学报 1990,13(4))

腰腿痛胶囊 yao tui tong jiao nang

【英文名】Yao Tui Tong Capsule

【组成】马钱子、全蝎、地龙、土鳖虫、鹿角粉、甘草、朱砂。(辽宁中医杂志 1988,(11))

腹可安片 fu ke an pian

【英文名】Fu Ke An Tablet

【组成】扭肚藤、火炭母、车前草、救必应、石榴皮。(药品标准－中药成方制剂标准 1996)

腹宁汤 fu ning tang

【英文名】Fu Ning Decoction

【组成】当归、续断、阿胶、人参、麦冬、炙甘草、山药、熟地、肉桂。(中医方剂大辞典)

腹皮饮 fu pi yin

【英文名】Fu Pi Decoction

【组成】紫苏、青皮、五味、桔梗、草果、甘草、陈皮、大腹皮、茯苓。(中医方剂大辞典)

腹皮和中汤 fu pi he zhong tang

【英文名】Fu Pi He Zhong Decoction

【组成】腹皮、酒军、明粉、当归、六曲、厚朴、枳实、砂仁、玄胡、白术、甘草。(中医方剂大辞典)

腹安冲剂 fu an chong ji

【英文名】Fu An Granule

【组成】仙鹤草、火炭母、铁苋菜、鬼针草、土荆芥。(药品标准－中药成方制剂标准 1994)

腹泻收涩散 fu xie shou se san

【英文名】Fu Xie Shou Se Powder

【组成】赤石脂、诃子、乌梅肉、桑皮、煨肉果、地锦草、丁香、车前子、罂粟壳、炮姜。(江苏中医 1989,10(1))

腹泻效灵汤 fu xie xiao ling tang

【英文名】Fu Xie Xiao Ling Decoction

【组成】党参、茯苓、白术、乌梅、干姜、泽泻、车前子、滑石。(山西中医 1992,8(3))

腹泻颗粒冲剂1号 fu xie ke li chong ji yi hao

【英文名】Fu Xie Ke Li NO.1 Medicinal Instant Granule

【组成】葛根、川连、藿香、白术、云苓、鸡内金、苏叶、乌梅、车前子、芦根、甘草、淀粉、糖精、香料。(山西医药杂志 1980,9(3))

腹疝汤 fu shan tang

【英文名】Fu Shan Decoction

【组成】人参、黄芪、茯苓、白术、炮附子、沉香、木瓜、羌活、川芎、紫苏、甘草。(中医方剂大辞典)

腹痛广济散 fu tong guang ji san

【英文名】Fu Tong Guang Ji Powder

【组成】人参、厚朴、当归、陈皮、茯苓、炙甘草、生姜、砂糖。(中医方剂大辞典)

腹痛丹 fu tong dan

【英文名】Fu Tong Pellet

【组成】吴萸、附子、干姜、官桂、木香、陈皮、五灵脂、小茴、枳壳、乳香、草果、乌药、草朴、元胡索、胡椒。

（中医方剂大辞典）

腹痛六合汤 fu tong liu he tang

【英文名】Fu Tong Liu He Decoction

【组成】四物汤、莪术、肉桂。（中医方剂大辞典）

腹痛水 fu tong shui

【英文名】Fu Tong Liquid

【组成】儿茶酊、辣椒酊、蟾酥酊、薄荷油。（药品标准－中药成方制剂标准 1992）

腹痛煎 fu tong jian

【英文名】Fu Tong Decoction

【组成】木通、芍药、五灵脂。（中医方剂大辞典）

腻香散 ni xiang san

【英文名】Ni Xiang Powder

【组成】黄柏、腻粉、麝香。（中医方剂大辞典）

腻粉丸 ni fen wan

【英文名】Ni Fen Pill

【组成】(1)腻粉、定粉。（中医方剂大辞典）(2)腻粉、雄雀粪。（中医方剂大辞典）(3)腻粉、麝香、蟾酥、牛黄、朱砂、巴豆。（中医方剂大辞典）(4)腻粉、巴豆霜、郁金、地龙、麝香、马牙硝。（中医方剂大辞典）(5)腻粉、硇砂、青黛、悉蔺脂、巴豆。（中医方剂大辞典）(6)腻粉、定粉、夜明砂、桂心、斑猫、犀角屑。（中医方剂大辞典）

腻粉散 ni fen san

【英文名】Ni Fen Powder

【组成】(1)腻粉、麝香。（中医方剂大辞典）(2)腻粉、香墨、荜拨。（中医方剂大辞典）(3)腻粉、藜芦末、狼毒末。（中医方剂大辞典）(4)腻粉、黄芪、糯米、斑猫。（中医方剂大辞典）(5)腻粉、皂荚。（中医方剂大辞典）(6)腻粉、黄连、胡粉、松脂。（中医方剂大辞典）(7)腻粉、生姜汁。（中医方剂大辞典）

腻粉滑石丸 ni fen hua shi wan

【英文名】Ni Fen Hua Shi Pill

【组成】腻粉、滑石、海蛤、大麦蘖、粉霜、硇砂、斑猫、白丁香、白鹰调、鹳鹊粪、燕子粪。（中医方剂大辞典）

腻粉膏 ni fen gao

【英文名】Ni Fen Plaster

【组成】(1)腻粉、水银、粉霜。（中医方剂大辞典）(2)杏仁、豉、腻粉、硫黄。（中医方剂大辞典）(3)腻粉、胡粉、松脂、猪脂、黄连、甘草。（中医方剂大辞典）(4)腻粉。（中医方剂大辞典）

腻粉敷方 ni fen fu fang

【英文名】Ni Fen Fu Powder

【组成】腻粉。（中医方剂大辞典）

腽肭补天丸 wa na bu tian wan

【英文名】Wa Na Bu Tian Paste Pill

【组成】腽肭脐、人参、白茯苓、当归、川芎、枸杞、小茴香、白术、粉草、木香、茯神、白芍、黄芪、熟地黄、杜仲、牛膝、故纸、川楝、远志、胡桃肉、沉香。（中医方剂大辞典）

腽肭脐丸 wa na qi wan

【英文名】Wa Na Qi Honeyed Pill

【组成】(1)腽肭脐、鹿茸、肉苁蓉、菟丝子、阳起石、附子、茴香、桂心、山茱萸、独活、天麻、干蝎、人参、石斛、芎劳、木香、补骨脂、白术、荜拨、熟干地黄、牛膝、远志、铁粉、槟榔、朱砂、麝香。（中医方剂大辞典）(2)腽肭脐、附子、石斛、鹿茸、牛膝、肉豆蔻、山茱萸、桂心、人参、白茯苓、沉香、蛇床子、覆盆子、黄芪、熟干地黄、槟榔、木香、巴戟、泽泻、补骨脂、吴茱萸、肉苁蓉、菟丝子。（中医方剂大辞典）(3)腽肭脐、麋茸、鹿茸、苁蓉、当归、茯神、朱砂、牛膝、五味子、巴戟、青盐、阳起石、沉香、附子、菟丝子。（中医方剂大辞典）(4)腽肭脐、鹿角胶、鹿角霜、麋茸、熟地黄、葫芦巴、菟丝子、巴戟、钟乳粉、乳香、没药、当归、牛膝、苁蓉、茴香、天雄、附子、沉香、朱砂、麝香。（中医方剂大辞典）(5)腽肭脐、大附子、五味子、川乌、菟丝子、鹿茸、麋茸、鹿角胶、沉香、青盐、阳起石、葫芦巴、钟乳粉、麝香。（中医方剂大辞典）(6)鹿茸、当归、破故纸、杜仲、五味子、附子、舶上茴香、沉香、腽肭脐、龙骨、钟乳粉、熟干地黄。（中医方剂大辞典）(7)腽肭脐、鹿茸、肉苁蓉、牛膝、人参、木香、独活、天麻、白术、防风、巴戟天、麝香、铁粉、五味子、石斛、沉香、白茯苓、远志、菖蒲、山芋、荜澄茄、丁香、肉豆蔻、诃黎勒皮、槟榔、熟干地黄、萆薢、松花、丹砂、赤石脂。（中医方剂大辞典）(8)腽肭脐、硇砂、精羊肉、羊髓、沉香、神曲、阳起石、人参、补骨脂、钟乳粉、巴戟、川芎、肉豆蔻、紫苏子、枳壳、木香、荜澄茄、葫芦巴、天麻、青皮、丁香、茴香、肉桂、槟榔、蒺藜子、大腹子、山药、苁蓉、白豆蔻、大附子。（中医方剂大辞典）(9)腽肭脐、荜澄茄、附子、泽泻、芎劳、沉香、石龙芮、肉豆蔻、牛膝、蛇床子、薯蓣、覆盆子、巴戟、槟榔、桂心、木香、麝香、白术、远志、石斛、补骨脂、山茱萸、肉苁蓉、母丁香。（中医方剂大辞典）

腽肭脐酒 wa na qi jiu

【英文名】Wa Na Qi Wine

【组成】腽肭脐。（中医方剂大辞典）

腽肭脐散 wa na qi san

【英文名】Wa Na Qi Powder

【组成】(1)腽肭脐、吴茱萸、甘松、陈橘皮、高良姜。（中医方剂大辞典）(2)腽肭脐、熟干地黄、芸苔子、桂心、桑根白皮、没药、当归。（中医方剂大辞典）

腽肭脐膏 wa na qi gao

【英文名】Wa Na Qi Plaster

【组成】腽肭脐、当归、附子、桂心、羌活、芎䓖、麒麟血、乌蛇、乳香、木香、续断、生干地黄、白芷、穿山甲、猬皮、桃仁、莨菪子、杏仁、紫草、棘针、柳枝、槐枝、赤芍药、白蔹、防风、细辛、葱白、黄蜡、蜜陀僧、沥清香、驼脂、羊脂、猪脂、清麻油、黄丹。(中医方剂大辞典)

腾药 teng yao

【英文名】Teng Yao Lotion

【组成】当归、羌活、红花、白芷、防风、制乳香、制没药、骨碎补、续断、宣木瓜、透骨草、川椒。(中医方剂大辞典)

蒙医鼻炎熏方 meng yi bi yan xun fang

【英文名】Meng Yi Bi Yan Lotion

【组成】母丁香、红粉、雄黄、安息香。(内蒙古中医药 1992,11(2))

蒙姜黄连丸 meng jiang huang lian wan

【英文名】Meng Jiang Huang Lian Pill

【异名】家姜黄连丸(中医方剂大辞典、冯氏锦囊女科)

【组成】干姜、黄连、缩砂仁、芎䓖、阿胶、白术、乳香、枳壳。(中医方剂大辞典)

蒙药头痛方 meng yao tou tong fang

【英文名】Meng Yao Tou Tong Prescription

【组成】诃子、广木香、山柰、益母草、大黄、月石、石榴、菟子、艾炭、五味子、红花、冬虫夏草。(辽宁中医杂志 1992,(4))

蒙药壮西普立塔拉 meng yao zhuang xi pu li ta la

【英文名】Meng Yao Zhuang Xi Pu Li Ta La Powder

【组成】诃子、光明盐、荜茇、麦冬、硼砂、寒水石、硫磺等。(内蒙古中医药 1987,(2))

蒜丸 suan wan

【英文名】Suan Pill

【组成】(1)杜仲、川乌、破故纸、人参、巴戟。(中医方剂大辞典)(2)大蒜、乳香。(中医方剂大辞典)

蒜丸子 suan wan zi

【英文名】Suan Pill

【组成】良姜、厚朴、附子。(中医方剂大辞典)

蒜丹 suan dan

【英文名】Suan Pellet

【组成】独颗蒜、黄丹。(中医方剂大辞典)

蒜丹丸 suan dan wan

【英文名】Suan Dan Pill

【组成】虢丹、穿山甲、土朱。(中医方剂大辞典)

蒜汁涂方 suan zhi tu fang

【英文名】Suan Zhi Tu Prescription

【组成】蒜。(中医方剂大辞典)

蒜灰散 suan hui san

【英文名】Suan Hui Powder

【组成】蒜。(中医方剂大辞典)

蒜红丸 suan hong wan

【英文名】Suan Hong Pill

【组成】(1)槟榔、丁香、沉香、青皮、陈皮、莪术、砂仁、草果仁、茯苓、黑牵牛、人参、肉豆蔻、荜澄茄。(中医方剂大辞典)(2)拣丁香、木香、沉香、槟榔、青皮、陈皮、缩砂仁、蓬莪茂、牵牛、草果子、肉豆蔻、粉霜、白茯苓、人参、蒜。(中医方剂大辞典)

蒜西瓜方 suan xi gua fang

【英文名】Suan Xi Gua Prescription

【组成】西瓜。(中医方剂大辞典)

蒜肚丸 suan du wan

【英文名】Suan Du Pill

【组成】(1)猪肚、大蒜头、砂仁。(中医方剂大辞典)(2)公猪肚、大蒜囊。(中医方剂大辞典)

蒜豆膏 suan dou gao

【英文名】Suan Dou Plaster

【组成】大蒜、巴豆。(中医方剂大辞典)

蒜连丸 suan lian wan

【英文名】Suan Lian Pill

【异名】金屑万应膏(中医方剂大辞典、丹溪心法)

【组成】(1)黄连。(中医方剂大辞典)(2)黄连、独头蒜。(中医方剂大辞典)(3)鹰爪黄连。(中医方剂大辞典)

蒜泥拔毒散 suan ni ba du san

【英文名】Suan Ni Ba Du Powder

【组成】老蒜。(中医方剂大辞典)

蒜姜酒 suan jiang jiu

【英文名】Suan Jiang Wine

【组成】独窠蒜、生姜。(中医方剂大辞典)

蒜贴膏 suan tie gao

【英文名】Suan Tie Plaster

【组成】石燕子、半夏。(中医方剂大辞典)

蒜饼丸 suan bing wan

【英文名】Suan Bing Pill

【组成】蒜。(中医方剂大辞典)

蒜饼子 suan bing zi

【英文名】Suan Bing Pill

【组成】独头蒜、白胶香。(中医方剂大辞典)

蒜浆饮 suan jiang yin

【英文名】Suan Jiang Drink

【组成】大蒜头、路旁热土。(中医方剂大辞典)

蒜酒 suan jiu

【英文名】Suan Wine

【组成】蒜、桃仁、豉。(中医方剂大辞典)

蒜豉丸 suan chi wan

【英文名】Suan Chi Pill

【组成】淡豆豉、大蒜。(中医方剂大辞典)

蒜豉汤 suan chi tang

【英文名】Suan Chi Decoction

【组成】蒜、豉心。(中医方剂大辞典)

蒜煮壮脾丸 suan zhu zhuang pi wan

【英文名】Suan Zhu Zhuang Pi Pill

【组成】厚朴、苍术、白茯苓、陈皮、甘草、诃子、附子、川乌、生姜、枣子、大蒜。(中医方剂大辞典)

蒜煎 suan jian

【英文名】Suan Decoction

【组成】(1)大蒜、大豆黄。(中医方剂大辞典)(2)剥了蒜、牛乳、牛膝。(中医方剂大辞典)

蒜煎汤 suan jian tang

【英文名】Suan Jian Decoction

【组成】甘草、秦艽、当归、玄参、延胡索、常山、山栀子、鳖甲、黄芪、乌梅、芎䓖。(中医方剂大辞典)

蒜螺丹 suan luo dan

【英文名】Suan Luo Pellet

【组成】大田螺、大蒜、车前。(中医方剂大辞典)

蒟酱汤 ju jiang tang

【英文名】Ju Jiang Decoction

【组成】蒟酱、高良姜、荜澄茄。(中医方剂大辞典)

蒟酱散 ju jiang san

【英文名】Ju Jiang Powder

【组成】蒟酱、细辛、大皂角。(中医方剂大辞典)

蒲丹元平汤 pu dan yuan ping tang

【英文名】Pu Dan Yuan Ping Decoction

【组成】蒲公英、丹参、元胡、苍术、厚朴、陈皮、甘草、生姜、大枣。(中西医结合杂志 1992,5(2))

蒲丹芍甘汤 pu dan shao gan tang

【英文名】Pu Dan Shao Gan Decoction

【组成】蒲公英、丹参、白芍、甘草。(广西中医药 1987,10(5))

蒲五痛经安冲剂 pu wu tong jing an chong ji

【英文名】Pu Wu Tong Jing An Medicinal Instant Granule

【组成】生蒲黄、五灵脂、延胡索、当归、茜草等。(中成药研究 1990,12(9))

蒲公汤 pu gong tang

【英文名】Pu Gong Decoction

【组成】薏仁、地丁、蒲公英、当归、牛膝、茯苓、紫背天葵、贝母、甘草。(中医方剂大辞典)

蒲公英片 pu gong ying pian

【英文名】Pu Gong Ying Tablet

【组成】蒲公英。(《中国药典》(1977 年版))

蒲公英冲剂 pu gong ying chong ji

【英文名】Pu Gong Ying Granule

【组成】蒲公英。(药品标准-中药成方制剂标准 1993)

蒲公英合剂 pu gong ying he ji

【英文名】Pu Gong Ying Mixture

【组成】(1)蒲公英、灰粉。(福建中医药 1992,23(3))(2)蒲公英、银花、连翘、丝瓜络、橘核、赤芍、全瓜蒌、青皮、苡仁、乳香、当归、生甘草。(江西中医药 1992,(2))

蒲公英汤 pu gong ying tang

【英文名】Pu Gong Ying Decoction

【组成】(1)鲜蒲公英。(中医方剂大辞典)(2)蒲公英、芦根、野艾蒿、大黄。(中医方剂大辞典)

蒲公英忍冬酒 pu gong ying ren dong jiu

【英文名】Pu Gong Ying Ren Dong Wine

【异名】蒲公英酒(中医方剂大辞典、疡科选粹)

【组成】蒲公英、忍冬藤。(中医方剂大辞典)

蒲公英酒 pu gong ying jiu

【英文名】Pu Gong Ying Wine

【组成】蒲公英。(中医方剂大辞典)

蒲公英膏 pu gong ying gao

【英文名】Pu Gong Ying Plaster

【组成】蒲公英。(中医方剂大辞典)

蒲公草涂方 pu gong cao tu fang

【英文名】Pu Gong Cao Tu Prescription

【组成】蒲公草。(中医方剂大辞典)

蒲公散 pu gong san

【英文名】Pu Gong Powder

【组成】蒲公英、血余、青盐。(中医方剂大辞典)

蒲艽虎平汤 pu jiao hu ping tang

【英文名】Pu Jiao Hu Ping Decoction

【组成】蒲公英、秦艽、平地木、虎杖、白茯苓、黄芩、焦白术、车前子、板蓝根、生甘草。(陕西中医 1990,11(2))

蒲龙散 pu long san

【英文名】Pu Long Powder

【组成】龙骨、蒲黄。(中医方剂大辞典)

蒲地蓝消炎片 pu di lan xiao yan pian

【英文名】Pu Di Lan Xiao Yan Tablet

【组成】黄芩、蒲公英、苦地丁、板蓝根。(药品标准-中药成方制剂标准 1991)

蒲灰酒 pu hui jiu

【英文名】Pu Hui Wine

【组成】旧蒲包、蚯蚓泥、砂糖。(中医方剂大辞典)

蒲灰散 pu hui san

【英文名】Pu Hui Powder

【组成】(1)蒲黄。(中医方剂大辞典)(2)蒲灰、滑石。(中医方剂大辞典)

蒲芨溃疡汤 pu ji kui yang tang
【英文名】Pu Ji Kui Yang Decoction
【组成】党参、茯苓、桂枝、白术、大果榆、枳壳、菖蒲、炒蒲黄、白及、海螵蛸、炮姜、红花、当归、五灵脂、丁香、炙甘草。(云南中医杂志 1992,13(2))

蒲芪甘草汤 pu qi gan cao tang
【英文名】Pu Qi Gan Cao Decoction
【组成】蒲公英、黄芪、甘草。(实用中西医结合杂志 1993,6(2))

蒲板液 pu ban ye
【英文名】Pu Ban Aerosol
【组成】蒲公英、亚硫酸氢钠、板蓝根、吐温。(辽宁中医杂志 1988,(9))

蒲虎汤 pu hu tang
【英文名】Pu Hu Decoction
【组成】生熟蒲黄、琥珀、丹参、茯神、当归、赤芍、黄连、木香、灯芯。(中医方剂大辞典)

蒲枳术汤 pu zhi zhu tang
【英文名】Pu Zhi Zhu Decoction
【组成】蒲公英、白术、枳壳、二面针、黄芪、茯苓、黄芩、甘草。(实用中西医结合杂志 1991,4(9))

蒲柏饮 pu bo yin
【英文名】Pu Bo Drink
【组成】菖蒲、玄参、麦冬、柏子仁、贝母。(中医方剂大辞典)

蒲茸散 pu rong san
【英文名】Pu Rong Powder
【组成】鹿茸、生地、当归、蒲黄、冬葵子。(中医方剂大辞典)

蒲柴饮 pu chai yin
【英文名】Pu Chai Drink
【组成】柴胡、丹皮、苍术、茯苓、白术、白芍药、蒲公英、天花粉、远志、黄芩。(中医方剂大辞典)

蒲根汤 pu gen tang
【英文名】Pu Gen Decoction
【组成】蒲根、粟米。(中医方剂大辞典)

蒲桃浆 pu tao jiang
【英文名】Pu Tao Decoction
【组成】蒲桃汁、白蜜、藕汁。(中医方剂大辞典)

蒲桃煎 pu tao jian
【英文名】Pu Tao Decoction
【组成】蒲桃、藕汁、生地黄汁、蜜。(中医方剂大辞典)

蒲索四物汤 pu suo si wu tang
【英文名】Pu Suo Si Wu Decoction
【组成】当归、川芎、熟地黄、白芍、延胡索、蒲黄、干姜。(中医方剂大辞典)

蒲菊合剂 pu ju he ji
【英文名】Pu Ju Mixture
【组成】蒲公英、野菊花、银花、生大黄、龙胆草、牛蒡子、黄芩、赤芍、栀子、生地、防风。(四川中医 1986,4(4))

蒲黄丸 pu huang wan
【英文名】Pu Huang Pill
【组成】(1)蒲黄、龙骨。(中医方剂大辞典)(2)蒲黄、龙骨、艾叶。(中医方剂大辞典)(3)蒲黄、生干地黄、葵子、黄芪、麦门冬、荆实、当归、赤茯苓、车前子。(中医方剂大辞典)(4)蒲黄、菟丝子、熟干地黄、蔓荆子、葵子、续断、芎䓖、当归。(中医方剂大辞典)

蒲黄丹 pu huang dan
【英文名】Pu Huang Pellet
【组成】蒲黄、干地黄、桑耳、甘草、芒硝、茯苓、人参、柏叶、阿胶、艾叶、生姜、禹余粮、黄连、赤石脂。(中医方剂大辞典)

蒲黄方 pu huang fang
【英文名】Pu Huang Prescription
【组成】蒲黄、旧青布。(中医方剂大辞典)

蒲黄片 pu huang pian
【英文名】Pu Huang Tablet
【组成】蒲黄浸膏。(药品标准－中药成方制剂标准 1995)

蒲黄末散 pu huang mo san
【英文名】Pu Huang Mo Powder
【组成】蒲黄末、乳香末、白芷末、雄黄末。(中医方剂大辞典)

蒲黄当归散 pu huang dang gui san
【英文名】Pu Huang Dang Gui Powder
【组成】蒲黄、当归、芍药、泽兰叶、延胡索、白芜荑、桂。(中医方剂大辞典)

蒲黄汤 pu huang tang
【英文名】Pu Huang Decoction
【异名】蒲黄散(中医方剂大辞典、准绳·类方);止血蒲黄散(中医方剂大辞典、圣惠)
【组成】(1)干姜、雀粪、蒲黄。(中医方剂大辞典)(2)蒲黄、清酒。(中医方剂大辞典)(3)蒲黄、芒硝、芎䓖、桂、桃仁、生干地黄、人参。(中医方剂大辞典)(4)蒲黄、当归、柏叶、艾叶、伏龙肝、生干地黄、黄芩。(中医方剂大辞典)(5)赤茯苓、木通、车前子、桑白皮、荆芥、灯心、赤芍药、甘草、蒲黄、滑石。(中医方剂大辞典)(6)蒲黄、当归、白芷、白石脂、黄连、芎䓖、干地黄、甘草。(中医方剂大辞典)(7)蒲黄、大黄、黄芩、甘草、麦门冬、芒硝、黄连。(中医方剂大辞典)(8)蒲黄、大黄、芒硝、甘草、黄芩、大枣。(中医方剂大辞典)(9)蒲黄、桂心、芎䓖、桃仁、芒硝、生姜、生地黄、大枣。(中医方剂大辞典)(10)蒲

黄、桑寄生、桔梗、犀角屑、甘草、葛根。(中医方剂大辞典)

蒲黄饮 pu huang yin

【英文名】Pu Huang Drink

【组成】(1)牛膝、独活、枳壳、连翘、桃仁、泽兰、赤芍、山楂、姜黄、蒲黄。(中医方剂大辞典)(2)糯米、蒲黄、青黛、白面。(中医方剂大辞典)(3)蒲黄、芒硝、芎䓖、桂、鬼箭、生干地黄、桃仁。(中医方剂大辞典)

蒲黄通瘀煎 pu huang tong yu jian

【英文名】Pu Huang Tong Yu Decoction

【组成】当归、赤芍、肉桂、泽兰、荆芥、蒲黄、五灵脂、枳壳、炮姜、益母草。(中医方剂大辞典)

蒲黄酒 pu huang jiu

【英文名】Pu Huang Wine

【组成】(1)蒲黄、小豆、大豆。(中医方剂大辞典)(2)蒲黄、槐子。(中医方剂大辞典)

蒲黄野菊花汤 pu huang ye ju hua tang

【英文名】Pu Huang Ye Ju Hua Decoction

【组成】蒲黄、野菊花、黄芩、大黄、鱼腥草、芒硝、蒲公英、银花藤。(四川中医 1990,8(8))

蒲黄鹿茸散 pu huang lu rong san

【英文名】Pu Huang Lu Rong Powder

【组成】蒲黄、鹿茸、当归、生地、葵子、续断。(中医方剂大辞典)

蒲黄散 pu huang san

【英文名】Pu Huang Powder

【异名】当归散(中医方剂大辞典、普济方);蒲黄汤(中医方剂大辞典、幼幼新书);蒲黄一物散(中医方剂大辞典、医方考);鹿茸散(中医方剂大辞典、圣惠)

【组成】(1)蒲黄、当归、龙骨、阿胶、生干地黄、牛角(角思)、芎䓖。(中医方剂大辞典)(2)蒲黄、毡灰、炒面。(中医方剂大辞典)(3)蒲黄、当归、桂、人参、槟榔。(中医方剂大辞典)(4)蒲黄、当归、芍药、桂。(中医方剂大辞典)(5)蒲黄、当归、桂、续断、白芷、甘草、生干地黄。(中医方剂大辞典)(6)蒲黄、生干地黄、甘草、黄芪、当归、芎䓖、白芷、续断。(中医方剂大辞典)(7)蒲黄、郁金。(中医方剂大辞典)(8)蒲黄、柏子仁、当归、阿胶、棕榈、乱发灰。(中医方剂大辞典)(9)蒲黄、滑石。(中医方剂大辞典)(10)蒲黄、伏龙肝、乱发灰。(中医方剂大辞典)(11)蒲黄、露蜂房、白鱼。(中医方剂大辞典)(12)蒲黄、川大黄、当归、琥珀、生干地黄、赤芍药、桂心。(中医方剂大辞典)(13)蒲黄、牛膝、䕡闾子、桂心、鬼箭羽、川大黄。(中医方剂大辞典)(14)蒲黄、荷叶、牡丹、延胡索、甘草。(中医方剂大辞典)(15)蒲黄、当归、赤芍药、麦门冬、生干地黄、鬼箭羽。(中医方剂大辞典)(16)蒲黄、桂心、赤芍药、牛膝。(中医方剂大辞典)(17)蒲黄、鹿茸、当归、阿胶、乌贼鱼骨、生干地黄。(中医方剂大辞典)(18)鹿角胶、艾叶、续断、蒲黄。(中医方剂大辞典)(19)蒲黄、芎䓖、当归、桂心、白芷、细辛。(中医方剂大辞典)(20)蒲黄、当归、桂心、续断、白芷、甘草、藕节、生干地黄。(中医方剂大辞典)(21)蒲黄、当归、桂心、延胡索、芎䓖、赤芍药、䕡闾子、没药、附子、栗子、川大黄、芸苔子。(中医方剂大辞典)(22)蒲黄、石榴花。(中医方剂大辞典)(23)乌贼鱼骨、蒲黄。(中医方剂大辞典)(24)蒲黄、甘草、当归、人参、白芍药、阿胶、麦门冬、黄芪、刺蓟、生干地黄。(中医方剂大辞典)(25)蒲黄、犀角屑、子芩、紫苏茎叶、侧柏叶、甘草。(中医方剂大辞典)(26)蒲黄、当归、人参、天门冬、麦门冬、甘草、黄芪、赤芍药、阿胶、生干地黄。(中医方剂大辞典)(27)蒲黄、桐皮、甘草。(中医方剂大辞典)(28)蒲黄、当归、桂心。(中医方剂大辞典)(29)蒲黄、当归。(中医方剂大辞典)(30)蒲黄、附子。(中医方剂大辞典)(31)蒲黄、槐子。(中医方剂大辞典)(32)蒲黄、生蓟叶。(中医方剂大辞典)(33)麻勃、蒲黄。(中医方剂大辞典)(34)甘草、干姜、蒲黄。(中医方剂大辞典)(35)蒲黄、当归、鹿茸。(中医方剂大辞典)(36)蒲黄。(中医方剂大辞典)(37)马鞭草、蒲黄、乌头。(中医方剂大辞典)(38)黄芩、当归、柏叶、蒲黄、生姜、艾叶、生地黄、伏龙肝。(中医方剂大辞典)(39)破故纸、蒲黄、千年石灰。(中医方剂大辞典)(40)蒲黄、干地黄、桑茸、甘草、芒硝、茯苓、人参、柏叶、阿胶、艾叶、生姜、禹余粮、黄连、赤石脂。(中医方剂大辞典)(41)车前子、黄芩、蒲黄、生地黄、牡蛎、芍药。(中医方剂大辞典)(42)生姜自然汁、鸭子、蒲黄。(中医方剂大辞典)(43)芍药、知母、生姜、当归、蒲黄、红花、荷叶中心蒂、生地黄汁。(云岐子保命集)。(44)生蒲黄、油发灰。(中医方剂大辞典)(45)蒲黄、血竭。(中医方剂大辞典)(46)蒲黄、黄连、白及、黄柏、赤小豆。(中医方剂大辞典)(47)蒲黄、水银。(中医方剂大辞典)(48)木贼、蒲黄。(中医方剂大辞典)(49)生地黄、蒲黄、地骨皮、黄芩、芍药、生竹茹。(中医方剂大辞典)(50)蒲黄、干姜、姜黄、当归、桂、人参。(圣济总录)((51)蒲黄、甘草、桂、陈橘皮、牛膝。(中医方剂大辞典)(52)蒲黄、龙骨。(中医方剂大辞典)

蒲黄散膏 pu huang san gao

【英文名】Pu Huang San Plaster

【组成】蒲黄。(中医方剂大辞典)

蒲黄黑神散 pu huang hei shen san

【英文名】Pu Huang Hei Shen Powder

【组成】生熟干地黄、当归、肉桂、干姜、白芍药、甘草、真蒲黄、附子、黑豆。(中医方剂大辞典)

蒲黄黑荆芥散 pu huang hei jing jie san

【英文名】Pu Huang Hei Jing Jie Powder

【组成】蒲黄、黑荆芥、川芎、赤芍、生地、当归、红花、丹参、延胡索、炮干姜、黑豆。(中医方剂大辞典)

蒲黄膏 pu huang gao

【英文名】Pu Huang Plaster

【组成】(1)鲜蒲公英、雄黄、冰片。(中医方剂大辞典)(2)细辛、蒲黄、杏仁、曲末。(中医方剂大辞典)

蒲黄敷方 pu huang fu fang

【英文名】Pu Huang Fu Prescription

【异名】蒲黄膏(中医方剂大辞典、直指)

【组成】蒲黄。(中医方剂大辞典)

蒲黄鲤鱼散 pu huang li yu san

【英文名】Pu Huang Li Yu Powder

【组成】蒲黄、鲤鱼鳞、芸苔子、生地黄汁。(中医方剂大辞典)

蒲槐散 pu huai san

【英文名】Pu Huai Powder

【组成】蒲黄、槐花、防己、人参。(中医方剂大辞典)

蒲醋丸 pu cu wan

【英文名】Pu Cu Pill

【组成】真蒲黄。(中医方剂大辞典)

蒲醋饮子 pu cu yin zi

【英文名】Pu Cu Drink

【组成】真蒲黄。(中医方剂大辞典)

蒲藕丸 pu ou wan

【英文名】Pu Ou Pill

【组成】熟干地黄、当归、黄连、石菖蒲。(中医方剂大辞典)

蒴藋汤 shuo diao tang

【英文名】Shuo Diao Decoction

【异名】蒴藋浴水(中医方剂大辞典、普济方)

【组成】(1)蒴藋苗。(中医方剂大辞典)(2)蒴藋、蜀椒、吴茱萸、乌贼鱼骨、桂、桃胶。(中医方剂大辞典)(3)蒴藋、防风、羊桃根、石楠、秦艽、川升麻、苦参、茵芋、芫花、蒺藜子、蛇床子、黄矾、枳壳。(中医方剂大辞典)(4)蒴藋、柳枝、桃枝、黄栌木。(中医方剂大辞典)(5)蒴藋、槐枝、柳枝、桃枝、枸叶、豉、葱白。(中医方剂大辞典)(6)蒴藋根、蒺藜子、羊桃、楮枝、茺蔚子、石盐、辛夷仁、矾石。(中医方剂大辞典)(7)蒴藋。(中医方剂大辞典)

蒴藋根汁 shuo diao gen zhi

【英文名】Shuo Diao Gen Juice

【组成】蒴藋根。(中医方剂大辞典)

蒴藋根汤 shuo diao gen tang

【英文名】Shuo Diao Gen Decoction

【组成】蒴藋根、蒺藜苗、景天、蛇床子、玉屑。(中医方剂大辞典)

蒴藋涂方 shuo diao tu fang

【英文名】Shuo Diao Tu Prescription

【组成】蒴藋叶。(中医方剂大辞典)

蒴藋酒 shuo diao jiu

【英文名】Shuo Diao Wine

【组成】蒴藋根。(中医方剂大辞典)

蒴藋散 shuo diao san

【英文名】Shuo Diao Powder

【组成】(1)蒴藋、吴茱萸、顽荆、黄芪、防风、防己、踯躅花、白独活、荆芥穗、藁本。(中医方剂大辞典)(2)蒴藋根。(中医方剂大辞典)

蒴藋煎 shuo diao jian

【英文名】Shuo Diao Decoction

【组成】(1)忍冬、蒴藋、接骨木、艾、石菖、莲叶、折伤木、食盐。(中医方剂大辞典)(2)生蒴藋根汁、生地黄汁、附子、酥、生姜汁、蜜。(中医方剂大辞典)(3)蒴藋根、白蒺藜、兔藿、羊桃、虎杖、盐、辛夷、白矾。(中医方剂大辞典)(4)蒴藋根。(中医方剂大辞典)

蒴藋煎丸 shuo diao jian wan

【英文名】Shuo Diao Jian Pill

【组成】蒴藋叶汁、海桐皮、牛膝、羌活、当归、侧子、桂心、仙灵脾、石斛、郁李仁。(中医方剂大辞典)

蒴藋蒸汤 shuo diao zheng tang

【英文名】Shuo Diao Zheng Decoction

【组成】蒴藋根叶、菖蒲叶、桃叶皮枝、细糠、秫米。(中医方剂大辞典)

蒴藋膏 shuo diao gao

【英文名】Shuo Diao Plaster

【组成】(1)蒴藋根、白蒺藜、附子、独活、犀角屑、蔷薇根、白芷、防风、苦参、川升麻、漏芦、汉防己、川椒、木香、蛇衔草、茺蔚、枳壳、莽草。(中医方剂大辞典)(2)蒴藋根、蒺藜子、附子、独活、犀角屑、蔷薇根、白芷、防风、苦参、白及、升麻、白敛、防己、川椒、莽草、青木香、蛇床子、蛇衔草、茺蔚子、枳实、茵芋。(中医方剂大辞典)

蒸大黄丸 zheng dai huang wan

【英文名】Zheng Dai Huang Pill

【组成】大黄、枳实、芎䓖、白术、杏仁、芍药、干姜、厚朴、吴茱萸。(中医方剂大辞典)

蒸牛蒡方 zheng niu bang fang

【英文名】Zheng Niu Bang Prescription

【组成】牛蒡嫩叶、好酥。(中医方剂大辞典)

蒸鸡丸 zheng ji wan

【英文名】Zheng Ji Pill

【组成】黄连、柴胡、芜荑、鹤虱、秦艽、知母、茯苓、使君

子。(中医方剂大辞典)

蒸胡麻散 zheng hu ma san

【英文名】Zheng Hu Ma Powder

【组成】胡麻。(中医方剂大辞典)

蒸饼方 zheng bing fang

【英文名】Zheng Bing Prescription

【组成】素熟蒸饼、密陀僧。(中医方剂大辞典)

蒸饼快活丸 zheng bing kuai huo wan

【英文名】Zheng Bing Kuai Huo Pill

【组成】小麦面、青矾。(中医方剂大辞典)

蒸脐方 zheng qi fang

【英文名】Zheng Qi Prescription

【组成】(1)五灵脂、青盐、鼠粪、木通、夜明砂、葱头、乳香、没药、麝香。(中医方剂大辞典)(2)夜明砂、麝香。(中医方剂大辞典)(3)荞麦、乳香、没药、虾鼠粪、青盐、两头尖、川续断、麝香。(中医方剂大辞典)

蒸脐补气散 zheng qi bu qi san

【英文名】Zheng Ji Bu Qi Powder

【组成】五灵脂、夜明砂、枯矾。(中医方剂大辞典)

蒸脐秘妙方 zheng qi mi miao fang

【英文名】Zheng Qi Mi Miao Prescription

【组成】麝香、丁香、青盐、乳香、木香、雄黄、五灵脂、小茴香、没药、虎骨、蛇骨、龙骨、朱砂、人参、大附子、胡椒、白附子、夜明砂。(中医方剂大辞典)

蒸猪肚 zheng zhu du

【英文名】Zheng Zhu Du Decoction

【组成】猪肚、人参、陈橘皮、粟米饭、猪脾。(中医方剂大辞典)

蒸猪肚丸 zheng zhu du wan

【英文名】Zheng Zhu Du Pill

【组成】木香、黄连、生地、青皮、鳖甲、银柴胡、猪肚。(中医方剂大辞典)

蒸熨方 zheng yun fang

【英文名】Zheng Yun Prescription

【组成】(1)吴茱萸。(中医方剂大辞典)(2)芥子、铅丹。(中医方剂大辞典)

蒸膝汤 zheng xi tang

【英文名】Zheng Xi Decoction

【组成】生黄芪、金钗石斛、薏仁、肉桂。(中医方剂大辞典)

蒺藜丸 ji li wan

【英文名】Ji Li Pill

【异名】蒺藜明目丸(全国中药成药处方集)

【组成】(1)白蒺藜、海藻、泽泻、茴香、桂心、木通、牛膝、五味子、木香、槟榔、茯神、人参、远志、川楝、桃仁、赤芍药、续断、山茱萸、苁蓉、青皮。(中医方剂大辞典)(2)白蒺藜、秦艽、羌活、苦参、黄芩、赤茯苓、细辛、枳壳、乌蛇。(中医方剂大辞典)(3)蒺藜子、大黄、败酱、桂心、人参、附子、薏苡仁、黄连、黄芪、鸡骨、当归、枳实、芍药、通草。(中医方剂大辞典)(4)蒺藜子、干地黄、鹿茸、白敛、磁石、矾石、铁精、桂心、续断、巴戟天、芍药、玄参、通草、升麻、牛膝、寄生、泽泻、射干、苁蓉、海藻。(中医方剂大辞典)(5)桔梗、蒺藜、木贼、羌活、蝉蜕、薄荷、防风、草决、覆盆子、当归、川芎、白芍、生地、白芷。(中医方剂大辞典)(6)蒺藜、乌头、山栀。(中医方剂大辞典)(7)石决明、川芎、白芷、防风、木贼、石膏、覆盆子、楮实、蝉蜕、蔓荆子、青箱子、车前子、细辛、菊花、旋覆花、蜜蒙花、龙胆草。(中医方剂大辞典)

蒺藜子丸 ji li zi wan

【英文名】Ji Li Zi Pill

【异名】白蒺藜丸(中医方剂大辞典、圣惠);蒺藜丸(中医方剂大辞典、仙拈集)

【组成】(1)蒺藜子、兔粪、蝉蜕、蛇蜕、木贼、决明子。(中医方剂大辞典)(2)蒺藜子、枳实、独活、天门冬、桂、白术、人参。(中医方剂大辞典)(3)蒺藜子、黄芪、独活、白芷、防风、薯蓣、枳实、人参、黄连、葳蕤、地骨白皮、桂心。(中医方剂大辞典)(4)蒺藜子。(中医方剂大辞典)

蒺藜子汤 ji li zi tang

【英文名】Ji Li Zi Decoction

【组成】蒺藜子、仙灵脾、防风、芎䓖、萆薢、白石脂、枳壳、桂、黄芩、白术、麻黄、羌活、天雄、羚羊角屑、黄连、旋覆花。(中医方剂大辞典)

蒺藜子散 ji li zi san

【英文名】Ji Li Zi Powder

【异名】贝母散(中医方剂大辞典、普济方)

【组成】(1)蒺藜子。(中医方剂大辞典)(2)蒺藜子、贝母。(中医方剂大辞典)(3)蒺藜子、枳壳、荆芥穗、羌活、防风、苍术。(中医方剂大辞典)

蒺藜贝母汤 ji li bei mu tang

【英文名】Ji Li Bei Mu Decoction

【组成】蒺藜子、贝母、紫菀、百合、麻黄、天雄、枳壳、赤石脂、桑根白皮、桂、地榆、五味子、贯众、黄连、黄芩、旋复花。(中医方剂大辞典)

蒺藜汤 ji li tang

【英文名】Ji Li Decoction

【组成】(1)白蒺藜、羌活、防风、甘草、荆芥、赤芍、葱白。(中医方剂大辞典)(2)白蒺藜。(中医方剂大辞典)(3)蒺藜、酸枣仁。(中医方剂大辞典)(4)蒺藜子、附子、山栀子仁。(中医方剂大辞典)

蒺藜浴汤 ji li yu tang

【英文名】Ji Li Yu Decoction

【组成】蒺藜子、茺蔚子、羊桃、蒴藋根苗、漏芦、苦参、盐。(中医方剂大辞典)

蒺藜涂敷方 ji li tu fu fang

【英文名】Ji Li Tu Fu Prescription

【组成】蒺藜子、赤小豆。(中医方剂大辞典)

蒺藜散 ji li san

【英文名】Ji Li Powder

【异名】蒺藜子散(中医方剂大辞典、普济方)

【组成】(1)白蒺藜、芍药、茯苓、甘草、石决明、川芎、羌活、当归、防风、苍术、蝉蜕、麻黄。(中医方剂大辞典)(2)白蒺藜、白菊花、蝉蜕、荆芥穗、防风、木贼草。(中医方剂大辞典)(3)白蒺藜、泽兰、姜黄、卜子、楂肉、茜草、土贝母、玄胡索、五灵脂、槟榔、金银花、乌药、青皮、桃仁。(中医方剂大辞典)(4)白蒺藜、淡豆豉。(中医方剂大辞典)(5)蒺藜、甘草、羌活、防风。(中医方剂大辞典)(6)白蒺藜、谷精草、防风、羌活、生蛤粉。(中医方剂大辞典)(7)蒺藜子并苗叶。(中医方剂大辞典)(8)蒺藜根。(中医方剂大辞典)(9)蒺藜、草乌头、白芷、白附、苍术、荆芥穗。(中医方剂大辞典)(10)蒺藜子、白扁豆。(中医方剂大辞典)(11)白蒺藜、羚羊角屑、黄芩、细辛、人参、苦参、蛇床子、秦艽、防风、麻黄、当归、甘草、莽草、枳壳。(中医方剂大辞典)(12)蒺藜子。(中医方剂大辞典)(13)蒺藜子、栀子仁、香豉木兰皮。(中医方剂大辞典)(14)白蒺藜。(中医方剂大辞典)

蒿皮四物汤 hao pi si wu tang

【英文名】Hao Pi Si Wu Decoction

【组成】生地、北沙参、炙鳖甲、归身、白芍、青蒿、地骨皮、丹皮、甘草。(中医方剂大辞典)

蒿虫丸 hao chong wan

【英文名】Hao Chong Pill

【组成】朱砂、轻粉。(中医方剂大辞典)

蒿芩清胆汤 hao qin qing dan tang

【英文名】Hao Qin Qing Dan Decoction

【组成】青蒿脑、淡竹茹、仙半夏、赤茯苓、青子芩、生枳壳、陈广皮、碧玉散。(中医方剂大辞典)

蒿苏艾冰合剂 hao su ai bing he ji

【英文名】Hao Su Ai Bing Mixture

【组成】黄花蒿、紫苏、艾叶、冰片。(浙江中医杂志 1989(7))

蒿柳汁 hao liu zhi

【英文名】Hao Liu Juice

【组成】黄蒿心、柳条心。(中医方剂大辞典)

蒿草饮 hao cao yin

【英文名】Hao Cao Drink

【组成】青蒿、玄参、生地、川芎、夏枯草、细辛、蔓荆子。(中医方剂大辞典)

蒿豉丹 hao chi dan

【英文名】Hao Chi Pellet

【组成】青蒿、艾叶。(中医方剂大辞典)

蒿穗敷方 hao sui fu fang

【英文名】Hao Sui Fu Prescription

【组成】蒿穗。(中医方剂大辞典)

蓉豆散 rong dou san

【英文名】Rong Dou Powder

【组成】芙蓉叶、赤小豆。(中医方剂大辞典)

蓉参丸 rong shen wan

【英文名】Rong Shen Pill

【异名】鸦参丸(医级)

【组成】鸦片泥、人参、肉桂、沉香、枸杞。(中医方剂大辞典)

蓖倍膏 bi bei gao

【英文名】Bi Bei Ointment

【组成】蓖麻子仁 98%、五倍子末 2%。(新医药学杂志 1974,(2))

蓖梳散 bi shu san

【英文名】Bi Shu Powder

【组成】蓖箕、木梳。(中医方剂大辞典)

蓖麻丸 bi ma wan

【英文名】Bi Ma Pill

【异名】萆麻丸(中医方剂大辞典、普济方);草麻膏(中医方剂大辞典、卫生总微)

【组成】(1)蓖麻仁、皂角、地龙、全蝎、远志肉、磁石、乳香、麝香。(中医方剂大辞典)(2)蓖麻仁、棘刚子、石燕子、滑石、麝香。(中医方剂大辞典)(3)蓖麻仁、红曲。(中医方剂大辞典)(4)蓖麻子、乳香、食盐、巴豆、松脂、蜡、杏仁。(中医方剂大辞典)(5)蓖麻子、杏仁、桃仁、巴豆、食盐、附子、熏陆香、磁石、菖蒲、蜡、木通。(中医方剂大辞典)(6)蓖麻、大枣。(中医方剂大辞典)

蓖麻子丸 bi ma zi wan

【英文名】Bi Ma Zi Pill

【异名】萆麻子丸(中医方剂大辞典、准绳·类方)

【组成】(1)蓖麻仁、杏仁、菖蒲、磁石、桃仁、石盐、通草、巴豆、附子、熏陆香、松脂、蜡。(中医方剂大辞典)(2)蓖麻子、远志、乳香、磁石、皂角、生地龙、全蝎。(中医方剂大辞典)(3)蓖麻子、矾石、黑豆。(中医方剂大辞典)

蓖麻子方 bi ma zi fang

【英文名】Bi Ma Zi Prescription

【组成】蓖麻子。(中医方剂大辞典)

蓖麻子散 bi ma zi san

【英文名】Bi Ma Zi Powder

【组成】蓖麻子、雀儿饭瓮、干蝎、石榴、干蝎、天南星、半夏、白附子。(中医方剂大辞典)

蓖麻子膏 bi ma zi gao

【英文名】Bi Ma Zi Plaster

【异名】草麻子膏(中医方剂大辞典、奇效良方)

【组成】(1)蓖麻子。(中医方剂大辞典)(2)沥青、黄蜡、轻粉、硫黄、蓖麻子、麻油。(中医方剂大辞典)

蓖麻饮 bi ma yin

【英文名】Bi Ma Drink

【异名】升麻黄芩汤(中医方剂大辞典、圣济总录)

【组成】蓖麻子。(中医方剂大辞典)

蓖麻酒 bi ma jiu

【英文名】Bi Ma Wine

【组成】蓖麻子脂、酒。(中医方剂大辞典)

蓖麻散 bi ma san

【英文名】Bi Ma Powder

【组成】蓖麻子、天浆子、生蝎、石榴、天南星、半夏、白附子。(中医方剂大辞典)

蓖麻煎丸 bi ma jian wan

【英文名】Bi Ma Jian Pill

【组成】蓖麻子、黄连、九节菖蒲、白附子。(中医方剂大辞典)

蓖麻膏 bi ma gao

【英文名】Bi Ma Plaster

【组成】(1)沥青、蓖麻、杏仁。(中医方剂大辞典)(2)蓖麻子、木鳖子、苍耳、雄黄、金毛狗脊。(中医方剂大辞典)(3)蓖麻子。(中医方剂大辞典)

蓝子散 lan zi san

【英文名】Lan Zi Powder

【组成】蓝子、升麻、甘草、王不留行。(中医方剂大辞典)

蓝叶汤 lan ye tang

【英文名】Lan Ye Decoction

【组成】(1)吴蓝叶、犀角、升麻、黄芪、山栀子仁、连翘、甘草、黄芩、大青、玄参、大黄。(中医方剂大辞典)(2)蓝叶、黄连、白茯苓、冬瓜子。(中医方剂大辞典)(3)蓝叶、地龙、人参、乌梅、冬瓜子、蜗牛壳、赤茯苓、黄连。(中医方剂大辞典)

蓝叶散 lan ye san

【英文名】Lan Ye Powder

【组成】(1)白芷、柴胡、知母、杏仁、川芎、赤芍药、生地黄、川升麻、干葛、生甘草、烂石膏、栀子仁、蓝叶。(中医方剂大辞典)(2)蓝叶、黄连、赤茯苓、冬瓜仁、酸石榴皮、赤石脂。(中医方剂大辞典)(3)蓝叶、麦门冬、川升麻、犀角屑、木通、茯神、马牙硝、甘草。(中医方剂大辞典)(4)蓝叶、黄芩、犀角屑、川大黄、柴胡、栀子仁、川升麻、石膏、甘草。(中医方剂大辞典)(5)蓝叶、人参、知母、钩藤、玄参、川升麻、葛根、子芩、犀角屑、射干。(中医方剂大辞典)(6)蓝叶、川升麻、麦门冬、赤芍药、玄参、黄芪、甘草、川大黄、犀角屑、沉香、葛根。(中医方剂大辞典)(7)蓝叶、犀角屑、木香、川升麻、玄参、蘧麦、甘草。(中医方剂大辞典)

蓝汁方 lan zhi fang

【英文名】Lan Zhi Prescription

【组成】生蓝青叶、雄黄、枯白矾、安息香、红硬降真香、麝香。(中医方剂大辞典)

蓝汁饮 lan zhi yin

【英文名】Lan Zhi Drink

【组成】(1)蓝青叶。(中医方剂大辞典)(2)蓝叶。(中医方剂大辞典)

蓝玉散 lan yu san

【英文名】Lan Yu Powder

【组成】六一散加青黛、薄荷末。(中医方剂大辞典)

蓝机圣砭脑膏 lan ji sheng bian nao gao

【英文名】Lan Ji Sheng Bian Nao Prescription

【组成】桂、附子、半夏。(中医方剂大辞典)

蓝吹药 lan chui yao

【英文名】Lan Chui Yao Powder

【组成】熟软石膏、生硬石膏、冰片、青黛。(中医方剂大辞典)

蓝花汤 lan hua tang

【英文名】Lan Hua Decoction

【组成】蓝花、漏芦、大黄、升麻、黄芩。(中医方剂大辞典)

蓝花药 lan hua yao

【英文名】Lan Hua Yao Pill

【组成】硼砂、冰片、青黛、玄明粉、滑石粉、琥珀、枯矾、石膏、儿茶、胡黄连。(药品标准-中药成方制剂标准1991)

蓝花酒 lan hua jiu

【英文名】Lan Hua Wine

【组成】靛花、酒、鸡子清。(中医方剂大辞典)

蓝花散 lan hua san

【英文名】Lan Hua Powder

【组成】红蓝花、黄柏、乌鱼骨、黄芩、雄黄、麝香。(中医方剂大辞典)

蓝饮子 lan yin zi

【英文名】Lan Drink

【组成】蓝根、沙糖。(中医方剂大辞典)

蓝实丸 lan shi wan

【英文名】Lan Shi Pill

【组成】(1)蓝实、茯神、防风、黄连、人参、菖蒲、远志。(中医方剂大辞典)(2)蓝实、决明子、青葙子、枳壳、黄连、地肤子、川大黄、甘菊花、甘草、茺蔚子、车前子、蕤仁、羚羊角屑、防风、生干地黄、细辛、赤茯苓、兔肝、鲤鱼胆。(中医方剂大辞典)

蓝青丸 lan qing wan

【英文名】Lan Qing Pill

【组成】(1)蓝青汁、黄连、黄蘖、乌梅肉、白术、地榆、地肤子、阿胶。(中医方剂大辞典)(2)蓝青、附子、鬼臼、蜀椒、厚朴、阿胶、甘草、艾叶、龙骨、黄连、当归、黄柏、茯苓、人参。(中医方剂大辞典)

蓝青汁灌耳方 lan qing zhi guan er fang

【英文名】Lan Qing Zhi Guan Er Prescription

【组成】板蓝叶。(中医方剂大辞典)

蓝青汤 lan qing tang

【英文名】Lan Qing Decoction

【组成】干蓝青、凝水石、石膏、山栀子仁、柴胡、犀角、黄芩、杏仁、甘草、赤芍药、羚羊角、葛根、知母。(中知方剂大辞典)

蓝青散 lan qing san

【英文名】Lan Qing Powder

【异名】蓝青煎(中医方剂大辞典、圣济总录)

【组成】(1)蓝青、知母、甘草、杏仁、黄芩、升麻、柴胡、寒水石、石膏、山栀、赤芍药、羚羊角。(中医方剂大辞典)(2)蓝青、寒水石、石膏、犀角屑、柴胡、知母、杏仁、黄芩、栀子仁、甘草、赤芍药、羚羊角屑。(中医方剂大辞典)

蓝药膏 lan yao gao

【英文名】Lan Yao Plaster

【组成】青黛、海螵蛸、石膏末、冰片、凡士林。(中医方剂大辞典)

蓝根人参散 lan gen ren shen san

【英文名】Lan Gen Ren Shen Powder

【组成】芦蓝根、人参。(中医方剂大辞典)

蓝根饮 lan gen yin

【英文名】Lan Gen Drink

【异名】蓝根散(中医方剂大辞典、奇效良方)

【组成】蓝根、芦根、绿豆、淀脚。(中医方剂大辞典)

蓝根涂方 lan gen tu fang

【英文名】Lan Gen Tu Prescription

【组成】蓝根并叶。(中医方剂大辞典)

蓝根散 lan gen san

【英文名】Lan Gen Powder

【组成】板蓝根、甘草。(中医方剂大辞典)

蓝根膏 lan gen gao

【英文名】Lan Gen Plaster

【组成】板蓝根、黄芩、黄连、大黄、白及、乳香。(中医方剂大辞典)

蓝袍散 lan pao san

【英文名】Lan Pao Powder

【组成】铜青、生甘草、白芷、硼砂、楝子。(中医方剂大辞典)

蓝淀膏 lan dian gao

【英文名】Lan Dian Plaster

【组成】蓝淀。(中医方剂大辞典)

蓝酱去疣汤 lan jiang qu you tang

【英文名】Lan Jiang Qu You Decoction

【组成】板蓝根、败酱草、露蜂房、马齿苋、夏枯草、赤芍、红花、香附、木贼草、牡蛎。(中医杂志 1985,26(11))

蓝漆煎丸 lan qi jian wan

【英文名】Lan Qi Jian Pill

【组成】蓝漆、人参、杏仁、胡桃肉。(中医方剂大辞典)

蓟叶汤 ji ye tang

【英文名】Ji Ye Decoction

【组成】生刺蓟。(中医方剂大辞典)

蓟根酒 ji gen jiu

【英文名】Ji Gen Wine

【组成】大小蓟根。(中医方剂大辞典)

蓟菀汤 ji wan tang

【英文名】Ji Wan Decoction

【组成】小蓟、紫菀、丹皮、桃仁、滑石、贝母、桑皮、枳壳、甘草、栀子、白芍。(中医方剂大辞典)

蓣莲饮 yu lian yin

【英文名】Yu Lian Drink

【组成】石莲肉、干山药。(中医方剂大辞典)

蓬(藟木)根汤 peng lei gen tang

【英文名】Peng Lei Gen Decoction

【组成】蓬(藟木)根、牡丹皮、赤芍药、桂、枳壳、槟榔、当归、生干地黄、生姜。(中医方剂大辞典)

蓬(藟木)根散 peng lei gen san

【英文名】Peng Lei Gen Powder

【组成】蓬(藟木)根、牡丹、赤芍药、桂心、京三棱、枳壳、槟榔。(中医方剂大辞典)

蓬术丸 peng zhu wan

【英文名】Peng Zhu Pill

【组成】三棱、莪茂、净陈皮、净香附、萝卜子、砂仁、净青皮、净枳壳、胡黄连、芦荟、胡椒。(中医方剂大辞典)

蓬术汤 peng zhu tang

【英文名】Peng Zhu Decoction

【组成】蓬术、甘草节、远志肉、人参、金银花、贝母、香附、白芍药、当归身。(中医方剂大辞典)

蓬术散 peng zhu san

【英文名】Peng Zhu Powder

【组成】蓬术、干漆、胡桃。(中医方剂大辞典)

蓬香散 peng xiang san

【英文名】Peng Xiang Powder

【组成】蓬莪茂、京三棱、荆芥穗、沉香、厚朴、桂、乌药、当归、延胡索、天麻、附子。(中医方剂大辞典)

蓬莪术散 peng e zhu san

【英文名】Peng E Zhu Powder

【组成】(1)香附、当归、赤芍、熟地、蓬术、元胡、白术、枳壳、黄芩、青皮、川芎、三棱、砂仁、干漆、红花、甘草。(中医方剂大辞典)(2)蓬莪术、木香。(中医方剂大辞典)(3)蓬莪术、当归、红芍药、芎䓖、蒲黄、桂、延胡索、乌药、没药、五灵脂、干姜。(中医方剂大辞典)(4)蓬莪术、当归、大黄、桃仁、桂心、芎䓖、牡丹皮、延胡索、木香、赤芍药。(中医方剂大辞典)

蓬莪汤 peng e tang

【英文名】Peng E Decoction

【组成】莪术、没药、当归。(中医方剂大辞典)

蓬莪茂丸 peng e shu wan

【英文名】Peng E Shu Pill

【异名】蓬莪术丸(中医方剂大辞典、普济方、医统)

【组成】(1)五灵脂、木香、当归、良姜、蓬莪茂。(中医方剂大辞典)(2)蓬莪茂、木香、大黄、当归、芎䓖、京三棱、草豆蔻、桂、桃仁、肉豆蔻、干漆。(中医方剂大辞典)(3)蓬莪茂、桂、芍药、槟榔、枳壳、当归、木香、昆布、沉香、白芷。(中医方剂大辞典)(4)蓬莪茂、青橘皮、茴香子、干姜、甘草、吴茱萸、阿魏。(中医方剂大辞典)(5)蓬莪茂、五灵脂、酽醋。(中医方剂大辞典)(6)蓬莪茂、牛膝、没药、当归、木香、桂心、硇砂。(中医方剂大辞典)(7)蓬莪茂、桂心、当归、赤芍药、槟榔、鳖甲、川大黄、枳壳、木香、昆布、琥珀、桃仁。(中医方剂大辞典)(8)蓬莪茂、萆薢、芫花、神曲、京三棱、木香、麦蘖、麝香、鳖甲。(中医方剂大辞典)(9)蓬莪茂、诃黎勒皮、白术、桂心、干姜、赤茯苓、陈橘皮、木香、甘草。(中医方剂大辞典)

蓬莪茂汤 peng e shu tang

【英文名】Peng E Shu Decoction

【异名】蓬莪术汤(中医方剂大辞典、普济方)

【组成】蓬莪茂、干姜、附子、芎䓖、桂、白术、槟榔、芍药。(中医方剂大辞典)

蓬莪茂饮 peng e shu yin

【英文名】Peng E Shu Drink

【组成】蓬莪茂。(中医方剂大辞典)

蓬莪茂散 peng e shu san

【英文名】Peng E Shu Powder

【异名】蓬莪术散(中医方剂大辞典、普济方)

【组成】(1)蓬莪茂、青橘皮、益智、木香、糯米。(中医方剂大辞典)(2)蓬莪茂、阿魏。(中医方剂大辞典)(3)蓬莪茂、紫葳、木香、羌活、细辛、当归、芎䓖。(中医方剂大辞典)(4)蓬莪茂、桂、干漆、吴茱萸。(中医方剂大辞典)(5)蓬莪茂、延胡索、蛤粉、陈橘皮。(中医方剂大辞典)(6)蓬莪茂、胡椒、附子。(中医方剂大辞典)(7)蓬莪茂、茴香子、芎䓖、牛膝、桂。(中医方剂大辞典)(8)蓬莪茂、人参、桂心、黄芩、生干地黄、木香、甘草。(中医方剂大辞典)(9)蓬莪茂、当归、蒲黄、桂心、川大黄、桃仁。(中医方剂大辞典)(10)蓬莪茂、当归、桂心、芎䓖、川大黄、牡丹、木香、延胡索、赤芍药、桃仁。(中医方剂大辞典)(11)蓬莪茂、鳖甲、赤芍药、槟榔、肉桂、枳壳、当归、干姜、京三棱、川大黄、木香、柴胡。(中医方剂大辞典)(12)蓬莪茂、赤芍药、当归、甘草、吴茱萸、肉桂、干漆。(中医方剂大辞典)(13)蓬莪茂、丁香、杏仁。(中医方剂大辞典)

蓬莪茂煮散 peng e shu zhu san

【英文名】Peng E Shu Zhu Powder

【异名】蓬莪术散(中医方剂大辞典、普济方)

【组成】蓬莪茂、槟榔、附子、甘草、桂、胡椒、芎䓖、白术。(中医方剂大辞典)

蓬莪散 peng e san

【英文名】Peng E Powder

【异名】蓬莪茂汤(中医方剂大辞典、圣济总录)

【组成】(1)蓬莪术。(中医方剂大辞典)(2)蓬莪茂、茴香、生茶。(中医方剂大辞典)(3)蓬莪术、白僵蚕、苏木、没药。(中医方剂大辞典)

蓬莱丸 peng lai wan

【英文名】Peng Lai Pill

【组成】苍术、半夏、柴胡、黄芩、厚朴、广皮、枳实、羌活、苏叶、木通、山楂、莱菔子。(中医方剂大辞典)

蓬莱火 peng lai huo

【英文名】Peng Lai Huo Smoking Processing

【组成】西黄、雄黄、乳香、没药、丁香、麝香、火硝。(中医方剂大辞典)

蓬莱枣 peng lai zao

【英文名】Peng Lai Zao Pill

【组成】北红枣、五台草取自然汁、透骨草、左缠藤、夏枯草、透天龙、土风藤、蒲公英、黄花根。(中医方剂大辞典)

蓬煎丸 peng jian wan

【英文名】Peng Jian Pill

【异名】蓬莪茂丸(中医方剂大辞典、圣济总录)

【组成】猪胰、京三棱、蓬莪茂、川楝子、山药、槟榔、枳壳、茴香、附子、硇砂。(中医方剂大辞典)

蛸矾散 xiao fan san

【英文名】Xiao Fan Powder

【组成】海螵蛸、枯矾、麝香、干胭脂。(中医方剂大辞典)

蛸黄汤 xiao huang tang

【英文名】Xiao Huang Decoction

【组成】海螵蛸、熟大黄、蒲公英、黄芩、白及、广木香、甘草、橘红、石菖蒲、丹参。(广西中医药 1989,12(4))

蛾黄散 e huang san

【英文名】E Huang Powder

【组成】黄柏、寒水石。(中医方剂大辞典)

蜂儿丸 feng er wan

【英文名】Feng Er Pill

【组成】蜂儿、白花蛇肉、天雄、天南星、干蝎、白僵蚕、桑螵蛸、地龙、麝香。(中医方剂大辞典)

蜂王浆冻干粉 feng wang jiang dong gan fen

【英文名】Feng Wang Jiang Dong Gan Powder

【组成】蜂王浆冻干粉。(中国中西医结合杂志 1993,13(12))

蜂王浆胶囊 feng wang jiang jiao nang

【英文名】Feng Wang Jiang Capsule

【组成】蜂王浆。((94)川卫药准字 010420 号)

蜂乳胶囊 feng ru jiao nang

【英文名】Royal Jelly Capsule

【组成】(1)蜂皇浆。((86)闽卫药准字 20541 号)(2)王浆、淀粉、葡萄糖。((86)闽卫药准字 20372 号)

蜂乳精 feng ru jing

【英文名】Feng Ru Jing Capsule

【组成】蜂乳。((83)京卫药健字第 2 号)

蜂房汤 feng fang tang

【英文名】Feng Fang Decoction

【组成】(1)露蜂房、川乌、白芷、细辛、川椒、明矾。(中医方剂大辞典)(2)猪牙皂荚、露蜂房、蜀椒、细辛。(中医方剂大辞典)(3)蜂房、豉、蜀椒。(中医方剂大辞典)

蜂房灰散 feng fang hui san

【英文名】Feng Fang Hui Powder

【异名】露蜂房散(中医方剂大辞典、卫生总微)

【组成】露蜂房。(中医方剂大辞典)

蜂房饮 feng fang yin

【英文名】Feng Fang Drink

【异名】蜂房汤(中医方剂大辞典、圣济总录)

【组成】露蜂房。(中医方剂大辞典)

蜂房散 feng fang san

【英文名】Feng Fang Powder

【组成】(1)蜂房。(中医方剂大辞典)(2)直僵蚕、蜂房、樟脑。(中医方剂大辞典)(3)蜂房、乱发。(中医方剂大辞典)(4)露蜂房灰、白茅根、葵子、乱发灰、车前子、滑石。(中医方剂大辞典)(5)露蜂房。(中医方剂大辞典)(6)露蜂房、胆矾、天花粉、蝉蜕。(中医方剂大辞典)(7)多孔露蜂房、穿山甲、龙骨。(中医方剂大辞典)

蜂房膏 feng fang gao

【英文名】Feng Fang Ointment

【异名】露蜂房煎(中医方剂大辞典、圣济总录)

【组成】(1)蜂房、苍耳。(中医方剂大辞典)(2)露蜂房、蛇蜕皮、玄参、黄芪、杏仁、乱发、黄丹。(中医方剂大辞典)(3)蜂房、生槐白皮、楝实、桃仁、白芷、赤小豆、猪膏。(中医方剂大辞典)

蜂房酿酒 feng fang niang jiu

【英文名】Feng Fang Niang Wine

【异名】露蜂房酒(中医方剂大辞典、圣济总录)

【组成】露蜂房、苦参。(中医方剂大辞典)

蜂矾散 feng fan san

【英文名】Feng Fan Powder

【组成】露蜂房。(中医方剂大辞典)

蜂姜丸 feng jiang wan

【英文名】Feng Jiang Honeyed Pill

【组成】香附、白僵蚕、海蛤粉、瓜蒌仁、蜂房、杏仁、神曲。(中医方剂大辞典)

蜂皇胎片 feng huang tai pian

【英文名】Feng Huang Tai Tablet

【组成】蜂皇幼虫。(药品标准－中药成方制剂标准 1998)

蜂胶口腔膜 feng jiao kou qiang mo

【英文名】Feng Jiao Kou Qiang Membranae

【组成】蜂胶。((85)京卫药准字第 298 号)

蜂蛇散 feng she san

【英文名】Feng She Powder

【组成】蜂房、蛇蜕。(中医方剂大辞典)

蜂窝散 feng wo san

【英文名】Feng Wo Powder

【组成】(1)蜂房、胡椒、川椒、黄柏。(中医方剂大辞典)(2)马蜂窝、白蒺藜、花椒、艾叶、葱头、荆芥、细辛、白芷。(中医方剂大辞典)

蜂葎姜精饮 feng lv jiang jing yin

【英文名】Feng Lv Jiang Jing Drink

【组成】死蜜蜂、生姜、红糖、葎草。(中草药 1991,22(4))

蜂窠散 feng ke san

【英文名】Feng Ke Powder

【组成】土蜂窠、赤小豆、糯米、粟米、蓝实、猪苓、荠苨、马蔺。(中医方剂大辞典)

蜂窠膏 feng ke gao

【英文名】Feng Ke Plaster

【组成】(1)蜂窠、蚰蜒、水银粉、铅丹。(中医方剂大辞典)(2)露蜂房。(中医方剂大辞典)

蜂霜散 feng shuang san

【英文名】Feng Shuang Powder

【组成】蜂壳粉、百草霜。(中医方剂大辞典)

蜈甘散 wu gan san

【英文名】Wu Gan Powder

【组成】蜈蚣、甘草。(赤脚医生杂志 1975,(3))

蜈甲散 wu jia san

【英文名】Wu Jia Powder

【组成】蜈蚣、鳖甲。(中医方剂大辞典)

蜈蚣丸 wu gong wan

【英文名】Wu Gong Honeyed Pill

【组成】(1)白附子、天南星、赤脚蜈蚣、防风、半夏。(中医方剂大辞典)(2)赤足蜈蚣、棘刚子。(中医方剂大辞典)

蜈蚣方 wu gong fang

【英文名】Wu Gong Powder

【异名】蜈蚣散(中医方剂大辞典、袖珍小儿)

【组成】赤足蜈蚣。(中医方剂大辞典)

蜈蚣汤 wu gong tang

【英文名】Wu Gong Decoction

【异名】牛黄散(中医方剂大辞典、圣惠)

【组成】蜈蚣、牛黄、大黄、丹砂、人参、细辛、鬼臼、当归、桂心、干姜、黄芩、麝香、附子。(中医方剂大辞典)

蜈蚣油 wu gong you

【英文名】Wu Gong Oil

【组成】(1)活蜈蚣。(中医方剂大辞典)(2)蜈蚣、白芷、雄黄、生甘草。(中医方剂大辞典)(3)生蜈蚣。(中医方剂大辞典)(4)大蜈蚣。(中医方剂大辞典)

蜈蚣油膏 wu gong you gao

【英文名】Wu Gong Plaster

【组成】蜈蚣。(中医方剂大辞典)

蜈蚣饯 wu gong jian

【英文名】Wu Gong Oil

【组成】桐油、独活、白芷、甘草、蜈蚣。(中医方剂大辞典)

蜈蚣星风散 wu gong xing feng san

【英文名】Wu Gong Xing Feng Powder

【组成】蜈蚣、江鳔、南星、防风。(中医方剂大辞典)

蜈蚣追风膏 wu gong zhui feng gao

【英文名】Wu Gong Zhui Feng Plaster

【组成】蜈蚣、黄连、乳香、玄参、大黄、白芷、独活、蓖麻仁、冰片、当归、猪牙皂、防风、密陀僧、五倍子、没药、生草乌、薄荷油、羌活、生川乌、地黄、全蝎、黄柏、地骨皮、穿山甲、冬青油、盐酸苯海拉明。(药品标准－中药成方制剂标准 1998)

蜈蚣矫正饮 wu gong jiao zheng yin

【英文名】Wu Gong Jiao Zheng Decoction

【组成】蜈蚣、地龙、当归、赤芍、鸡血藤、羌活、防风、白芷、川芎。(中医方剂大辞典)

蜈蚣散 wu gong san

【英文名】Wu Gong Powder

【异名】蜈蚣全蝎散(中医方剂大辞典、直指·附遗)

【组成】(1)蜈蚣、雄黄、白芷、僵蚕、元寸、甘草。(中医方剂大辞典)(2)大蜈蚣、全蝎、雄黄。(中医方剂大辞典)(3)蜈蚣、雄黄、牛膝、穿山甲、槟榔、薏苡仁。(中医方剂大辞典)(4)白芷、雄黄、蜈蚣、樟脑。(中医方剂大辞典)(5)蜈蚣黄、赤足者。(中医方剂大辞典)(6)穿山蜈蚣、花心蜈蚣、背子蜈蚣、山苏木、飞天蜈蚣、金头蜈蚣、酒坛子根、赤牛膝、臭不待根、紫背草、紫金藤。(中医方剂大辞典)(7)赤脚蜈蚣、乌鸡粪、槟榔、辰砂、麝香。(中医方剂大辞典)(8)蜈蚣、全蝎。(中医方剂大辞典)(9)蜈蚣头、乌头尖、附子底、蝎稍。(中医方剂大辞典)(11)蜈蚣、鳔、左蟠龙。(中医方剂大辞典)

蜈蚣膏 wu gong gao

【英文名】Wu Gong Plaster

【组成】大蜈蚣、土木鳖子、真小磨麻油。(中医方剂大辞典)

蜈硝散 wu xiao san

【英文名】Wu Xiao Powder

【组成】蜈蚣、全蝎、火硝、甘草。(中医方剂大辞典)

蜈蝎散 wu xie san

【英文名】Wu Xie Powder

【组成】全蝎、蜈蚣。(中医方剂大辞典)

蜍蝉退壳酒 chu chan tui qiao jiu

【英文名】Chu Chan Tui Qiao Wine

【组成】土茯苓、大虾蟆。(中医方剂大辞典)

蜗牛丸 wo niu wan

【英文名】Wo Niu Honeyed Pill

【异名】黄金丸(普济方)

【组成】(1)蜗牛壳、夜明砂、龙骨、黄连。(中医方剂大辞典)(2)蜗牛、鸡苏。(中医方剂大辞典)(3)蜗牛、谷精草、夜明砂、干蟾、瓜蒂末、雄黄、麝香。(中医方剂大辞典)(4)蜗牛、蛇蜕皮、干蟾、芦荟、熊胆、夜明砂、瓜蒂、黄连、麝香。(中医方剂大辞典)

蜗牛子膏 wo niu zi gao

【英文名】Wo Niu Zi Plaster

【组成】蜗牛子、石胆、钟乳。(中医方剂大辞典)

蜗牛灰散 wo niu hui san

【英文名】Wo Niu Hui Powder

【组成】蜗牛灰、白狗粪灰、蜣螂灰、白矾灰、人粪灰、芦荟、虾蟆灰、兰香秆灰、蚺蛇胆、蜘蛛灰、地龙灰。(中医方剂大辞典)

蜗牛柏霜散 wo niu bo shuang san

【英文名】Wo Niu Bo Shuang Powder

【组成】黄柏、没药、轻粉、粉霜、雄黄、冰片、丹砂、孩儿茶、枯矾、蜗牛。(中医方剂大辞典)

蜗牛散 wo niu san

【英文名】Wo Niu Powder

【组成】(1)蜗牛壳、真牛乳。(中医方剂大辞典)(2)蜗牛螺、冰片、脑子、麝香。(中医方剂大辞典)(3)蜗牛。(中医方剂大辞典)(4)蜗牛、白狗粪灰、虾蟆灰、麝香。(中医方剂大辞典)(5)蜗牛、乌贼鱼骨。(中医方剂大辞典)(6)蜗牛、蛇蜕皮、莨菪子、干蜣螂、臭黄、夜明砂。(中医方剂大辞典)(7)蜗牛壳、麝香、白狗粪、人粪灰、蝙蝠、青黛、蟾头。(中医方剂大辞典)(8)蜗牛壳、角蒿、麝香末、黄柏末、细辛末、石胆。(中医方剂大辞典)(9)蜗牛子、莳萝末。(中医方剂大辞典)(10)蜗牛壳、皂荚子、乳香、腻粉。(中医方剂大辞典)(11)蜗牛、蛴螬、蝼蛄、赤石脂、白龙骨、麝香。(中医方剂大辞典)

蜗牛煎 wo niu jian

【英文名】Wo Niu Powder

【组成】蜗牛壳。(中医方剂大辞典)

蜗牛膏 wo niu gao

【英文名】Wo Niu Plaster

【组成】(1)蜗牛、荔枝肉。(中医方剂大辞典)(2)片脑、熊胆、蜗牛。(中医方剂大辞典)(3)蜗牛、片脑、麝香。(中医方剂大辞典)(4)蜗牛、麝香。(中医方剂大辞典)(5)蜗牛。(中医方剂大辞典)

蜗蜂丹 wo feng dan

【英文名】Wo Feng Pellet

【组成】蜗牛、黄蜂窠、生甘草、白矾。(中医方剂大辞典)

蜗膏水 wo gao shui

【英文名】Wo Gao Shui Juice

【组成】蜗牛、生甘草、冰片、白矾。(中医方剂大辞典)

蜣龙丸 qiang long wan

【英文名】Qiang Long Honeyed Pill

【组成】地龙、蜣螂虫、刺猬皮、真象牙屑、川山甲。(中医方剂大辞典)

蜣螂丸 qiang lang wan

【英文名】Qiang Lang Pill

【组成】(1)蜣螂虫、降香、小茴香、穿山甲、片姜黄、归须、川楝子、两头尖、海桐皮、口麝、滴乳香、地龙。(中医方剂大辞典)(2)蜣螂虫、巴豆。(中医方剂大辞典)(3)蜣螂、新牛粪、好肥羊肉。(中医方剂大辞典)

蜣螂散 qiang lang san

【英文名】Qiang Lang Powder

【异名】蜣螂汤(中医方剂大辞典、普济方)

【组成】(1)蜣螂脑子。(中医方剂大辞典)(2)屎蜣螂。(中医方剂大辞典)(3)屎蜣、轻粉。(中医方剂大辞典)(4)蜣螂。(中医方剂大辞典)(5)干蜣螂、天麻、防葵、蝎梢、威灵仙、川芒硝、天竺黄。(中医方剂大辞典)

蜣螂膏 qiang lang gao

【英文名】Qiang Lang Plaster

【组成】(1)蜣螂、黄麻虫。(中医方剂大辞典)(2)大蜣螂、巴豆。(中医方剂大辞典)

裛衣香 yi yi xiang

【英文名】Yi Yi Xiang Powder

【组成】(1)沉香、苜蓿香、丁香、甘松香、藿香、青木香、艾纳香、鸡舌香、雀脑香、麝香、白檀香、零陵香。(中医方剂大辞典)(2)藿香、丁香、甘松香、麝香、沉香、煎香。(中医方剂大辞典)(3)零陵香、藿香、甘松香、苜蓿香、白檀香、沈水香、煎香。(中医方剂大辞典)(4)零陵香、藿香、甘松香、茅香、丁子香、苜蓿香。(中医方剂大辞典)(5)泽兰香、甘松香、麝香、沉香、檀香、苜蓿香、零陵香、丁香。(中医方剂大辞典)(6)麝香、苏合香、郁金香、沉香、甲香、丁香、吴白胶香、詹糖香。(中医方剂大辞典)(7)藿香、零陵香、甘松香、丁香。(中医方剂大辞典)

裨脾丸 bi pi wan

【英文名】Bi Pi Pill

【异名】建脾丸 (奇效良方)

【组成】附子、蜀椒、桂心、赤石脂、黄连、人参、干姜、茯苓、大麦蘖、陈面、石斛、当归、钟乳。(中医方剂大辞典)

裸花紫珠片 luo hua zi zhu pian

【英文名】Luo Hua Zi Zhu Tablet

【组成】裸花紫珠。(药品标准－中药成方制剂标准 1992)

解下除湿汤 jie xia chu shi tang

【英文名】Jie Xia Chu Shi Decoction

【组成】海藻、黄柏、三棱、香附、青皮、栀子、连翘、槟榔、木通。(中医方剂大辞典)

解凡散 jie fan san

【英文名】Jie Fan Powder

【组成】生蟹足、白蔹。(中医方剂大辞典)

解卫清气注射液 jie wei qing qi zhu she ye

【英文名】Jie Wei Qing Qi Injection

【组成】金银花、连翘、生石膏、柴胡、虎杖、黄柏、蒲公英、紫花地丁、丹皮、鱼腥草、大青叶。(中国医药学报 1991,6(2))

解五毒救命散 jie wu du jiu ming san

【英文名】Jie Wu Du Jiu Ming Powder

【组成】白矾、建茶。(中医方剂大辞典)

解五蒸汤 jie wu zheng tang

【英文名】Jie Wu Zheng Decoction

【组成】甘草、茯苓、人参、竹叶、葛根、干地黄、知母、黄芩、石膏、粳米。(中医方剂大辞典)

解仓饮子 jie cang yin zi

【英文名】Jie Cang Drink

【异名】解热饮子(中医方剂大辞典、赤水玄珠)

【组成】赤芍药、白芍药、当归、炙甘草、大黄、木鳖子。(中医方剂大辞典)

解心痛片 jie xin tong pian

【英文名】Jie Xin Tong Tablet

【组成】瓜蒌、香附、淫羊藿。(鲁卫药字(1981)72号)

解水毒饮子 jie shui du yin zi

【英文名】Jie Shui Du Drink

【组成】吴茱萸、生姜、犀角、升麻、橘皮、乌梅。(中医方剂大辞典)

解风丸 jie feng wan

【英文名】Jie Feng Water-paste Pill

【组成】荆芥穗、防风、白蒺藜、苦参、胡麻子、薄荷。(中医方剂大辞典)

解风汤 jie feng tang

【英文名】Jie Feng Decoction

【组成】人参、芎䓖、石膏、防风、独活、甘草、麻黄、细辛。(中医方剂大辞典)

解风散 jie feng san

【英文名】Jie Feng Powder

【组成】(1)人参、川芎、独活、麻黄、甘草、细辛。(中医方剂大辞典)(2)荆芥、麻黄、石膏、细辛、羌活、人参、川芎、甘草。(中医方剂大辞典)

解交饮 jie jiao yin

【英文名】Jie Jiao Decoction

【组成】元明粉。(中医方剂大辞典)

解交散 jie jiao san

【英文名】Jie Jiao Powder

【组成】茵陈、升麻、茯苓、甘草。(中医方剂大辞典)

解关散 jie guan san

【英文名】Jie Guan Powder

【组成】麻黄、大黄、肉桂、甘草、诃子、枳壳、木通、木瓜。(中医方剂大辞典)

解妄汤 jie wang tang

【英文名】Jie Wang Decoction

【组成】人参、黄连、茯神、柏子仁、玄参、丹参、生枣仁、甘草、肉桂。(中医方剂大辞典)

解百毒散 jie bai du san

【英文名】Jie Bai Du Powder

【组成】桑白汁。(中医方剂大辞典)

解肌丸 jie ji wan

【英文名】Jie Ji Pill

【组成】防风、地骨皮。(中医方剂大辞典)

解肌干葛五物饮 jie ji gan ge wu wu yin

【英文名】Jie Ji Gan Ge Wu Wu Drink

【组成】葛根、葱白、生姜、豉心、粳米。(中医方剂大辞典)

解肌化毒汤 jie ji hua du tang

【英文名】Jie Ji Hua Du Decoction

【组成】升麻、荆芥穗、苍术、甘草、赤芍、连翘、黄柏、葛根。(中医方剂大辞典)

解肌化斑汤 jie ji hua ban tang

【英文名】Jie Ji Hua Ban Decoction

【组成】升麻、葛根、木通、牛蒡子、桔梗、地骨皮、天花粉、荆芥穗、酒黄柏、甘草、黄芩。(中医方剂大辞典)

解肌升麻汤 jie ji sheng ma tang

【英文名】Jie Ji Sheng Ma Decoction

【组成】升麻、芍药、石膏、麻黄、甘草、杏仁、贝齿。(中医方剂大辞典)

解肌出汗方 jie ji chu han fang

【英文名】Jie Ji Chu Han Prescription

【组成】葛根、石膏、麻黄、黄芩、赤芍药、桂心、甘草。(中医方剂大辞典)

解肌发汗散 jie ji fa han san

【英文名】Jie Ji Fa Han Powder

【组成】麻黄、杏仁、桂心、大黄。(中医方剂大辞典)

解肌宁嗽丸 jie ji ning sou wan

【英文名】Jie Ji Ning Sou Honeyed Pill

【组成】(1)紫苏叶、前胡、葛根、苦杏仁、桔梗、半夏、陈皮、浙贝母、天花粉、枳壳、茯苓、木香、玄参、甘草。(中医方剂大辞典)(2)麻黄、前胡、菊花、黄芩、枳壳、桑叶、桔梗、橘皮、紫苏叶、贝母、生石膏、杏仁、甘草。(中医方剂大辞典)

解肌宁嗽片 jie ji ning sou pian

【英文名】Jie Ji Ning Sou Tablet

【组成】浙贝母、清半夏、桔梗、陈皮、玄参、甘草、茯苓、木香、前胡、枳壳、葛根、天花粉、苦杏仁、紫苏叶。(药品标准-中药成方制剂标准1998)

解肌地骨皮汤 jie ji di gu pi tang

【英文名】Jie Ji Di Gu Pi Decoction

【异名】地骨皮汤(中医方剂大辞典、普济方)

【组成】地骨皮、人参、柴胡、栀子、甘草。(中医方剂大辞典)

解肌汤 jie ji tang

【英文名】Jie Ji Decoction

【组成】(1)恒山、柴胡、知母、甘草、青蒿子、桃枝、桂、生姜、乌梅、葱白、薤白、柳枝、鳖甲。(中医方剂大辞典)(2)柴胡、麻黄、木通、茯苓、犀角、蒲黄、黄芩、赤芍药、葛粉、生地黄、甘草。(中医方剂大辞典)

(3)葛根、黄芩、芍药、甘草。(中医方剂大辞典)(4)葛根、黄芩、麻黄、赤芍药。(中医方剂大辞典)(5)麻黄、苍术、羌活、甘草、荆芥穗。(中医方剂大辞典)(6)麻黄、人参、芍药、川芎、前胡、独活。(中医方剂大辞典)(7)芍药、麻黄、升麻、甘草。(中医方剂大辞典)(8)干姜、麻黄、赤芍药、黄芩、石膏。(中医方剂大辞典)(9)麻黄、桑根白皮、赤芍药、栀子仁、前胡、甘草、杏仁、桂心。(中医方剂大辞典)(10)麻黄、甘草、赤芍药、葛根、石膏、桂心、杏仁。(中医方剂大辞典)(11)葛根、麻黄、黄芩、芍药、甘草、大枣。(中医方剂大辞典)(12)干葛、麻黄、芍药、黄芩、甘草、大枣、桂心。(中医方剂大辞典)(13)葛根、麻黄、茯苓、牡蛎。(中医方剂大辞典)(14)广皮、防风、葛根、木通、羌活、荆芥、前胡、桔梗、苏叶。(中医方剂大辞典)(15)羌活、柴胡、葛根、防风、荆芥。(中医方剂大辞典)(16)枳壳、干葛、陈皮、防风、川芎、桔梗、柴胡、薄荷。(中医方剂大辞典)(17)羌活、天花粉、荆芥、丹皮、甘草、红花、黄连、防风、金银花、贝母。(中医方剂大辞典)(18)防风、山楂、紫苏、天花粉、薄荷、陈皮、枳壳、茯苓、甘草。(中医方剂大辞典)(19)川升麻、甘草、干姜、黄芩、赤芍、麻黄。(中医方剂大辞典)(20)葛根、麻黄、芍药、甘草、桂枝。(中医方剂大辞典)

解肌苍术散 jie ji cang zhu san

【英文名】Jie Ji Cang Zhu Powder

【组成】苍术、厚朴、陈橘皮、干姜、甘草。(中医方剂大辞典)

解肌败毒饮 jie ji bai du yin

【英文名】Jie Ji Bai Du Drink

【组成】柴胡、防风、独活、前胡、荆芥、蝉蜕、桔梗、薄荷、川芎、紫苏、紫草。(中医方剂大辞典)

解肌退热汤 jie ji tui re tang

【英文名】Jie Ji Tui Re Decoction

【组成】尖叶铁扫帚、木贼。(实用中医内科杂志 1989,3(1))

解肌调中饮 jie ji tiao zhong yin

【英文名】Jie Ji Tiao Zhong Drink

【组成】羌活、防风、柴胡、干葛、苏叶、黄芩、枳实、厚朴、神曲、山楂、陈皮、半夏。(中医方剂大辞典)

解肌透痧汤 jie ji tou sha tang

【英文名】Jie Ji Tou Sha Decoction

【组成】荆芥穗、净蝉衣、嫩射干、生甘草、粉葛根、熟牛蒡、轻马勃、苦桔梗、前胡、连翘壳、炙僵蚕、淡豆豉、鲜竹茹、紫背浮萍。(中医方剂大辞典)

解肌清肺丸 jie ji qing fei wan

【英文名】Jie Ji Qing Fei Pill

【组成】紫苏叶、葛根、菊花、板蓝根、桑白皮、紫苏子、苦杏仁、前胡、白前、川贝母、黄芩、栀子、知母、冰片、牛黄。(药品标准－中药成方制剂标准 1991)

解肌麻黄散 jie ji ma huang san

【英文名】Jie Ji Ma Huang Powder

【组成】麻黄、赤芍药、桂心、甘草、细辛、杏仁。(中医方剂大辞典)

解肌散 jie ji san

【英文名】Jie Ji Powder

【组成】(1)人参、钓藤、桔梗、甘草、川芎、葶苈、白茯苓、杏仁、石膏、麻黄。(中医方剂大辞典)(2)赤芍药、甘草、干葛、麻黄、黄芩、川升麻。(中医方剂大辞典)(3)石膏、寒水石、滑石、甘草、半夏。(中医方剂大辞典)(4)地骨皮、槟榔、芍药、当归、甘草、石膏、麻黄。(中医方剂大辞典)(5)白术、人参、白茯苓、甘草、麻黄、干葛、天麻、朱砂。(中医方剂大辞典)(6)麻黄、葛根、赤芍药、黄芩、川升麻、甘草。(中医方剂大辞典)(7)麻黄、杏仁、赤芍药、贝母、石膏、柴胡、葛根、甘草。(中医方剂大辞典)(8)赤芍药、杏仁、麻黄、桂心、川大黄、甘草。(中医方剂大辞典)(9)麻黄、石膏、川升麻、甘草、赤芍药、柴胡、桔梗、杏仁。(中医方剂大辞典)(10)葛根、柴胡、麻黄、赤芍药、黄芩、甘草、桂心、石膏。(中医方剂大辞典)(11)麻黄、川升麻、赤芍药、石膏、贝齿、甘草、杏仁。(中医方剂大辞典)(12)知母、川升麻、天门冬、黄芩、葛根、柴胡、石膏。(中医方剂大辞典)

解肌散火汤 jie ji san huo tang

【英文名】Jie Ji San Huo Decoction

【组成】葛根、防风、楂肉、桔梗、牛蒡子、升麻、紫草、红花、北柴胡、赤芍、黄芩、甘草。(中医方剂大辞典)

解肌蠲暑饮 jie ji juan shu yin

【英文名】Jie Ji Juan Shu Drink

【组成】枳壳、桔梗、麦冬、香薷、黄芩、杏仁、生甘草、滑石、粉葛、生扁豆、川连、元参、防风。(中医方剂大辞典)

解血平气汤 jie xue ping qi tang

【英文名】Jie Xue Ping Qi Decoction

【组成】白芍、当归、荆芥、黑栀、红花、柴胡、甘草。(中医方剂大辞典)

解邪丹 jie xie dan

【英文名】Jie Xie Honeyed Pill

【组成】虎头骨、朱砂、雄黄、雌黄、鬼臼、芜荑、鬼箭羽、藜芦。(中医方剂大辞典)

解邪汤 jie xie tang

【英文名】Jie Xie Decoction

【组成】桂枝、茯苓、当归、生地、白术、陈皮、甘草、麦冬。(中医方剂大辞典)

解余汤 jie yu tang

【英文名】Jie Yu Decoction

【组成】黄芩、柴胡、干葛、前胡、枳壳、赤芍、桔梗、连翘、甘草、薄荷、茯苓、半夏、川芎。(中医方剂大辞典)

解利汤 jie li tang

【英文名】Jie Li Decoction

【组成】石膏、知母、甘草、半夏、白术、猪苓、茯苓、泽泻、肉桂。(中医方剂大辞典)

解劳散 jie lao san

【英文名】Jie Lao Powder

【组成】白芍药、柴胡、鳖甲、枳壳、甘草、赤茯苓。(中医方剂大辞典)

解呃汤 jie e tang

【英文名】Jie E Decoction

【组成】茯神、白芍、当归、白术、苏叶、麦冬、白芥子、柴胡。(中医方剂大辞典)

解围汤 jie wei tang

【英文名】Jie Wei Decoction

【组成】人参、熟地、山茱萸、当归、茯神、生枣仁、柴胡、白芍、远志、半夏、玄参、菖蒲。(中医方剂大辞典)

解围煎 jie wei jian

【英文名】Jie Wei Decoction

【组成】桂枝、薄荷、橘皮、芍药、罂粟壳、小茴香。(中医方剂大辞典)

解肝清胃饮 jie gan qing wei yin

【英文名】Jie Gan Qing Wei Drink

【组成】当归、生白芍、枳实、槟榔、草蔻仁、生甘草、白僵蚕、桔梗。(中医方剂大辞典)

解肝煎 jie gan jian

【英文名】Jie Gan Decoction

【异名】解恨煎(中医方剂大辞典、笔花医镜)

【组成】陈皮、半夏、厚朴、茯苓、苏叶、芍药、砂仁。(中医方剂大辞典)

解肠散 jie chang san

【英文名】Jie Chang Powder

【异名】解肠汤(中医方剂大辞典、急救仙方)

【组成】威灵仙、薤仁、贯众。(中医方剂大辞典)

解明散 jie ming san

【英文名】Jie Ming Powder

【组成】当归、赤芍药、黄芩、菊花、柴胡、地骨皮、车前子、桔梗、生地黄、栀子、连翘。(中医方剂大辞典)

解氛散 jie fen san

【英文名】Jie Fen Powder

【组成】地骨皮、丹皮、沙参、白芥子、山药。(中医方剂大辞典)

解沫散 jie mo san

【英文名】Jie Mo Powder

【组成】熟地、麦冬、山芋、丹皮、车前子。(中医方剂大辞典)

解炎化酒汤 jie yan hua jiu tang

【英文名】Jie Yan Hua Jiu Decoction

【组成】人参、柞木枝、黄连、茯苓、菖蒲、寒水石。(中医方剂大辞典)

解炎汤 jie yan tang

【英文名】Jie Yan Decoction

【组成】黄连、天花粉、黄芩、麦冬、茯苓、桔梗、甘草、陈皮、神曲。(中医方剂大辞典)

解疝汤 jie shan tang

【英文名】Jie Shan Decoction

【组成】肉桂、白芍、白术、柴胡、沙参。(中医方剂大辞典)

解疠神丹 jie li shen dan

【英文名】Jie Li Shen Pellet

【组成】茯苓、白术、薏仁、黄连、玄参、金银花、柞木枝。(中医方剂大辞典)

解苦散 jie ku san

【英文名】Jie Ku Powder

【组成】玄参、生地、羌活、黄柏、白茯苓、升麻、丹皮。(中医方剂大辞典)

解表二陈汤 jie biao er chen tang

【英文名】Jie Biao Er Chen Decoction

【组成】二陈汤一贴加紫苏叶、麻黄、杏仁、桑白皮、紫菀、贝母、桔梗。(中医方剂大辞典)

解表升麻汤 jie biao sheng ma tang

【英文名】Jie Biao Sheng Ma Decoction

【组成】升麻、羌活、苍术、防风、柴胡、甘草、当归、藁本、橘皮。(中医方剂大辞典)

解表石膏散 jie biao shi gao san

【英文名】Jie Biao Shi Gao Powder

【组成】石膏、豉、麻黄、白术、桂心、白芷、芎䓖、当归。(中医方剂大辞典)

解表汤 jie biao tang

【英文名】Jie Biao Decoction

【组成】(1)桑叶、蝉蜕、淡豆豉、苇根、薄荷、菊花、连翘、山栀、甘草。(中医方剂大辞典)(2)甘草、生姜、黑豆。(中医方剂大辞典)

解表附子散 jie biao fu zi san

【英文名】Jie Biao Fu Zi Powder

【组成】附子、干姜、麻黄、桂心、芎䓖、乌头。(中医方剂大辞典)

解表剂 jie biao ji

【英文名】Diaphoretu Reupe

【定义】以解表药为主组方,具有发汗、解肌、透疹等作用,可解除表证。

解表泄火汤 jie biao xie huo tang

【英文名】Jie Biao Xie Huo Decoction

【异名】解毒泻火汤(中医方剂大辞典、幼幼集成)
【组成】酒芩、大力子、归尾、酒栀仁、连翘、山豆根、甘草、桔梗、升麻、葛根、地骨皮。(中医方剂大辞典)

解表注射液 jie biao zhu she ye
【英文名】Jie Biao Injection
【组成】麻黄、香薷、羌活、细辛、桉叶。(中草药 1980,11(11))

解表神妙散 jie biao shen miao san
【英文名】Jie Biao Shen Miao Powder
【组成】防风、荆芥、紫苏、蝉蜕、薄荷、木通、细辛、赤芍。(中医方剂大辞典)

解表追风丸 jie biao zhui feng wan
【英文名】Jie Biao Zhui Feng Pill
【组成】香附、细辛、乌药、荜茇、广藿香、冰片、柴胡、雄黄、荆芥、砂仁、薄荷、丁香、陈皮、豆蔻、独活、甘草、川芎、天花粉、朱砂、紫苏叶、天麻、白芷、檀香、半夏、防风。(药品标准－中药成方制剂标准 1991)

解表消毒饮 jie biao xiao du yin
【英文名】Jie Biao Xiao Du Drink
【组成】黄芪、葛根、升麻、赤芍药、玄参、牛蒡子、麻黄、甘草、连翘。(中医方剂大辞典)

解表清肺丸 jie biao qing fei wan
【英文名】Jie Biao Qing Fei Pill
【组成】紫苏叶、桑叶、前胡、浙贝母、桔梗、胆南星、陈皮、黄芩、青黛、天花粉、枳壳、山楂、甘草。(药品标准－中药成方制剂标准 1996)

解表清金散 jie biao qing jin san
【英文名】Jie Biao Qing Jin Powder
【组成】薄荷、桔梗、黄芩、麻黄、前胡、茯苓、冰片、麦冬、紫苏叶、清半夏、橘红、石膏、甘草、苦杏仁、川贝母。(药品标准－中药成方制剂标准 1993)

解表散 jie biao san
【英文名】Jie Biao Powder
【组成】(1)麻黄、杏仁、赤茯苓、川芎、防风、枳壳、甘草。(中医方剂大辞典)(2)荆芥、杏仁、京芎、麻黄、防风、甘草、赤茯苓。(中医方剂大辞典)(3)附子、麻黄、干姜、薄荷。(中医方剂大辞典)

解郁丹 jie yu dan
【英文名】Jie Yu Pellet
【组成】尖香附。(中医方剂大辞典)

解郁化痰丸 jie yu hua tan wan
【英文名】Jie Yu Hua Tan Pill
【组成】(1)夏枯草、白芍、白芷、羌活、秦艽、茯苓、半夏、葛根、煅牡蛎、杭白菊、天麻。(中医方剂大辞典)(2)天门冬、黄芩、海粉、瓜蒌仁、橘红、桔梗、香附米、连翘、青黛、芒硝、牛黄、竹沥。(中医方剂大辞典)

解郁开结汤 jie yu kai jie tang
【英文名】Jie Yu Kai Jie Decoction
【组成】白芍、当归、白芥子、白术、生枣仁、甘草、神曲、陈皮、薄荷、丹皮、玄参、茯神。(中医方剂大辞典)

解郁合欢汤 jie yu he huan tang
【英文名】Jie Yu He Huan Decoction
【组成】合欢花、郁金、沉香、当归、白芍、丹参、柏仁、山栀、柴胡、薄荷、茯神、红枣、橘饼。(中医方剂大辞典)

解郁安神冲剂 jie yu an shen chong ji
【英文名】Jie Yu An Shen Granule
【组成】柴胡、大枣、石菖蒲、半夏、白术、浮小麦、远志、甘草、栀子、百合、胆南星、郁金、龙齿、酸枣仁、茯苓、当归。(药品标准－中药成方制剂标准 1991)

解郁汤 jie yu tang
【英文名】Jie Yu Decoction
【组成】(1)陈皮、远志、生地、香附、白芍、川芎、当归、半夏、青皮、茯神、贝母、苏叶、桔梗、山栀、木通、甘草、姜。(中医方剂大辞典)(2)苏叶、广陈皮、半夏、当归、郁金、香附、白芍、远志肉、白茯苓、青皮、钩藤钩。(中医方剂大辞典)(3)人参、白术、白茯苓、当归、白芍、枳壳、砂仁、山栀子、薄荷。(中医方剂大辞典)(4)柴胡、黄连、黄芩、黄芪、地骨皮、生地、熟地、白芍。(中医方剂大辞典)

解郁和中汤 jie yu he zhong tang
【英文名】Jie Yu He Zhong Decoction
【组成】陈皮、赤茯苓、半夏、青皮、香附米、枳壳、栀子、黄连、神曲、厚朴、前胡、苏子、生甘草。(中医方剂大辞典)

解郁和肝丸 jie yu he gan wan
【英文名】Jie Yu He Gan Pill
【组成】当归、栀子、黄芩、茯苓、橘皮、枳壳、厚朴、郁金、木香、香附、川芎、白芍、神曲、山楂、砂仁、青皮、甘草、法半夏、苍术、柴胡。(中医方剂大辞典)

解郁软坚汤 jie yu ruan jian tang
【英文名】Jie Yu Ruan Jian Decoction
【组成】全当归、赤芍药、正川芎、北柴胡、川郁金、白蒺藜、漂昆布、净海藻、制香附、酒青皮、山慈菇、蒲公英、鹿角霜。(中医方剂大辞典)

解郁活血汤 jie yu huo xue tang
【英文名】Jie Yu Huo Xue Decoction
【组成】当归、白芍、柴胡、茯苓、薄荷、丹皮、山栀仁、白术、泽兰叶、郁金、甘草。(中医方剂大辞典)

解郁调胃汤 jie yu tiao wei tang
【英文名】Jie Yu Tiao Wei Decoction
【组成】白术、陈皮、白茯苓、归尾、赤芍、川芎、生地黄、香附米、神曲、栀子仁、麦芽、桃仁、生甘草。(中医

方剂大辞典)

解郁通精汤 jie yu tong jing tang

【英文名】Jie Yu Tong Jing Decoction

【组成】(1)柴胡、枳壳、半夏、黄芩、桃仁、王不留行、石菖蒲、桂枝、青皮、炮山甲。(辽宁中医杂志 1991,(6))(2)柴胡、当归、石菖蒲、郁金、枳实、山甲、王不留行、淫羊藿、蛇床子、炙鳖甲、麻黄、蜈蚣。(辽宁中医杂志 1989,(6))

解郁救肺汤 jie yu jiu fei tang

【英文名】Jie Yu Jiu Fei Decoction

【组成】炙黄芪、柴胡、清半夏、西洋参、香附、神曲、瓜蒌、鱼腥草、川贝母、白蔻、陈皮、升麻、白及、三七参、炙甘草、灯心草、竹叶。(辽宁中医杂志 1991,(2))

解郁清心汤 jie yu qing xin tang

【英文名】Jie Yu Qing Xin Decoction

【组成】柴胡、香附、龙牡、郁金、石菖蒲、生地、黄连、羚羊角、竹叶、朱砂。(河北中医 1986,(4))

解郁清肝汤 jie yu qing gan tang

【英文名】Jie Yu Qing Gan Decoction

【组成】柴胡、酒黄芩、香附、青皮、银花、青黛、赤芍、牡丹皮。(中医方剂大辞典)

解郁散 jie yu san

【英文名】Jie Yu Powder

【组成】槟榔、车前子。(中医方剂大辞典)

解郁散毒汤 jie yu san du tang

【英文名】Jie Yu San Du Decoction

【组成】白芷、白芥子、香附、郁金、柴胡、茯苓、蒲公英、陈皮、生甘草、白矾、当归、野菊花根、薏苡仁、乳香末。(中医方剂大辞典)

解郁散结汤 jie yu san jie tang

【英文名】Jie Yu San Jie Decoction

【组成】柴胡、青皮、橘核、当归、赤芍、丹参、昆布、海蛤粉、夏枯草。(湖北中医杂志 1988,(1))

解郁舒肺和脉膏 jie yu shu fei he mai gao

【英文名】Jie Yu Shu Fei He Mai Plaster

【组成】生香附、僵蚕、石菖蒲、苏梗、白芥子、橘络、全当归、青皮、赤芍药、丹参、片姜黄、桑枝、透骨草、鸡血藤膏。(中医方剂大辞典)

解带利湿汤 jie dai li shi tang

【英文名】Jie Dai Li Shi Decoction

【组成】白果、茯苓、泽泻、车前子、炒栀子。(中医方剂大辞典)

解带散 jie dai san

【英文名】Jie Dai Powder

【组成】(1)当归、苍术、白芍、香附、茯苓、丹皮、白术、川芎、甘草。(中医方剂大辞典)(2)归身、川芎、白芍、白术、苍术、香附、丹皮、茯苓、陈皮、玄胡、甘草。(中医方剂大辞典)(3)海带、海藻、昆布、益智、木香、雷元、萝卜子、皂皂黄。(中医方剂大辞典)

解怒补肝汤 jie nu bu gan tang

【英文名】Jie Nu Bu Gan Decoction

【组成】白芍、当归、泽泻、柴胡、荆芥、甘草、枳壳、丹皮、天花粉。(中医方剂大辞典)

解急饮 jie ji yin

【英文名】Jie Ji Decoction

【组成】野菊花。(中医方剂大辞典)

解急蜀椒汤 jie ji shu jiao tang

【英文名】Jie Ji Shu Jiao Decoction

【异名】蜀椒汤(中医方剂大辞典、普济方)

【组成】蜀椒、附子、粳米、干姜、半夏、大枣、甘草。(中医方剂大辞典)

解毒十宣汤 jie du shi xuan tang

【英文名】Jie Du Shi Xuan Decoction

【组成】猪苓、泽泻、当归、生地、白芍、防风、荆芥、木通、甘草、黄芩、枳壳、小柴胡、天花粉。(中医方剂大辞典)

解毒万灵丸 jie du wan ling wan

【英文名】Jie Du Wan Ling Pill

【组成】苍术、石斛、麻黄、全蝎、羌活、当归、荆芥、甘草、防风、天麻、细辛、何首乌、制川乌、雄黄、制草乌、朱砂、川芎。(药品标准 - 中药成方制剂标准 1993)

解毒丸 jie du wan

【英文名】Jie Du Honeyed Pill

【异名】清热解毒丸(中医方剂大辞典、保婴撮要);三黄解毒丸(中医方剂大辞典、回春)

【组成】(1)雄黄、巴豆、郁金。(中医方剂大辞典)(2)白面、大黄、雄黄、蝮蛇、蜈蚣、血竭、乳香、没药、轻粉。(中医方剂大辞典)(3)黑铅、山中黄土。(中医方剂大辞典)(4)牛黄、朱砂、雄黄、乳香、没药、麝香、山慈姑。(中医方剂大辞典)(5)杏仁、栀子、大黄。(中医方剂大辞典)(6)白芷、斑蝥、全蝎、胡桃肉、生大黄。(中医方剂大辞典)(7)寒水石、石膏、青黛。(中医方剂大辞典)(8)白芷、木香、硇砂、贯众、朴硝、萝卜子、京墨。(中医方剂大辞典)(9)玄参、连翘、升麻、黄芩、芍药、当归、羌活、防风、生地黄、荆芥、甘草。(中医方剂大辞典)(10)大黄、黄连、栀子、黄芩、牵牛、滑石。(中医方剂大辞典)(11)山豆根、板蓝根、甘草、山茨菇、土马鬃、续随子仁、黄药子、大黄、紫河车、木通、盆硝、五味子、藿香、寒水石、雄黄、贯众、白僵蚕、干葛、茜草根、薄荷、绿豆粉、百药煎、朱砂、麝香。(中医方剂大辞典)(12)贯众、茯苓、黄药子、蓝根、干姜、地黄、雄大豆、甘草、滑石、缩砂仁、阴地厥、薄荷、土马鬃、绿豆粉、益智仁、寒水石、山豆根、紫河车、马屁勃、草龙胆、白僵蚕、百药煎、大黄。(中医方剂大辞典)(13)管仲、茯苓、黄药子、葛根、生地黄、甘草、大豆、滑石、薄荷、缩砂仁、阴地蕨、川芎、马鬃、人参、绿豆粉、寒水石、紫河车、茵陈、益智、马勃、草龙胆、山豆根、川百药煎、白僵蚕、雄黄、白矾、大黄、青黛。(中医方剂大辞典)(14)滑石、黄芩、贯众、茯苓、山栀、干姜、草龙胆、大豆、青黛、甘草、薄荷、寒水石、益智仁、缩砂仁、大黄、山豆根、生地黄、桔梗、百药煎、紫河车、粉花、马勃、板蓝根、黄药子。(中医方剂大辞典)(15)五味子、大戟、山慈姑、板蓝根、续随子、麝香。(中医方剂大辞典)(16)栝蒌根、甘草、大黄、朴硝。(中医方剂大辞典)(17)板蓝根、贯众、青黛、甘草。(中医方剂大辞典)(18)大枣、巴豆。(中医方剂大辞典)(19)半夏、甘草、赤茯苓。(中医方剂大辞典)(20)金星矾石、银星矾石、太阴玄精、云母粉、不灰木。(中医方剂大辞典)

解毒大表汤 jie du da biao tang

【英文名】Jie Du Da Biao Decoction

【组成】归尾、赤芍、荆芥、防风、二花、土苓、白茯苓、陈皮、车前、滑石、腹皮、泽泻、猪苓、桔梗、枳壳。(中医方剂大辞典)

解毒大青汤 jie du da qing tang

【英文名】Jie Du Da Qing Decoction

【异名】解毒清火汤(外科正宗)

【组成】元参、桔梗、知母、大青叶、升麻、石膏、山栀、人中黄、麦门冬、木通。(中医方剂大辞典)

解毒丹 jie du dan

【英文名】Jie Du Pellet

【异名】遇仙丹(青囊秘传)

【组成】(1)黄丹、水粉、青黛、焰硝、绿豆粉。(中医方剂大辞典)(2)紫背车螯。(中医方剂大辞典)(3)熟石膏、黄柏、青黛、轻粉。(中医方剂大辞典)(4)青黛、黄柏、熟石膏。(中医方剂大辞典)(5)熟石膏、青黛。(中医方剂大辞典)(6)冰片、轻粉、白矾、灯心灰、麻根灰、凤凰衣。(中医方剂大辞典)

解毒乌龙膏 jie du wu long gao

【英文名】Jie Du Wu Long Plaster

【组成】木鳖子、半夏、小粉、草乌。(中医方剂大辞典)

解毒六郁丸 jie du liu yu wan

【英文名】Jie Du Liu Yu Honeyed Pill

【组成】香附、苍术、抚芎、神曲、栀子、陈广皮、花粉、黄芩。(中医方剂大辞典)

解毒内托饮 jie du nei tuo yin

【英文名】Jie Du Nei Tuo Powder

【组成】何首乌、甘草、当归、赤芍、贝母、丹皮、黑豆、忍冬藤。(中医方剂大辞典)

解毒内托散 jie du nei tuo san

【英文名】Jie Du Nei Tuo Powder

【异名】解毒内托汤(中医方剂大辞典、金鉴)

【组成】金银花、黄芪、当归、赤芍药、防风、甘草节、荆芥、连翘、木通。(中医方剂大辞典)

解毒内消汤 jie du nei xiao tang

【英文名】Jie Du Nei Xiao Decoction

【组成】连翘、金银花、蒲公英、败酱草、冬瓜子、赤芍、丹皮、川军、赤小豆、甘草节、土贝母、犀黄丸。(中医方剂大辞典)

解毒化热汤 jie du hua re tang

【英文名】Jie Du Hua Re Decoction

【组成】牛蒡、赤芍、连翘、归尾、桔梗、人中黄、升麻、干葛、防风、荆芥、红花、蝉蜕。(中医方剂大辞典)

解毒化斑汤 jie du hua ban tang

【英文名】Jie Du Hua Ban Decoction

【组成】(1)人参、黄芪、甘草、归梢、川芎、大力子、防风、连翘、荆芥穗。(中医方剂大辞典)(2)元参、黄芩、柴胡、芦根、知母、山栀、连翘、荷鼻、丹皮、丹参、生地、山楂、通草、荆芥。(中医方剂大辞典)(3)荆芥、黄芩、山楂、木通、丹参、连翘、荷鼻、黄连、芦根、知母、紫草、山栀、银花、桔梗、苏木。(中医方剂大辞典)(4)大力子、荆芥、防风、川连、桔梗、蝉蜕、生甘草。(中医方剂大辞典)(5)牡丹皮、生地黄、木通、归尾、远志、犀角、紫草茸、知母、牛蒡子、茜根、甘草、川山甲。(中医方剂大辞典)

解毒化滞汤 jie du hua zhi tang

【英文名】Jie Du Hua Zhi Decoction

【组成】防风、荆芥、枳壳、神曲、麦芽、连翘、黄芩、茯苓、前胡、桔梗、山楂、甘草。(中医方剂大辞典)

解毒化瘀Ⅱ号 jie du hua yu er hao

【英文名】Jie Du Hua Yu Er Hao Decoction

【组成】七叶一枝花、半边莲、黄连、白花蛇舌草、丹参、槐花、生大黄、枳实、荆芥。(中医杂志 1988,29(1))

解毒化瘀汤 jie du hua yu tang

【英文名】Jie Du Hua Yu Decoction

【组成】(1)七叶一枝花、白花蛇舌草、半边莲、金钱草、丹参、黄连、生大黄、枳实。(中国医药学报 1990,5(3))(2)乳香、没药、桃仁、红花、当归、黄芪、银花、赤芍、黄柏、元参、丹参。(中医杂志 1988,29(2))(3)金银花、蒲公英、芦根、败酱草、地丁、薏苡仁、鱼腥草、桔梗、知母、连翘、桃仁、甘草。(实用中西医结合杂志 1990,3(4))

解毒化瘀益心汤 jie du hua yu yi xin tang

【英文名】Jie Du Hua Yu Yi Xin Decoction

【组成】黄连、焦山栀、当归、川芎、郁金、丹参、连翘、赤

芍、黄芪、党参、甘草。(江苏中医杂志 1993,(5))

解毒化瘀清利汤 jie du hua yu qing li tang

【英文名】Jie Du Hua Yu Qing Li Decoction

【组成】夏枯草、皂刺、穿山甲、丹参、蒲公英、炒栀子、黄柏、石苇、茯苓、白茅根。(山东中医学院学报 1993,17(3))

解毒升麻散 jie du sheng ma san

【英文名】Jie Du Sheng Ma Powder

【组成】川升麻、栀子仁、大青、黄芩、甘草、石膏。(中医方剂大辞典)

解毒天浆散 jie du tian jiang san

【英文名】Jie Du Tian Jiang Powder

【异名】解毒天浆饮(中医方剂大辞典、疡医大全);解毒大黄散(中医方剂大辞典、嵩崖尊生)

【组成】(1)天花粉、防风、防己、皂角针、白藓皮、连翘、川芎、当归、风藤、木瓜、金银花、蝉蜕、薏苡仁、甘草、土茯苓。(中医方剂大辞典)(2)石决明、僵蚕、川山甲、防风、连翘、羌活、乳香、甘草、金银花、黄连、归尾、大黄、天花粉。(中医方剂大辞典)

解毒木通汤 jie du mu tong tang

【英文名】Jie Du Mu Tong Decoction

【组成】木通、黄连、龙胆草、瞿麦、滑石、山栀、黄柏、知母、芦荟、甘草。(中医方剂大辞典)

解毒止痒汤 jie du zhi yang tang

【英文名】Jie Du Zhi Yang Decoction

【组成】金银花、连翘、蒲公英、地丁、泽泻、赤芍、山栀、苦参、白鲜皮、甘草。(四川中医 1993,11(9))

解毒止痢汤 jie du zhi li tang

【英文名】Jie Du Zhi Li Decoction

【组成】葛根、木香、黄芩、丹皮、黄连、甘草、赤芍、白芍、黑金银花、黑山楂、黑地榆。(陕西中医 1993,14(7))

解毒牛黄丸 jie du niu huang wan

【英文名】Jie Du Niu Huang Paste Pill

【组成】(1)牛黄、郁金、杏仁、巴豆、薄荷。(中医方剂大辞典)(2)郁金、牛黄、杏仁、巴豆。(中医方剂大辞典)

解毒仙草 jie du xian cao

【英文名】Jie Du Xian Cao Powder

【组成】金银花嫩枝叶。(中医方剂大辞典)

解毒四物汤 jie du si wu tang

【英文名】Jie Du Si Wu Decoction

【异名】温清饮(中医方剂大辞典、宋氏女科)

【组成】(1)当归、川芎、白芍、生地黄、黄连、黄芩、黄柏、栀子、地榆、槐花、阿胶珠、柏叶。(中医方剂大辞典)(2)黄连、黄柏、黄芩、山栀子、当归、川芎、白芍、熟地黄。(中医方剂大辞典)

解毒必胜散 jie du bi sheng san

【英文名】Jie Du Bi Sheng Powder

【组成】牛蒡子。(中医方剂大辞典)

解毒玉壶丸 jie du yu hu wan

【英文名】Jie Du Yu Hu Pill

【组成】白茯苓、贯众、硼砂、马屁勃、紫河车、山豆根、乌鱼骨、金星凤尾草、山药、白术、白僵蚕、密陀僧、大甘草、寒水石、坯子胭脂、乳香、麝香、象牙末。(中医方剂大辞典)

解毒生化丹 jie du sheng hua dan

【英文名】Jie Du Sheng Hua Pellet

【组成】金银花、生杭芍、粉甘草、三七、鸭蛋子。(中医方剂大辞典)

解毒生肌定痛散 jie du sheng ji ding tong san

【英文名】Jie Du Sheng Ji Ding Tong Plaster

【组成】黄连、黄柏、苦参、木贼、防风、羌活、独活。(中医方剂大辞典)

解毒生肌散 jie du sheng ji san

【英文名】Jie Du Sheng Ji Powder

【组成】石灰、黄丹、龙骨、麝香、椹子、密陀僧。(中医方剂大辞典)

解毒生肌膏 jie du sheng ji gao

【英文名】Jie Du Sheng Ji Plaster

【组成】血余、川椒、琥珀、炉甘石、血竭、红升丹、银珠、铅粉、黄腊、香油。(山东中医杂志 1993,12(1))

解毒合白虎汤 jie du he bai hu tang

【英文名】Jie Du He Bai Hu Decoction

【组成】生石膏、知母、黄连、连翘、金银花、甘草。(中医方剂大辞典)

解毒回生丹 jie du hui sheng dan

【英文名】Jie Du Hui Sheng Pellet

【组成】黑小豆、绿豆、生甘草、连翘、天花粉、黄芩、麝香、金箔、辰砂、雄黄、山慈姑、白扁豆。(中医方剂大辞典)

解毒地黄丸 jie du di huang wan

【英文名】Jie Du Di Huang Pill

【组成】生干地黄、黄芪、栝楼根、黄芩、麦门冬、桑螵蛸、大黄、人参、栀子仁、肉苁蓉、前胡、升麻、芍药、知母、王不留行、远志、败酱、地脉草、干枣。(中医方剂大辞典)

解毒地黄汤 jie du di huang tang

【英文名】Jie Du Di Huang Decoction

【组成】鲜生地、赤芍、丹皮、犀角、黄芩、黄柏、栀子、川连、甘草。(中医方剂大辞典)

解毒如神散 jie du ru shen san

【英文名】Jie Du Ru Shen Powder

【组成】大甘草。(中医方剂大辞典)

解毒托里散 jie du tuo li san

【英文名】Jie Du Tuo Li Powder

【组成】大力子、人中黄、桔梗、荆芥穗、酒红花、当归梢、防风、蝉蜕、升麻、葛根、赤芍、连翘。(中医方剂大辞典)

解毒收肌散 jie du shou ji san

【英文名】Jie Du Shou Ji Powder

【组成】白葛花、当归、仙茅、甘葛、乳香、云苓、拐枣、腹皮、条参、玄胡、二花、甘草。(中医方剂大辞典)

解毒汤 jie du tang

【英文名】Jie Du Decoction

【异名】疏风解毒汤(中医方剂大辞典、梅氏验方新编);溯源解毒汤(痘疹心法);八宝汤(回春)

【组成】(1)银花、蒲公英、酒黄芩、天花粉、薄荷、赤芍。(中医方剂大辞典)(2)元参、木通、淡竹叶、生地、生山栀、灯草心。(中医方剂大辞典)(3)大黄、黄连、黄芩、黄柏、栀子、赤芍、枳壳、连翘、防风、甘草。(中医方剂大辞典)(4)荆芥、防风、黄芩、黄连、连翘、大力子、犀角、薄荷、大青、人中黄、灯心、芦根。(中医方剂大辞典)(5)大当归、金银花、生绵芪、生甘草。(中医方剂大辞典)(6)荆芥、苍术、羌活、白芷、黄柏、黄芩、丹皮、赤芍、大黄、当归、川芎、枳壳、泽泻、甘草、银花。(中医方剂大辞典)(7)银花、北防风、荆芥、牛蒡子、木通、连翘、甘草。(中医方剂大辞典)(8)黄连、当归、苦参、荆芥。(中医方剂大辞典)(9)润元参、净连翘、绿升麻、片黄芩、京赤芍、全当归、川羌活、北防风、怀生地、荆芥穗、淮木通、炙甘草。(中医方剂大辞典)(10)苍术、陈皮、厚朴、甘草、大黄、黄芩、芒硝、花粉。(中医方剂大辞典)(11)黄连、黄芩、栀仁、木通、桔梗。(中医方剂大辞典)(12)人参、白术、生地黄、黄芪、银花、茯苓、连翘、青皮、白芷、乌梅、大枣。(中医方剂大辞典)(13)连翘、牛蒡、枳壳、木通、防风、桔梗、紫草、川芎、升麻、虫蜕、黄芩、黄连、前胡、麦冬、甘草。(中医方剂大辞典)(14)土茯苓、米仁、防风、木瓜、木通、白鲜皮、金银花、皂角刺。(中医方剂大辞典)(15)连翘、地丁、牛蒡子、穿山甲、木通、青蒿、菊花、银花、土贝。(中医方剂大辞典)(16)荆芥、防风、牛蒡、羌活、连翘、甘草。(中医方剂大辞典)(17)川芎、当归、生地、白芍、黄连、黄芩、山栀、牛蒡、连翘、甘草、桔梗。(中医方剂大辞典)(18)防风、薄荷、荆芥、石膏、知母、桔梗、甘草、牛蒡子、连翘、木通、枳壳。(中医方剂大辞典)(19)黄芩、黄柏、黄连、甘草、连翘、天花粉、皂角刺。(中医方剂大辞典)(20)防风、羌活、川芎、白芷、柴胡、紫草、蝉蜕、麻黄、姜、葱。(中医方剂大辞典)(21)皂角刺、薏苡仁、防风、天花粉、木瓜、白鲜皮、荆芥、金银花、川芎、木通、土茯苓。(中医方剂大辞典)(22)当归尾、生地黄、紫草、紫花地丁、番白草、牛蒡子、蝉蜕。(中医方剂大辞典)(23)黄连、黄芩、黄柏、栀子、连翘、槐花、细辛、甘草。(中医方剂大辞典)(24)玄参、连翘、升麻、黄芩、赤芍、当归、羌活、防风、生地、甘草、荆芥穗。(中医方剂大辞典)(25)连翘、荆芥、木通、黄连、生地、牛膝、忍冬花、滑石、甘草、何首乌。(中医方剂大辞典)(26)当归身、川芎、生地黄、白芍药、甘草、人参、连翘、黄连、陈皮、木通。(中医方剂大辞典)(27)荆芥、甘草、鼠粘子。(中医方剂大辞典)(28)黄连、金银花、连翘。(中医方剂大辞典)(29)麻黄、人参、赤茯苓、桂、麦门冬、葛根、杏仁、甘草。(中医方剂大辞典)(30)柴胡、黄芩、荆芥穗。(中医方剂大辞典)(31)椿根皮、醋香附、白芍、白术、侧柏、黄连、黄柏、白芷。(中医方剂大辞典)

解毒百用膏 jie du bai yong gao

【英文名】Jie Du Bai Yong Plaster

【组成】猪牙皂角、南星、大米、臭小粉。(中医方剂大辞典)

解毒至宝神丹 jie du zhi bao shen dan

【英文名】Jie Du Zhi Bao Shen Pellet

【组成】人参、三七、嫩滑石、真琥珀、珍珠、生甘草。(中医方剂大辞典)

解毒至神汤 jie du zhi shen tang

【英文名】Jie Du Zhi Shen Decoction

【组成】元参、知母、石膏、连翘、牛蒡子、大黄、枳壳、川连、甘草、淡竹叶。(中医方剂大辞典)

解毒行血膏 jie du xing xue gao

【英文名】Jie Du Xing Xue Plaster

【组成】当归、刘寄奴、头发、生地黄。(中医方剂大辞典)

解毒防风汤 jie du fang feng tang

【英文名】Jie Du Fang Feng Decoction

【组成】(1)金银花、甘草、木通、防风、荆芥、连翘、牛蒡子。(中医方剂大辞典)(2)黄芩、生地黄、甘草、连翘、牛蒡子、荆芥、防风、金银花、赤芍、升麻。(中医方剂大辞典)

解毒利湿汤 jie du li shi tang

【英文名】Jie Du Li Shi Decoction

【组成】银花、炒苡仁、生黄芪、连翘、茯苓、汉防己、猪苓、泽泻、桂枝、甘草。(中医方剂大辞典)

解毒寿婴丹 jie du shou ying dan

【英文名】Jie Du Shou Ying Pellet

【组成】黄连、连翘、赤芍、玄参、生地、甘草、丝瓜近蒂、西牛黄、生玳瑁、珍珠、乌犀、羚羊角、真麝香、冰片、好青黛。(中医方剂大辞典)

解毒快斑汤 jie du kuai ban tang

【英文名】Jie Du Kuai Ban Decoction

【组成】(1)连翘、牛蒡子、荆芥、防风、蝉蜕、山楂肉、归尾、生地、川芎、桔梗、黄芩、干葛、紫草。(中医方剂大辞典)(2)羌活、防风、升麻、葛根、柴胡、川芎、白芷、紫草、桔梗、甘草、麻黄。(中医方剂大辞典)

解毒护童膏 jie du hu tong gao

【英文名】Jie Du Hu Tong Ointment

【组成】金银花、粉甘草。(中医方剂大辞典)

解毒疗肾汤 jie du liao shen tang

【英文名】Jie Du Liao Shen Decoction

【组成】蒲公英、地丁、茅根、益母草、连翘、二花、栀子、黄芩、金钱草、车前子。(实用中西医结合杂志 1992,5(12))

解毒饮 jie du yin

【英文名】Jie Du Drink

【组成】(1)大黑豆、生甘草。(中医方剂大辞典)(2)当归、芍药、人参、山楂、黄芪、荆芥、牛蒡、防风、炙甘草。(中医方剂大辞典)(3)防己、苪蒡、当归、忍冬花、白鲜皮、连翘、羌活、皂荚、萆薢。(中医方剂大辞典)

解毒饮子 jie du yin zi

【英文名】Jie Du Drink

【组成】(1)柴胡、紫草、防风、白芷、荆芥、鼠粘子、川芎、蝉蜕、木通。(中医方剂大辞典)(2)生地黄汁、黄芩、生姜、白蜜。(中医方剂大辞典)

解毒剂 jie du ji

【英文名】Jie Du Decoction

【组成】穿山甲、大黄、黄芩、反鼻、忍冬、甘草、土茯苓。(中医方剂大辞典)

解毒和中汤 jie du he zhong tang

【英文名】Jie Du He Zhong Decoction

【组成】防风、荆芥、泽泻、猪苓、陈皮、连翘、黄芩、茯苓、前胡、贝母、甘草。(中医方剂大辞典)

解毒承气汤 jie du cheng qi tang

【英文名】Jie Du Cheng Qi Decoction

【组成】(1)银花、生山栀、小川连、青子芩、小枳实、生锦纹、西瓜硝、金汁、白头蚯蚓。(中医方剂大辞典)(2)白僵蚕、蝉蜕、黄连、黄芩、黄柏、栀子、枳实、厚朴、大黄、芒硝。(中医方剂大辞典)

解毒歧良汤 jie du qi liang tang

【英文名】Jie Du Qi Liang Decoction

【组成】土茯苓、防己、防风、花粉、角刺、白鲜皮、连翘、川芎、木瓜、当归、风藤、金银花、蝉蜕、米仁、生甘草。(中医方剂大辞典)

解毒泻心汤 jie du xie xin tang

【英文名】Jie Du Xie Xin Decoction

【组成】黄连、防风、荆芥、山栀、黄芩、牛蒡子、滑石、元参、知母、石膏、甘草、木通。(中医方剂大辞典)

解毒泻肝汤 jie du xie gan tang

【英文名】Jie Du Xie Gan Decoction

【组成】(1)柴胡、龙胆草、酒黄芩、银花、川黄连、生地、元参、赤芍、牡丹皮。(中医方剂大辞典)(2)防风、山栀、石膏、黄芩、苍术、木通、生甘草。(中医方剂大辞典)

解毒泻脾汤 jie du xie pi tang

【英文名】Jie Du Xie Pi Decoction

【组成】防风、牛子、山栀、石膏、黄芩、苍术、甘草、木通。(中医方剂大辞典)

解毒金药散 jie du jin yao san

【英文名】Jie Du Jin Yao Powder

【异名】解毒金花散(中医方剂大辞典、袖珍)

【组成】黄连、黄柏、黄芩、赤茯苓、白术、赤芍药。(中医方剂大辞典)

解毒降脂片 jie du jiang zhi pian

【英文名】Jie Du Jiang Zhi Tablet

【组成】虎杖。(药品标准－中药成方制剂标准 1997)

解毒养阴汤 jie du yang yin tang

【英文名】Jie Du Yang Yin Decoction

【组成】西洋参、南北沙参、耳环石斛、黑元参、佛手参、生黄芪、干生地、紫丹参、双花、公英、二冬、玉竹。(中医方剂大辞典)

解毒养阴膏 jie du yang yin gao

【英文名】Jie Du Yang Yin Syrup

【组成】茵陈、蒲公英、车前子、小蓟、白花蛇舌草、野菊花、土茯苓、生黄芪、丹参、水红花子、白芍、黄精。(北京中医杂志 1990,(1))

解毒活血止痢汤 jie du huo xue zhi li tang

【英文名】Jie Du Huo Xue Zhi Li Decoction

【组成】金银花、白芍、黄连、葛根、甘草、三七末。(安徽中医学院学报 1988,7(2))

解毒活血汤 jie du huo xue tang

【英文名】Jie Du Huo Xue Decoction

【组成】(1)连翘、柴胡、葛根、生地、赤芍、红花、桃仁、川朴、当归、甘草、苏木。(中医方剂大辞典)(2)连翘、丝瓜络、淡紫菜、石菖蒲、川连、原蚕砂地丁、益母草、生苡仁、银花。(中医方剂大辞典)(3)连翘、葛根、柴胡、当归、生地、赤芍、桃仁、红花、枳壳、甘草。(中医方剂大辞典)(4)首乌、夏枯草、鸡血藤、泽兰、金银花、玄胡、郁金、乳香、没药、血竭、丹参、元参。(中医方剂大辞典)(5)银花、连翘、赤芍、牡丹皮、酒黄芩、天花粉、荆芥、防风、枳壳。(中医方剂大辞典)

解毒济生汤 jie du ji sheng tang

【英文名】Jie Du Ji Sheng Decoction

【组成】川芎、当归、黄柏、知母、天花粉、金银花、麦门

冬、远志、柴胡、黄芩、犀角、茯神、甘草、红花、升麻、牛膝。(中医方剂大辞典)

解毒济阴汤 jie du ji yin tang

【英文名】Jie Du Ji Yin Decoction

【组成】连翘、山栀、黄芩、黄连、赤芍药、金银花、甘草。(中医方剂大辞典)

解毒祛疣汤 jie du qu you tang

【英文名】Jie Du Qu You Decoction

【组成】板蓝根、大青叶、牡蛎、紫草、郁金、桃仁、红花、苡仁、桑白皮。(中西医结合杂志 1986,6(11))

解毒祛湿汤 jie du qu shi tang

【英文名】Jie Du Qu Shi Decoction

【组成】银花、连翘、陈皮、甘草、桔梗。(内蒙古中医药 1993,12(3))

解毒神妙散 jie du shen miao san

【英文名】Jie Du Shen Miao Powder

【组成】熟地黄、川连、化百、枳壳、木通、钩藤、姜虫、连翘、甘草。(中医方剂大辞典)

解毒药散 jie du yao san

【英文名】Jie Du Yao Powder

【组成】荠苨、蓝(并花)。(中医方剂大辞典)

解毒退痈汤 jie du tui yong tang

【英文名】Jie Du Tui Yong Decoction

【组成】归尾、北柴胡、防风、大力子、赤芍、栀仁、甘草、乌药、薄荷、木通、楂肉、枳壳、桔梗、川连、连翘。(中医方剂大辞典)

解毒退翳汤 jie du tui yi tang

【英文名】Jie Du Tui Yi Decoction

【组成】羌活、野菊花、银花、山栀、板蓝根、黄芩、连翘、决明子、荆芥、防风、大青叶。(安徽中医学院学报 1983,2(1))

解毒香豉饮子 jie du xiang chi yin zi

【英文名】Jie Du Xiang Chi Drink

【组成】香豉、石膏、栀子仁、大青、川升麻、川芒硝、甘草、川大黄。(中医方剂大辞典)

解毒健肾汤 jie du jian shen tang

【英文名】Jie Du Jian Shen Decoction

【组成】鱼腥草、麝衔草、益母草、白花蛇舌草、银花、半枝莲、太子参、麦冬、楮实子、沙苑子、枸杞、汉防已。(国医论坛 1993,(3))

解毒凉血汤 jie du liang xue tang

【英文名】Jie Du Liang Xue Decoction

【组成】犀角、生地炭、双花炭、莲子心、白茅根、花粉、紫花地丁、生栀仁、蚤休、生甘草、川黄连、生石膏。(中医方剂大辞典)

解毒消丹汤 jie du xiao dan tang

【英文名】Jie Du Xiao Dan Decoction

【组成】野菊花、大青叶、马齿苋、银花、紫草、玄参、赤芍、川楝子、番泻叶、生草。(新疆中医药 1990,(3))

解毒消炎丸 jie du xiao yan wan

【英文名】Jie Du Xiao Yan Pill

【组成】丁香、雄黄、蟾酥、朱砂。(中医方剂大辞典)

解毒消炎片 jie du xiao yan pian

【英文名】Jie Du Xiao Yan Tablet

【组成】穿心莲。

解毒消炎红药膏 jie du xiao yan hong yao gao

【英文名】Jie Du Xiao Yan Red Bill Ointment

【组成】银朱、冰片、乳香、没药、石膏、樟脑。(药品标准－中药成方制剂标准 1998)

解毒消炎膏 jie du xiao yan gao

【英文名】Jie Du Xiao Yan Plaster

【组成】黄芩、连翘、南星、白芷、冬青油、薄荷脑、冰片、汽油、橡胶、羊毛脂、氧化锌、凡士林、松香。(中医方剂大辞典)

解毒消痈汤 jie du xiao yong tang

【英文名】Jie Du Xiao Yong Decoction

【组成】蒲公英、紫花地丁、金银花、野菊花、归尾、赤芍、制乳香、制没药、陈皮、穿甲珠、生甘草。(湖北中医杂志 1993,15(5))

解毒消淋汤 jie du xiao lin tang

【英文名】Jie Du Xiao Lin Decoction

【组成】白花蛇舌草、土茯苓、蚤休、木通、蒲公英、瞿麦、赤芍、丹皮、焦栀子、生大黄、甘草。(浙江中医杂志 1993,28(1))

解毒消瘴散 jie du xiao zhang san

【英文名】Jie Du Xiao Zhang Powder

【组成】柴胡、黄芩、黄柏、栀子、木通、赤芍药、当归、防风、连翘、大黄、甘草、青木香、紫金皮、鸡屎子、诈死子、青王乂、嫩柏根、苦花子。(中医方剂大辞典)

解毒润肠汤 jie du run chang tang

【英文名】Jie Du Run Chang Decoction

【组成】槟榔、车前子、茵陈、芍药、木香、黄芩、黄连、青橘皮、防风。(中医方剂大辞典)

解毒益精汤 jie du yi jing tang

【英文名】Jie Du Yi Jing Decoction

【组成】金银花、连翘、蒲公英、地丁、天花粉、贝母、当归、杭芍、黄柏、韭菜籽、锁阳、紫河车、甘草。(辽宁中医杂志 1991,(1))

解毒胶囊 jie du jiao nang

【英文名】Jie Du Capsule

【组成】明矾、白头翁、蛋黄油、大豆。(中西医结合杂志 1990,10(11))

解毒通脉汤 jie du tong mai tang

【英文名】Jie Du Tong Mai Decoction

【组成】桃仁、大黄、水蛭、虻虫、银藤、生石膏、丹皮、连翘、栀子、黄芩、延胡索、赤芍。(中医方剂大辞典)

解毒排脓汤 jie du pai nong tang

【英文名】Jie Du Pai Nong Decoction

【组成】银花、连翘、天花粉、白芷、薏苡仁、赤芍、甘草。(中医方剂大辞典)

解毒排脓散 jie du pai nong san

【英文名】Jie Du Pai Nong Powder

【组成】连翘、川芎、柴胡、酒芩、青皮、忍冬、牛蒡子、黄芪、皂角刺、大黄、当归。(中医方剂大辞典)

解毒救苦汤 jie du jiu ku tang

【英文名】Jie Du Jiu Ku Decoction

【组成】连翘、牛蒡、桔梗、防风、荆芥、羌活、黄芩、人中黄。(中医方剂大辞典)

解毒清肝汤 jie du qing gan tang

【英文名】Jie Du Qing Gan Decoction

【组成】银花、柴胡、归尾、酒黄芩、秦皮、赤芍、车前子、防风。(中医方剂大辞典)

解毒清凉散 jie du qing liang san

【英文名】Jie Du Qing Liang Powder

【组成】芙蓉叶、大青叶、青黛、人中黄。(中医方剂大辞典)

解毒清热汤 jie du qing re tang

【英文名】Jie Du Qing Re Decoction

【组成】公英、野菊花、大青叶、紫花地丁、蚤休、花粉、赤芍。(中医方剂大辞典)

解毒清营汤 jie du qing ying tang

【英文名】Jie Du Qing Ying Decoction

【组成】金银花、连翘、公英、干生地、白茅根、生玳瑁、丹皮、赤芍、川连、绿豆衣、茜草根、生栀子。(中医方剂大辞典)

解毒银花散 jie du yin hua san

【英文名】Jie Du Yin Hua Powder

【组成】忍冬枝、忍冬叶、忍冬花、生黄芪、甘草、酒。(中医方剂大辞典)

解毒提瘢汤 jie du ti ban tang

【英文名】Jie Du Ti Ban Decoction

【组成】犀角、连翘、葛根、元参、赤芍、丹皮、麦冬、紫草、川贝、人中黄。(中医方剂大辞典)

解毒散 jie du san

【英文名】Jie Du Powder

【异名】解毒饮(中医方剂大辞典、种痘新书);国老饮(中医方剂大辞典、得效)

【组成】(1)白矾、雄黄、贯仲。(中医方剂大辞典)(2)黄丹、枯矾石、雄黄、乳香、没药、白芷、王不留行、人中白、轻粉、胆矾、辰砂。(中医方剂大辞典)(3)紫苏、干葛、桔梗、陈皮、川朴、甘草、半夏、茯苓、枯壳、前胡、地肤、知母、黄柏。(中医方剂大辞典)(4)商陆根。(中医方剂大辞典)(5)黄芩、栀子、连翘、乌梅、苏薄荷、甘草。(中医方剂大辞典)(6)连翘、牛子、知母、玄参、荆芥、前胡、地骨皮、黄芩、山栀、木通、甘草。(中医方剂大辞典)(7)川乌、草乌、藤黄。(中医方剂大辞典)(8)牛蒡、防风、荆芥、甘草、犀角。(中医方剂大辞典)(9)金银花、甘草、木通、防风、荆芥、连翘、牛子。(中医方剂大辞典)(10)雄黄、白硼砂、胆矾。(中医方剂大辞典)(11)大黄、黄柏、山栀、寒水石。(中医方剂大辞典)(12)黄柏、山栀。(中医方剂大辞典)(13)巴豆肉、皮消、黄蜂窠、黑狗脊、白芷、雄黄、猪牙皂角、羊蹄根、轻粉、蝉壳、枯矾、寒水石。(中医方剂大辞典)(14)黄连、黄丹、松香、轻粉、雄黄。(中医方剂大辞典)(15)百药煎、黄连、滑石、木香、车前子。(中医方剂大辞典)(16)赤小豆、木鳖子、橡(木斗)子、南星、大黄、朴硝。(中医方剂大辞典)(17)寒水石、滑石、石膏、辰砂。(中医方剂大辞典)(18)白矾、甘草。(中医方剂大辞典)(19)寒水石、龙骨、黄连、黄柏、轻粉。(中医方剂大辞典)(20)石菖蒲、白矾。(中医方剂大辞典)(21)皂角子、连翘、薄荷叶、甘草。(中医方剂大辞典)(22)石绿。(中医方剂大辞典)(23)犀角屑、川升麻、栀子仁、木通、麦门冬、枳壳、甘草、葛根、地骨皮。(中医方剂大辞典)(24)犀角屑、木通、川升麻、赤芍药、川朴硝、石膏、甘草、玄参、麦门冬。(中医方剂大辞典)

解毒散结汤 jie du san jie tang

【英文名】Jie Du San Jie Decoction

【组成】银花、黄芩、连翘、蒲公英、天花粉、赤芍、薄荷。(中医方剂大辞典)

解毒犀角散 jie du xi jiao san

【英文名】Jie Du Xi Jiao Powder

【组成】犀角屑、黄芩、栀子仁、大青、牛黄、马牙硝、天竹黄、赤茯苓、麦门冬、黄连、麝香、甘草。(中医方剂大辞典)

解毒犀黄丸 jie du xi huang wan

【英文名】Jie Du Xi Huang Paste Pill

【组成】川香、没药、乳香、牛黄。(中医方剂大辞典)

解毒疏痘汤 jie du shu dou tang

【英文名】Jie Du Shu Dou Decoction

【组成】防风、荆芥、羌活、柴胡、川芎、白芷、当归、连翘、黄芩、黄连、麻黄、紫草、蝉蜕。(中医方剂大辞典)

解毒紫金丹 jie du zi jin dan

【英文名】Jie Du Zi Jin Pellet

【组成】龟板、石决明、朱砂。(内蒙古中医药 1990,(2))

解毒紫金膏 jie du zi jin gao
【英文名】Jie Du Zi Jin Plaster
【组成】(1)防风、荆芥、连翘、赤芍、归尾、红花、黄芩、黄柏、僵蚕、蝉蜕、白芷、甘草、大黄、银花、川乌、草乌、独活、苍术、细辛、秦艽、川椒、骨碎补、首乌、蛇床子、木鳖子、大枫、蜈蚣。(中医方剂大辞典)(2)细块矾红、明净松香。(中医方剂大辞典)

解毒缓急汤 jie du huan ji tang
【英文名】Jie Du Huan Ji Decoction
【组成】贯众、木瓜、生白芍、生甘草。(云南中医杂志 1993,14(5))

解毒雄黄丸 jie du xiong huang wan
【英文名】Jie Du Xiong Huang Paste Pill
【组成】郁金、雄黄、巴豆。(中医方剂大辞典)

解毒雄黄散 jie du xiong huang san
【英文名】Jie Du Xiong Huang Powder
【组成】(1)雄黄、芦根、白蔹、大麻仁。(中医方剂大辞典)(2)雄黄、硫黄。(中医方剂大辞典)

解毒辟瘟丹 jie du bi wen dan
【英文名】Jie Du Bi Wen Pellet
【组成】苍术、厚朴、陈皮、炙草、苏叶、藿香、羌活、防风、北细辛、川芎、白芷、石膏、山楂肉、麦芽、枳壳、黄芩、升麻、黑山栀、神曲。(中医方剂大辞典)

解毒锭 jie du ding
【英文名】Jie Du Lozenges
【组成】明雄黄、大蒜、糯米粽。(中医方剂大辞典)

解毒槟榔丸 jie du bin lang wan
【英文名】Jie Du Bin Lang Water-paste Pill
【组成】槟榔、黄连、青皮、陈皮、木香、沉香、巴戟、当归、广茂、枳壳、香附子、甘草、大黄、黄柏、牵牛头末。(中医方剂大辞典)

解毒膏 jie du gao
【英文名】Jie Du Plaster
【组成】(1)白及、白蔹、番木鳖、露蜂房、蛇蜕、山甲、铅粉、陀僧、桑枝、槐枝、桃枝、血余、马齿苋。(中医方剂大辞典)(2)白芷、白蔹、白及、川乌、草乌、黄芩、独活、细辛、荆芥、栀子、连翘、羌活、黄连、阿胶、海藻、山甲、昆布、大黄、木鳖、血余、赤芍、薄荷、牛膝、木瓜、防风、石燕、海带、黄柏、桃枝、柳枝、桑枝、杉枝、天丁、密陀僧、水粉、黄丹、香油。(中医方剂大辞典)(3)马齿苋、猪油、白蜜。(中医方剂大辞典)(4)细块矾红、明净松香。(中医方剂大辞典)(5)川升麻、白蔹、漏芦、连翘、川芒硝、蛇衔草、黄芩、栀子仁、蒴藋根。(中医方剂大辞典)

解毒蕲蛇丸 jie du qi she wan
【英文名】Jie Du Qi She Water-paste Pill
【组成】蕲蛇、蝉蜕、全蝎、川连、大枫、苦参、大黄、木通、防风、荆芥、羌活、独活、豨莶草、胡麻、苍术、银花、首乌、土茯苓、山栀、薄荷、枯芩、甘草、元参、黄柏、连翘、川朴、朴硝、苦梗、苡米。(中医方剂大辞典)

解毒薷苓汤 jie du ru ling tang
【英文名】Jie Du Ru Ling Decoction
【组成】黄连、黄芩、黄柏、山栀、泽泻、猪苓、赤茯苓、白术、肉桂、扁豆、厚朴、香薷。(中医方剂大辞典)

解炽发醒头膏 jie chi fa xing tou gao
【英文名】Jie Chi Fa Xing Tou Plaster
【组成】荆芥穗、香油、柏子油。(中医方剂大辞典)

解疫汤 jie yi tang
【英文名】Jie Yi Decoction
【组成】苍术、防风、白术、白芍、羌活。(中医方剂大辞典)

解疫清金饮 jie yi qing jin yin
【英文名】Jie Yi Qing Jin Drink
【组成】苏薄荷、牛子、苏桔红、丹皮、桔梗、赤芍、大贝、花粉、甘草。(中医方剂大辞典)

解疮散 jie chuang san
【英文名】Jie Chuang Powder
【组成】赤芍药、白芍药、木鳖子仁、当归、甘草、大黄汁、黄芩、防风。(中医方剂大辞典)

解结丸 jie jie wan
【英文名】Jie Jie Water-paste Pill
【组成】川黄连、黄柏、川当归、枳壳、川厚朴、陈皮、青皮、莪术、皂角、滑石、枳实、香附子、黄芩、莱菔子、三棱、木香、槟榔、大黄、黑丑头、朴硝。(中医方剂大辞典)

解结提金散 jie jie ti jin san
【英文名】Jie Jie Ti Jin Powder
【组成】柴胡、川芎、甘草、陈皮、人参、桔梗、乳香、没药、粟壳。(中医方剂大辞典)

解结舒气汤 jie jie shu qi tang
【英文名】Jie Jie Shu Qi Decoction
【组成】白芍、当归、炒枣仁、郁李仁。(中医方剂大辞典)

解胃汤 jie wei tang
【英文名】Jie Wei Decoction
【组成】青蒿、茯苓、甘草、麦冬、玄参、竹叶。(中医方剂大辞典)

解药毒方 jie yao du fang
【英文名】Jie Yao Du Prescription
【组成】生姜、赤小豆、山豆根、黑蛤粉。(中医方剂大辞典)

解语丸 jie yu wan
【英文名】Jie Yu Honeyed Pill

【异名】神仙解语丹(中医方剂大辞典、杂病源流犀烛)
【组成】白附子、石菖蒲、远志、全蝎、羌活、天麻、南星、白僵蚕。(中医方剂大辞典)

解语汤 jie yu tang

【英文名】Jie Yu Decoction
【组成】(1)羌活、防风、天麻、肉桂、川芎、南星、陈皮、白芷、当归、人参、甘草、酸枣仁、羚羊角。(中医方剂大辞典)(2)附子、防风、天麻、酸枣仁。(中医方剂大辞典)

解骨丸 jie gu wan

【英文名】Jie Gu Honeyed Pill
【组成】雄黄、蜣螂、象牙末。(中医方剂大辞典)

解冤神丹 jie yuan shen dan

【英文名】Jie Yuan Shen Pellet
【组成】人参、白术、川贝母、白芥子、白茯苓、生甘草、青盐、半夏、白矾。(中医方剂大辞典)

解恶仙丹 jie e xian dan

【英文名】Jie E Xian Pellet
【组成】人参、茯苓、天南星、附子。(中医方剂大辞典)

解恶神丹 jie e shen dan

【英文名】Jie E Shen Pellet
【异名】解毒神丹(中医方剂大辞典、卒中辑要)
【组成】金银花、生甘草、白矾、白芷。(中医方剂大辞典)

解晕汤 jie yun tang

【英文名】Jie Yun Decoction
【组成】荆芥、人参、当归、炮姜、黄芪。(中医方剂大辞典)

解晕神丹 jie yun shen dan

【英文名】Jie Yun Shen Pellet
【组成】人参、半夏、茯苓、南星、天麻、乌药、陈皮、菖蒲、当归、柴胡。(中医方剂大辞典)

解烦汤 jie fan tang

【英文名】Jie Fan Decoction
【组成】人参、巴戟天、麦冬、白术、炒枣仁、菖蒲、神曲、白豆蔻。(中医方剂大辞典)

解烦益心汤 jie fan yi xin tang

【英文名】Jie Fan Yi Xin Decoction
【组成】人参、黄连、生枣仁、白术、茯神、当归、玄参、甘草、枳壳、天花粉。(中医方剂大辞典)

解热丸 jie re wan

【英文名】Jie Re Honeyed Pill
【组成】甘草、铁粉、青黛。(中医方剂大辞典)

解热化毒汤 jie re hua du tang

【英文名】Jie Re Hua Du Decoction
【组成】前胡、桔梗、山楂、木通、丹参、荷鼻、紫草、苏木、连翘、金银花。(中医方剂大辞典)

解热化斑汤 jie re hua ban tang

【英文名】Jie Re Hua Ban Decoction
【组成】前瓜蒌仁、石膏、杏仁、乌梅、黄柏前、黄连、芦根、知母、紫草、山栀、银花、荷鼻。(中医方剂大辞典)

解热化痰汤 jie re hua tan tang

【英文名】Jie Re Hua Tan Decoction
【组成】苏子、白芥子、枳实、黄连、桔梗、黄芩、瓜蒌仁、石膏、杏仁、乌梅、黄柏。(中医方剂大辞典)

解热方 jie re fang

【英文名】Jie Re Powder
【组成】(1)车前子。(中医方剂大辞典)(2)小黑豆、紫苏、姜。(中医方剂大辞典)(3)生车前草。(中医方剂大辞典)

解热回春饮 jie re hui chun yin

【英文名】Jie Re Hui Chun Drink
【组成】生石膏、金银花、连翘、荆芥、防风、柴胡、川芎、川羌活、独活、菊花、薄荷、甘草。(山东中医杂志 1992,11(4))

解热汤 jie re tang

【英文名】Jie Re Decoction
【组成】(1)生地、当归、黄芩、黄连、元参、麦冬、柴胡、荆芥。(中医方剂大辞典)(2)柴胡、白术、枳壳、白茯苓。(中医方剂大辞典)

解热至圣丹 jie re zhi sheng dan

【英文名】Jie Re Zhi Sheng Pellet
【异名】石室丹(中医方剂大辞典、医学集成)
【组成】白芍、炒栀子、甘草、当归、生地、陈皮。(中医方剂大辞典)

解热饮 jie re yin

【英文名】Jie Re Drink
【组成】黄丹、软石膏末。(中医方剂大辞典)

解热饮子 jie re yin zi

【英文名】Jie Re Drink
【异名】解热饮(中医方剂大辞典、证治宝鉴)
【组成】(1)麦门冬、小芦根、竹叶、干葛、漏芦、犀角屑。(中医方剂大辞典)(2)赤芍药、白芍药、当归、川芎、炙甘草、大黄、木鳖子。(中医方剂大辞典)

解热退烧浸膏 jie re tui shao jin gao

【英文名】Jie Re Tui Shao Ointment
【组成】柴胡、赤芍、甘草、板蓝根、葛根、桔梗、黄芩、生石膏、白芷、羌活。(中医方剂大辞典)

解热除毒丸 jie re chu du wan

【英文名】Jie Re Chu Du Honeyed Pill
【组成】川黄连、片黄芩、黑元参、土麻仁、净银花、川羌活、白蒺藜、白藓皮、真蕲蛇、枫子肉。(中医方剂大辞典)

解热柴陈汤 jie re chai chen tang
【英文名】Jie Re Chai Chen Decoction
【组成】柴胡、黄芩、半夏、甘草、陈皮、白茯、山栀、赤芍、苡仁、贝母。(中医方剂大辞典)

解热消炎胶囊 jie re xiao yan jiao nang
【英文名】Jie Re Xiao Yan Capsule
【组成】胆酸、猪去氧胆酸、珍珠母粉、水牛角浓缩粉、黄芩甙、栀子提取物、金银花提取物、板蓝根提取物、冰片、薄荷脑、郁金挥发、郁金提取物、广藿香挥发油、广藿香提取物、石菖蒲挥发油、石菖蒲提取物。(药品标准－中药成方制剂标准 1992)

解热消暑散 jie re xiao shu san
【英文名】Jie Re Xiao Shu Powder
【组成】青蒿、干葛、香薷、茯苓、白术、白扁豆、陈皮。(中医方剂大辞典)

解热清肺糖浆 jie re qing fei tang jiang
【英文名】Jie Re Qing Fei Syrup
【组成】桑白皮、前胡、黄芩、鱼腥草、紫菀、土牛膝、甘草、枳壳、紫苏叶等。((87)卫药准字 Z－02 号)

解热感冒片 jie re gan mao pian
【英文名】Jie Re Gan Mao Tablet
【组成】荆芥穗、防风、白芷、柴胡、葛根、薄荷、蒲公英、板蓝根、苦地丁、黄芩、芦根、玄参、苦杏仁、甘草。(药品标准－中药成方制剂标准 1990)

解热辟瘟丹 jie re bi wen dan
【英文名】Jie Re Bi Wen Pellet
【组成】佩兰、郁金、桔梗、豆豉、杏仁、苡仁、薄荷、蝉蜕、枳壳、神曲、泽泻、银花、连翘。(中医方剂大辞典)

解热镇静锭 jie re zhen jing ding
【英文名】Jie Re Zhen Jing Lozenges
【组成】陈京墨、儿茶、川黄连、胡黄连、冰片、麝香、熊胆、西牛黄。(中医方剂大辞典)

解痉止咳汤 jie jing zhi ke tang
【英文名】Jie Jing Zhi Ke Decoction
【组成】白芍、地龙、半夏、杏仁、白术、茯苓、桑白皮、地骨皮。(中医函授通讯 1989,(6))

解痉止痛膏 jie jing zhi tong gao
【英文名】Jie Jing Zhi Tong Ointment
【组成】白芷、花椒、苦楝子、葱白、韭菜兜、白醋。(辽宁中医杂志 1989,(1))

解痉汤 jie jing tang
【英文名】Jie Jing Decoction
【组成】党参、黄芪、鸡血藤、酸枣仁、柏子仁、白术、内金、砂仁、当归、白芍、五味子、木香、山药、茯神、甘草、朱砂、琥珀。(山东中医杂志 1982,(1))

解痉咳汤 jie jing ke tang
【英文名】Jie Jing Ke Decoction
【组成】僵蚕、全蝎、蝉衣、地龙、杏仁、胆南星、天竺黄、青黛、甘草、黄芩、地骨皮、瓜蒌、百部。(浙江中医杂志 1987,(1))

解痉镇痛汤 jie jing zhen tong tang
【英文名】Jie Jing Zhen Tong Decoction
【组成】川芎、白芍、双钩、菊花、茺蔚子、甘草、葛根、生地、地龙、炙山甲。(实用中西医结合杂志 1993,6(11))

解痉镇痛酊 jie jing zhen tong ding
【英文名】Jie Jing Zhen Tong Tincture
【组成】辣椒浸出液、陈皮浸出液、水杨酸甲酯、薄荷脑。(药品标准－中药成方制剂标准 1998)

解酒化毒丹 jie jiu hua du dan
【英文名】Jie Jiu Hua Du Pellet
【组成】白滑石、白粉葛、大粉草。(中医方剂大辞典)

解酒仙丹 jie jiu xian dan
【英文名】Jie Jiu Xian Pellet
【组成】白果仁、葡萄、薄荷叶、侧柏枝、细辛、朝脑、细茶、当归、丁香、官桂、砂仁、甘松。(中医方剂大辞典)

解酒散火汤 jie jiu san huo tang
【英文名】Jie Jiu San Huo Decoction
【组成】熟地、当归、白芍、地榆、黄连、柞树枝、葛根、甘草。(中医方剂大辞典)

解酒舒筋散 jie jiu shu jin san
【英文名】Jie Jiu Shu Jin Powder
【组成】条参、白术、桂枝、淮膝、秦艽、天麻、杜仲、当归、元胡、肉桂、天雄、姜炭、干葛、甘草。(中医方剂大辞典)

解钳丸 jie qian wan
【英文名】Jie Qian Paste Pill
【组成】木鳖子、茴香、黑丑、半夏、补骨脂。(中医方剂大辞典)

解铃丸 jie ling wan
【英文名】Jie Ling Paste Pill
【组成】茴香、蝎梢、蓬莪茂。(中医方剂大辞典)

解悬汤 jie xuan tang
【英文名】Jie Xuan Decoction
【组成】(1)黄芪、当归、人参、川芎、荆芥、益母草、生地黄、炮姜。(中医方剂大辞典)(2)人参、当归、川芎、荆芥、益母草、麦冬、炮姜。(中医方剂大辞典)(3)白芍、当归、炒栀子、枳壳、砂仁、白术、人参、茯苓、薄荷。(中医方剂大辞典)

解敏汤 jie min tang
【英文名】Jie Min Decoction
【组成】黄芪、防风、柴胡、五味子、乌梅、黄芩、甘草。(时珍国药研究 1993,4(4))

解菌汤 jie jun tang

【英文名】Jie Jun Decoction

【组成】生甘草、白芷。(中医方剂大辞典)

解蛇油 jie she you

【英文名】Jie She Oil

【组成】蜈蚣。(中医方剂大辞典)

解寒汤 jie han tang

【英文名】Jie Han Decoction

【组成】人参、白术、附子、苍木、川芎、柴胡。(中医方剂大辞典)

解寒散 jie han san

【英文名】Jie Han Powder

【组成】羌活、前胡、紫苏、桔梗、旋覆花、甘草、枳壳、陈皮、升麻、干葛。(中医方剂大辞典)

解散 jie san

【英文名】Jie Powder

【异名】大黄汤(中医方剂大辞典、普济方);皮瘴散(中医方剂大辞典、外台)

【组成】(1)升麻、大黄、黄连、甘草、黄柏、芍药、白鸭通、黄芩、栀子仁、竹叶、豉。(中医方剂大辞典)(2)桔梗、细辛、白术、乌头。(中医方剂大辞典)

解散人参汤 jie san ren shen tang

【英文名】Jie San Ren Shen Decoction

【组成】人参、白术、枳实、栝楼、干姜、甘草。(中医方剂大辞典)

解散甘草汤 jie san gan cao tang

【英文名】Jie San Gan Cao Decoction

【组成】甘草、茯苓、生姜。(中医方剂大辞典)

解暑三白散 jie shu san bai san

【英文名】Jie Shu San Bai Powder

【组成】泽泻、白术、白茯苓。(中医方剂大辞典)

解暑片 jie shu pian

【英文名】Jie Shu Tablet

【组成】(1)麝香、腰黄、朱砂、雌黄、冰片、大黄、苍术、肉桂、天麻、山慈姑、沉香、丁香、硼砂、苏合香、红大戟、五倍子、细辛、檀香、千金子霜、降香、卫茅、麻黄。(中医方剂大辞典)(2)朱砂、大黄、麻黄、天麻、雄黄、雌黄、硼砂、茅术、山慈姑、大戟、五倍子、千金霜、鬼箭羽、丁香、麝香、沉香、檀香、降香、苏合香油、冰片、细辛、肉桂。(中医方剂大辞典)

解暑汤 jie shu tang

【英文名】Jie Shu Decoction

【组成】(1)香薷、扁豆、法夏、茯神、蔻米、滑石、熟军、黄芩、生草。(中医方剂大辞典)(2)连翘、金银花、赤芍、天花粉、滑石、车前子、甘草、泽泻。(中医方剂大辞典)

解暑败毒散 jie shu bai du san

【英文名】Jie Shu Bai Du Powder

【异名】解暑败毒饮(中医方剂大辞典、中医皮肤病学简编)

【组成】香薷、蒲公英、青蒿、茯苓、甘草、归尾、黄芩、黄连、大黄、天花粉。(中医方剂大辞典)

解暑神奇丹 jie shu shen qi dan

【英文名】Jie Shu Shen Qi Pellet

【组成】香薷、青蒿、石膏、干葛、车前子、茯苓、白术、厚朴、陈皮、甘草。(中医方剂大辞典)

解暑清痢饮 jie shu qing li yin

【英文名】Jie Shu Qing Li Drink

【组成】藿香、赤芍、枳壳、莱菔子、车前子、槟榔、陈皮、当归。(中医方剂大辞典)

解暑散 jie shu san

【英文名】Jie Shu Powder

【组成】香薷、茯苓、甘草、黄连、白术、白扁豆、白豆蔻。(中医方剂大辞典)

解暑湿济急丸 jie shu shi ji ji wan

【英文名】Jie Shu Shi Ji Ji Water-paste Pill

【组成】香薷、苡仁、杏仁、郁金、扁豆、银花、滑石、苍术、藿香、泽泻、草朴、僵虫、枳壳、薄荷、连翘。(中医方剂大辞典)

解渴百杯丸 jie ke bai bei wan

【英文名】Jie Ke Bai Bei Pill

【组成】木瓜、乌梅、甘草、干葛、川芎、余甘子、紫苏叶、百药煎、白盐。(中医方剂大辞典)

解渴饮子 jie ke yin zi

【英文名】Jie Ke Drink

【组成】人参、绵黄芪、麦门冬、干葛、枇杷叶、生木瓜、甘草、乌梅肉、生姜。(中医方剂大辞典)

解湿丹 jie shi dan

【英文名】Jie Shi Pellet

【组成】二术、二苓、二活、防风、灵仙、桑枝、甜酒。(中医方剂大辞典)

解湿仙丹 jie shi xian dan

【英文名】Jie Shi Xian Pellet

【组成】防已、泽泻、猪苓、肉桂、白术、甘草、山药、白芥子。(中医方剂大辞典)

解湿汤 jie shi tang

【英文名】Jie Shi Decoction

【组成】白芍、茯苓、鸡冠花干、炒栀。(中医方剂大辞典)

解焚汤 jie fen tang

【英文名】Jie Fen Decoction

【组成】酒蒸大黄、柴胡、白芍、当归、白芥子、炒栀子。(中医方剂大辞典)

解羡饮 jie xian yin

【英文名】Jie Xian Decoction

【异名】解表散(中医方剂大辞典、霉疮秘录)
【组成】麻黄、紫苏、桔梗、川芎、升麻、当归、忍冬花、姜蚕、蝉蜕、子羊肉。(中医方剂大辞典)

解蛛丹 jie zhu dan
【英文名】Jie Zhu Pellet
【组成】苎麻根灰、冰片、轻粉、抱出鸡蛋壳、灯草灰、白明矾。(中医方剂大辞典)

解链汤 jie lian tang
【英文名】Jie Lian Decoction
【组成】白芍、生地、菊花、蒺藜、白芷、葛根、生石膏、赭石。(中医方剂大辞典)

解痰平气汤 jie tan ping qi tang
【英文名】Jie Tan Ping Qi Decoction
【组成】苍术、半夏、陈皮、胆星、枳壳、葶苈、杷叶、当归、腹皮、青皮、甘草。(中医方剂大辞典)

解缚汤 jie fu tang
【英文名】Jie Fu Decoction
【组成】黄芪、当归、人参、附子、白芍、葳蕤、白术、熟地、天花粉、秦艽、羌活。(中医方剂大辞典)

解腥丹 jie xing dan
【英文名】Jie Xing Pellet
【组成】甘草、桔梗、麦冬、桑白皮、枯芩、天门冬、生地、贝母、丹皮。(中医方剂大辞典)

解瘟丹 jie wen dan
【英文名】Jie Wen Pellet
【异名】解毒丹(中医方剂大辞典、易简方便)
【组成】苍术、明雄黄、白芷、肉桂、艾叶、乳香、檀香、甘松、三奈、唵叭香、硫黄。(中医方剂大辞典)

解酲丸 jie cheng wan
【英文名】Jie Cheng Pill
【组成】葛花、砂仁、泽泻、白术、人参、茯苓、黄连、陈皮、鹿衔草、枳椇。(中医方剂大辞典)

解酲止泻汤 jie cheng zhi xie tang
【英文名】Jie Cheng Zhi Xie Decoction
【组成】白术、山茱萸、茯苓、柞木、黄连、白芍、附子。(中医方剂大辞典)

解酲汤 jie cheng tang
【英文名】Jie Cheng Decoction
【组成】(1)白茯苓、白豆蔻仁、木香、橘红、莲花青皮、泽泻、神曲、缩砂、葛花、猪苓、干姜、白术。(中医方剂大辞典)(2)胡椒、桂心、丁香、檀香、藿香、甘草、白盐。(中医方剂大辞典)

解酲饮 jie cheng yin
【英文名】Jie Cheng Drink
【组成】干葛、白术、人参、石膏、麦冬、茯苓、半夏。(中医方剂大辞典)

解魅丹 jie mei dan
【英文名】Jie Mei Pellet
【组成】白矾、甘草、藜芦。(中医方剂大辞典)

解凝开肩散 jie ning kai jian san
【英文名】Jie Ning Kai Jian Powder
【组成】乳香、没药、桃仁、红花、制马前子、土元、樟脑。(现代中医 1991,4(2))

解凝汤 jie ning tang
【英文名】Jie Ning Decoction
【组成】黄芪、当归、羌活、木香、赤芍、防风、川芎、桂枝、独活、伸筋草、苏木、木瓜、寄生、姜黄。(中医正骨 1990,2(4))

解凝散 jie ning san
【英文名】Jie Ning Powder
【组成】远志、真菊叶、荆芥、全当归、丹参。(中医方剂大辞典)

解噤丸 jie jin wan
【英文名】Jie Jin Pill
【组成】黄连。(中医方剂大辞典)

解鳞汤 jie lin tang
【英文名】Jie Lin Decoction
【组成】苦参、生地、蝉蜕、荆芥、细辛、桂枝、羌活、丹皮、赤芍、当归、川芎、甘草、全虫、蜈蚣。(辽宁中医杂志 1987,(11))

解蘖汤 jie nie tang
【英文名】Jie Nie Decoction
【组成】白术、茯苓、肉果、柞木枝。(中医方剂大辞典)

解鰛汤 jie weng tang
【英文名】Jie Weng Decoction
【异名】解郁汤(中医方剂大辞典、疡医大全)
【组成】黄芩、甘草、桔梗、紫菀、百部、天门冬、麦冬、苏叶、天花粉。(中医方剂大辞典)

触饮丸 chu yin wan
【英文名】Chu Yin Pill
【组成】苍术、茯苓、制半夏、蒸透西洋参、蛤壳、猪苓、葶苈、白芍、泽泻、沉香、蓬术、橘红、郁金、干姜、公丁香、小川连。(中医方剂大辞典)

触痰丸 chu tan wan
【英文名】Chu Tan Pill
【组成】枳壳、茯苓、南星、半夏、风化硝、僵蚕、全蝎。(中医方剂大辞典)

豢龙汤 huan long tang
【英文名】Huan Long Decoction
【组成】羚羊角、牡蛎、石斛、麦冬、南沙参、川贝、夏枯草、丹皮、黑荆芥、薄荷炭、茜草根、牛膝、茅根、藕。(中医方剂大辞典)

跟骨刺方 gen gu ci fang
【英文名】Geng Gu Ci Prescription
【组成】熟地、当归、木瓜、苡仁、木通、穿山甲、牛膝、川

芎、五加皮。(山东中医杂志 1988,7(5))

跟痛愈浸洗方 gen tong yu jin xi fang

【英文名】Geng Tong Yu Lotion

【组成】麻黄、制川草乌、制乳没、地龙、赤白芍、红藤、延胡索、桂枝、紫丹参。(江苏中医 1988,(9))

跨痈煎 kua yong jian

【英文名】Kua Yong Decoction

【组成】黄芪、人参、川芎、当归、白芷、官桂、甘草、防风。(中医方剂大辞典)

跨鹤丹 kua he dan

【英文名】Kua He Pellet

【组成】五加皮、海桐皮、川乌、川芎、赤芍、干姜、肉桂。(中医方剂大辞典)

路路通方 lu lu tong fang

【英文名】Lu Lu Tong Prescription

【组成】路路通、苍术、百部、艾叶、枯矾。(辽宁中医杂志 1988,(8))

跳骨丹 tiao gu dan

【英文名】Tiao Gu Pellet

【组成】马钱子、枳壳、羌活、独活、北辛、黄芪、红花、血竭、乳香、没药、台乌、狗脊、土鳖、三七、朱砂、骨碎补、潼蒺藜、自然铜、飞天蜈蚣。(中医方剂大辞典)

跳骨片 tiao gu pian

【英文名】Tiao Gu Tablet

【组成】骨碎补、煅自然铜、土鳖虫、乳香、没药、红花、三七、仙桃草、血竭、黄芪、麸炒枳壳、乌药、冰片、马钱子、细辛、羌活、独活、狗脊、蒺藜、宋砂。(药品标准－中药成方制剂标准 1998)

辟风汤 bi feng tang

【英文名】Bi Feng Decoction

【组成】独活、防风、吴白芷、桂蒿本、麻黄、白芍药、天麻、川乌头、藿香叶、川芎、羌活、甘草、白花蛇、白僵蚕、全蝎、朱砂、白附子、天南星、远志。(中医方剂大辞典)

辟风锭子 bi feng ding zi

【英文名】Bi Feng Lozenges

【组成】全蝎、牛胆南星、防风、白附子、干生姜、川乌、天麻、川芎、白芷、人参、牛黄、辰砂、麝香、片脑、薄荷、木香、白术、白僵蚕、天竺黄。(中医方剂大辞典)

辟尘膏 bi chen gao

【英文名】Bi Chen Plaster

【组成】油烟细墨。(中医方剂大辞典)

辟邪丸 bi xie wan

【英文名】Bi Xie Pill

【组成】(1)雄黄、丹参、鬼箭羽、赤小豆。(中医方剂大辞典)(2)人参、白茯苓、炙甘草、使君子肉、夜明粉、干蟾灰、沉香、雄黄、朱砂、黄连、麝香。(中医方剂大辞典)

辟邪丹 bi xie dan

【英文名】Bi Xie Pellet

【组成】(1)苍术、乳香、降真香、甘松、北细辛、芸香。(中医方剂大辞典)(2)人参、茯神、远志、鬼箭羽、九节菖蒲、白术、苍术、当归、桃奴、雄黄、辰砂、牛黄、金箔、麝香。(中医方剂大辞典)(3)雄黑豆、绿豆、信砒、黄丹。(中医方剂大辞典)

辟邪膏 bi xie gao

【英文名】Bi Xie Ointment

【异名】沉香降气汤(医灯续焰)

【组成】降真香、白胶香、沉香、虎骨、鬼臼、草龙胆、人参、白茯苓。(中医方剂大辞典)

辟邪避瘟丹 bi xie bi wen dan

【英文名】Bi Xie Bi Wen Pellet

【组成】降香、檀香、箭羽、丹参、茅术、连翘心、白芷、细辛、当归、丹皮、佩兰。(中医方剂大辞典)

辟谷丹 bi gu dan

【英文名】Bi Gu Pellet

【组成】大黑豆、火麻子。(中医方剂大辞典)

辟谷丹砂丸 bi gu dan sha wan

【英文名】Bi Gu Dan Sha Pill

【组成】丹砂、白蜡。(中医方剂大辞典)

辟谷木耳丸 bi gu mu er wan

【英文名】Bi Gu Mu Er Pill

【组成】木耳、大豆、大枣。(中医方剂大辞典)

辟谷散 bi gu san

【英文名】Bi Gu Powder

【组成】山药、莲肉、芡实、白扁豆、绿豆、薏苡仁、小茴、白粳米。(中医方剂大辞典)

辟宫子丸 bi gong zi wan

【英文名】Bi Gong Zi Pill

【组成】辟宫子、腻粉。(中医方剂大辞典)

辟疫丹 bi yi dan

【英文名】Bi Yi Pellet

【组成】雄黄末、麝。(中医方剂大辞典)

辟疫酒 bi yi jiu

【英文名】Bi Yi Wine

【组成】大黄、白术、桂心、桔梗、蜀椒、乌头、菝葜。(中医方剂大辞典)

辟恶启脾丸 bi e qi pi wan

【英文名】Bi E Qi Pi Pill

【组成】苍术、藿香、茯苓、广皮、半夏、砂仁、甘草、香附、白术、神曲、白蒺藜、绿矾、皂角、红枣。(中医方剂大辞典)

辟病散 bi bing san

【英文名】Bi Bing Powder

【组成】真珠、桂肉、贝母、杏仁、鸡子白。(中医方剂大辞典)

辟秽丹 bi hui dan

【英文名】Bi Hui Pellet

【组成】(1)细辛、甘松、川芎。(中医方剂大辞典)(2)苍术、北细辛、甘松、川芎、乳香、降香。(中医方剂大辞典)

辟秽驱毒饮 bi hui qu du yin

【英文名】Bi Hui Qu Du Drink

【组成】西牛黄、人中黄、九节菖蒲、靛叶、忍冬蕊、野郁金。(中医方剂大辞典)

辟秽香 bi hui xiang

【英文名】Bi Hui Medicated Thead Drainage

【组成】苍术、大黄。(中医方剂大辞典)

辟秽散 bi hui san

【英文名】Bi Hui Powder

【组成】川芎、藿香、藜芦、牡丹皮、玄胡、朱砂、雄黄、白芷、牙皂。(中医方剂大辞典)

辟寒丹 bi han dan

【英文名】Bi Han Pellet

【组成】肉桂、茯苓、白术、甘草、橘核、荔枝核。(中医方剂大辞典)

辟寒汤 bi han tang

【英文名】Bi Han Decoction

【组成】茴香、高良姜、丁香、甘草、白盐、胡椒。(中医方剂大辞典)

辟寒救腹丹 bi han jiu fu dan

【英文名】Bi Han Jiu Fu Pellet

【组成】白术、茯苓、肉桂、金银花、附子、当归、蛇床子。(中医方剂大辞典)

辟寒散 bi han san

【英文名】Bi Han Powder

【组成】川芎、防风、白芷、广皮、半夏、羌活、秦艽、枳壳、苏梗。(中医方剂大辞典)

辟暑丹 bi shu dan

【英文名】Bi Shu Pellet

【组成】雄黄、白石脂、曲滩中石、磁石、丹砂。(中医方剂大辞典)

辟温丹 bi wen dan

【英文名】Bi Wen Pellet

【组成】红枣、苍术。(中医方剂大辞典)

辟温杀鬼丸 bi wen sha gui wan

【英文名】Bi Wen Sha Gui Pill

【组成】雄黄、雌黄、羚羊角、虎骨、龙骨、龟甲、鲮鲤鱼、猬皮、樗鸡、空青、芎䓖、真朱砂、东门上鸡头。(中医方剂大辞典)

辟温粉 bi wen fen

【英文名】Bi Wen Powder

【组成】川芎、苍术、白芷、蒿本、零陵香。(中医方剂大辞典)

辟温粉肌散 bi wen fen ji san

【英文名】Bi Wen Fen Ji Powder

【组成】芎䓖、白术、藁本、米粉。(中医方剂大辞典)

辟瘟丸 bi wen wan

【英文名】Bi Wen Pill

【组成】玄参、苍术、芎䓖、白芷、羌活、甘草、乌头、安息香、龙脑、麝香。(中医方剂大辞典)

辟瘟丹 bi wen dan

【英文名】Bi Wen Pellet

【组成】(1)羚羊角、朴硝、牙皂、广木香、黄柏、茅术、茜草、黄芩、姜半夏、文蛤、银花、川连、犀角、川朴、川乌、玳瑁、大黄、藿香、玄精石、郁金、茯苓、香附、赤小豆、降香、鬼箭羽、朱砂、毛茨菇、大枣、甘遂、大戟、桑皮、千金霜、桃仁霜、槟榔、蓬莪术、胡椒、葶苈子、牛黄、巴豆霜、细辛、白芍、公丁香、当归、禹余粮、滑石。(中医方剂大辞典)(2)麝香、冰片、沉香、公丁香、檀香、降香、麻黄、细辛、天麻、腰黄、雌黄、生月石、山慈姑、大戟、五倍子。(中医方剂大辞典)(3)雄黄、雌黄、曾青、鬼臼、真珠、丹砂、虎头骨、桔梗、白术、女青、川芎、白芷、鬼督邮、芜荑、鬼箭羽、藜芦、菖蒲、皂荚。(中医方剂大辞典)(4)生甘草、金银花、绿豆、净黄土。(中医方剂大辞典)(5)檀香、降香、藿香、乳香、防风、黄柏、连翘、砂仁壳、生大黄、苍术、薄荷叶、速香。(中医方剂大辞典)(6)红枣、茵陈、大黄、水安息。(中医方剂大辞典)(7)紫苏、香附、苍术、麦冬、木香、白扁豆、雄黄、薄荷、管仲、连翘、广藿香叶、降香末。(中医方剂大辞典)(8)乳香、苍术、细辛、川芎、甘草、降香、檀香。(中医方剂大辞典)(9)虎头骨、朱砂、雄黄、雌黄、鬼臼、皂荚、鬼箭、芜荑、藜芦。(中医方剂大辞典)

辟瘟片 bi wen pian

【英文名】Pi Wen Tablet

【组成】麝香、冰片、丁香、沉香、硼砂、檀香、降香、麻黄、细辛、天麻、雄黄、山慈姑、大戟、五倍子、肉桂、大黄、千金子霜、苍术、鬼箭羽、苏合香油、朱砂、雌黄。(药品标准－中药成方制剂标准 1991)

辟瘟汤 bi wen tang

【英文名】Bi Wen Decoction

【组成】甘草、大黄、皂荚。(中医方剂大辞典)

辟瘟线香 bi wen xian xiang

【英文名】Bi Wen Xian Medicated Thead Drainage

【组成】苍术、桃枝、香芷、山奈、甘松、大茴、桂皮、香附、檀香、降香、乌头、白蒺藜、贯仲、鬼箭、雄黄、雌黄、榆面。(中医方剂大辞典)

辟瘟散 bi wen san

【英文名】Bi Wen Powder

【组成】茅山苍术、草果、贯仲、羌活、生甘草、法半夏、川芎、公丁香、防风、荆芥尾、细辛、枳壳、皂角、香薷、豆砂、石菖蒲、滑石、藿香、熟军、桔梗、神曲、前胡、白芷、红胡、陈皮、薄荷、广木香、梗朴。(中医方剂大辞典)

辟瘟集祥香 bi wen ji xiang xiang

【英文名】Bi Wen Ji Xiang Medicated Thead Drainage

【组成】苍术、桃枝、白芷、山奈、檀香、降香、甘松、大茴香、桂皮、香附、乌头、贯众、鬼箭羽、白蒺藜、雄黄、雌黄。(中医方剂大辞典)

辟瘴饮子 bi zhang yin zi

【英文名】Bi Zhang Drink

【组成】陈皮、半夏、茯苓、厚朴、人参、枳壳、砂仁、甘草。(中医方剂大辞典)

遣虫丸 qian chong wan

【英文名】Qian Chong Pill

【组成】槟榔、芜荑、雷丸、定粉、鹤虱。(中医方剂大辞典)

遣怒丹 qian nu dan

【英文名】Qian Nu Pellet

【组成】白芍、柴胡、甘草、乳香末、广木香末、白芥子、桃仁、生地、枳壳。(中医方剂大辞典)

酪酥煎丸 lao su jian wan

【英文名】Lao Su Jian Pill

【组成】酪酥、蜜、大青。(中医方剂大辞典)

酱蜜涂方 jiang mi tu fang

【英文名】Jian Mi Tu Prescription

【组成】酱汁、蜜。(中医方剂大辞典)

鉴远汤 jian yuan tang

【英文名】Jian Yuan Decoction

【组成】附子、北五味、熟地、葳蕤、山茱萸。(中医方剂大辞典)

鉴鼻汤 jian bi tang

【英文名】Jian Bi Decoction

【组成】铜鉴鼻、大黄、芍药、生干地黄、甘草、芎䓖、干漆、枣、乱发。(中医方剂大辞典)

锡圭丸 xi gui wan

【英文名】Xi Gui Pill

【组成】大戟、甘遂、荞麦、大黄、巴豆。(中医方剂大辞典)

锡灰丸 xi hui wan

【英文名】Xi Hui Paste Pill

【组成】锡灰、鸡心槟榔、贯众、木香、轻粉、黄丹。(中医方剂大辞典)

锡灰膏 xi hui gao

【英文名】Xi Hui Plaster

【组成】(1)锡灰、轻粉、葱白。(中医方剂大辞典)(2)纸锭灰、东丹、冰片、猪板油。(中医方剂大辞典)

锡类含片 xi lei han pian

【英文名】Xi Lei Han Tablet

【组成】象牙屑、青黛、人指甲、壁钱炭、珍珠、冰片、牛黄。(药品标准-中药成方制剂标准 1990)

锡类散 xi lei san

【英文名】Xi Lei Powder

【组成】(1)霜料、生硼砂、生寒水石、青黛、冰片、珍珠、硇砂、牛黄。(中医方剂大辞典)(2)西牛黄、冰片、真珠、人指甲、象牙屑、青黛、壁钱。(中医方剂大辞典)

锡类散喷剂 xi lei san pen ji

【英文名】Xi Lei San Aerosol

【组成】人工牛黄、珍珠、青黛、硼砂、冰片。((85)京卫药准字第 231 号)

锡粉丸 xi fen wan

【英文名】Xi Fen Pill

【组成】锡粉水银。(中医方剂大辞典)

锡蔺脂丸 xi lin zhi wan

【英文名】Xi Lin Zhi Pill

【组成】锡蔺脂、白僵蚕、芎䓖、藿香叶、天南星、白芷、甘松、乳香、枫香脂、骨碎补、乌头、羌活、自然铜、糯米。(中医方剂大辞典)

锡磷脂丸 xi lin zhi wan

【英文名】Xi Lin Zhi Pill

【组成】锡磷脂、自然铜、天雄、附子、草乌头、防风、没药、天南星、赤小豆、白僵蚕、白附子、破故纸、川萆薢、五灵脂、胡芦巴、白胶香、乳香、糯米、骨碎补。(中医方剂大辞典)

锢蒂散 gu di san

【英文名】Gu Di Powder

【组成】人参、柴胡、香附、陈皮、黄芪、生地、芍药、荆芥、木通、川椒。(中医方剂大辞典)

锦节丸 jin jie wan

【英文名】Jin Jie Honeyed Pill

【组成】真锦灰、藕节灰、滴乳香。(中医方剂大辞典)

锦朱丸 jin zhu wan

【英文名】Jin Zhu Paste Pill

【组成】乳香、朱砂、白矾灰、皂荚子、铅白霜、铁粉、半夏曲。(中医方剂大辞典)

锦灰散 jin hui san

【英文名】Jin Hui Powder

【组成】(1)锦帛、雄鼠粪、大枣、麝香。(中医方剂大辞典)(2)锦片、木贼、棕榈皮、柏叶、艾叶、干漆、鲫鳞、鲤鳞、血余、当归。(中医方剂大辞典)

锦红片 jin hong pian

【英文名】Jin Hong Tablet

【组成】生大黄、蒲公英、红藤、厚朴。

锦庇汤 jin bi tang

【英文名】Jin Bi Decoction

【组成】黄芪、肉桂、生甘草、荆芥、天花粉、贝母、锦地罗、茯苓。(中医方剂大辞典)

锦鸠丸 jin jiu wan

【英文名】Jin Jiu Honeyed Pill

【组成】草决明子、蕤仁、羌活、瞿麦、细辛、牡蛎、黄连、杜蒺藜、防风、肉桂、甘菊花、白茯苓、斑鸠、羯羊肝、蔓荆子。(中医方剂大辞典)

锦线油 jin xian you

【英文名】Jin Xian Oil

【组成】当归、生军。(中医方剂大辞典)

锦草汤 jin cao tang

【英文名】Jin Cao Decoction

【组成】白芍、当归、炒栀子、生甘草、锦地罗。(中医方剂大辞典)

锦蓉散 jin rong san

【英文名】Jin Rong Powder

【组成】锦纹大黄、白芷、芙蓉叶、元参。(中医方剂大辞典)

锦裹散 jin guo san

【英文名】Jin Guo Powder

【组成】桂心、青羊屎。(中医方剂大辞典)

锦鳞膏 jin lin gao

【英文名】Jin Lin Plaster

【组成】鲫鱼。(中医方剂大辞典)

锭子疮药 ding zi chuang yao

【英文名】Ding Zi Chuang Yao Lozenges

【组成】尖槟、西丁、皮硝。(中医方剂大辞典)

锭子眼药 ding zi yan yao

【英文名】Ding Zi Yan Yao Powder

【组成】黄丹、黄柏、黄连、枯白矾、炉甘石、铜绿、硇砂、川乌、干姜、蝎梢、信、乳香、没药。(中医方剂大辞典)

锭剂 ding ji

【英文名】Lozenges

【定义】指药物细粉与适量粘合剂制成规定形状的固体制剂。(中药药剂学)

锭粉丸 ding fen wan

【英文名】Ding Fen Pill

【组成】锭粉、葱汁。(中医方剂大辞典)

阖缝丹 he feng dan

【英文名】He Feng Pellet

【组成】猴姜、人参、北五味、三七根末、甘草。(中医方剂大辞典)

障脐汤 zhang qi tang

【英文名】Zhang Qi Decoction

【组成】大黄、当归、生地、地榆。(中医方剂大辞典)

障眼明片 zhang yan ming pian

【英文名】Zhang Yan Ming Tablet

【组成】绵黄芪、枸杞子、防党参、山萸肉、菊花。(中医方剂大辞典)

障源散 zhang yuan san

【英文名】Zhang Yuan Powder

【组成】棉花籽。(中医方剂大辞典)

障翳散 zhang yi san

【英文名】Zhang Yi Powder

【组成】丹参、红花、茺蔚子、青葙子、决明子、蝉衣、没药、黄芪、昆布、海藻、关木通、炉甘石、牛胆干膏、羊胆干膏、珍珠、琥珀、天然冰、麝香、硼砂、海螵蛸、黄连素、核黄素、山药、无水硫酸钙、荸荠粉。(药品标准－中药成方制剂标准 1998)

雉肝散 zhi gan san

【英文名】Zhi Gan Powder

【组成】雉肝。(中医方剂大辞典)

雉脑膏 zhi nao gao

【英文名】Zhi Nao Plaster

【组成】雄雉脑、黄蜡、清油。(中医方剂大辞典)

雏凤丸 chu feng wan

【英文名】Chu Feng Honeyed Pill

【组成】辰砂、当归、芍药、川芎、熟地黄。(中医方剂大辞典)

雏凤精 chu feng jing

【英文名】Chu Feng Jing Syrup

【组成】砂仁、肉桂、牡丹皮、九节菖蒲、沉香、黄芪、甘草、人参、鹿茸、莲须、白芍、补骨脂、覆盆子、枸杞子、泽泻、熟地黄、肉苁蓉、山药、当归、牛膝、茯苓、锁阳、狗鞭、淫羊藿、杜仲、羊外肾、羊鞭、鸡胎。(药品标准－中药成方制剂标准 1998)

雏凤精 chu feng jing

【英文名】Chu Feng Jing Liquid

【组成】鸡胚、羊鞭、人参、黄芪、鹿茸、肉苁蓉。(上海中医杂志 1990,(12))

零陵香油 ling ling xiang you

【英文名】Ling Ling Xiang You Liniment

【组成】零陵香、乌麻油、茅香、莲子草、细辛、藁本、芎䓖、白芷、生铧铁、诃黎勒皮、没石子、酸石榴皮、牛膝、白檀香、沉香、地骨皮。(中医方剂大辞典)

雷丸 lei wan

【英文名】Lei Pill

【组成】草乌头、川乌头、两头尖、硫黄、麝香、丁香、木鳖子。(中医方剂大辞典)

雷丸丸 lei wan wan

【英文名】Lei Wan Pill

【异名】鹤虱丸(中医方剂大辞典、圣济总录)

【组成】(1)雷丸、鹤虱、白矾灰、皂荚针灰、舶上硫黄。(中医方剂大辞典)(2)雷丸、橘皮、石蚕、桃皮、狼牙、贯众、芜荑、青葙子、蜀漆、僵蚕、茱萸根皮、乱发。(中医方剂大辞典)(3)雷丸、紫芝、白芷、紫菀、贯众、秦艽、厚朴、藁本、乱发灰、蛰虫、石南、猪悬蹄。(中医方剂大辞典)

雷丸丹 lei wan dan

【英文名】Lei Wan Pellet

【组成】雷丸、鹤虱、使君子、胡黄连、芦荟、麝香、蟾、木香、肉豆蔻、芜荑、朱砂。(中医方剂大辞典)

雷丸汤 lei wan tang

【英文名】Lei Wan Decoction

【异名】雷丸浴汤(中医方剂大辞典、幼幼新书)

【组成】雷丸、大黄、苦参、黄芩、丹参、石膏。(中医方剂大辞典)

雷丸浴汤 lei wan yu tang

【英文名】Lei Wan Yu Decoction

【组成】雷丸、牡蛎、黄芩、细辛、蛇床子。(中医方剂大辞典)

雷丸散 lei wan san

【英文名】Lei Wan Powder

【异名】雷丸酒(中医方剂大辞典、疯门全书)

【组成】(1)雷丸、雄黄、朱砂、滑石、紫石英、犀角屑、牛黄、斑蝥、芫青、白蔹、阿魏。(中医方剂大辞典)(2)水银、硫磺、雄黄、雷丸、阿魏、贯众末、麝香。(中医方剂大辞典)(3)槟榔、雷丸、雄黄、黄丹、韶粉。(中医方剂大辞典)(4)雷丸、使君子、鹤虱、榧子肉、槟榔。(中医方剂大辞典)(5)雷丸、鹤虱、萆薢、芜荑、干姜、干漆、石脂、龙胆、槟榔、当归。(中医方剂大辞典)(6)雷丸、芎䓖。(中医方剂大辞典)(7)雷丸。(中医方剂大辞典)(8)雷丸、贯众、狼牙、当归、槟榔、陈橘皮、桂心、鹤虱。(中医方剂大辞典)(9)雷丸、雄黄、消石、雌黄、朱砂、阿魏、藜芦、犀角屑、紫石英、斑蝥、芫青。(中医方剂大辞典)(10)雷丸、桂心、牡蛎。(中医方剂大辞典)

雷丸膏 lei wan gao

【英文名】Lei Wan Plaster

【组成】(1)雷丸、甘草、防风、白术、桔梗、莽草、川升麻。(中医方剂大辞典)(2)雷丸、莽草、猪脂。(中医方剂大辞典)

雷丸鹤虱散 lei wan he shi san

【英文名】Lei Wan He Shi Powder

【组成】雷丸、鹤虱、贯众、狼牙、桂心、当归、槟榔。(中医方剂大辞典)

雷公 82 糖浆 lei gong ba er tang jiang

【英文名】Lei Gong Ba Er Syrup

【组成】雷公藤、陈皮。(河北中医学院学报 1988,3(1))

雷公藤方 lei gong teng fang

【英文名】Lei Gong Teng Prescription

【组成】(1)雷公藤、茺蔚子、菟丝子、旱莲草。(南京中医学院学报 1991,(2))(2)雷公藤、生川草乌、当归、红花、桂枝、牛膝、木瓜、羌活、杜仲、桑寄生。(贵州医药 1980,(3))

雷公藤片 lei gong teng pian

【英文名】Lei Gong Teng Tablet

【组成】雷公藤提取物。(鄂卫药字(1985) 8 号)

雷公藤合剂 lei gong teng he ji

【英文名】Lei Gong Teng Mixture

【组成】(1)雷公藤、生川草乌、当归、红花、桂皮、羌活、地枫皮。(陕西中医 1985,6(9))(2)雷公藤、制川乌制草乌、红花、炒杜仲、当归、生黄芪。

雷公藤多甙片 lei gong teng duo dai pian

【英文名】Lei Gong Teng Duo Dai Tablet

【组成】雷公藤多甙。(浙卫药准率(93)1946－1)

雷公藤汤 lei gong teng tang

【英文名】Lei Gong Teng Decoction

【组成】(1)雷公藤全根。(江苏中医 1993,(14))(2)雷公藤、白花蛇、红花、甘草。(江西中医药 1990,(3))

雷公藤总甙片 lei gong teng zong dai pian

【英文名】Lei Gong Teng Zong Dai Tablet

【组成】雷公藤总甙。(中成药研究 1988,(1))

雷公藤总萜片 lei gong teng zong tie pian

【英文名】Lei Gong Teng Zong Tie Tablet

【组成】雷公藤。

雷公藤酊 lei gong teng ding

【英文名】Lei Gong Teng Wine

【组成】雷公藤。(内蒙古中医药 1993,12(2))

雷公藤浸膏片 lei gong teng jin gao pian

【英文名】Lei Gong Teng Jin Gao Tablet

【组成】雷公藤。((89)沪卫药准字第 148 号)

雷公藤颗粒冲剂 lei gong teng ke li chong ji

【英文名】Lei Gong Teng Ke Li Medicinal Instant Granule

【组成】雷公藤。(上海中医药杂志 1988,(11))

雷氏千金丸 lei shi qian jin wan

【英文名】Lei Shi Qian Jin Honeyed Pill

【组成】(1)硝石、大黄、巴豆。(中医方剂大辞典)(2)大黄、巴豆仁、桂心、干姜、硝石。(中医方剂大辞典)

雷氏方 lei shi fang

【英文名】Lei Shi Prescription

【组成】木贼、香附子、朴硝。(中医方剂大辞典)

雷氏珍珠洋参胶囊 lei shi zhen zhu yang shen jiao nang
【英文名】Lei Shi Zhen Zhu Yang Shen Capsule
【组成】珍珠、西洋参。（沪卫药健字（1996）第 0761 号）

雷火针 lei huo zhen
【英文名】Lei Huo Zhen Prescription
【异名】热熨针（中医方剂大辞典、全国中药成药处方集）
【组成】（1）生乳香、生没药、公丁香、生松香、桂枝、杜仲炭、生枳壳、皂角、细辛、川芎、独活、制山甲、艾绒、硫黄面、麝香、雄黄面。（中医方剂大辞典）（2）乳香、官桂、血竭、丁香、麝香、杏仁、真蕲艾、木香、沉香、檀香。（中医方剂大辞典）（3）新蕲艾末、乳香、没药、穿山甲、硫黄、雄黄、草乌头、川乌头、桃树皮末、麝香。（中医方剂大辞典）（4）蕲艾、朱砂、穿山甲、桃皮、草乌、川乌、乳香、雄黄、没药、硫黄、麝香。（中医方剂大辞典）（5）白芷、独活、川芎、细辛、牙皂、川山甲、丁香、枳壳、松香、雄黄、乳香、没药、杜仲、桂枝、硫黄、麝香、熟艾。（中医方剂大辞典）

雷火神针 lei huo shen zhen
【英文名】Lei Huo Shen Zhen Prescription
【组成】蕲艾、丁香、麝香。（中医方剂大辞典）

雷岩丸 lei yan wan
【英文名】Lei Yan Pill
【组成】肉苁蓉、牛膝、巴戟、菊花、黑附子、枸杞子、川椒。（中医方剂大辞典）

雷轰丹 lei hong dan
【英文名】Lei Hong Pellet
【组成】雷丸、红花、甘草、白芍、车前子、泽泻、猪苓。（中医方剂大辞典）

雷金散 lei jin san
【英文名】Lei Jin Powder
【组成】雷丸末、郁金末、黑牵牛末。（中医方剂大辞典）

雷音丸 lei yin wan
【英文名】Lei Yin Pill
【组成】（1）巴豆、缩砂仁、川大黄、干姜、广木香、牙皂、甘遂。（中医方剂大辞典）（2）干姜、巴豆皮。（中医方剂大辞典）

雷真君逐火丹 lei zhen jun zhu huo dan
【英文名】Lei Zhen Jun Zhu Huo Pellet
【组成】当归、生黄芪、茯苓、大黄、甘草、黑荆芥、防风、黄芩。（中医方剂大辞典）

雷逐丹 lei zhu dan
【英文名】Lei Zhu Pellet
【组成】雷丸、当归、白芍、红花、雄黄、厚朴、槟榔、枳实、甘草。（中医方剂大辞典）

雷菊眼药水 lei ju yan yao shui
【英文名】Lei Ju Eye-drops Preparation
【组成】雷公藤、银花、夏枯草、白蒺藜、红花。（中西医结合眼科 1992,10(4)）

雷楔 lei xie
【英文名】Lei Xie Lozenges
【异名】紫金锭子（中医方剂大辞典、丹溪心法附余）
【组成】续随子、川乌头、甘草、蟾酥、雄黄、白矾、麝香、辰砂、片脑、人言、轻粉、桔梗、黄连、白丁香、巴豆。（中医方剂大辞典）

雾散消毒饮 wu san xiao du yin
【英文名】Wu San Xiao Du Yin Decoction
【组成】马勃、防风、陈皮、白僵蚕、贝母、桔梗、荆芥、全蝉蜕、银花、连翘、甘草、薄荷、牛蒡子。（中医方剂大辞典）

靖乱汤 jing luan tang
【英文名】Jing Luan Decoction
【组成】白芍、车前子、黄连、甘草、枳壳、木通、广木香、茯苓。（中医方剂大辞典）

靖胆丸 jing dan wan
【英文名】Jing Dan Pill
【组成】柴胡、炒枳壳、黄连、叶金钱草、山栀、青陈皮、黄芩、茵陈、郁金、制附子。（南京中医学院学报 1993,(1)）

靖巅饮 jing dian yin
【英文名】Jing Dian Drink
【组成】川芎、赤白芍、郁金、僵蚕、磁石、甘草。（南京中医学院学报 1990,(4)）

韵姜汤 yun jiang tang
【英文名】Yun Jiang Decoction
【组成】（1）生姜、乌梅、甘草、盐。（中医方剂大辞典）（2）生姜、甘草、盐、缩砂仁。（中医方剂大辞典）

韵姜饼子 yun jiang bing zi
【英文名】Yun Jiang Medicated Diet
【组成】半夏、生姜、草豆寇、杏仁、甘草、檀香。（中医方剂大辞典）

颐和春 yi he chun
【英文名】Yi He Chun Capsule
【组成】人参、鹿鞭、狗脊、熟地、锁阳、路路通。（(85)吉卫药准字第 63004 号）

颐和春胶囊 yi he chun jiao nang
【英文名】Yi He Chun Capsule
【组成】人参、川牛膝、狗肾、锁阳、鹿茸、淫羊藿、鹿鞭、沙参、冰片、蛇床子、熟地黄、韭菜子、覆盆子、附子、路路通。（药品标准－中药成方制剂标准 1998）

颐养汤 yi yang tang
【英文名】Yi Yang Decoction

【组成】当归、香附、茯神、丹皮、玄参、柏子仁、沙参、黄芩、远志、麦冬、甘草。(中医方剂大辞典)

颖曲氏回春膏 ying qu shi hui chun gao

【英文名】Ying Qu Shi Hui Chun Plaster

【组成】当归、木鳖子、栀子、牙皂、白及、川乌、草乌、乌药、白蔹、连翘、苦参、槐枝、西大黄、乳香、没药、血竭、儿茶、明雄、樟脑、麝香、葱白、生姜、香油、广丹。(中医方剂大辞典)

馏水石膏饮 liu shui shi gao yin

【英文名】Liu Shui Shi Gao Decoction

【组成】生石膏、甘草、麻黄。(中医方剂大辞典)

魁奶散 qi nai san

【英文名】Qi Nai Powder

【组成】豆蔻、母丁香、宣连、胡黄连。(中医方剂大辞典)

魁蛤丸 kui ge wan

【英文名】Kui Ge Pill

【组成】香附、桃仁、瓦楞子、大黄、牡丹皮、当归、川芎、红花。(中医方剂大辞典)

魁蛤散 kui ge san

【英文名】Kui Ge Powder

【组成】魁蛤、狗阴、白术、桂心。(中医方剂大辞典)

魂停汤 hun ting tang

【英文名】Hun Ting Decoction

【异名】魂停散(中医方剂大辞典、医统卷四十六)

【组成】白芍药、桔梗、人参、茯苓、诃子、丁香、甘草。(中医方剂大辞典)

鲇鱼方 nian yu fang

【英文名】Nian Yu Prescription

【组成】鲇鱼肉、葱白。(中医方剂大辞典)

鲇鱼头骨灰散 nian yu tou gu hui san

【英文名】Nian Yu Tou Gu Hui Powder

【组成】鲇鱼头骨。(中医方剂大辞典)

鲊汤丸 zha tang wan

【英文名】Zha Tang Pill

【组成】(1)雷丸、甘遂、粉霜、滑石、白墡、轻粉、芫花、青黛、水银。(中医方剂大辞典)(2)南星、乳香、滑石、白丁香、青黛、轻粉、金银箔、巴豆、锡末。(中医方剂大辞典)(3)龙脑、麝香、青黛、白丁香、水银、轻粉、天南星、滑石、巴豆。(中医方剂大辞典)(4)粉霜、腻粉、丹砂、硇砂、白丁香、乳香、巴豆。(中医方剂大辞典)

鲍鱼大麻子羹 bao yu da ma zi geng

【英文名】Bao Yu Da Ma Zi Thick Soup

【组成】鲍鱼肉、麻子仁。(中医方剂大辞典)

鲍鱼汤 bao yu tang

【英文名】Bao Yu Decoction

【组成】(1)鲍鱼、麻子仁、细辛、茯苓、生姜、五味子、地黄。(中医方剂大辞典)(2)鲍鱼、当归、阿胶、艾。(中医方剂大辞典)

鲍鱼羹 bao yu geng

【英文名】Bao Yu Thick Soup

【组成】鲍鱼肉、麻子仁、香豉、葱白。(中医方剂大辞典)

鲎鱼胆散 hou yu dan san

【英文名】Hou Yu Dan Powder

【组成】鲎鱼胆、白矾、绿矾、腻粉、水银、麝香。(中医方剂大辞典)

鹊石散 que shi san

【英文名】Que Shi Powder

【组成】黄连、寒水石。(中医方剂大辞典)

鹊巢散 que chao san

【英文名】Que Chao Powder

【组成】蔷薇根、鹊巢中草。(中医方剂大辞典)

鹏雪膏 peng xue gao

【英文名】Peng Xue Plaster

【组成】大黄、黄连、秦皮、活石。(中医方剂大辞典)

鼓子花散 gu zi hua san

【英文名】Gu Zi Hua Powder

【组成】深色鼓子花、白芷、秦椒、肉桂、熟干地黄。(中医方剂大辞典)

鼓皮汤 gu pi tang

【英文名】Gu Pi Decoction

【组成】败鼓皮、苦参、蘘荷根。(中医方剂大辞典)

鼓皮散 gu pi san

【英文名】Gu Pi Powder

【组成】鼓皮、蔷薇。(中医方剂大辞典)

鼓皮醋涂方 gu pi cu tu fang

【英文名】Gu Pi Cu Tu Prescription

【组成】鼓皮。(中医方剂大辞典)

鼓胀丹 gu zhang dan

【英文名】Gu Zhang Pellet

【组成】巴豆霜、甘遂、大戟、芫花、槟榔、青皮、陈皮、厚朴、皂角、良姜、黑白丑、净轻粉、小茴香、葶苈子。(中医方剂大辞典)

鼓神汤 gu shen tang

【英文名】Gu Shen Decoction

【组成】熟地、麦冬、白芍、地骨皮、沙参、甘草、贝母、人参、神曲、白术、丹皮。(中医方剂大辞典)

鼓腹遇仙丹 gu fu yu xian dan

【英文名】Gu Fu Yu Xian Pellet

【组成】白丑头末、白槟榔、茵陈、莪术、三棱、牙皂角。(中医方剂大辞典)

鼠化散 shu hua san

【英文名】Shu Hua Powder

【组成】屋上猫粪、冰片。(中医方剂大辞典)

鼠圣一粒丹 shu sheng yi li dan

【英文名】Shu Sheng Yi Li Pellet

【组成】大雄鼠、上好乳香。(中医方剂大辞典)

鼠矢汤 shu shi tang

【英文名】Shu Shi Decoction

【异名】鼠矢豉汤(中医方剂大辞典、伤寒活人指掌图)

【组成】(1)雄鼠屎、豉、栀子、枳实。(中医方剂大辞典)(2)雄鼠屎、干葛、栀子、葱白、豉。(中医方剂大辞典)

鼠妇散 shu fu san

【英文名】Shu Fu Powder

【组成】鼠妇。(中医方剂大辞典)

鼠灰散 shu hui san

【英文名】Shu Hui Powder

【组成】(1)陈灰、大黄、童子发灰、乳香、没药、蒲黄。(中医方剂大辞典)(2)蛇腹中鼠、虾蟆。(中医方剂大辞典)

鼠肉方 shu rou fang

【英文名】Shu Rou Fang Prescription

【组成】雄鼠。(中医方剂大辞典)

鼠肉汁粥 shu rou zhi zhou

【英文名】Shu Rou Zhi Gruel

【组成】鼠肉。(中医方剂大辞典)

鼠肉煎 shu rou jian

【英文名】Shu Rou Decoction

【组成】鼠肉、鳖甲、陈橘皮、甘遂。(中医方剂大辞典)

鼠肉臛 shu rou huo

【英文名】Shu Rou Huo Medicated Diet

【组成】鼠肉、羊肉、麞肉。(中医方剂大辞典)

鼠尾草丸 shu wei cao wan

【英文名】Shu Wei Cao Pill

【组成】鼠尾草、马鞭草。(中医方剂大辞典)

鼠尾草散 shu wei cao san

【英文名】Shu Wei Cao Powder

【组成】(1)鼠尾草、槐花、犀角、黄连、栀子仁、黄芩、白芍药、地榆、甘草。(中医方剂大辞典)(2)鼠尾草、地榆。(中医方剂大辞典)

鼠油膏 shu you gao

【英文名】Shu You Plaster

【组成】(1)香油、大鼠。(中医方剂大辞典)(2)鼠、蜣螂、皂角、定粉、龙骨、乳香。(杨氏家藏方)

鼠肾丸 shu shen wan

【英文名】Shu Shen Pill

【组成】(1)雄黄、朱砂、麝香。(中医方剂大辞典)(2)鼠肾子、轻粉、雄精、檀香、麝。(中医方剂大辞典)

鼠屎汤 shu shi tang

【英文名】Shu Shi Decoction

【组成】(1)薤根、豭鼠屎。(中医方剂大辞典)(2)栀子、豉、鼠屎。(中医方剂大辞典)(3)鼠屎、豉、栀子、大黄。(中医方剂大辞典)

鼠屎栀子豉汤 shu shi zhi zi chi tang

【英文名】Shu Shi Zhi Zi Chi Decoction

【组成】豉、鼠屎、栀子、麻黄。(中医方剂大辞典)

鼠屎豉汤 shu shi chi tang

【英文名】Shu Shi Chi Decoction

【组成】鼠屎、豉。(中医方剂大辞典)

鼠毒神方 shu du shen fang

【英文名】Shu Du Shen Prescription

【组成】当归、芎䓖、生地、芍药、沉香、洋参、茯苓、紫檀、白檀、甘草、千屈菜。(中医方剂大辞典)

鼠疫毒核消毒散 shu yi du he xiao du san

【英文名】Shu Yi Du He Xiao Du Powder

【组成】连翘、薄荷叶、马勃、牛蒡子、荆芥穗、僵蚕、板兰根、元参、苦桔梗、银花、甘草。(中医方剂大辞典)

鼠疬土瓜丸 shu li tu gua wan

【英文名】Shu Li Tu Gua Paste Pill

【组成】土瓜根、白及、泽兰叶、漏芦、胡桃肉、射干、夏枯草、沙参、草连翘。(中医方剂大辞典)

鼠疬马刀丸 shu li ma dao wan

【英文名】Shu Li Ma Dao Honeyed Pill

【组成】大枳壳。(中医方剂大辞典)

鼠胆丸 shu dan wan

【英文名】Shu Dan Pill

【组成】曾青、龙脑、凌霄花、鼠胆。(中医方剂大辞典)

鼠胆丹 shu dan dan

【英文名】Shu Dan Pellet

【组成】鼠胆、川乌头、北细辛、胆矾。(中医方剂大辞典)

鼠胆方 shu dan fang

【英文名】Shu Dan Prescription

【组成】鼠胆。(中医方剂大辞典)

鼠骨散 shu gu san

【英文名】Shu Gu Pill

【组成】雄鼠、麝香。(中医方剂大辞典)

鼠脂方 shu zhi fang

【英文名】Shu Zhi Prescription

【组成】鼠脂、青盐、地龙。(中医方剂大辞典)

鼠粘子汤 shu nian zi tang

【英文名】Shu Nian Zi Decoction

【异名】消毒饮(医方类聚)

【组成】(1)牛蒡子、枳壳、甘草、柴胡、连翘、黄芩、桔梗、薄荷叶。(中医方剂大辞典)(2)鼠粘子、桔梗、当归、甘草梢、赤芍、连翘、玄参、地骨皮、防风、天花粉、木通、大黄。(中医方剂大辞典)(3)鼠粘子、荆芥穗、甘草、射干、麻黄。(中医方剂大辞典)(4)鼠粘子、甘草、犀角、白术、荆芥、防风、枳壳。(中医方剂大辞典)(5)射干、桔梗、连翘、甘草、鼠粘子。(中医方剂大辞典)(6)连翘、黄连、玄参、桔梗、栀子、生甘草、牛蒡子、龙胆草、板兰根。(中医方剂大辞典)(7)鼠粘子、甘草、川升麻、荆芥、防风。(中医方剂大辞典)(8)鼠粘子、当归身、炙甘草、柴胡、连翘、黄芪、黄芩、地骨皮。(中医方剂大辞典)(9)鼠粘子、甘草、防风、荆芥穗。(中医方剂大辞典)

鼠粘子酒 shu nian zi jiu

【英文名】Shu Nian Zi Wine

【组成】鼠粘子。(中医方剂大辞典)

鼠粘子散 shu nian zi san

【英文名】Shu Nian Zi Powder

【组成】(1)鼠粘子、马牙硝、寒水石、大黄。(中医方剂大辞典)(2)鼠粘子、丹参、升麻、甘草、干薄荷。(中医方剂大辞典)(3)鼠粘子、甘草、荆芥。(中医方剂大辞典)

鼠粘子解毒汤 shu nian zi jie du tang

【英文名】Shu Nian Zi Jie Du Decoction

【组成】(1)鼠粘子、当归、生地、芍药、白术、防风、荆芥、甘草、黄连、升麻、黄芩、木通、红花、小柴胡。(中医方剂大辞典)(2)鼠粘子、甘草、升麻、生地黄、天花粉、连翘、白术、黄芩、黄连、山栀仁、桔梗、青皮、防风、元参。(中医方剂大辞典)

鼠粥 shu zhou

【英文名】Shu Gruel

【组成】肥鼠。(中医方剂大辞典)

鼠蒜膏 shu suan gao

【英文名】Shu Suan Plaster

【组成】鼠粪、大蒜。(中医方剂大辞典)

鼠瘘瘰疬膏 shu lou luo li gao

【英文名】Shu Lou Luo Li Plaster

【组成】白马矢屑、牛矢屑、羊矢屑、猪矢屑、鸡矢屑、漏芦、藁本。(中医方剂大辞典)

鼠膏涂敷方 shu gao tu fu fang

【英文名】Shu Gao Tu Fu Prescription

【组成】死鼠。(中医方剂大辞典)

鼠璞散 shu pu san

【英文名】Shu Pu Powder

【组成】鼠璞、古圹石灰。(中医方剂大辞典)

龄龟丸 ling gui wan

【英文名】Ling Gui Pill

【组成】龟版、当归、白芍、牛膝、桃仁、红花、鹿胶、杜仲、黄芪、山药。(中医方剂大辞典)

十四画

僧伽应梦人参散 seng ga ying meng ren shen san

【英文名】Seng Ga Ying Meng Ren Shen Powder

【组成】甘草、人参、桔梗、青皮、白芷、干葛、白术、干姜。(中医方剂大辞典)

僧矾散 seng fan san

【英文名】Seng Fan Powder

【组成】密陀僧、枯矾、冰片。(中医方剂大辞典)

僧铅散 seng qian san

【英文名】Seng Qian Powder

【异名】僧甘散(中医方剂大辞典、普济方)

【组成】密陀僧、甘草、黄丹、麝香。(中医方剂大辞典)

嗽烟筒 sou yan tong

【英文名】Sou Yan Powder

【组成】佛耳草、款花、鹅管石、雄黄。(中医方剂大辞典)

嘉禾散 jia he san

【英文名】Jia He Powder

【组成】枇杷叶、薏苡仁、白茯苓、人参、缩砂仁、大腹子、随风子、杜仲、石斛、藿香叶、木香、沉香、陈皮、谷蘖、槟榔、丁香、五味子、白豆蔻、青皮、桑白皮、白术、神曲、半夏、甘草。(中医方剂大辞典)

嘉谷散 jia gu san

【英文名】Jia Gu Powder

【组成】陈粟米。(中医方剂大辞典)

嘎日迪－13 丸 ga ri di 13 wan

【英文名】Ga Ri Di 13 Pill

【组成】制草乌、诃子、石菖蒲、木香、麝香、制珍珠、制珊瑚、丁香、肉豆蔻、沉香、禹粮土、制磁石、甘草。(清·《至高要方》、内卫药准字(86) Z－68－054)

嘎木朱尔 ga mu zhu er

【英文名】Ga Mu Zhu Er Powder

【组成】寒水石、朱砂、石决明、麝香、雄黄、银米、冰片等。(内蒙古中医药 1992,11(3))

墙衣散 qiang yi san

【英文名】Qiang Yi Powder

【组成】墙衣、铁精、合欢木灰、水萍末。(中医方剂大辞典)

墙苔散 qiang tai san

【英文名】Qiang Tai Powder

【组成】绿苔、羊爪壳、炒白术、茯苓、槐花、白芷。(中医方剂大辞典)

婴妮至宝丹 yi ni zhi bao dan

【英文名】Yi Ni Zhi Bao Pellet

【异名】小牛黄丸(饲鹤亭集方)

【组成】川连、菖蒲、天麻、天虫、橘红、茯神、远志、胆星、荆芥、桔梗、蝉蜕、半夏、郁金、防风、全蝎、甘草、薄荷、枳壳、酒军、石决明。(中医方剂大辞典)

嫦娥加丽丸 chang e jia li wan

【英文名】Chang E Jia Li Pill

【组成】人参、当归、丹参、赤芍、仙灵脾、川芎等。(《四川省药品标准》(1993年))

嫩鼠丹 nen shu dan

【英文名】Nen Shu Pellet

【组成】嫩鼠、韭菜根。(中医方剂大辞典)

瘖生丸 wu sheng wan

【英文名】Wu Sheng Pill

【组成】(1)枳实、桑白皮。(中医方剂大辞典)(2)乳香、枳壳。(中医方剂大辞典)

慢支合剂 man zhi he ji

【英文名】Man Zhi Mixture

【组成】桑白皮、鱼胆草、虎杖、白芥子、陈皮、当归、生半夏。(四川中医 1993,11(7))

慢支汤 man zhi tang

【英文名】Man Zhi Decoction

【组成】炙麻黄、苦甜杏仁、蒸百部、薏苡仁、桔梗、僵蚕、蜈蚣、生黄芪、丹参、蛤蚧、炙甘草。(光明中医 1993,(1))

慢支固本冲剂 man zhi gu ben chong ji

【英文名】Man Zhi Gu Ben Medicinal Instant Granule

【组成】黄芪、白术、当归、防风。((94)卫药证字 Z-88号)

慢支康复液 man zhi kang fu ye

【英文名】Man Zhi Kang Liquid

【组成】黄芪、补骨脂、五味子、白术、紫菀等。(中成药研究 1991,(2))

慢支紫红丸 man zhi zi hong wan

【英文名】Man Zhi Zi Hong Pill

【组成】矮地茶、红背叶根、猪胆浸膏、五指毛桃、山药。(药品标准-中药成方制剂标准 1997)

慢白汤 man bai tang

【英文名】Man Bai Decoction

【组成】西党参、全当归、生白术、生黄芪、怀山药、云茯苓、熟枣仁、制首乌、银柴胡、炒白芍、大红枣。(中医方剂大辞典)

慢肝3号方 man gan san hao fang

【英文名】Man Gan NO.3 Prescription

【组成】党参、沙参、生地、熟地、川楝、枸杞子、麦冬、当归、垂盆草、鸡骨草、丹参、郁金、首乌。(中草药 1983,14(11))

慢肝六味饮 man gan liu wei yin

【英文名】Man Gan Liu Wei Drink

【组成】太子参、茯苓、白术、川萆薢、黄皮树叶、甘草。(中医方剂大辞典)

慢肝宁 man gan ning

【英文名】Man Gan Ning Decoction

【组成】五指毛桃根、白花蛇舌草、白背叶根、白芍、丹参。(中西医结合杂志 1985,5(6))

慢肝汤 man gan tang

【英文名】Man Gan Decoction

【组成】生黄芪、白术、茯苓、黄精、山药、白芍、当归、丹参、片姜黄、土茯苓、板蓝根。(实用中医内科杂志 1993,7(3))

慢肝灵 man gan ling

【英文名】Man Gan Ling Pill

【组成】炙甘草、生黄芪、生赤白芍、当归、阿胶、连翘、肉桂、五味子、冰片、薄荷脑、生麦芽。(实用中医内科杂志 1992,6(3))

慢肝养阴胶囊 man gan yang yin jiao nang

【英文名】Man Gan Yang Yin Capsule

【组成】北沙参、枸杞子、麦冬、川楝子、五味子、当归、地黄、党参、桂枝、人参。(吉卫药准字(85)33005)

慢肝复方 man gan fu fang

【英文名】Man Gan Decoction

【组成】党参、炙黄芪、茯苓、炒白术、甘草、黄精、枸杞子、玄参、当归、银花、薏苡仁、丹参、茵陈、黄芩、车前子、焦三仙、鸡内金。(广东医学(祖国医学版)1985,(10))

慢肝解郁胶囊 man gan jie yu jiao nang

【英文名】Man Gan Jie Yu Capsule

【组成】当归、白芍、三棱、柴胡、茯苓、白术、甘草、薄荷、丹参、麦芽、香橼、川楝子、延胡索。(药品标准-中药成方制剂标准 1997)

慢性支气管炎方 man xing zhi qi guan yan fang

【英文名】Man Xing Zhi Qi Guan Yan Prescription

【组成】甘遂、白芷、白芥子、细辛、麻黄、半夏、冰片。(山东中医杂志 1990,9(5))

慢性肝炎丸 man xing gan yan wan

【英文名】Man Xing Gan Yan Honeyed Pill

【组成】板蓝根、甘草、茵陈。(中医方剂大辞典)

慢性结肠炎汤 man xing jie chang yan tang

【英文名】Man Xing Jie Chang Yan Decoction

【组成】南沙参、茯苓、黄连、陈皮、泽泻、野菊花、桔梗、红花、川贝、泽兰。(现代中医 1992,5(2))

慢性结肠炎灌肠方 man xing jie chang yan guan chang fang

【英文名】Man Xing Jie Chang Yan Guan Chang Prescription

【组成】(1)黄连、栀子、五倍子、苦参、半枝莲。(内蒙古中医药 1988,(1))(2)黄芩炭、黄连、秦皮、马鞭草、马齿苋、地榆、石菖蒲、白及。(南京中医学院学报 1991,(2))

慢性鼻炎汤 man xing bi yan tang

【英文名】Man Xing Bi Yan Decoction

【组成】苍耳子、白芷、葛根、麦冬、藁本、黄芩、薄荷。(中西医结合杂志 1983,3(3))

慢泻-909 man xie 909

【英文名】Man Xie 909 Decoction

【组成】党参、焦白术、茯苓、丹参、益母草、雷公藤、肉豆蔻、补骨脂、石榴皮、炮姜。(中医杂志 1992,33(9))

慢肾汤 man shen tang

【英文名】Man Shen Decoction

【组成】肉苁蓉、山药、党参、黄芪、枸杞子、益母草。(江苏中医 1990,(11))

慢肾灵口服液 man shen ling kou fu ye

【英文名】Man Shen Ling Liquid

【组成】黄芪、生地、桂枝、益母草、败酱草、茯苓等。(中国中西医结合杂志 1993,13(5))

慢肾宝合剂 man shen bao he ji

【英文名】Man Shen Bao Mixture

【组成】地骨皮、太子参、泽泻、全蝎、龟甲。(药品标准-中药成方制剂标准 1997)

慢肾宝液 man shen bao ye

【英文名】Man Shen Bao Liquid

【组成】全蝎、龟板、太子参。((86)粤卫药准字第 A22-023 号)

慢前饮 man qian yin

【英文名】Man Qian Decoction

【组成】当归、丹参、黄芪、土茯苓、白花蛇舌草、败酱草、王不留行、虎杖、蒲公英、淫羊藿、续断、枸杞子、菟丝子、泽泻、木通、生甘草。(山东中医杂志 1993,12(6))

慢咽汤 man yan tang

【英文名】Man Yan Decoction

【组成】熟地、当归、法半夏、茯苓、桔梗、大力子、陈皮、皂刺、重楼、甘草。(云南中医杂志 1988,9(3))

慢胃Ⅲ号方 man wei san hao fang

【英文名】Man Wei San Hao Prescription

【组成】三棱、莪术、草蔻、白术、枳实、木香、附片、黄连、玄胡、白芍、党参、炙甘草。(中国医药学报 1990,5(5))

慢惊丸 man jing wan

【英文名】Man Jing Honeyed Pill

【组成】(1)人参、白术、橘皮、甘草、茯苓、山茱萸、炮姜、肉豆蔻、防风、天南星、白芍、天麻、当归、肉桂。(中医方剂大辞典)(2)白术、人参、肉桂、川附子、枸杞子、泽泻、熟地、丁香、甘草、麝香。(中医方剂大辞典)

慢惊饮 man jing yin

【英文名】Man Jing Drink

【组成】人参、黄芪、白芍、甘草、生姜、葱。(中医方剂大辞典)

慢脾散 man pi san

【英文名】Man Pi Powder

【组成】(1)白术、老米。(中医方剂大辞典)(2)白术、半夏、白附、全蝎、甘草、人参、南星、茯苓、木香、姜。(中医方剂大辞典)

截水丸 jie shui wan

【英文名】Jie Shui Honeyed Pill

【组成】缩砂仁、蓬术、汉椒、桂、苍术、青皮、茱萸、雄黄。(中医方剂大辞典)

截水肿丸 jie shui zhong wan

【英文名】Jie Shui Zhong Paste Pill

【组成】葶苈子。(中医方剂大辞典)

截风丸 jie feng wan

【英文名】Jie Feng Honeyed Pill

【异名】截风丹(中医方剂大辞典、活幼口议卷十二)

【组成】天麻、直僵蚕、南星、麝、赤蜈蚣、白附子、防风、朱砂、全蝎。(中医方剂大辞典)

截风生胃汤 jie feng sheng wei tang

【英文名】Jie Feng Sheng Wei Decoction

【组成】天南星。(中医方剂大辞典)

截风散 jie feng san

【英文名】Jie Feng Powder

【组成】(1)天麻、白附子、半夏、钩藤、茯神、胆星、僵蚕、石菖蒲、全蝎、黄芩。(中医方剂大辞典)(2)寒水石、白芷。(中医方剂大辞典)

截诃散 jie he san

【英文名】Jie He Powder

【异名】人参散(中医方剂大辞典、医学类证)

【组成】人参、黄芪、阿胶、甘草、苎根、木香、青竹茹、芎䓖、陈皮、附子、生姜、糯米。(中医方剂大辞典)

截泻丸 jie xie wan

【英文名】Jie Xie Pill

【组成】黄丹、枯矾、黄蜡、石榴皮。(中医方剂大辞典)

截泻汤 jie xie tang

【英文名】Jie Xie Decoction

【组成】苡仁、白芍、山药、车前子、黄连、茯苓、泽泻、甘草、肉桂、人参。(中医方剂大辞典)

截疟七宝丸 jie nue qi bao wan

【英文名】Jie Nue Qi Bao Pill

【组成】常山、草果仁、槟榔、厚朴、青皮、陈皮、甘草。

(药品标准－中药成方制剂标准 1991)

截疟丸 jie nue wan

【英文名】Jie Nue Pill

【组成】(1)巴豆霜、梅片、雄黄、朱砂、轻粉、斑蝥、白土、麝香。(中医方剂大辞典)(2)白术、槟榔、山楂、常山、草果。(中医方剂大辞典)(3)槟榔、常山、半夏、草果、炒六曲、麦芽、桃仁、三棱、乌梅、莪术、雄黄、云母石、蛰虫、阿魏、夜明砂、鳖甲。(中医方剂大辞典)

截疟不二饮 jie nue bu er yin

【英文名】Jie Nue Bu Er Drink

【组成】槟榔、草果、知母、贝母、陈皮、枳壳、半夏、常山、乌梅、苍术、柴胡。(中医方剂大辞典)

截疟丹 jie nue dan

【英文名】Jie Nue Paste Pill

【组成】(1)雄精、人参。(中医方剂大辞典)(2)独蒜。(中医方剂大辞典)(3)土朱、真绿豆粉、信砒。(中医方剂大辞典)(4)硫黄、雌黄、砒霜。(中医方剂大辞典)(5)威灵仙。(中医方剂大辞典)(6)灵仙、吴萸、官桂、草果、白胡椒、常山、川乌、草乌。(中医方剂大辞典)(7)斑蝥、巴豆肉、朱砂、麝香、雄黄、蟾酥。(中医方剂大辞典)(8)巴豆、青黛、白矾、白芷、官桂、朱砂、麝香、附子、雄黄、硫黄。(中医方剂大辞典)

截疟仙丹 jie nue xian dan

【英文名】Jie Nue Xian Pellet

【组成】雄黑豆、人言。(中医方剂大辞典)

截疟立验汤 jie nue li yan tang

【英文名】Jie Nue Li Yan Decoction

【组成】陈皮、半夏、茯苓、甘草、白豆蔻、柴胡、桂枝、苏叶、生姜、知母、黄芩。(中医方剂大辞典)

截疟饮 jie nue yin

【英文名】Jie Nue Decoction

【组成】(1)人参、常山。(中医方剂大辞典)(2)恒山、草果、槟榔、柴胡、黄芪、鳖甲、甘草、乌梅。(中医方剂大辞典)(3)青皮、半夏、甘草、黄芩、柴胡、茯苓、川芎、陈皮、常山、紫苏、乌梅、槟榔、枳壳。(中医方剂大辞典)(4)全归、川芎、甘草、何首乌。(中医方剂大辞典)(5)黄芪、人参、白术、茯苓、甘草、砂仁、草果、橘红、五味子、乌梅。(中医方剂大辞典)(6)白术、苍术、陈皮、青皮、柴胡、黄芩、猪苓、泽泻、常山、甘草。(中医方剂大辞典)

截疟青蒿丸 jie nue qing hao wan

【英文名】Jie Nue Qing Hao Water-paste Pill

【异名】青蒿丸(中医方剂大辞典、穷乡便方)

【组成】青蒿、冬瓜叶、官桂、马鞭草。(中医方剂大辞典)

截疟闻香袋 jie nue wen xiang dai

【英文名】Jie Nue Wen Xiang Bag

【组成】常山、草果、川乌、陈皮、甘草。(中医方剂大辞典)

截疟饼 jie nue bing

【英文名】Jie Nue Emplastrum

【组成】明雄、朱砂、轻粉、巴霜、人言、斑蝥、冰片。(中医方剂大辞典)

截疟常山饮 jie nue chang shan yin

【英文名】Jie Nue Chang Shan Drink

【异名】常山饮(中医方剂大辞典、医统卷三十七引医学集成)

【组成】穿山甲、草果、知母、槟榔、乌梅、甘草、常山。(中医方剂大辞典)

截疟温脾饮 jie nue wen pi yin

【英文名】Jie Nue Wen Pi Drink

【组成】白术、生姜。(中医方剂大辞典)

截疟雄神丸 jie nue xiong shen wan

【英文名】Jie Nue Xiong Shen Pill

【组成】雄黄、人参、神曲。(中医方剂大辞典)

截疟煎 jie nue jian

【英文名】Jie Nue Decoction

【组成】常山、槟榔、丁香、乌梅。(中医方剂大辞典)

截疟膏 jie nue gao

【英文名】Jie Nue Plaster

【组成】白信石。(上海中医药杂志 1965,(6))

截毒散 jie du san

【英文名】Jie Du Powder

【组成】穿山甲、木香、白丁香。(中医方剂大辞典)

截疫保命丹 jie yi bao ming dan

【英文名】Jie Yi Bao Ming Pellet

【组成】大劈砂、腰雄黄、公丁香、广木香、杜蟾酥、珍珠、真西珀、嫩薄荷、茅苍术、水飞滑石、锦纹大黄、当门子、麝香、云母石、五灵脂。(中医方剂大辞典)

截疮散 jie chuang san

【英文名】Jie Chuang Powder

【组成】嫩松香、雄精。(中医方剂大辞典)

截哮汤 jie xiao tang

【英文名】Jie Xiao Decoction

【组成】炙麻黄、炒杏仁、炙桑白皮、防风、炒白果、全瓜蒌、旋覆花、地龙、制僵蚕、全蝎。(山东中医杂志 1988,7(2))

截流丹 jie liu dan

【英文名】Jie Liu Decoction

【组成】茯苓、炒黑荆芥、车前子、牛膝、人参、熟地、白术、蕲艾、肉桂。(中医方剂大辞典)

截流汤 jie liu tang

【英文名】Jie Liu Decoction

【组成】熟地、生地、麦冬、三七根末、菖蒲。(中医方剂大辞典)

截疳丸 jie gan wan

【英文名】Jie Gan Concentrated Pill

【组成】青皮、陈皮、蓬莪、三棱、茯苓、使君子、白术、香附、黄连、芦荟、胡黄连、芜荑、木香、麝香。(中医方剂大辞典)

截疳散 jie gan san

【英文名】Jie Gan Powder

【组成】(1)黄连、白敛、白及、黄丹、轻粉、龙脑、麝香、密陀僧。(中医方剂大辞典)(2)蝼蛄。(中医方剂大辞典)

截脐膏 jie qi gao

【英文名】Jie Qi Plaster

【组成】大黄、大白、白蔻、三仙、良姜、陈皮。(辽宁中医杂志 1990,(9))

截惊丸 jie jing wan

【英文名】Jie Jing Honeyed Pill

【组成】(1)乌蛇头、蜈蚣、全蝎、川乌头、麻黄、麝香。(中医方剂大辞典)(2)全蝎、天麻、白附子、南星、防风、蝉壳、僵蚕、朱砂、麝香、蛇含石。(中医方剂大辞典)(3)龙胆草、防风、青黛、钩藤、净黄连、牛黄、甘草、朱砂末、薄荷叶、麝香。(中医方剂大辞典)

截银倒毒丸 jie yin dao du wan

【英文名】Jie Yin Dao Du Pill

【组成】灵药、锅焦、石膏、蟾酥、胆南星、黄芩细粉。(山东中医杂志 1989,8(2))

截黄丸 jie huang wan

【英文名】Jie Huang Paste Pill

【组成】青矾、当归、百草霜。(中医方剂大辞典)

截瘴丸 jie zhang wan

【英文名】Jie Zhang Paste Pill

【组成】常山、乌梅、槟榔、甘草。(中医方剂大辞典)

截瘴散 jie zhang san

【英文名】Jie Zhang Powder

【组成】常山、茯神、肉桂、甘草。(中医方剂大辞典)

摧肝丸 cui gan wan

【英文名】Cui Gan Paste Pill

【组成】胆星、钩藤、黄连、滑石、铁华粉、青黛、僵蚕、天麻、辰砂、大甘草。(中医方剂大辞典)

敲鸡散 qiao ji san

【英文名】Qiao Ji Powder

【组成】水蛭、麝香、金色自然铜。(中医方剂大辞典)

榕陈糖浆 rong chen tang jiang

【英文名】Rong Chen Syrup

【组成】小叶榕树叶、陈皮。(中草药 1971,(2))

榛子粥 zhen zi zhou

【英文名】Zhen Zi Gruel

【组成】榛子。(中医方剂大辞典)

榛蘑木耳丸 zhen mo mu er wan

【英文名】Zhen Mo Mu Er Pill

【组成】榛蘑、木耳、川杜仲、牛膝、木瓜、川椒、乳香。(中医方剂大辞典)

榧子合剂 fei zi he ji

【英文名】Fei Zi Mixture

【组成】榧子肉、使君子肉、苦楝根皮、贯众。(上海中医药杂志 1960,(4))

榧子杀虫丸 fei zi sha chong wan

【英文名】Fei Zi Sha Chong Pill

【组成】榧子、槟榔子、红藤、百部、苦楝根皮、雄黄、大蒜。(中医杂志 1959,(3))

榧子贯众汤 fei zi guan zhong tang

【英文名】Fei Zi Guan Zhong Decoction

【组成】榧子、槟榔、红藤、贯众。(中医方剂大辞典)

榧子煎 fei zi jian

【英文名】Fei Zi Decoction

【组成】榧子。(中医方剂大辞典)

榧黄散 fei huang san

【英文名】Fei Huang Powder

【组成】榧子去壳取肉、生大黄。(黑龙江中医药 1991,(5))

榴灰散 liu hui san

【英文名】Liu Hui Powder

【组成】石榴。(中医方剂大辞典)

榴花散 liu hua san

【英文名】Liu Hua Powder

【组成】(1)百叶榴花。(中医方剂大辞典)(2)人中白、石榴花、故绵灰。(中医方剂大辞典)

榴附饮 liu fu yin

【英文名】Liu Fu Drink

【组成】酸石榴皮、香附子。(中医方剂大辞典)

榴梅散 liu mei san

【英文名】Liu Mei Powder

【组成】大石榴、全蝎。(中医方剂大辞典)

榼藤子丸 ke teng zi wan

【英文名】Ke Teng Zi Pill

【组成】(1)榼藤子、茴香、皂角刺、猬皮、枯白矾、白附子、枳壳、樗皮、乳香。(中医方剂大辞典)(2)附子、草乌头、川乌头、刺猬皮、猪牙皂角、榼藤子、皂角刺、枳壳、白矾。(中医方剂大辞典)(3)黄芪、枳实、槐花、荆芥穗、凤眼草、榼藤子、皂子。(中医方剂大辞典)(4)榼藤子、威灵仙、大黄。(中医方剂大辞典)

榼藤子散 ke teng zi san

【英文名】Ke Teng Zi Powder

【组成】榼藤子、皂荚子、牛角、酸石榴皮灰。(中医方剂大辞典)

榼藤散 ke teng san

【英文名】Ke Teng Powder

【异名】榼藤子散(中医方剂大辞典、普济方)

【组成】(1)榼藤子、续断、鸡冠花、乌贼鱼骨。(中医方剂大辞典)(2)榼藤子。(中医方剂大辞典)(3)榼藤子、茺蔚子、地榆、白矾、臭椿根。(中医方剂大辞典)(4)榼藤子、鳖甲、当归、黄芪、槐子、川大黄、露蜂房、蛇蜕皮、藁本、桂心、猪后悬蹄甲。(中医方剂大辞典)

槟丑君鸡蛋煎 bing chou jun ji dan jian

【英文名】Bing Chou Jun Ji Dan Decoction

【组成】炒槟榔、炒黑白丑、炒使君子仁。(辽宁中医杂志 1991,(8))

槟半丸 bing ban wan

【英文名】Bing Ban Pill

【组成】半夏、槟榔、雄黄。(中医方剂大辞典)

槟芍顺气汤 bing shao shun qi tang

【英文名】Bing Shao Shun Qi Decoction

【异名】槟榔顺气汤(中医方剂大辞典、杂病源流犀烛)

【组成】槟榔、芍药、枳壳、厚朴、大黄。(中医方剂大辞典)

槟沉饮 bing chen yin

【英文名】Bing Chen Drink

【组成】槟榔、沉香、官桂、广木香、大腹皮、青皮、香附、小茴香。(中医方剂大辞典)

槟苏败毒散 bing su bai du san

【英文名】Bing Su Bai Du Powder

【组成】人参、羌活、独活、前胡、柴胡、桔梗、枳壳、茯苓、川芎、甘草、槟榔、紫苏。(中医方剂大辞典)

槟苏散 bing su san

【英文名】Bing Su Powder

【异名】苏槟散(中医方剂大辞典、中国医学大辞典)

【组成】(1)苍术、香附子、紫苏叶、陈皮、木瓜、槟榔、羌活、牛膝、甘草。(中医方剂大辞典)(2)槟榔、紫苏叶、桑白皮、赤茯苓、木通、炙甘草、紫菀、前胡、百合、杏仁。(中医方剂大辞典)(3)槟榔、紫苏、木瓜、香附、陈皮、大腹皮、木香、羌活。(中医方剂大辞典)(4)紫苏、香附子、陈皮、甘草、槟榔、木瓜。(中医方剂大辞典)

槟连丸 bing lian wan

【英文名】Bing Lian Pill

【组成】白术、黄连、砂仁、陈皮、半夏曲、神曲、蓬术、藿香、槟榔、青皮、丁香、麦蘖、三棱、姜黄、良姜、白豆蔻、茯苓、桂花、连翘、山楂、川附、吴茱萸。(中医方剂大辞典)

槟连散 bing lian san

【英文名】Bing Lian Powder

【组成】槟榔、黄连、川山甲。(中医方剂大辞典)

槟陈饮 bing chen yin

【英文名】Bing Chen Drink

【异名】槟陈汤(中医方剂大辞典、幼科证治大全)

【组成】山楂、青皮、草果、槟榔、枳实、半夏、柴胡、麦芽。(中医方剂大辞典)

槟茱丸 bing zhu wan

【英文名】Bing Zhu Pill

【组成】槟榔、茱萸、官桂。(中医方剂大辞典)

槟桂汤 bing gui tang

【英文名】Bing Gui Decoction

【组成】槟榔、桂心、葛根、甘草、细辛、半夏、桔梗、枳壳、川芎、防风。(中医方剂大辞典)

槟梅汤 bing mei tang

【英文名】Bing Mei Decoction

【组成】槟榔、枳实、香附、木香、砂仁、厚朴、干姜、肉桂、川楝、楝根皮、甘草、川椒、乌梅。(中医方剂大辞典)

槟黄丸 bing huang wan

【英文名】Bing Huang Pill

【组成】鸡心槟榔、雄黄、制绿矾。(中医方剂大辞典)

槟榔一物汤 bing lang yi wu tang

【英文名】Bing Lang Yi Wu Decoction

【组成】鸡心大槟榔。(中医方剂大辞典)

槟榔丸 bing lang wan

【英文名】Bing Lang Pellet

【异名】茯苓丸(中医方剂大辞典、圣济总录);木香丸(中医方剂大辞典、卫生宝鉴);槟榔遣虫丸(中医方剂大辞典、丹溪心法附余);丁香半夏丸(中医方剂大辞典、医学发明)

【组成】(1)小槟榔、南木香、鹤虱子、光贯众、广锡灰、陈漆渣、正轻粉、白雷丸、巴豆霜。(中医方剂大辞典)(2)槟榔、海藻、昆布。(中医方剂大辞典)(3)槟榔、牵牛子、木香、肉豆蔻、桂、柏子仁、羌活、芎䓖、当归、青橘皮、人参、赤茯苓、陈曲。(中医方剂大辞典)(4)槟榔、牵牛子、葶苈、恶实、木香、青橘皮、郁李仁、枳壳、白茯苓、防己、大黄。(中医方剂大辞典)(5)槟榔、牵牛子、赤小豆、郁李仁、桑根白皮、肉豆蔻、杏仁。(中医方剂大辞典)(6)槟榔、大戟、牵牛子、滑石、海蛤、瞿麦穗、旋覆花、甘遂。(中医方剂大辞典)(7)槟榔、木香、郁李仁、柴胡、大黄、枳壳、桂、诃黎勒、干姜、草豆蔻。(中医方剂大辞典)(8)槟榔、巴豆、青橘皮、牵牛子、大黄、干漆、硇砂。(中医方剂大辞典)(9)槟榔、木香、安息香、桂、青橘皮、吴茱萸。(中医方剂大辞典)(10)槟榔、陈橘皮、枳壳、干姜、桑根白皮、牵牛子。(中医方剂大辞典)(11)槟榔、肉豆蔻、半夏、干姜、青橘皮。(中医方剂大辞典)(12)槟榔、大黄、枳实、木香。(中医方剂大辞典)(13)槟榔、枳壳、大黄、木瓜、木香。(中医方剂大辞典)(14)三棱、莪术、槟榔、枳实、陈皮、芜荑、雷丸、鹤虱、干漆、木香、良姜、砂仁、麦糵面、胡黄连、甘草、神曲。(中医方剂大辞典)(15)槟榔、木香、青皮、陈皮。(中医方剂大辞典)(16)鸡心槟榔、鹤虱、贯众、芜荑、川楝肉、使君子肉、雷丸、雄黄、干漆、轻粉、巴豆、木香、黄丹、锡灰。(中医方剂大辞典)(17)黑牵牛、青木香、青皮、防风、槟榔。(中医方剂大辞典)(18)槟榔、桂、当归、赤芍药、桃仁、诃黎勒、蓬莪茂、青橘皮。(中医方剂大辞典)(19)槟榔、芍药、桂、干漆、京三棱、蓬莪术。(中医方剂大辞典)(20)槟榔、陈橘皮、芜荑、牵牛子、木香。(中医方剂大辞典)(21)槟榔、大黄、木香、陈橘皮、牵牛子。(中医方剂大辞典)(22)槟榔、大黄、枳壳、桃仁、火麻仁、青橘皮、木香。(中医方剂大辞典)(23)槟榔、木香、芍药、枳壳、桂、大黄。(中医方剂大辞典)(24)槟榔、黑牵牛子。(中医方剂大辞典)(25)槟榔、黑牵牛子、麦糵、防风、何首乌、苦参、大黄、陈橘皮、木香、羌活、皂荚。(中医方剂大辞典)(26)槟榔、大黄、陈橘皮、木香、附子、芎䓖、羌活、独活、桂、人参、肉豆蔻。(中医方剂大辞典)(27)槟榔、干姜、木香、皂荚、牵牛子、青橘皮。(中医方剂大辞典)(28)木香、槟榔、人参、黄连。(中医方剂大辞典)(29)麻逸槟榔、大腹子、红丹。(中医方剂大辞典)(30)槟榔、郁李仁、续随子、甘遂、闾茹、樟柳根、黑牵牛、大黄、木通、海金砂、滑石。(中医方剂大辞典)(31)槟榔、陈皮、牵牛。(中医方剂大辞典)(32)槟榔、牵牛、桂、陈皮、干姜、青皮。(中医方剂大辞典)(33)槟榔、芫花、藜芦、狼牙草、巴豆。(中医方剂大辞典)(34)丁香、木香、槟榔、舶上丁香皮、青皮、陈皮、缩砂仁、桂、肉豆蔻、乌梅、巴豆、硇砂。(中医方剂大辞典)(35)炙甘草、木香、人参、槟榔、陈皮。(中医方剂大辞典)(36)槟榔、木香、枳实、牵牛、陈皮。(中医方剂大辞典)(37)白槟榔、肉豆蔻、附子、当归、青橘皮、吴茱萸、桂心、青木香、白芜荑仁、大黄、干姜、玄豆、胡黄连、续蒌子。(中医方剂大辞典)(38)槟榔、防己、赤芍药、羚羊角、人参、白茯苓、薏苡仁、独活、芎䓖、桂、附子、防风、酸枣仁、当归、柏子仁、杏仁、熟干地黄。(中医方剂大辞典)(39)黑牵牛、槟榔、木香、陈橘皮、干姜。(中医方剂大辞典)(40)槟榔、大黄、麻子仁、枳壳、羌活、牵牛、杏仁、白芷、黄芩、人参。(中医方剂大辞典)(41)槟榔、诃黎勒、桂子、木香、郁李仁、桃仁、枳壳、白豆蔻。(中医方剂大辞典)(42)槟榔、枳壳、牵牛子、羚羊角屑、前胡、大麻仁。(中医方剂大辞典)(43)槟榔、郁李仁、川大黄、青橘皮、木香、牵牛子、木通。(中医方剂大辞典)(44)槟榔、桂心、枳壳、木香、郁李仁、诃黎勒皮、川大黄。(中医方剂大辞典)(45)槟榔、木香、续随子、青黛、麝香、蟾头。(中医方剂大辞典)(46)槟榔、朱砂、阿魏、代赭、乳香、木香、五灵脂、麝香、肉豆蔻、蟾头、巴豆。(中医方剂大辞典)(47)槟榔、丁香、川大黄、桂心、陈橘皮、诃黎勒皮、人参。(中医方剂大辞典)(48)槟榔、枳壳、诃黎勒皮、木香、当归、陈橘皮、川大黄、郁李仁、桑根白皮、赤芍药、牵牛子。(中医方剂大辞典)(49)槟榔、赤茯苓、白术、桑根白皮、郁李仁、枳壳、甜葶苈。(中医方剂大辞典)(50)槟榔、芎䓖、羌活、川大黄、羚羊角屑、人参、枳壳、牵牛子、陈橘皮、木香。(中医方剂大辞典)(51)槟榔、白矾、黄丹。(中医方剂大辞典)(52)槟榔、诃黎勒皮、柴胡、桂心、草豆蔻、木香、郁李仁、川大黄、吴茱萸。(中医方剂大辞典)(53)槟榔、海蛤、桂心、诃黎勒皮、汉防己、木香、桑根白皮、郁李仁、旋覆花。(中医方剂大辞典)(54)槟榔、甜葶苈、甘遂、汉防己、川朴硝、当归、木通、川大黄、滑石、泽泻、猪牙皂荚、商陆、牵牛子、陈橘皮。(中医方剂大辞典)(55)槟榔、防葵、白术、桂心、麦糵、前胡、鳖甲、木香、枳壳。(中医方剂大辞典)(56)槟榔、高良姜、桂心、陈橘皮、厚朴、诃黎勒皮、半夏、草豆蔻、白术。(中医方剂大辞典)(57)槟榔、白术、陈橘皮、厚朴、前胡、高良姜、桃仁、半夏。(中医方剂大辞典)(58)槟榔、桂心、干姜、赤麸苓、诃黎勒皮、白豆蔻、陈橘皮、甘草、人参、枳实、细辛、厚朴。(中医方剂大辞典)(59)槟榔、川大黄、白术、枳壳、木香、柴胡、鳖甲。(中医方剂大辞典)(60)槟榔、枳壳、桔梗、人参、白术、桂心、柴胡、陈橘皮、川大黄、芎䓖、草豆蔻。(中医方剂大辞典)(61)槟榔、枳壳、桔梗、鳖甲、人参、白术、桂心、木香、前胡、川乌头、川大黄、当归。(中医方剂大辞典)(62)槟榔、赤茯苓、紫苏茎叶、木香、桂心、大麻仁、木通、羚羊角屑、枳壳、川大黄、郁李仁、泽泻。(中医方剂大辞典)(63)槟榔、牵牛子、陈橘皮、食茱萸。(中医方剂大辞典)(64)槟榔、鹤虱、桂心、吴茱萸、陈橘皮。(中医方剂大辞典)(65)槟榔、川大黄、枳壳、甜葶苈、郁李仁、杏仁。(中医方剂大辞典)(66)槟榔、马蔺花、甜葶苈、猪牙皂荚。(中医方剂大辞典)(67)槟榔、陈橘皮、桂心、赤芍药、附子、干姜、牵牛子。(中医方剂大辞典)(68)槟榔、木香、诃黎勒皮、桂心、木通、枳壳、人参、赤芍药、半夏。(中医方剂大辞典)(69)槟榔、羌活、郁李仁、木香、川大黄、牵牛子、青橘皮、麻仁。(中医方剂大辞典)(70)槟榔、芍药、枳实、人参、大黄、青木香、桂心。(中医方剂大辞典)(71)槟榔、桂心、栝楼、麻黄、杏仁、茯苓、椒目、白术、附子、吴茱萸、厚朴、干姜、黄芪、海藻、木防己、葶苈、甘草。(中医方剂大辞典)(72)槟榔、陈皮、木香、牵牛。(中医方剂大辞典)(73)青橘皮、槟榔、罗卜子、香附子、木香、黑牵牛。(中医方剂大辞典)(74)槟榔、赤芍药、白术、当归、陈橘皮、乌药、青橘皮。(中医方剂大辞典)(75)槟榔、木香、青皮、姜黄、罗卜子、牵牛子。(中医方剂大辞典)(76)槟榔、芍药、苦楝子、马兰花。(中医方剂大辞典)(77)槟榔、丁香、半夏、细辛、干姜、人参。(中医方剂大辞典)(78)桂心、干姜、茯苓、槟榔、甘草、人参、细辛、诃子皮、白芍药、枳壳。(中医方剂大辞典)(79)茯神、山药、人参、五味子、附子、石斛、牛膝、苁蓉、远志、鹿茸、泽泻、山茱萸、蛇床子、黄芪、诃子、桂、熟地黄、麻仁、钟乳、槟榔。(中医方剂大辞典)(80)槟榔、芎。(中医方剂大辞典)(81)槟榔、丹砂、阿魏、代赭、乳香、木香、五灵脂、肉豆蔻、巴豆、蟾头。(中医方剂大辞典)(82)槟榔、牵牛子、干姜、枳壳、川大黄、甘草。(中医方剂大辞典)

槟榔大黄汤 bing lang dai huang tang

【英文名】Bing Lang Dai Huang Decoction

【异名】大黄汤(中医方剂大辞典、普济方)

【组成】槟榔、大黄、甘草、皂荚。(中医方剂大辞典)

槟榔子丸 bing lang zi wan

【英文名】Bing Lang Zi Pill

【组成】槟榔子、桔梗、当归、人参、桂心、前胡、橘皮、厚朴、白术、甘草、乌头、干姜、茯神、鳖甲、大黄、龙齿。(中医方剂大辞典)

槟榔丹 bing lang dan

【英文名】Bing Lang Pellet

【组成】槟榔、胡黄连、木香、代赭石、香墨、麝香。(中医方剂大辞典)

槟榔四消丸 bing lang si xiao wan

【英文名】Bing Lang Si Xiao Pill

【组成】槟榔、枳实、山楂、木香、砂仁、厚朴、橘皮、香附、二丑、大黄、麦芽、青皮、芒硝、黄芩。(北京市中药成方选集)

槟榔四消片 bing lang si xiáo pian

【英文名】Bing Lang Si Xiao Tablet

【组成】大黄、猪牙皂、槟榔、牵牛子、五灵脂、香附。(药品标准－中药成方制剂标准 1994)

槟榔汤 bing lang tang

【英文名】Bing Lang Decoction

【异名】槟榔散(中医方剂大辞典、普济方);槟榔饮(中医方剂大辞典、原书卷七十九)

【组成】(1)槟榔、桑根白皮、黑豆。(中医方剂大辞典)(2)槟榔、防风、防己、桂、麻黄、陈橘皮、杏仁、秦艽、附子、葛根、甘草。(中医方剂大辞典)(3)槟榔、防风、桂、当归、赤茯苓、犀角屑、麻黄。(中医方剂大辞典)(4)槟榔、牵牛子、葶苈、桑根白皮、赤小豆、郁李仁、防己、猪苓。(中医方剂大辞典)(5)槟榔、赤茯苓、芍药、陈橘皮、吴茱萸、郁李仁、诃黎勒、京三棱、桑根白皮。(中医方剂大辞典)(6)槟榔、赤茯苓、芍药、京三棱、陈橘皮、郁李仁、食茱萸。(中医方剂大辞典)(7)槟榔、细辛、半夏、紫苏、甘草、大黄、陈橘皮、生姜、紫菀、柴胡、附子、赤茯苓。(中医方剂大辞典)(8)槟榔、木香、陈橘皮、青橘皮、白术、京三棱、蓬莪茂、枳壳。(中医方剂大辞典)(9)槟榔、蜜、高良姜、枇杷叶、生姜、酥。(中医方剂大辞典)(10)槟榔、诃黎勒皮、荜澄茄、赤茯苓、人参、青橘皮、甘草、沉香、麦蘖、厚朴、京三棱、白术。(中医方剂大辞典)(11)槟榔、诃黎勒、吴茱萸、陈橘皮。(中医方剂大辞典)(12)槟榔、生姜、陈橘皮、枳壳、甘草、大黄、木香。(中医方剂大辞典)(13)槟榔、桂、当归、木香、陈橘皮、附子。(中医方剂大辞典)(14)槟榔、酸石榴皮、桃符、胡粉。(中医方剂大辞典)(15)槟榔、桂、郁李仁、附子、当归、陈橘皮。(中医方剂大辞典)(16)槟榔、大腹皮、白术、五味子、枳壳、黄芪、桑根白皮、陈橘皮、防己、厚朴、桂、木香、大黄、人参。(中医方剂大辞典)(17)白槟榔、肉豆蔻、木香、青橘皮、厚朴、枳壳、京三棱、桂、人参、白茯苓、陈曲、麦蘖、干姜、白术、诃黎勒、甘草。(中医方剂大辞典)(18)槟榔、木香、庵闾子、桔梗、桂、附子。(中医方剂大辞典)(19)槟榔、诃黎勒、陈橘皮、甘草、桑根白皮、豉。(中医方剂大辞典)(20)槟榔、陈橘皮、白茯苓、防风、人参、麦门冬、紫苏茎叶、甘草、诃藜勒。(中医方剂大辞典)(21)槟榔、青橘皮、前胡、白术、菝葜。(中医方剂大辞典)(22)槟榔、桂、常山、陈橘皮。(中医方剂大辞典)(23)槟榔、桑根白皮、陈橘皮、吴茱萸、防己、木通、郁李仁。(中医方剂大辞典)(24)槟榔、黑豆、桑根白皮、郁李仁。(中医方剂大辞典)(25)槟榔、杏仁。(中医方剂大辞典)(26)槟榔、生姜、青木香、橘皮、枳实、甘草、大黄。(中医方剂大辞典)(27)槟榔、细辛、半夏、生姜、大黄、紫菀、柴胡、橘皮、甘草、紫苏、茯苓、附子。(中医方剂大辞典)(28)槟榔。(中医方剂大辞典)(29)槟榔、母姜、附子、茯苓、橘皮、桂心、桔梗、白术、吴茱萸。(中医方剂大辞典)(30)槟榔、枳壳、黄连。(中医方剂大辞典)(31)槟榔、郁李仁、荆三棱、桂、青橘皮。(中医方剂大辞典)(32)槟榔、生姜、橘皮、杏仁。(中医方剂大辞典)(33)槟榔、橘皮、厚朴、生姜、吴茱萸。(中医方剂大辞典)(34)槟榔、香附子、陈皮、紫苏叶、木瓜、五加皮、甘草。(中医方剂大辞典)(35)槟榔末、生姜、紫苏、陈皮。(中医方剂大辞典)(36)槟榔、白术、当归、桂、京三棱、蓬莪茂、厚朴、陈橘皮。(中医方剂大辞典)(37)槟榔、赤芍药、人参、百合、知母、木香、枳壳、牛膝、赤茯苓、郁李仁、牡丹、牵牛子。(中医方剂大辞典)(38)槟榔、赤茯苓、陈橘皮、桔梗、白术、桂、防风。(中医方剂大辞典)(39)槟榔、薤白、盐豉。(中医方剂大辞典)(40)槟榔、枳壳、桔梗、木香。(中医方剂大辞典)(41)槟榔末、大腹皮末、陈橘皮末。(中医方剂大辞典)(42)槟榔、木香、郁李仁、木通、桑根白皮。(中医方剂大辞典)(43)槟榔、诃黎勒、大腹皮、牵牛子。(中医方剂大辞典)(44)白槟榔、生姜汁。(中医方剂大辞典)

槟榔利膈丸 bing lang li ge wan

【英文名】Bing Lang Li Ge Pill

【组成】槟榔、木香、人参、半夏、杏仁、青皮、栝楼、桔梗、牵牛、肉桂。(中医方剂大辞典)

槟榔苍柏丸 bing lang cang bo wan

【英文名】Bing Lang Cang Bo Pill

【组成】苍术、黄柏、槟榔、防己、南星、川芎、白芷、犀角。(中医方剂大辞典)

槟榔附子汤 bing lang fu zi tang

【英文名】Bing Lang Fu Zi Decoction

【组成】槟榔、附子、甘草、柴胡、生姜、橘皮、半夏、桂心、当归、枳实。(中医方剂大辞典)

槟榔饮 bing lang yin

【英文名】Bing Lang Drink

【组成】(1)槟榔、木香、生姜、青橘皮、芎䓖、前胡、丁香、山芋。(中医方剂大辞典)(2)槟榔、羚羊角、大黄、甘草、赤茯苓、防己。(中医方剂大辞典)(3)槟榔、生姜、杏仁、白术、半夏、茯苓、橘皮。(中医方剂大辞典)

槟榔承气汤 bing lang cheng qi tang

【英文名】Bing Lang Cheng Qi Decoction

【组成】槟榔片、生大黄、芒硝、甘草。(黑龙江中医药 1989,(1))

槟榔枳壳丸 bing lang zhi ke wan

【英文名】Bing Lang Zhi Ke Pill

【组成】槟榔、木香、丁香皮、厚朴、玄胡、荆三棱、蓬莪术、雷丸、青皮、枳壳、陈皮、当归、牵牛、罗卜子。(中医方剂大辞典)

槟榔神芎丸 bing lang shen xiong wan

【英文名】Bing Lang Shen Xiong Pill

【组成】神芎丸加槟榔。(中医方剂大辞典)

槟榔饼 bing lang bing

【英文名】Bing Lang Powder

【组成】槟榔、瞿麦穗、茴香子、荆芥穗、麦蓝子、大黄。(中医方剂大辞典)

槟榔饼子 bing lang bing zi

【英文名】Bing Lang Powder

【组成】槟榔、郁李仁。(中医方剂大辞典)

槟榔消痞散 bing lang xiao pi san

【英文名】Bing Lang Xiao Pi Powder

【组成】槟榔炭、鸡内金、蓼实、焦山楂、使君子肉。(中医方剂大辞典)

槟榔益气汤 bing lang yi qi tang

【英文名】Bing Lang Yi Qi Decoction

【组成】槟榔、人参、白术、当归、黄芪、陈皮、升麻、甘草、柴胡、枳壳。(中医方剂大辞典)

槟榔黄葵散 bing lang huang kui san

【英文名】Bing Lang Huang Kui Powder

【组成】槟榔、木香、黄蜀葵花、黄连。(中医方剂大辞典)

槟榔散 bing lang san

【英文名】Bing Lang Powder

【异名】枳实汤(中医方剂大辞典、张氏医通);寸白虫饮子(中医方剂大辞典、普济方);槟榔膏(中医方剂大辞典、鸡峰)

【组成】(1)槟榔、牛膝、防己、独活、秦艽、青木香、天麻、赤芍、桑枝、当归。(中医方剂大辞典)(2)槟榔、生甘草。(中医方剂大辞典)(3)槟榔、黑牵牛。(中医方剂大辞典)(4)紫苏、枳壳、厚朴、甘草、芍药、陈皮、青皮、腹皮、香附、槟榔、防风。(中医方剂大辞典)(5)槟榔、木香、当归、母丁香、桂心、冰片、猪苓。(中医方剂大辞典)(6)五灵脂、槟榔。(中医方剂大辞典)(7)赤芍药、槟榔。(中医方剂大辞典)(8)槟榔、轻粉。(中医方剂大辞典)(9)槟榔、白茯苓、白附子、白术、芫花、蓬术、大戟、甘遂、黑牵牛、巴戟、青皮、荆三棱、肉桂、茴香。(中医方剂大辞典)(10)槟榔、麦门冬。(中医方剂大辞典)(11)陈皮、苍术。(中医方剂大辞典)(12)鸡心槟榔、舶上硫黄、片脑。(中医方剂大辞典)(13)茯苓皮、槟榔、枳壳、桑白皮、紫苏叶、大腹皮、猪苓、泽泻、白术、川羌活、川芎、葶苈子、陈皮、甘草、商陆、木通、生姜皮。(中医方剂大辞典)(14)木香、槟榔、人参、黄连、甘草。(中医方剂大辞典)(15)大槟榔、红娘子、黑狗脊、硫黄、赤石脂、黄连、轻粉。(中医方剂大辞典)(16)槟榔、荆芥穗、茵草、升麻、羌活、藁本、木香、细辛。(中医方剂大辞典)(17)全蝎、斑蝥、巴豆、槟榔、麻油、黄柏皮、雄黄、生硫黄、蛇床子、虢丹、海螵蛸、白胶香、黄连、杏仁、轻粉、麻油。(中医方剂大辞典)(18)大槟榔、常山、乌梅、鳖甲。(中医方剂大辞典)(19)槟榔、草果子、乌梅、常山、柴胡、干葛、厚朴、甘草。(中医方剂大辞典)(20)鸡心槟榔、木香、硫黄、姜黄、吴茱萸、麝香。(中医方剂大辞典)(21)槟榔、木香、郁李仁、桂、吴茱萸、牛膝、赤茯苓。(中医方剂大辞典)(22)槟榔、郁李仁、大腹皮、木香、陈橘皮。(中医方剂大辞典)(23)槟榔、木香、枳壳、陈橘皮、白术、大戟、杏仁、干姜。(中医方剂大辞典)(24)橘叶、沙木、小便、酒。(中医方剂大辞典)(25)槟榔、木香、胡芦巴、肉豆蔻、沉香、桂心、舶上茴香。(中医方剂大辞典)(26)槟榔、大黄、甘草、朴硝。(中医方剂大辞典)(27)槟榔。(中医方剂大辞典)(28)槟榔、甘草、黄连、密陀僧、木香。(中医方剂大辞典)(29)白槟榔、芫花、泽泻、甜葶苈、汉防己、陈皮、瞿麦、藁本、滑石、大戟。(中医方剂大辞典)(30)槟榔、木香、人参、甘草、荆三棱、干姜、官桂、青皮、厚朴、神曲、白术。(中医方剂大辞典)(31)槟榔、猪牙皂角、苦楝子。(中医方剂大辞典)(32)鸡心大槟榔、贯众、石菖蒲、木香、炙甘草。(中医方剂大辞典)(33)干生姜、紫苏茎叶、陈橘皮、桔梗。(中医方剂大辞典)(34)槟榔、木香、轻粉。(中医方剂大辞典)(35)鸡心槟榔、陈皮。(中医方剂大辞典)(36)槟榔、干漆、石灰。(中医方剂大辞典)(37)槟榔、枳壳。(中医方剂大辞典)(38)槟榔、铜绿、贝母。(中医方剂大辞典)(39)槟榔、木香。(中医方剂大辞典)(40)甘草、木香、槟榔、青皮、陈米。(中医方剂大辞典)(41)槟榔、雷丸、使君子肉、画粉、腻粉。(中医方剂大辞典)(42)槟榔、苦楝根皮、麝香、东引石榴皮。(中医方剂大辞典)(43)槟榔、狼牙草、酸石榴根、赤芍药、川朴硝。(中医方剂大辞典)(44)槟榔、川大黄、牵牛子、甜葶苈。(中医方剂大辞典)(45)槟榔、赤茯苓、神曲、枳壳、人参、陈橘皮、麦糵、川大黄、甘草。(中医方剂大辞典)(46)槟榔、枳壳、赤芍药、柴胡、知母、人参、地骨皮、甘草、川大黄。(中医方剂大辞典)(47)槟榔、厚朴、丁香。(中医方剂大辞典)(48)槟榔、车前子、冬瓜仁、川大黄、木通、桂心、甘草、当归、滑石、川朴硝。(中医方剂大辞典)(49)槟榔、枳实、人参、柴胡、赤茯苓、草豆蔻、白术、木香、桂心。(中医方剂大辞典)(50)槟榔、人参、陈橘皮、白术、前胡、枳壳、赤茯苓、芎䓖、甘草。(中医方剂大辞典)(51)槟榔、赤茯苓、桔梗、大腹皮、木通、甘草、桑寄生、郁李仁。(中医方剂大辞典)(52)槟榔、酸石榴皮、苦楝根、陈橘皮。(中医方剂大辞典)(53)槟榔、桂、芎䓖、独活、木香、大黄、郁李仁、赤茯苓。(中医方剂大辞典)(54)槟榔、黄连、木香、龙骨。(中医方剂大辞典)(55)槟榔、瞿麦穗、泽泻、防己、甜葶苈、藁本、滑石、木香、芫花、干漆、陈橘皮、郁李仁。(中医方剂大辞典)(56)白槟榔、黄连。(中医方剂大辞典)(57)槟榔、凝水石、乌头、吴茱萸、硫黄。(中医方剂大辞典)(58)槟榔、寒水石、龙骨、白敛末、白及。(中医方剂大辞典)(59)槟榔、干猪粪、龙骨、腻粉。(中医方剂大辞典)(60)槟榔、酸石榴皮。(中医方剂大辞典)(61)石榴根、陈橘皮、桑根白皮。(中医方剂大辞典)(62)槟榔、桔梗、桂心、陈橘皮、鳖甲、枳壳、川大黄、当归、桃仁。(中医方剂大辞典)(63)槟榔、当归、桂心、木香、吴茱萸、赤芍药、青橘皮。(中医方剂大辞典)(64)槟榔、前胡、赤芍药、芎䓖、青橘皮、桂心、桔梗、木香、甘草、川大黄、枳壳。(中医方剂大辞典)(65)槟榔、黄连、木香。(中医方剂大辞典)(66)槟榔、刘寄奴、桑寄生、熟干地黄、赤芍药、当归、龟壳、桃仁。(中医方剂大辞典)(67)槟榔、前胡、人参、赤茯苓、枳壳、防风、甘草、沉香、牛蒡子。(中医方剂大辞典)(68)槟榔、甘草、郁金、木香、黄连、麝香。(中医方剂大辞典)(69)槟榔、川大黄、沉香、赤芍药、防风、芎䓖、犀角屑、甘草、枳壳。(中医方剂大辞典)(70)槟榔、枳壳、牵牛子、桑根白皮、川大黄、郁李仁、陈橘皮。(中医方剂大辞典)(71)槟榔、丁香母、桂心、木香、龙脑、猪苓、当归。(中医方剂大辞典)(72)槟榔、当归、鹤虱、贯众、雷丸、芜荑仁、陈橘皮。(中医方剂大辞典)(73)槟榔、朴硝、大黄、青橘皮。(中医方剂大辞典)(74)白槟榔、大腹皮、木香。(中医方剂大辞典)(75)槟榔、郁李仁、芫花、甘遂、续随子、木通、海蛤、陈橘皮、商陆。(中医方剂大辞典)(76)槟榔、诃黎勒、吴茱萸、牵牛子。(中医方剂大辞典)(77)槟榔、京三棱、蓬莪茂、甘草、茴香子、益智子、青橘皮、干姜。(中医方剂大辞典)(78)槟榔、蜀椒。(中医方剂大辞典)(79)槟榔、姜黄。(中医方剂大辞典)(80)槟榔、人参、白茯苓、木香、陈橘皮、五味子、甘草。(中医方剂大辞典)(81)槟榔、陈橘皮、桂、芍药、附子、干姜、牵牛子。(中医方剂大辞典)(82)槟榔、桑根白皮、芜荑仁、陈橘皮。(中医方剂大辞典)(83)槟榔、芜荑仁、狼牙、白蔹、鹤虱。(中医方剂大辞典)(84)槟榔、木香、桂心、紫苏茎叶、郁李仁、赤茯苓、木通、陈橘皮、牵牛子。(中医方剂大辞典)(85)槟榔末、甘草、生姜、桑根白皮、商陆。(中医方剂大辞典)(86)槟榔、桑根白皮、赤茯苓、紫苏茎叶、木通、麦门冬。(中医方剂大辞典)(87)槟榔、半夏、陈橘皮、赤茯苓、白术、桂心、人参、杏仁。(中医方剂大辞典)(88)槟榔、人参、桂心、甘草、郁李仁、赤芍药、川大黄、白术、泽泻、木香、枳实。(中医方剂大辞典)(89)槟榔、人参、半夏、杏仁、桔梗、陈橘皮、干姜、甘草、白术。(中医方剂大辞典)(90)槟榔、厚朴、甘草、川大黄、白术、诃黎勒皮、陈橘皮、吴茱萸、桂心。(中医方剂大辞典)(91)槟榔、人参、肉豆蔻、白术、陈橘皮、半夏、荜拨、高良姜、厚朴。(中医方剂大辞典)(92)槟榔、前胡、桂心、郁李仁、草豆蔻、川大黄、枳壳、干姜、木香、甘草。(中医方剂大辞典)(93)槟榔、木香、白术、陈橘皮、赤芍药、桑根白皮、木通、牵牛子、川大黄。(中医方剂大辞典)(94)槟榔、川乌头、当归、赤芍药、陈橘皮、人参、枳壳、干姜、桂心、厚朴、半夏、甘草。(中医方剂大辞典)(95)槟榔、芎䓖、桔梗、当归、桂心、赤芍药、白术、木香、川大黄。(中医方剂大辞典)(96)槟榔、赤芍药、枳壳、芎䓖、赤茯苓、柴胡、木香、川大黄、当归、陈橘皮、桃仁、甘草。(中医方剂大辞典)(97)槟榔、京三棱、木香、桂心、桃仁、青橘皮、郁李仁。(中医方剂大辞典)(98)槟榔、沉香、白蒺藜、木香、附子、桂心、诃黎勒皮、青橘皮、麝香。(中医方剂大辞典)(99)槟榔、赤茯苓、赤芍药、食茱萸、京三棱、诃黎勒皮、郁李仁、青橘皮。(中医方剂大辞典)(100)槟榔、牵牛子、木香、白术、陈橘皮、高良姜、诃黎勒皮、枳实、甘草。(中医方剂大辞典)(101)槟榔、赤芍药、人参、白术、芎䓖、桂心、陈橘皮、前胡、枳壳、附子、大腹皮、甘草。(中医方剂大辞典)(102)槟榔、木通、芍药、甘草、紫苏茎叶、川升麻、黄芩、瞿麦、赤茯苓、川大黄。(中医方剂大辞典)(103)槟榔、桑根白皮、茯神、地骨皮、黄连、葳蕤、麦门冬、甘草、川大黄、川升麻、犀角屑、赤芍药、黄芪、枳壳。(中医方剂大辞典)(104)槟榔、独活、赤茯苓、枳壳、羚羊角屑、沉香、川大黄、芎䓖、甘草。(中医方剂大辞典)(105)槟榔、桑根白皮、紫苏茎叶、诃黎勒皮、罗卜子。(中医方剂大辞典)(106)槟榔、陈橘皮、枳壳、红雪、吴茱萸。(中医方剂大辞典)(107)槟榔、陈橘皮、猪苓、木瓜、紫苏茎叶、桑根白皮。(中医方剂大辞典)(108)槟榔、木香、陈橘皮、吴茱萸、干木瓜、紫苏茎叶。(中医方剂大辞典)(109)槟榔、木香、茴香子。(中医方剂大辞典)(110)槟榔、旋覆花、犀角屑、桂心、紫苏茎叶、赤茯苓、木通、陈橘皮、前胡、桑根白皮、白前、甘草。(中医方剂大辞典)(111)槟榔、泽泻、牡丹、桂心、羌活、赤芍药、枳壳、防风、赤茯苓、羚羊角屑、木香、川大黄。(中医方剂大辞典)(112)槟榔、海藻、人参、陈橘皮、木香、芎䓖、桂心、干姜。(中医方剂大辞典)(113)槟榔、枳壳、桔梗、白术、赤芍药、丹参。(中医方剂大辞典)(114)槟榔、木香、高良姜、青橘皮、桃仁、桂心。(中医方剂大辞典)(115)槟榔、当归、蓬莪茂、吴茱萸、阿魏、木香。(中医方剂大辞典)(116)槟榔、桂心。(中医方剂大辞典)(117)槟榔、半夏、青橘皮、前胡、附子、细辛、赤茯苓、桂心、紫苏茎叶、川大黄、甘草。(中医方剂大辞典)(118)槟榔、川芒硝、甘草、枳壳、川大黄。(中医方剂大辞典)(119)槟榔、赤茯苓、川大黄、枳实、木香、赤芍药、芎䓖、甘草。(中医方剂大辞典)(120)槟榔、豉心、葱白、桃仁、青蒿汁。(中医方剂大辞典)(121)槟榔、赤芍药、木香、赤茯苓、桔梗、诃黎勒、桃仁、鳖甲、京三棱。(中医方剂大辞典)(122)槟榔、赤茯苓、木香、陈橘皮、木通、赤芍药、瞿麦、当归、腹皮、紫苏茎叶、人参、桂心。(中医方剂大辞典)(123)槟榔、川大黄、木香、枳壳、甘草、郁李仁。(中医方剂大辞典)(124)槟榔、木香、羌活、川朴硝、牵牛子、陈橘皮、川大黄。(中医方剂大辞典)(125)槟榔、白术、枳壳、人参、陈橘皮、麦蘖、川大黄、甘草。(中医方剂大辞典)(126)槟榔、麦蘖、白术、人参、曲、桔梗。(中医方剂大辞典)(127)槟榔、羚羊角屑、木香、郁李仁、吴茱萸、陈橘皮。(中医方剂大辞典)(128)槟榔、榆白皮、桂心、滑石、甘草、川大黄(中医方剂大辞典)(129)槟榔、当归、川大黄、川朴硝、赤茯苓、枳壳(中医方剂大辞典)(130)槟榔、诃黎勒、桑根、木香、桂心、甘草、川大黄、人参、赤茯苓、枳壳(中医方剂大辞典)(131)槟榔、白术、木香、人参、诃黎勒皮、陈橘皮(中医方剂大辞典)(132)槟榔、诃黎勒皮、陈橘皮、甘草、桑根白皮(中医方剂大辞典)(133)槟榔、牵牛子、川大黄、青橘皮(中医方剂大辞典)(134)槟榔、茴香子、附子、桂心、当归、芎䓖、丁香、白豆蔻、吴茱萸、木香、青橘皮(中医方剂大辞典)(135)槟榔、棘针钩子(中医方剂大辞典)(136)槟榔、白术、草豆蔻、诃黎勒、丁香、人参、厚朴、桂心、陈橘皮(中医方剂大辞典)(137)槟榔、枳壳、防风、川大黄、羌活、当归、肉桂、赤芍药、大麻仁、芎䓖、木香、郁李仁、赤茯苓、木通、羚羊角屑(中医方剂大辞典)(138)槟榔、五味子、白术、桔梗、酸枣仁、附子、鳖甲、沉香、白茯苓、陈橘皮(中医方剂大辞典)(139)槟榔、大黄、青皮、黑牵牛、木香(中医方剂大辞典)(140)槟榔、赤茯苓(中医方剂大辞典)(141)槟榔、人参、茯苓、橘皮、荜茇(中医方剂大辞典)(142)槟榔、人参、茯苓、陈曲、厚朴、麦蘖、白术、吴茱萸(中医方剂大辞典)(143)槟榔、砂仁、白蔻仁、丁香、橘皮、生姜、盐(中医方剂大辞典)

槟榔滑石散 bing lang hua shi san

【英文名】Bing Lang Hua Shi Powder

【组成】苍术、防风、槟榔、香附、川芎、条芩、滑石、甘草。(中医方剂大辞典)

槟榔粥 bing lang zhou

【英文名】Bing Lang Gruel

【组成】槟榔、生姜汁、蜜、粳米。(中医方剂大辞典)

槟榔黑枣煎 bing lang hei zao jian

【英文名】Bing Lang Hei Zao Decoction

【组成】槟榔、黑枣。(浙江中医杂志 1960,(2))

槟榔煎 bing lang jian

【英文名】Bing Lang Decoction

【异名】槟榔粥(中医方剂大辞典、圣济总录)

【组成】(1)槟榔、苍术、厚朴、陈皮、草果、甘草、生姜。(中医方剂大辞典)(2)槟榔、酸石榴根皮。(中医方剂大辞典)

槟榔煎丸 bing lang jian wan

【英文名】Bing Lang Jian Pill

【组成】(1)槟榔、羌活、枳壳、独活、白牵牛、黑牵牛。(中医方剂大辞典)(2)槟榔、吴茱萸、京三棱、硫黄、巴豆、木香、白豆蔻、肉豆蔻、陈橘皮、青橘皮、高良姜、荜拨、诃黎勒皮、白术、胡椒、当归、干漆、草豆蔻。(中医方剂大辞典)

槟榔鹤虱散 bing lang he shi san

【英文名】Bing Lang He Shi Powder

【组成】当归、桔梗、芍药、橘皮、鹤虱、人参、桂心、槟榔。(中医方剂大辞典)

槟榔橘皮汤 bing lang ju pi tang

【英文名】Bing Lang Ju Pi Decoction

【组成】槟榔、橘皮。(中医方剂大辞典)

槟榔橘红散 bing lang ju hong san

【英文名】Bing Lang Ju Hong Powder

【组成】白槟榔、橘红。(中医方剂大辞典)

槟楝饮 bing lian yin

【英文名】Bing Lian Drink

【组成】槟榔、苦楝根。(中医方剂大辞典)

槟漆丸 bing qi wan

【英文名】Bing Qi Pill

【组成】槟榔、干漆、龙胆。(中医方剂大辞典)

槟蜡散 bing la san

【英文名】Bing La Powder

【组成】槟榔、黄蜡、大麦粉。(中医方剂大辞典)

毓真膏 yu zhen gao

【英文名】Yu Zhen Plaster

【组成】当归、远志、人参、白芷、红花、五味子、附子、肉桂、苍术、鹿茸、甘草、黄芪、白及、紫梢花。(中医方剂大辞典)

毓清丸 yu qing wan

【英文名】Yu Qing Paste Pill

【组成】陈皮、山茱萸、胡索、地黄、香附米、当归、条芩、白术、覆盆子、砂仁、川芎。(中医方剂大辞典)

毓麟丸 yu lin wan

【英文名】(1)Yu Lin Paste Pill(2) Yu Lin Honeyed Pill (3)Yu Lin Pill

【组成】(1)白棉花子仁、熟地、潼蒺藜、线鱼胶、川萆薢、麦冬、五味子、杜仲、补骨脂、杞子、当归、牛膝、茯苓、楮实子、柏子霜。(中医方剂大辞典)(2)丹参、香附、川芎、当归、白芍、茯苓、丹皮、益母。(中医方剂大辞典)(3)人参、条芩、归身、杜仲、白术、川断、陈皮、熟地、阿胶、香附。(中医方剂大辞典)

毓麟汤 yu lin tang

【英文名】Yu Lin Decoction

【组成】紫石英、川椒、川断、川牛膝、川芎、枸杞子、菟丝子、当归、赤芍、白芍、仙灵脾、肉桂、香附、丹皮。(山东中医学院学报 1992,16(5))

毓麟固本膏 yu lin gu ben gao

【英文名】Yu Lin Gu Ben Plaster

【组成】(1)杜仲、小茴香、川附片、牛膝、续断、甘草、大茴香、天麻子、紫梢花、补骨脂、肉苁蓉、熟地、木香、生龙骨、锁阳。(中医方剂大辞典)(2)杜仲、熟地、附子、苁蓉、牛膝、故纸、续断、官桂、甘草、生地、大茴香、小茴香、菟丝子、蛇床子、天麻子、紫梢花、鹿角、羊腰、赤石脂、龙骨。(中医方剂大辞典)

毓麟珠 yu lin zhu

【英文名】Yu Lin Zhu Honeyed Pill

【组成】(1)熟地黄、当归、菟丝子、淮山药、枸杞子、胡桃肉、巴戟肉、鹿角胶、鹿角霜、杜仲、山茱萸、川椒、人参、白术、茯苓、白芍、川芎、炙甘草。(中医方剂大辞典)(2)人参、白术、茯苓、芍药、川芎、炙甘草、当归、熟地、菟丝子、杜仲、鹿角霜、川椒。(中医方剂大辞典)

毓麟酒 yu lin jiu

【英文名】Yu Lin Wine

【组成】桑椹、枸杞子、山萸肉、故纸、牛膝、菟丝子、韭子、楮实子、肉苁蓉、覆盆子、蛇床子、莲须、巴戟、山药、木香。(中医方剂大辞典)

毓麟膏 yu lin gao

【英文名】Yu Lin Plaster

【组成】人参、桑寄生、蚕沙、生地、杜仲、续断、阿胶、地榆、当归、熟地、砂仁。(中医方剂大辞典)

滴丸剂 di wan ji

【英文名】Drop Pills

【定义】指药材提取物与基质用适宜方法混匀后,滴入不相混溶的冷凝液中,收缩冷凝制成的丸剂。(中药药剂学)

滴水丸 di shui wan

【英文名】Di Water-paste Pill

【组成】黄柏、轻粉、丹砂、天南星、半夏、巴豆、水银。(中医方剂大辞典)

滴耳剂 di er ji

【英文名】Ear Drops

【定义】指供滴入耳腔内的外用液体药剂。(中药药剂学)

滴耳油 di er you

【英文名】Di Er Oil

【组成】(1)胡桃仁油、冰片、麝香。(中医方剂大辞典)(2)核桃仁。(中医方剂大辞典)

滴虫丸 di chong wan
【英文名】Di Chong Pill
【组成】蛇床子、苦参、枯矾、硼酸、糖粉、冰硼散。(新中医 1975,(5))

滴虫汤 di chong tang
【英文名】Di Chong Decoction
【组成】金银花、连翘壳、赤茯苓、车前子、淡竹叶、生薏苡仁、怀牛膝、嫩苦参、黄柏、生栀子、生苍术、淡黄芩。(中医方剂大辞典)

滴乳膏 di ru gao
【英文名】Di Ru Plaster
【组成】大蒜、滴乳香、没药、白胶香、明阿胶。(中医方剂大辞典)

滴油散 di you san
【英文名】Di You Powder
【组成】真蚌粉。(中医方剂大辞典)

滴金丸 di jin wan
【英文名】Di Jin Pill
【组成】雄黄、麝香、白矾。(中医方剂大辞典)

滴金膏 di jin gao
【英文名】Di Jin Plaster
【组成】乌鸡胆汁。(中医方剂大辞典)

滴通鼻炎水 di tong bi yan shui
【英文名】Di Tong Bi Yan Liquid
【组成】蒲公英、细辛、黄芩、麻黄、苍耳子、石菖蒲、白芷、辛夷。(药品标准-中药成方制剂标准 1991)

滴眼汤 di yan tang
【英文名】Di Yan Decoction
【组成】秦皮、升麻、黄连。(中医方剂大辞典)

滴眼剂 di yan ji
【英文名】Ophthalmic Solutions
【定义】指用于眼粘膜,在眼部起杀菌、消炎、收敛、缩瞳、麻醉等作用的澄明溶液或混悬液。(中药药剂学)

滴滴金 di di jin
【英文名】Di Di Jin Powder
【组成】(1)狗头。(中医方剂大辞典)(2)硇砂、轻粉、人言、雄黄、朱砂、麝香。(中医方剂大辞典)

滴鼻灵 di bi ling
【英文名】Di Bi Ling Nose Drop
【组成】鹅不食草、辛夷花。(中医方剂大辞典)

滴鼻剂 di bi ji
【英文名】Nasal Drops
【定义】供滴入鼻腔内的液体药剂。(中药药剂学)

滴鼻栀子仁煎 di bi zhi zi ren jian
【英文名】Di Bi Zhi Zi Ren Jian Decoction
【组成】栀子仁、苦参、木通。(中医方剂大辞典)

滴鼻液 di bi ye
【英文名】Di Bi Nose Drop
【组成】苍耳子、辛夷、白芷、银花、连翘、野菊花、黄芩、丹皮、鹅不食草、薄荷、细辛、鲜大叶桉叶。(广西中医药 1978,(3))

滴露膏 di lu gao
【英文名】Di Lu Plaste
【组成】大风子、江子仁、核桃、水银。(中医方剂大辞典)

漆甲散 qi jia san
【英文名】Qi Jia Powder
【组成】川山甲、全明雄黄。(中医方剂大辞典)

漆香散 qi xiang san
【英文名】Qi Xiang Powder
【组成】干漆、雄黄、麝香。(中医方剂大辞典)

漆黄丸 qi huang wan
【英文名】Qi Huang Pill
【组成】生漆、雄黄、皂角刺、蟾酥、麝香。(中医方剂大辞典)

漆雄丸 qi xiong wan
【英文名】Qi Xiong Pill
【组成】真生漆、雄黄。(中医方剂大辞典)

漆煎丸 qi jian wan
【英文名】Qi Jian Pill
【组成】清漆、白蜜、清酒。(中医方剂大辞典)

漆燕散 qi yan san
【英文名】Qi Yan Powder
【组成】漆燕、续随子。(中医方剂大辞典)

漏风汤 lou feng tang
【英文名】Lou Feng Decoction
【组成】黄芪、甘草、防风、麻黄根、桂枝。(中医方剂大辞典)

漏芦丸 lou lu wan
【英文名】(1)Lou Lu Pill(2)Lou Lu Honeyed Pill
【组成】(1)漏芦、葳蕤、乌蛇、枳壳、秦艽、麦门冬、防己、玄参、白术、黄芪、大黄、黄芩。(中医方剂大辞典)(2)漏芦、毕茇、木香、干蝎、阿魏、硇砂。(中医方剂大辞典)(3)漏芦、猪肝、楮树根白皮。(中医方剂大辞典)(4)漏芦、葳蕤、槟榔、枳壳、防风、独活、秦艽、五加皮、赤芍药、川大黄、黄芪、黄芩、乌蛇。(中医方剂大辞典)(5)漏芦、枳壳、苦参、防风、川大黄、乌蛇。(中医方剂大辞典)(6)漏芦、艾叶。(中医方剂大辞典)

漏芦汤 lou lu tang
【英文名】Lou Lu Decoction
【组成】(1)黄芪、连翘、大黄、漏芦、甘草、沉香。(中医方剂大辞典)(2)漏芦、当归、红花子、枳壳、白茯苓、人参。(中医方剂大辞典)(3)漏芦、升麻、大黄、黄芩、玄参。(中医方剂大辞典)(4)漏芦、升麻、大黄、黄芩、蓝叶、玄参。(中医方剂大辞典)(5)漏芦、升麻、连翘、麻黄、大黄、防已、木香、白蔹、沉香。(中医方剂大辞典)(6)漏芦、海藻、连翘、沉香、山栀子仁、玄参、丹参。(中医方剂大辞典)(7)漏芦、连翘、木通、桂、犀角屑、黄芩、柴胡、玄参、大黄、知母。(中医方剂大辞典)(8)漏芦、乌蛇、独活、黄芪、白蔹、白茯苓、生姜、大黄、升麻、麻黄、枳实、芍药、防己、玄参、甘草、附子、栀子仁、石膏。(中医方剂大辞典)(9)漏芦、连翘、白蔹、芒硝、甘草、细辛、升麻、枳实、麻黄、黄芩、大黄。(中医方剂大辞典)(10)漏芦、连翘、黄芩、白蔹、枳壳、升麻、麻黄、朴硝、大黄、紫花地丁、金银花。(中医方剂大辞典)(11)漏芦、白及、黄芩、麻黄、白薇、枳实、升麻、芍药、甘草、大黄。(中医方剂大辞典)(12)漏芦、连翘、白蔹、芒硝、甘草、大黄、升麻、枳实、麻黄、黄芩。(中医方剂大辞典)(13)漏芦、通草、石钟乳、黍米。(中医方剂大辞典)(14)漏芦、白蔹、黄芩、白薇、枳实、升麻、甘草、芍药、麻黄、大黄。(中医方剂大辞典)(15)漏芦、赤芍、当归、川芎、枳壳、木香、桔梗、刺角、白芷、甘草。(中医方剂大辞典)(16)漏芦、紫花地丁、荆芥、当归、连翘、薄荷、白芷、升麻。(中医方剂大辞典)(17)漏芦、紫花地丁、荆芥、当归、连翘、薄荷、白芷、升麻、麻黄、大黄、生甘草。(中医方剂大辞典)(18)漏芦、甘草、槐皮、五加皮、白蔹、白蒺藜。(中医方剂大辞典)(19)漏芦、升麻、黄芩、生甘草、蓝叶、黑云参、牛蒡子、苦梗、连翘。(中医方剂大辞典)(20)漏芦、升麻、大黄、黄芩、甘草、蓝叶、牛蒡子、玄参、桔梗、连翘、青木香、苦参、薄荷。(中医方剂大辞典)(21)木通、漏芦、当归、白茯苓、天麻、羌活、甘草、荆芥。(中医方剂大辞典)(22)漏芦、练实、大黄、黄芩、芍药、甘草。(中医方剂大辞典)(23)漏芦、白蔹、黄芩、麻黄、枳实、升麻、芍药、甘草、朴硝、大黄。(中医方剂大辞典)

漏芦散 lou lu san

【英文名】Lou Lu Powder

【组成】(1)漏芦、地锦、蔓荆实、黄芪、当归、威灵仙。(中医方剂大辞典)(2)漏芦、米粉、黄芩。(中医方剂大辞典)(3)漏芦、地龙、当归、附子、天麻、白花蛇、乌蛇、干蝎、黄芪、桑根白皮、没药、丹砂、栗楔、牛膝、麻黄、羌活、天南星、独活、虎骨、白僵蚕、麝香。(中医方剂大辞典)(4)漏芦、蛇蜕、瓜蒌。(中医方剂大辞典)(5)漏芦、地锦、蔓荆子。(中医方剂大辞典)(6)漏芦、当归、黄柏、黄连、五倍子、麝香、腻粉。(中医方剂大辞典)(7)漏芦。(中医方剂大辞典)(8)漏芦、栝楼根、土瓜根、木通、蛴螬。(中医方剂大辞典)(9)漏芦、木通、土瓜根、滑石。(中医方剂大辞典)(10)漏芦、当归、地龙、防风、羌活、白芷、没药、甜瓜子、败龟、虎胜骨、桂心、牛膝。(中医方剂大辞典)(11)漏芦、羌活、升麻、木通、枳壳、赤芍药、甘草、川朴硝、防风。(中医方剂大辞典)(12)漏芦、白蔹、黄芩、麻黄、知母、枳实、川升麻、犀角屑、赤芍药、甘草、川芒硝、川大黄。(中医方剂大辞典)(13)漏芦、连翘、栀子仁、黄芩、黄芪、防风、石韦、苦参、甘草、犀角屑。(中医方剂大辞典)(14)漏芦、白蔹、黄芩、麻黄、知母、枳实、川升麻、犀角屑、赤芍药、川大黄、甘草。(中医方剂大辞典)(15)漏芦、白蔹、黄芩、白薇、赤芍药、甘草、枳实、麻黄、川大黄。(中医方剂大辞典)(16)漏芦、木通、川升麻、赤芍药、桑根白皮、黄芩、甘草。(中医方剂大辞典)(17)漏芦、木通、蓝叶、犀角屑、栀子仁、玄参、川升麻、川朴硝、甘草。(中医方剂大辞典)(18)漏芦、陈橘皮、前胡、麻黄黄芩、杏仁。(中医方剂大辞典)(19)漏芦、石钟乳、栝楼根、蛴螬。(中医方剂大辞典)

漏芦膏 lou lu gao

【英文名】Lou Lu Powder

【组成】(1)白马矢屑、白牛矢屑、白羊矢屑、白猪矢屑、白鸡矢屑、漏芦、藁本。(中医方剂大辞典)(2)漏芦、地榆、附子、杏仁、藜芦、木通、莽草、白芷、吴茱萸、细辛、蜀椒、蜡、清油。(中医方剂大辞典)

漏芦橘皮汤 lou lu ju pi tang

【英文名】Lou Lu Ju Pi Decoction

【组成】漏芦、橘皮、甘遂、麻黄、杏仁、黄芩。(中医方剂大辞典)

漏胎安胎饮 lou tai an tai yin

【英文名】Lou Tai An Tai Decoction

【组成】熟地、黄芪、当归、川芎、白芍、艾叶、阿胶、地榆、甘草、荷叶。(中医方剂大辞典)

漏胎汤 lou tai tang

【英文名】Lou Tai Decoction

【组成】黄芪、白术、熟地、当归、阿胶、杜仲、麦冬、续断。(中医方剂大辞典)

漏管内消丸 lou guan nei xiao wan

【英文名】Lou Guan Nei Xiao Paste Pill

【组成】刺猬皮、真象皮、甘草节、小赤豆、赤芍、松花、炙甲片、象牙屑、黄明胶、银花。(中医方剂大辞典)

演气丹 yan qi dan

【英文名】Yan Qi Pellet

【组成】广木香、大川乌、南芎、三奈、萝卜子、肉豆蔻、巴豆。(中医方剂大辞典)

漱口方 shu kou fang

【英文名】Shu Kou Fang Lotion

【组成】(1)生石膏、赤芍、僵蚕、连翘、金银花、没药、食盐。(中医方剂大辞典)(2)荆芥穗、薄荷、僵蚕、连翘、赤芍药、银花、石膏、食盐。(中医方剂大辞典)(3)薄荷叶、银花、石膏、赤药、青连翘、没药、川椒、食盐。(中医方剂大辞典)(4)生石膏、赤芍、连翘、红花、大青盐、银花。(中医方剂大辞典)(5)金银花、赤芍、薄荷、僵蚕、生石膏、蒲黄、大黄、食盐。(中医方剂大辞典)(6)生蒲黄、石膏、赤芍、银花、川锦纹、川椒、薄荷、食盐。(中医方剂大辞典)

漱口水 shu kou shui

【英文名】Shu Kou Lotion

【组成】莨菪子、独活、甘草、川芎、当归、竹叶、楮树根。(中医方剂大辞典)

漱口地黄散 shu kou di huang san

【英文名】Shu Kou Di Huang Powder

【组成】黄芩、甘草、荆芥穗、薄荷叶。(中医方剂大辞典)

漱口汤 shu kou tang

【英文名】Shu Kou Lotion

【组成】(1)黄芩、川升麻、甘草、石膏、蔷薇根。(中医方剂大辞典)(2)黄柏、龙胆、黄连、川升麻、苦竹叶。(中医方剂大辞典)

漱口沉香散 shu kou chen xiang san

【英文名】Shu Kou Chen Xiang Powder

【异名】沉香散(中医方剂大辞典、奇效良方)

【组成】香附子、沉香、升麻、华细辛。(中医方剂大辞典)

漱口药 shu kou yao

【英文名】Shu Kou Yao Lotion

【组成】紫荆皮、防风、苏薄荷、食盐、生甘草、生石膏。(中医方剂大辞典)

漱牙羌活散 shu ya qiang huo san

【英文名】Shu Ya Qiang Huo Powder

【异名】羌活散(中医方剂大辞典、摄生众妙方)

【组成】薄荷、羌活、大黄。(中医方剂大辞典)

漱风散 shu feng san

【英文名】Shu Feng Powder

【组成】(1)甘草、石斛、藁本、麻黄、乳香、当归、苍术、细辛、荆芥、川芎、全蝎、牙皂、两头尖、升麻、白芷、胡麻、草乌、川乌。(中医方剂大辞典)(2)荆芥穗、藁本、细辛、香附子。(中医方剂大辞典)

漱汤 shu tang

【英文名】Shu Decoction

【组成】腐棘刺。(中医方剂大辞典)

漱咽青盐散 shu yan qing yan san

【英文名】Shu Yan Qing Yan Lotion

【组成】青盐、龙骨、湿鸡头。(中医方剂大辞典)

漱毒散 shu du san

【英文名】Shu Du Powder

【异名】败毒散(中医方剂大辞典、丹溪心法附录)

【组成】薄荷叶、荆芥穗、细辛、地骨皮。(中医方剂大辞典)

漱药 shu yao

【英文名】Shu Yao Lotion

【组成】(1)梅花点舌丹、冰硼散、银花、生石膏、生蒲黄、乳香、川椒、食盐。(中医方剂大辞典)(2)炒僵蚕、连翘、乳香、银花、炙元胡、石膏、元明粉。(中医方剂大辞典)(3)生石膏、酒芩、忍冬、丹皮、苏薄荷、川椒。(中医方剂大辞典)(4)薄荷叶、僵蚕、连翘、赤芍、生石膏、没药、丹皮、食盐。(中医方剂大辞典)(5)生石膏、薄荷、川椒、紫荆皮、独活、食盐。(中医方剂大辞典)

漱喉散 shu hou san

【英文名】Shu Hou Powder

【组成】元明粉、雄黄。(中医方剂大辞典)

漳州神曲 zhang zhou shen qu

【英文名】Zhang Zhou Shen Qu Tablet

【组成】广藿香、赤小豆、苍术、香附、防风、升麻、高良姜、干姜、黄柏、黄芩、枳壳、天花粉、紫苏、白术、猪苓、麦芽、白芷、柴胡、泽泻、葛根、三棱、甘草、莪术、赤石脂、栀子、槟榔、砂仁、苦杏仁、木香、茯苓皮、知母、羌活、大黄、茵陈、诃子、桂枝、桂皮、麻黄。(药品标准－中药成方制剂标准 1994)

熁肿膏 xie zhong gao

【英文名】Xie Zhong Plaster

【组成】代赭石、黄蜡、细瓷末、麻油、腻粉、黄柏。(中医方剂大辞典)

熁毒膏 xie du gao

【英文名】Xie Du Plaster

【组成】川大黄、木香、玄参、白蔹、射干、川芒硝。(中医方剂大辞典)

熁药 xie yao

【英文名】Xie Yao Plaster

【异名】烙药(中医方剂大辞典、普济方)

【组成】附子、吴茱萸、蛇床子。(中医方剂大辞典)

熁贴方 xie tie fang

【英文名】Xie Tie Plaster

【组成】盐草根、生蒴头。(中医方剂大辞典)

熁散 xie san

【英文名】Xie Plaster

【组成】黄连、白蔹、鼠粪、积雪草、大黄、甘草。(中医方剂大辞典)

熄火汤 xi huo tang

【英文名】Xi Huo Decoction

【组成】熟地、山茱萸、北五味、麦冬、元参、附子、白芥子。(中医方剂大辞典)

熄风止痉方 xi feng zhi jing fang

【英文名】Xi Feng Zhi Jing Prescription

【组成】蝉衣、白附子、天麻、防风、南星、白芷、川羌、细辛。(山东中医杂志 1983,(2))

熄风汤 xi feng tang

【英文名】Xi Feng Decoction

【组成】(1)白芍、山萸茱肉、全蝎、钩藤、鹿角胶、枸杞子、白附子、当归、蜈蚣、甘草。(浙江中医杂志 1994,29(12))(2)天麻、钩藤、羚羊角、黄芩、全蝎、栀子、生地、泽泻、车前子、夏枯草、石决明、益母草。(中国中西医结合杂志 1993,13(11))(3)天麻、全蝎、钩藤、洋金花、蜈蚣。(山东中医杂志 1989,8(3)(2))

熄风定痫丸 1 号 xi feng ding xian wan yi hao

【英文名】Xi Feng Ding Xian NO.1 Pill

【组成】胆南星、天麻、法半夏、地龙、青木香、藿香、陈皮、天竺黄、沉香、川贝母、生大黄、青礞石、白矾、二丑、全蝎、钩藤、石菖蒲、茯神、丹参、海浮石、冰片、琥珀粉、姜汁。(北京中医学院学报 1991,14(4))

熄风定痫丸 2 号 xi feng ding xian wan er hao

【英文名】Xi Feng Ding Xian NO.2 Pill

【组成】胆南星、天麻、法半夏、地龙、青木香、藿香、陈皮、天竺黄、沉香、川贝母、青礞石、白矾、全蝎、钩藤、石菖蒲、茯神、丹参、海浮石、琥珀粉、姜汁、黄芪、当归、紫河车、鹿茸、黄精、降香、檀香、乌梢蛇、川乌头。(北京中医学院学报 1991,14(4))

熄风定痫丸 3 号 xi feng ding xian wan san hao

【英文名】Xi Feng Ding Xian NO.3 Pill

【组成】胆南星、天麻、法半夏、地龙、青木香、藿香、陈皮、天竺黄、沉香、川贝母、生大黄、青礞石、二丑、全蝎、钩藤、石菖蒲、茯神、丹参、海浮石、琥珀粉、姜汁、川芎、红花、鸡血藤、牛膝。(北京中医学院学报 1991,14(4))

熄风通络汤 xi feng tong luo tang

【英文名】Xi Feng Tong Luo Decoction

【组成】川芎、当归、菊花、白蒺藜、全虫粉、天麻、夜交藤、石决明。(江苏中医 1991,(2))

熄痫汤 xi xian tang

【英文名】Xi Xian Decoction

【组成】石菖蒲、白胡椒、丹参、僵蚕。(陕西中医 1990,11(7))

熊冰散 xiong bing san

【英文名】Xiong Bing Powder

【组成】熊胆、冰片、芦荟、雷丸、银珠。(中医方剂大辞典)

熊冰膏 xiong bing gao

【英文名】Xiong Bing Plaster

【组成】熊胆、冰片。(中医方剂大辞典)

熊汤 xiong tang

【英文名】Xiong Decoction

【组成】熊肉、草果。(中医方剂大辞典)

熊肉羹 xiong rou geng

【英文名】Xiong Rou Geng Gruel

【组成】熊肉。(中医方剂大辞典)

熊参汤 xiong shen tang

【英文名】Xiong Shen Decoction

【组成】熊胆豆粒。(中医方剂大辞典)

熊参脓耳净 xiong shen nong er jing

【英文名】Xiong Shen Nong Er Jing Powder

【组成】熊胆、苦参、白鲜皮、芫花、五倍子、石榴皮、石菖蒲、丹参。(中国医药学报 1993,8(4))

熊油虎骨膏 xiong you hu gu gao

【英文名】Xiong You Hu Gu Plaster

【组成】(1)虎骨、肉桂、乳香、没药、当归、血余、熊油、香油、章丹。(中医方剂大辞典)(2)首乌、草乌、文蛤、川断、大黄、枳壳、栀子、川乌、羌活、桃仁、苦参、黄芩、益母草、海风藤、白鲜皮、灵仙、元参、白芷、荆芥、青皮、生地、藁本、木通、苍术、僵蚕、芫花、银花、良姜、茵陈、麻黄、秦皮、前胡、甘草、黄柏、知母、乌药、山甲、牛膝、蒺藜、杜仲、远志、薄荷、升麻、防风、杏仁、山药、泽泻、当归、贝母、苍耳子、香附、地榆、陈皮、白术、南星、连翘、黄连、白及、独活、白芍、大风子、柴胡、桔梗、熊骨、虎骨、桑寄生、天麻、红花、桃条、柳条、榆条、槐条。(中医方剂大辞典)(3)虎骨、熊油、当归、川芎、木瓜、牛膝、杜仲、天麻、南星、藁本梢、羌活、独活、防风、骨碎补、川断、胡芦巴、淫羊藿、草豆蔻、海风藤、钻地风、清风藤。(中医方剂大辞典)

熊胆丸 xiong dan wan

【英文名】Xiong Dan Pill

【异名】神效熊胆丸(中医方剂大辞典、济阳纲目)

【组成】(1)熊胆、车前子、泽泻、细辛、石决明、牛胆、充蔚子、干地黄、龙胆草。(中医方剂大辞典)(2)真熊胆、铁粉、朱砂、生天南星、雄黄、粉霜、脑麝。(中医方剂大辞典)(3)南熊胆、黄连、蜜蒙花、羌活、防己、草龙胆、蛇蜕、地骨皮、大木贼、仙灵脾、瞿麦、旋覆花、甘菊花、蕤仁肉、麒麟竭、蔓菁子。(中医方剂大辞典)(4)熊胆、雄黄、佛顶青、肉桂末、人参。(中医方剂大辞典)(5)熊胆、芦荟、胡黄连、牛黄、麝香、蟾酥。(中医方剂大辞典)(6)熊胆、使君子仁。(中医方剂大辞典)(7)熊胆、胡黄连、夜明砂、青黛、黄连、肉豆蔻、芦荟、龙脑、蟾头、麝香、使君子、丁香、无食子。(中医方剂大辞典)(8)熊胆、石决明、车前子、泽泻、细辛、干地黄、茺蔚子、黄牛胆。(中医方剂大辞典)(9)熊胆、天麻、紫菀、防风、丹砂、牛黄、麝香、龙骨。(中医方剂大辞典)(10)熊胆、五灵脂、附子、天南星、干蝎、蝉壳。(中医方剂大辞典)(11)熊胆、胡黄连、使君子、天浆子、青黛、寒食面、麝香、细墨。(中医方剂大辞典)(12)砒霜、丹砂、麝香、雄黄、熊胆。(中医方剂大辞典)(13)熊胆、附子、巴豆、定粉、黄丹、砒霜、硫黄、干姜、诃黎勒。(中医方剂大辞典)(14)熊胆、朱砂、麝香、蚺蛇胆、蜣螂、瓜蒂。(中医方剂大辞典)(15)熊胆、狗脊、白芜荑、蛇蜕皮灰、黄丹、干蟾头。(中医方剂大辞典)(16)熊胆、蜗牛、黑狗胆、黄连、胡黄连、丁香、麝香、沉香、水银、鲤鱼胆、青黛。(中医方剂大辞典)(17)熊胆、五灵脂、恒山、野鸡粪。(中医方剂大辞典)

熊胆天麻丹 xiong dan tian ma dan

【英文名】Xiong Dan Tian Ma Pellet

【组成】(1)真熊胆、使君子、胡黄连、天麻、羌活、蝉壳、芦荟、干蟾。(中医方剂大辞典)(2)天麻、羌活、熊胆、蝉壳、使君子。(中医方剂大辞典)

熊胆冰黄散 xiong dan bing huang san

【英文名】Xiong Dan Bing Huang Powder

【组成】胡黄连、儿茶、硼砂、熊胆、牛黄、冰片。(中医方剂大辞典)

熊胆夺命散 xiong dan duo ming san

【英文名】Xiong Dan Duo Ming Powder

【组成】熊胆。(中医方剂大辞典)

熊胆酊 xiong dan ding

【英文名】Xiong Dan Tincture

【组成】熊胆、樟脑、儿茶。(中医方剂大辞典)

熊胆胶囊 xiong dan jiao nang

【英文名】Xiong Dan Capsule

【组成】熊胆。(药品标准－中药成方制剂标准 1997)

熊胆救心丹 xiong dan jiu xin dan

【英文名】Xiong Dan Jiu Xin Pill

【异名】熊胆救心丸(药品标准－中药成方制剂标准)

【组成】熊胆、蟾酥、冰片、麝香、人参、珍珠、牛黄、猪胆膏、水牛角。(药品标准－中药成方制剂标准 1993)

熊胆痔灵栓 xiong dan zhi ling shuan

【英文名】Xiong Dan Zhi Ling Suppositories

【组成】熊胆、炉甘石、冰片、蛋黄油、胆糖膏、珍珠母。(药品标准－中药成方制剂标准 1997)

熊胆痔灵膏 xiong dan zhi ling gao

【英文名】Xiong Dan Zhi Ling Bill Ointment

【组成】熊胆、冰片、炉甘石、珍珠母、胆糖、蛋黄油、凡士林。(药品标准－中药成方制剂标准 1998)

熊胆痔疮膏 xiong dan zhi chuang gao

【英文名】Xiong Dan Zhi Chuang Bill Ointment

【组成】熊胆、珍珠母、麝香、炉甘石、冰片。(药品标准－中药成方制剂标准 1997)

熊胆眼药水 xiong dan yan yao shui

【英文名】Xiong Dan Eye Drop

【组成】熊胆眼药水。(中国中医眼科杂志 1993,3(1))

熊胆散 xiong dan san

【英文名】Xiong Dan Powder

【组成】(1)熊胆、孩儿茶、冰片。(中医方剂大辞典)(2)冰片、熊胆。(中医方剂大辞典)(3)熊胆、雄黄、轻粉、麝香。(中医方剂大辞典)(4)熊胆、牛黄、雄黄、五灵脂、丹砂、麝香、蚺蛇胆、黄连、干蝎、天麻、蜗牛、马兜铃根、大黄。(中医方剂大辞典)(5)熊胆、雄黄、青黛、丹砂、黄矾、细辛、莨菪子、芦荟、龙胆、当归、白矾、蝉蜕、虾蟆、麝香、黄连、黄柏、甘草。(中医方剂大辞典)(6)熊胆。(中医方剂大辞典)(7)熊胆、芦荟、黄连、没石子、干马齿苋。(中医方剂大辞典)(8)熊胆、黄连、干马齿苋、没石子、蚺蛇胆、犀角屑。(中医方剂大辞典)(9)熊胆、甜葶苈、莨菪子、虾蟆灰、人粪灰、白矾灰、麝香、雄黄、芦荟、硫黄。(中医方剂大辞典)

熊胆膏 xiong dan gao

【英文名】Xiong Dan Plaster

【组成】(1)熊胆、腻粉、雄黄、麝香、槟榔。(中医方剂大辞典)(2)熊胆、蚺蛇胆、芦荟、牛黄、麝香、龙脑。(中医方剂大辞典)(3)龙胆、熊胆。(中医方剂大辞典)(4)炉甘石、琥珀、玛瑙、珊瑚、珍珠、朱砂、冰片、麝香。(中医方剂大辞典)(5)熊胆、片脑。(中医方剂大辞典)(6)羯羊胆、白沙蜜、杏仁、黄连、南硼砂、乳香、轻粉。(中医方剂大辞典)

熊胆膏锭 xiong dan gao ding

【英文名】Xiong Dan Lozenges

【组成】炉甘石、黄丹、黄连、当归、朱砂、硼砂、白丁香、海螵蛸、白矾、轻粉、乳香、没药、熊胆、麝香、片脑、黄连、龙胆草、防风、当归、生地黄、诃子、蕤仁、鹅梨、猪胰子、冬蜜。(中医方剂大辞典)

熊胆麝香丸 xiong dan she xiang wan

【英文名】Xiong Dan She Xiang Pill

【组成】熊胆、麝香、壁宫、黄连。(中医方剂大辞典)

熏耳雄黄散 xun er xiong huang san

【英文名】Xun Er Xiong Huang Powder

【组成】雄黄、防风、菖蒲、礜石、乌头、椒、大枣核。(中医方剂大辞典)

熏陆香丸 xun lu xiang wan

【英文名】(1)Xun Lu Xiang Honeyed Pill(2)Xun Lu Xiang Water-paste Pill

【组成】(1)乳香、沉香、木香、丁香、肉豆蔻、人参、青橘皮、延胡索、当归、蓬莪茂、硇砂、甘草、没药、血竭。

(中医方剂大辞典)(2)熏陆香、沉香、人参、桂、白术、白豆蔻、木香、丁香、赤茯苓、莎草根、甘草、丹砂、安息香。(中医方剂大辞典)(3)血竭、乳香。(中医方剂大辞典)

熏陆香散 xun lu xiang san

【英文名】Xun Lu Xiang Powder

【组成】熏陆香、百合、雄鼠粪、盐。(中医方剂大辞典)

熏洗方 xun xi fang

【英文名】Xun Xi Fang Prescription

【组成】桑白皮、白芷、赤芍、乌药、左缠藤、荆芥、橘叶、藿香、柏叶根。(仙传外科集验方)。

熏洗汤 xun xi tang

【英文名】Xun Xi Decoction

【组成】(1)银花、羌活、独活、川乌、草乌、防风、苍术、薄荷、苏叶、桑叶、桃叶、槐叶、樟叶。(中医方剂大辞典)(2)银花、川羌、独活、荆芥、防风、苍术、薄荷、川乌、苏叶、桑叶、桃叶、槐叶。(中医方剂大辞典)(3)石菖蒲、地锦草、菊花。(中医方剂大辞典)

熏疥方 xun jie fang

【英文名】Xun Jie Prescription

【组成】核桃、胶枣肉、水银。(中医方剂大辞典)

熏疥饼子 xun jie bing zi

【英文名】(1)Xun Jie Bing Zi Smoking Processing(2)Xun Jie Bing Zi Pill

【组成】(1)水银、芸香、红枣肉、细茶末。(中医方剂大辞典)(2)银朱、桑木炭、红枣肉。(中医方剂大辞典)

熏草汤 xun cao tang

【英文名】Xun Cao Decoction

【组成】熏草、人参、干地黄、白术、芍药、茯神、桂心、甘草、大枣。(中医方剂大辞典)

熏草黄连汤 xun cao huang lian tang

【英文名】Xun Cao Huang Lian Decoction

【异名】熏草汤(中医方剂大辞典、圣济总录)

【组成】黄连、熏草。(中医方剂大辞典)

熏草散 xun cao san

【英文名】Xun Cao Powder

【组成】(1)熏草、人参、龙骨、赤石脂、熟干地黄、白术、棘刺、车前子、白芍药、茯神、桂心、甘草。(中医方剂大辞典)(2)熏草、龙骨、熟干地黄、白术、人参、茯神、桂心、甘草、白芍药。(中医方剂大辞典)

熏脐延龄种子方 xun qi yan ling zhong zi fang

【英文名】Xun Qi Yan Ling Zhong Zi Prescription

【组成】五灵脂、川续断、两头尖、乳香、没药、青盐、麝香、红铅。(中医方剂大辞典)

熏痔丸 xun zhi wan

【英文名】Xun Zhi Paste Pill

【组成】白鳝鱼骨、韭子。(中医方剂大辞典)

熏痔立效方 xun zhi li xiao fang

【英文名】Xun Zhi Li Xiao Smoking Processing

【组成】蛇蜕、蝉蜕、白矾、皂荚。(中医方剂大辞典)

熏痔汤 xun zhi tang

【英文名】Xun Zhi Decoction

【组成】苦桃皮、李根皮、扁蓄、苦参。(中医方剂大辞典)

熏痔散 xun zhi san

【英文名】Xun Zhi Powder

【组成】威灵仙。(中医方剂大辞典)

熏秽散 xun hui san

【英文名】Xun Hui Powder

【组成】苍术、细辛、甘松、川芎、乳香、降香。(中医方剂大辞典)

熏黄散 xun huang san

【英文名】Xun Huang Powder

【组成】雄黄、丹砂、食盐、青黛、丁香、矾石、铁衣、栀子仁、麝香、莨菪子、细辛、土瓜根、干姜、甜葶苈、菖蒲、虾蟆、蜀椒、故靴底、天灵盖。(中医方剂大辞典)

熏硫散 xun liu san

【英文名】Xun Liu Powder

【组成】熏陆香、硫黄。(中医方剂大辞典)

熏筒 xun tong

【英文名】Xun Tong

【组成】苍术、荆芥、防风、雄黄、川椒、樟脑、蛇床子、土木鳖肉。(中医方剂大辞典)

熏脾汤 xun pi tang

【英文名】Xun Pi Decoction

【组成】熟地、白术、山茱萸、破故纸、杜仲、附子。(中医方剂大辞典)

熏解汤 xun jie tang

【英文名】Xun Jie Decoction

【组成】石膏、干葛、甘草、荆芥、茯苓、麦冬。(中医方剂大辞典)

熏膈丸 xun ge wan

【英文名】Xun Ge Honeyed Pill

【组成】麦门冬、甘草、人参、桂心、细辛、川椒、远志、附子、干姜。(中医方剂大辞典)

熏敷立效散 xun fu li xiao san

【英文名】Xun Fu Li Xiao Powder

【组成】蜣螂。(中医方剂大辞典)

熬漆丸 ao qi wan

【英文名】Ao Qi Pill

【组成】好漆、醇酒、白蜜。(中医方剂大辞典)

獐骨丸 zhang gu wan

【英文名】Zhang Gu Honeyed Pill

【组成】獐骨、桑螵蛸、钟乳粉、石斛、肉苁蓉、鹿茸、菟丝子、龙骨、黄芪、五味子、牡蛎粉、巴戟、防风、诃黎勒皮、附子、桂心、羚羊角。(中医方剂大辞典)

獐骨汤 zhang gu tang

【英文名】Zhang Gu Decoction

【组成】獐骨、远志、黄芪、芍药、干姜、防风、茯苓、厚朴、当归、橘皮、甘草、独活、芎䓖、桂心、生姜。(中医方剂大辞典)

瑶池露 yao chi lu

【英文名】Yao Chi Distillate

【组成】白芷、山奈、藿香、防风、细辛、荆芥、甘草、银花、黄柏、地骨皮、苦参。(中医方剂大辞典)

瘖瘰丸 yin lei wan

【英文名】Yin Lei Pill

【组成】防风、川军、元明粉、荆芥穗、麻黄、赤勺、栀子、连翘、粉草、桔梗、条芩、白术、苦参、苍耳子。(中医方剂大辞典)

瘘疮止水丸 lou chuang zhi shui wan

【英文名】Lou Chuang Zhi Shui Pill

【组成】云母粉、樟冰、黑铅。(中医方剂大辞典)

瘙疮散 sao chuang san

【英文名】Sao Chuang Powder

【组成】藜芦、蜀椒、蛇床子、白附子、煅明矾、水银。(湖南中医学院学报 1989,9(1))

瘟疫汤 wen yi tang

【英文名】Wen Yi Decoction

【组成】生地、当归、黄芩、连翘、黄连、滑石、大黄、桑皮。(中医方剂大辞典)

瘦人搐药 shou ren chu yao

【英文名】Shou Ren Chu Nose Drop

【组成】软石膏、朴硝、脑子、荆芥、檀香皮、薄荷、白芷、细辛。(中医方剂大辞典)

瘦胎丸 shou tai wan

【英文名】Shou Tai Honeyed Pill

【组成】枳壳、白术、当归、甘草。(中医方剂大辞典)

瘦胎饮 shou tai yin

【英文名】Shou Tai Drink

【异名】枳壳散(张氏医通);瘦胎散(中医方剂大辞典、女科指掌)

【组成】(1)泽泻、白芍、枳壳、益母草、茯苓、砂仁、益智仁、香附、当归身、白术、柴胡、甘草。(中医方剂大辞典)(2)黄芩、白术、枳壳。(中医方剂大辞典)(3)益母草、白芍、香附、枳壳、砂仁、甘草、当归、益智仁。(中医方剂大辞典)

瘦胎饮子 shou tai yin zi

【英文名】Shou Tai Powder

【组成】香附子、缩砂、甘草。(中医方剂大辞典)

瘦胎调气散 shou tai tiao qi san

【英文名】Shou Tai Tiao Qi Powder

【组成】黄芩、白术、当归、猪苓、泽泻、枳壳、白芍、陈皮、甘草。(中医方剂大辞典)

瘦胎散 shou tai san

【英文名】Shou Tai Powder

【组成】(1)枳壳、香附子、甘草。(中医方剂大辞典)(2)当归、白芍药、益母草、枳壳、砂仁、香附子、甘草、茯苓、小茴香。(中医方剂大辞典)

睾丸汤 gao wan tang

【英文名】Gao Wan Decoction

【组成】白芍、小茴香、橘核、柴胡、沙参。(中医方剂大辞典)

碧丹 bi dan

【英文名】Bi Pellet

【组成】玉丹、百草霜、灯草灰、甘草末、薄荷末、好冰片。(中医方剂大辞典)

碧云汤 bi yun tang

【英文名】Bi Yun Decoction

【组成】荆芥穗、牛蒡子、真薄荷。(中医方剂大辞典)

碧云砂乙肝灵 bi yun sha yi gan ling

【英文名】Bi Yun Sha Yi Gan Ling Medicinal Instant Granule

【组成】白花蛇舌草、茜草、青黛、茯苓、丹参、山楂、灵芝、麦冬、蚕砂。(陕西中医 1987,8(5))

碧云散 bi yun san

【英文名】Bi Yun Powder

【异名】搐药碧云散(东垣试效方)

【组成】(1)薄荷、青黛、细辛、川芎、鹅不食草、冰片。(中医方剂大辞典)(2)鹅不食草、川芎、薄荷、白芷、青黛。(中医方剂大辞典)(3)南薄荷、菊花、川芎、白芷、鹅不食草、青黛、冰片。(中医方剂大辞典)(4)鹅不食草、细辛、苏薄荷、青黛。(中医方剂大辞典)(5)西牛黄、冰片、硼砂、甘草、黄连、黄柏、青黛、青鱼胆。(中医方剂大辞典)(6)川芎、鹅不食草、细辛、辛荑、青黛。(中医方剂大辞典)(7)冰片、铜绿。(中医方剂大辞典)(8)杏仁、银朱、轻粉、儿茶、冰片、麝香。(中医方剂大辞典)(9)石膏、轻粉、铜绿、胆矾。(中医方剂大辞典)(10)象牙、雄黄、凤凰衣、鸡肫皮、南枣、面粉、珍珠、茶叶。(中医方剂大辞典)(11)柏叶、南星、姜蚕、全蝎、郁金、雄黄。(中医方剂大辞典)(12)麻黄根、归身、乳香、麝香。(中医方剂大辞典)(13)细辛、郁金、芒硝、蔓荆子、川芎、石膏、青黛、薄荷叶、红豆。(中医方剂大辞典)(14)明净白矾、巴豆。(中医方剂大辞典)(15)胆矾、铜青、粉霜、轻粉。(中医方剂大辞典)(16)石绿、轻粉。(中医方剂大辞典)

碧云膏 bi yun gao
【英文名】Bi Yun Powder
【组成】(1)腊月猪脂、铜绿、腻粉。(中医方剂大辞典)(2)铜青、轻粉、麝香、黄丹。(中医方剂大辞典)(3)铅粉、铜绿、乳香、没药、冰片。(中医方剂大辞典)(4)羯羊胆。(中医方剂大辞典)(5)石绿、乳香、麒麟竭、没药、腻粉、黄蜡、松脂。(中医方剂大辞典)

碧天丸 bi tian wan
【英文名】Bi Tian Pill
【组成】枯白矾、铜绿、瓦粉。(中医方剂大辞典)

碧天丹 bi tian dan
【英文名】Bi Tian Pellet
【组成】铜青、明矾、五倍子、白墡土、海螵蛸、薄荷叶。(中医方剂大辞典)

碧叶膏 bi ye gao
【英文名】Bi Ye Plaster
【组成】菠菜叶。(中医方剂大辞典)

碧玉丸 bi yu wan
【英文名】Bi Yu Pill
【组成】(1)青黛、明白矾、天南星、滑石、轻粉、全蝎、巴豆。(中医方剂大辞典)(2)生白矾、枯白矾。(中医方剂大辞典)(3)铜绿、钟乳粉。(中医方剂大辞典)

碧玉丹 bi yu dan
【英文名】Bi Yu Pellet
【异名】应病丹(圣惠)
【组成】(1)胆矾、白僵蚕。(中医方剂大辞典)(2)黄连、杏仁霜、秦皮、苏薄荷、铜青、明矾、川椒、官粉。(中医方剂大辞典)(3)天花粉、石膏、南星、胆南星、青黛、冰片。(中医方剂大辞典)(4)阳起石、太阴玄精石、黑附子、青黛、寒水石、天南星、白附子、半夏。(中医方剂大辞典)(5)白矾、粉霜、朱砂、天南星、蜈蚣、白僵蚕、麝香、鹞鸦头。(中医方剂大辞典)(6)硫黄、水银、雄黄、硝石、古字钱。(中医方剂大辞典)

碧玉饼子 bi yu bing zi
【英文名】Bi Yu Powder
【组成】坯子、黄丹、乳香、没药、珍珠、琥珀、硼砂、海螵蛸、熊胆、冰片、青盐、麝香。(中医方剂大辞典)

碧玉通神散 bi yu tong shen san
【英文名】Bi Yu Tong Shen Powder
【组成】黄柏、青黛、脑子。(中医方剂大辞典)

碧玉散 bi yu san
【英文名】Bi Yu Powder
【组成】(1)黄柏、香油。(中医方剂大辞典)(2)硼砂、胆矾、冰片。(中医方剂大辞典)(3)黄柏末、红枣肉、枯矾。(中医方剂大辞典)(4)辰砂、桂府滑石、甘草、青黛。(中医方剂大辞典)(5)黄柏末、红枣肉。(中医方剂大辞典)(6)滑石、青黛、石膏、甘草。(中医方剂大辞典)(7)朴硝、雄黄、青黛、甘草、薄荷。(中医方剂大辞典)(8)踯躅花、脑荷、羌活、川芎、细辛、防风、荆芥、蔓荆子、白芷、风化硝、石膏、青黛、黄连、鹅不食草。(中医方剂大辞典)(9)青靛、黄柏末、滑石末。(中医方剂大辞典)(10)铜绿、硼砂、白矾。(中医方剂大辞典)(11)铜青、麝香、轻粉。(中医方剂大辞典)(12)僵蚕、青黛、蒲黄、盆硝、甘草、薄荷。(中医方剂大辞典)(13)腊月黑健牛胆、马牙盆硝、白矾。(中医方剂大辞典)(14)胆矾。(中医方剂大辞典)

碧玉锭子 bi yu ding zi
【英文名】Bi Yu Lozenges
【组成】铜青、胆矾、白矾、白丁香、信石、硇砂、雄黄、朱砂、乳香、没药、轻粉、麝香、片脑。(中医方剂大辞典)

碧玉膏 bi yu gao
【英文名】Bi Yu Plaster
【组成】(1)蓖麻仁、杏仁、铜绿、片松香。(中医方剂大辞典)(2)乳香、铜青、篦麻仁、木鳖仁。(中医方剂大辞典)

碧油五枝膏 bi you wu zhi gao
【英文名】Bi You Wu Zhi Plaster
【组成】桃枝、柳枝、桑枝、槐枝、皂角枝。(中医方剂大辞典)

碧油膏 bi you gao
【英文名】Bi You Plaster
【组成】桃枝、柳枝、桑枝、槐枝、乳香、血竭、黄丹。(中医方剂大辞典)

碧金散 bi jin san
【英文名】Bi Jin Powder
【组成】(1)蜈蚣、麝香、铜绿、绿矾。(中医方剂大辞典)(2)苦楝根、猪牙皂角、鹤虱、槟榔、使君子仁、青黛、麝香。(中医方剂大辞典)

碧香丹 bi xiang dan
【英文名】Bi Xiang Pellet
【组成】天竺黄、不灰木、赤石脂、龙骨、腻粉、定粉、铅白霜、蛤粉。(中医方剂大辞典)

碧桃浸液 bi tao jin ye
【英文名】Bi Tao Liquid Extract
【组成】青嫩碧桃叶。(中医方剂大辞典)

碧珠丹 bi zhu dan
【英文名】Bi Zhu Pellet
【组成】青矾、硫黄。(中医方剂大辞典)

碧珠散 bi zhu san
【英文名】Bi Zhu Powder
【组成】珍珠、青缸花、真轻粉。(中医方剂大辞典)

碧粉散 bi fen san

【英文名】Bi Fen Powder

【组成】蛇床子、狼毒、硫黄、青黛。(中医方剂大辞典)

碧绿散 bi lv san

【英文名】Bi Lv Powder

【组成】绿豆粉、大黄末。(中医方剂大辞典)

碧雪 bi xue

【英文名】Bi Xue Powder

【异名】碧雪散(普济方)

【组成】(1)芒硝、石膏、青黛、寒水石、马牙硝、甘草、牛黄。(中医方剂大辞典)(2)蒲黄、青黛、软石膏、硼砂、甘草、冰片、玄明粉、焰硝。(中医方剂大辞典)(3)芒硝、青黛、寒水石、石膏、朴硝、马牙硝、甘草。(中医方剂大辞典)(4)芒硝、青黛、石膏、寒水石、朴硝、硝石、甘草、马牙硝。(中医方剂大辞典)(5)蒲黄、青黛、硇砂、焰硝、甘草。(中医方剂大辞典)(6)焰硝、甘草、青黛、僵蚕。(中医方剂大辞典)(7)川升麻、黄芩、钩藤、犀角屑、大青、青黛、虎睛、天竹黄、麝香、龙脑、川朴硝、竹沥。(中医方剂大辞典)

碧雪丹 bi xue dan

【英文名】Bi Xue Pellet

【组成】白萝卜苗、荸荠苗、鲜土牛膝根、鲜银花叶、远志、丹皮、人中黄、人中白、桔梗、僵蚕、硼砂、真川贝、马勃、珍珠、西牛黄、冰片。(中医方剂大辞典)

碧雪保命丹 bi xue bao ming dan

【英文名】Bi Xue Bao Ming Pellet

【组成】青黛、牙硝、蒲黄、硼砂、朱砂、生甘草末、枯矾、冰片。(中医方剂大辞典)

碧雪散 bi xue san

【英文名】Bi Xue Powder

【异名】碧云散(中医方剂大辞典、济阳纲目)

【组成】灯芯灰、硼砂。(中医方剂大辞典)

碧雪煎 bi xue jian

【英文名】Bi Xue Decoction

【组成】大青、吴蓝叶、竹茹、麦门冬、子芩、甘草、枳壳、地骨皮、龙胆、犀角屑、玄参、赤茯苓、川升麻、羚羊角犀、龙齿、牛黄、麝香、青黛、朴硝。(中医方剂大辞典)

碧雪霜 bi xue shuang

【英文名】Bi Xue Powder

【组成】朴硝、牙硝、芒硝、石膏、寒水石、青黛、甘草、僵蚕。(中医方剂大辞典)

碧琳丹 bi lin dan

【英文名】Bi Lin Pellet

【组成】生铜绿、硇砂、麝香。(中医方剂大辞典)

碧落神膏 bi luo shen gao

【英文名】Bi Luo Shen Plaster

【组成】吸铁石、金银花、生甘草、蒲公英、当归、炙黄芪、香油。(中医方剂大辞典)

碧螺膏 bi luo gao

【英文名】Bi Luo Plaster

【组成】松香、麻油。(中医方剂大辞典)

碧霞丸 bi xia wan

【英文名】Bi Xia Pill

【组成】巴豆、硫黄、乳香、腻粉、青黛。(中医方剂大辞典)

碧霞丹 bi xia dan

【英文名】Bi Xia Pellet

【异名】碧霞丸(中医方剂大辞典、赤水玄珠)

【组成】(1)铜绿、白土、芒硝。(中医方剂大辞典)(2)巴豆、官桂、硫黄、白矾、青黛。(中医方剂大辞典)(3)石绿、胆矾、白矾、轻粉。(中医方剂大辞典)(4)龙脑、麝香、硇砂、血竭、没药、乳香、铜青、硼砂。(中医方剂大辞典)(5)寒水石、滑石、腻粉、粉霜、硇砂。(中医方剂大辞典)(6)石绿、附子尖、乌头尖、蝎梢。(中医方剂大辞典)(7)北来黄丹。(中医方剂大辞典)(8)硫黄、腻粉、青黛、巴豆。(中医方剂大辞典)(9)当归、没药、血竭、白丁香、硼砂、冰片、台麝香。(中医方剂大辞典)(10)飞青黛、硼砂、人中白、元明粉、儿茶、薄荷叶、川连、山豆根、天虫、马勃、胆星、金果榄、大梅片。(中医方剂大辞典)(11)炉甘石、黄丹、铜绿、海螵蛸、归尾、没药、血竭、白丁香、硼砂、牙硝、乳香、青盐、轻粉、雄黄、元明粉、胆矾、明矾、朱砂、熊胆、冰片、麝、黄连、川芎、当归、赤芍、生地、柴胡、龙胆草、蕤仁、杏仁、蝉蜕、菊花、黄柏、五倍、羌活、防风、木贼草。(中医方剂大辞典)(12)千年石灰、独蒜。(中医方剂大辞典)(13)铜绿、蟾酥、巴豆霜、麝。(中医方剂大辞典)(14)南硼砂、硇砂、乳香、铜绿、螺儿粉、轻粉、沙糖、麝香、龙脑、猪胆。(中医方剂大辞典)(15)铜绿、枯白矾、乳香。(中医方剂大辞典)

碧霞挺子 bi xia ting zi

【英文名】Bi Xia Ting Zi Powder

【组成】铜绿、硇砂、蟾酥。(中医方剂大辞典)

碧霞浆 bi xia jiang

【英文名】Bi Xia Wine

【组成】羌活、独活、白芷、川乌、细辛、菖蒲、苍术、风藤、苦参、当归、防风、升麻、藁本、蒺藜、荆芥、木瓜、薄荷、茄根、防己、天麻、川芎、射干、麻黄、水萍、胡麻、萎蕤、首乌、木香、檀香、沉香、仙灵脾、威灵仙、蛇床子、(台木)实、金银花、羊踯躅花。(中医方剂大辞典)

碧霞散 bi xia san

【英文名】Bi Xia Powder

【组成】(1)丝瓜。(中医方剂大辞典)(2)石绿、冰片。(中医方剂大辞典)(3)青黛、铜绿、硇砂。(中医方剂大辞典)(4)铜青、滑石、土膏、轻粉、麝香。(中医方剂大辞典)(5)猪牙皂角、铜青、大黄、金线重楼。(中医方剂大辞典)

碧霞膏 bi xia gao

【英文名】Bi Xia Plaster

【异名】碧霞膏(中医方剂大辞典、准绳·类方)

【组成】(1)炉甘石、黄丹、铜绿、黄连、当归尾、乳香、没药、朱砂、硼砂、血竭、海螵蛸、青盐、白丁香、轻粉、麝香。(中医方剂大辞典)(2)黄丹、枯白矾、净蜜。(中医方剂大辞典)(3)铜绿、乳香、没药、松脂、白胶香、黄蜡、芝麻油。(中医方剂大辞典)

磁凤丸 ci feng wan

【英文名】Ci Feng Honeyed Pill

【组成】寸香、木香、丁香、沉香、白磁粉、红花、牡蛎、白豆蔻。(中医方剂大辞典)

磁贝合剂 ci bei he ji

【英文名】Ci Bei Mixture

【组成】(1)灵磁石、代赭石、紫贝齿、生石决明、白芍、紫草。(中医方剂大辞典)(2)灵磁石、紫齿贝、代赭石、生牡蛎、地骨皮、红花、桃仁、怀牛膝、白芍、黄柏、山慈菇。(中医方剂大辞典)

磁石丸 ci shi wan

【英文名】(1)Ci Shi Honeyed Pill(2)Ci Shi Paste Pill(3)Ci Shi Pill

【组成】(1)磁石、五味子、牡丹皮、干姜、黑参、附子。(中医方剂大辞典)(2)磁石、蛇含、石燕、石碌、雄黄、轻粉、朱砂、牛黄、麝香。(中医方剂大辞典)(3)磁石、牛膝、巴戟、肉桂、远志肉、干姜、附子、黄芪、防风、覆盆子、柏子仁、地骨皮、鹿茸、白茯苓、菟丝、生干地黄、当归。(中医方剂大辞典)(4)磁石、龙骨。(中医方剂大辞典)(5)磁石、牛膝、黄踯躅、川芎、肉桂、赤芍药、黑牵牛、草乌。(中医方剂大辞典)(6)磁石、白术、神曲、枸杞子、麦芽、当归、人参、熟地黄、辰砂、牛膝、白茯苓、干菊花。(中医方剂大辞典)(7)磁石、黄芪、覆盆子、赤茯苓、干姜、巴戟、桂心、鹿茸、苁蓉、牛膝、川椒、柏子仁、防风、地骨皮、远志、大附子、大川乌、紫梢花。(中医方剂大辞典)(8)磁石、肉苁蓉、鹿茸、续断、杜仲、柏子仁、赤石脂、熟地、山茱萸、菟丝子、巴戟、韭子。(中医方剂大辞典)(9)磁石、菖蒲、川乌、巴戟、黄芪、苁蓉、玄参。(中医方剂大辞典)(10)斑猫、屁盘虫、磁石、硇砂、巴豆、川乌头。(中医方剂大辞典)(11)磁石、苁蓉、茯苓、人参、麦门冬、远志、续断、赤石脂、鹿茸、地黄、韭子、柏子仁、丹参。(中医方剂大辞典)(12)磁石、猬皮、桂心、鳖甲、卷柏。(中医方剂大辞典)(13)磁石、桂、猬皮。(中医方剂大辞典)(14)磁石、白茯苓、附子、人参、当归、干地黄。(中医方剂大辞典)(15)磁石、陈橘皮、白矾灰、恶实、浆水脚。(中医方剂大辞典)(16)磁石、菖蒲、狼牙、杏仁、木通、食盐、熏陆香、松脂、巴豆、蜡、生地黄。(中医方剂大辞典)(17)磁石、五味子、牡丹皮、附子、玄参。(中医方剂大辞典)(18)磁石、车前子、羚羊角、茯神、防风、菟丝子、牛膝、山芋、山茱萸、白茯苓、覆盆子、槟榔、枸杞子、芎䓖、熟干地黄、甘菊花。(中医方剂大辞典)(19)磁石、肉苁蓉、泽泻、滑石。(中医方剂大辞典)(20)磁石、龙骨、白茯苓、牡蛎。(中医方剂大辞典)(21)磁石、五味子、人参、白茯苓、桂、黄芪、赤芍药、防风、地骨皮、甘草。(中医方剂大辞典)(22)磁石、大豆、荠苨、人参、赤茯苓、葛根、石膏、黄芩、栝楼根、甘草、知母。(中医方剂大辞典)(23)磁石、附子、补骨脂、肉苁蓉、桂、续断、柴胡、巴戟天、桃仁、白茯苓、人参、山芋、木香、厚朴、远志、当归、牛膝、黄芪、羊肾、白蒺藜、蜀椒、枳壳、槟榔。(中医方剂大辞典)(24)磁石。(中医方剂大辞典)(25)磁石、硇砂。(中医方剂大辞典)(26)羌活、陈皮、木香、泽泻、赤茯苓、附子、槟榔、白术、诃子、肉苁蓉、椒红、上好磁石、乌头、桑白皮、鳖甲、官桂、黄芪。(中医方剂大辞典)(27)磁石、雄黄、桂心、菟丝子、雄雀粪、牛酥。(中医方剂大辞典)(28)草麻仁、皂荚、地龙、全蝎、远志、磁石、乳香、元寸。(中医方剂大辞典)(29)磁石、防风、羌活、黄芪、木通、白芍药、桂心、人参。(中医方剂大辞典)(30)黄芪、青盐、人参、紫巴戟、苁蓉、附子、木香、沉香、防风、牛乳、牛膝、覆盆子、桂心、干姜、远志、熟地黄、茯苓、磁石、苍术、陈皮、白术、川芎、槟榔、大腹皮、白芷、青皮、乌药、独活。(中医方剂大辞典)(31)磁石、鹿茸、人参、黄芪、白茯苓、远志、附子、牡蛎、牛膝、防风、楮实子、五味子、薯蓣、巴戟、石斛、桂心、干地黄、肉苁蓉。(中医方剂大辞典)(32)磁石、肉苁蓉、木香、补骨脂、槟榔、肉豆蔻、蛇床子。(中医方剂大辞典)(33)磁石、菖蒲、木通、熏陆香、杏仁、松脂。(中医方剂大辞典)(34)磁石、菟丝子、桂心、黄芪、羚羊角屑、车前子、薯蓣、细辛、熟干地黄。(中医方剂大辞典)(35)磁石、柏子仁、黄芪、防风、干姜、白茯苓、远志、桂心、附子、地骨皮、巴戟、牛膝、熟干地黄、覆盆子、鹿茸、肉苁蓉。(中医方剂大辞典)(36)磁石、肉苁蓉、菟丝子、熟干地黄、石斛、巴戟、五味子、补骨脂、木香、桂心、远志、甘草。(中医方剂大辞典)(37)磁石、朱砂、补骨脂、肉苁蓉、神曲、远志、木香、覆盆子、五味子、熟干地黄、巴戟、桂心、牛膝、石斛、薯蓣、甘草、车前子。(中医方剂大辞典)(38)磁石、阳起石、白石英、菟丝子、熟干地黄、石斛、五味子、栝楼根、防风、巴戟、桂心、人参、蛇床子。(中医方剂大辞典)(39)磁石、五味子、鹿茸、菟丝子、蛇床子、车前子、白茯苓、桂心、黄芪、肉苁蓉、防风、阳起石、附子、山茱萸、熟干地黄。(中医方剂大辞典)(40)磁石、阳起石、硇砂、木香、干蝎、白矾灰、银末、自然铜、阿魏。(中医方剂大辞典)(41)磁石、肉苁蓉、钟乳粉、黄芪、巴戟、石斛、白茯苓、桂心、杜仲、当归、鹿茸、五味子、天门冬、续断、木香、菟丝子、阳起石、牛膝、远志、附子、泽泻、覆盆子、沉香、熟干地黄、丹参、干漆。(中医方剂大辞典)

磁石六味丸 ci shi liu wei wan

【英文名】Ci Shi Liu Wei Pill

【组成】磁石、熟地、山药、山萸、丹皮、茯苓、泽泻。(中医方剂大辞典)

磁石引 ci shi yin

【英文名】Ci Shi Medicinal Guide Drug

【组成】上好新铁片。(中医方剂大辞典)

磁石木香丸 ci shi mu xiang wan

【英文名】Ci Shi Mu Xiang Pill

【组成】磁石、木香、附子、干姜、汉椒。(中医方剂大辞典)

磁石甘草汤 ci shi gan cao tang

【英文名】Ci Shi Gan Cao Decoction

【组成】磁石、莶草、车前草、小蓟草、夏枯草、益母草、玄参。(江苏中医杂志 1986,7(2))

磁石汤 ci shi tang

【英文名】Ci Shi Decoction

【异名】肾沥汤(中医方剂大辞典、普济方)

【组成】(1)磁石。(中医方剂大辞典)(2)磁石、黄芪、人参、沉香、芎䓖、桂、菖蒲、当归、补骨脂、熟干地黄、肉苁蓉、附子、羌活、五味子、干姜、覆盆子。(中医方剂大辞典)(3)磁石、黄芪、杜仲、白石英、五味子、白茯苓、白术。(中医方剂大辞典)(4)磁石、黄芪、杜仲、人参、五味子、熟干地黄。(中医方剂大辞典)(5)磁石、黄芪、地骨皮、生干地黄、五味子、桂、枳壳、槟榔。(中医方剂大辞典)(6)磁石、附子、黄芪、五味子、白术、地骨皮、桂、牡蛎、泽泻、白茯苓、人参、熟干地黄。(中医方剂大辞典)(7)磁石、肉苁蓉、沉香、五味子、附子、覆盆子、狗脊、白茯苓、猪肾、槟榔。(中医方剂大辞典)(8)磁石、防风、五味子、甘草、玄参、附子、牡丹。(中医方剂大辞典)(9)磁石、白术、牡蛎、甘草、生麦门冬、生地黄汁、芍药、葱白、大枣。(中医方剂大辞典)(10)磁石、茯苓、大青、人参、白术、菖蒲、芍药、竹叶、赤石脂。(中医方剂大辞典)(11)磁石、石上菖蒲、通草、瞿麦、山茱萸、白术、独活、芎䓖、薯蓣、甘草、附子、桂心、生姜、杏仁。(中医方剂大辞典)(12)芍药、白术、北柴胡、地黄、地骨皮、甘草。(中医方剂大辞典)

磁石羊肾丸 ci shi yang shen wan

【英文名】Ci Shi Yang Shen Paste Pill

【组成】磁石末、川椒、石枣、防风、白术、茯苓、北细辛、山药、川芎、远志肉、大川乌、木香、当归、菟丝子、黄芪、鹿茸、肉桂、熟地黄、石菖蒲。(中医方剂大辞典)

磁石羊肾粥 ci shi yang shen zhou

【英文名】Ci Shi Yang Shen Gruel

【组成】磁石、羊肾、米。(中医方剂大辞典)

磁石饮 ci shi yin

【英文名】Ci Shi Drink

【组成】磁石。(中医方剂大辞典)

磁石肾羹 ci shi shen geng

【英文名】Ci Shi Shen Thick Soup

【异名】磁石猪肾羹(中医方剂大辞典、养老奉亲)

【组成】磁石、猪肾。(中医方剂大辞典)

磁石荠苨丸 ci shi ji ni wan

【英文名】Ci Shi Ji Ni Honeyed Pill

【组成】煅磁石、熟地、人参、鹿茸、荠苨、茯苓、大豆、元参、地骨、石斛、花粉、沉香、猪肾。(中医方剂大辞典)

磁石浸酒 ci shi jin jiu

【英文名】Ci Shi Wine

【异名】磁石酒(中医方剂大辞典、杨氏家藏方)

【组成】磁石、山茱萸、木通、防风、薯蓣、菖蒲、远志、天雄、蔓荆子、甘菊花、芎䓖、细辛、肉桂、熟干地黄、干姜、白茯苓。(中医方剂大辞典)

磁石酒 ci shi jiu

【英文名】Ci Shi Wine

【组成】(1)磁石、木通、菖蒲。(中医方剂大辞典)(2)故铁。(中医方剂大辞典)(3)磁石、石斛、泽泻、防风、杜仲、桂心、桑寄生、天雄、黄芪、天门冬、石南、狗脊。(中医方剂大辞典)

磁石散 ci shi san

【英文名】Ci Shi Powder

【组成】(1)磁石、熟干地黄、菖蒲、牡丹皮、白术、附子、人参、白茯苓、芎䓖、大黄、牡荆子、桂、当归、桑螵蛸、羊肾。(中医方剂大辞典)(2)磁石、肉豆蔻、木香、槟榔。(中医方剂大辞典)(3)磁石、黄芪、地骨皮、生干地黄、五味子、枳壳、桂、槟榔。(中医方剂大辞典)(4)磁石、熟干地黄、麦门冬、桑螵蛸、黄芪、人参、桂心、白茯苓、五味子、甘草、龙骨、萆薢。(中医方剂大辞典)(5)磁石、沉香、山茱萸、黄芪、桂心、五味子、熟干地黄、肉苁蓉、附子、萆薢、白茯苓、牛膝、人参。(中医方剂大辞典)(6)磁石、龙骨、白矾灰。(中医方剂大辞典)(7)磁石、木通、防风、枳壳、桑根白皮、生干地黄。(中医方剂大辞典)(8)磁石。(中医方剂大辞典)(9)磁石、防风、羌活、黄芪、白芍药、木通、桂心、人参。(中医方剂大辞典)(10)磁石、黄芪、杜仲、五味子、白石英、白茯苓、白术、附子、桂心。(中医方剂大辞典)(11)磁石、赤茯苓、木通、人参、羚羊角屑、赤石脂、菖蒲、远志、麦门冬。(中医方剂大辞典)(12)磁石、黄芪、杜仲、五味子、白石英、白茯苓、白术、当归、沉香。(中医方剂大辞典)(13)磁石、五味子、羚羊角屑、熟干地黄、黄芪、玄参、丹参、麦门冬、白茯苓、泽泻、桂心、枳实。(中医方剂大辞典)(14)磁石、滑石、铁精。(中医方剂大辞典)(15)磁石、天门冬、地骨皮、生姜、山茱萸、茯苓、菖蒲、芎䓖、枳实、白芷、橘皮、甘草、土瓜根、牡荆子、竹沥。(中医方剂大辞典)(16)磁石、滑石。(中医方剂大辞典)(17)磁石、铁粉、当归。(中医方剂大辞典)(18)景德镇瓷器。(中医方剂大辞典)(19)磁石、桂、猬皮。(中医方剂大辞典)

磁朱丸 ci zhu wan

【英文名】Ci Zhu Pill

【组成】磁石、朱砂、六神曲。(《中国药典》(1985年版))

磁性制剂 ci xing zhi ji

【英文名】Ci Xing Preparations

【定义】指将药物和铁磁性物质共包于或分散于载体中,应用于机体后,利用体外磁场效应引导药物在体内定向移动和定位聚集的靶向给药制剂。(中药药剂学)

磁性接骨膏 ci xing jie gu gao

【英文名】Ci Xing Jie Gu Plaster

【组成】伸筋草、生铁落、磁石等。(中医正骨 1990,2(4))

稳心冲剂 wen xin chong ji

【英文名】Wen Xin Medicinal Instant Granule

【组成】党参、黄精、三七、琥珀等。(中医杂志 1993,34(8))

稳心灵 wen xin ling

【英文名】Wen Xin Ling Medicinal Instant Granule

【组成】党参、黄精、缬草、汉三七、琥珀粉。(现代中医 1991,4(1))

稳压汤 wen ya tang

【英文名】Wen Ya Decoction

【组成】人参、附子、黄芪、麦冬、炙甘草。(中医急症通讯 1990,(3-4))

竭红跌打酊 jie hong die da ding

【英文名】Jie Hong Die Da Tincture

【组成】红花、儿茶、当归尾、白矾、苏木、芦荟、乳香、安息香、没药、血竭。(药品标准-中药成方制剂标准 1997)

端效丸 duan xiao wan

【英文名】Duan Xiao Paste Pill

【组成】菟丝子、枸杞子、破故纸、韭子、茴香、川山甲、金墨、远志、连花蕊、红花、莲肉、母丁香、芡实子、牛膝、木香、巴戟、益智仁、川楝肉、青盐、沉香。(中医方剂大辞典)

箍毒神丹 gu du shen dan

【英文名】Gu Du Shen Pellet

【组成】地榆、天花粉、菊花根、生甘草、芙蓉叶、蒲公英。(中医方剂大辞典)

箍药 gu yao

【英文名】Gu Yao Emplastrum

【组成】(1)当归、黄柏、羌活。(中医方剂大辞典)(2)川乌、黄柏。(中医方剂大辞典)(3)黄狗、蚕末、白蔹。(中医方剂大辞典)(4)芙蓉叶、白芷、大黄、白及、山茨菇、寒水石、苍耳草、黄柏。(中医方剂大辞典)

箍药寄方 gu yao ji fang

【英文名】Gu Yao Ji Plaster

【组成】鲜鸭蛋、虾蟆头、银朱。(中医方剂大辞典)

箍眼药 gu yan yao

【英文名】Gu Yan Yao Emplastrum

【组成】官粉、铜青、白灵药、麝香、冰片。(中医方剂大辞典)

箍瘤膏 gu liu gao

【英文名】Gu Liu Plaster

【组成】大黄、海藻、昆布、芫花。(中医方剂大辞典)

管仲黄连散 guan zhong huang lian san

【英文名】Guan Zhong Huang Lian Powder

【组成】管仲、黄连、板兰根、山豆根。(中医方剂大辞典)

管仲散 guan zhong san

【英文名】Guan Zhong Powder

【组成】(1)管仲、红藤。(中医方剂大辞典)(2)黄连、管仲、甘草、骆驼蓬。(中医方剂大辞典)

箬叶散 ruo ye san

【英文名】Ruo Ye Powder

【异名】箬灰散(中医方剂大辞典、魏氏家藏方)

【组成】(1)干箬叶、滑石。(中医方剂大辞典)(2)箬叶、麝香。(中医方剂大辞典)(3)茶箬。(中医方剂大辞典)(4)箬叶、枫香脂。(中医方剂大辞典)

箬灰散 ruo hui san

【英文名】Ruo Hui Powder

【组成】多时茶蓧中箬、滑石末。(中医方剂大辞典)

精乌冲剂 jing wu chong ji

【英文名】Jing Wu Medicinal Instant Granule

【组成】制黄精、制首乌、旱莲草、女贞子、糖精。(贵州医药 1988,12(4))

精乌胶囊 jing wu jiao nang

【英文名】Jing Wu Capsule

【组成】制何首乌、黄精、女贞子、墨旱莲。(药品标准－中药成方制剂标准 1998)

精乌颗粒 jing wu ke li

【英文名】Jing Wu Granule

【异名】精乌冲剂(药品标准－中药成方制剂标准)

【组成】黄精、制何首乌、女贞子、墨旱莲。(药品标准－中药成方制剂标准 1998)

精天下第一下部药 jing tian xia di yi xia bu yao

【英文名】Jing Tian Xia Di Yi Xia Bu Paste Pill

【组成】灵砂、龙骨、缩砂仁、诃子。(中医方剂大辞典)

精气丸 jing qi wan

【英文名】Jing Qi Pill

【组成】麦冬、人参、陈皮、炙草、桔梗、五味子。(中医方剂大辞典)

精血补片 jing xue bu pian

【英文名】Jing Xue Bu Tablet

【异名】益脑片(药品标准－中药成方制剂标准)

【组成】生晒参、红参、制何首乌、紫河车、五味子、陈皮。(药品标准－中药成方制剂标准 1992)

精制大黄片 jing zhi da huang pian

【英文名】Jing Zhi Da Huang Tablet

【组成】大黄。(上海中医药杂志 1993,(1))

精制五加皮酒 jing zhi wu jia pi jiu

【英文名】Jing Zhi Wu Jia Pi Wine

【组成】陈皮、玉竹、红花、姜黄、五加皮、茯苓、地黄、党参、白术、麦冬、木瓜、牛膝、菊花、肉豆蔻、檀香、豆蔻仁、砂仁、丁香、木香。(药品标准－中药成方制剂标准 1997)

精制牛黄解毒片 jing zhi niu huang jie du pian

【英文名】Jing Zhi Niu Huang Jie Du Tablet

【组成】牛黄、冰片、雄黄、桔梗、黄芩、甘草、大黄、石膏。

精制狗皮膏 jing zhi gou pi gao

【英文名】Jing Zhi Gou Pi Plaster

【组成】生川乌、防己、山柰、透骨草、延胡索、干姜、辣椒、蟾酥、樟脑、冰片、薄荷脑、水杨酸甲酯。(药品标准－中药成方制剂标准 1993)

精制冠心片 jing zhi guan xin pian

【英文名】Jing Zhi Guan Xin Tablet

【组成】赤芍、川芎、红花、丹参、降香。(药品标准－中药成方制剂标准 1992)

精制冠心冲剂 jing zhi guan xin chong ji

【英文名】Jing Zhi Guan Xin Medicinal Instant Granule

【组成】川芎、丹参、赤芍、红花、降香。

精制冠心胶囊 jing zhi guan xin jiao nang

【英文名】Jing Zhi Guan Xin Capsule

【组成】丹参、川芎、红花、赤芍、降香。(吉卫药准字(96)Z－09)

精制银翘解毒片 jing zhi yin qiao jie du pian

【英文名】Jing Zhi Yin Qiao Jie Du Tablet

【组成】扑热息痛、桔梗、连翘、淡豆豉、甘草、淡竹叶、金银花、牛蒡子、荆芥穗、薄荷脑。(药品标准－中药成方制剂标准 1991)

精制猴枣散 jing zhi hou zao san

【英文名】Jing Zhi Hou Zao Powder

【组成】猴枣、天竺黄、川贝母、沉香、羚羊角、硼砂、麝香、青礞石。(药品标准－中药成方制剂标准 1991)

精明汤 jing ming tang

【英文名】Jing Ming Decoction

【组成】羚羊角、当归、黄芩、栀子仁、淡竹叶、芍药、木贼、大黄、荆芥穗、石决明。(中医方剂大辞典)

精黄片 jing huang pian

【英文名】Jing Huang Tablet

【组成】大黄醇提物。((92)卫药准字 Z－02 号)

缩水丸 suo shui wan

【英文名】Suo Shui Pill

【组成】甘遂、黄连。(中医方剂大辞典)

缩地汤 suo di tang

【英文名】Suo Di Decoction

【组成】砂仁、怀地黄。(中医方剂大辞典)

缩汗煎 suo han jian

【英文名】Suo Han Decoction

【组成】黄芪、白芍、桂枝。(中医方剂大辞典)

缩舌散 suo she san

【英文名】Suo She Powder

【组成】(1)朱砂。(中医方剂大辞典)(2)冰片、朱砂。(中医方剂大辞典)

缩阳秘方 suo yang mi fang

【英文名】Suo Yang Mi Prescription

【组成】水蛭、麝香、合香。(中医方剂大辞典)

缩住汤 suo zhu tang

【英文名】Suo Zhu Decoction

【组成】缩砂仁、益智仁。(中医方剂大辞典)

缩肛散 suo gang san

【英文名】Suo Gang Powder

【组成】鳖头、枯矾、五倍子。(中医方剂大辞典)

缩宫逐瘀汤 suo gong zhu yu tang

【英文名】Suo Gong Zhu Yu Decoction

【组成】当归、川芎、蒲黄、五灵脂、党参、枳壳、益母草。(中医方剂大辞典)

缩毒金粉散 suo du jin fen san
【英文名】Suo Du Jin Fen Powder
【组成】郁金、白芷、天花粉、甘草、川芎、干葛。(中医方剂大辞典)
缩毒散 suo du san
【英文名】Suo Du Powder
【组成】白芷、山栀子。(中医方剂大辞典)
缩泉丸 suo quan wan
【英文名】Suo Quan Paste Pill
【组成】乌药、益智、川椒、吴茱萸。(中医方剂大辞典)
缩泉汤 suo quan tang
【英文名】Suo Quan Decoction
【组成】熟地、枸杞子、山萸肉、酒白芍、五味子、巴戟天、细辛、车前子。(中医方剂大辞典)
缩泉饮 suo quan yin
【英文名】Suo Quan Decoction
【组成】益智仁、石菖蒲。(中医方剂大辞典)
缩泉散 suo quan san
【英文名】Suo Quan Powder
【组成】鸡屎、桂枝。(中医方剂大辞典)
缩砂二陈汤 suo sha er chen tang
【英文名】Suo Sha Er Chen Decoction
【组成】半夏、陈皮、砂仁、白茯苓、甘草。(中医方剂大辞典)、
缩砂丸 suo sha wan
【英文名】Suo Sha Honeyed Pill
【异名】缩砂丹(中医方剂大辞典、普济方)
【组成】(1)砂仁、甘松、益智、香附子。(中医方剂大辞典)(2)缩砂仁、黄连、附子、吴茱萸、诃子皮、肉豆蔻、干姜、木香。(中医方剂大辞典)(3)天南星、良姜、缩砂仁。(中医方剂大辞典)(4)缩砂蜜、附子、干姜、厚朴、陈橘皮、肉豆蔻。(中医方剂大辞典)(5)缩砂蜜、肉豆蔻、羊肝。(中医方剂大辞典)(6)缩砂、黄连、附子、干姜、木香、吴茱萸。(中医方剂大辞典)(7)缩砂、当归、干姜、青橘皮、吴茱萸、肉豆蔻、厚朴、白术、附子。(中医方剂大辞典)
缩砂汤 suo sha tang
【英文名】Suo Sha Decoction
【异名】缩砂散(中医方剂大辞典、准绳类方)
【组成】(1)丁香皮、缩砂仁、甘草、桔梗。(中医方剂大辞典)(2)广缩砂、陈皮、焦白术、炮姜、厚朴、槟榔、粉甘草。(中医方剂大辞典)(3)缩砂仁、乌药、乌附子、粉草。(中医方剂大辞典)(4)缩砂、桑寄生、当归、川芎、艾叶、阿胶、南木香、甘草。(中医方剂大辞典)(5)缩砂、黄连、木贼。(中医方剂大辞典)
缩砂饮 suo sha yin
【英文名】Suo Sha Powder
【组成】(1)沉香、缩砂仁、乌药、净香附、甘草。(中医方剂大辞典)(2)缩砂仁、萝卜子。(中医方剂大辞典)(3)缩砂、制香附、苏梗、白芍、仙半夏、杜仲、续断、黄芩、白术。(中医方剂大辞典)
缩砂酒 suo sha jiu
【英文名】Suo Sha Wine
【组成】砂仁。(中医方剂大辞典)
缩砂散 suo sha san
【英文名】Suo Sha Powder
【异名】缩砂饮(中医方剂大辞典、女科指掌)
【组成】(1)缩砂仁、甘草、贯众。(中医方剂大辞典)(2)缩砂仁。(中医方剂大辞典)(3)新缩砂仁。(中医方剂大辞典)(4)缩砂。(中医方剂大辞典)(5)缩砂仁、木香、丁香、牵牛、腻粉。(中医方剂大辞典)
缩砂蜜丸 suo sha mi wan
【英文名】Suo Sha Pill
【组成】(1)厚朴、附子、干姜、艾叶、肉豆蔻、诃子皮、吴茱萸、缩砂仁、草豆蔻、陈皮。(中医方剂大辞典)(2)缩砂蜜、肉豆蔻、黄连、当归、赤石脂、陈橘皮。(中医方剂大辞典)
缩砂蜜散 suo sha mi san
【英文名】Suo Sha Powder
【组成】缩砂蜜、陈曲、白术、干姜、龙骨、赤石脂、吴茱萸、川芎、芍药。(中医方剂大辞典)
缩胎散 suo tai san
【英文名】Suo Tai Powder
【组成】枳壳、香附子、甘草。(中医方剂大辞典)
缩痔秘方 suo zhi mi fang
【英文名】Suo Zhi Mi Prescription
【组成】大团鱼头。(中医方剂大辞典)
缩脾饮 suo pi yin
【英文名】Suo Pi Decoction
【组成】(1)缩砂仁、草果仁、乌梅肉、白扁豆、香薷、甘草、干葛。(中医方剂大辞典)(2)白扁豆、干葛、草果、乌梅肉、缩砂仁、甘草。(中医方剂大辞典)
缩瘤丸 suo liu wan
【英文名】Suo Liu Honeyed Pill
【组成】海藻、昆布、海螵蛸、海粉、海螺、甘草。(中医方剂大辞典)
罂粟丸 ying su wan
【英文名】Ying Su Honeyed Pill
【组成】(1)罂粟壳。(中医方剂大辞典)(2)罂粟壳、酸石榴皮、甘草、阿胶。(中医方剂大辞典)
罂粟汤 ying su tang
【英文名】Ying Su Decoction
【组成】(1)罂粟。(中医方剂大辞典)(2)罂粟壳、甘草、乌梅。(中医方剂大辞典)(3)大罂粟壳、甘草、

橘皮。(中医方剂大辞典)(4)艾叶、黑豆、陈皮、干姜、甘草、罂粟壳。(中医方剂大辞典)

罂粟饮 ying su yin

【英文名】Ying Su Drink

【组成】丁香、黄连、粟壳、甘草、僵蚕、沉香。(中医方剂大辞典)

罂粟饮子 ying su yin zi

【英文名】Ying Su Drink

【组成】罂粟壳、人参、厚朴、白茯苓、干姜、乌梅、御米壳、阿胶。(中医方剂大辞典)

罂粟神圣散 ying su shen sheng san

【英文名】Ying Su Shen Sheng Powder

【组成】御米壳、乌梅肉、拣人参、诃子肉、葶苈、桑白皮。(中医方剂大辞典)

罂粟散 ying su san

【英文名】Ying Su Powder

【组成】(1)罂粟壳、陈皮、诃子、缩砂仁、甘草。(中医方剂大辞典)(2)罂粟壳、陈木香、橘皮。(中医方剂大辞典)

罂粟粥 ying su zhou

【英文名】Ying Su Gruel

【组成】白罂粟米、人参、生山芋。(中医方剂大辞典)

罂粟膏 ying su gao

【英文名】(1)Ying Su Ointment(2)Ying Su Plaster

【组成】(1)罂粟壳。(中医方剂大辞典)(2)麻油、罂粟花。(中医方剂大辞典)

罂榆汤 ying yu tang

【英文名】Ying Yu Decoction

【组成】罂粟壳、赤芍药、陈皮、甘草、地榆、五倍子。(中医方剂大辞典)

翟平薯蓣丸 zhai ping shu yu wan

【英文名】Zhai Ping Shu Yu Honeyed Pill

【组成】薯损、牛膝、菟丝子、泽泻、干地黄、茯苓、巴戟天、赤石脂、山茱萸、杜仲、灰蓉、五味子。(中医方剂大辞典)

翠云散 cui yun san

【英文名】Cui Yun Powder

【异名】翠玉散(中医方剂大辞典、中医皮肤病学简编)

【组成】(1)熟石膏、牛黄、铜绿。(中医方剂大辞典)(2)铜绿、胆矾、轻粉、石膏。(中医方剂大辞典)

翠云锭 cui yun ding

【英文名】Cui Yun Lozenges

【组成】杭粉、铜绿末、轻粉。(中医方剂大辞典)

翠玉膏 cui yu gao

【英文名】Cui Yu Plaster

【组成】(1)明沥青、铜绿、芝麻油、猪胆。(中医方剂大辞典)(2)沥青、黄蜡、铜绿、没药、乳香。(中医方剂大辞典)

翠青锭子 cui qing ding zi

【英文名】Cui Qing Lozenges

【异名】善效锭子(中医方剂大辞典、玉机微义)

【组成】铜青、明矾、韶粉、乳香、青黛、白蔹、轻粉、麝香、杏仁。(中医方剂大辞典)

翠莲解毒片 cui lian jie du pian

【英文名】Cui Lian Jie Du Tablet

【组成】翠云草、穿心莲、山芝麻、岗梅、五指柑、薄荷。(药品标准-中药成方制剂标准 1991)

翠碧丸 cui bi wan

【英文名】Cui Bi Paste Pill

【组成】青黛、麦门冬、葛根、半夏、人参、知母、瓜蒌根、天南星、寒水石。(中医方剂大辞典)

翠霞锭子 cui xia ding zi

【英文名】Cui Xia Lozenges

【组成】铜绿、寒水石、滑石、明矾、腻粉、砒霜、云母石。(中医方剂大辞典)

翠霞膏 cui xia gao

【英文名】Cui Xia Emplastrum

【异名】翠霞散(中医方剂大辞典、外科精义)

【组成】滑石、铜绿、轻粉、片脑、麝香、粉霜。(中医方剂大辞典)

聚仙丸 ju xian wan

【英文名】Ju Xian Pill

【组成】沙苑蒺藜、莲蕊须、芡实、枸杞、菟丝子饼、山萸肉、覆盆子、川续断、金樱子、真龙骨。(中医方剂大辞典)

聚功丸 ju gong wan

【英文名】Ju Gong Paste Pill

【组成】附子、当归、人参、赤芍药、半夏、木香、青橘皮、陈橘皮、白术、蓬莪茂、厚朴、干漆。(中医方剂大辞典)

聚宝丹 ju bao dan

【英文名】Ju Bao Pill

【异名】聚宝丸(中医方剂大辞典、来自婴童百问卷三)

【组成】(1)没药、琥珀、木香、当归、辰砂、麝香、乳香、玄胡索。(中医方剂大辞典)(2)白茯苓、山茱萸、五味子、干山药、石莲肉、鸡头肉、金樱、巴戟、破故纸、杜仲、牛膝、熟地黄、石菖蒲、远志、枸杞子、龙骨、楮实、茴香、仙茅、肉苁蓉、沉香。(中医方剂大辞典)(3)琥珀、木香、当归、人参、没药、真珠、辰砂、乳香、麝香、当门子。(中医方剂大辞典)(4)人参、茯神、琥珀、天麻、直僵蚕、防风、南星、白附子、全蝎、乌蛇肉、朱砂、麝香。(中医方剂大辞典)(5)牡蛎、硫黄、龙骨、白石膏、白矾。(中医方剂大辞典)

聚宝养气丹 ju bao yang qi dan

【英文名】Ju Bao Yang Qi Paste Pill

【组成】代赭石、紫石英、赤石脂、禹余粮、阳起石、肉豆蔻、鹿茸、破故纸、钟乳粉、五灵脂、茴香、柏子仁、当归、远志、没药、白茯苓、附子、天雄、胡椒、沉香、丁香、木香、乳香、黄芪、山药、苁蓉、肉桂、巴戟、血竭、琥珀、朱砂、麝香。(中医方剂大辞典)

聚宝黄龙散 ju bao huang long san

【英文名】Ju Bao Huang Long Powder

【组成】龙实、白矾灰、蜗牛壳、南粉、牛黄。(中医方剂大辞典)

聚宝散 ju bao san

【英文名】Ju Bao Powder

【组成】龙胆、黄连、荆芥、鼠粘子、大黄、薄荷。(中医方剂大辞典)

聚宝膏 ju bao gao

【英文名】Ju Bao Ointment

【组成】朱砂、犀角屑、西琥珀、玳瑁、南硼砂、龙脑、牛黄、麝香、人参、茯苓、紫河车、甘草、银箔、茯神、珍珠。(中医方剂大辞典)

聚金丸 ju jin wan

【英文名】Ju Jin Paste Pill

【组成】黄连、防风、黄芩。(中医方剂大辞典)

聚珍丸 ju zhen wan

【英文名】Ju Zhen Honeyed Pill

【组成】(1)艾煎丸、卷柏丸、茴香丸、乌鸡煎丸、巴戟丸。(中医方剂大辞典)(2)川百药煎、陈槐花、感应丸、薄荷煎、麝香。(中医方剂大辞典)

聚香羊肉丸 ju xiang yang rou wan

【英文名】Ju Xiang Yang Rou Paste Pill

【组成】木香、丁香、白豆蔻、红豆、肉豆蔻、胡椒、附子、荜茇、干姜、诃子肉、高良姜、陈皮、草果子、厚朴、肉苁蓉、鹿茸、缩砂仁、精羊肉。(中医方剂大辞典)

聚香饮子 ju xiang yin zi

【英文名】Ju Xiang Drink

【组成】檀香、木香、乳香、沉香、丁香、藿香叶、延胡索、川乌、片子姜黄、桔梗、桂心、甘草。(中医方剂大辞典)

聚瑶丹 ju yao dan

【英文名】Ju Yao Pellet

【组成】辰砂、铁铧粉、牡蛎、人参、珍珠、大金箔、天花粉、宣连、苦参、扁豆、知母。(中医方剂大辞典)

聚精丸 ju jing wan

【英文名】Ju Jing Honeyed Pill

【组成】黄鱼鳔胶、沙苑蒺藜。(中医方剂大辞典)

聚精交兴丸 ju jing jiao xing wan

【英文名】Ju Jing Jiao Xing Pill

【组成】熟地、菟丝子、肉桂、黄狗肾、知母、黄柏、车前子、麻黄、酒当归、茯神、人参、穿山甲、甘草梢、制香附、蜈蚣。(现代中医 1991,4(2))

聚精散 ju jing san

【英文名】Ju Jing Powder

【组成】熟地黄、枸杞子、何首乌、紫河车、仙灵脾、沙苑子、茯苓、黄精、薏苡仁等。(中医杂志 1989,(2))

肇妊丸 zhao ren wan

【英文名】Zhao Ren Paste Pill

【组成】香附、当归、熟地、川芎、白芍药、白术、泽兰叶、陈皮、黄柏、甘草、阿胶。(中医方剂大辞典)

腐尽生肌散 fu jin sheng ji san

【英文名】Fu Jin Sheng Ji Powder

【组成】儿茶、乳香、没药、血竭、旱三七、冰片、麝香。(中医方剂大辞典)

腐草散 fu cao san

【英文名】Fu Cao Powder

【组成】取多年盖屋覆墙陈草。(中医方剂大辞典)

腐植酸钠片 fu zhi suan na pian

【英文名】Fu Zhi Suan Na Tablet

【组成】腐植酸钠。(药品标准 - 中药成方制剂标准 1997)

腐植酸钠颗粒 fu zhi suan na ke li

【英文名】Fu Zhi Suan Na Granule

【异名】腐植酸钠冲剂(药品标准 - 中药成方制剂标准)

【组成】腐植酸钠。(药品标准 - 中药成方制剂标准 1996)

膈下逐瘀汤 ge xia zhu yu tang

【英文名】Ge Xia Zhu Yu Decoction

【组成】灵脂、当归、川芎、桃仁、丹皮、赤芍、乌药、元胡、甘草、香附、红花、枳壳。(中医方剂大辞典)

膈气丸 ge qi wan

【英文名】Ge Qi Pill

【组成】五灵脂、阿魏、猪胆汁。(中医方剂大辞典)

膈气散 ge qi san

【英文名】Ge Qi Powder

【组成】肉豆蔻仁、木香、干姜、厚朴、青皮、甘草、三棱、益智仁、莪茂、肉桂、陈皮、槟榔、枳壳。(中医方剂大辞典)

膈汤 ge tang

【英文名】Ge Decoction

【异名】真汤(中医方剂大辞典、简易方)

【组成】苦桔梗、荆芥穗、薄荷叶、干葛、甘草节、栝楼根、牛蒡子。(中医方剂大辞典)

膈毒丸 ge du wan

【英文名】Ge Du Paste Pill

【组成】郁李仁、黑牵牛、大戟、甘遂、牛黄、乳香、麝香、龙脑。(中医方剂大辞典)

膈噎汤 ge ye tang

【英文名】Ge Ye Decoction

【组成】熟地、当归、天冬、阿胶、柿饼、元参、贝母、桔梗。(中医方剂大辞典)

膈噎膏 ge ye gao

【英文名】Ge Ye Ointment

【异名】噎膈膏(中医方剂大辞典、冷庐医话)

【组成】人参、牛乳、蔗汁、梨汁、芦根汁、龙眼肉汁、姜汁、人乳。(中医方剂大辞典)

膏子药 gao zi yao

【英文名】Gao Zi Yao Ointment

【组成】(1)薄荷、玉丹、川贝母、灯草灰、甘草、冰片、百草霜。(中医方剂大辞典)(2)天门冬、麦门冬、黄柏、知母、当归身、白芍药、白术、菖蒲、甘草。(中医方剂大辞典)

膏剂 gao ji

【英文名】Unguentum

【异名】膏滋(中药药剂学)

【定义】指药材用水煎煮,去渣浓缩后,加炼蜜或糖制成的半流体内服膏剂,或用适宜的基质将药物制成专供外用的半固体或近似固体的外用膏剂。(中药药剂学)

膏药 gao yao

【英文名】Emplastrum

【组成】(1)荆芥、防风、白芷、羌活、黄芩、阿魏、大黄、生地、水龙骨、僵蚕、乳香、没药、血竭、雄黄、轻粉、全蝎、川山甲、蝉蜕、蜈蚣、宫粉。(中医方剂大辞典)(2)桐油、黄丹、龙骨、乳香、没药、大风油、蛇床、血竭、轻粉、人发、川椒、雄黄、疏黄。(中医方剂大辞典)(3)嫩松香、姜汁、葱汁、醋。(中医方剂大辞典)(4)蜂房。(中医方剂大辞典)(5)柏子油、轻粉、象皮、乳香、没药。(中医方剂大辞典)(6)蒺藜、冰片、麝香、乳香、没药、轻粉、青龙骨、象皮。(中医方剂大辞典)(7)香油、野大黄根。(中医方剂大辞典)猪毛、松香、葱、蒜、姜、定油、黄丹、朝脑。(中医方剂大辞典)(8)人言、巴豆霜、红枣。(中医方剂大辞典)(9)金星凤尾草、水竹叶、葱根、朝东侧柏叶、白芷。(中医方剂大辞典)(10)牛皮胶、姜汁、瓦上白霜。(中医方剂大辞典)(11)当归、白芷、黄连、白及、白蔹、黄柏、厚朴、五倍子、雄黄、没药、血竭、海螵蛸、黄丹、乳香、轻粉。(中医方剂大辞典)(12)沉香、麝香、轻粉、银朱、荔枝肉。(中医方剂大辞典)(13)真麻油、清桐油、猪毛。(中医方剂大辞典)(14)猪油、香油、乳香、没药、孩儿茶、冰片、轻粉、麝香。(中医方剂大辞典)(15)川乌、甘草、大黄、当归、赤芍、白芷、连翘、白蔹、官桂、木鳖子、槐、柳、桃、桑枣枝、苦参、皂角。(中医方剂大辞典)(16)沥青、萆麻。(中医方剂大辞典)(17)真香油、黄丹、巴豆、木鳖子、川山甲。(中医方剂大辞典)(18)雄黄、黄丹、老松脂、轻粉、龙骨、乳香、降真香、巴豆。(中医方剂大辞典)(19)木鳖子仁、五灵脂、巴豆肉、芫花、黄丹、白胶香、香油。(中医方剂大辞典)(20)清油、头发、甘草节、当归尾、黄连、巴豆、蓖麻子、黄栝楼、木鳖子。(中医方剂大辞典)(21)麻油、巴豆、柳条。(中医方剂大辞典)(22)当归、官桂、川乌、香白芷、草乌、玄参、大黄、干地黄、赤芍药、桃柳枝、红丹、白胶香、蜡、密陀僧。(中医方剂大辞典)(23)凤仙花、苍耳叶、血余、鹿角屑、络石、虎骨、百部、茜草、剪草、人指甲、穿山甲、羌活、龙骨、麻黄、蕲艾、威灵仙。(中医方剂大辞典)(24)好芝麻油、当归、杏仁、桃柳枝。(中医方剂大辞典)(25)千里光自然汁、煮酒、肉当归、大黄、赤芍、肉桂、生地、元参、苦参、踯躅花。(中医方剂大辞典)

膏药 gao yao

【英文名】Emplastrum

【定义】是指药材、食用植物油与红丹炼制成膏料,摊涂于裱背材料上制成的外用制剂。(中药药剂学)

膏药咀 gao yao ju

【英文名】Gao Yao Ju Unguent

【组成】麻油、红丹。(药品标准 - 中药成方制剂标准 1991)

膏淋汤 gao lin tang

【英文名】Gao Lin Decoction

【组成】生山药、生芡实、生龙骨、生牡蛎、大生地、潞党参、生杭芍。(中医方剂大辞典)

膏麻桂葛汤 gao ma gui ge tang

【英文名】Gao Ma Gui Ge Decoction

【组成】石膏、麻黄、桂枝、葛根。(湖北中医杂志 1985,(1))

膏蜜汤 gao mi tang

【英文名】Gao Mi Decoction

【组成】猪膏、白蜜、生地黄。(中医方剂大辞典)

膏髓酒 gao sui jiu

【英文名】Gao Sui Wine

【组成】猪肪膏、牛髓、油、姜汁、生地黄汁、当归、蜀椒、吴茱萸、桂心、人参、五味子、芎䓖、干地黄、远志皮。(中医方剂大辞典)

膜韧膏 mo ren gao

【英文名】Mo Ren Plaster

【组成】白凤仙花、山栀子、细辛、红花、独活、当归、乳香、没药、羌活、苏木、樟脑、生甘草、公丁香、血余炭、生石膏、山奈、红粘谷子、血竭。(中医方剂大辞典)

膜剂 mo ji

【英文名】Membranae

【定义】指药物与适宜的成膜材料经加工制成的膜状剂型。(中药药剂学)

蓼叶散 liao ye san

【英文名】Liao Ye Powder

【组成】蓼叶、柏叶、黄丹、胡粉、附子、粟米、石胆、川大黄、白矾、蛇蜕皮、干蟾、晚蚕蛾、密陀僧、榠樝。(中医方剂大辞典)

蓼汁饮 liao zhi yin

【英文名】Liao Zhi Drink

【组成】生蓼汁。(中医方剂大辞典)

蓼汤 liao tang

【英文名】Liao Lotion

【组成】蓼。(中医方剂大辞典)

蓼花膏 liao hua gao

【英文名】Liao Hua Ointment

【组成】鲜白蓼花、纯花。(中医方剂大辞典)

蓼草膏 liao cao gao

【英文名】Liao Cao Plaster

【组成】鲜蓼草、风化窑脑。(中医方剂大辞典)

蓼酒 liao jiu

【英文名】Liao Wine

【组成】蓼。(《千金》卷七)

蔓荆丸 man jing wan

【英文名】Man Jing Pill

【组成】蔓荆子、枸杞子、牛蒡子、黑牵牛、胡麻、白芷、何首乌、威灵仙、荆芥穗、独活、蒺藜、细辛、僵蚕、道人头、皂荚刺、苦参、大草乌。(中医方剂大辞典)

蔓荆子汤 man jing zi tang

【英文名】Man Jing Zi Decoction

【组成】蔓荆子、黄柏、白芍药、黄芪、人参、炙甘草。(中医方剂大辞典)

蔓荆子散 man jing zi san

【英文名】Man Jing Zi Powder

【异名】蔓荆子汤(中医方剂大辞典、来自准绳)

【组成】(1)蔓荆子、粉干葛、赤芍药、信前胡、桑白皮、淮木通、怀生地、杭麦冬、赤茯苓、绿升麻、小甘草。(中医方剂大辞典)(2)川升麻、木通、赤芍药、桑白皮、麦门冬、生地黄、前胡、甘菊、赤茯苓、蔓荆子、甘草。(中医方剂大辞典)(3)蔓荆子、防风、独活、黑参、栀子仁、车前子、黄芩、甘菊花、甘草、秦皮、地肤子、细辛。(中医方剂大辞典)(4)蔓荆子、防风、羌治、芎䓖、羚羊角屑、细辛、枳壳、甘菊花、前胡、白芷、藁本、石膏、赤茯苓、旋覆花、麻黄、荆芥、甘草。(中医方剂大辞典)(5)蔓荆子、生干地黄、地骨皮、角蒿、郁李根皮。(中医方剂大辞典)(6)蔓荆子、酸枣仁、防风、百合、枳实、桂心、薏苡仁、木通、牵牛子。(中医方剂大辞典)(7)蔓荆子、赤箭、细辛、麦门冬、地骨皮、石膏、黄芩、防风、羚羊角屑、枳壳、芎䓖、茯神、甘菊花、甘草、半夏。(中医方剂大辞典)

蔓荆子膏 man jing zi gao

【英文名】Man Jing Zi Plaster

【组成】(1)蔓荆子、桑寄生、桑根白皮、白芷、韭根、鹿角屑、马鬐脂、五粒松叶、甘松香、零陵香、生乌麻油、枣根皮汁。(中医方剂大辞典)(2)蔓荆子、生附子、羊踯躅花、葶苈子、零陵香、莲子草。(中医方剂大辞典)

蔓荆汤 man jing tang

【英文名】Man Jing Decoction

【组成】蔓荆子、羌活、独活、麻黄、荆芥穗、芍药、木通、甘草。(中医方剂大辞典)

蔓荆实丸 man jing shi wan

【英文名】Man Jing Shi Pill

【异名】羚羊角丸(中医方剂大辞典、来自普济方卷七十四)

【组成】(1)蔓荆实、甘草、羊靥、白敛、椒目、小麦面。(中医方剂大辞典)(2)蔓荆实、羚羊角、山栀子仁、甘菊花、防风、萎蕤、大麻仁、麦门冬、朴硝、赤芍药。(中医方剂大辞典)(3)蔓荆实、防风、羌活、桔梗、白附子、枳壳、蒺藜子、皂荚。(中医方剂大辞典)

蔓荆实汤 man jing shi tang

【英文名】Man Jing Shi Powder

【组成】蔓荆实、甘菊花、羌活、黄芩、芎䓖、防风、石膏、甘草。(中医方剂大辞典)

蔓荆实散 man jing shi san

【英文名】Man Jing Shi Powder

【异名】蔓荆子散(中医方剂大辞典、来自准绳。类方卷五)

【组成】(1)蔓荆实。(中医方剂大辞典)(2)蔓荆实、甘草。(中医方剂大辞典)(3)蔓荆实、大黄、威灵仙、天麻。(中医方剂大辞典)(4)蔓荆实、胡麻、天麻、天南星、枸杞、苦参。(中医方剂大辞典)(5)蔓荆实、何首乌、羌活、威灵仙、荆芥穗、防风、苦参。(中医方剂大辞典)

蔓荆酒 man jing jiu

【英文名】Man Jing Wine

【组成】蔓荆子。(中医方剂大辞典)

蔓荆散 man jing san

【英文名】Man Jing Powder

【异名】小洗肝散(中医方剂大辞典)

【组成】(1)蔓荆子、麦冬、桑白皮、甘草、升麻、木通、菊花、赤茯苓、前胡、赤芍。(中医方剂大辞典)(2)土瓜根、蔓荆子、荆芥、甘草、栀子。(中医方剂大辞典)(3)蔓荆子、防风、枳壳、山茱萸、麻黄、旋覆花、甘菊花、芎䓖、荠草、甘草、羚羊角屑。(中医方剂大

辞典）

蔓菁子丸 man jing zi wan

【英文名】Man Jing Zi Honeyed Pill

【组成】蔓菁子、五味子、枸杞子、地肤子、青葙子、决明子、楮实子、茺蔚子、菟丝子。（中医方剂大辞典）

蔓菁子汤 man jing zi tang

【英文名】Man Jing Zi Decoction

【组成】蔓菁子、茯苓、蓼蓝子、人参、荠苨、甘草、黄芩、白术。（中医方剂大辞典）

蔓菁子散 man jing zi san

【英文名】Man Jing Zi Powder

【异名】蔓菁散（中医方剂大辞典、来自普济方卷十六）

【组成】(1)蔓菁子、黄精。（中医方剂大辞典）(2)蔓菁子。（中医方剂大辞典）

蔓菁子粥 man jing zi zhou

【英文名】Man Jing Zi Gruel

【组成】蔓菁子、粳米。（中医方剂大辞典）

蔓菁子膏 man jing zi gao

【英文名】Man Jing Zi Plaster

【组成】蔓荆子、杏仁、黄连、胡粉、水银。（中医方剂大辞典）

蔓菁散 man jing san

【英文名】Man Jing Powder

【组成】(1)蔓菁子、蛇蜕。（中医方剂大辞典）(2)蔓菁根。（中医方剂大辞典）

蔗浆粥 zhe jiang zhou

【英文名】Zhe Jiang Gruel

【组成】甘蔗汁、青粱米。（中医方剂大辞典）

蔚金散 wei jin san

【英文名】Wen Jin Powder

【组成】蔚金、滑石、川芎。（中医方剂大辞典）

蔷薇丸 qiang wei wan

【英文名】Qiang Wei Pill

【组成】(1)蔷薇根、枸杞根、蜜、生地黄。（中医方剂大辞典）(2)蔷薇根、石龙芮、黄芪、鼠李根皮、芍药、黄芩、苦参、白蔹、防风、龙胆、栝楼根、栀子仁。（中医方剂大辞典）(3)蔷薇根、黄芩、鼠李根、当归、葛根、白蔹、石龙芮、黄柏、芍药、续断、黄芪、栝楼根。（中医方剂大辞典）

蔷薇汤 qiang wei tang

【英文名】Qiang Wei Decoction

【异名】蔷薇饮子（中医方剂大辞典、伤寒总病论）

【组成】(1)蔷薇根。（中医方剂大辞典）(2)蔷薇根、黄芩、当归、桔梗、黄芪、白蔹、鼠李根皮、大黄、芍药、续断、黄柏、葛根。（中医方剂大辞典）

蔷薇灰散 qiang wei hui san

【英文名】Qiang Wei Hui Powder

【组成】蔷薇灰末。（中医方剂大辞典）

蔷薇根皮散 qiang wei gen pi san

【英文名】Qiang Wei Gen Pi Powder

【组成】蔷薇根皮、慎火草、白薇、桂心、败龟、黄连、干姜、细辛、熟干地黄、当归、芎䓖、石斛、白芍药、禹余粮、艾叶、牡蛎。（中医方剂大辞典）

蔷薇根饮 qiang wei gen yin

【英文名】Qiang Wei Gen Drink

【异名】蔷薇根散（中医方剂大辞典、鸡峰）

【组成】蔷薇根皮、升麻、生干地黄、黄柏、铅白霜。（中医方剂大辞典）

蔷薇根散 qiang wei gen san

【英文名】Qiang Wei Gen Powder

【组成】(1)蔷薇根、蜀椒。（中医方剂大辞典）(2)蔷薇根、黄芩、地骨皮、桔梗、白蔹、川大黄、鼠李根、赤芍药、续断、黄柏、黄芪、葛根、石龙芮、瓜蒌根。（中医方剂大辞典）(3)蔷薇根皮、黄柏、川升麻、生干地黄。（中医方剂大辞典）(4)蔷薇根。（中医方剂大辞典）

蔷薇根煎 qiang wei gen jian

【英文名】Qiang Wei Gen Decoction

【组成】蔷薇根、柿根、菝葜、悬钩根。（中医方剂大辞典）

蔷薇根膏 qiang wei gen gao

【英文名】Qiang Wei Gen Plaster

【组成】蔷薇根、地骨皮、葱根、胡粉、蜡。（中医方剂大辞典）

蔷薇散 qiang wei san

【英文名】Qiang Wei Powder

【组成】蔷薇根、地榆根、虎头骨。（中医方剂大辞典）

蔷薇散煎 qiang wei san jian

【英文名】Qiang Wei San Powder

【组成】蔷薇根茎。（中医方剂大辞典）

蔷薇遗粮汤 qiang wei yi liang tang

【英文名】Qiang Wei Yi Liang Decoction

【组成】土茯苓、蔷薇根、桔梗、五茄皮。（中医方剂大辞典）

蔷薇膏 qiang wei gao

【英文名】Qiang Wei Plaster

【组成】(1)蔷薇根、郁李根、水杨皮、牛蒡根、苍耳、露蜂房、生地黄、升麻、当归、地骨皮、白芷、石胆、熟铜粉、麝香。（中医方剂大辞典）(2)蔷薇、铅丹、松脂。（中医方剂大辞典）

蔹带丸 lian dai wan

【英文名】Lian Dai Pill

【组成】当归、川芎、茯苓、白术、香附、山药、臭椿根皮、杜仲、牡蛎、鹿角霜、破故纸、白芍、人参。（中医方

剂大辞典)

蔺花散 lin hua san

【英文名】Lin Hua Powder

【组成】(1)马蔺花子。(中医方剂大辞典)(2)马蔺花、川楝子、海柑子核、荔枝核、附子、沉香、木香、薰陆香、甘草、麝香。(中医方剂大辞典)

蔻附丸 kou fu wan

【英文名】Kou Fu Pill

【组成】肉豆蔻、附子。(中医方剂大辞典)

蔻香丸 kou xiang wan

【英文名】Kou Xiang Honeyed Pill

【组成】木香、人参、甘草、罂粟壳、肉豆蔻。(中医方剂大辞典)

蜀水花膏 shu shui hua gao

【英文名】Shu Shui Hua Plaster

【组成】蜀水花、白附子、麝香、白蔹、商陆、鹰屎白。(中医方剂大辞典)

蜀仙丹 shu xian dan

【英文名】Shu Xian Pellet

【组成】(1)穿山甲、金毛狗脊、硇砂、血竭、磁石、自然铜、青礞石、龙骨。(中医方剂大辞典)(2)辰砂、杏仁、宣州木瓜。(中医方剂大辞典)

蜀金牙散 shu jin ya san

【英文名】Shu Jin Ya Powder

【异名】金牙散(中医方剂大辞典、千金翼)

【组成】金牙、蜈蚣、蜥蜴、附子、人参、蜣螂、徐长卿、芫青、斑蝥、雄黄、桂心、鬼臼、野葛、毒公、芎䓖、石长生、椒、大黄、甘草、蛇蜕皮、露蜂房、曾青、真珠、丹砂、鬼督邮、乌头、狼毒、石膏、藘茹、芫荑、鬼箭、藜芦、鹳骨、雷丸、干漆、龟甲、狼牙、亭长、贝母、凝水石、牛黄、胡燕屎、桔梗、铁精、硝石。(中医方剂大辞典)

蜀脂饮 shu zhi yin

【英文名】Shu Zhi Drink

【组成】蜀脂、炙甘草。(中医方剂大辞典)

蜀淑洗剂 shu jiao xi ji

【英文名】Shu Jiao Lotion

【组成】蜀椒、蒲公英、艾叶。(浙江中医学院学报 1984,8(1))

蜀椒丸 shu jiao wan

【英文名】Shu Jiao Honeyed Pill

【组成】(1)蜀椒、人参、半夏、菖蒲、柴胡、桂、桃仁、木香、吴茱萸、干姜、细辛、桔梗、赤茯苓、芎䓖、大黄。(中医方剂大辞典)(2)蜀椒、芍药、桔梗、细辛、桂、干姜、附子。(中医方剂大辞典)(3)蜀椒、干姜、猪牙皂荚、葶苈子。(中医方剂大辞典)(4)蜀椒、厚朴、盐花、附子。(中医方剂大辞典)(5)蜀椒、半夏、附子。(中医方剂大辞典)(6)蜀椒、乌头、杏仁、菖蒲、皂荚、礜石、细辛、款冬花、紫菀、干姜、吴茱萸、麻黄。(中医方剂大辞典)(7)泽兰叶、芜荑仁、石膏、白芷、蜀椒、干姜、藁本、厚朴、人参、白术、细辛、桂、防风、当归、芎䓖、甘草、柏子仁。(中医方剂大辞典)(8)蜀椒、干姜。(中医方剂大辞典)蜀椒、玄参。(中医方剂大辞典)(9)蜀椒、熟干地黄、苍术。(中医方剂大辞典)(10)蜀椒、杏仁、熟干地黄。(中医方剂大辞典)(11)蜀椒、杏仁。(中医方剂大辞典)(12)蜀椒、麦门冬、甘草、远志、桂、细辛、附子、人参、干姜。(中医方剂大辞典)

蜀椒汤 shu jiao tang

【英文名】Shu Jiao Decoction

【异名】蜀椒散(中医方剂大辞典、普济方);蜀椒散(中医方剂大辞典、圣济总录)

【组成】(1)蜀椒、莽草、雀李根、独活、细辛、芎䓖、防风。(中医方剂大辞典)(2)蜀椒、盐。(中医方剂大辞典)(3)蜀椒、白芷、防风、盐、芎䓖。(中医方剂大辞典)(4)蜀椒、芎䓖、细辛、升麻、莽草、防风、黄芩。(中医方剂大辞典)(5)蜀椒、莽草、细辛、菖蒲、牛膝、枳壳根皮。(中医方剂大辞典)(6)蜀椒、盐、土蜂房。(中医方剂大辞典)(7)蜀椒、干姜、附子、桂、山芋、细辛、石斛、山茱萸、杏仁、麻黄、白附子、甘草。(中医方剂大辞典)(8)蜀椒、桂、白矾。(中医方剂大辞典)(9)蜀椒、乌梅。(中医方剂大辞典)(10)蜀椒。(中医方剂大辞典)(11)吴茱萸、当归、芍药、黄芩、蜀椒。(中医方剂大辞典)(12)蜀椒、芍药、半夏、当归、桂心、人参、甘草、生姜汁、蜜、茯苓。(中医方剂大辞典)

蜀椒饮 shu jiao yin

【英文名】Shu Jiao Drink

【组成】蜀椒、羊肉、当归、桂、生干地黄、豉。(中医方剂大辞典)

蜀椒散 shu jiao san

【英文名】Shu Jiao Powder

【组成】(1)蒴藋、蜀椒、吴茱萸、独活、乌贼鱼骨、桃胶、桂心、酒。(中医方剂大辞典)(2)蜀椒、熟干地黄、白蔹、防风、黄芩、人参、桂、芎䓖、附子、赤小豆、甘草。(中医方剂大辞典)(3)蜀椒、猪牙皂荚。(中医方剂大辞典)(4)川椒、附子、干姜、半夏、甘草、桂心。(中医方剂大辞典)(5)蜀椒、食茱萸、桂心、桔梗、乌头、豉。(中医方剂大辞典)(6)蜀椒、桂心、甘草、干姜、芎䓖、当归。(中医方剂大辞典)(7)蜀椒、桂心、甘草、通草、半夏。(中医方剂大辞典)

蜀椒榼藤子丸 shu jiao ke teng zi wan

【英文名】Shu Jiao Ke Teng Zi Pill

【组成】蜀椒、榼藤子。(中医方剂大辞典)

蜀葵子汤 shu kui zi tang
【英文名】Shu Kui Zi Decoction
【组成】黄蜀葵子。(中医方剂大辞典)
蜀葵汤 shu kui tang
【英文名】Shu Kui Powder
【组成】蜀葵、大黄。(中医方剂大辞典)
蜀葵花散 shu kui hua san
【英文名】Shu Kui Hua Powder
【组成】雄黄、李子仁、蜀葵花叶。(中医方剂大辞典)
蜀葵膏 shu kui gao
【英文名】Shu Kui Ointment
【组成】(1)蜀葵根、人参、白术、青皮、陈皮、甘草梢、牛膝。(中医方剂大辞典)(2)黄蜀葵花。(中医方剂大辞典)
蜀漆丸 shu qi wan
【英文名】Shu Qi Honeyed Pill
【组成】(1)蜀漆、乌梅肉、石膏、鳖甲、恒山、香豉、甘草、知母、苦参、麝香、桃仁。(中医方剂大辞典)(2)蜀漆、青木香、升麻、鳖甲、牡蛎、朱砂、猪苓、香豉、常山、大黄。(中医方剂大辞典)(3)蜀漆、知母、升麻、白薇、地骨皮、麦门冬、乌梅肉、鳖甲、萎蕤、石膏、甘草、常山、豆豉。(中医方剂大辞典)(4)蜀漆、细辛、龙胆、附子、干姜、牡丹皮、虻虫、桂、曾青。(中医方剂大辞典)(5)蜀漆叶、牡蛎、黄芩、大黄、甘草、犀角屑、知母。(中医方剂大辞典)(6)蜀漆、杏仁、黄连、桂心、甜葶苈、川芒硝、川大黄。(中医方剂大辞典)
蜀漆方 shu qi fang
【英文名】Shu Qi Fang Prescription
【组成】蜀漆、桑根白皮。(中医方剂大辞典)
蜀漆汤 shu qi tang
【英文名】Shu Qi Decoction
【组成】(1)蜀漆、桂心、甘草、茯苓、黄芪、生地黄、知母、芍药。(中医方剂大辞典)(2)蜀漆、郁李仁、甘草、当归、柴胡、黄连、射干、大腹、桑根白皮、芎䓖、牵牛子、天雄、陈橘皮、桂、苍术、桃仁。(中医方剂大辞典)(3)蜀漆、常山、人参、赤茯苓、桂、大黄。(中医方剂大辞典)(4)蜀漆、甘草、天灵盖、生黑豆、桃仁、乌梅肉、竹叶。(中医方剂大辞典)(5)白薇、蜀漆、知母、甘草、苦参、升麻、龙胆、常山、大黄、鳖甲、石膏、茯苓、黄芩、香豉、独蒜、淡竹叶。(中医方剂大辞典)(6)蜀漆、甘草、知母、龙骨、牡蛎。(中医方剂大辞典)(7)蜀漆叶、黄芪、桂心、甘草、黄芩、知母、芍药、生地黄。(中医方剂大辞典)
蜀漆散 shu qi san
【英文名】Shu Qi Powder
【组成】蜀漆、云母、龙骨。(中医方剂大辞典)
蜀漆鳖甲丸 shu qi bie jia wan
【英文名】Shu Qi Bie Jia Pill
【组成】鳖甲、蜀漆、知母、乌梅、苦参、常山、萎蕤、豉、石膏、细辛、甘草。(中医方剂大辞典)
蜘蛛线 zhi zhu xian
【英文名】Zhi Zhu Line
【组成】(1)大黄、黄柏、黄芩、归尾、大戟、芫花、甘遂、地榆、槐角、防风、生地、连翘、土苓、巴豆、白砒、血竭、乳香、没药、白矾、香墨、花蜘蛛。(中医方剂大辞典)(2)银花、土苓、槐子、大黄、黄芩、黄连、黄柏、大戟、芫花、甘遂、生地、地榆、防风。(中医方剂大辞典)
蜘蛛枯矾散 zhi zhu ku fan san
【英文名】Zhi Zhu Ku Fan Powder
【组成】蜘蛛、白矾、明雄黄。(中医方剂大辞典)
蜘蛛散 zhi zhu san
【英文名】(1)Zhi Zhu Plaster(2)Zhi Zhu Powder
【组成】(1)大蜘蛛、铁锈末。(中医方剂大辞典)(2)蜘蛛。(中医方剂大辞典)(3)蜘蛛、桂枝。(中医方剂大辞典)(4)大蜘蛛。(中医方剂大辞典)
蜘蛛膏 zhi zhu gao
【英文名】Zhi Zhu Plaster
【组成】蜘蛛、铜绿。(中医方剂大辞典)
蜘蛛摩方 zhi zhu mo fang
【英文名】Zhi Zhu Mo Liniment
【组成】蜘蛛。(中医方剂大辞典)
蜚龙分师丸 fei long fen shi wan
【英文名】Fei Long Fen Shi Powder
【组成】白僵蚕、白花蛇、穿山甲、香蛇、蚕砂、全蝎、鹿角、蜈蚣、蝉蜕。(中医方剂大辞典)
蜜丸 mi wan
【英文名】Honeyed Pills
【定义】指将药物研成细粉用炼制的蜂蜜为粘合剂制成的丸剂。(中药药剂学)
蜜瓜膏 mi gua gao
【英文名】Mi Gua Plaster
【组成】瓜蒌皮。(中医方剂大辞典)
蜜皂丸 mi zao wan
【英文名】Mi Zao Pill
【组成】蜜、皂角末。(中医方剂大辞典)
蜜花散 mi hua san
【英文名】Mi Hua Powder
【组成】金银花。(中医方剂大辞典)
蜜连膏 mi lian gao
【英文名】Mi Lian Plaster
【组成】蜜、黄连、蕤仁、龙脑。(中医方剂大辞典)
蜜陀僧丸 mi tuo seng wan
【英文名】Mi Tuo Seng Pill

【组成】蜜陀僧、朱砂、腊月鸦、猪牙皂荚。(中医方剂大辞典)

蜜陀僧散 mi tuo seng san

【英文名】Mi Tuo Seng Powder

【组成】(1)阿胶、破故纸、干姜、蜜陀僧、棕皮、诃子皮。(中医方剂大辞典)(2)蜜陀僧、雄黄、石胆、麝香。(中医方剂大辞典)(3)蜜陀僧、腻粉、乳香、麝香。(中医方剂大辞典)(4)白蚬壳、蜜陀僧、无名异、麝香。(中医方剂大辞典)

蜜附汤 mi fu tang

【英文名】Mi Fu Decoction

【异名】蜜附子汤(中医方剂大辞典、易简)

【组成】附子、桂心、芍药、甘草。(中医方剂大辞典)

蜜剂解毒丸 mi ji jie du wan

【英文名】Mi Ji Jie Du Honeyed Pill

【组成】石蜜、山栀、大黄、杏仁。(中医方剂大辞典)

蜜油膏 mi you gao

【英文名】Mi You Ointment

【组成】蜂蜜、香脂油。(中医方剂大辞典)

蜜环粉 mi huan fen

【英文名】Mi Huan Capsule

【组成】蜜环粉。((93)浙卫药准字第2020)

蜜柏散 mi bo san

【英文名】Mi Bo Powder

【异名】蜜柏散(中医方剂大辞典、准绳·类方)

【组成】黄柏。(中医方剂大辞典)

蜜炼川贝枇杷膏 mi lian chuan bei pi pa gao

【英文名】Mi Lian Chuan Bei Pi Pa Ointment

【组成】川贝母、枇杷叶、沙参、桔梗、陈皮、半夏、北五味子、款冬花、杏仁、水薄荷脑。(新中医1992,(2))

蜜炼罗汉果止咳膏 mi lian luo han guo zhi ke gao

【英文名】Mi Lian Luo Han Guo Zhi Ke Ointment

【组成】罗汉果。((93)桂卫药准字079107号)

蜜胆导方 mi dan dao fang

【英文名】Mi Dan Dao Prescription

【组成】白蜜、猪胆、腻粉。(中医方剂大辞典)

蜜草散 mi cao san

【英文名】Mi Cao Powder

【组成】甘草、柏枝、莲蓬、五倍子、黄柏、大黄、黄连、黄芩。(中医方剂大辞典)

蜜饵 mi er

【英文名】Mi Er Pill

【组成】白蜜、腊月猪肪脂、胡麻油、干地黄。(中医方剂大辞典)

蜜香丸 mi xiang wan

【英文名】Mi Xiang Pill

【组成】蜜陀僧、麝香、硫黄、定粉。(中医方剂大辞典)

蜜香散 mi xiang san

【英文名】Mi Xiang Powder

【组成】(1)木蜜、麝香。(中医方剂大辞典)(2)黄连、蜜陀僧、槟榔、木香。(中医方剂大辞典)

蜜栗子丸 mi li zi wan

【英文名】Mi Li Zi Pill

【异名】蛇黄丸(中医方剂大辞典、济生)

【组成】蛇黄。(中医方剂大辞典)

蜜桃酥 mi tao su

【英文名】Mi Tao Su Pill

【组成】当归、川芎、白芍、生地黄、人参、白茯、白术、陈皮、半夏、厚朴、苍术、香附、枳壳、乌药、砂仁、杏仁、木香、沉香、天门冬、麦门冬、五味子、破故纸、小茴、牛膝、枸杞子、川椒、何首乌、肉苁蓉、川乌、草乌、细辛、白芷、麻黄、防风、羌活、独活、干姜、官桂、甘草、五加皮、小红枣、北蜜、真酥油、胡桃肉。(中医方剂大辞典)

蜜梨噙 mi li qin

【英文名】Mi Li Qin Medicated Diet

【异名】蜜雪梨(中医方剂大辞典、经验广集)

【组成】甜梨。(中医方剂大辞典)

蜜消汤 mi xiao tang

【英文名】Mi Xiao Decoction

【异名】蜜消煎(中医方剂大辞典、金鉴)

【组成】好蜜、皮硝。(中医方剂大辞典)

蜜粉膏 mi fen gao

【英文名】Mi Fen Plaster

【组成】丹粉、蜜。(中医方剂大辞典)

蜜脂煎 mi zhi jian

【英文名】Mi Zhi Decoction

【组成】(1)白蜜、腊月猪脂、雄黄。(中医方剂大辞典)(2)猪脂、白蜜。(中医方剂大辞典)

蜜脂膏 mi zhi gao

【英文名】Mi Zhi Ointment

【组成】当归、杏仁。(中医方剂大辞典)

蜜调方 mi tiao fang

【英文名】Mi Tiao Prescription

【组成】郁李仁、芝麻酱、蜂蜜。(中医方剂大辞典)

蜜酒 mi jiu

【英文名】Mi Wine

【组成】沙蜜、糯米饭、面曲。(中医方剂大辞典)

蜜萝卜 mi luo bo

【英文名】Mi Luo Bo Medicated Diet

【组成】(1)白萝卜、蜜。(中医方剂大辞典)(2)大萝卜。(中医方剂大辞典)

蜜黄饮 mi huang yin

【英文名】Mi Huang Yin Midicinal Instant Granule

【组成】大黄末、蜂蜜。(中医方剂大辞典)

蜜煮朱砂丹 mi zhu zhu sha dan

【英文名】Mi Zhu Zhu Sha Pellet

【组成】辰砂、蜜、人参、白茯苓、白术、附子、川椒、仙灵脾、龙胆草、白芍药、熟地黄、黄芪、肉苁蓉、远志、巴戟、破故纸、石斛、菟丝子、益智、五味子、柏子仁、黄菊花、覆盆子、麦门冬、枸杞子。(中医方剂大辞典)

蜜煮朱砂煎丸 mi zhu zhu sha jian wan

【英文名】Mi Zhu Zhu Sha Jian Pill

【组成】光明成颗粒朱砂。(中医方剂大辞典)

蜜犀丸 mi xi wan

【英文名】Mi Xi Honeyed Pill

【组成】槐角、当归、川乌、元参、麻黄、茯苓、防风、薄荷、甘草、猪牙皂角、冰片。(中医方剂大辞典)

蜜葱猪胆汤 mi cong zhu dan tang

【英文名】Mi Cong Zhu Dan Decoction

【组成】猪胆、白蜜、葱头、黄酒。(中医方剂大辞典)

蜜酥煎 mi su jian

【英文名】Mi Su Jian Decoction

【组成】杏仁、白沙蜜、牛酥。(中医方剂大辞典)

蜜煎 mi jian

【英文名】(1)Mi Jian Decoction(2)Mi Jian Suppository

【组成】(1)常山、甘草。(中医方剂大辞典)(2)食蜜。(中医方剂大辞典)

蜜煎止痒丹 mi jian zhi yang dan

【英文名】Mi Jian Zhi Yang Pellet

【异名】止痒丹(中医方剂大辞典、卫生鸿宝)

【组成】蛇床子、楝树根、甘草。(中医方剂大辞典)

蜜腻散 mi ni san

【英文名】Mi Ni Powder

【组成】大黄、牵牛子、甘遂、腻粉。(中医方剂大辞典)

蜜蒙丸 mi meng wan

【英文名】Mi Meng Honeyed Pill

【组成】蜜蒙花、菊花、羌活、石决明、青精石、白蒺藜。(中医方剂大辞典)

蜜蒙花散 mi meng hua san

【英文名】Mi Meng Hua Powder

【组成】蜜蒙花、青葙子、决明子、车前子。(中医方剂大辞典)

蜜膏 mi gao

【英文名】Mi Plaster

【组成】(1)松香、黄蜡、白蜡、轻粉、乳香、没药、樟脑、象牙末、竹蛀末、龙骨、赤石脂、面粉、海螵蛸、人中白、孩儿茶、血竭、白蜜、桐油。(中医方剂大辞典)(2)白蜜、乌贼骨。(中医方剂大辞典)

蜜蜡膏 mi la gao

【英文名】Mi La Ointment

【组成】猪脂、蜜、蜡。(中医方剂大辞典)

蜜髓煎 mi sui jian

【英文名】Mi Sui Decoction

【组成】猪骨髓、蜜。(中医方剂大辞典)

蜡丸 la wan

【英文名】La Pill

【组成】巴豆、腻粉、金箔、朱砂、黄蜡。(中医方剂大辞典)

蜡丸 la wan

【英文名】Wax Pill

【定义】是指药材细粉以蜂蜡为粘合剂制成的丸剂。(中药药剂学)

蜡丸子 la wan zi

【英文名】La Pill

【组成】(1)黄蜡、灯心、木香、肉豆蔻、硇砂。(鸡峰)(2)硇砂、粉霜、辰砂、腻粉、川乌头、青橘皮、黑牵牛、巴豆。(中医方剂大辞典)

蜡杏汤 la xing tang

【英文名】La Xing Decoction

【组成】柴胡、桔梗、甘草、老鼠刺根、黄芩、茴香、罂粟壳、胡椒、乌梅、黄蜡、杏仁、款冬花。(中医方剂大辞典)

蜡纸角方 la zhi jiao fang

【英文名】La Zhi Jiao Membranae

【组成】蜡纸。(中医方剂大辞典)

蜡享膏 la xiang gao

【英文名】La Xiang Plaster

【组成】猪脂、猸油、香油、海松子油、松脂、黄蜡。(中医方剂大辞典)

蜡油膏 la you gao

【英文名】La You Plaster

【组成】(1)猪板油、黄占、白占、乳香、没药、轻粉。(中医方剂大辞典)(2)腊猪油、雄黄、水银。(中医方剂大辞典)

蜡矾丸 la fan wan

【英文名】(1)La Fan Honeyed Pill(2)La Fan Pill(3)La Fan Water-paste Pill

【组成】(1)黄蜡、白矾。(中医方剂大辞典)(2)黄蜡、枯矾、乳香、没药。(中医方剂大辞典)(3)生白矾、白及。(中医方剂大辞典)(4)黄蜡、枯矾、乳香、没药、雄黄。(中医方剂大辞典)(5)黄蜡、明矾、朱砂。(中医方剂大辞典)(6)闹羊花、草乌、白矾、黄占。(中医方剂大辞典)(7)南星、大半夏、明矾。(中医方剂大辞典)

蜡矾纸 la fan zhi

【英文名】La Fan Emplastrum

【组成】麻油、川椒。(中医方剂大辞典)

蜡矾针 la fan zhen
【英文名】La Fan Medicated Thread Drainage
【组成】黄蜡、枯矾。(中医方剂大辞典)

蜡苓丸 la ling wan
【英文名】La Ling Pill
【组成】黄蜡、雪白茯苓。(中医方剂大辞典)

蜡茶丸 la cha wan
【英文名】La Cha Honeyed Pill
【组成】豉、大豆、黄连、硝石、黄瓜、巴豆。(中医方剂大辞典)

蜡香丸 la xiang wan
【英文名】La Xiang Pill
【组成】黄蜡、松香末。(中医方剂大辞典)

蜡烛平胃膏 la zhu ping wei gao
【英文名】La Zhu Ping Wei Plaster
【组成】平胃散、蜡烛油。(中医方剂大辞典)

蜡脂 la zhi
【英文名】La Plaster
【异名】蜡脂膏(中医方剂大辞典、普济方)
【组成】(1)白蜡、桃花、菟丝子、白芷、木兰皮、细辛、辛夷仁、白茯苓、土瓜根、栝楼根、白附子、杜蘅、桃仁、杏仁、蔓青子油、羊髓、牛髓、鹿髓脂。(中医方剂大辞典)(2)蔓青油、甘松香、零陵香、辛夷仁、白术、细辛、竹茹、竹叶、白茯苓、蘼芜花、羊髓、麝香。(中医方剂大辞典)

蜡酒 la jiu
【英文名】La Wine
【组成】蜡。(中医方剂大辞典)

蜡弹丸 La tan wan
【英文名】La Tan Pill
【组成】白茯苓、山药、杏仁、黄蜡。(中医方剂大辞典)

蜡梅丸 la mei wan
【英文名】La Mei Honeyed Pill
【组成】蜡梅花、干姜、甘草、枇杷叶、百药煎、乌梅肉、蜡。(中医方剂大辞典)

蜡黄膏 la huang gao
【英文名】La Huang Plaster
【组成】槐条、椿皮、桃条、楝条、柳条、荆芥。(中医方剂大辞典)

蜡粥 la zhou
【英文名】La Gruel
【组成】黄蜡、粳米。(中医方剂大辞典)

蜡酥煎 la su jian
【英文名】La Su Decoction
【组成】黄蜡、酥、牛乳。(中医方剂大辞典)

蜡煎饼 la jian bing
【英文名】La Jian Lozenges
【组成】鸡子、薤白、白面、蜡。(中医方剂大辞典)

蜡煎散 la jian san
【英文名】La Jian Powder
【异名】蜡煎汤(中医方剂大辞典、冯氏锦囊)
【组成】(1)白鸡冠花子、木香、人参、马尾勃、青蒿子、鳖甲、款冬花、糯米、甘草。(中医方剂大辞典)(2)款冬花、紫菀、甘草、五味子、桑白皮、桔梗、杏仁、紫苏叶。(中医方剂大辞典)(3)百合、人参、麦门冬、干山药、贝母、白茯苓、甘草、黄明鹿角胶、杏仁。(中医方剂大辞典)(4)防风、桑白皮、甘草。(中医方剂大辞典)

蜡滴 la di
【英文名】La Liniment
【组成】黄蜡。(中医方剂大辞典)

蜡蜜丸 la mi wan
【英文名】La Mi Pill
【组成】盐豉、巴豆、大豆、黄连、芫花、硝石、白蜡。(中医方剂大辞典)

蜡薤饼 la xie bing
【英文名】La Xie Lozenges
【组成】白蜡、鸡子、薤白、白面。(中医方剂大辞典)

蜥蜴丸 xi yi wan
【英文名】Xi Yi Honeyed Pill
【组成】(1)蜥蜴、芫菁、麝香、犀角屑、斑猫、大豆黄卷、甘草、地胆。(中医方剂大辞典)(2)蜥蜴、蜈蚣、鬼臼、汉防己、当归、川大黄、川芒硝、赤芍药、甘草。(中医方剂大辞典)(3)蜥蜴、蜈蚣、地胆、蛰虫、杏仁、蜣螂、虻虫、朴硝、泽漆、桃奴、犀角、鬼督邮、桑赤鸡、芍药、虎骨、甘草、巴豆、款冬花、甘遂、干姜。(中医方剂大辞典)

蜥蜴朱砂散 xi yi zhu sha san
【英文名】Xi Yi Zhu Sha Powder
【组成】蜥蜴、朱砂、黄酒。(辽宁中医杂志 1989,(7))

蝉朱散 chan zhu san
【英文名】Chan Zhu Powder
【组成】蝉蜕、朱砂、白茯苓。(中医方剂大辞典)

蝉壳丸 chan qiao wan
【英文名】Chan Qiao Pill
【组成】(1)蝉壳、麝香、天南星、朱砂、蝎。(中医方剂大辞典)(2)蝉壳、蜗牛壳、干漆、狗头灰、夜明沙。(中医方剂大辞典)(3)蝉壳、干蝎、朱砂、麝香、雄黄、青黛、龙脑、腻粉、蜣螂、牛黄、乌蛇、蟾头、甜葶苈、巴豆。(中医方剂大辞典)(4)蝉壳、乌蛇、青黛、白僵蚕、麝香、白附子、豮猪胆、蟾酥、蜣螂、蚺。(中医方剂大辞典)

蝉壳汤 chan qiao tang
【英文名】Chan Qiao Decoction

【组成】(1)蝉壳、五味子、人参、陈皮、甘草。(中医方剂大辞典)(2)蝉壳、羊子肝。(中医方剂大辞典)(3)蝉壳、甘草、山楂、黏子、杏仁、荆芥、连翘、防风。(中医方剂大辞典)

蝉壳灰丸 chan qiao hui wan

【英文名】Chan Qiao Hui Pill

【组成】蝉壳灰、淀花、蛇蜕皮灰、干蝎、附子、朱砂、麝香。(中医方剂大辞典)

蝉壳散 chan qiao san

【英文名】Chan Qiao Powder

【组成】(1)蝉壳、人参、黄芩、茯神、川升麻、牛黄、天竺黄、牡蛎。(中医方剂大辞典)(2)蝉壳、青黛、蛇蜕皮灰、滑石、麝香。(中医方剂大辞典)(3)蝉壳、桔梗、陈橘皮、半夏、汉防己、甘草。(中医方剂大辞典)(4)蝉壳、桔梗、陈橘皮、人参、甘草、半夏。(中医方剂大辞典)(5)蝉壳。(中医方剂大辞典)

蝉壳膏 chan qiao gao

【英文名】Chan Qiao Plaster

【组成】蝉壳、乌梅、绿矾、茧卤、青古钱、杏仁。(中医方剂大辞典)

蝉花丸 chan hua wan

【英文名】Chan Hua Honeyed Pill

【组成】蜜蒙花、威灵仙、白蒺藜、木贼、草决明、菊花、楮实子、石决明、蝉蜕、青葙子、川芎、羌活、旋覆花、甘草、荆芥穗。(中医方剂大辞典)

蝉花无比丸 chan hua wu bi wan

【英文名】(1)Chan Hua Wu Bi Honeyed Pill(2)Chan Hua Wu Bi Paste Pill

【组成】(1)蝉蜕、蛇蜕、羌活、当归、川芎、防风、白茯苓、炙甘草、石决明、赤芍药、山栀子、白蒺藜、黄芩、甘菊花、苍术、生地、熟地、香附、草决明、夏枯草。(中医方剂大辞典)(2)茯苓、炙甘草、防风、石决明、川芎、羌活、当归、赤芍药、蒺藜、蝉蜕、苍术、蛇蜕。(中医方剂大辞典)

蝉花无比散 chan hua wu bi san

【英文名】Chan Hua Wu Bi Powder

【异名】蝉蜕无比散(中医方剂大辞典、异授眼科)

【组成】(1)苍术、白芍药、白蒺藜、茯苓、蛇蜕、荆芥、细辛。(中医方剂大辞典)(2)蛇蜕、蝉蜕、羌活、当归、石决明、防风、茯苓、甘草、芍药、蒺藜、苍术。(中医方剂大辞典)(3)石决明、当归、防风、羌活、蝉壳、甘草、蛇皮、荆芥、细辛、茯苓、蒺藜、芍药、苍术。(中医方剂大辞典)(4)蝉蜕、羌活、川芎、石决明、防风、茯苓、赤芍、白蒺藜、炙甘草、当归、苍术。(中医方剂大辞典)

蝉花饼子 chan hua bing zi

【英文名】Chan Hua Bing Zi Medicated Diet

【组成】川芎、甘草、防风、天麻、细辛、半夏、蝉花、川乌、南星、荆芥穗、干生姜。(中医方剂大辞典)

蝉花散 chan hua san

【英文名】Chan Hua Powder

【异名】蝉蜕散(中医方剂大辞典、杏苑)

【组成】(1)蝉蜕、谷精草、白蒺藜、菊花、防风、草决明、密蒙花、羌活、黄芩、蔓荆子、山栀子、甘草、川芎、木贼草、荆芥穗。(中医方剂大辞典)(2)蝉花和壳、白僵蚕、甘草、延胡索。(中医方剂大辞典)(3)蝉花、柏子仁、郁李仁、甘草、大黄、延胡索、远志、防风、蜜蒙花、石韦、乌贼鱼骨、草茶芽。(中医方剂大辞典)(4)灯花、朱砂。(中医方剂大辞典)(5)蝉蜕、甘菊、谷精草、羌活、防风、白蒺藜、草决明、蜜蒙花、荆芥穗、川芎、蔓荆子、木贼、甘草、黄芩、栀子。(中医方剂大辞典)(6)羌活、独活、桑白皮、黄芩、谷精草、川芎、细辛、石膏、荆芥、蒺藜、蔓荆、车前子、牛蒡子、桂枝。(中医方剂大辞典)(7)石决明、川芎、羌活、当归、茯苓、炙甘草、防风、赤芍药、蒺藜、蝉蜕、苍术、蛇蜕、谷精草、甘菊花、龙胆草。(中医方剂大辞典)(8)蝉蜕、地骨皮。(中医方剂大辞典)(9)蝉蜕、黄连、蜜蒙花、归梢、木通、川芎、防风、酒栀仁、柴胡梢、龙胆草、白豆寇。(中医方剂大辞典)(10)白蒺藜、甘草、木贼、防风、山栀、草决明、青葙子、蝉蜕、川芎、荆芥、蔓荆子、蜜蒙花、菊花、草龙胆。(中医方剂大辞典)(11)蝉花、粉花、白蒺藜。(中医方剂大辞典)(12)蝉壳。(中医方剂大辞典)(13)蝉蜕、菊花、蒺藜、蔓荆子、草决明、车前子、防风、黄芩、甘草。(中医方剂大辞典)(14)蝉蜕、甘菊花、当归、生地黄、玄参、赤芍、羌活、连翘、柴胡、木贼、石决明、草决明、白蒺藜、蔓荆子、青葙子、荆芥、防风、薄荷、升麻、黄连、黄芩、栀子、黄柏、枳壳、龙胆草、谷精草、夏枯草、桔梗。(中医方剂大辞典)(15)白茯苓、玄胡索、茯神、粉草、蝉蜕、蝉花、乌蛇肉、天麻、全蝎、白僵蚕、朱砂、龙脑。(中医方剂大辞典)(16)蝉花、白茯苓、人参、防风、白附子、甘草、山药、全蝎、天麻、朱砂、麝香。(中医方剂大辞典)(17)蝉壳、甘菊、川芎、防风、羌活、山栀子仁、白蒺藜、草决明、荆芥穗、蔓荆子、谷精草、密蒙花、木贼、苍术、甘草。(中医方剂大辞典)(18)蛇蜕皮、青黛、华阴细辛。(中医方剂大辞典)(19)蝉蜕、苍术、荆芥穗、甘草、木贼、密蒙花、甘菊花、旋覆花、黄连、石决明、草决明、黄芩、谷精草、仙灵脾、青葙子、薄荷叶、羌活、川芎、防风、白蒺藜、细辛、羯羊肝。(中医方剂大辞典)

蝉青煮肝散 chan qing zhu gan san

【英文名】Chan Qing Zhu Gan Powder

【组成】谷精草、蝉壳、定粉、石决明、蛇蜕皮。(中医方

剂大辞典）

蝉冠散 chan guan san

【英文名】Chan Guan Powder

【异名】蝉花散(医级)

【组成】蝉头、青蒿蠹、荆芥穗、川芎、当归、白芷。(中医方剂大辞典)

蝉砂丸 chan sha wan

【英文名】Chan Sha Honeyed Pill

【组成】蝉蜕、朱砂。(中医方剂大辞典)

蝉退甘草汤 chan tui gan cao tang

【英文名】Chan Tui Gan Cao Decoction

【组成】大蝉蜕、甘草。(中医方剂大辞典)

蝉退饮 chan tui yin

【英文名】Chan Tui Decoction

【组成】蝉蜕、当归、防风、赤芍、茯苓、石决、蛇蜕、川芎、羌活、白蒺藜、苍术、甘草。(中医方剂大辞典)

蝉退散 chan tui san

【英文名】Chan Tui Powder

【组成】(1)蝉蜕、白芷、地骨皮。(中医方剂大辞典)(2)蝉蜕、朱砂、麝香、脑子。(中医方剂大辞典)(3)蝉蜕。(中医方剂大辞典)(4)蝉蜕、荆芥穗、甘草、大黄、黄芩、蝎梢。(中医方剂大辞典)(5)蝉蜕、蛇床子、穿山甲、皂角刺、木鳖子。(中医方剂大辞典)(6)蝉蜕、蛇蜕、升麻、蒺藜、黄连、谷精草、大青叶、仙灵脾、威灵仙、井泉石、朱砂、螺粉。(中医方剂大辞典)(7)蝉蜕、蜂房、僵蚕、牛膝、草乌、荆芥、细辛、地松。(中医方剂大辞典)

蝉退膏 chan tui gao

【英文名】Chan Tui Powder

【组成】蝉退、白芷、地骨皮、白芍。(中医方剂大辞典)

蝉蚕散 chan can san

【英文名】Chan Can Powder

【组成】蝉蜕、僵蚕、全蝎、茯苓、钓藤钩、朱砂。(中医方剂大辞典)

蝉菊散 chan ju san

【英文名】Chan Ju Powder

【组成】蝉蜕、白菊花。(中医方剂大辞典)

蝉黄生地汤 chan huang sheng di tang

【英文名】Chan Huang Sheng Di Decoction

【组成】蝉衣、大力子、银花、大黄、麦冬。(成都中医学院学报 1985,(3))

蝉蜕丸 chan tui wan

【英文名】(1)Chan Tui Paste Pill(2)Chan Tui Honeyed Pill

【组成】(1)蝉蜕、麝香、青黛、阿胶、蛇蜕皮、瓜蒂。(中医方剂大辞典)(2)蝉蜕、干蝎、附子、五味子、乌蛇、天麻、天南星、白附子、芎䓖、白僵蚕、防风、蔓荆实、干姜、麻黄、狗脊、雄雀粪、当归、雄黄、丹砂、麝香。(中医方剂大辞典)

蝉蜕饮 chan tui yin

【英文名】Chan Tui Drink

【组成】钓藤钩子、川芎、白僵蚕、蝉蜕、蛇皮、蜣螂、附子。(中医方剂大辞典)

蝉蜕饮子 chan tui yin zi

【英文名】Chan Tui Yin Zi Drink

【组成】蝉蜕。(中医方剂大辞典)

蝉蜕注射液 chan tui zhu she ye

【英文名】Chan Tui Injection

【组成】蝉蜕。(山西医药杂志 1979,(4))

蝉蜕钓藤饮 chan tui diao teng yin

【英文名】Chan Tui Diao Teng Drink

【组成】钓藤、天麻、茯苓、川芎、白芍药、甘草、蝉蜕。(中医方剂大辞典)

蝉蜕饼子 chan tui bing zi

【英文名】Chan Tui Bing Zi Pill

【组成】蝉蜕、木贼、甘菊花、芎䓖、荆芥穗、甘草、苍术。(中医方剂大辞典)

蝉蜕猪肝散 chan tui zhu gan san

【英文名】Chan Tui Zhu Gan Powder

【组成】猪肝、兔粪、蝉蜕。(中医方剂大辞典)

蝉蜕散 chan tui san

【英文名】Chan Tui Powder

【异名】蝉壳明目散(中医方剂大辞典、痘疹全书)

【组成】(1)蝉蜕。(中医方剂大辞典)(2)蝉蜕、蜜蒙花、黑豆壳、绿豆壳、明月砂。(中医方剂大辞典)(3)蝉蜕、薄荷叶。(中医方剂大辞典)(4)蝉壳、漏芦、羌活、天麻、防风、当归、升麻、川白芷、射干、苦桔梗、甘草、川芎、地骨皮。(中医方剂大辞典)(5)蝉蜕、猪悬蹄甲、羚羊角。(中医方剂大辞典)(6)蝉蜕、地骨皮、宣连、菊花、白术、苍术、牡丹皮、草龙胆、甜瓜子。(中医方剂大辞典)(7)蝉蜕壳、僵蚕。(中医方剂大辞典)

蝉蜕膏 chan tui gao

【英文名】(1)Chan Tui Ointment(2)Chan Tui Powder

【异名】蝉退膏(中医方剂大辞典、婴童百问)

【组成】(1)蝉蜕、当归、防风、甘草、川芎、荆芥穗、升麻、陈皮、紫草、赤芍药。(中医方剂大辞典)(2)蝉蜕、当归、防风、甘草、川芎、荆芥穗、升麻。(中医方剂大辞典)

蝉蝎散 chan xie san

【英文名】Chan Xie Powder

【异名】全蝎散(中医方剂大辞典、婴童百问)

【组成】全蝎、蝉壳、甘草、大南星。(中医方剂大辞典)

蝉翼散 chan yi san

【英文名】Chan Yi Powder

【组成】蝉翼蝉蜕、细辛、当归、白芍、大生地、茯神、远志、麦冬、马兜铃、玄参、猪胆、川芎。(中医方剂大辞典)

裴公八毒膏 pei gong ba du gao

【英文名】Pei Gong Ba Du Ointment

【异名】八毒膏(中医方剂大辞典、普济方)

【组成】蜀椒、当归、雄黄、丹砂、乌头、巴豆、薤白、莽草。(中医方剂大辞典)

裴氏五毒神膏 pei shi wu du shen gao

【英文名】Pei Shi Wu Du Shen Ointment

【异名】雄黄膏(中医方剂大辞典、普济方)

【组成】雄黄、朱砂、当归、椒、乌头。(中医方剂大辞典)

褊银丸 bian yin wan

【英文名】Bian Yin Pill

【异名】水银扁丸子(中医方剂大辞典、局方)

【组成】(1)白术、桔梗、陈橘皮、银箔、犀角末、巴豆。(中医方剂大辞典)(2)轻粉、粉霜、画粉、白丁香。(中医方剂大辞典)(3)巴豆、水银、黑铅、麝香、好墨。(中医方剂大辞典)(4)天南星、青黛、蝎梢、粉霜、水银、滑石、半夏、龙脑、麝香、腻粉。(中医方剂大辞典)(5)水银、黑铅、川巴豆、黄明胶、百草霜、香墨、腻粉、干蝎、铅白霜、青黛、牛黄。(中医方剂大辞典)

褐丸 he wan

【英文名】He Pill

【组成】乌头、桂、香附子、干姜、陈橘皮。(中医方剂大辞典)

褐丸子 he wan zi

【英文名】He Wan Zi Paste Pill

【组成】(1)萝卜子、陈皮、青皮、好槟榔、黑牵牛、北五灵脂、赤茯苓、蓬莪术。(中医方剂大辞典)(2)萝卜子、青皮、京三棱、黑牵牛、蓬莪术、胡椒、木香。(中医方剂大辞典)(3)走石、金线重楼、郁金。(中医方剂大辞典)(4)萝卜子、莪术、胡椒。(中医方剂大辞典)(5)萝卜子、黑牵牛、胡椒、木香、蓬莪术。(中医方剂大辞典)

褪金启脾丸 tui jin qi pi wan

【英文名】Tui Jin Qi Pi Pill

【组成】(1)苍术、香附、制矾、茵陈铃儿、白术、厚朴、陈皮、青皮、干漆、蓬术、三棱、川椒、甘草。(中医方剂大辞典)(2)白术、茵陈、苍术、陈皮、香附、神曲、青皮、红曲、猪苓、泽泻、针砂、绿凡。(中医方剂大辞典)

豨桐丸 xi tong wan

【英文名】Xi Tong Honeyed Pill

【组成】地梧桐、豨莶草。(中医方剂大辞典)

豨桐胶囊 xi tong jiao nang

【英文名】Xi Tong Capsule

【组成】豨莶草、臭梧桐叶。(药品标准－中药成方制剂标准 1993)

豨莶丸 xi xian wan

【英文名】(1)Xi Xian Pill(2)Xi Xian Honeyed Pill

【组成】(1)豨莶、芍药、熟地、川乌、羌活、防风。(中医方剂大辞典)(2)豨莶。(中医方剂大辞典)

豨莶片 xi xian pian

【英文名】Xi Xian Tablet

【组成】豨莶草。(药品标准－中药成方制剂标准 1990)

豨莶风湿丸 xi xian feng shi wan

【英文名】Xi Xian Feng Shi Pill

【组成】豨莶草、威灵仙、桑枝、桑寄生、槐枝、防己。(药品标准－中药成方制剂标准 1997)

豨莶风湿片 xi xian feng shi pian

【英文名】Xi Xian Feng Shi Tablet

【组成】豨莶草、桑寄生、桑枝、威灵仙、防己、槐枝。(药品标准－中药成方制剂标准 1992)

豨莶至阳汤 xi xian zhi yang tang

【英文名】Xi Xian Zhi Yang Decoction

【组成】(1)制豨莶草、干地黄、盐知母、当归、枸杞子、赤芍、龟板、牛膝、甘菊花、郁金、丹参、黄柏。(中医方剂大辞典)(2)九制豨莶草、黄芪、天南星、白附子、川附片、川芎、红花、细辛、防风、牛膝、僵蚕、苏木。(中医方剂大辞典)

豨莶杜术汤 xi xian du zhu tang

【英文名】Xi Xian Du Zhu Decoction

【组成】白术、杜仲、茯苓、车前子、豨莶、山药。(中医方剂大辞典)

豨莶通栓丸 xi xian tong shuan wan

【英文名】Xi Xian Tong Shuan Pill

【组成】豨莶草、胆南星等。(古方豨莶丸加减而成。(90)卫药准字 Z－29 号)

豨莶酒 xi xian jiu

【英文名】Xi Xian Wine

【组成】(1)豨莶草。(中医方剂大辞典)(2)鲜豨莶草叶。(中医方剂大辞典)

豨莶液 xi xian ye

【英文名】Xi Xian Oral Liquid

【组成】豨莶草。(药品标准－中药成方制剂标准 1990)

豨莶散 xi xian san

【英文名】(1)Xi Xian Honeyed Pill(2)Xi Xian Powder

【组成】(1)豨莶草。(中医方剂大辞典)(2)豨莶草、小蓟根、五爪龙、生大蒜。(中医方剂大辞典)

赚气丸 zhuan qi wan
【英文名】Zhuan Qi Pill
【组成】(1)丁香、萝卜子。(中医方剂大辞典)(2)萝卜子。(中医方剂大辞典)
赚气散 zhuan qi san
【英文名】Zhuan Qi Powder
【组成】(1)甘草、桔梗、人参、乌梅肉、杏仁、御米壳。(中医方剂大辞典)(2)荆三棱、白术、蓬莪术、枳壳、木香。(中医方剂大辞典)
赚胸散 zhuan xiong san
【英文名】Zhuan Xiong Powder
【组成】枳实、桂心。(中医方剂大辞典)
赛针散 sai zhen san
【英文名】Sai Zhen Powder
【组成】巴豆、轻粉、硇砂、白丁香。(中医方剂大辞典)
赛命丹 sai ming dan
【英文名】Sai Ming Pill
【异名】赛夺命丹(中医方剂大辞典、简明医)
【组成】蟾酥、朱砂、雄黄、胆矾、血竭、乳香、没药、蜈蚣、麝香、细辛、全蝎、蝉退、穿山甲、僵蚕、牙皂、白矾、片脑。(中医方剂大辞典)
赛宝丹 sai bao dan
【英文名】Sai Bao Pellet
【组成】炉甘石、蕤仁、琥珀、小珍珠、玛瑙、车渠、石蟹、雌雄石、金银箔、荆芥、真薄荷、草决明、防风、羌活、白菊花、木贼、千里光、蕤仁。(中医方剂大辞典)
赛空青 sai kong qing
【英文名】Sai Kong Qing Powder
【组成】生白矾、雪梨。(中医方剂大辞典)
赛空青眼药 sai kong qing yan yao
【英文名】Sai Kong Qing Eye Ointment
【组成】赛空青药膏、眼用炉甘石、麝香、冰片、熊胆。(药品标准－中药成方制剂标准 1992)
赛金丸 sai jin wan
【英文名】Sai Jin Pill
【组成】海金沙、芫荑、白蒺藜、龙胆草、血珀、松香。(中医方剂大辞典)
赛金丹 sai jin dan
【英文名】Sai Jin Pellet
【组成】明矾、黄丹。(中医方剂大辞典)
赛金化毒散 sai jin hua du san
【英文名】Sai Jin Hua Du Powder
【组成】乳香、黄连、没药、甘草、川贝母、赤芍、雄黄、冰片、天花粉、牛黄、大黄、珍珠、大黄(酒炒)。(药品标准－中药成方制剂标准 1991)
赛春雷 sai chun lei
【英文名】Sai Chun Lei Pill
【组成】麻黄、紫草、甘草、白附子、僵蚕、蝉蜕、穿山甲、蟾酥、蜈蚣、全蝎。(中医方剂大辞典)
赛毒胺 sai du an
【英文名】Sai Du An Tablet
【组成】石膏、冰片、茯苓、甘草等。(现代中医 1992,5(2))
赛胃安胶囊 sai wei an jiao nang
【英文名】Sai Wei An Capsule
【组成】石膏、冰片。(药品标准－中药成方制剂标准 1998)
赛霉安散 sai mei an san
【英文名】Sai Mei An Powder
【组成】石膏、冰片、朱砂。(药品标准－中药成方制剂标准 1998)
辣椒风湿膏 la jiao feng shi gao
【英文名】La Jiao Feng Shi Plaster
【组成】辣椒、薄荷脑、冰片。(药品标准－中药成方制剂标准 1994)
酴醾丸 tu mi wan
【英文名】Tu Mi Pill
【组成】木香、甘草、丁香、枝杖、姜黄。(中医方剂大辞典)
酸石榴皮散 suan shi liu pi san
【英文名】Suan Shi Liu Pi Powder
【组成】(1)石榴皮、陈皮、甘草、川当归、罂粟壳。(中医方剂大辞典)(2)酸石榴皮、枳壳、当归。(中医方剂大辞典)(3)酸石榴皮、硫黄。(中医方剂大辞典)
酸石榴汤 suan shi liu tang
【英文名】Suan Shi Liu Decoction
【组成】酸石榴子、酸枣仁、麦门冬、覆盆子、葛根、乌梅、甘草、栝楼根。(中医方剂大辞典)
酸石榴煎 suan shi liu jian
【英文名】Suan Shi Liu Decoction
【组成】酸石榴、鹅梨、荆芥、薄荷、牛蒡根、竹沥、生姜、白蜜、赤箭、独活、羚羊角屑、防风、桑寄生、阿胶。(中医方剂大辞典)
酸收丸 suan shou wan
【英文名】Suan Shou Pill
【组成】人参、山药、白术、炙草、高良姜、诃子肉、石榴皮、白石脂、五味子。(中医方剂大辞典)
酸枣丸 suan zao wan
【英文名】Suan Zao Pill
【异名】酸枣仁丸(中医方剂大辞典、圣济总录)
【组成】酸枣、酢安石榴子、葛根、覆盆子、乌梅、麦门冬、茯苓、栝楼根、桂心、石蜜。(中医方剂大辞典)
酸枣仁丸 suan zao ren wan
【英文名】Suan Zao Ren Pill

【组成】(1)酸枣仁、台术、人参、白茯苓、破故纸、益智仁、八角茴香、左顾牡蛎。(中医方剂大辞典)(2)枣仁、参、桂、茯苓、石膏、猪苓。(中医方剂大辞典)(3)茯神、酸枣仁、远志仁、柏子仁、防风、生地黄、枳壳、青竹茹。(中医方剂大辞典)(4)酸枣仁、人参、朱砂、乳香、白茯苓、真珠末。(中医方剂大辞典)(5)酸枣仁、菟丝子、萎蕤、槐子、车前子。(中医方剂大辞典)(6)酸枣仁、薏苡仁、木通、黄芪、枳壳、升麻、大黄、麦门冬、木香、赤茯苓、坐拏草。(中医方剂大辞典)(7)酸枣仁、薏苡仁、紫苏子、木通、枳壳、坐拏草、木香、大黄、黄芪、麦门冬、升麻、赤茯苓。(中医方剂大辞典)(8)酸枣仁、人参、白术、白茯苓、半夏、干姜、陈橘皮、榆白皮、旋覆花、前胡、槟榔。(中医方剂大辞典)(9)酸枣仁、地榆、丹砂、茯神、人参、菖蒲。(中医方剂大辞典)(10)酸枣仁、芦荟、蝉壳、朱砂、干蝎、天南星、蛇蜕、青黛、龙脑、蟾头、蜣螂、天浆子。(中医方剂大辞典)(11)酸枣仁、榆叶、麦门冬。(中医方剂大辞典)(12)酸枣仁、羚羊角屑、防风、晚蚕砂、附子、藁本、槟榔、柏子仁、羌活、赤芍药、熟干地黄。(中医方剂大辞典)(13)酸枣仁、枸杞子、甘菊花、白茯苓、远志、天门冬、人参、防风、桂心、赤石脂、龙齿、柏子仁。(中医方剂大辞典)(14)酸枣仁、地榆皮、茯神。(中医方剂大辞典)

酸枣仁甘草汤 suan zao ren gan cao tang

【英文名】Suan Zao Ren Gan Cao Decoction

【组成】酸枣仁、甘草、当归、桂、人参、白茯苓、石膏、芎䓖、远志。(中医方剂大辞典)

酸枣仁合剂 suan zao ren he ji

【英文名】Suan Zao Ren Mixture

【组成】酸枣仁、知母、茯苓、川芎、甘草。(药品标准－中药成方制剂标准 1993)

酸枣仁汤 suan zao ren tang

【英文名】Suan Zao Ren Decoction

【异名】人参汤(中医方剂大辞典、圣济总录);生枣汤(中医方剂大辞典、冯氏锦囊)

【组成】(1)当归、白芍、生地、茯苓、酸枣仁、知母、黄柏、五味子、人参、黄芪。(中医方剂大辞典)(2)枣仁、人参、麦冬、竹茹。(中医方剂大辞典)(3)酸枣仁、生地黄、栀子仁、麦门冬、人参、当归身。(中医方剂大辞典)(4)酸枣仁、人参、茯苓。(中医方剂大辞典)(5)酸枣仁、芍药、防风、柴胡、赤茯苓、犀角、五味子、甘草、人参、槟榔。(中医方剂大辞典)(6)酸枣仁、羌活、杜仲、五加皮、萆薢、桂、茯神。(中医方剂大辞典)(7)酸枣仁、薏苡仁、人参、茯神、麦门冬。(中医方剂大辞典)(8)酸枣仁、榆皮。(中医方剂大辞典)(9)酸枣仁、人参、石膏、赤茯苓、桂、知母、甘草。(中医方剂大辞典)(10)酸枣仁、麦门冬、地骨皮。(中医方剂大辞典)(11)酸枣仁、腊茶。(中医方剂大辞典)(12)酸枣仁、茯苓、白术、人参、甘草、生姜。(中医方剂大辞典)

酸枣仁汤片 suan zao ren tang pian

【英文名】Suan Zao Ren Tang Tablet

【组成】酸枣仁、知母、川芎、甘草、茯苓。

酸枣仁饮 suan zao ren yin

【英文名】Suan Zao Ren Drink

【组成】酸枣仁、蛇蜕皮、人参、羌活、甘草。(中医方剂大辞典)

酸枣仁浸酒 suan zao ren jin jiu

【英文名】Suan Zao Ren Wine

【组成】酸枣仁、羌活、牛膝、山茱萸、桂心、仙灵脾、萆薢、芎䓖、天麻、肉苁蓉、虎胫骨、生干地黄、甘菊花、天雄、桑寄生。(中医方剂大辞典)

酸枣仁酒 suan zao ren jiu

【英文名】Suan Zao Ren Wine

【组成】酸枣仁、干葡萄、黄芪、天门冬、赤茯苓、防风、独活、火麻仁、桂心、羚羊角屑、五加皮、牛膝。(中医方剂大辞典)

酸枣仁黄芩汤 suan zao ren huang qin tang

【英文名】Suan Zao Ren Huang Qin Decoction

【组成】酸枣仁、黄芩、麦门冬、远志、人参、桂、茯神、甘草、萆薢。(中医方剂大辞典)

酸枣仁散 suan zao ren san

【英文名】Suan Zao Ren Powder

【组成】(1)人参、茯神、粉草、辰砂、麝香、麦门冬、远志肉、酸枣仁。(中医方剂大辞典)(2)酸枣仁、败龟、秦艽、虎骨、羌活、防风、牛膝、芎䓖、桂、白芷、蒲黄、附子、枳壳、当归。(中医方剂大辞典)(3)酸枣仁、防风、牛膝、羌活、当归、芎䓖、桂心、木香、海桐皮、杜仲、附子、萆薢、续断、甘草。(中医方剂大辞典)(4)酸枣仁、防风、羚羊角屑、羌活、牛膝、芎䓖、桂心、赤芍药、赤茯苓、当归、红花子、生干地黄、地骨皮、麦门冬、甘草。(中医方剂大辞典)(5)酸枣仁、犀角屑、黄芪、赤芍药、枳壳、防风、细辛、茯神、当归、龙齿、桑根白皮、独活、子芩、麦门冬、石膏、人参、羚羊角屑、甘草。(中医方剂大辞典)(6)酸枣仁、芎䓖、甘草。(中医方剂大辞典)(7)酸枣仁、五味子、蕤仁。(中医方剂大辞典)(8)酸枣仁、甘草、白茯苓、半夏、前胡、五味子、桂心、人参。(中医方剂大辞典)(9)酸枣仁、白茯苓、人参、当归、麦门冬、紫苏子、杏仁、陈橘皮、甘草。(中医方剂大辞典)(10)酸枣仁、当归、茯神、黄芪、人参、五味子、防风、甘草、远志、猪苓、桂心、芎䓖、白术、白芍药、熟干地黄。(中医方剂大辞典)(11)酸枣、人参、黄芪、乌梅肉、麦门冬、白茯苓、覆盆子、栝楼、甘草。(中医方剂大辞典)(12)酸枣仁、虎胫骨、熟干地黄、杜仲、桂心、牛膝。(中医方剂大辞典)(13)酸枣仁、败龟、虎胫骨、羌活、秦艽、防风、牛膝、芎䓖、桂心、骨碎补、茵芋、附子、枳壳、当归、木香。(中医方剂大辞典)(14)酸枣、败龟、虎胫骨、羌活、牛膝、桂心、附子、枳壳、地龙、当归、没药、乳香、补骨脂、赤芍药。(中医方剂大辞典)(15)酸枣仁、羚羊角屑、丹参、防风、汉防己、甘菊花、麻黄、羌活、石膏。(中医方剂大辞典)(16)酸枣仁、麦门冬、防风、当归、白茯苓、芎䓖、羚羊角屑、人参、黄芪。(中医方剂大辞典)(17)酸枣仁、羌活、柏子仁、白芍药、茯神、熟干地黄、甘菊花、防风、当归、人参、黄芪、甘草。(中医方剂大辞典)(18)酸枣仁、独活、牛膝、仙灵脾、山茱萸、芎䓖、赤箭、甘菊花、海桐皮、虎胫骨、羚羊角屑、骨碎补、侧子、萆薢、桑寄生、木香、麝香、桂心。(中医方剂大辞典)(19)酸枣仁、薏苡仁、人参、黄松节、五加皮、茯神、桂心、羌活、枳壳。(中医方剂大辞典)(20)酸枣仁、羌活、防风、桑根白皮、芎䓖、枳壳、羚羊角屑、甘菊花、甘草。(中医方剂大辞典)(21)酸枣仁、枳实、五味子、白术、白茯苓、泽泻、芎䓖、麦门冬、黄芪、甘草。(中医方剂大辞典)

酸枣仁粥 suan zao ren zhou

【英文名】Suan Zao Ren Gruel

【组成】(1)酸枣仁、粳米。(中医方剂大辞典)(2)酸枣仁。(中医方剂大辞典)

酸枣仁煎 suan zao ren jian

【英文名】Suan Zao Ren Decoction

【组成】(1)酸枣仁、萆薢、赤箭、羌活、海桐皮、仙灵脾、白蒺藜、石斛、牛膝、巴戟、附子、当归、桂心、丹参、防风、芎䓖、踯躅、骨碎补、羚羊角屑、木香、杜仲、狗脊、威灵仙。(中医方剂大辞典)(2)酸枣仁、乳香、蜜、牛黄、糯米、朱砂。(中医方剂大辞典)(3)酸枣仁、败龟、琥珀、海桐皮、仙灵脾、萆薢、当归、羌活、石斛、牛膝、巴戟、木香、丹参、独活、芎䓖、杜仲、熟干地黄、虎胫骨、附子、蜜、酥、桃嫩枝、柳嫩枝、桑嫩枝。(中医方剂大辞典)(4)酸枣仁、败龟、海桐皮、仙灵脾、赤石脂、萆薢、羌活、虎骨、蒺藜子、石斛、牛膝、巴戟天、附子、木香、杜仲、熟干地黄、白蜜、牛酥、桑枝。(中医方剂大辞典)

酸枣仁煎饼 suan zao ren jian bing

【英文名】Suan Zao Ren Jian Tablet

【组成】酸枣仁、人参、茯神、糯米、白面。(中医方剂大辞典)

酸枣仁糖浆 suan zao ren tang jiang

【英文名】Suan Zao Ren Syrup

【组成】酸枣仁、知母、茯苓、川芎、甘草。(药品标准-中药成方制剂标准 1991)

酸枣汤 suan zao tang

【英文名】Suan Zao Decoction

【组成】(1)酸枣仁、人参、桂心、生姜、石膏、茯苓、知母、甘草。(中医方剂大辞典)(2)酸枣仁、麦门冬、甘草、蝭母、茯苓、芎䓖、干姜。(中医方剂大辞典)(3)酸枣仁、甘草、知母、茯苓、芎䓖。(中医方剂大辞典)

酸枣饮 suan zao yin

【英文名】Suan Zao Drink

【异名】人参汤(中医方剂大辞典、圣济总录)

【组成】(1)酸枣仁、人参、白术、橘皮、五味子、桂心、茯苓、生姜。(中医方剂大辞典)(2)酸枣仁、茯神、人参、生姜。(中医方剂大辞典)(3)酸枣、茯苓、人参、生姜、麦门冬、橘皮、杏仁、紫苏。(中医方剂大辞典)

酸枣参苓饮 suan zao shen ling yin

【英文名】Suan Zao Shen Ling Drink

【组成】人参、茯苓、酸枣仁。(中医方剂大辞典)

酸枣茯神汤 suan zao fu shen tang

【英文名】Suan Zao Fu Shen Decoction

【组成】茯神、柏子仁、酸枣仁、熟地黄、桂心、人参、五味子、白芍药、甘草、生姜。(中医方剂大辞典)

酸枣粥 suan zao zhou

【英文名】Suan Zao Gruel

【组成】酸枣仁。(中医方剂大辞典)

酸浆丸 suan jiang wan

【英文名】Suan Jiang Pill

【异名】酸浆实丸(中医方剂大辞典、普济方)

【组成】酸浆实、苋实、马蔺子、大盐、榆白皮、柴胡、黄芩、栝楼根、閭茹。(中医方剂大辞典)

酸浆饮 suan jiang yin

【英文名】Suan Jiang Drink

【组成】(1)酸浆草。(中医方剂大辞典)(2)五叶酸浆草。(中医方剂大辞典)

酸浆酒 suan jiang jiu

【英文名】Suan Jiang Wine

【组成】(1)酸浆。(中医方剂大辞典)(2)酸浆草。(中医方剂大辞典)

酸浆膏 suan jiang gao

【英文名】Suan Jiang Plaster

【组成】酸浆草根、皂荚、附子、白矾、麝香。(中医方剂大辞典)

酸粉液 suan fen ye

【英文名】Suan Fen Plaster

【组成】元明粉、西月石、制牙皂。(中医方剂大辞典)

酸榴浆 suan liu jiang

【英文名】Suan Liu Jiang Plaster

【组成】酸石榴。(中医方剂大辞典)

酽醋方 yan cu fang

【英文名】Yan Cu Prescription

【组成】酽醋。(中医方剂大辞典)

酿羊肚 niang yang du

【英文名】Niang Yang Du Medicated Diet

【组成】羊肚、羊肉、人参、陈橘皮、肉豆蔻、食茱萸、干姜、胡椒、生姜、葱白、粳米、盐末。(中医方剂大辞典)

酿乳丸 niang ru wan

【英文名】Niang Ru Pill

【组成】木通叶、牡蛎、麦冬。(中医方剂大辞典)

酿乳当归散 niang ru dang gui san

【英文名】Niang Ru Dang Gui Powder

【组成】当归、川芎、赤芍、生地黄、香附、炙甘草、桂心、煨姜。(中医方剂大辞典)

酿乳汤 niang ru tang

【英文名】Niang Ru Decoction

【组成】黄芪、甘草、麻黄、黄连、木通。(中医方剂大辞典)

酿乳赤芍散 niang ru chi shao san

【英文名】Niang Ru Chi Shao Powder

【组成】生地黄、黄芩、川芎、当归、木通、炙甘草、赤芍、天花粉、连翘。(中医方剂大辞典)

酿乳煎 niang ru jian

【英文名】Niang Ru Decoction

【组成】西党参、川抚芎、川贝母、生黄芪、王不留行、茯苓、酒炒归身、炙甘草、橘核。(中医方剂大辞典)

酿猪肚 niang zhu du

【英文名】Niang Zhu Du

【组成】(1)猪肚、白石英、生地黄、紫石英、川椒、饙饭、葱白。(中医方剂大辞典)(2)饙猪肚、杏仁、人参、白茯苓、陈橘皮、干姜、芜荑、汉椒、莳萝、胡椒、黄牛酥、大枣、糯米。(中医方剂大辞典)(3)猪肚、人参、陈橘皮、饙饭、猪脾。(中医方剂大辞典)

酿蒸鸭 niang zheng ya

【英文名】Niang Zheng Ya

【组成】白鸭、饙饭。(中医方剂大辞典)

雌朱丸 ci zhu wan

【英文名】Ci Zhu Pill

【组成】叶子雌黄。(中医方剂大辞典)

雌鸡方 ci ji fang

【英文名】Ci Ji Fang

【异名】雌鸡粥(中医方剂大辞典、养老奉亲)

【组成】黄雌鸡、肉苁蓉、生薯药、阿魏、米。(中医方剂大辞典)

雌鸡炙 ci ji zhi

【英文名】Ci Ji Gruel

【组成】黄雌鸡。(中医方剂大辞典)

雌鸡面 ci ji mian

【英文名】Ci Ji Noodle

【组成】肥雌鸡。(中医方剂大辞典)

雌鸡散 ci ji san

【英文名】Ci Ji Powder

【组成】黄雌鸡。(中医方剂大辞典)

雌黄丸 ci huang wan

【英文名】(1)Ci Huang Honeyed Pill(2)Ci Huang Pill

【组成】(1)雌黄、干姜。(中医方剂大辞典)(2)雌黄、丹砂、铅霜、腻粉。(中医方剂大辞典)(3)雌黄、甘草。(中医方剂大辞典)(4)雌黄、雄黄、虎骨、羖羊角、龙骨、猬皮、空青、龟甲、鸺鸡、芎䓖、真珠、鲮鲤甲。(中医方剂大辞典)(5)雌黄、马兜铃子、甘草。(中医方剂大辞典)(6)雌黄、雄黄、朱砂、川大黄、麝香、白头翁、徐长卿、羚羊角屑。(中医方剂大辞典)(7)雌黄、雄黄、杏仁。(中医方剂大辞典)(8)雌黄、蟾酥粉。(中医方剂大辞典)(9)雌黄、黄丹、麝香。(中医方剂大辞典)(10)雌黄、白礜石、黑石脂。(中医方剂大辞典)(11)雌黄、鸡内金、延胡索、半夏。(中医方剂大辞典)

雌黄丹 ci huang dan

【英文名】Ci Huang Pellet

【组成】雌黄、雄黄、川大黄、鬼臼、桃仁、白头翁、麝香、巴豆。(中医方剂大辞典)

雌黄芍药丸 ci huang shao yao wan

【英文名】Ci Huang Shao Yao Honeyed Pill

【组成】雌黄、茯苓、芍药、续断、干地黄、空青、礜石、干姜、桔梗、蜀椒、恒山虎肾、狸肉、乌脑、斑猫、矾石、附子。(中医方剂大辞典)

雌黄涂方 ci huang tu fang

【英文名】Ci Huang Liniment

【组成】雌黄、戎盐。(中医方剂大辞典)

雌黄散 ci huang san

【英文名】Ci Huang Powder

【组成】(1)雌黄。(中医方剂大辞典)(2)雌黄、赤小豆、胡粉、吴茱萸、黄连、黄檗、干姜、蛇床子、腻粉。(中医方剂大辞典)(3)雌黄、箬叶、黄芩、螺师壳。(中医方剂大辞典)

雌黄膏 ci huang gao

【英文名】Ci Huang Plaster

【组成】(1)雌黄、黄连、苦参、礜石、闾茹、莽草、朱砂。(中医方剂大辞典)(2)雌黄、白蔹、雄黄、漆头芦茹、乱发。(中医方剂大辞典)(3)雌黄、黄连、蛇床子、黄檗、芜荑、藜芦、消石、莽草、苦参、松脂、杏仁。(中医方剂大辞典)

雌雄四黄散 ci xiong si huang san

【英文名】Ci Xiong Si Huang Powder

【组成】石黄、雄黄、硫黄、白附子、雌黄、川槿皮。(中医方剂大辞典)

雌雄散 ci xiong san

【英文名】Ci Xiong Powder

【组成】(1)壁虎。(中医方剂大辞典)(2)斑猫、贯众、鹤虱、甘草。(中医方剂大辞典)

雌雄霹雳火 ci xiong pi li huo

【英文名】Ci Xiong Pi Li Pill

【组成】艾茸、丁香、雌黄、雄黄、麝香。(中医方剂大辞典)

静心汤 jing xin tang

【英文名】Jing Xin Decoction

【组成】人参、白术、茯神、炒枣仁、山药、芡实、甘草、当归、北五味、麦冬。(中医方剂大辞典)

静气汤 jing qi tang

【英文名】Jing Qi Decoction

【组成】白术、茯苓、白芍、陈皮、甘草、麦冬、元参、天花粉、苏子。(中医方剂大辞典)

静宁散 jing ning san

【英文名】Jing Ning Powder

【组成】轻粉、五倍子、古石灰、丝瓜根、冰片、姜蚕。(中医方剂大辞典)

静灵口服液 jing ling kou fu ye

【英文名】Jing Ling Liquid

【组成】熟地、淮山药、山萸、丹皮、茯苓、泽泻、石菖蒲、远志、龙齿、知母、五味子、黄柏等。(中医药研究 1989,(3))

静灵丹 jing ling dan

【英文名】Jing Ling Pellet

【组成】熟地、龟板、知母、黄柏、龙齿、远志、菖蒲、山萸、山药、茯苓等。(北京中医学院学报 1987,10(3))

静待汤 jing dai tang

【英文名】Jing Dai Decoction

【组成】白芍、当归、茯苓、柴胡、甘草、白芥子、丹皮、枣仁。(中医方剂大辞典)

静神丸 jing shen wan

【英文名】Jing Shen Pill

【组成】胡麻、白蜜。(中医方剂大辞典)

静神丹 jing shen dan

【英文名】Jing Shen Pellet

【组成】当归、生地、远志、茯神、石菖蒲、黄连、朱砂、牛黄、金箔。(中医方剂大辞典)

静顺汤 jing shun tang

【英文名】Jing Shun Decoction

【组成】白茯苓、木瓜干、附子、牛膝、防风、诃子、甘草、干姜。(中医方剂大辞典)

静镇汤 jing zhen tang

【英文名】Jing Zhen Decoction

【组成】白芍、黄芩、生地、陈皮、柴胡、甘草、防风、桂枝、紫苏、当归。(中医方剂大辞典)

韶粉散 shao fen san

【英文名】Shao Fen Powder

【组成】韶粉、轻粉。(中医方剂大辞典)

韶粉膏 shao fen gao

【英文名】Shao Fen Plaster

【组成】韶粉、银朱、樟脑、青盐、松香、龙骨、虎骨、白丁香、地龙、穿山甲、全蝎、乳香、没药、血竭、脑子、轻粉、麝香、蛤粉。(中医方剂大辞典)

鲛鱼皮散 jiao yu pi san

【英文名】Jiao Yu Pi Powder

【组成】(1)鲛鱼皮、犀角、麝香、龙骨、丹砂、雄黄、蘘荷叶、鹿角、蜈蚣、椒、干姜、贝子、鸡舌香。(中医方剂大辞典)(2)鲛鱼皮、朱砂、雄黄、金牙椒、天雄、细辛、鬼臼、麝香、干姜、鸡舌香、桂心、莽草、贝母、蜈蚣、蜴蜥。(中医方剂大辞典)

鲜人参口服液 xian ren shen kou fu ye

【英文名】Xian Ren Shen Liquid

【组成】(1)人参。((86)吉卫药准字 33004)(2)人参。((86)吉卫药准字 43004)

鲜人参蜂王浆 xian ren shen feng wang jiang

【英文名】Xian Ren Shen Feng Wang Jiang Liquid

【组成】鲜人参、蜂王浆。((86)吉卫药准字 43004)

鲜小蓟根汤 xian xiao ji gen tang

【英文名】Xian Xiao Ji Gen Decoction

【组成】鲜小蓟根。(中医方剂大辞典)

鲜生地露 xian sheng di lu

【英文名】Xian Sheng Di Distillate

【组成】鲜生地。(中医方剂大辞典)

鲜石斛晶 xian shi hu jing

【英文名】Xian Shi Hu Jing Medicinal Instant Granule

【组成】鲜石斛、葛根、三七。((93)桂卫药准字(1993)01496 号)

鲜石斛膏 xian shi hu gao

【英文名】Xian Shi Hu Ointment

【组成】鲜石斛、麦冬。(中医方剂大辞典)

鲜佛手露 xian fo shou lu

【英文名】Xian Fo Shou Distillate

【组成】鲜佛手。(中医方剂大辞典)

鲜苍耳草 xian cang er cao

【英文名】Xian Cang Er Cao Lotion

【组成】苍耳子、明矾、苦参、蛇床子、黄柏。(中医方剂大辞典)

鲜角膏 xian jiao gao

【英文名】Xian Jiao Plaster

【组成】新鲜皂角。(中医方剂大辞典)

鲜佩兰露 xian pei lan lu

【英文名】Xian Pei Lan Distillate

【组成】鲜佩兰。(中医方剂大辞典)

鲜茄饮 xian qie yin

【英文名】Xian Qie Drink

【组成】鲜茄蒂、鲜何首乌。(中医方剂大辞典)

鲜荷叶汤 xian he ye tang

【英文名】Xian He Ye Decoction

【组成】鲜荷叶、青菊叶、夏枯草、黄芩、山栀、苦丁茶、蔓荆子、连翘。(中医方剂大辞典)

鲜藿香露 xian huo xiang lu

【英文名】Xian Huo Xiang Distillate

【组成】鲜藿香。(中医方剂大辞典)

鹘突羹 gu tu geng

【英文名】Gu Tu Geng Thick Soup

【组成】鲫鱼。(中医方剂大辞典)

鹜粥 wu zhou

【英文名】Wu Gruel

【异名】鸭粥(中医方剂大辞典、药粥疗法)

【组成】青头鸭、粳米。(中医方剂大辞典)

鼻用制剂 bi yong zhi ji

【英文名】Nose Preparations

【定义】通过鼻部给药应用的制剂。(中药药剂学)

鼻吸头痛方 bi xi tou tong fang

【英文名】Bi Xi Tou Tong Powder

【组成】川芎、细辛、羌活、薄荷、脑茶叶、桔梗、防风等。(中医杂志 1989,(8))

鼻吸散 bi xi san

【英文名】Bi Xi Powder

【组成】川芎、白芷、乳香、没药、雄黄、火硝。(中医方剂大辞典)

鼻炎Ⅱ号 bi yan er hao

【英文名】Bi Yan NO. Ⅱ Prescription

【组成】辛黄、白芷、苍耳子、鱼脑石、细辛、鹅不食草、冰片、薄荷。(山东中医杂志 1989,8(1))

鼻炎丸 bi yan wan

【英文名】Bi Yan Pill

【组成】(1)酒黄芩、苍耳、白芷、甘草、蚤休、秦艽、瓜蒌、地龙、野菊花、桔梗、藿香、银花。(陕西中医 1093,14(5))(2)藿香、龙胆草、苍耳子、白芷、薄荷、鹅不食草、杭菊花、辛黄、穿心莲、猪胆汁。(云南中医杂志 1973,(3))

鼻炎方 bi yan fang

【英文名】Bi Yan Prescription

【组成】党参、黄芩、远志、川芎、苍耳子、细辛、炙甘草、徐长卿。(山东中医杂志 1989,8(5))

鼻炎片 bi yan pian

【英文名】Bi Yan Tablet

【组成】苍耳子、连翘、甘草、桔梗、防风、蔗糖、辛夷花、白芷、知母、野菊花、五味子、荆芥。((81)鄂卫药准字第 1138 号)

鼻炎宁 bi yan ning

【英文名】Bi Yan Ning Tablet

【组成】露蜂房。(上海市药品标准 1980 年)

鼻炎宁冲剂 bi yan ning chong ji

【英文名】Bi Yan Ning Granule

【组成】蜜蜂巢脾。(药品标准 - 中药成方制剂标准 1995)

鼻炎灵 bi yan ling

【英文名】Bi Yan Nose Drop

【组成】苍耳子、白芷、辛夷、冰片粉、薄荷霜、芝麻油、液状石腊。(中医方剂大辞典)

鼻炎灵丸 bi yan ling wan

【英文名】Bi Yan Ling Pill

【组成】苍耳子、辛夷、白芷、细辛、黄芩、薄荷、川贝母、淡豆豉。(药品标准 - 中药成方制剂标准 1995)

鼻炎灵片 bi yan ling pian

【英文名】Bi Yan Ling Tablet

【组成】苍耳子、辛夷、白芷、细辛、黄芩、川贝母、淡豆豉、薄荷脑。(药品标准 - 中药成方制剂标准 1990)

鼻炎灵合剂 bi yan ling he ji

【英文名】Bi Yan Ling Mixture

【组成】苍耳子、辛夷花、白芷、薄荷叶、炙麻黄、桂枝、炙升麻、路路通、野菊花、鱼腥草、丝瓜络、蔓荆子、生甘草。(江苏中医杂志 1986,7(3))

鼻炎康 bi yan kang

【英文名】Bi Yan Kang Tablet

【组成】黄芩提取物、猪胆汁、藿香、扑尔敏。((85)粤卫药准字第 F2 - 100 号)

鼻炎康片 bi yan kang pian

【英文名】Bi Yan Kang Tablet

【组成】鼻炎康水提干浸膏、当归干浸膏、猪胆汁、黄芩提取物、麻黄粉、薄荷油、扑尔敏。(药品标准 - 中药成方制剂标准 1998)

鼻炎滴剂 bi yan di ji

【英文名】Bi Yan Aerosol

【组成】辛夷花、黄芩、银花、梅片、麻黄。

鼻炎膏 bi yan gao

【英文名】Bi Yan Plaster

【组成】黄柏、黄连、黄芩、大黄、当归、木鳖子、甲珠、蛇蜕、元参、头发、没药、阿魏、章丹。(吉林中医 1982,(4))

鼻炎糖浆 bi yan tang jiang

【英文名】Bi Yan Syrup

【组成】黄芩、白芷、麻黄、苍耳子、辛夷、鹅不食草、薄荷。(药品标准－中药成方制剂标准 1990)

鼻咳草合剂 bi ke cao he ji

【英文名】Bi Ke Cao Mixture

【组成】鼻咳草、黄精籽。(湖北中医杂志 1973,(3))

鼻咽灵 bi yan ling

【英文名】Bi Yan Ling Tablet

【组成】山豆根、麦冬、半枝莲、石上柏、白花蛇舌草等。(新中医 1985,(8))

鼻咽灵片 bi yan ling pian

【英文名】Bi Yan Ling Tablet

【组成】山豆根、茯苓、天花粉、蛇泡勒、麦冬、半枝莲、玄参、石上柏、党参、白花蛇舌草。(药品标准－中药成方制剂标准 1996)

鼻咽清毒剂 bi yan qing du ji

【英文名】Bi Yan Qing Du Ji

【组成】野菊花、苍耳子、重楼、蛇泡簕、两面针、夏枯草、龙胆、党参。(药品标准－中药成方制剂标准 1993)

鼻咽清毒颗粒 bi yan qing du ke li

【英文名】Bi Yan Qing Du Granule

【组成】野菊花、苍耳子、重楼、蛇泡勒、两面针、夏枯草、龙胆、党参。(药品标准－中药成方制剂标准 1998)

鼻疳散 bi gan san

【英文名】Bi Gan Powder

【组成】(1)乳香、没药、孩儿茶、鸡肫胵。(中医方剂大辞典)(2)青黛、麝香、熊胆。(中医方剂大辞典)

鼻衄丹 bi nv dan

【英文名】Bi Nv Pellet

【组成】龙骨、蒲黄、茅针花、梅片。(中医方剂大辞典)

鼻衄饮 bi nv yin

【英文名】Bi Nv Drink

【组成】大黄、生地、牛膝、生栀子、黄芩、丹皮、茜草、生甘草、鲜小蓟、鲜藕节、鲜茅根、侧柏炭。(山东中医杂志 1994,13(1))

鼻衄油 bi nv you

【英文名】Bi Nv Oil

【组成】紫草、硼砂、青黛、生大黄、明矾。(新中医 1992,(10))

鼻通丸 bi tong wan

【英文名】Bi Tong Pill

【组成】苍耳子、辛荑、白芷、鹅不食草、薄荷、黄芩、甘草。(药品标准－中药成方制剂标准 1989)

鼻通宁滴剂 bi tong ning di ji

【英文名】Bi Tong Ning Drop

【组成】鹅不食草、辛夷。(药品标准－中药成方制剂标准 1992)

鼻通灵注射液 bi tong ling zhu she ye

【英文名】Bi Tong Ling Injection

【组成】乌梅、硇砂等。(山东中医学院学报 1989,13(6))

鼻敏水 bi min shui

【英文名】Bi Min Shui Nose Drop

【组成】辛夷花、白芷、百部、牛蒡子、蒺藜、鱼腥草、地肤子、鹅不食草、荆芥、薄荷。(广西中医药 1980,(2))

鼻敏宁 bi min ning

【英文名】Bi Min Ning Capsule

【组成】黄芪、白术、防风、柴胡、五味子、细辛、乌梅、党参等。(中国医药学报 1993,8(6))

鼻渊丸 bi yuan wan

【英文名】Bi Yuan Pill

【组成】(1)麻黄、辛夷、白芷、细辛、川芎、柴胡、升麻、木通、草河车。(甘肃中医 1992,5(1))(2)藿香叶、新鲜猪胆。(湖南中医学院学报 1984(2))

鼻渊方 bi yuan fang

【英文名】Bi Yuan Prescription

【组成】苍耳子、辛荑、白芷、薄荷、板蓝根、大青叶、银花、麻黄、藿香、荆芥、赤芍。(内蒙古中医药 1992,11(3))

鼻渊片 bi yuan pian

【英文名】Bi Yuan Tablet

【组成】苍耳子、辛夷、金银花、茜草、野菊花。(药品标准－中药成方制剂标准 1992)

鼻渊汤 bi yuan tang

【英文名】Bi Yuan Decoction

【组成】当归、赤芍、桂枝、防风、黄芩、白芷、蒲公英等。(中药药理与临床 1989,5(2))

鼻渊舒口服液 bi yuan shu kou fu ye

【英文名】Bi Yuan Shu Oral Liquid

【组成】辛夷、苍耳子、栀子、黄芩、黄芪、川芎、柴胡、细辛、薄荷、川木通、茯苓、白芷、桔梗。(药品标准－中药成方制剂标准 1998)

鼻渊熏服剂 bi yuan xun fu ji

【英文名】Bi Yuan Nose Drop

【组成】辛夷、白芷、菊花、川芎、薄荷、藿香、细辛。(陕西中医 1992,13(6))

鼻渊糖浆 bi yuan tang jiang

【英文名】Bi Yuan Syrup

【异名】鼻渊膏(药品标准－中药成方制剂标准)

【组成】苍耳子、辛夷、野菊花、金银花、茜草。(药品标准－中药成方制剂标准 1992)

鼻痔丸 bi zhi wan

【英文名】Bi Zhi Pill

【组成】瓜蒂、甘遂、枯矾、松香。(中医方剂大辞典)

鼻痔丹 bi zhi dan

【英文名】Bi Zhi Pellet

【组成】瓜蒂、甘遂、螺壳炭、草乌炭。(中医方剂大辞典)

鼻痔散 bi zhi san

【英文名】Bi Zhi Powder

【组成】辛夷、桑白皮、栀子、枳实、桔梗、白芷。(中医方剂大辞典)

鼻舒灵 bi shu ling

【英文名】Bi Shu Ling Tablet

【组成】藿香、苡仁、丹参、黄芩、白术、黄芪、桂枝、苍耳子、柴胡、蒲公英、鱼腥草。(陕西中医 1988,9(12))

鼻舒适片 bi shu shi pian

【英文名】Bi Shu Shi Tablet

【组成】苍耳子、野菊花、鹅不食草、白芷、防风、墨旱莲、白芍、胆南星、甘草、蒺藜、扑尔敏。(药品标准-中药成方制剂标准 1993)

鼻舒散 bi shu san

【英文名】Bi Shu Powder

【组成】硇砂、轻粉、雄黄、冰片、枯矾、生甘遂。(上海中医药杂志 1981,(3))

鼻嗅散 bi xiu san

【英文名】Bi Xiu Powder

【组成】(1)硫黄、乳香。(中医方剂大辞典)(2)雄黄、酒。(中医方剂大辞典)

鼻搐散 bi chu san

【英文名】Bi Chu Powder

【组成】乌鱼骨、雄黄、细辛、荜茇、木香、良姜、胡椒、石决明、草决明、龙脑、麝香、乳香、川芎。(中医方剂大辞典)

鼻窦炎口服液 bi dou yan kou fu ye

【英文名】Bi Dou Yan Oral Liquid

【组成】辛夷、荆芥、薄荷、桔梗、柴胡、苍耳子、白芷、川芎、黄芩、栀子、茯苓、川木通、黄芪、龙胆草。(药品标准-中药成方制剂标准 1997)

鼻窦炎合剂 bi dou yan he ji

【英文名】Bi Dou Yan Mixture

【组成】柴胡、龙胆草、苍耳、辛夷、白芷、黄芩。(中国医药学报 1989,4(4))

鼻窦灌注液 bi dou guan zhu ye

【英文名】Bi Dou Guan Zhu Nose Drop

【组成】辛夷花、白芷、黄芪、薄荷、羊藿叶、野菊花、桂枝、当归、栀子。(中医方剂大辞典)

鼻鼽丸 bi qiu wan

【英文名】Bi Qiu Pill

【组成】紫河车、黄芪、柴胡、乌梅、蝉蜕、防风、辛夷、徐长卿、苍耳子等。(新中医 1992,(4))

鼻鼽汤 bi qiu tang

【英文名】Bi Qiu Decoction

【组成】苍耳子、辛荑、白术、诃子、荆芥、防风、白芷、黄芪、乌梅、柴胡、薄荷、麻黄、细辛。(山东中医杂志 1990,9(4))

十五画

僵蚕丸 jiang can wan

【英文名】Jiang Can Pill

【组成】(1)白僵蚕、瓜蒌仁、杏仁、诃子、贝母、五倍子。(中医方剂大辞典)(2)白僵蚕、明白矾。(中医方剂大辞典)(3)白僵蚕、乌头、没药、蜈蚣。(中医方剂大辞典)

僵蚕全蝎敷治方 jiang can quan xie fu zhi fang

【英文名】Jiang Can Quan Xie Fu Zhi Prescription

【组成】僵蚕、全蝎、香皂。(中医方剂大辞典)

僵蚕汤 jiang can tang

【英文名】Jiang Can Decoction

【组成】好茶末、白僵蚕。(中医方剂大辞典)

僵蚕涂敷方 jiang can tu fu fang

【英文名】Jiang Can Tu Fu Prescription

【组成】白僵蚕。(中医方剂大辞典)

僵蚕散 jiang can san

【英文名】Jiang Can Powder

【异名】三白散(普济方);开关散(中医方剂大辞典、御药院方)

【组成】(1)僵蚕、半夏、防风、前胡、荆芥、桔梗、葛根、枳壳、玄参、薄荷、大力子、甘草、生姜。(中医方剂大辞典)(2)白附子、僵蚕、半夏、南星、天麻、蝉衣。(中医方剂大辞典)(3)僵蚕、羌活、麝香。(中医方剂大辞典)(4)白僵蚕、蜱螂、莨菪子。(中医方剂大辞典)(5)蔓荆子、黄芪、茯苓、人参、南星、天麻、僵蚕、独活、羌活、葛根、甘草、荆芥。(中医方剂大辞典)(6)马鞭梢、雄鼠粪、白僵蚕。(中医方剂大辞典)(7)僵蚕、藁本、白芷。(中医方剂大辞典)(8)僵蚕、马勃拳大者、白矾、天南星。(中医方剂大辞典)(9)白僵蚕、当归。(中医方剂大辞典)(10)白僵蚕、马牙硝、郁金、干蝎。(中医方剂大辞典)(11)白僵蚕。(中医方剂大辞典)(12)白僵蚕、斑蝥、腻粉。(中医方剂大辞典)(13)白僵蚕、枯矾。(中医方剂大辞典)

僵蚕膏 jiang can gao

【英文名】Jiang Can Ointment

【组成】(1)真僵蚕。(中医方剂大辞典)(2)赤脚蜈蚣、钩藤、朱砂、直僵蚕、全蝎梢、麝香。(中医方剂大辞

典）

僵黄丸 jiang huang wan

【英文名】Jiang Huang Water-paste Pill

【异名】内府仙方(中医方剂大辞典、喉科紫珍集)

【组成】白僵蚕、大黄。(中医方剂大辞典)

僻巽锭子 pi xun ding zi

【英文名】Pi Xun Lozenges

【组成】牛胆南星、防风、干姜、白附子、牛黄、川乌、白芷、薄荷、木香、白术、白茯苓、人参、朱砂、麝香、白僵蚕、片脑。(中医方剂大辞典)

劈毒丹 pi du dan

【英文名】Pi Du Pellet

【组成】雄黄、盆硝、冰片、麝香。(中医方剂大辞典)

嘹亮丸 liao liang wan

【英文名】Liao Liang Pill

【组成】人乳、白蜜、梨汁、香椿芽汁。(中医方剂大辞典)

噎膈丸 ye ge wan

【英文名】Ye Ge Pill

【组成】核桃仁、白果仁、柿饼、小茴香、黑芝麻、麻油、大枣、甘草。(药品标准－中药成方制剂标准1995)

噎膈仙方 ye ge xian fang

【英文名】Ye Ge Xian Prescription

【组成】白硼砂、真青黛、乌角沉香。(中医方剂大辞典)

噙化三黄丸 qin hua san huang wan

【英文名】Qin Hua San Huang Pill

【组成】山豆根、硼砂、龙脑、麝香。(中医方剂大辞典)

噙化上清丸 qin hua shang qing wan

【英文名】Qin Hua Shang Qing Pill

【组成】(1)薄荷、甘草、天花粉、儿茶、硼砂、柿霜、麦冬、百药煎、檀香、豆蔻仁、葛根、砂仁、甘松、丁香、白糖。(中医方剂大辞典)(2)桔梗、花粉、葛根、百药煎、柿霜、玫瑰、木樨、乌梅肉、前胡、甘草、薄荷、麦冬、杏仁、硼砂、白檀香、冰糖。(中医方剂大辞典)(3)五倍子、水白酒曲。(中医方剂大辞典)

噙化上清片 qin hua shang qing pian

【英文名】Qin Hua Shang Qing Tablet

【组成】甘草、石膏、硼砂、薄荷粉、薄荷油、白糖。(中医方剂大辞典)

噙化丸 qin hua wan

【英文名】Qin Hua Pill

【异名】咽津丹(中医方剂大辞典、喉科紫珍集)

【组成】(1)孩儿茶、白檀香、白蔻仁、桔梗、麦冬、蛤粉、川贝、南薄荷、天门冬、木香、麝香、真冰片。(中医方剂大辞典)(2)牛黄、新江子仁、半夏、雄黄、陈胆星、硼砂、郁金、川连。(中医方剂大辞典)(3)熟地黄、阿胶、五味子、贝母、款冬花、杏仁、人参、炙甘草。(中医方剂大辞典)(4)山豆根、硼砂、冰片、麝香。(中医方剂大辞典)(5)生地、麦冬、紫菀、川贝母、知母、百部、桔梗、青黛、川黄连、硼砂、薄荷叶、粉甘草。(中医方剂大辞典)(6)米炒西洋参、醋制香附、广橘红、川贝、桔梗、松罗茶。(中医方剂大辞典)(7)当归、川芎、木贼、天麻、干菊花、白蒺藜、黄连、藁本、羌活、独活、青葙子、椿实子、荆芥、苍术、甘草、夜明砂。(中医方剂大辞典)(8)香附、北杏仁、山栀仁、青黛、海粉、瓜蒌仁、诃子肉、马兜铃。(中医方剂大辞典)(9)青黛、贝母、硼砂、薄荷、山豆根、柿霜。(中医方剂大辞典)(10)胆矾、硼砂、明矾、牙皂、雄黄。(中医方剂大辞典)(11)薄荷叶、诃子肉、桔梗、甘草、瓜蒌皮瓤、白僵蚕、风化硝、鼠粘子。(中医方剂大辞典)(12)薄荷叶、桑白皮、天门冬、麦门冬、知母、百部、贝母、柿霜、枇杷叶、诃子肉、阿胶、橘红、紫菀、款冬花、栝楼仁、栝楼皮瓤、黄芩、杏仁、白茯苓、元明粉、铅白霜、桔梗、旋覆花、马兜铃、五味子、硼砂、冰片。(中医方剂大辞典)(13)拣参、怀生地、生甘草、白桔梗、山豆根、片脑、南薄荷叶。(中医方剂大辞典)(14)瓜蒌仁、青黛、杏仁、海蛤粉、桔梗、连翘、风化硝。(中医方剂大辞典)(15)玉露霜、百合、川贝母、柿霜、茯苓、海浮石、生西月石、生甘草、薄荷。(中医方剂大辞典)(16)薄荷、川贝、桔梗、柿霜、月石、儿茶、甘草、吉梅。(中医方剂大辞典)

噙化丹 qin hua dan

【英文名】Qin Hua Honeyed Pill

【组成】(1)天门冬、麦门冬、生地、熟地、知母、贝母、杏仁、紫菀、款冬花、阿胶、当归、枳实、桔梗、半夏、黄连、黄芩、米仁、花粉、青礞石、薄荷。(中医方剂大辞典)(2)百药煎、乌梅肉、紫苏心叶、人参、麦门冬、甘草。(中医方剂大辞典)

噙化止咳丸 qin hua zhi ke wan

【英文名】Qin Hua Zhi Ke Pill

【组成】川贝母、冬花、花粉、陈香橼、诃子、薄荷、天冬、麦冬、紫菀、玄参、桔梗、甘草、五味乌梅肉、柿饼、梨汁、萝卜汁、饴糖、玄明粉、姜汁。(中医方剂大辞典)

噙化止嗽丸 qin hua zhi sou wan

【英文名】Qin Hua Zhi Sou Honeyed Pill

【组成】款冬花、杏仁、贝母、吴白芷、甘草。(中医方剂大辞典)

噙化仙方 qin hua xian fang

【英文名】Qin Hua Xian Prescription

【组成】甜梨汁、白萝卜汁、生姜汁、白糖、辽五味、款冬花、紫菀、桔梗。(中医方剂大辞典)

噙化玉液丹 qin hua yu ye dan
【英文名】Qin Hua Yu Ye Pellet
【组成】五倍子。(中医方剂大辞典)
噙化龙脑丸 qin hua long nao wan
【英文名】Qin Hua Long Nao Honeyed Pill
【组成】冰片、射干、钟乳粉、升麻、牙硝、黄芪、大黄、甘草、生地。(中医方剂大辞典)
噙化荜澄茄丸 qin hua bi deng qie wan
【英文名】Qin Hua Bi Deng Qie Honeyed Pill
【组成】荜澄茄、薄荷、荆芥穗。(中医方剂大辞典)
噙化润金丹 qin hua run jin dan
【英文名】Qin Hua Run Jin Pellet
【组成】玄参、贝母、款冬花、麦门冬、牛黄、金沸草、知母、明硼砂、乌梅肉、当归。(中医方剂大辞典)
噙化紫金丹 qin hua zi jin dan
【英文名】Qin Hua Zi Jin Pellet
【组成】川贝母、天花粉、紫参、玄参、款冬花、密蒙花、紫菀茸、牛黄、青礞石、海粉、黄芩、甘草、桔梗。(中医方剂大辞典)
噙漱方 qin shu fang
【英文名】Qin Shu Prescription
【组成】蕲艾、花椒、黑枣、连须葱。(中医方剂大辞典)
增力再生丸 zeng li zai sheng wan
【英文名】Zeng Li Zai Sheng Pill
【组成】人参、黄芪、熟地黄、当归、白芍、川芎、白术、茯苓、薏苡仁、鸡血藤、钩藤、僵蚕、防风、羌活、木瓜、牛膝、乌药、杜仲、附子、肉桂、沉香、甘草、大枣。(药品标准-中药成方制剂标准 1991)
增加败毒散 zeng jia bai du san
【英文名】Zeng Jia Bai Du Powder
【组成】败毒散一帖加大黄、荆芥穗。(中医方剂大辞典)
增半汤 zeng ban tang
【英文名】Zeng Ban Decoction
【组成】藿香、半夏、人参、丁香皮。(中医方剂大辞典)
增生丸 2 号 zeng sheng wan er hao
【英文名】Zeng Sheng NO.2 Pill
【组成】鸡血藤、穿山龙、生黄芪、淫羊藿、熟地、紫油叶、骨碎补、木瓜、枸杞果、三七、鹿角胶。(黑龙江医药 1981,(7))
增生灵 zeng sheng ling
【英文名】Zeng Sheng Ling Lotion
【组成】红花、当归、土鳖、白芷、防风、透骨草、骨碎补、川乌、花椒、艾叶、地骨皮、雄黄、甘草、醋。(陕西中医 1992,13(3))
增生消痛汤 zeng sheng xiao tong tang
【英文名】Zeng Sheng Xiao Tong Decoction
【组成】穿山甲、皂刺、蒲公英、金银花、红花、土鳖虫、赤芍、独活、熟地、王不留行、川牛膝、三七粉、鹿衔草、苡米。(山东中医杂志 1994,13(1))
增生膏 zeng sheng gao
【英文名】Zeng Sheng Plaster
【组成】鹿茸、血竭、生乳香、生没药、壁虎、朱砂、冰片、麝香。(山东中医杂志 1993,12(3))
增白冲剂 zeng bai chong ji
【英文名】Zeng Bai Medicinal Instant Granule
【组成】黄芪、当归、鸡血藤、补骨脂、茜草、虎杖、熟地、首乌、陈皮。(南京中医学院学报 1989,(4))
增光片 zeng guang pian
【英文名】Zeng Guang Tablet
【组成】当归、枸杞、茯苓、远志等。(四川中医 1985,3(8))
增抗宁片 zeng kang ning pian
【英文名】Zeng Kang Ning Tablet
【组成】白芍、黄芪、大枣、甜叶菊。(药品标准-中药成方制剂标准 1995)
增补八珍汤 zeng bu ba zhen tang
【英文名】Zeng Bu Ba Zhen Decoction
【异名】八珍除痰汤(中医方剂大辞典、点点经)
【组成】当归、川芎、白芍、熟地、怀耆、白术、茯苓、陈皮、泽泻、羊藿、葛花、甘草。(中医方剂大辞典)
增补拈痛汤 zeng bu nian tong tang
【英文名】Zeng Bu Nian Tong Decoction
【组成】天麻、川芎、分葱。(中医方剂大辞典)
增补省风汤 zeng bu sheng feng tang
【英文名】Zeng Bu Sheng Feng Decoction
【组成】半夏、防己、全蝎、胆星、甘草、生白附、生川乌、木香。(中医方剂大辞典)
增补消毒饮 zeng bu xiao du yin
【英文名】Zeng Bu Xiao Du Decoction
【组成】牛蒡子、金银花、连翘、元参、荆芥、僵蚕、桔梗、薄荷、板蓝根、马勃、生甘草。(中医方剂大辞典)
增制史国公药酒 zeng zhi shi guo gong yao jiu
【英文名】Zeng Zhi Shi Guo Gong Yao Wine
【组成】桂枝、秦艽、防风、牛膝、萆薢、当归、虎骨、川芎、川续、杞子、红花、鳖甲、白茄根、豨莶草、老松节、五灵脂、嫩桑枝、樟木、杜仲、狗脊、独活、苡仁、蚕砂、五加皮、姜黄、甘草、槐枝、苍耳子、川乌、草乌、柳枝、海风藤。(中医方剂大辞典)
增味二陈汤 zeng wei er chen tang
【英文名】Zeng Wei Er Chen Decoction
【组成】半夏、陈皮、茯苓、栀子、炒黄连、香附子、枳实、川芎、苍术、白芍药、神曲、甘草。(中医方剂大辞典)

增味五痹汤 zeng wei wu bi tang

【英文名】Zeng Wei Wu Bi Decoction

【异名】五痹汤(中医方剂大辞典、普济方)

【组成】(1)麻黄、桂枝、红花、白芷、葛根、附子、虎骨、羚羊角、黄芪、甘草、防风、防已、羌活。(中医方剂大辞典)(2)羌活、防已、片子黄、白术、海桐皮、当归、白芍药、甘草。(中医方剂大辞典)

增味四物汤 zeng wei si wu tang

【英文名】Zeng Wei Si Wu Decoction

【组成】熟地黄、当归、川芎、白芍、黄芩、知母、黄连、黄柏、甘草。(中医方剂大辞典)

增味导赤散 zeng wei dao chi san

【英文名】Zeng Wei Dao Chi Decoction

【异名】加味导赤散(中医方剂大辞典、普济方)

【组成】生干地黄、木通、黄芩、生甘草、车前子、山栀仁、川芎、赤芍药。(中医方剂大辞典)

增味虎挣丸 zeng wei hu zheng wan

【英文名】Zeng Wei Hu Zheng Pill

【组成】制马钱子、制川乌、乌梢蛇、炮甲、蜈蚣、田三七、血三七、血竭、天麻、云南一口剑。(江西中医药 1993,(4))

增明丸 zeng ming wan

【英文名】Zeng Ming Pill

【组成】当归、芍药、川芎、熟干地黄、木香、连翘、甘草、槟榔、山栀子、薄荷叶、黄芩、大黄、芒硝、牵牛。(中医方剂大辞典)

增明膏 zeng ming gao

【英文名】Zeng Ming Plaster

【组成】盆消、硼砂、马牙硝、青盐、轻粉、脑子、麝香、硇砂。(中医方剂大辞典)

增视Ⅰ号 zeng shi yi hao

【英文名】Zeng Shi Yi Hao Decoction

【组成】生地、沙参、山药、白芍、旱莲草、桑椹、茯苓、玉竹、丹参、珍珠母、茺蔚子、麦冬、丹皮、五味子。(中国中医眼科杂志 1992,2(4))

增视灵 zeng shi ling

【英文名】Zeng Shi Ling Tablet

【组成】人参、当归、丹参、石斛、鸡血藤、黄芪、远志、石菖蒲、茯神、菟丝子、菊花、石决明、生地。(中西医结合眼科 1992,10(2))

增视散 zeng shi san

【英文名】Zeng Shi Powder

【组成】党参、黄芪、白术、麦芽、升麻、石菖蒲、远志、当归、茯神、川芎、蔓荆子。(辽宁国医杂志 1992,(7))

增食片 zeng shi pian

【英文名】Zeng Shi Tablet

【组成】陈皮、茯苓、焦三仙、香附、大黄等。(中国医药学报 1993,8(增刊))

增食冲剂 zeng shi chong ji

【英文名】Zeng Shi Medicinal Instant Granule

【组成】陈皮、香附、鸡内金、炒枳壳、山药、郁金、焦楂、甘草。(山西中医 1991,7(3))

增损二陈汤 zeng sun er chen tang

【英文名】Zeng Sun Er Chen Decoction

【组成】白术、陈皮、茯苓、黄芩、炙甘草。(中医方剂大辞典)

增损八物汤 zeng sun ba wu tang

【英文名】Zeng Sun Ba Wu Decoction

【组成】(1)人参、白术、归身、白芍、熟地、艾叶、条芩、黄柏、知母、阿胶、甘草。(中医方剂大辞典)(2)人参、黄芪、白术、甘草、当归、川芎、牛蒡子、荆芥穗、赤芍药、防风、连翘、桔梗、葛根。(中医方剂大辞典)(3)人参、白术、茯苓、归身、白芍、川芎、炙草、熟地、黄芩、黄芪、羌活、防风、秦艽。(中医方剂大辞典)

增损三才丸 zeng sun san cai wan

【英文名】Zeng Sun San Cai Honeyed Pill

【组成】天门冬、熟地黄、人参、远志、五味子、茯苓、鹿角。(中医方剂大辞典)

增损三黄石膏汤 zeng sun san huang shi gao tang

【英文名】Zeng Sun San Huang Shi Gao Decoction

【组成】石膏、白僵蚕、蝉蜕、薄荷、豆豉、黄连、黄柏、黄芩、栀子、知母。(中医方剂大辞典)

增损大柴胡汤 zeng sun da cha hu tang

【英文名】Zeng Sun Da Cha Hu Decoction

【组成】柴胡、薄荷、陈皮、黄芩、黄连、黄柏、栀子、白芍、枳实、大黄、广姜黄、白僵蚕、金蝉蜕。(中医方剂大辞典)

增损五积丸 zeng sun wu ji wan

【英文名】Zeng Sun Wu Ji Honeyed Pill

【组成】黄连、厚朴、川乌、干姜、人参、茯苓、巴霜。(中医方剂大辞典)

增损五痹汤 zeng sun wu bi tang

【英文名】Zeng Sun Wu Bi Decoction

【组成】羌活、防已、白术、当归、白芍、防风、黄芪、片子姜黄、炙草。(中医方剂大辞典)

增损双解散 zeng sun shuang jie san

【英文名】Zeng Sun Shuang Jie Powder

【组成】白僵蚕、全蝉蜕、广姜黄、防风、薄荷叶、荆芥穗、当归、白芍、黄连、连翘、栀子、黄芩、桔梗、石膏、滑石、甘草、大黄、芒硝。(中医方剂大辞典)

增损乐令汤 zeng sun le ling tang

【英文名】Zeng Sun Le Ling Decoction

【组成】黄芪、人参、橘皮、当归、桂心、细辛、前胡、甘

草、茯苓、麦门冬、芍药、附子、熟地黄、半夏、远志。(中医方剂大辞典)

增损四斤丸 zeng sun si jin wan

【英文名】Zeng Sun Si Jin Paste Pill

【组成】牛膝、天麻、木瓜、全蝎、乳香。(中医方剂大辞典)

增损四物汤 zeng sun si wu tang

【英文名】Zeng Sun Si Wu Decoction

【组成】(1)四物汤加广莪、京三棱、桂、漆。(中医方剂大辞典)(2)川芎、当归、芍药、熟地、白术、牡丹皮、地骨皮。(中医方剂大辞典)(3)川芎、川当归、芍药、熟地黄、人参、麦门冬、枳壳、甘草。(中医方剂大辞典)(4)当归、人参、芍药、川芎、姜、甘草。(中医方剂大辞典)(5)人参、当归、桂心、炮姜、白芍、川芎。(中医方剂大辞典)(6)当归、川芎、生地黄、柴胡。(中医方剂大辞典)(7)川芎、赤芍、陈皮、香附、苏木。(中医方剂大辞典)

增损四神汤 zeng sun si shen tang

【英文名】Zeng Sun Si Shen Decoction

【组成】肉蔻、补骨脂、吴茱萸、五味子、芦巴子、破故纸、白术、生姜、红枣。(中医药学报 1984,(4))

增损四顺汤 zeng sun si shun tang

【英文名】Zeng Sun Si Shun Decoction

【组成】甘草、人参、龙骨、黄连、干姜、附子。(中医方剂大辞典)

增损平胃散 zeng sun ping wei san

【英文名】Zeng Sun Ping Wei Powder

【组成】苍术、厚朴、陈皮、干姜、黄芪、甘草、白茯苓。(中医方剂大辞典)

增损术附汤 zeng sun zhu fu tang

【英文名】Zeng Sun Zhu Fu Decoction

【组成】白术、附子、甘草。(中医方剂大辞典)

增损甘露饮 zeng sun gan lu yin

【英文名】Zeng Sun Gan Lu Decoction

【组成】熟地、生地、麦冬、天冬、枇杷叶、石斛、元参、茵陈、枳壳、甘草。(中医方剂大辞典)

增损白术散 zeng sun bai zhu san

【英文名】Zeng Sun Bai Zhu Powder

【组成】白术、葛根、茯苓、藿香叶、人参、木香、陈皮、干生姜。(中医方剂大辞典)

增损伏梁丸 zeng sun fu liang wan

【英文名】Zeng Sun Fu Liang Paste Pill

【组成】枳壳、茯苓、厚朴、人参、白术、半夏、三棱。(中医方剂大辞典)

增损地黄丸 zeng sun di huang wan

【英文名】Zeng Sun Di Huang Honeyed Pill

【组成】当归、熟地、黄连。(中医方剂大辞典)

增损如圣汤 zeng sun ru sheng tang

【英文名】Zeng Sun Ru Sheng Decoction

【组成】桔梗、甘草、防风、枳壳。(中医方剂大辞典)

增损如圣散 zeng sun ru sheng san

【英文名】Zeng Sun Ru Sheng Powder

【组成】桔梗、甘草、防风、枳壳、黄芩。(中医方剂大辞典)

增损当归汤 zeng sun dang gui tang

【英文名】Zeng Sun Dang Gui Decoction

【组成】(1)当归、赤茯苓、人参、前胡、黄芩、桂、芍药、甘草、麦门冬、小麦、竹叶。(中医方剂大辞典)(2)当归、黄芩、朴硝、桔梗、柴胡、升麻、芍药。(中医方剂大辞典)

增损竹叶汤 zeng sun zhu ye tang

【英文名】Zeng Sun Zhu Ye Decoction

【组成】(1)黄连、麦门冬、竹叶、人参、枳实、栀子、甘草、茯苓。(中医方剂大辞典)(2)竹叶、当归、茯苓、人参、前胡、黄芩、桂心、芍药、甘草、大枣、小麦、麦门冬。(中医方剂大辞典)

增损阮氏小青龙汤 zeng sun ruan shi xiao qing long tang

【英文名】Zeng Sun Ruan Shi Xiao Qing Long Decoction

【异名】小青龙汤(中医方剂大辞典、普济方)

【组成】麻黄、芍药、桂心、甘草、细辛。(中医方剂大辞典)

增损防风通圣散 zeng sun fang feng tong sheng san

【英文名】Zeng Sun Fang Feng Tong Sheng Powder

【异名】通圣散(中医方剂大辞典、医统)

【组成】黍粘子、桔梗、桑白皮、紫菀茸、荆芥穗、甘草。(中医方剂大辞典)

增损启膈散 zeng sun qi ge san

【英文名】Zeng Sun Qi Ge Powder

【组成】川贝母、郁金、当归、桃仁、沙参、蜣螂虫、急性子、昆布、丹参、海藻、红花。(中医方剂大辞典)

增损补中益气汤 zeng sun bu zhong yi qi tang

【英文名】Zeng Sun Bu Zhong Yi Qi Decoction

【组成】人参、当归、白术、云苓、川芎、白芍、菔子、沉香。(中医方剂大辞典)

增损奔豚汤 zeng sun ben tun tang

【英文名】Zeng Sun Ben Tun Decoction

【组成】甘李根皮、干葛、川芎、当归、黄芩、半夏、芍药、甘草。(中医方剂大辞典)

增损建中汤 zeng sun jian zhong tang

【英文名】Zeng Sun Jian Zhong Decoction

【组成】黄芪建中汤去胶、饴、姜、枣、五味子、五加皮、干葛、乌梅。(中医方剂大辞典)

增损承气丸 zeng sun cheng qi wan

【英文名】Zeng Sun Cheng Qi Honeyed Pill

【组成】前胡、枳实、桂心、干姜、吴茱萸、茯苓、芍药、厚朴、橘皮、大黄、杏仁。(中医方剂大辞典)

增损泽兰丸 zeng sun ze lan wan

【英文名】Zeng Sun Ze Lan Pill

【异名】增减泽兰丸(中医方剂大辞典、经效产宝)

【组成】(1)泽兰、甘草、当归、芎䓖、附子、干姜、白术、白芷、桂心、细辛、防风、人参、牛膝、柏子仁、干地黄、石斛、厚朴、藁本、芜荑、麦门冬。(中医方剂大辞典)(2)泽兰、防风、干地黄、当归、细辛、桂心、茯苓、芍药、人参、甘草、藁本、乌头、麦门冬、石斛、紫菀、川芎、干姜、柏子仁、芜荑仁、厚朴、川椒、白术、黄芪、紫石英、石膏。(中医方剂大辞典)

增损肥气丸 zeng sun fei qi wan

【英文名】Zeng Sun Fei Qi Paste Pill

【组成】当归、苍术、青皮、三棱、莪术、铁孕粉、蛇含石。(中医方剂大辞典)

增损肾气丸 zeng sun shen qi wan

【英文名】Zeng Sun Shen Qi Honeyed Pill

【组成】干地黄、薯蓣、泽泻、茯苓、牡丹皮、附子、桂心、山茱萸。(中医方剂大辞典)

增损肾沥汤 zeng sun shen li tang

【英文名】Zeng Sun Shen Li Decoction

【组成】(1)羊肾、远志、人参、泽泻、干地黄、桂心、当归、茯苓、龙骨、黄芩、甘草、芎䓖、生姜、五味子、大枣、麦门冬。(中医方剂大辞典)(2)羊肾、人参、石斛、麦门冬、泽泻、干地黄、栝楼根、地骨皮、远志、生姜、甘草、当归、桂心、五味子、桑白皮、茯苓、大枣。(中医方剂大辞典)(3)黄芪、甘草、芍药、麦门冬、人参、肉苁蓉、干地黄、赤石脂、地骨皮、茯神、当归、远志、磁石、枳实、防风、龙骨、桂心、芎䓖、生姜、五味子、半夏、白羊肾、大枣。(中医方剂大辞典)(4)肾、远志、麦门冬、人参、五味子、泽泻、干地黄、茯苓、桂心、当归、芎䓖、黄芩、芍药、生姜、枣、螵蛸、鸡膍胵里黄皮。(中医方剂大辞典)

增损复脉汤 zeng sun fu mai tang

【英文名】Zeng Sun Fu Mai Decoction

【组成】高丽参、提麦冬、大生地、炙甘草、生白芍、真阿胶、山萸肉、北五味、乌贼、净白蜡。(中医方剂大辞典)

增损皇甫栀子汤 zeng sun huang fu zhi zi tang

【英文名】Zeng Sun Huang Fu Zhi Zi Decoction

【组成】豉、栀子、黄芩。(中医方剂大辞典)

增损禹余粮丸 zeng sun yu yu liang wan

【英文名】Zeng Sun Yu Yu Liang Pill

【组成】禹余粮、龙骨、人参、桂心、紫石英、乌头、寄生、杜仲、五味子、远志、泽泻、当归、石斛、苁蓉、干姜、蜀椒、牡蛎、甘草。(中医方剂大辞典)

增损茵芋酒 zeng sun yin yu jiu

【英文名】Zeng Sun Yin Yu Wine

【组成】茵芋叶、川乌、石楠叶、防风、川椒、女萎、附子、北细辛、独活、卷柏、肉桂、天雄、秦艽、防己、踯躅花、当归、生干地黄、芍药。(中医方剂大辞典)

增损健脾丸 zeng sun jian pi wan

【英文名】Zeng Sun Jian Pi Honeyed Pill

【组成】钟乳粉、赤石脂、礜石、干姜、苁蓉、桂心、石斛、五味子、泽泻、远志、寄生、柏子仁、人参、白头翁、天雄、当归、石榴皮、牡蛎、龙骨、甘草。(中医方剂大辞典)

增损息贲汤 zeng sun xi ben tang

【英文名】Zeng Sun Xi Ben Decoction

【组成】半夏、吴茱萸、桂心、人参、桑白皮、苦葶苈、甘草。(中医方剂大辞典)

增损柴胡四物汤 zeng sun chai hu si wu tang

【英文名】Zeng Sun Chai Hu Si Wu Decoction

【组成】北柴胡、人参、半夏、炙草、归身、川芎、干姜、桂、姜、枣。(中医方剂大辞典)

增损柴胡汤 zeng sun chai hu tang

【英文名】Zeng Sun Chai Hu Decoction

【异名】增损地熏汤(中医方剂大辞典、女科万全方)

【组成】(1)人参、柴胡、秦艽、半夏、黄芩、羚羊角、甘草。(中医方剂大辞典)(2)柴胡、黄芩、人参、半夏、石膏、知母、黄芪、甘草。(中医方剂大辞典)(3)柴胡、人参、甘草、半夏、白芍药、陈橘皮、川芎。(中医方剂大辞典)

增损流气饮 zeng sun liu qi yin

【英文名】Zeng Sun Liu Qi Decoction

【组成】半夏、赤茯苓、陈皮、甘草、苏叶、香附、槟榔、木香、大腹皮、枳壳、桔梗、人参、肉桂、厚朴、生姜、红枣。(中医方剂大辞典)

增损资胃饮 zeng sun zi wei yin

【英文名】Zeng Sun Zi Wei Decoction

【组成】四兽饮去草果、藿香、厚朴、川芎、当归。(中医方剂大辞典)

增损通圣散 zeng sun tong sheng san

【英文名】Zeng Sun Tong Sheng Powder

【组成】鼠粘子、桔梗、桑皮、紫菀、荆芥穗、甘草。(中医方剂大辞典)

增损理中丸 zeng sun li zhong wan

【英文名】Zeng Sun Li Zhong Honeyed Pill

【异名】黄芩汤(中医方剂大辞典、普济方)

【组成】(1)人参、白术、厚朴、茯苓、甘草、姜屑。(中医方剂大辞典)(2)人参、白术、甘草、干姜、枳实、茯苓。(中医方剂大辞典)(3)人参、白术、甘草、干姜、黄芩、枳壳。(中医方剂大辞典)

增损续命长理石汤 zeng sun xu ming chang li shi tang
【英文名】Zeng Sun Xu Ming Chang Li Shi Decoction
【组成】长理石、石膏、赤石脂、白石脂、滑石、桂、大黄、麻黄、防风、牡蛎、龙骨、栝楼根、甘草、寒水石。(中医方剂大辞典)

增损续命汤 zeng sun xu ming tang
【英文名】Zeng Sun Xu Ming Decoction
【组成】麻黄、甘草、桂心、芎䓖、葛根、升麻、当归、独活、人参、黄芩、石膏、杏仁。(中医方剂大辞典)

增损续断丸 zeng sun xu duan wan
【英文名】Zeng Sun Xu Duan Decoction
【异名】续断丸(中医方剂大辞典、寿世保元)
【组成】川续断、薏苡仁、牡丹皮、山芋、桂心、白茯苓、黄芪、山茱萸、石斛、麦门冬、干地黄、人参、防风、白术、鹿角胶。(中医方剂大辞典)

增损黄芩汤 zeng sun huang qin tang
【英文名】Zeng Sun Huang Qin Decoction
【异名】黄芩汤(中医方剂大辞典、普济方)
【组成】黄芩、枳壳、榉皮、甘草、黄柏、女萎、石膏、栝楼根、竹叶、赤茯苓。(中医方剂大辞典)

增损黄连丸 zeng sun huang lian wan
【英文名】Zeng Sun Huang Lian Honeyed Pill
【组成】黄连、黄芪、龙骨、当归、甘草、干姜、厚朴、地榆、白术、人参。(中医方剂大辞典)

增损黄柏汤 zeng sun huang bo tang
【英文名】Zeng Sun Huang Bo Decoction
【组成】黄柏、黄芩、枳壳、榉皮、竹叶、人参、石膏。(中医方剂大辞典)

增损散 zeng sun san
【英文名】Zeng Sun Powder
【组成】黄芪、小豆、芎䓖、白蔹、瓜蒌。(中医方剂大辞典)

增损普济消毒饮 zeng sun pu ji xiao du yin
【英文名】Zeng Sun Pu Ji Xiao Du Drink
【组成】(1)黄芩、黄连、元参、连翘、马勃、牛蒡子、薄荷、僵蚕、金银花、芦根、荆芥、板兰根、苦梗。(中医方剂大辞典)(2)元参、黄连、黄芩、连翘、栀子、牛蒡子、兰根、桔梗、陈皮、甘草、全蝉蜕、白僵蚕、大黄。(中医方剂大辞典)

增损痞气丸 zeng sun pi qi wan
【英文名】Zeng Sun Pi Qi Honeyed Pill
【组成】附子、赤石脂、川椒、干姜、桂心、大乌头。(中医方剂大辞典)

增损黑锡丹 zeng sun hei xi dan
【英文名】Zeng Sun Hei Xi Pellet
【组成】(1)黑锡砂、磁石、巴戟天、附子、破故纸、川楝子、肉豆蔻、木香、沉香、桂心、小茴香。(中医方剂大辞典)(2)黑锡丹头、川楝子、阳起石、木香、沉香、青皮、白豆蔻、茴香、官桂、绵附、葫芦巴、破故纸、乌药、磁石。(中医方剂大辞典)

增损缩脾饮 zeng sun suo pi yin
【英文名】Zeng Sun Suo Pi Decoction
【组成】(1)草果、乌梅、缩砂、甘草、干葛。(中医方剂大辞典)(2)草果仁、乌梅、甘草。(中医方剂大辞典)

增效 zeng xiao
【英文名】Synergism
【定义】指功用相近的药物配伍,能增强治疗作用,以充分发挥药物对治疗疾病有利的一面的配伍方法。(方剂学)

增效牛黄喉症胶囊 zeng xiao niu huang hou zheng jiao nang
【英文名】Zeng Xiao Niu Huang Hou Zheng Capsule
【组成】牛黄。

增料正气散 zeng liao zheng qi san
【英文名】Zeng Liao Zheng Qi Powder
【组成】金不换正气散加槟榔、草果子、乌梅、常山。(中医方剂大辞典)

增爱丸 zeng ai wan
【英文名】Zeng Ai Pill
【组成】玄胡索、威灵仙、破故纸、黑牵牛、大蒜、宣州木瓜。(中医方剂大辞典)

增益八味丸 zeng yi ba wei wan
【英文名】Zeng Yi Ba Wei Pill
【组成】熟干地黄、鹿茸、五味子、山药、山茱萸、大附子、牛膝、白茯苓、牡丹皮、泽泻。(中医方剂大辞典)

增益四物汤 zeng yi si wu tang
【英文名】Zeng Yi Si Wu Decoction
【组成】(1)熟地黄、当归、白芍、川芎、升麻、白芷、血余炭。(中医方剂大辞典)(2)川芎、当归、地黄、甘草、芍药、防风、荆芥、金星凤尾草。(中医方剂大辞典)

增益归茸丸 zeng yi gui rong wan
【英文名】Zeng Yi Gui Rong Honeyed Pill
【异名】归茸丸(中医方剂大辞典、寿世保元)
【组成】熟干地黄、鹿茸、五味子、山药、山茱萸、大附子、牛膝、白茯苓、牡丹皮、泽泻、大当归、黄连。(中医方剂大辞典)

增减八物柴胡汤 zeng jian ba wu chai hu tang
【英文名】Zeng Jian Ba Wu Chai Hu Decoction
【组成】人参、白茯苓、炙草、归身、白芍、生地、麦冬、知母、柴胡、淡竹叶。(中医方剂大辞典)

增减乌药顺气散 zeng jian wu yao shun qi san
【英文名】Zeng Jian Wu Yao Shun Qi Decoction

【组成】乌药、陈皮、前胡、枳壳、桔梗、川芎、香附、半夏、青皮。(中医方剂大辞典)

增减六君汤 zeng jian liu jun tang

【英文名】Zeng Jian Liu Jun Decoction

【组成】人参、熟地、白术、甘草、陈皮、神曲、柴胡、茯苓、肉桂。(中医方剂大辞典)

增减水药皇子汤 zeng jian shui yao huang zi tang

【英文名】Zeng Jian Shui Yao Huang Zi Decoction

【组成】龙骨、牡蛎、人参、干姜、甘草、赤石脂、细辛、附子、黄连。(中医方剂大辞典)

增减地黄汤 zeng jian di huang tang

【英文名】Zeng Jian Di Huang Decoction

【组成】附子、熟地、山茱萸、北五味、麦冬、茯苓、泽泻、丹皮、山药、肉桂。(中医方剂大辞典)

增减定志丸 zeng jian ding zhi wan

【英文名】Zeng Jian Ding Zhi Honeyed Pill

【组成】鹿茸、远志、菖蒲、茯神、酸枣仁、干地黄、当归、人参、白术、麝香。(中医方剂大辞典)

增减顺气木香丸 zeng jian shun qi mu xiang wan

【英文名】Zeng Jian Shun Qi Mu Xiang Pill

【组成】藿香正气散加木香、缩砂仁。(普济方)

增减逍遥散 zeng jian xiao yao san

【英文名】Zeng Jian Xiao Yao Powder

【组成】(1)白芍、茯苓、白术、陈皮、柴胡、神曲、白豆蔻。(中医方剂大辞典)(2)白芍、白术、当归、人参、炒黑荆芥、白芥子、柴胡、甘草、陈皮、神曲。(中医方剂大辞典)

增减敛阳丹 zeng jian lian yang dan

【英文名】Zeng Jian Lian Yang Pellet

【组成】川楝子、沉香、木香、茴香、旧附子、钟乳粉、破故纸、肉豆蔻、厚朴、葫芦巴、嫩鹿茸、当归头、灵砂。(中医方剂大辞典)

增减旋覆代赭汤 zeng jian xuan fu dai zhe tang

【英文名】Zeng Jian Xuan Fu Dai Zhe Decoction

【组成】旋覆花、吴茱萸、小川连、香附、代赭石、仙半夏、新会皮、沉香汁。(中医方剂大辞典)

增减理中丸 zeng jian li zhong wan

【英文名】Zeng Jian Li Zhong Honeyed Pill

【组成】人参、白术、甘草、干姜、黄芩、枳壳。(中医方剂大辞典)

增减续断丸 zeng jian xu duan wan

【英文名】Zeng Jian Xu Duan Honeyed Pill

【组成】人参、防风、鹿角胶、白术、黄芪、续断、薏苡仁、山芋、牡丹皮、麦门冬、地黄、桂心、山茱萸、白茯苓、石斛。(中医方剂大辞典)

增减黄连泻心汤 zeng jian huang lian xie xin tang

【英文名】Zeng Jian Huang Lian Xie Xin Decoction

【组成】小川连、青子芩、飞滑石、淡竹沥、小枳实、仙半夏、生苡仁。(中医方剂大辞典)

增液口服液 zeng ye kou fu ye

【英文名】Zeng Ye Liquid

【组成】玄参、麦冬、地黄。((98)卫药准字 Z-116 号)

增液合剂 zeng ye he ji

【英文名】Zeng Ye Mixture

【组成】生地、女贞子、玄参、麦冬、石斛、生白术。(上海中医药杂志 1985,(11))

增液汤 zeng ye tang

【英文名】Zeng Ye Decoction

【组成】元参、麦冬、细生地。(中医方剂大辞典)

增液承气汤 zeng ye cheng qi tang

【英文名】Zeng Ye Cheng Qi Decoction

【组成】(1)鲜生地、鲜石斛、元参、麦冬、知母、连翘、粘子、生锦纹、人中黄、元明粉、枳实。(中医方剂大辞典)(2)增液汤加大黄、芒硝。(中医方剂大辞典)

增液益胃汤 zeng ye yi wei tang

【英文名】Zeng Ye Yi Wei Decoction

【组成】人参、葛根、白术、茯苓、茵陈、藿香、银花、乌梅、马齿苋、甘草。(四川中医 1986,4(3))

增液解毒汤 zeng ye jie du tang

【英文名】Zeng Ye Jie Du Decoction

【组成】生地、元参、麦冬、石斛、沙参、丹参、赤芍、花粉、银花、连翘、炙鳖甲、炙龟版、生甘草。(中医方剂大辞典)

增液颗粒 zeng ye ke li

【英文名】Zeng Ye Granule

【组成】玄参、地黄、麦冬。(药品标准-中药成方制剂标准 1998)

增精丸 zeng jing wan

【英文名】Zeng Jing Pill

【组成】淫羊藿、附子、菟丝子、怀牛膝、蚕蛾、鹿角胶。(内蒙古中医药 1985,(2))

增精补肾丸 zeng jing bu shen wan

【英文名】Zeng Jing Bu Shen Pill

【组成】菟丝子、五味子、枸杞、石斛、熟地黄、覆盆子、楮实子、苁蓉、车前子、沉香、青盐。(中医方剂大辞典)

墨奴丸 mo nu wan

【英文名】Mo Nu Pill

【组成】釜底墨、盐。(中医方剂大辞典)

墨汁散 mo zhi san

【英文名】Mo Zhi Powder

【组成】旱莲草。(中医方剂大辞典)

墨龙丸 mo long wan

【英文名】Mo Long Pill

【组成】黑龙尾煤、乱发灰、神曲。(中医方剂大辞典)

墨香丸 mo xiang wan

【英文名】Mo Xiang Paste Pill

【组成】香附米、蕲艾、上品青墨、当归、川芎、人参、熟地黄、白茯苓、木香。(中医方剂大辞典)

墨雪膏 mo xue gao

【英文名】Mo Xue Plaster

【组成】蜒蚰虫、脑子。(中医方剂大辞典)

墨蒜散 mo suan san

【英文名】Mo Suan Powder

【组成】大蒜、鼠屎、京墨。(中医方剂大辞典)

德生丹 de sheng dan

【英文名】De Sheng Pellet

【组成】人乳、麝香末、木香末。(中医方剂大辞典)

慰神口服液 wei shen kou fu ye

【英文名】Wei Shen Liquid

【组成】楤木、松石蕊、香茹、白芍、陈皮、西洋参、酸枣仁、枸杞子、山楂。(陕西中医 1992,13(4))

憎爱丸 zeng ai wan

【英文名】Zeng Ai Pill

【异名】忘杖丸(中医方剂大辞典)

【组成】黑牵牛、延胡索、当归、破故纸。(中医方剂大辞典)

摩化龙脑丸 mo hua long nao wan

【英文名】Mo Hua Long Nao Pill

【组成】水银、金箔、银箔。(中医方剂大辞典)

摩风白芷膏 mo feng bai zhi gao

【英文名】Mo Feng Bai Zhi Plaster

【组成】白芷、防风、附子、白芍药、当归、川椒、羌活、藁本、川乌头、细辛、生姜、白僵蚕、黄蜡、猪脂。(中医方剂大辞典)

摩风神验膏 mo feng shen yan gao

【英文名】Mo Feng Shen Yan Unguentum

【组成】硫黄、雄黄、朱砂、附子、天雄、人参、当归、细辛、防风、白芷、桂心、干姜、芎䓖、川椒、独活、菖蒲、川大黄、藁本、白术、吴茱萸、松脂。(中医方剂大辞典)

摩风黄耆膏 mo feng huang qi gao

【英文名】Mo Feng Huang Qi Plaster

【组成】黄芪、当归、防风、檀香、栝楼、香白芷、甘松、零陵香、川芎、甘草、生干地黄、木香、藁本、白蔹、杏仁、赤芍药、麻油。(中医方剂大辞典)

摩风膏 mo feng gao

【英文名】Mo Feng Plaster

【组成】(1)当归、川芎、白芷、防风、细辛、香附、木香、赤芍、肉桂、骨碎补、没药。(中医方剂大辞典)(2)蛇床子、黄柏、荆芥、全蝎、白芷、川山甲、川椒、剪草、犀角、川槿皮、风子肉、枯矾、雄黄、雌黄、硫黄、轻粉、人言、黄蜡、麻油。(中医方剂大辞典)(3)附子、川乌头、防风、凌霄花、踯躅花、露蜂房。(中医方剂大辞典)(4)瓜蒌实、白芷、广零香、甘松、防风、白及、白蔹、赤芍药、黄芪、杏仁、甘草。(中医方剂大辞典)(5)木香、当归、白芷、黑附子、防风、细辛、藁本、骨碎补、乌头、芍药、肉桂、猪脂。(中医方剂大辞典)(6)大风子肉、杏仁、枯矾、川椒、蛇床子、红银朱、雄黄、樟冰。(中医方剂大辞典)(7)白及、白蔹、檀香、零陵香、白芷、茅香、藿香、蜡、白胶。(中医方剂大辞典)(8)黄芪、细辛、当归、杏仁、白芷、防风、松脂、黄蜡、小麻油。(中医方剂大辞典)(9)木香、当归、白芷、黑附子、细辛、藁本、防风、骨碎补、乌头、芍药、肉桂、猪脂、牛酥、鹅脂。(中医方剂大辞典)(10)白附子、白芍药、白茯苓、零陵香、白及、白蔹、白芷、白檀、藿香、升麻、细辛、黄芪、甘草、杏仁、脑子、瓜蒌根、大瓜蒌、黄蜡、脂麻油。(中医方剂大辞典)(11)苦参、沥青、芫荑、黄蜡、巴豆、轻粉、真麻油、蝎。(中医方剂大辞典)(12)黄芪、当归、白芍药、茅香、甘草、防风、白芷、杏仁、桃仁、藿香叶、檀香、川芎、零陵香、白附子、沉香、白及、白蔹、天麻、独活、木香、木通、大瓜蒌瓤、龙脑、清油、黄蜡。(中医方剂大辞典)(13)防风、羌活、芎䓖、细辛、蜀椒、当归、踯躅花、白蔹、白及、丹参、苦参、黑参、桂、附子、乌头、皂荚、莽草、杏仁。(中医方剂大辞典)(14)龙骨、虎骨、当归、桂、苦酒、皂荚。(中医方剂大辞典)(15)芫荑、苦参、川椒、硫黄、轻粉、巴豆、松香、黄占。(中医方剂大辞典)(16)羌活、防风、芎䓖、踯躅花、甘菊花、附子、桂心、汉椒、川乌头、当归、皂荚、鲮鲤甲、甘草、白及、栝楼根、紫葛、乌蛇、猬皮、莽草、细辛、杏仁、苦参、白蔹、蜡、露蜂房、猪脂。(中医方剂大辞典)(17)当归、白芷、附子、细辛、桂心、天雄、干姜、芎䓖、川乌头、朱砂、雄黄、醋、松脂、生地黄、猪脂。(中医方剂大辞典)(18)野驼脂、腊月猪脂、狗脂、鹅脂、桂心、没药、麒麟竭、白芷、白附子、附子、天麻、吴茱萸、青盐、马牙硝、川朴硝。(中医方剂大辞典)(19)子鹅脂、牛酥、木香、盐花、朱砂、龙脑。(中医方剂大辞典)(20)莲子草、蓝青、油。(中医方剂大辞典)(21)空青、青盐、槐子、木香、附子、牛酥、鹅脂、龙脑、丹砂、旱莲草。(中医方剂大辞典)(22)羊髓、当归、细辛、白芷、木通、野猪脂。(中医方剂大辞典)(23)附子、木香、朱砂、龙脑、青盐、牛酥、鹅酥。(中医方剂大辞典)(24)青盐、莲子草、牛酥、吴蓝、葳蕤、栀子仁、槐子、犀角屑、络石、玄参、川朴硝、大青、空青、竹叶、石长生。(中医方剂大辞典)(25)生油、黄牛酥、莲子草、淡竹叶、大青、葳蕤、曾青、石长生、吴蓝、槐子、川朴硝、青盐、栀子仁。(中医方剂大辞典)(26)乏铧铁、黑铅、诃黎勒皮、零陵香、莲子草、防风、附子、花硝。(中医方剂大辞典)(27)莲子草、栀子叶、麦门冬、生地黄、吴蓝、连翘、秦艽、甘草、防风、细辛、地骨皮、大青、紫草茸、紫苏子叶。(中医方剂大辞典)(28)生油、乏铧铁、硝石、寒水石、马牙硝、曾青。(中医方剂大辞典)(29)细辛、防风、续断、芎䓖、皂荚、柏叶、辛夷、白芷、桑寄生、泽兰、零陵香、蔓荆子、竹叶、松叶、乌麻油。(中医方剂大辞典)(30)闾茹、蜀椒、乌头、莽草、桂心、附子、细辛。(中医方剂大辞典)(31)麻黄、羌活、升麻、松香、白及、防风、当归、黄蜡。(中医方剂大辞典)(32)麻黄、羌活、防风、升麻、白及、当归。(中医方剂大辞典)(33)川乌头、灯心灰。(中医方剂大辞典)

摩头附子膏 mo tou fu zi gao

【英文名】Mo Tou Fu Zi Plaster

【组成】附子、盐花。(中医方剂大辞典)

摩罗丹 mo luo dan

【英文名】Mo Luo Pill

【组成】茵陈、鸡内金等。(《河北省药品标准》(1985年)

摩顶立成膏 mo ding li cheng gao

【英文名】Mo Ding Li Cheng Plaster

【组成】青莲花、青黛、龙脑、石膏、麝香、芒硝、硝石、凝水石、朴硝、桑寄生、莲子草、白杨木皮。(中医方剂大辞典)

摩顶明目膏 mo ding ming mu gao

【英文名】Mo Ding Ming Mu Plaster

【组成】生麻油、真酥、车前叶、淡竹叶、吴蓝、大青、黄连、山栀子仁、黄芩、甘草、麦门冬、槐白皮、柳白皮、马齿苋实、生犀角、马牙硝、朴硝、盐花。(中医方剂大辞典)

摩顶细辛膏 mo ding xi xin gao

【英文名】Mo Ding Xi Xin Plaster

【组成】细辛、当归、桂心、天雄、白芷、芎䓖、干姜、乌头、松柏叶、生地黄、朱砂、猪肪。(中医方剂大辞典)

摩顶青莲膏 mo ding qing lian gao

【英文名】Mo Ding Qing Lian Plaster

【组成】生麻油、酥、曾青、大青、栀子叶、长理石、葳蕤、朴硝、吴蓝、槐子、淡竹叶、空青、盐花、莲子汁。(中医方剂大辞典)

摩顶黑发方 mo ding hei fa fang

【英文名】Mo Ding Hei Fa Prescription

【组成】白芷、附子、连翘、防风、卷柏、零陵香、蔓荆子、莲子草、踯躅花、川芒硝。(中医方剂大辞典)

摩药 mo yao

【英文名】Mo Pill

【组成】豆豉。(中医方剂大辞典)

摩挲丸 mo sha wan

【英文名】Mo Sha Pill

【组成】(1)硼砂、硇砂、粉霜、砒霜、赤头胡、元菁、水蛭、虻虫、好石碌。(中医方剂大辞典)(2)黑参、地榆、川乌、木香、丁香、天台乌药、熏陆香、雄黄、乌犀、龙脑、辰砂、自然铜、麝香、天麻、真珠末。(中医方剂大辞典)

摩挲石散 mo sha shi san

【英文名】Mo Sha Shi Powder

【组成】摩掌石、曾青、龙脑、石胆。(中医方剂大辞典)

摩痛饮 mo tong yin

【英文名】Mo Tong Drink

【组成】陈皮、半夏、甘草、白芍、香附、苍术、厚朴、胆星、青皮、乌药。(中医方剂大辞典)

摩痛膏 mo tong gao

【英文名】Mo Tong Plaster

【组成】丁香、麝香、野驼脂、腊月猪脂、羌活、芎䓖、木鳖子、防风、栝楼根、附子、细辛、牛膝。(中医方剂大辞典)

摩勒香 mo qin xiang

【英文名】Mo Qin Xiang Powder

【组成】摩勒香。(中医方剂大辞典)

摩腰丸 mo yao wan

【英文名】Mo Yao Pill

【组成】(1)腻粉、麝香、朱砂、硫黄、白矾灰、母丁香、干姜、木香、附子、吴茱萸、陈橘皮、雀粪、杏仁。(中医方剂大辞典)(2)丁香、麝香、芸薹子、硫黄、龙脑、腽肭脐。(中医方剂大辞典)

摩腰丹 mo yao dan

【英文名】Mo Yao Pellet

【异名】神仙磨腰丹(中医方剂大辞典、普济方)

【组成】附子、白矾、橘皮、丁香、木香、雄黄、硫黄、吴茱萸、杏仁、干姜、麝香、腻粉、朱砂。(中医方剂大辞典)

摩腰方 mo yao fang

【英文名】Mo Yao Prescription

【组成】巴戟、附子、阳起石、硫黄、雄雀粪、川椒、干姜、木香、菟丝子、韭子。(中医方剂大辞典)

摩腰散 mo yao san

【英文名】Mo Yao Powder

【组成】野狐头及尾骨、硫黄、硼砂、黄狗阴茎、针砂。(中医方剂大辞典)

摩腰紫金丹 mo yao zi jin dan

【英文名】Mo Yao Zi Jin Pellet

【组成】附子尖、乌头尖、南星、雄黄、樟脑、丁香、吴茱萸、肉桂、朱砂、干姜、麝香。(中医方剂大辞典)

摩腰膏 mo yao gao

【英文名】Mo Yao Plaster

【异名】摩腰丹(中医方剂大辞典、济阳纲目)

【组成】(1)附子尖、乌头尖、南星、干姜、麝香。(中医方剂大辞典)(2)陈皮、阳起石、干姜、沉香、官桂、舶上硫黄、吴茱萸、雄黄、蛇床子、枯白矾、杏仁、轻粉、麝香、附子、母丁香、朱砂。(中医方剂大辞典)(3)附子尖、乌头尖、南星、雄黄、樟脑、丁香、干姜、吴茱萸、朱砂、麝香。(中医方剂大辞典)(4)母丁香、木香、朱砂、杏仁、藿香、白附子、干姜、蛇床子、沉香、官桂、生硫、吴茱萸、枯白矾、雄黄、陈皮、麝香、轻粉。(中医方剂大辞典)(5)附子、乌头尖、南星、干姜、雄黄、潮脑、丁香、麝香。(中医方剂大辞典)(6)附子、川乌头、南星、蜀椒、雄黄、樟脑、丁香、干姜、麝香。(中医方剂大辞典)

摩障灵光膏 mo zhang ling guang gao

【英文名】Mo Zhang Ling Guang Unguentum

【组成】黄连、黄丹、当归、麝香、乳香、轻粉、硇砂、白丁香、龙脑、海螵蛸、炉甘石。(中医方剂大辞典)

摩膏 mo gao

【英文名】Mo Plaster

【异名】摩风膏(中医方剂大辞典、准绳·类方);摩顶膏(中医方剂大辞典、圣惠)

【组成】(1)蓖麻子、草乌头、乳香。(中医方剂大辞典)(2)牛蒡根。(中医方剂大辞典)(3)牛蒡茎叶。(中医方剂大辞典)(4)生当陆、猪膏。(中医方剂大辞典)

摩翳膏 mo yi gao

【英文名】Mo Yi Unguentum

【组成】石决明、水晶、朱砂、龙脑、珍珠末、琥珀。(中医方剂大辞典)

撒合散 sa he san

【英文名】Sa He Powder

【组成】真降香、五倍子、松香。(外科证治全书)

撒豆成兵方 sa dou cheng bing fang

【英文名】Sa Dou Cheng Bing Prescription

【组成】巴豆、葱白。(中医方剂大辞典)

撒速汤 sa su tang

【英文名】Sa Su Decoction

【组成】羊肉、羊头蹄、草果、官桂、生姜、哈昔泥。(中医方剂大辞典)

撞气丸 zhuang qi wan

【英文名】Zhuang Qi Pill

【组成】(1)雌黄、附子、丹砂、木香、寒水石、人中白、麝香。(中医方剂大辞典)(2)荜澄茄、木香、干姜、桂、胡椒、白豆蔻、荜茇、诃黎勒、白术、人参、白茯苓、阿魏。(中医方剂大辞典)(3)木香、荆三棱、青皮、胡椒、官桂、干姜、木瓜、茴香、甘草、槟榔、阿魏。(中医方剂大辞典)

撞气阿魏丸 zhuang qi a wei wan

【英文名】Zhuang Qi A Wei Paste Pill

【组成】茴香、青皮、甘草、蓬莪茂、川芎、陈皮、白芷、丁香皮、缩砂仁、肉桂、生姜、胡椒、阿魏。(中医方剂大辞典)

撞气散 zhuang qi san

【英文名】Zhuang Qi Powder

【组成】良姜、干姜、半夏、青皮、陈皮、巴豆。(中医方剂大辞典)

撞关饮子 zhuang guan yin zi

【英文名】Zhuang Guan Drink

【组成】丁香、沉香、砂仁、白豆蔻、三棱、香附、乌药、甘草。(中医方剂大辞典)

撤痛方 che tong fang

【英文名】Che Tong Prescription

【组成】柴胡、白芍、当归、青皮、枳实、水蛭、桃仁、玄胡、田七、甘草。(江西中医药 1993,(3))

撩痰方 liao tan fang

【英文名】Liao Tan Prescription

【组成】川乌尖、白附尖、蝎梢、石绿。(中医方剂大辞典)

撩痰散 liao tan san

【英文名】Liao Tan Powder

【组成】川乌尖、附子尖、南星尖、半夏、蝎梢。(中医方剂大辞典)

撩膈汤 liao ge tang

【英文名】Liao Ge Decoction

【组成】(1)常山、甘草、松萝、乌梅、黄芩、瓜蒂、栀子仁。(中医方剂大辞典)(2)苦参、甘草。(中医方剂大辞典)

撩膈散 liao ge san

【英文名】Liao Ge Powder

【异名】吐痰丸(中医方剂大辞典、普济方)

【组成】瓜丁、赤小豆、人参、甘草。(中医方剂大辞典)

撮口脐风散 cuo kou qi feng san

【英文名】Cuo Kou Qi Feng Powder

【组成】炒扁豆、法夏、蔻仁、木香、干姜、附子片、上元桂、小茴香、生甘草。(中医方剂大辞典)

撮口散 cuo kou san

【英文名】Cuo Kou Powder

【组成】蜈蚣、朱砂、虫梢、僵蚕、麝香。(中医方剂大辞典)

撮气散 cuo qi san

【英文名】Cuo Qi Powder

【组成】白术、干姜、黄芪、附子、川椒、杏仁、甘草。(中

医方剂大辞典）

撮风散 cuo feng san

【英文名】Cuo Feng Powder

【组成】(1)赤脚蜈蚣、白僵蚕、朱砂、麝香、川乌、半夏、南星、钩藤、天麻、荆芥穗。（中医方剂大辞典）(2)赤脚蜈蚣、钩藤、朱砂、直僵蚕、蝎梢、麝。（中医方剂大辞典）

撮合山 cuo he shan

【英文名】Cuo He Shan

【组成】(1)乳香、苦丁香、没药、血竭、赤石脂、轻粉、蚕壳。（中医方剂大辞典）(2)五倍子、绛真香。（中医方剂大辞典）

撮肿汤 cuo zhong tang

【英文名】Cuo Zhong Decoction

【组成】北细辛、独活、鹤虱。（中医方剂大辞典）

撮毒散 cuo du san

【英文名】Cuo Du Powder

【组成】槟榔、山栀子、白龙、白及、白蔹、白芥子、五灵脂、木鳖子。（中医方剂大辞典）

擒风汤 qin feng tang

【英文名】Qin Feng Decoction

【组成】白附、僵蚕、全蝎、赤蜈蚣、川姜黄、炮南星、麻黄、羌活、牙硝。（中医方剂大辞典）

擒虎丹 qin hu dan

【英文名】Qin Hu Pellet

【组成】五灵脂、荆芥、川乌、当归、白胶香、自然铜。（中医方剂大辞典）

擒虎散 qin hu san

【英文名】Qin Hu Powder

【组成】没药、当归、黑牵牛、生大黄、甘草。（中医方剂大辞典）

敷阳固精丸 fu yang gu jing wan

【英文名】Fu Yang Gu Jing Honeyed Pill

【组成】人参、黄芪、官桂、熟附子、川芎、杜仲、山药、破故纸、小茴香、菟丝子、巴戟、锁阳。（中医方剂大辞典）

敷疔散 fu ding san

【英文名】Fu Ding Powder

【组成】真珠、冰片、牛黄、孩儿茶、血余、黄柏。（中医方剂大辞典）

敷疔膏 fu ding gao

【英文名】Fu Ding Plaster

【组成】生蓝叶。（中医方剂大辞典）

敷身香粉 fu shen xiang fen

【英文名】Fu Shen Xiang Powder

【组成】粟米、青木香、麻黄根、附子、甘松香、藿香、零陵香、牡蛎。（中医方剂大辞典）

敷和汤 fu he tang

【英文名】Fu He Decoction

【组成】半夏、枣子、五味子、枳实、茯苓、诃子、干姜、橘皮、甘草。（中医方剂大辞典）

敷疬膏 fu li gao

【英文名】Fu Li Plaster

【组成】雄黄、硫黄、白矾、草乌、蛇床。（中医方剂大辞典）

敷齿立效散 fu chi li xiao san

【英文名】Fu Chi Li Xiao Powder

【组成】鸭嘴胆矾、麝香。（中医方剂大辞典）

敷故散 fu gu san

【英文名】Fu Gu Powder

【组成】苍术。（中医方剂大辞典）

敷毒散 fu du san

【英文名】Fu Du Powder

【组成】绿豆粉。（中医方剂大辞典）

敷涎膏 fu xian gao

【英文名】Fu Xian Plaster

【组成】黄丹、腻粉。（中医方剂大辞典）

敷疮如圣散 fu chuang ru sheng san

【英文名】Fu Chuang Ru Sheng Powder

【组成】全蝎、紫荆皮、明矾、白及、斑蝥。（中医方剂大辞典）

敷疮药 fu chuang yao

【英文名】Fu Chuang Drug

【组成】剪草、宣连、苦参。（中医方剂大辞典）

敷穿板药 fu chuan ban yao

【英文名】Fu Chuan Ban Drug

【组成】(1)仙人掌根、水杨梅根。（中医方剂大辞典）(2)滑菜根。（中医方剂大辞典）(3)地灯心、桁榴根。（中医方剂大辞典）

敷药 fu yao

【英文名】Fu Drug

【组成】人指甲、血余。（中医方剂大辞典）

敷药大枫子膏 fu yao da feng zi gao

【英文名】Fu Yao Da Feng Zi Plaster

【组成】真轻粉、枯矾、黄连、大枫子肉、蛇床子、柏油。（中医方剂大辞典）

敷药六仙散 fu yao liu xian san

【英文名】Fu Yao Liu Xian Powder

【组成】苦参、独活、大枫子、枯矾。（中医方剂大辞典）

敷药必效散 fu yao bi xiao san

【英文名】Fu Yao Bi Xiao Powder

【组成】黄连、黄柏、龙胆草、轻粉。（中医方剂大辞典）

敷药合掌散 fu yao he zhang san

【英文名】Fu Yao He Zhang Powder

【异名】合掌散(中医方剂大辞典、东方宝鉴·杂病篇)
【组成】槟榔、硫黄、腻粉。(中医方剂大辞典)

敷药神功散 fu yao shen gong san
【英文名】Fu Yao Shen Gong Powder
【组成】川乌、黄柏。(中医方剂大辞典)

敷药散 fu yao san
【英文名】Fu Yao Powder
【组成】绿豆、蝉蜕、荆芥穗、泽兰、秦皮、夏枯草、连翘、白芷、蔓荆子。(中医方剂大辞典)

敷药瞿麦散 fu yao qu mai san
【英文名】Fu Yao Qu Mai Powder
【组成】瞿麦。(中医方剂大辞典)

敷贴药 fu tie yao
【英文名】Fu Tie Drug
【组成】紫荆皮、独活、白及、大黄、南星、羌活。(中医方剂大辞典)

敷贴脚气药 fu tie jiao qi yao
【英文名】Fu Tie Jiao Qi Drug
【组成】大戟、茱萸、大黄、官桂。(中医方剂大辞典)

敷脐方 fu qi fang
【英文名】Fu Qi Prescription
【组成】瓜蒂、南星、白蔹、赤小豆。(中医方剂大辞典)

敷脐散 fu qi san
【英文名】Fu Ji Powder
【组成】(1)雄黄、黄丹、银米、巴豆仁。(山东中医杂志 1989,8(3))(2)黄芪、羌活、灵仙、乳香、没药、琥珀、肉桂。(辽宁中医杂志 1990,(12))

敷痔神膏 fu zhi shen gao
【英文名】Fu Zhi Shen Plaster
【组成】槐皮、槐花、楝实、当归、甘草、白芷、木鳖子、赤小豆。(中医方剂大辞典)

敷鼻瓜蒂膏 fu bi gua di gao
【英文名】Fu Bi Gua Di Plaster
【异名】瓜蒂膏(中医方剂大辞典、普济方)
【组成】陈瓜蒂。(中医方剂大辞典)

敷鼻白矾膏 fu bi bai fan gao
【英文名】Fu Bi Bai Fan Plaster
【组成】白矾。(中医方剂大辞典)

敷鼻蚯蚓散 fu bi qiu yin san
【英文名】Fu Bi Qiu Yin Powder
【组成】白颈蚯蚓、猪牙皂荚。(中医方剂大辞典)

敷瘰丹 fu luo dan
【英文名】Fu Luo Pellet
【组成】乳香、没药、血竭、麝香、辰砂、儿茶、龙骨、白芷、甲片、百草霜、雄黄、鲤鱼胆。(中医方剂大辞典)

暹逻清解散 xian luo qing jie san
【英文名】Xian Luo Qing Jie Powder
【组成】暹逻角、藏红花、黄连、金银花、连翘、牛蒡子、荆芥穗、防风、赤芍、生白芍、薄荷、元芩、山楂、甘草、冰片、牛黄、珍珠、片砂。(中医方剂大辞典)

暹逻紫草丸 xian luo zi cao wan
【英文名】Xian Luo Zi Cao Honeyed Pill
【组成】珍珠、朱砂、牛黄、梅片、青黛、乳香、没药、玄参、雄黄、紫草、羚羊、羌活、琥珀、甘草、暹逻角、桃仁、菊花、双花地丁。(中医方剂大辞典)

槲叶饮 hu ye yin
【英文名】Hu Ye Drink
【组成】槲叶脉、地榆、阿胶、青竹茹。(中医方剂大辞典)

槲叶散 hu ye san
【英文名】Hu Ye Powder
【组成】(1)壶叶、地榆、木贼、赤芍药、伏龙肝。(中医方剂大辞典)(2)槲叶。(中医方剂大辞典)

槲皮汤 hu pi tang
【英文名】Hu Pi Decoction
【组成】(1)新槲皮。(中医方剂大辞典)(2)槲皮。(中医方剂大辞典)(3)槲木北阴白皮。(中医方剂大辞典)

槲皮散 hu pi san
【英文名】Hu Pi Powder
【组成】(1)槲皮。(中医方剂大辞典)(2)槲木北阴白皮、桃根白皮、猬皮灰、乱发灰、大麻子汁。(中医方剂大辞典)(3)槲皮、玄参、蝉壳、苦参、斑蝥、白僵蚕。(中医方剂大辞典)

槲皮煎 hu pi jian
【英文名】Hu Pi Decoction
【组成】槲树根北阴白皮、厕屋上雌雄鼠粪。(中医方剂大辞典)

槲皮膏 hu pi gao
【英文名】Hu Pi Ointment
【组成】槲木白皮。(中医方剂大辞典)

槲寄生冲剂 hu ji sheng chong ji
【英文名】Hu Ji Sheng Medicinal Instant Granule
【组成】槲寄生。(《上海市药品标准》(1980 年))

槿皮酒 jin pi jiu
【英文名】Jin Pi Wine
【组成】白槿皮、南星、槟榔、生木鳖、樟脑、斑蝥、蟾酥。(中医方剂大辞典)

槿皮膏 jin pi gao
【英文名】Jin Pi Plaster
【组成】川槿皮、白及、百部、大枫子、槟榔、草乌、文蛤、南星、草果、蝉蜕、轻粉、硫黄、雄黄、麝香、枯白矾。(中医方剂大辞典)

槿花散 jin hua san
【英文名】Jin Hua Powder

【组成】木槿花。(中医方剂大辞典)

樗白皮丸 chu bai pi wan

【英文名】Chu Bai Pi Pill

【组成】樗根白皮、山茱萸、苦参、香附、龟板、栀子、黄柏、干姜、贝母、白术、白芍、白葵花。(中医方剂大辞典)

樗白皮汤 chu bai pi tang

【英文名】Chu Bai Pi Decoction

【组成】樗白皮、枯芩、熟地黄、当归头、地榆、川芎、芍药、地黄、伏龙肝、南艾叶。(中医方剂大辞典)

樗白皮散 chu bai pi san

【英文名】Chu Bai Pi Powder

【组成】(1)樗根白皮、大麻油、酢泔淀、椒豉。(中医方剂大辞典)(2)樗根白皮、粳米、葱白、甘草、豉。(中医方剂大辞典)

樗白棋子 chu bai qi zi

【英文名】Chu Bai Qi Zi Powder

【组成】樗根白皮。(中医方剂大辞典)

樗皮丸 chu pi wan

【英文名】Chu Pi Pill

【异名】樗根白(中医方剂大辞典、鸡峰)

【组成】(1)樗根白皮、陈皮、茯苓、半夏、香附、川芎、苍术、黄柏、炮姜、地榆、牡蛎。(中医方剂大辞典)(2)臭樗皮、酸石榴皮、黄连、阿胶、艾叶。(中医方剂大辞典)(3)芍药、良姜、黄柏、椿根皮。(中医方剂大辞典)(4)臭樗根皮。(中医方剂大辞典)

樗皮散 chu pi san

【英文名】Chu Pi Powder

【组成】(1)樗根白皮、槐角仁、枯白矾、甘草。(中医方剂大辞典)(2)樗根白皮。(中医方剂大辞典)(3)臭樗皮、阿魏、芫花、夜明砂、罗木。(中医方剂大辞典)

樗鸡膏 chu ji gao

【英文名】Chu Ji Plaster

【组成】樗鸡、蜜蜂、芫青、蜈蚣、斑蝥、藜芦、闾茹、铅丹、附子、巴豆、猪脂。(中医方剂大辞典)

樗枝散 chu zhi san

【英文名】Chu Zhi Powder

【组成】樗枝。(中医方剂大辞典)

樗柏丸 chu bo wan

【英文名】Chu Bo Pill

【组成】樗白皮、黄柏、青黛、干姜、滑石、蛤粉、神曲。(中医方剂大辞典)

樗树皮散 chu shu pi san

【英文名】Chu Shu Pi Powder

【组成】(1)樗树皮、橡实、地榆、黄连、甘草。(中医方剂大辞典)(2)樗树皮、甘草、川椒。(中医方剂大辞典)

樗树根丸 chu shu gen wan

【英文名】Chu Shu Gen Pill

【异名】樗根皮丸(中医方剂大辞典、东医宝鉴·内景篇)

【组成】椿根白皮。(中医方剂大辞典)

樗树根散 chu shu gen san

【英文名】Chu Shu Gen Powder

【组成】臭樗根皮、枳壳、黄连、芜荑、赤芍药。(中医方剂大辞典)

樗根白皮丸 chu gen bai pi wan

【英文名】Chu Gen Bai Pi Pill

【异名】樗白皮丸(中医方剂大辞典、国医宗旨)

【组成】白术、枳实、茯苓、柴胡、升麻、黄柏、知母、牡蛎、韭子、芍药、樗根白皮。(中医方剂大辞典)

樗根汤 chu gen tang

【英文名】Chu Gen Decoction

【组成】樗根白皮、无食子、肉豆蔻、茜根、茶末。(中医方剂大辞典)

樗根米泔汁 chu gen mi gan zhi

【英文名】Chu Gen Mi Gan Juice

【组成】樗根白皮、粟米泔。(卫生总微)

樗根散 chu gen san

【英文名】Chu Gen Powder

【组成】(1)樗根白皮、诃子。(中医方剂大辞典)(2)樗根皮、臭橘。(中医方剂大辞典)(3)樗根皮、枳壳、皂荚子。(中医方剂大辞典)(4)樗根皮、枳壳、甘草。(中医方剂大辞典)

樟丹油膏 zhang dan you gao

【英文名】Zhang Dan Plaster

【组成】锌养粉、东丹、凡士林、樟冰。(中医方剂大辞典)

樟木散 zhang mu san

【英文名】Zhang Mu Powder

【异名】三木节散(中医方剂大辞典、圣济总录)

【组成】(1)樟木炭。(中医方剂大辞典)(2)樟木。(中医方剂大辞典)(3)樟木瘤节、皂荚瘤节、槐木瘤节、天灵盖、牛黄、麝香。(中医方剂大辞典)

樟木煎 zhang mu jian

【英文名】Zhang Mu Decoction

【组成】樟木。(中医方剂大辞典)

樟冰散 zhang bing san

【英文名】Zhang Bing Powder

【组成】(1)樟冰、月石、大泥、薄荷、僵蚕。(中医方剂大辞典)(2)艾、川椒、樟脑。(中医方剂大辞典)

樟枳汤 zhang zhi tang

【英文名】Zhang Zhi Decoction

【组成】鲜樟树叶、枳实、黄芪、炒蒲黄、桂枝、沉香。(陕西中医 1991,12(3))

樟柳散 zhang liu san

【英文名】Zhang Liu Powder

【组成】白樟柳、陈皮、木香、赤小豆面。(中医方剂大辞典)

樟树儿宝 zhang shu er bao

【英文名】Zhang Shu Er Bao Liquid

【异名】儿宝冲剂((96)赣卫药准字第 048034 号)

【组成】太子参、茯苓、山药、白扁豆、北沙参、麦冬、麦芽、山楂、陈皮、白芍、葛根等。((96)赣卫药准字第 048034 号)

樟脑丹 zhang nao dan

【英文名】Zhang Nao Pellet

【组成】樟脑、雄黄。(中医方剂大辞典)

樟脑油 zhang nao you

【英文名】Zhang Nao Oil

【组成】硫酸镁、甘草、樟脑油。(中医方剂大辞典)

樟脑酊 zhang nao ding

【英文名】Zhang Nao Tincture

【组成】土槿皮、樟脑、斑蝥、酒精。(中医方剂大辞典)

樟脑膏 zhang nao gao

【英文名】Zhang Nao Plaster

【组成】樟脑、猪油、葱白。(中医方剂大辞典)

樟硫散 zhang liu san

【英文名】Zhang Liu Powder

【异名】樟脑散(中医方剂大辞典、不知医必要)

【组成】硫黄、樟脑、川椒红、生白矾。(中医方剂大辞典)

樟雄散 zhang xiong san

【英文名】Zhang Xiong Powder

【组成】樟脑、风化硝、雄黄。(中医方剂大辞典)

樟辣酊 zhang la ding

【英文名】Zhang La Tincture

【组成】纯樟脑、新鲜红辣。(中医方剂大辞典)

横翳还睛丸 heng yi huan jing wan

【英文名】Heng Yi Huan Jing Pill

【组成】石决明、车前子、生地黄、黄芩、防风、细辛、五味子、黑参、人参。(中医方剂大辞典)

樱茹汤 ying ru tang

【英文名】Ying Ru Decoction

【组成】樱茹、槲木皮、杨梅皮、忍冬、甘草。(中医方剂大辞典)

樱桃丸 ying tao wan

【英文名】Ying Tao Pill

【组成】川乌、羌活、麝香、脑子、草乌、川独活、当归、海桐皮、威灵仙、朱砂。(中医方剂大辞典)

樱桃树叶栓 ying tao shu ye shuan

【英文名】Ying Tao Shu Ye Suppository

【组成】樱桃树叶。(中医方剂大辞典)

樱桃胶囊 ying tao jiao nang

【英文名】Ying Tao Capsule

【组成】干樱桃叶。(中医方剂大辞典)

樱桃散 ying tao san

【英文名】Ying Tao Powder

【组成】樱桃叶、生姜。(中医方剂大辞典)

樱桃煎 ying tao jian

【英文名】Ying Tao Decoction

【组成】樱桃核、葱头。(中医方剂大辞典)

橄榄丸 gan lan wan

【英文名】Gan Lan Pill

【组成】(1)川百药煎、乌梅、甘草、石膏。(中医方剂大辞典)(2)百药煎、白梅肉、檀香、蒲黄、脑子、麝香。(中医方剂大辞典)

橄榄汤 gan lan tang

【英文名】Gan Lan Decoction

【组成】百药煎、檀香、白芷、甘草。(中医方剂大辞典)

橄榄饮 gan lan yin

【英文名】Gan Lan Decoction

【组成】橄榄。(中医方剂大辞典)

橄榄散 gan lan san

【英文名】Gan Lan Powder

【组成】(1)橄榄核。(中医方剂大辞典)(2)橄榄。(中医方剂大辞典)

橄榄晶冲剂 gan lan jing chong ji

【英文名】Gan Lan Jing Granule

【组成】鲜青果(或咸青果)、中药浸膏。(药品标准－中药成方制剂标准 1994 年)

橄榄膏 gan lan gao

【英文名】Gan Lan Ointment

【异名】痫症橄榄膏(中医方剂大辞典、饲鹤亭集方)

【组成】橄榄。(中医方剂大辞典)

橡子散 xiang zi san

【英文名】Xiang Zi Powder

【组成】(1)栎橡子壳。(中医方剂大辞典)(2)橡斗子。(中医方剂大辞典)(3)橡实、干柏叶。(中医方剂大辞典)

橡斗子散 xiang dou zi san

【英文名】Xiang Dou Zi Powder

【组成】(1)橡斗子、槐花、白矾。(中医方剂大辞典)(2)橡斗子灰、白矾灰、密陀僧、龙骨、自然铜、乱发灰、麝香。(中医方剂大辞典)

橡斗膏 xiang dou gao

【英文名】Xiang Dou Plaster

【组成】橡斗子。(中医方剂大辞典)

橡皮生肌膏 xiang pi sheng ji gao

【英文名】Xiang Pi Sheng Ji Bill Ointment

【组成】象皮、血余、龟甲、地黄、当归、石膏、炉甘石、蜂蜡。(药品标准-中药成方制剂标准1998)

橡实汤 xiang shi tang

【英文名】Xiang Shi Decoction

【异名】橡实散(中医方剂大辞典、普济方)

【组成】橡实壳、甘草、荔枝壳、石榴皮。(中医方剂大辞典)

橡实散 xiang shi san

【英文名】Xiang Shi Powder

【组成】(1)橡实、诃黎勒皮。(中医方剂大辞典)(2)橡实、干姜。(中医方剂大辞典)(3)橡实、酸石榴皮、黄牛角。(中医方剂大辞典)

橡胶膏剂 xiang jiao gao ji

【英文名】RubBer-Emplastrums

【定义】指药材提取物、药物与橡胶等基质混匀后,涂布于布上的一种外用制剂。(中药药剂学)

殢肠散 ti chang san

【英文名】Ti Chang Powder

【组成】真铅粉、白石脂、白矾、白龙骨。(中医方剂大辞典)

潜龙汤 qian long tang

【英文名】Qian Long Decoction

【组成】龙齿、龟版、生地、龙骨、知母、黄柏、人参、玄参、蛤粉、肉桂。(中医方剂大辞典)

潜行散 qian xing san

【英文名】Qian Xing Powder

【组成】黄柏。(中医方剂大辞典)

潜阳汤 qian yang tang

【英文名】Qian Yang Decoction

【组成】熟地、茯神、山药、泽泻、丹皮、萸肉、炙龟版、炙鳖甲、生牡蛎、莲须、琥珀。(中医方剂大辞典)

潜阳活血汤 qian yang huo xue tang

【英文名】Qian Yang Huo Xue Decoction

【组成】酒生地、玄参、生牡蛎、石决明、牡丹皮、赤芍、茜草。(中医方剂大辞典)

潜阳填髓丸 qian yang tian sui wan

【英文名】Qian Yang Tian Sui Pill

【组成】熟地黄、石斛膏、线胶、莲子、芡实、麦门冬、茯神、五味子、沙苑蒺藜、远志。(中医方剂大辞典)

潜阳熄风汤 qian yang xi feng tang

【英文名】Qian Yang Xi Feng Decoction

【组成】生熟地、当归、何首乌、紫贝、磁石、生龙牡、代赭石、珍珠母、白芍。(中医方剂大辞典)

潜灵散 qian ling san

【英文名】Qian Ling Powder

【组成】鳖甲。(中医方剂大辞典)

潜熄宁 qian xi ning

【英文名】Qian Xi Ning Tablet

【组成】天麻、钩藤、珍珠母、菊花、桑椹等。(中国中西医结合杂志1992,12(7))

潮安胶囊 chao an jiao nang

【英文名】Chao An Capsule

【组成】龙芽楤木干燥茎皮。(药品标准-中药成方制剂标准1997)

潮脑膏 chao nao gao

【英文名】Chao Nao Plaster

【组成】黄连、白芷、轻粉、潮脑、川椒。(中医方剂大辞典)

澄化汤 cheng hua tang

【英文名】Cheng Hua Decoction

【组成】生山药、生龙骨、牡蛎、牛蒡子、生杭芍、粉甘草、车前子。(中医方剂大辞典)

澄水饮 cheng shui yin

【英文名】Cheng Shui Drink

【组成】银汤瓶内硷、水萍、葛根。(中医方剂大辞典)

澄泉散 cheng quan san

【英文名】Cheng Quan Powder

【组成】(1)归身、黄芪、僵蚕、蝉蜕。(中医方剂大辞典)(2)黄芪、当归、红花。(中医方剂大辞典)

澄清饮 cheng qing yin

【英文名】Cheng Qing Drink

【组成】(1)白矾、南星、半夏、蚌粉、知母、贝母、甘草、人参。(中医方剂大辞典)(2)南星、蚌粉、知母、贝母、半夏、白矾。(中医方剂大辞典)

澄清散 cheng qing san

【英文名】Cheng Qing Powder

【组成】(1)瓜蒂、母丁香、黍米、赤小豆、醋炒大黄。(中医方剂大辞典)(2)白术、茯苓、白芍、黄连、泽泻、山楂、青皮、甘草。(中医方剂大辞典)

澄源固本丸 cheng yuan gu ben wan

【英文名】Cheng Yuan Gu Ben Pill

【组成】半夏、橘红、荔核、胡芦巴、旋覆花、代赭石、吴茱萸。(中医方剂大辞典)

澈青膏 che qing gao

【英文名】Che Qing Unguentum

【组成】蔓荆子、细辛、薄荷叶、川芎、生甘草、炙甘草、藁本。(中医方剂大辞典)

澳抗阴转汤 ao kang yin zhuan tang

【英文名】Ao Kang Yin Zhuan Decoction

【组成】淫羊藿、沙苑蒺藜、生黄芪、大枸杞、制女贞、花槟榔、净连翘、白花蛇舌草、广陈皮。(中医杂志1988,29(10))

澳泰乐 ao tai le

【英文名】Ao Tai Le

【组成】返魂草、郁金、白芍。((89)吉卫药准字第630075号)

澳泰乐颗粒 ao tai le ke li

【英文名】Ao Tai Le Granule

【组成】返魂草、郁金、黄精、白芍、麦芽。(药品标准－中药成方制剂标准1998)

熟三七片 shu san qi pian

【英文名】Shu San Qi Tablet

【组成】熟三七。(药品标准－中药成方制剂标准1997)

熟大黄片剂 shu dai huang pian ji

【英文名】Shu Dai Huang Tablet

【组成】大黄。(中医杂志1988,29(1))

熟大黄汤 shu dai huang tang

【英文名】Shu Dai Huang Decoction

【组成】大黄、生姜。(中医方剂大辞典)

熟干地黄丸 shu gan di huang wan

【英文名】Shu Gan Di Huang Pill

【异名】干地黄丸(中医方剂大辞典、普济方);地黄丸(中医方剂大辞典、普济方);熟地黄丸(中医方剂大辞典、普济方)

【组成】(1)熟干地黄、山药、杜仲、五味子、牛膝、苁蓉、菟丝子、补骨脂。(中医方剂大辞典)(2)人参、炙甘草、天门冬、地骨皮、五味子、枳壳、黄连、当归身、黄芩、生地黄、柴胡、熟干地黄。(中医方剂大辞典)(3)熟干地黄、枸杞子、肉桂。(中医方剂大辞典)(4)熟地黄、菟丝子、鹿茸、附子、沉香。(中医方剂大辞典)(5)熟地黄、白芍药、人参、当归、芎䓖、阿胶、犀角屑。(中医方剂大辞典)(6)车前子、熟干地黄、葵子、鹿茸。(中医方剂大辞典)(7)熟干地黄、枳壳、地骨皮、菟丝子、牛膝。(中医方剂大辞典)(8)熟干地黄、巴戟天、肉苁蓉、五味子、山茱萸、蒺藜子、萆薢、山芋、蜀椒、续断、菟丝子、杜仲、沉香。(中医方剂大辞典)(9)熟干地黄、杏仁、牛膝、苦参、菟丝子、肉苁蓉、黄芪、萆薢、桂、青木香、诃藜勒、升麻。(中医方剂大辞典)(10)熟干地黄、五味子、柏子仁、芎䓖、泽兰、禹余粮、防风、肉苁蓉、白茯苓、厚朴、白芷、干姜、山药、细辛、卷柏、当归、藁本、甘草、蜀椒、牛膝、人参、续断、蛇床子、芜荑、杜仲、艾叶、赤石脂、石膏、肉桂、石斛、白术、紫石英。(中医方剂大辞典)(11)熟干地黄、当归、附子、黄芪、续断、白术、桂心、人参、赤石脂、麦门冬、芎䓖、白茯苓、五味子、柏子仁、肉苁蓉。(中医方剂大辞典)(12)熟干地黄、当归、防风、萆薢、黄芪、续断、泽兰、芎䓖、五味子、白术、甘草、附子、白薇、细辛、桂心、人参、柏子仁、白茯苓。(中医方剂大辞典)(13)熟干地黄、石斛、黄芪、白茯苓、麦门冬、肉桂、枸杞子、肉苁蓉、白芍药、当归、芎䓖、人参、续断、桑寄生。(中医方剂大辞典)(14)熟干地黄、乱发、代赭、干姜、马蹄、牛角(角思)、阿胶。(中医方剂大辞典)(15)熟干地黄、牡丹、柏子仁、白芍药、当归、人参、紫石英、白茯苓、桂心、附子、泽兰、白薇、萆薢、牛膝、石斛、白术、细辛、芎䓖、吴茱萸、木香、槟榔。(中医方剂大辞典)(16)熟干地黄、当归、芎䓖、鳖甲、人参、白芍药、白术、桂心、五味子、黄芪、牛膝、附子、陈橘皮、白茯苓、甘草。(中医方剂大辞典)(17)熟干地黄、萆薢、当归、防风、桂心、干漆、附子、川椒、川乌头。(中医方剂大辞典)(18)熟干地黄、土瓜根、黄芪、菝葜、漏芦、地骨皮、栝楼根、桑螵蛸、龙骨。(中医方剂大辞典)(19)熟干地黄、桂心、山茱萸、五味子、肉苁蓉、丹参、泽泻、甘草、钟乳粉、白茯苓。(中医方剂大辞典)(20)熟干地黄、龙骨、黄芪、紫苏子、蒲黄、当归、附子、艾叶、白矾、阿胶、枳壳。(中医方剂大辞典)(21)熟干地黄、石斛、菟丝子、防风、黄芪、车前子、茺蔚子、覆盆子、肉苁蓉、磁石、地肤子、兔肝。(中医方剂大辞典)(22)熟干地黄、蛇床子、薯蓣、牡蛎粉、天雄、远志、桂心、枸杞子、鹿药、五味子、黄芪、人参、杜仲、鹿茸、车前子、覆盆子、磁石、雄蚕蛾、菟丝子、石斛、雄鸡干、肉苁蓉、阳起石、白茯苓。(中医方剂大辞典)(23)熟干地黄、黄芪、蒲黄、鹿茸、菟丝子、葵子、当归、车前子、赤茯苓。(中医方剂大辞典)(24)熟干地黄、川椒、肉桂、干漆、萆薢、防风、附子、川乌头、牛膝。(中医方剂大辞典)(25)熟干地黄、白茯苓、牛膝、羚羊角屑、酸枣仁、萆薢、黄芪、肉苁蓉、桂心、石斛、薯蓣、人参。(中医方剂大辞典)(26)熟干地黄、山茱萸、薯蓣、白茯苓、石斛、桂心、附子、牛膝、巴戟、五味子、泽泻、黄芪、天门冬、柏子仁、鹿角胶、菟丝子、肉苁蓉。(中医方剂大辞典)(27)熟干地黄、前胡、柏子仁、铁精、白茯苓、泽泻、黄芪、牛黄、桑螵蛸、独活、人参、桂心、秦艽、芎䓖、麦门冬、远志、朱砂、阿胶、紫石英、防风、甘草、杏仁。(中医方剂大辞典)

熟干地黄丹 shu gan di huang dan

【英文名】Shu Gan Di Huang Pellet

【异名】熟干地黄丸(中医方剂大辞典、普济方)

【组成】熟干地黄、白芍药、川芎、当归、艾叶、阿胶、干姜、白术、甘草。(中医方剂大辞典)

熟干地黄汤 shu gan di huang tang

【英文名】Shu Gan Di Huang Decoction

【组成】(1)熟干地黄、桂、白茯苓、甘草、鳖甲、麦门冬、当归、人参、牛膝、白术、淡竹叶。(中医方剂大辞典)(2)熟干地黄、当归、熟艾、芎䓖、阿胶、甘草。

(中医方剂大辞典)(3)熟干地黄、白术、甘草、白茯苓、阿胶、木香、细辛、人参、防风、白芷。(中医方剂大辞典)(4)熟干地黄、黄芪、人参、麻黄、当归、芎䓖、秦艽、鳖甲、延胡索、甘草、赤芍药、桂、前胡、地骨皮、柴胡。(中医方剂大辞典)(5)熟干地黄、芎䓖、桂、人参、桑根白皮。(中医方剂大辞典)(6)熟干地黄。(中医方剂大辞典)(7)熟干地黄、人参、北五味子、石斛、白茯苓、白术、鹿角胶、附子、桂心、当归、川芎、泽兰叶、黄芪、续断。(中医方剂大辞典)

熟干地黄散 shu gan di huang san

【英文名】Shu Gan Di Huang Powder

【异名】地黄散(中医方剂大辞典、普济方);芍药散(中医方剂大辞典、圣济总录);干熟地黄散(中医方剂大辞典、济阴纲目);熟干地黄汤(中医方剂大辞典、圣济总录);熟地黄散(中医方剂大辞典、妇人良方);熟布汤(中医方剂大辞典、圣济总录)

【组成】(1)熟干地黄、当归、吴茱萸、细辛、甘草、芍药。(中医方剂大辞典)(2)丹参、防风、当归、细辛、藁本、芎䓖、人参、熟干地黄、白茯苓、肉桂、白术、续断、附子、黄芪。(中医方剂大辞典)(3)熟干地黄、柴胡、黄芪、苍术、牛膝、鳖甲、白芍药、当归、姜黄、琥珀、厚朴、川芎、陈橘皮、木香、桂心、羌活。(中医方剂大辞典)(4)熟干地黄、当归、白术、甘草、赤芍药、桂心、小草、细辛、芎䓖、吴茱萸。(中医方剂大辞典)(5)熟干地黄、羚羊角屑、羌活、黄芪、酸枣仁、当归、人参、麦门冬、白芍药、防风、芎䓖、白茯苓、甘草。(中医方剂大辞典)(6)熟干地黄、人参、芎䓖、泽兰、续断、黄芪、五味子、当归、白茯苓、鹿角胶、白术、桂心、石斛、附子。(中医方剂大辞典)(7)熟干地黄、人参、白术、白芍药、白茯苓、续断、黄芪、桂心、五味子、当归、麦门冬、芎䓖。(中医方剂大辞典)(8)熟干地黄、伏龙肝、黄芪、赤石脂、阿胶、甘草、白术、当归、人参、芎䓖、艾叶。(中医方剂大辞典)(9)熟干地黄、牡蛎粉、白术、黄芪、当归、甘草、桂心、五味子、芎䓖、赤芍药。(中医方剂大辞典)(10)熟干地黄、桂心、细辛、杏仁、五味子、人参、白术、白茯苓、百合、当归、甘草、陈橘皮。(中医方剂大辞典)(11)熟干地黄、人参、茯神、龙齿、羌活、桂心、黄芪、白薇、远志、防风、甘草。(中医方剂大辞典)(12)熟干地黄、阿胶、艾叶、芎䓖、杜仲、当归。(中医方剂大辞典)(13)熟干地黄、人参、芎䓖、龙骨、阿胶、当归、麦门冬。(中医方剂大辞典)(14)熟干地黄、甘草、蒲黄、蟹爪、白茯苓、桂心、阿胶、白芍药、当归、伏龙肝、铫布。(中医方剂大辞典)(15)熟干地黄、白芍药、牡蛎、白芷、干姜、附子、桂心、黄芪、龙骨、龟甲、芎䓖。(中医方剂大辞典)(16)熟干地黄、庵闾子、延胡索、当归、木香、京三棱、蓬莪术、桂心、赤芍药。(中医方剂大辞典)(17)熟干地黄、黄芩、当归、地榆、伏龙肝、艾叶、柏叶、芎䓖。(中医方剂大辞典)(18)熟干地黄、白芍药、柴胡、鳖甲、当归、苍术、姜黄、琥珀、羌活、芎䓖、木香、厚朴、桂心、陈橘皮、牛膝。(中医方剂大辞典)(19)熟干地黄、牛膝、当归、芎䓖、卷柏、防风、桂心、柏子仁、白薇。(中医方剂大辞典)(20)熟干地黄、鸡膍胵、黄芪、白茯苓、麦门冬、龙骨、桑螵蛸、牡蛎粉、人参、牛膝、枸杞子。(中医方剂大辞典)(21)熟干地黄、磁石、桂心、附子、人参、牡荆子、当归、牡丹皮、白茯苓、芎䓖。(中医方剂大辞典)(22)熟干地黄、酸枣仁、黄芪、当归、牛膝、桂心、五加皮、白芍药、防风、人参、薏苡仁、附子、白茯苓、甘草。(中医方剂大辞典)(23)熟干地黄、柏叶、黄芩、当归、甘草、阿胶、黄芪、车前叶。(中医方剂大辞典)(24)熟干地黄、牡蛎、黄芪、人参、麦门冬、白茯苓、续断、白芍药、桂心、五味子、甘草、当归、白术、山茱萸。(中医方剂大辞典)(25)熟干地黄、川乌头、人参、桂心、干姜、黄芪、白芍药、川椒、白茯苓、白术、半夏、当归。(中医方剂大辞典)(26)熟干地黄、白芍药、黄芪、阿胶、当归、人参、天竺黄。(中医方剂大辞典)(27)熟干地黄、黄芩、白芍药、五味子、桂心、甘草、当归、半夏、人参。(中医方剂大辞典)(28)熟干地黄、白芍药、羚羊角屑、茯神、黄芪、麦门冬、酸枣仁、人参。(中医方剂大辞典)(29)熟干地黄、天门冬、五味子、附子、当归、芎䓖、黄芪、桂心、山茱萸、石斛、沉香、磁石。(中医方剂大辞典)(30)熟干地黄、白茯苓、当归、麦门冬、干姜、川椒、吴茱萸、桂心、甘草、人参、五味子、木香。(中医方剂大辞典)(31)熟干地黄、当归、龙骨、人参、甘草、桔梗、黄芪、桂心、半夏、茯神、远志、枳壳、白术。(中医方剂大辞典)(32)熟干地黄、远志、菖蒲、陈橘皮、芎䓖、桂心、人参、白茯苓、白芍药。(中医方剂大辞典)

熟水草果饮 shu shui cao guo yin

【英文名】Shu Shui Cao Guo Drink

【组成】乌梅肉、草果、干姜、赤茯苓、甘草。(中医方剂大辞典)

熟四物汤 shu si wu tang

【英文名】Shu Si Wu Decoction

【组成】(1)川芎、酒芍、熟地、桂心、附片、荆穗、姜炭、艾叶、当归身。(中医方剂大辞典)(2)白芍、熟地、川芎、桂心、附片、当归身。(中医方剂大辞典)(3)当归身、白芍、熟地、乌梅肉。(中医方剂大辞典)

熟田七粉 shu tian qi fen

【英文名】Shu Tian Qi Fen Powder

【组成】三七。((92)滇卫药准字422第893号)

熟艾丸 shu ai wan

【英文名】Shu Ai Pill

【组成】熟艾、附子、陈橘皮、干姜。(中医方剂大辞典)

熟艾方 shu ai fang

【英文名】Shu Ai Prescription

【组成】艾叶、砒霜、水银、腻粉、硫黄、丹砂、阿魏、附子、雄黄、麝香、猪牙皂荚。(中医方剂大辞典)

熟艾汤 shu ai tang

【英文名】Shu Ai Decoction

【组成】(1)熟艾、松黄、柏叶。(中医方剂大辞典)(2)熟艾、蟹爪、淡竹茹、伏龙肝、蒲黄、当归、干地黄、芍药、桂心、阿胶、茯苓、甘草。(中医方剂大辞典)(3)熟艾。(中医方剂大辞典)(4)熟艾、附子、甘草、干姜、赤石脂、黄连、阿胶。(中医方剂大辞典)

熟地酒 shu di jiu

【英文名】Shu Di Wine

【组成】熟地。(中医方剂大辞典)

熟地添精丹 shu di tian jing dan

【英文名】Shu Di Tian Jing Pellet

【组成】熟地、麦冬、山药、芡实、北五味。(中医方剂大辞典)

熟地黄丸 shu di huang wan

【英文名】Shu Di Huang Pill

【异名】熟干地黄丸(中医方剂大辞典、普济方)

【组成】(1)熟地、决明子、黄连、牛膝、酒黄柏、杞子、菟丝子、柴胡、生地、五味子。(中医方剂大辞典)(2)熟地、柴胡、天门冬、甘草、枳壳、地骨皮、黄连、人参、五味子、防风、当归、生地。(中医方剂大辞典)(3)熟地黄、五味子、枳壳、甘草。(中医方剂大辞典)(4)熟地黄、山茱萸、白芜荑、干姜、代赭石、白芍、厚朴、白僵蚕。(中医方剂大辞典)(5)熟干地黄、牛膝、远志、巴戟、石斛、桂心、车前子、菟丝子、覆盆子、天门冬、何首乌、白茯苓、黄芪、鹿茸、附子、沉香。(中医方剂大辞典)

熟地黄汤 shu di huang tang

【英文名】Shu Di Huang Decoction

【组成】熟地黄、人参、麦门冬、栝楼根、甘草。(中医方剂大辞典)

熟地黄散 shu di huang san

【英文名】Shu Di Huang Powder

【组成】(1)赤石脂、当归、牡蛎、鹿茸、熟干地黄。(中医方剂大辞典)(2)熟干地黄、续断、杜仲、当归、附子、秦艽、故败弩筋。(中医方剂大辞典)(3)熟干地黄、黄芪、人参、当归、芎䓖、白芍药、白茯苓、甘草、桂心、麦门冬、续断。(中医方剂大辞典)(4)熟干地黄、黄芪、麦门冬、黄芩、人参、石膏、芎䓖、当归、白茯苓、甘草。(中医方剂大辞典)(5)熟干地黄、牛膝、干漆、白术、桂心、木香。(中医方剂大辞典)(6)熟干地黄、百合、人参、半夏、白茯苓、黄连、知母。(中医方剂大辞典)

熟地膏 shu di gao

【英文名】Shu Di Ointment

【组成】大熟地。(中医方剂大辞典)

熟附丸 shu fu wan

【英文名】Shu Fu Pill

【组成】大川芎、当归、赤石脂、白龙骨、木贼、熟附子。(中医方剂大辞典)

熟附子汤 shu fu zi tang

【英文名】Shu Fu Zi Decoction

【组成】熟附子、枯矾。(中医方剂大辞典)

熟附汤 shu fu tang

【英文名】Shu Fu Decoction

【组成】熟地、制附子。(中医方剂大辞典)

熟枣汤 shu zao tang

【英文名】Shu Zao Decoction

【异名】熟枣仁汤(中医方剂大辞典、会约)

【组成】酸枣仁。(中医方剂大辞典)

熟料五积散 shu liao wu ji san

【英文名】Shu Liao Wu Ji Powder

【组成】白芷、川芎、芍药、甘草、茯苓、当归、肉桂、陈皮、麻黄、厚朴、干姜、桔梗、枳壳、半夏、苍术。(中医方剂大辞典)

熟蚕豆散 shu can dou san

【英文名】Shu Can Dou Powder

【组成】炒熟蚕豆壳。(中医方剂大辞典)

熟猪肚方 shu zhu du fang

【英文名】Shu Zhu Du Prescription

【组成】木耳、青菜、猪肚。(中医方剂大辞典)

熟铧膏 shu hua gao

【英文名】Shu Hua Plaster

【组成】熟铧。(中医方剂大辞典)

熟寐丸 shu mei wan

【英文名】Shu Mei Pill

【组成】人参、乳香、朱砂、枣仁。(中医方剂大辞典)

熨火汤 yun huo tang

【英文名】Yun Huo Decoction

【组成】赤小豆、葱、白矾、甘草、乳香、芥子、桑根白皮。(中医方剂大辞典)

熨风散 yun feng san

【英文名】Yun Feng Powder

【组成】羌活、防风、白芷、当归、芍药、细辛、芫花、吴茱萸、官桂。(中医方剂大辞典)

熨剂 yun ji

【英文名】Hot Medicated Compresses

【定义】指煅制铁砂与药汁、米醋拌匀,晾干而制成的外用固体药剂。(中药药剂学)

熨顶散 yun ding san

【英文名】Yun Ding Powder

【组成】半夏、川乌、川芎、桂心、细辛、百合、白及、柏子仁、朗黎树根。(中医方剂大辞典)

熨洗蒴藋汤 yun xi shuo diao tang

【英文名】Yun Xi Shuo Diao Decoction

【组成】蒴藋、藜芦、郁金、苦参、白芷、水荭、甘草、桑根白皮、柳枝、苦楝皮、藁本、枳壳、盐末。(中医方剂大辞典)

熨胃丸 yun wei wan

【英文名】Yun Wei Pill

【组成】紫油厚朴、干姜。(中医方剂大辞典)

熨背散 yun bei san

【英文名】Yun Bei Powder

【组成】乌头、细辛、附子、羌活、蜀椒、桂心、芎䓖。(中医方剂大辞典)

熨烙当归散 yun lao dang gui san

【英文名】Yun Lao Dang Gui Powder

【组成】防风、当归、藁本、独活、荆芥穗、顽荆叶。(中医方剂大辞典)

熨烙泥 yun lao ni

【英文名】Yun Lao Ni Plaster

【组成】酒糟、冬青叶、桂枝、合欢皮、生地黄。(中医方剂大辞典)

熨眼药饼子 yun yan yao bing zi

【英文名】Yun Yan Yao Plaster

【异名】熨眼饼子(中医方剂大辞典、圣济总录)

【组成】川大黄、郁金、黄连。(中医方剂大辞典)

熨痛丸 yun tong wan

【英文名】Yun Tong Pill

【组成】雄黄、矾石。(中医方剂大辞典)

熨痛膏 yun tong gao

【英文名】Yun Tong Plaster

【组成】干姜、大麦。(中医方剂大辞典)

璇玑神化散 xuan ji shen hua san

【英文名】Xuan Ji Shen Hua Powder

【组成】南星、文蛤、草乌、黄柏、白及。(中医方剂大辞典)

瘠肥丸 ji fei wan

【英文名】Ji Fei Pill

【组成】川芎、当归、肉桂、沉香、红花、延胡索、香附、蓬莪术、赤芍、青皮。(中医方剂大辞典)

瘫可愈丸 tan ke yu wan

【英文名】Tan Ke Yu Pill

【组成】生黄芪、丹参、仙鹤草、僵蚕、伸筋草、海风藤、青风藤、大黄、鸡血藤、水蛭、白芍。(陕西中医1991,12(10))

瘫复灵注射液 tan fu ling zhu she ye

【英文名】Tan Fu Ling Injection

【组成】葡萄秧。(中草药 1991,22(11))

瘫痪乌龙方 tan huan wu long fang

【英文名】Tan Huan Wu Long Prescription

【组成】川乌、五灵脂。(中医方剂大辞典)

瘫痪复康汤 tan huan fu kang tang

【英文名】Tan Huan Fu Kang Decoction

【组成】何首乌、黄精、杜仲、女贞子、白芍、熟地、葛根、怀牛膝、瓜蒌、胆星、菖蒲、地龙、僵虫、全虫、桑枝、水蛭、莶草、鸡血藤、土元、三七、丹参、炮甲珠。(甘肃中医学院学报 1992,9(4))

瞑眩膏 ming xuan gao

【英文名】Ming Xuan Ointment

【组成】大萝卜。(中医方剂大辞典)

稷香丸 ji xiang wan

【英文名】Ji Xiang Paste Pill

【组成】黄连、青皮、芜荑仁、胡黄连、芦荟、神曲、麦芽、木香、当归、肉豆蔻、使君子、三棱、篷术。(中医方剂大辞典)

稻藁洗方 dao gao xi fang

【英文名】Dao Gao Lotion

【组成】稻藁。(中医方剂大辞典)

稼穑散 jia se san

【英文名】Jia Se Powder

【组成】谷芽、人参、藿香、甘草、陈皮、苍术、栀子、葶苈、豆蔻、苏梗。(中医方剂大辞典)

箭蚛散 jian zhong san

【英文名】Jian Zhong Powder

【组成】竹箭内蛀虫粪屑、坯子胭脂、凌霄花、海螵蛸、麝香。(中医方剂大辞典)

糊丸 hu wan

【英文名】Paste Pills

【定义】指药材细粉以米糊或面糊等为黏合剂制成的丸剂。(中药药剂学)

糊犬 hu quan

【英文名】Hu Quan Medicated Diet

【组成】犬。(中医方剂大辞典)

糊剂 hu ji

【英文名】Paste

【定义】指多量药物细粉与适宜赋形剂制成的糊状制剂。(中药药剂学)

糊药 hu yao

【英文名】Poultice

【组成】苍术、厚朴、陈皮、枳实、山楂、麦芽、六神曲、槟榔、草果、酒药、糊饭、麦饼、糯米饭、鸡内金、甘草。(药品标准－中药成方制剂标准 1996)

聤耳出脓水散 ting er chu nong shui san

【英文名】Ting Er Chu Nong Shui Powder

【组成】矾石、乌贼鱼骨、黄连、龙骨。(中医方剂大辞典)

聤耳流脓药 ting er liu nong yao

【英文名】Ting Er Liu Nong Drug

【组成】龙骨、枯矾、黄丹、元寸。(中医方剂大辞典)

聤耳散 ting er san

【英文名】Ting Er Powder

【组成】(1)鲜鲤鱼脑中枕骨。(中医方剂大辞典)(2)石首鱼枕骨、胭脂、冰片。(中医方剂大辞典)

聪耳丸 cong er wan

【英文名】Cong Er Pill

【组成】细辛。(中医方剂大辞典)

聪耳四物汤 cong er si wu tang

【英文名】Cong Er Si Wu Decoction

【组成】当归、川芎、赤芍、生地黄、石菖蒲、酸枣仁、白芷、木通、枳壳、青皮、荆芥、薄荷、藁本、甘草。(鲁府禁方)

聪耳地黄丸 cong er di huang wan

【英文名】Cong Er Di Huang Honeyed Pill

【组成】六味地黄丸加远志、石菖蒲、牛膝、杏仁。(吴氏医方汇编)

聪耳汤 cong er tang

【英文名】Cong Er Decoction

【组成】(1)当归、白芍、川芎、生地黄、知母、陈皮、乌药、白芷、防风、羌活、独活、细辛、薄荷、蔓荆子、藁本、黄柏。(中医方剂大辞典)(2)柴胡、石膏、知母、黄芩、生地、川芎、南星、黄柏、桔梗、甘草、芍药、枳壳、前胡。(中医方剂大辞典)

聪耳达郁汤 cong er da yu tang

【英文名】Cong Er Da Yu Decoction

【组成】冬桑叶、夏枯草、鲜竹茹、焦山栀、碧玉散、鲜生地、女贞子、生甘草、鲜石菖蒲汁。(中医方剂大辞典)

聪耳抑火汤 cong er yi huo tang

【英文名】Cong Er Yi Huo Decoction

【组成】黄芩、柴胡、当归、香附、花粉、木通、薄荷、枳壳、贝母、菖蒲、甘草、防风、桔梗、黄连。(中医方剂大辞典)

聪耳芦荟丸 cong er lu hui wan

【英文名】Cong Er Lu Hui Paste Pill

【组成】(1)生熟川军、芦荟、青黛、柴胡、龙胆草、黄芩、山栀、当归、青皮、青木香、杜胆星、当门子。(中医方剂大辞典)(2)芦荟、大黄、青黛、柴胡、龙胆、当归、山栀、青皮、黄芩、木香、南星、麝香。(中医方剂大辞典)

聪耳益气汤 cong er yi qi tang

【英文名】Cong Er Yi Qi Decoction

【组成】(1)黄芪、人参、焦术、当归、橘红、升麻、柴胡、防风、石菖蒲、荆芥、荠草。(中医方剂大辞典)(2)人参、白术、白茯苓、甘草、黄芪、当归、防风、荆芥、橘皮、升麻、柴胡、石菖蒲。(中医方剂大辞典)

聪明汤 cong ming tang

【英文名】Cong Ming Decoction

【组成】白茯神、远志肉、石菖蒲。(中医方剂大辞典)

蕊珠丸 rui zhu wan

【英文名】Rui Zhu Pill

【组成】猪心、朱砂、青靛花。(中医方剂大辞典)

蕊珠丹 rui zhu dan

【英文名】Rui Zhu Pellet

【异名】蕊珠丸(中医方剂大辞典、圣济总录)

【组成】辰砂、桃仁、附子、安息香、麝香、阿魏、木香、牛黄。(中医方剂大辞典)

蕊珠汤 rui zhu tang

【英文名】Rui Zhu Decoction

【组成】熟地、生地、麦冬、甘菊花、金银花。(中医方剂大辞典)

蕙草汤 hui cao tang

【英文名】Hui Cao Decoction

【异名】蕙草散(中医方剂大辞典、圣惠)

【组成】蕙草、黄连、当归。(中医方剂大辞典)

蕤仁丸 rui ren wan

【英文名】Rui Ren Pill

【组成】(1)蕤仁、黄连、石决明、元精石。(中医方剂大辞典)(2)蕤仁、兔肝、栀子仁、黄芩、黄连、升麻、决明子、细辛。(中医方剂大辞典)(3)蕤仁、黄连、车前子、人参、麦门冬、青葙子、防风、黄芩、生干地黄、秦艽、羚羊角末、甘草、天门冬、丹参、升麻、苦参、羌活、地肤子、决明子、地骨皮、菊花、玄参。(中医方剂大辞典)(4)蕤仁、地肤子、石决明、人参、细辛、地骨皮、白茯苓、白术、楮实、石胆、空青、防风、熟干地黄、鲤鱼胆、青羊胆。(中医方剂大辞典)(5)蕤仁、决明子、秦皮、车前子、甘菊花、黄连、防风、蓝实、槐子、柴胡、人参、白茯苓、山芋、芎䓖、大黄、甘草。(中医方剂大辞典)(6)蕤仁、芍药、防风、茺蔚子、青葙子、黄芩、黄连、石决明、枳壳、桂。(中医方剂大辞典)

蕤仁洗汤 rui ren xi tang

【英文名】Rui Ren Xi Decoction

【组成】蕤仁、细辛、苦竹叶、黄连。(中医方剂大辞典)

蕤仁洗眼汤 rui ren xi yan tang

【英文名】Rui Ren Xi Yan Decoction

【组成】蕤仁、苦竹叶、细辛。(中医方剂大辞典)

蕤仁点眼方 rui ren dian yan fang

【英文名】Rui Ren Dian Yan Prescription

【组成】蕤仁、腻粉、青盐。(中医方剂大辞典)

蕤仁散 rui ren san

【英文名】Rui Ren Powder

【组成】(1)蕤仁、羌活、天麻、槐子、山栀子、黄芩、黄连、菊花。(中医方剂大辞典)(2)蕤仁、甘草、黄芩、枳壳、地肤子。(中医方剂大辞典)(3)蕤仁、赤茯苓、秦艽、柴胡、川大黄、枳壳、车前子、青葙子、赤芍药。(中医方剂大辞典)(4)蕤仁、决明子、黄连、柴胡、葳蕤、川大黄、黄芪、甘草。(中医方剂大辞典)(5)古文钱、蕤仁、黄连、黄柏。(中医方剂大辞典)(6)蕤仁、黄芩、栀子仁、黄连、秦皮、犀角屑、甘草。(中医方剂大辞典)(7)蕤仁、漏芦、黄芩、犀角屑、连翘、川升麻、甘草、川大黄、栀子仁、枳实。(中医方剂大辞典)(8)蕤仁、黄芩、栀子仁、黄连、黄柏皮、川升麻、甘草。(中医方剂大辞典)

蕤仁煎 rui ren jian

【英文名】Rui Ren Decoction

【组成】(1)蕤仁、黄连。(中医方剂大辞典)(2)蕤仁、黄丹、井盐、黄连、龙脑、麝香、蜜。(中医方剂大辞典)(3)蕤仁、青盐、黄连。(中医方剂大辞典)

蕤仁膏 rui ren gao

【英文名】Rui Ren Plaster

【异名】蕤仁散(中医方剂大辞典、圣济总录)

【组成】(1)蕤仁、胡黄连、鸡子。(中医方剂大辞典)(2)蕤仁、丹砂、青钱、斗子盐、盐绿。(中医方剂大辞典)(3)蕤仁、铅丹、井盐、石胆、黄连、龙脑、麝香、蜜。(中医方剂大辞典)(4)蕤仁、胡粉、黄连、龙脑、腻粉、贝齿、真牛乳。(中医方剂大辞典)(5)蕤仁、白龙脑、腻粉、黄连、胡粉、紫贝、牛酥。(中医方剂大辞典)(6)蕤仁、腻粉、胡粉、青盐。(中医方剂大辞典)(7)蕤仁、腻粉、龙脑。(中医方剂大辞典)(8)蕤仁、石胆、腻粉、黄蜡。(中医方剂大辞典)(9)蕤仁霜、朱砂、黄丹、硼砂、冰片、麝香。(中医方剂大辞典)(10)蕤仁。(中医方剂大辞典)(11)蕤仁、脑子。(中医方剂大辞典)(12)净蕤仁、硼砂、片脑、熊胆。(中医方剂大辞典)(13)蕤仁、硼砂、麝香。(中医方剂大辞典)(14)蕤仁、青盐、脑子、腊月猪脂、熊胆。(中医方剂大辞典)(15)蕤仁、马蹄决明、黄连、黄柏。(中医方剂大辞典)(16)蕤仁、杏仁、腻粉、龙脑。(中医方剂大辞典)

蕲艾汤 qi ai tang

【英文名】Qi Ai Decoction

【组成】蕲艾、薄荷、菊花、南星、全蝎、细辛、麝香。(中医方剂大辞典)

蕲艾膏 qi ai gao

【英文名】Qi Ai Plaster

【组成】蕲艾、川椒、水粉、黄丹、轻粉。(中医方剂大辞典)

蕲蛇风湿酒 qi she feng shi jiu

【英文名】Qi She Feng Shi Wine

【组成】蕲蛇、桑枝、熟地黄、淫羊藿、侧柏叶、称钩风、马尾松根、白芍、当归、大血藤、麻口皮子药、石南藤、桂枝、杜仲、续断、木瓜、川牛膝、甘草、狗脊。(药品标准-中药成方制剂标准 1990)

蕲蛇药酒 qi she yao jiu

【英文名】Qi She Wine

【组成】蕲蛇、防风、当归、红花、羌活、秦艽、香加皮。(药品标准-中药成方制剂标准 1991)

蕲蛇追风酒 qi she zhui feng jiu

【英文名】Qi She Zhui Feng Wine

【组成】蕲蛇、豹骨、杜仲、当归、枸杞子、首乌、川乌、续断、桂枝、甘松、威灵仙、党参、白术、松节、狗脊、地枫皮、龟板、细辛、仙茅、羌活、穿山甲、黄芪、鳖甲、独活、附片、五加皮、草乌、秦艽、甘草、木瓜、称钩风、川芎。(药品标准-中药成方制剂标准 1997)

蕲蛇酒 qi she jiu

【英文名】Qi She Wine

【组成】(1)生黄芪、当归、白术、茯苓、防风、羌活、荆芥穗、红花、生甘草、银花、蝉蜕、白蒺藜、苦参、白花蛇。(中医方剂大辞典)(2)蕲蛇、羌活、归身、天麻、秦艽、五加皮、防风。(中医方剂大辞典)(3)蕲蛇、生地、黄柏、苦参、丹参、菊花、银花、丹皮、赤芍、当归、枸杞子、蔓荆子、赤茯苓、萆薢、百部、秦艽、独活、威灵仙、桑枝。(中医方剂大辞典)

蕲蛇酿 qi she niang

【英文名】Qi She Wine

【组成】真蕲蛇、地龙、当归、川芎、赤芍药、天门冬、苍术、木鳖子、细辛、白芷、荆芥穗、蔓荆子、甘菊花、石菖蒲、威灵仙、何首乌、明天麻、胡麻、草乌、白蒺藜、炙甘草、紫参、沙参、苦参、木贼草、定风草、不灰木、烧酒。(中医方剂大辞典)

虢丹膏 guo dan gao

【英文名】Guo Dan Unguentum

【组成】虢丹、巴豆、麻黄、竹付、柳条。(中医方剂大辞典)

蝌蚪拔毒散 ke dou ba du san

【英文名】Ke Dou Ba Du Powder

【组成】寒水石、净皮硝、川大黄、虾蟆子。(中医方剂大辞典)

蝎乌汤 xie wu tang

【英文名】Xie Wu Decoction

【组成】川乌、全蝎。(中医方剂大辞典)

蝎乌散 xie wu san

【英文名】Xie Wu Powder

【组成】全蝎、天麻、苍术、草乌、黑附子。(中医方剂大辞典)

蝎红散 xie hong san

【英文名】Xie Hong Powder

【组成】南星、全蝎、朱砂、腻粉、脑子。(中医方剂大辞典)

蝎尾散 xie wei san

【英文名】Xie Wei Powder

【组成】(1)茯苓、蝎尾、飞罗面、朱砂、山药、麝香、甘草。(中医方剂大辞典)(2)蝎尾、白附、黑铅、水银、附子尖、半夏、天南星底、乌头尖。(中医方剂大辞典)

蝎附丸 xie fu wan

【英文名】Xie Fu Pill

【组成】大附子、全蝎、钟乳粉。(中医方剂大辞典)

蝎附散 xie fu san

【英文名】Xie Fu Powder

【组成】(1)南星、附子。(中医方剂大辞典)(2)小附子、生草乌头、苍术、牛膝、川芎、当归、天麻、防己、白芷、黄芪、全蝎。(中医方剂大辞典)(3)全蝎、附子、南星、白附子、木香。(中医方剂大辞典)(4)附子、川乌、麻黄、僵蚕、南星、防风、雄黄、朱砂、全蝎、白芷、藁本。(中医方剂大辞典)(5)全蝎、人参、白术、附子、梓朴。(中医方剂大辞典)(6)姜粉、附子尖、全蝎、薄荷、青黛、鹅不食草。(中医方剂大辞典)(7)天南星、附子、白附子、全蝎、辰砂、代赭石。(中医方剂大辞典)(8)附子底、蜈蚣头、川乌头尖、蝎梢。(中医方剂大辞典)(9)大附子、大全蝎、大白附子、天麻。(中医方剂大辞典)

蝎虎丹 xie hu dan

【英文名】Xie Hu Pellet

【组成】干蝎虎、蜗牛壳、婖花、兰香根、水磨雄黄、麝香、龙脑。(中医方剂大辞典)

蝎虎散 xie hu san

【英文名】Xie Hu Powder

【组成】褐色生蝎。(中医方剂大辞典)

蝎星丸 xie xing wan

【英文名】Xie Xing Pill

【组成】全蝎、南星、白附子、僵蚕、白矾。(中医方剂大辞典)

蝎倍散 xie bei san

【英文名】Xie Bei Powder

【组成】五倍子、全蝎、白矾。(中医方剂大辞典)

蝎梢丸 xie shao wan

【英文名】Xie Shao Pill

【组成】(1)全蝎、白附子、半夏、通明硫黄。(中医方剂大辞典)(2)全蝎、延胡索、牡丹皮、川楝子、当归、茴香。(中医方剂大辞典)(3)黑铅、轻粉、粉霜、天南星、木香、白丁香、青黛、全蝎、乳香、巴豆霜、滑石、麝香、脑子。(中医方剂大辞典)(4)蝎梢、朱砂、僵蚕、天麻、芎䓖、羌活、半夏、当归、胆星、麝。(中医方剂大辞典)(5)蝎梢、半夏、丁香、朱砂、白附子。(中医方剂大辞典)(6)蝎梢、天麻、附子、木香、蓬莪术、青黛、丹砂、麝香、腻粉。(中医方剂大辞典)(7)蝎梢、白附子、天南星、夜明砂、白僵蚕、腻粉、青黛、龙脑、麝香。(中医方剂大辞典)

蝎梢半夏丸 xie shao ban xia wan

【英文名】Xie Shao Ban Xia Pill

【组成】蝎梢、白僵蚕、天南星、半夏、明天麻、川独活、白花蛇、川芎、南青皮、紫苏叶、拣木香、防风。(中医方剂大辞典)

蝎梢挺子 xie shao ting zi

【英文名】Xie Shao Plaster

【组成】川山甲、蝎梢、麝香。(中医方剂大辞典)

蝎梢饼 xie shao bing

【英文名】Xie Shao Lozenges

【组成】蜈蚣、蝎梢、乳香、白花蛇、朱砂、南星、僵蚕、麝香。(中医方剂大辞典)

蝎梢饼子 xie shao bing zi

【英文名】Xie Shao Plaster

【异名】乳麝丸(中医方剂大辞典、直指小儿)

【组成】全蜈蚣、蝎梢、麝香、白花蛇肉、乳香、朱砂、天南星、白僵蚕。(中医方剂大辞典)

蝎梢散 xie shao san

【英文名】Xie Shao Powder

【组成】(1)蝎梢。(中医方剂大辞典)(2)全蝎、甘草、川芎、麻黄、防风、薄荷叶。(中医方剂大辞典)(3)白芷、当归身、柴胡、桂枝、升麻、防风、藁本、黄芪、羌活、草豆蔻皮、麻黄、蝎梢、羊胫骨灰。(中医方剂大辞典)(4)蝎梢、白僵蚕。(中医方剂大辞典)(5)蝎梢、朴硝。(中医方剂大辞典)(6)人参、僵蚕、全蝎、辰砂、麝。(中医方剂大辞典)(7)蝎梢、乌头尖、半夏、丹砂、附子。(中医方剂大辞典)(8)胡椒、蝎尾。(中医方剂大辞典)

蝎梢膏 xie shao gao

【英文名】Xie Shao Ointment

【组成】(1)蝎梢。(中医方剂大辞典)(2)全蝎、地龙、土狗、五倍子。(中医方剂大辞典)(3)蝎梢、淡豆豉、巴豆。(中医方剂大辞典)

蝎蚣散 xie gong san

【英文名】Xie Gong Powder

【组成】(1)全蝎、蜈蚣。(中医方剂大辞典)(2)全蝎、蜈蚣、木香。(中医方剂大辞典)

蝎蝥膏 xie mao gao

【英文名】Xie Mao Plaster

【组成】全蝎、斑蝥、巴豆肉、香油。(中医方剂大辞典)

蝎蝥南星散 xie mao nan xing san

【英文名】Xie Mao Nan Xing Powder

【组成】荜茇、半夏、南星、白矾、雄黄。(中医方剂大辞典)

蝎霜散 xie shuang san

【英文名】Xie Shuang Powder

【组成】全蝎、粉霜、轻粉。(中医方剂大辞典)

蝎麝白丸子 xie she bai wan zi

【英文名】Xie She Bai Paste Pill

【组成】半夏、川乌、白附子、天南星、天麻、全蝎、防风、生麝香。(中医方剂大辞典)

蝎麝散 xie she san

【英文名】Xie She Powder

【组成】全蝎。(中医方剂大辞典)

蝙蝠消血散 bian fu xiao xue san

【英文名】Bian Fu Xiao Xue Powder

【组成】蝙蝠。(中医方剂大辞典)

蝙蝠散 bian fu san

【英文名】Bian Fu Powder

【组成】(1)大蝙蝠、朱砂。(中医方剂大辞典)(2)蝙蝠肝、石膏、黄丹、石决明、白蒺藜。(中医方剂大辞典)(3)蝙蝠、猫头。(中医方剂大辞典)

蝙蝠粪涂方 bian fu fen tu fang

【英文名】Bian Fu Fen Liniment

【组成】蝙蝠粪。(中医方剂大辞典)

蝣蜒丸 you yan wan

【英文名】You Yan Pill

【组成】蝣蜒虫。(中医方剂大辞典)

蝮蛇头丸 fu she tou wan

【英文名】Fu She Tou Honeyed Pill

【组成】蝮蛇头、猬皮、魁蛤、蛴螬、水蛭、虻虫、葛上亭长、蜈蚣、大蜘蛛、蛰虫、雷丸、附子、水银、丹砂、消石、大黄、桂、滑石、甘遂、射罔、石膏、蜀椒、芒硝、巴豆、龙骨、矾石、黄连、鲮鲤甲。(中医方剂大辞典)

蝮蛇地丁酒 fu she di ding jiu

【英文名】Fu She Di Ding Wine

【组成】蝮蛇、紫花地丁。(中医方剂大辞典)

蝮蛇抗栓酶 fu she kang shuan mei

【英文名】Fu She Kang Shuan Mei Injection

【组成】蝮蛇。(陕西中医 1988,9(9))

蝮蛇酒 fu she jiu

【英文名】Fu She Wine

【组成】活蝮蛇。(本草纲目)

蝴蝶散 hu die san

【英文名】Hu Die Powder

【组成】矾蝴蝶、密陀僧。(中医方剂大辞典)

蝼蛄散 lou gu san

【英文名】Lou Gu Powder

【组成】(1)蝼蛄、五倍子。(中医方剂大辞典)(2)蝼蛄、麝香。(中医方剂大辞典)(3)蝼蛄脑。(中医方剂大辞典)

蝼蛄膏 lou gu gao

【英文名】Lou Gu Plaster

【组成】蝼蛄、蝇。(中医方剂大辞典)

蝼蛄麝香散 lou gu she xiang san

【英文名】Lou Gu She Xiang Powder

【组成】蝼蛄。(中医方剂大辞典)

豌豆汤 wan dou tang

【英文名】Wan Dou Decoction

【组成】豌豆。(中医方剂大辞典)

豌豆香薷散 wan dou xiang ru san

【英文名】Wan Dou Xiang Ru Powder

【组成】豌豆、香薷。(圣惠)

豫固丸 yu gu wan

【英文名】Yu Gu Pill

【异名】预固丸(中医方剂大辞典、奇效良方)

【组成】丹砂、雄黄、鬼臼、阿魏。(中医方剂大辞典)

豫知散 yu zhi san

【英文名】Yu Zhi Powder

【组成】龙骨、虎骨、远志。(中医方剂大辞典)

赭石五芡汤 zhe shi wu qian tang

【英文名】Zhe Shi Wu Qian Decoction

【组成】赭石、五倍子、芡实。(实用中医内科杂志 1990,4(2))

赭石止恶汤 zhe shi zhi e tang

【英文名】Zhe Shi Zhi E Decoction

【组成】赭石、党参、白术、陈皮、藿香、黄芩、生姜、大枣。(山东中医杂志 1993,12(3))

赭石挨癖丸 zhe shi ai pi wan

【英文名】Zhe Shi Ai Pi Paste Pill

【组成】赭石、青皮、莪术、木香、肉桂、巴豆霜、大黄。(中医方剂大辞典)

赭椒汤 zhe jiao tang

【英文名】Zhe Jiao Decoction

【组成】代赭石、蜀椒、姜半夏、白术、细辛。(陕西中医 1993,14(6))

赭遂攻结汤 zhe sui gong jie tang

【英文名】Zhe Sui Gong Jie Decoction

【组成】生赭石、朴硝、干姜、甘遂。(中医方剂大辞典)

踯躅丸 zhi zhu wan

【英文名】Zhi Zhu Honeyed Pill

【组成】(1)踯躅花、干蝎、乌头、地龙。(中医方剂大辞典)(2)踯躅花、天麻、羌活、汉防己、干蝎、白僵蚕、

天南星、白附子、蝉壳、蜣螂、朱砂、金箔、银箔。(中医方剂大辞典)

踯躅花丸 zhi zhu hua wan

【英文名】Zhi Zhu Hua Pill

【组成】踯躅花、天南星。(中医方剂大辞典)

踯躅花油 zhi zhu hua you

【英文名】Zhi Zhu Hua Oil

【组成】踯躅花根。(中医方剂大辞典)

踯躅花涂洗方 zhi zhu hua tu xi fang

【英文名】Zhi Zhu Hua Lotion

【组成】踯躅花。(中医方剂大辞典)

踯躅散 zhi zhu san

【英文名】Zhi Zhu Powder

【组成】(1)踯躅花、白花蛇肉、天雄、甘菊花、天麻、肉桂、藁本、细辛、羌活、秦艽、防风、羚羊角屑、甘草。(中医方剂大辞典)(2)羊踯躅、干姜、藜芦、附子、巴豆、野葛皮、肉桂、丹砂、雄黄、蜈蚣。(中医方剂大辞典)

踯躅摩风膏 zhi zhu mo feng gao

【英文名】Zhi Zhu Mo Feng Plaster

【组成】踯躅花、羌活、防风、芎䓖、杏仁、细辛、当归、白蔹、白及、白芷、丹参、苦参、玄参、桂心、附子、川乌头、皂荚、汉椒、莽草、川大黄。(中医方剂大辞典)

辘轳丹 lu lu dan

【英文名】Lu Lu Pellet

【组成】细辛、川芎、黄芪、防风、金毛狗脊、菖蒲、独活、丹皮、牛膝、米仁、山药、苍耳实、当归、巴戟、秦艽、藁本、漏芦、牛蒡、天麻、虎骨、萎蕤。(中医方剂大辞典)

醇醨汤 chun li tang

【英文名】Chun Li Decoction

【组成】(1)生姜、乌梅、甘草、桂心、常山、蘘荷根。(中医方剂大辞典)(2)大黄、甘草、常山。(中医方剂大辞典)

醉乡宝屑 zui xiang bao xie

【英文名】Zui Xiang Bao Xie

【组成】(1)陈皮、缩砂、红豆、甘草、生姜、丁香、槟榔、白豆蔻仁。(中医方剂大辞典)(2)陈皮、缩砂、红豆、甘草、生姜、盐、丁香、白豆蔻仁。(中医方剂大辞典)

醉仙丹 zui xian dan

【英文名】Zui Xian Pellet

【组成】麻黄、南星、大附子、地龙。(中医方剂大辞典)

醉仙汤 zui xian tang

【英文名】Zui Xian Decoction

【组成】羌活、防风、柴胡、苍术、白芷、川芎、当归、生地、黄柏、牛膝、杜仲、香附、白茯苓。(中医方剂大辞典)

醉仙散 zui xian san

【英文名】Zui Xian Powder

【异名】醉仙丹(中医方剂大辞典、景岳全书)

【组成】胡麻子、牛蒡子、枸杞子、蔓荆子、苦参、瓜蒌根、防风、白蒺藜。(中医方剂大辞典)

醉头风饼儿 zui tou feng bing er

【英文名】Zui Tou Feng Bing Er

【组成】僵蚕、天南星。(中医方剂大辞典)

醉红散 zui hong san

【英文名】Zui Hong Powder

【组成】(1)蔓陀罗花、朱砂、乳香、天南星。(中医方剂大辞典)(2)天南星、蜈蚣、白僵蚕、全蝎、天仙子、朱砂、紫菀、杏仁、龙骨、防风、龙胆草、蝉衣、百合、牛黄、白芷、麝香、升麻、大黄、酥、蜜。(中医方剂大辞典)(3)蜈蚣、白僵蚕、全蝎、香白芷、朱砂、天仙子、曼陀罗花、天南星。(中医方剂大辞典)

醉翁仙方 zui weng xian fang

【英文名】Zui Weng Xian Prescription

【组成】白头翁。(中医方剂大辞典)

醋大黄散 cu dai huang san

【英文名】Cu Dai Huang Powder

【组成】大黄。(实用中西医结合杂志 1992,5(10))

醋石榴子方 cu shi liu zi fang

【英文名】Cu Shi Liu Zi Formula

【组成】酸石榴、冬消梨、羌活、犀角屑、防风、干薄荷叶、茺蔚子、白附子、苦参、人参、乌喙。(中医方剂大辞典)

醋石榴饮子 cu shi liu yin zi

【英文名】Cu Shi Liu Drink

【组成】醋石榴皮、生姜、青州枣、黑豆。(中医方剂大辞典)

醋石榴煎 cu shi liu jian

【英文名】Cu Shi Liu Decoction

【组成】醋石榴皮、防风、羌活、桂心、白术、赤箭、附子、赤茯苓、牛膝、赤芍药、枳壳、山茱萸、羚羊角屑。(中医方剂大辞典)

醋附方 cu fu fang

【英文名】Cu Fu Prescription

【组成】附子。(中医方剂大辞典)

醋鸡子 cu ji zi

【英文名】Cu Ji Zi Decoction

【组成】酽醋、生鸡子。(中医方剂大辞典)

醋制香附丸 cu zhi xiang fu wan

【英文名】Cu Zhi Xiang Fu Pill

【组成】香附、益母草、当归、熟地黄、白芍、柴胡、川芎、延胡索、乌药、红花、干漆、三棱、莪术、艾叶、牡丹

皮、丹参、乌梅。(药品标准 - 中药成方制剂标准 1991)

醋泡方 cu pao fang

【英文名】Cu Pao Prescription

【组成】荆芥、防风、红花、地骨皮、皂角刺、大枫子、明矾。(中医方剂大辞典)

醋酒白丸子 cu jiu bai wan zi

【英文名】Cu Jiu Bai Pill

【组成】半夏、人参、桔梗、附子、干姜。(中医方剂大辞典)

醋黄散 cu huang san

【英文名】Cu Huang Powder

【组成】大黄、郁金子、降香、三七、当归、牛膝。(中医方剂大辞典)

醋煮三棱丸 cu zhu san leng wan

【英文名】Cu Zhu San Leng Paste Pill

【组成】川芎、京三棱、大黄。(中医方剂大辞典)

醋煮香附丸 cu zhu xiang fu wan

【英文名】Cu Zhu Xiang Fu Paste Pill

【异名】醋附丸(中医方剂大辞典、校注妇人良方)

【组成】大香附子。(中医方剂大辞典)

醋煮散 cu zhu san

【英文名】Cu Zhu Powder

【异名】醋煎散(中医方剂大辞典、张氏医通)

【组成】三棱、莪术、官桂、赤芍、香附、甘草、乌药。(中医方剂大辞典)

醋煎丸 cu jian wan

【英文名】Cu Jian Pill

【组成】高良姜、干姜、附子、金毛狗脊。(中医方剂大辞典)

醋煎散 cu jian san

【英文名】Cu Jian Powder

【组成】高良姜、当归、肉桂、白芍药、陈橘皮、乌药。(中医方剂大辞典)

醋鳖丸 cu bie wan

【英文名】Cu Bie Paste Pill

【组成】鳖甲、诃黎勒皮、干姜。(中医方剂大辞典)

镇元丸 zhen yuan wan

【英文名】Zhen Yuan Paste Pill

【组成】水银、黑锡、辰砂。(中医方剂大辞典)

镇元饮 zhen yuan yin

【英文名】Zhen Yuan Drink

【组成】人参、当归、白术、黄芪、五味子、山茱萸、肉苁蓉、麦门冬、黄柏、生地、莲肉。(中医方剂大辞典)

镇心丸 zhen xin wan

【英文名】Zhen Xin Honeyed Pill

【异名】牛黄丸(中医方剂大辞典、圣济总录)

【组成】(1)银箔、水银、黑锡、龙齿、人参、远志、麝香、丹砂、犀角、牛黄、虎睛。(中医方剂大辞典)(2)辰砂、桂、远志、人参、茯苓、麦门冬、石菖蒲、干地黄。(中医方剂大辞典)(3)牛黄、铅霜、天竹黄、朱砂、龙齿、远志、生干地黄、松脂、铁粉、犀角屑、人参、茯神、麦门冬、金箔。(中医方剂大辞典)(4)朱砂、乳香、白芥子。(中医方剂大辞典)(5)金银箔、牛黄、茯神、铁粉、龙脑、防葵、人参、雄黄、朱砂、犀角、大黄、龙齿。(中医方剂大辞典)(6)金箔、银箔、水银、牛黄、川大黄、远志、防葵、汉防己、白蔹、铁粉、紫石英、真珠末、雄黄、人参、白芍药、茯神。(中医方剂大辞典)(7)牛黄、犀角屑、金箔、银箔、川大黄、茯神、子芩、马牙硝、麝香、朱砂、天竺黄、龙齿。(中医方剂大辞典)(8)铁精、人参、茯神、龙齿、金箔、铅霜、银箔、紫菀、麦门冬、甘草、黄芩、生干地黄。(中医方剂大辞典)(9)虎睛、金箔、银箔、朱砂、茯神、羚羊角屑、远志、人参、麦门冬、蒲黄。(中医方剂大辞典)(10)紫石英、朱砂、白石英、龙齿、人参、细辛、赤箭、天门冬、干熟地黄、白茯苓、犀角屑、沙参、菖蒲、防风、远志。(中医方剂大辞典)(11)犀角屑、天竺黄、朱砂、铅霜、牛黄、龙齿、金箔、人参、茯神、远志、生干地黄、龙胆、铁粉。(中医方剂大辞典)(12)人参、桂心、蜀椒、茯苓、附子、细辛、干姜、半夏、牛黄、桔梗、白薇、防葵。(中医方剂大辞典)(13)茯神、人参、龙齿、升麻、石膏、黄芩、茯苓、麦门冬、银箔、虎睛、枳实、白蔹、玄参、芍药、葳蕤、甘草、生姜。(中医方剂大辞典)(14)秦艽、柏实、当归、干漆、白蔹、杏仁、芎䓖、泽泻、干地黄、防风、人参、甘草、白术、薯蓣、茯苓、干姜、麦门冬、前胡。(中医方剂大辞典)(15)防风、人参、龙齿、芎䓖、铁精、当归、干地黄、黄芪、麦门冬、柏子仁、桂心、远志、白鲜皮、白术、雄黄、菖蒲、茯苓、桔梗、干姜、光明砂、钟乳。(中医方剂大辞典)(16)紫石英、茯苓、菖蒲、苁蓉、远志、大黄、大豆卷、麦门冬、当归、细辛、卷柏、干姜、防风、人参、泽泻、秦艽、丹参、石膏、芍药、柏子仁、乌头、桂心、桔梗、甘草、薯蓣、白蔹、铁精、银屑、前胡、牛黄、白术、半夏、干地黄、䗪虫、大枣。(中医方剂大辞典)(17)银屑、水银、牛黄、大黄、茯苓、茯神、远志、防己、白蔹、雄黄、人参、芍药、防葵、铁精、紫石英、真朱。(中医方剂大辞典)(18)银屑、牛黄、丹砂、甘草、麦门冬、远志、防葵、人参、防风、细辛、茯神、椒、附子、紫石英、桂心、干姜、菖蒲、紫菀。(中医方剂大辞典)(19)熟地、枣仁、茯神、人参、麦冬、五味、天冬、山药、远志、龙齿、肉桂、朱砂。(中医方剂大辞典)(20)牛黄、生地、当归身、远志肉、茯神、金箔、石菖蒲、川黄连、辰砂。(中医方剂大辞典)(21)羚羊角、人参、白茯苓、远志、山药、款冬花、防风、玄参、柴胡、知母、麦冬、熟地。(中医方剂大辞典)(22)远志、雄黄、铁粉、琥珀、辰砂、麝香。(中医方剂大辞典)(23)朱砂、龙齿、牛黄、铁粉、琥珀、人参、茯神、防风、全蝎。(中医方剂大辞典)(24)桔梗、山药、山栀、甘草。(中医方剂大辞典)(25)丁香、天竺黄、石膏、生犀、牛黄。(中医方剂大辞典)(26)乌鸟屎、京香墨、虎睛、麻黄、豆豉、牛黄、黄蜡、麝香、珍珠、地龙、干蝎、南星、防风、白鲜皮、猢狲骨、朱砂、风化硝。(中医方剂大辞典)(27)川大黄、车前子、乱发灰。(中医方剂大辞典)(28)银液、川芎、藁本、人参、细辛、石决明、远志、黑参。(中医方剂大辞典)(29)石决明、人参、茯苓、大黄、远志、细辛、干山药、防风。(中医方剂大辞典)(30)益智仁、龙骨、牡蛎粉、茯神、龙齿。(中医方剂大辞典)(31)叶子青、朱砂、麝香、磨刀石。(中医方剂大辞典)(32)大附子。(中医方剂大辞典)(33)人参、茯苓、甘草、山药、紫河车、朱砂、麝香、龙脑、牙硝。(中医方剂大辞典)(34)半夏、硼砂、朱砂。(中医方剂大辞典)(35)朱砂、犀角、升麻、大黄。(中医方剂大辞典)(36)朱砂、雄黄、全蝎、麝香、龙脑、巴豆。(中医方剂大辞典)(37)朱砂、白附子、白僵蚕、蝉蜕、茯神、全蝎、片脑、麝香。(中医方剂大辞典)(38)朱砂、铁粉、天竺黄、钓藤、麝。(中医方剂大辞典)(39)甜消、人参、甘草、寒水石、干山药、白茯苓、朱砂、龙脑、麝香。(中医方剂大辞典)(40)朱砂、龙齿、牛黄、铁粉、琥珀、人参、茯苓、防风、全蝎。(中医方剂大辞典)(41)银箔、蜣螂、大黄、丹砂、升麻、黄芩、犀角、山栀子仁、龙齿、麦门冬、铁粉。(中医方剂大辞典)(42)人参末、白茯苓、山芋、凝水石、寒食面、甘草、麝香、龙脑、甜消、丹砂。(中医方剂大辞典)(43)远志、人参、赤茯苓、柏子仁、细辛、茺蔚子、山芋、车前子。(中医方剂大辞典)(44)紫石英、丹砂、雄黄、白茯苓、茯神、银屑、菖蒲、桔梗、人参、干姜、远志、甘草、防风、防己、当归、桂、铁精、细辛。(中医方剂大辞典)(45)黄芩、大黄、荆芥穗、鸡苏、甘草、芍药、山栀子。(中医方剂大辞典)(46)丹砂、铁粉、远志、人参、茯神、牛黄、龙脑、虎睛、琥珀、金箔、银箔。(中医方剂大辞典)(47)丹砂、人参、甘草、黄芩、栝楼根、凝水石、牛黄、犀角、知母、龙脑。(中医方剂大辞典)(48)茯神、人参、甘草、龙齿、升麻、枳壳、银箔、麦门冬。(中医方剂大辞典)(49)干漆、人参、黄芪、萆薢、麝香、丹砂。(中医方剂大辞典)(50)远志、铁精、杏仁、芎䓖、麦门冬、牡蛎、龙齿、白茯苓、防风、当归、人参、鬼臼、白术、生干地黄、丹参、桔梗、甘草、紫菀、卷柏、山茱萸、桂、干姜、防己、白蔹、羚羊角、牛黄、麝香、银箔、虎睛。(中医方剂大辞典)(51)紫石英、丹砂、茯神、银屑、雄黄、菖蒲、人参、桔梗、干姜、远志、甘草、当归、桂、防风、细辛、铁精、防己。(中医方剂大辞典)

镇心大牛黄丸 zhen xin da niu huang wan

【英文名】Zhen Xin Da Niu Huang Honeyed Pill

【组成】牛黄、真珠、琥珀、朱砂、麝香、天竺黄、石膏、龙齿、雄黄、马牙硝、铁粉、天门冬、龙胆、防风、升麻、人参、黄芩、甘草、茯神、菖蒲、远志、露蜂房、秦艽、知母、犀角、钩藤、川大黄、金箔、银箔、麦门冬。(中医方剂大辞典)

镇心丹 zhen xin dan

【英文名】Zhen Xin Pellet

【组成】(1)人参、白芍、丹砂、铁落、天花粉、山药、远志、枣仁、茯苓。(中医方剂大辞典)(2)芒硝、人参、甘草、白茯神、干山药、麝香、金箔、朱砂、寒水石。(中医方剂大辞典)(3)好辰砂。(中医方剂大辞典)(4)远志、熟地黄、新罗人参、木鳖子、白术、麦门冬、当归、石菖蒲、石莲肉、黄芪、茯神、柏子仁、茯苓、益智仁、朱砂。(中医方剂大辞典)(5)人参、茯神、绵黄芪、当归、酸枣仁、菖蒲、熟干地黄、柏子仁、肉苁蓉、远志、五味子、朱砂。(中医方剂大辞典)(6)苁蓉、牛膝、兔丝子、五味子、人参、山药、鹿角霜、远志、龙齿、黄芪、茯苓、石菖蒲、茯神。(中医方剂大辞典)(7)铁粉、蛇黄、代赭石、马屁勃、麝香。(中医方剂大辞典)(8)黄芪、干熟地黄、五味子、柏子仁、远志、白茯神、人参、酸枣仁、朱砂。(中医方剂大辞典)(9)光明辰砂、白矾。(中医方剂大辞典)(10)熟地黄、远志、茯苓、柏子仁、白术、人参、菖蒲、麦门冬、酸枣仁、木通、百部、贝母、茯神、甘草、朱砂、天门冬、赤石脂心、防风、桂、枣仁。(中医方剂大辞典)

镇心化痰丸 zhen xin hua tan wan

【英文名】Zhen Xin Hua Tan Pill

【组成】南星、半夏、白矾、白附子、杏仁、铁孕粉、巴豆、铅白霜。(中医方剂大辞典)

镇心牛黄丸 zhen xin niu huang wan

【英文名】Zhen Xin Niu Huang Honeyed Pill

【异名】牛黄丸(中医方剂大辞典、圣济总录)

【组成】牛黄、紫菀、菖蒲、防风、人参、细辛、蜀椒、茯神、附子、紫石英、防葵、铁精、桂、干姜、丹参、远志、麦门冬、甘草。(中医方剂大辞典)

镇心安神丸 zhen xin an shen wan

【英文名】Zhen Xin An Shen Pill

【组成】朱砂、黄连、甘草、当归、生龙齿、茯苓、熟地黄、地黄、黄芪、远志、柏子仁、酸枣仁。(药品标准－中药成方制剂标准 1995)

镇心安神丹 zhen xin an shen dan

【英文名】Zhen Xin An Shen Pellet

【组成】防风、天麻、人参、天竺黄、白附子、僵蚕、全蝎、朱砂、牛黄、麝香。(中医方剂大辞典)

镇心安神汤 zhen xin an shen tang

【英文名】Zhen Xin An Shen Decoction

【组成】生龙骨、生牡蛎、土茯苓、紫丹参、炒枣仁、合欢皮、夜交藤。(江苏中医杂志 1984,5(6))

镇心当归汤 zhen xin dang gui tang

【英文名】Zhen Xin Dang Gui Decoction

【组成】当归、羚羊角、龙齿、茯神、人参、防风、芎䓖、杏仁、半夏、生姜、桔梗、石膏、防己、桂。(中医方剂大辞典)

镇心朱砂丸 zhen xin zhu sha wan

【英文名】Zhen Xin Zhu Sha Honeyed Pill

【组成】朱砂、龙脑、牛黄、龙齿、天竹黄、虎眼、蛇骨皮、紫石英、白僵蚕、马牙硝、金箔、银箔、赤箭、当归、蔓荆子、麝香、犀角屑、远志、铅霜、人参、茯神、麦门冬、独活、甘菊花、防风、子芩、甘草。(中医方剂大辞典)

镇心汤 zhen xin tang

【英文名】Zhen Xin Decoction

【组成】(1)当归、川芎、生地黄、片芩、黄连、栀子仁、酸枣仁、远志、麦门冬、白芍。(中医方剂大辞典)(2)人参、茯苓、石菖蒲、远志、木香、丁香、甘草、干姜、大枣。(中医方剂大辞典)(3)茯神、半夏、生姜、羚羊角、当归、人参、防风、芎䓖、杏仁、桔梗、龙齿、石膏、防已、桂心、竹沥。(中医方剂大辞典)(4)防风、当归、大黄、泽泻、白蔹、菖蒲、人参、桔梗、白术、甘草、紫菀、茯苓、秦艽、桂心、远志、薯蓣、石膏、大豆卷、麦门冬、粳米、大枣、干姜、附子、茯神。(中医方剂大辞典)

镇心至宝丹 zhen xin zhi bao dan

【英文名】Zhen Xin Zhi Bao Pellet

【组成】天南星、白附子、雄黄、干蝎、白僵蚕、郁金、龙脑、麝香、辰砂、腻粉、滑石。(中医方剂大辞典)

镇心驱邪散 zhen xin qu xie san

【英文名】Zhen Xin Qu Xie Powder

【组成】四圣汤加沉香、朱砂。(中医方剂大辞典)

镇心定痫汤 zhen xin ding xian tang

【英文名】Zhen Xin Ding Xian Decoction

【组成】菖蒲、远志、黄连、胆星、半夏、竺黄、钩藤、僵蚕、龙齿。(中医方剂大辞典)

镇心降压片 zhen xin jiang ya pian

【英文名】Zhen Xin Jiang Ya Tablet

【组成】梧桐叶、山楂、僵蚕、珍珠。(药品标准－中药成方制剂标准 1991)

镇心省睡益智方 zhen xin xing shui yi zhi fang

【英文名】Zhen Xin Xing Shui Yi Zhi Prescription

【组成】远志、益智子、菖蒲。(中医方剂大辞典)

镇心追风散 zhen xin zhui feng san

【英文名】Zhen Xin Zhui Feng Powder

【异名】追风散(中医方剂大辞典、普济方)

【组成】干蝎、附子、乌头、白附子、天南星、丹砂、麝香、龙脑、半夏。(中医方剂大辞典)

镇心真珠丸 zhen xin zhen zhu wan

【英文名】Zhen Xin Zhen Zhu Pill

【组成】(1)真珠、巴豆霜、滑石、半夏、续随子、白附子、寒食面、天南星。(中医方剂大辞典)(2)北寒水石。(中医方剂大辞典)

镇心铅霜散 zhen xin qian shuang san

【英文名】Zhen Xin Qian Shuang Powder

【组成】铅霜、天竹黄、朱砂、柏子仁、白附子、牛黄、龙脑、麝香。(中医方剂大辞典)

镇心爽神汤 zhen xin shuang shen tang

【英文名】Zhen Xin Shuang Shen Decoction

【组成】石菖蒲、甘草、人参、赤茯苓、当归、南星、橘皮、干山药、紫菀、半夏、川芎、五味子、细辛、柏子仁、枸杞子、酸枣仁、通草、麦冬、覆盆子。(中医方剂大辞典)

镇心银屑丸 zhen xin yin xie wan

【英文名】Zhen Xin Yin Xie Honeyed Pill

【组成】银屑、黄芪、大黄、鳖甲、甘草、细辛、桂心、茯苓、柴胡、黄芩、人参、芍药、葵子、牛黄。(中医方剂大辞典)

镇心散 zhen xin san

【英文名】Zhen Xin Powder

【组成】(1)桂心、甘草、细辛、人参、干姜、生地、茯神、远志、归身、川芎、防风、辰砂。(中医方剂大辞典)(2)白龙骨。(中医方剂大辞典)(3)四圣汤加朱砂、羌活、防风、天麻。(中医方剂大辞典)(4)丹砂、犀角、人参、白茯苓、牛黄、麝香。(中医方剂大辞典)(5)白牵牛、防风、甘草。(中医方剂大辞典)

镇心犀角丸 zhen xin xi jiao wan

【英文名】Zhen Xin Xi Jiao Pill

【组成】犀角屑、蚺蛇胆、川升麻、子芩、龙齿、铁粉、牛黄、麝香。(中医方剂大辞典)

镇心痛 zhen xin tong

【英文名】Zheng Xin Tong Injection

【组成】三七、元胡、党参、肉桂。((93)豫卫药准字第 Z－5)

镇心膏 zhen xin gao

【英文名】Zhen Xin Ointment

【组成】远志、汉防已、人参、川大黄、茯神、朱砂、龙脑、水磨雄黄、金箔、银箔。(中医方剂大辞典)

镇风汤 zhen feng tang

【英文名】Zhen Feng Decoction

【组成】(1)钩藤钩、羚羊角、龙胆草、青黛、清半夏、生赭石、茯神、僵蚕、薄荷叶、朱砂。(中医方剂大辞典)(2)橘红、半夏、茯神、钩藤、天麻、白芍、当归、秦艽、枣仁、川续断。(中医方剂大辞典)

镇风散 zhen feng san

【英文名】Zhen Feng Powder

【组成】鳔胶、杭粉、皂矾、朱砂。(中医方剂大辞典)

镇包汤 zhen bao tang

【英文名】Zhen Bao Decoction

【组成】人参、茯神、远志、丹砂、生地、石斛、枣仁、麦冬、五味、柏子仁、甘草。(中医方剂大辞典)

镇冲止血汤 zhen chong zhi xue tang

【英文名】Zhen Chong Zhi Xue Decoction

【组成】代赭石、生地、太子参、桑白皮、百合、白及、阿胶、侧柏炭、藕节。(浙江中医杂志 1987,(11))

镇江膏药 zhen jiang gao yao

【英文名】Zhen Jiang Plaster

【组成】膏药肉、细粉、冰片、薄荷脑、松节油。(药品标准－中药成方制剂标准 1998)

镇江橡胶膏 zhen jiang xiang jiao gao

【英文名】Zhen Jiang Plaster

【组成】乌梢蛇、生巴豆、生马钱子、独活、生草乌、白芷、芥子、土鳖虫、桃仁、水杨酸甲酯、冰片、松节油、曼陀罗子、羌活、生川乌、生天南星、红花、麻黄、防风、当归、肉桂、樟脑、薄荷脑。(药品标准－中药成方制剂标准 1998)

镇邪饮 zhen xie yin

【英文名】Zhen Xie Drink

【组成】紫朴、胆星、苍术、广木香、橘红、甘草、辰砂。(中医方剂大辞典)

镇阳丸 zhen yang wan

【英文名】Zhen Yang Honeyed Pill

【组成】熟地、生地、茯苓、麦冬、山药、地骨皮、沙参、牛膝、天门冬、车前子、玄参。(中医方剂大辞典)

镇阴地黄汤 zhen yin di huang tang

【英文名】Zhen Yin Di Huang Decoction

【组成】大熟地、山萸肉、山药、茯苓、丹皮、泽泻、淡附子、上肉桂、怀牛膝、牡蛎。(中医方剂大辞典)

镇阴煎 zhen yin jian

【英文名】Zhen Yin Decoction

【组成】(1)熟地黄、泽泻、怀牛膝、附片、僵蚕、银花、肉桂、甘草、煨姜。(中医方剂大辞典)(2)熟地、牛膝、炙甘草、泽泻、肉桂、附子。(中医方剂大辞典)

镇坎散 zhen kan san

【英文名】Zhen Kan Powder

【组成】大西瓜、春砂仁、独子大头蒜。(中医方剂大辞典)

镇灵丹 zhen ling dan

【英文名】Zhen Ling Pellet

【组成】太阴玄精石、硫黄、盆消。(中医方剂大辞典)

镇肝丸 zhen gan wan

【英文名】Zhen Gan Pill

【异名】补肝丸(中医方剂大辞典、医部全录)

【组成】(1)苍术、谷精草、黄芩、木贼、石决明、皂角末。(中医方剂大辞典)(2)人参、白茯苓、五味子、石决明、细辛、山药、藁本、车前子、羌活、楮实子、夏枯草、石斛。(中医方剂大辞典)(3)全蝎、麝香、酸枣仁、脑子、辰砂。(中医方剂大辞典)(4)车前子、人参、茯苓、石决明、五味子、细辛、干山药。(中医方剂大辞典)(5)羌活、石决明、藁本、干山药、细辛、五味子、茯苓、车前子、人参。(中医方剂大辞典)(6)泻青丸去栀子、大黄。(中医方剂大辞典)(7)当归、天竺黄、生地黄、川芎、竹叶、龙胆草、防风、川大黄、川羌活。(中医方剂大辞典)(8)皂角。(中医方剂大辞典)(9)山芋、茺蔚子、防风、石决明、车前子、细辛、人参、白茯苓、柏子仁。(中医方剂大辞典)(10)蔓荆子、地肤子、人参、茺蔚子、决明子、白茯苓、远志、防风、青葙子、地骨皮、柴胡、山药、车前子、柏子仁、玄参、甘菊、甘草、细辛。(中医方剂大辞典)

镇肝止咳汤 zhen gan zhi ke tang

【英文名】Zhen Gan Zhi Ke Decoction

【组成】柴胡、白芍、龙胆草、代赭石、钩藤、胆南星、硼砂。(中医杂志 1989,(10))

镇肝决明丸 zhen gan jue ming wan

【英文名】Zhen Gan Jue Ming Pill

【组成】决明子、地肤子、茯苓、远志、青葙子、茺蔚子、蔓荆子、薯蓣、玄参、车前子、地骨皮、柏子仁、大黄、细辛、人参、黄芩、甘草、黄连、防风。(中医方剂大辞典)

镇肝汤 zhen gan tang

【英文名】Zhen Gan Decoction

【组成】煅龙骨、石菖蒲、枣仁、石决明、琥珀、青黛、煅磁石、姜半夏。(中医方剂大辞典)

镇肝饮 zhen gan yin

【英文名】Zhen Gan Drink

【组成】菊花、旋覆花、石决明、茺蔚子、车前子、蔓荆子、枸杞子。(中医方剂大辞典)

镇肝固胆汤 zhen gan gu dan tang

【英文名】Zhen Gan Gu Dan Decoction

【组成】何首乌、生地、熟地、金石斛、菟丝子、茺蔚子、甘草、冬虫草、车前子。(中医方剂大辞典)

镇肝明目方 zhen gan ming mu fang

【英文名】Zhen Gan Ming Mu Prescription

【组成】枯牛胆、黑豆。(中医方剂大辞典)

镇肝明目羊肝丸 zhen gan ming mu yang gan wan
【英文名】Zhen Gan Ming Mu Yang Gan Honeyed Pill
【组成】羯羊肝、官桂、柏子仁、羌活、家菊花、白术、五味子、细辛、川黄连。(中医方剂大辞典)

镇肝散 zhen gan san
【英文名】Zhen Gan Powder
【组成】胡黄连、栀子仁、甘草、马牙硝、青葙子、真珠、牛黄。(中医方剂大辞典)

镇肝熄风汤 zhen gan xi feng tang
【英文名】Zhen Gan Xi Feng Decoction
【组成】(1)生赭石、龙骨、牡蛎、白芍、玄参、天冬、川楝、宣木瓜、钩藤。(中医方剂大辞典)(2)怀牛膝、生赭石、生龙骨、生牡蛎、生龟版、杭芍、玄参、天冬、川楝子、生麦芽、茵陈、甘草。(中医方剂大辞典)

镇补丹 zhen bu dan
【英文名】Zhen Bu Pellet
【组成】禹余粮、蛇黄、石莲肉、白龙骨、紫石英、代赭石、赤石脂、酸枣仁、乳香、辰砂、白茯苓。(中医方剂大辞典)

镇国将军丸 zhen guo jiang jun wan
【英文名】Zhen Guo Jiang Jun Paste Pill
【组成】锦纹大黄。(中医方剂大辞典)

镇怯丸 zhen qie wan
【英文名】Zhen Qie Pill
【组成】代赭石、旋覆花、杜仲、荔枝、胡芦巴、石菖蒲、青盐。(中医方剂大辞典)

镇经汤 zhen jing tang
【英文名】Zhen Jing Decoction
【组成】当归、白芍药、生地黄、黄柏、阿胶珠、条黄芩、知母、甘草、川芎、香附子、姜黄连、白芷。(中医方剂大辞典)

镇肾决明丸 zhen shen jue ming wan
【英文名】Zhen Shen Jue Ming Honeyed Pill
【组成】石决明、菟丝子、五味子、干山药、干地黄、细辛、知母。(中医方剂大辞典)

镇咳宁糖浆 zhen ke ning tang jiang
【英文名】Zhen Ke Ning Syrup
【组成】甘草流浸膏、桔梗酊、盐酸麻黄碱、桑白皮酊、酒石酸锑钾。(药品标准－中药成方制剂标准 1991)

镇宫丸 zhen gong wan
【英文名】Zhen Gong Pill
【组成】代赭石、紫石英、禹余粮、附子、阳起石、芎劳、鹿茸、茯神、阿胶、蒲黄、当归、血竭。(中医方剂大辞典)

镇庭散 zhen ting san
【英文名】Zhen Ting Powder
【组成】郁金、大黄、甘草、轻粉。(中医方剂大辞典)

镇神丹 zhen shen dan
【英文名】Zhen Shen Pellet
【组成】人参、当归、白术、生枣仁、远志、生地、熟地、白芥子、茯苓、柏子仁、龙骨、虎睛、陈皮、麦冬。(中医方剂大辞典)

镇神汤 zhen shen tang
【英文名】Zhen Shen Decoction
【组成】人参、炒枣仁、茯苓、山药、远志、巴戟天、甘草、黄连。(中医方剂大辞典)

镇神锁精丹 zhen shen suo jing dan
【英文名】Zhen Shen Suo Jing Pellet
【组成】人参、茯神、远志、柏子仁、酸枣仁、石菖蒲、白龙骨、牡蛎、辰砂。(中医方剂大辞典)

镇胃丸 zhen wei wan
【英文名】Zhen Wei Pill
【组成】人参、甘草、柴胡、黄芩、生姜、半夏、青黛。(中医方剂大辞典)

镇胃止吐汤 zhen wei zhi tu tang
【英文名】Zhen Wei Zhi Tu Decoction
【组成】附子、甘草、白术、干姜、茯苓、陈皮、半夏、藿香、砂仁。(中医方剂大辞典)

镇胃散 zhen wei san
【英文名】Zhen Wei Powder
【组成】藿香、砂仁、白术。(中医方剂大辞典)

镇逆汤 zhen ni tang
【英文名】Zhen Ni Decoction
【组成】生赭石、青黛、清半夏、生杭芍、龙胆草、吴茱萸、生姜、野台参。(中医方剂大辞典)

镇逆白虎汤 zhen ni bai hu tang
【英文名】Zhen Ni Bai Hu Decoction
【组成】生石膏、知母、清半夏、竹茹粉。(中医方剂大辞典)

镇逆承气汤 zhen ni cheng qi tang
【英文名】Zhen Ni Cheng Qi Decoction
【组成】芒硝、赭石、生石膏、潞党参。(中医方剂大辞典)

镇痉止嗽散 zhen jing zhi sou san
【英文名】Zhen Jing Zhi Sou Powder
【组成】制僵蚕、甜葶苈、皂荚、制全蝎、蜈蚣、蝉蜕、地龙干、天竺黄、牛黄米。(新中医 1992,(2))

镇眩汤 zhen xuan tang
【英文名】Zhen Xuan Decoction
【组成】川芎、白芍、当归、生地、桂枝、白茯苓、白术、甘草、生龙骨、生牡蛎。(新中医 1991,(3))

镇脑宁胶囊 zhen nao ning jiao nang
【英文名】Zhen Nao Ning Capsule

【组成】川芎、藁本、细辛、天麻、水牛角等。((92)卫药准字 Z－19 号)

镇惊丸 zhen jing wan

【英文名】Zhen Jing Pill

【异名】四神丸(中医方剂大辞典)

【组成】(1)琥珀、飞朱砂、煅青礞石、珠粉、天竺黄、胆星、白附子、天麻、全蝎、僵蚕、天花粉、水飞寒水石、西牛黄、飞腰黄、麝香、甘草。(中医方剂大辞典)(2)山药、桔梗、栀炭、甘草。(中医方剂大辞典)(3)川连、黄芩、天麻、胆星、大黄、礞石、生甘草。(中医方剂大辞典)(4)茯神、麦冬、辰砂、远志、石菖蒲、枣仁、牛黄、川黄连、珍珠、胆星、钩藤钩、天竺黄、犀角、甘草。(中医方剂大辞典)(5)天竹黄、胆星、朱砂、天麻、防风、甘草、僵蚕、全蝎、花粉、礞石、琥珀、神砂。(中医方剂大辞典)(6)朱砂、白茯苓、白附子、胆星、淮山药、白术、蝉蜕。(中医方剂大辞典)(7)珍珠、琥珀、金箔、胆星、牛黄、麝香、天竺黄、雄黄、辰砂。(中医方剂大辞典)(8)辰砂、铁粉、京墨、片脑、麝香。(中医方剂大辞典)(9)琥珀、青黛、辰砂、天竺黄、天麻、真珠母、芦荟、柴胡、青皮、甘草、胆星、雄黄、乳香、青礞石。(中医方剂大辞典)(10)蛇含石、代赭石、青礞石、全蝎、五灵脂、滴乳香、白附子、朱砂、没药、巴豆。(中医方剂大辞典)(11)紫石英、铁粉、远志肉、茯神、人参、琥珀、滑石、南星、蛇黄、龙齿、熊胆、轻粉。(中医方剂大辞典)(12)人参、粉草、茯神、僵蚕、枳壳、白附子、南星、白茯苓、硼砂、牙硝、朱砂、全蝎、麝香。(中医方剂大辞典)(13)天麻、天南星、蝉壳、防风、朱砂、僵蚕、全蝎、雄黄、白附子、麝香、金箔、银箔。(中医方剂大辞典)(14)茯神、人参、防葵、铁粉、朱砂、雄黄、犀角屑、龙齿、大黄、牛黄、龙脑、金银箔。(中医方剂大辞典)

镇惊丹 zhen jing dan

【英文名】Zhen Jing Pellet

【组成】(1)当归、朱砂。(中医方剂大辞典)(2)南星、防风、枳实、天麻、半夏、桔梗、熟大黄、生大黄、礞石、巴豆霜、辰砂、雄黄。(中医方剂大辞典)

镇惊片 zhen jing pian

【英文名】Zhen Jing Tablet

【组成】大黄、竹黄、钩藤、甘草、薄荷、胆南星、全蝎、橘红、朱砂。(中医方剂大辞典)

镇惊朱砂丸 zhen jing zhu sha wan

【英文名】Zhen Jing Zhu Sha Honeyed Pill

【组成】朱砂、雄黄、附子、麝香、巴豆仁。(中医方剂大辞典)

镇惊定痉散 zhen jing ding jing san

【英文名】Zhen Jing Ding Jing Powder

【组成】犀角、冰片、麝香、玳瑁、雄黄、牛黄、琥珀、朱砂、金箔、安息香、羊角虫、僵蚕、生铁落、寒水石、胆星。(中医方剂大辞典)

镇惊造命丹 zhen jing zao ming dan

【英文名】Zhen Jing Zao Ming Pellet

【组成】蛇含石、代赭石、辰砂、青礞石、南星、茯神、僵蚕、蝉退、白附子、使君子、天麻、牛黄、麝香、冰片。(中医方剂大辞典)

镇惊散 zhen jing san

【英文名】Zhen Jing Powder

【组成】(1)鹿角霜、铁锈、龙脑。(中医方剂大辞典)(2)朱砂、牛黄。(中医方剂大辞典)(3)制南星、防风、蝉退、薄荷、生甘草、白附子。(中医方剂大辞典)

镇惊锭 zhen jing ding

【英文名】Zhen Jing Lozenges

【组成】全蝎、僵蚕、朱砂、牛黄、冰片、黄连、天麻、胆星、甘草。(中医方剂大辞典)

镇惊膏 zhen jing gao

【英文名】Zhen Jing Ointment

【组成】大黄、钩藤、薄荷、淡全蝎、天竺黄、甘草、胆星、七爪橘红。(中医方剂大辞典)

镇液丹 zhen ye dan

【英文名】Zhen Ye Pellet

【组成】(1)生黄芪、白术、枣仁、熟地、当归、白芍、柏子仁、麻黄根、五味子、防风、龙骨、牡蛎粉、赤石脂。(中医方剂大辞典)(2)防风、黄芪、白术、中桂、芍药、大附子。(中医方剂大辞典)

镇痛汤 zhen tong tang

【英文名】Zhen Tong Decoction

【组成】当归、川芎、僵蚕、牛膝、白芷、白芍、生地、细辛。(吉林中医 1991,(6))

镇痛消炎散 zhen tong xiao yan san

【英文名】Zhen Tong Xiao Yan Powder

【异名】真珠丸(中医方剂大辞典、准绳·类方)

【组成】(1)真珠。(中医方剂大辞典)(2)栀子、丹皮、白芷、血竭、冰片。(中医方剂大辞典)

镇痛散 zhen tong san

【英文名】Zhen Tong Powder

【组成】(1)制马钱子、莪术、五灵脂、川芎、制川乌、樟脑、冰片。(中国中西医结合杂志 1993,13(12))(2)生甘草、乳香等。(山东中医学院学报 1993,17(4))

镇痛膏 zhen tong gao

【英文名】Zhen Tong Plaster

【组成】松针、樟脑、山栀子、黄丹、桐油。(中医方剂大辞典)

镇痫片 zhen xian pian

【英文名】Zhen Xian Tablet

【组成】红参、郁金、珍珠母、牛黄、朱砂、茯苓、枣仁、胆星、石菖蒲、远志、麦冬、莲子心、甘草。(中医方剂大辞典)

镇痫灵 zhen xian ling

【英文名】Zhen Xian Ling Tablet

【组成】桃花蕊、黄花、败酱缬草、丹参、水牛角、浓缩粉、珍珠层粉、羚羊角粉、地龙、紫河车、冰片。(山西中医 1992,8(1))

镇痫散 zhen xian san

【英文名】Zhen Xian Powder

【组成】代赭石、蜈蚣、地龙、全虫、僵蚕、胆南星、白矾、法夏、茯苓、钩藤、陈皮、朱砂。(陕西中医学院学报 1984,7(3))

镇脾散 zhen pi san

【英文名】Zhen Pi Powder

【组成】京三棱、丁香。(中医方剂大辞典)

镇摄汤 zhen she tang

【英文名】Zhen She Decoction

【组成】野台参、生赭石、生芡实、生山药、萸肉、清半夏、茯苓。(中医方剂大辞典)

镇痰丸 zhen tan wan

【英文名】Zhen Tan Paste Pill

【组成】北矾、直僵蚕、天南星。(中医方剂大辞典)

镇精丹 zhen jing dan

【英文名】Zhen Jing Pellet

【组成】石膏、蝉蜕、栀子、槐花、白菊花、生地、蒙花、草决明、甘草。(中医方剂大辞典)

镇癞宁心丸 zhen lai ning xin wan

【英文名】Zhen Lai Ning Xin Honeyed Pill

【组成】节菖蒲、陈皮、枣仁、黄芩、礞石、乳香、没药、白术、蒌仁、生地、白附子、当归、牙皂、法半夏、南星、远志、天麻、僵蚕、黄连、白芍、甘草、茯苓、人参。(中医方剂大辞典)

震升丸 zhen sheng wan

【英文名】Zhen Sheng Pill

【组成】荷叶。(中医方剂大辞典)

震伏丸 zhen fu wan

【英文名】Zhen Fu Paste Pill

【组成】郁金、乳香、没药、五灵脂、当归、延胡索、赤芍、远志、石菖蒲、茯神、牡蛎。(中医方剂大辞典)

震灵丸 zhen ling wan

【英文名】Zhen Ling Pill

【组成】赤石脂、禹余粮、朱砂、紫石英、赭石、乳香、没药、五灵脂。(药品标准-中药成方制剂标准 1991)

震灵丹 zhen ling dan

【英文名】Zhen Ling Pellet

【异名】紫金丹(妇科大略)

【组成】(1)人参、蛇床子、覆盆子、炒枣仁、生地黄、茯苓、远志、枸杞、当归、麦门冬、元参、菟丝子、补骨脂。(中医方剂大辞典)(2)乳香、五灵脂、没药、朱砂、禹余粮。(中医方剂大辞典)(3)丁头代赭石、禹余粮石、紫石英、赤石脂。(中医方剂大辞典)

震灵散 zhen ling san

【英文名】Zhen Ling Powder

【组成】茯苓、辰砂。(中医方剂大辞典)

震泽汤 zhen ze tang

【英文名】Zhen Ze Decoction

【组成】人参、黄芪、芍药、生地黄、防风、甘草。(中医方剂大辞典)

震蛰丹 zhen zhe dan

【英文名】Zhen Zhe Pellet

【组成】鹿茸、胎骨、晕鹅蛋、当归、人参。(中医方剂大辞典)

霉阴炎洗剂 mei yin yan xi ji

【英文名】Mei Yin Yan Lotion

【组成】黄精、苦参、蛇床子、地肤子、黄柏、苍术、龙胆草、茜草、乌梅、花椒。(内蒙古中医药 1991,10(4))

霉滴净片 mei di jing pian

【英文名】Mei Di Jing Tablet

【组成】雄黄、青黛、月石、老鹳草、元明粉、蛇床子、樟脑、冰片。(中草药 1973,(3))

霉滴洗剂 mei di xi ji

【英文名】Mei Di Lotion

【组成】金龟莲、苦参、生百部、虎杖、乌梅、蛇床子、土茯苓、鹤虱、雄黄、生白矾、龙胆、花椒、黄柏、重楼。(四川中医 1989,7(8))

额日敦一乌日勒 e ri dun yi wu ri le

【英文名】E Ri Dun Yi Wu Ri Le Liquid

【异名】三普勒一淖日布(《内蒙古蒙成药标准》(1984年));偏瘫康(《内蒙古蒙成药标准》(1984年))

【组成】(1)石膏、藏红花、白蔻、丁香、肉豆、沉香、草果仁、白云香、紫檀香、白檀香、诃子、川楝子、栀子、白苣胜、黑苣胜、荜茇、肉桂、甘草、地锦草、草决明、苘麻子、土木香、木香、海金沙、方海、麝香、牛黄、珍珠等。(《内蒙古蒙成药标准》(1984年))

鲤鱼汁 li yu zhi

【英文名】Li Yu Juice

【组成】鲤鱼、葵菜、葱白。(中医方剂大辞典)

鲤鱼皮散 li yu pi san

【英文名】Li Yu Pi Powder

【组成】鲤鱼皮灰、乱发灰、益智子、虻虫、水蛭、当归。(中医方剂大辞典)

鲤鱼汤 li yu tang

【英文名】Li Yu Decoction

【异名】千金鲤鱼汤(中医方剂大辞典、校注妇人良方)
【组成】(1)当归、白芍药、白术。(中医方剂大辞典)(2)鲤鱼、桂、紫菀、防己、黄芩、硝石、人参。(中医方剂大辞典)(3)鲤鱼、生姜、豆豉、葱白。(中医方剂大辞典)(4)鲤鱼、葱白。(中医方剂大辞典)(5)鲤鱼、桂心、紫菀、木防己、黄芩、硝石、干姜、人参。(中医方剂大辞典)(6)鲤鱼、葱白、豉、干姜、桂心。(中医方剂大辞典)(7)鲤鱼、白术、生姜、芍药、当归、茯苓。(中医方剂大辞典)(8)鲤鱼、茯苓、泽漆、人参、杏仁、泽泻、甘草。(中医方剂大辞典)(9)生鲤鱼、熟艾、白蜜、紫菀、牡蛎、款冬花、杏仁、豉、射干、细辛、饴、菖蒲。(中医方剂大辞典)(10)鲤鱼肉、葱白、香豉。(中医方剂大辞典)(11)鲤鱼、赤茯苓、猪苓、泽泻、紫苏、杏仁。(中医方剂大辞典)(12)大鲤鱼、赤小豆、陈皮、小椒、草果。(中医方剂大辞典)(13)大新鲤鱼、小椒末。(中医方剂大辞典)

鲤鱼齿汤 li yu chi tang
【英文名】Li Yu Chi Decoction
【组成】鲤鱼齿、葵子、黄芩、瞿麦、车前子、木通。(中医方剂大辞典)

鲤鱼茯苓汤 li yu fu ling tang
【英文名】Li Yu Fu Ling Decoction
【异名】鲤鱼泽漆汤(中医方剂大辞典、金匮翼)
【组成】鲤鱼、泽漆、茯苓、桑根白皮、泽泻。(中医方剂大辞典)

鲤鱼贴 li yu tie
【英文名】Li Yu Emplastrum
【组成】鲤鱼。(中医方剂大辞典)

鲤鱼脍 li yu kuai
【英文名】li Yu Tablet
【组成】鲤鱼肉。(中医方剂大辞典)

鲤鱼脑髓粥 li yu nao sui zhou
【英文名】Li Yu Nao Sui Gruel
【异名】鲤脑粥(中医方剂大辞典、医统)
【组成】鲤鱼脑髓、粳米。(中医方剂大辞典)

鲤鱼散 li yu san
【英文名】Li Yu Powder
【组成】鲤鱼、乱发、皂荚、硇砂、穿山甲、香墨。(中医方剂大辞典)

鲤鱼煮豆 li yu zhu dou
【英文名】Li Yu Zhu Dou Medicated Diet
【组成】大豆、白术、鲤鱼肉。(中医方剂大辞典)

鲤鱼粥 li yu zhou
【英文名】Li Yu Gruel
【组成】(1)鲤鱼、商陆、赤小豆、紫苏茎叶。(中医方剂大辞典)(2)鲤鱼、糯米、葱、豉。(中医方剂大辞典)

鲤鱼煎 li yu jian
【英文名】Li Yu Jian Medicated Diet
【组成】鲜鲤鱼。(中医方剂大辞典)

鲤鱼膏 li yu gao
【英文名】Li Yu Unguentum
【组成】鲤鱼、蕁菜。(中医方剂大辞典)

鲤鱼羹 li yu geng
【英文名】Li Yu Thick Soup
【组成】(1)鲤鱼、莼菜、葱白。(中医方剂大辞典)(2)鲜鲤鱼、黄芪、当归、人参、生地黄、蜀椒、生姜、陈橘皮、糯米。(中医方剂大辞典)

鲤鱼臛 li yu huo
【英文名】Li Yu Huo Medicated Diet
【组成】(1)鲤鱼、莼菜、粳米。(中医方剂大辞典)(2)鲤鱼肉、葱白、麻子。(中医方剂大辞典)(3)鲤鱼、糯米。(中医方剂大辞典)(4)鲤鱼、阿胶、糯米。(中医方剂大辞典)

鲤鱼鳞散 li yu lin san
【英文名】Li Yu Lin Powder
【组成】鲤鱼鳞、乱发、故徘帛。(中医方剂大辞典)

鲤鳞丸 li lin wan
【英文名】Li Lin Pill
【组成】归尾、大黄、荆芥穗、桔梗、乳香、没药、黄芩、连翘、防风、羌活、全蝎、蝉退、僵蚕、雄黄、牛皮胶、金头蜈蚣、穿山甲。(中医方剂大辞典)

鲩鱼胆膏 huan yu dan gao
【英文名】Huan Yu Dan Unguentum
【组成】鲩鱼胆、灶底土。(中医方剂大辞典)

鲫鱼丸 ji yu wan
【英文名】Ji Yu Pill
【组成】(1)鲫鱼。(中医方剂大辞典)(2)大鲫鱼、鼠粪、大风子、巴豆。(中医方剂大辞典)

鲫鱼汤 ji yu tang
【英文名】Ji Yu Decoction
【异名】鲫鱼酒(中医方剂大辞典、圣惠)
【组成】鲫鱼、猪肪、漏芦、石钟乳。(中医方剂大辞典)

鲫鱼围药 ji yu wei yao
【英文名】Ji Yu Wei Yao Plaster
【组成】鲫鱼、山药、白砂糖、火石。(中医方剂大辞典)

鲫鱼砒方 ji yu pi fang
【英文名】Ji Yu Pi Prescription
【组成】鲫鱼。(中医方剂大辞典)

鲫鱼胆膏 ji yu dan gao
【英文名】Ji Yu Dan Unguentum
【组成】鲫鱼胆、乌驴脂、生油。(中医方剂大辞典)

鲫鱼贴 ji yu tie
【英文名】Ji Yu Emplastrum

【组成】鲫鱼。(中医方剂大辞典)

鲫鱼涂敷方 ji yu tu fu fang

【英文名】Ji Yu Tu Fu Prescription

【组成】生鲫鱼、豉。(中医方剂大辞典)

鲫鱼脍 ji yu kuai

【英文名】Ji Yu Kuai Medicated Diet

【组成】(1)鲫鱼、莳萝、橘皮、芜荑、干姜、胡椒。(中医方剂大辞典)(2)小鲫鱼、蒜、醋、椒、姜、盐。(中医方剂大辞典)

鲫鱼散 ji yu san

【英文名】Ji Yu Powder

【组成】(1)鲫鱼。(中医方剂大辞典)(2)鲫鱼、莨菪子。(中医方剂大辞典)(3)大鲫鱼。(中医方剂大辞典)(4)鲫鱼、黄连、铅丹、密陀僧、胡粉。(中医方剂大辞典)(5)鲜鲫鱼。(中医方剂大辞典)(6)大鲫鱼、砒霜、干地黄末。(中医方剂大辞典)

鲫鱼粥 ji yu zhou

【英文名】Ji Yu Gruel

【组成】(1)鲫鱼肉、青粱米、橘皮末。(中医方剂大辞典)(2)鲫鱼肉、粟米。(中医方剂大辞典)(3)鲫鱼、红米。(中医方剂大辞典)

鲫鱼膏 ji yu gao

【英文名】Ji Yu Plaster

【组成】(1)鲫鱼、皮硝、杏仁、木鳖仁、甘遂、甘草。(中医方剂大辞典)(2)净巴豆肉、蓖麻子肉、香油、蛤蟆、活大鲫鱼。(中医方剂大辞典)(3)大鲫鱼、巴豆、蓖麻仁、甘草。(中医方剂大辞典)(4)大蛤蟆、活乌背鲫鱼、蓖麻仁。(中医方剂大辞典)(5)活鲫鱼、鲜山药、发垢。(中医方剂大辞典)(6)活鲫鱼、山药。(中医方剂大辞典)(7)牛脚、羊角、穿山甲、番木鳖、猪脚、南星、赤芍、白及、商陆、地丁、白紫英花、巴豆肉、大黄、蓖麻子、生地、当归、元参、鲫鱼。(中医方剂大辞典)(8)鲫鱼、雄黄、腻粉、猪脂、乱发。(中医方剂大辞典)(9)鲫鱼、乱发、雄黄、硫黄、猪脂。(中医方剂大辞典)

鲫鱼熟脍 ji yu shu kuai

【英文名】Ji Yu Shu Kuai Medicated Diet

【组成】(1)鲫鱼。(中医方剂大辞典)(2)鲫鱼肉、豉汁、干姜、橘皮末。(中医方剂大辞典)(3)鲫鱼、时萝、陈橘皮、芜荑、干姜、胡椒。(中医方剂大辞典)

鲫鱼羹 ji yu geng

【英文名】Ji Yu Thick Soup

【组成】(1)大鲫鱼、小椒、草果。(中医方剂大辞典)(2)大鲫鱼、大蒜、胡椒、小椒、陈皮、缩砂、荜茇。(中医方剂大辞典)(3)鲫鱼、蛴螬。(中医方剂大辞典)

鹤寿丹 he shou dan

【英文名】He Shou Pellet

【异名】天浆子丸(中医方剂大辞典、普济方)

【组成】天浆子、蝉蜕、牛黄、青黛、地龙、蟾酥、朱砂、防风、蚕纸、麝香、乌蛇。(中医方剂大辞典)

鹤虱丸 he shi wan

【英文名】He Shi Pill

【组成】(1)鹤虱、防风、地榆、麻黄、雄黄、天麻。(中医方剂大辞典)(2)猪牙皂角、川椒、生明矾、鹤虱。(中医方剂大辞典)(3)鹤虱、胡黄连、芦荟、丹砂、青黛。(中医方剂大辞典)(4)鹤虱、木香、槟榔、陈橘皮、芜荑、附子、干姜。(中医方剂大辞典)(5)鹤虱、附子、狼牙、槟榔、干漆、白术、甘草、陈橘皮、干姜、吴茱萸、狼毒。(中医方剂大辞典)(6)鹤虱、吴茱萸、橘皮、桂心、槟榔。(中医方剂大辞典)(7)鹤虱。(中医方剂大辞典)

鹤虱饮 he shi yin

【英文名】He Shi Drink

【组成】鹤虱、苦楝根、硇砂。(中医方剂大辞典)

鹤虱散 he shi san

【英文名】He Shi Powder

【组成】(1)雷丸、鹤虱、黑狗脊、使君子、苦楝根、槟榔、轻粉。(中医方剂大辞典)(2)鹤虱、苦楝根皮、槟榔、牵牛子、使君子。(中医方剂大辞典)(3)鹤虱、槟榔、胡粉、苦楝根皮、白矾。(中医方剂大辞典)(4)鹤虱、藿芦。(中医方剂大辞典)(5)鹤虱、槟榔、楝根皮、陈橘皮、大麦蘖、牵牛子、糯米。(中医方剂大辞典)(6)鹤虱、川大黄、川朴硝。(中医方剂大辞典)(7)鹤虱、细辛、露蜂房、腻粉、麝香。(中医方剂大辞典)(8)鹤虱。(中医方剂大辞典)(9)波斯鹤虱。(中医方剂大辞典)

鹤虱槟榔汤 he shi bin lang tang

【英文名】He Shi Bin Lang Decoction

【组成】鹤虱、槟榔。(中医方剂大辞典)

鹤顶丸 he ding wan

【英文名】He Ding Pill

【组成】艾叶、牡蛎、赤石脂、吴茱萸、干姜、龙骨、当归、附子。(中医方剂大辞典)

鹤顶丹 he ding dan

【英文名】He Ding Pellet

【异名】二仙丹(中医方剂大辞典、外科传薪集)

【组成】(1)辰砂、椒红、青盐、参、茅术。(中医方剂大辞典)(2)甜硝。(中医方剂大辞典)(3)麝香、朱砂、牙硝、寒水石粉、甘草。(中医方剂大辞典)(4)艾叶、牡蛎、龙骨、当归、附子、赤石脂。(中医方剂大辞典)(5)半夏、杏仁、巴豆。(中医方剂大辞典)(6)寒水石、石膏、甘草。(中医方剂大辞典)(7)乳香、没药、杏仁、巴豆、黄蜡、黄丹。(中医方剂大辞典)(8)明白矾、真银朱。(中医方剂大辞典)(9)白胶香、木鳖子、黄丹、朱砂、黄蜡、杏仁、巴豆、信砒、硇砂、乳香。(中医方剂大辞典)(10)虢丹、白矾。(中医方剂大辞典)(11)辰砂、青盐。(中医方剂大辞典)

鹤顶红 he ding hong

【英文名】He Ding Hong Powder

【组成】杏仁、轻粉、银朱。(中医方剂大辞典)

鹤草牛腮散 he cao niu sai san

【英文名】He Cao Niu Sai Powder

【组成】仙鹤、牛角腮、黄连、木香、石菖蒲。(云南中医杂志 1992,13(4))

鹤草芽栓 he cao ya shuan

【英文名】He Cao Ya Suppositories

【组成】鹤草芽。(药品标准－中药成方制剂标准 1991)

鹤膝风药酒 he xi feng yao jiu

【英文名】He Xi Feng Yao Wine

【组成】当归、赤芍、川芎、白芷、防风、牛膝、木瓜、苡仁、羌活、厚朴、苍术、陈皮、荆芥、土茯苓、熟地、升麻、甘草、桑寄生、石楠藤、白蒺藜。(中医方剂大辞典)

鹤膝汤 he xi tang

【英文名】He Xi Decoction

【组成】鼓槌草。(中医方剂大辞典)

鹤蟾片 he chan pian

【英文名】He Chan Tablet

【组成】仙鹤草、干蟾皮、猫爪草、浙贝母、生半夏、鱼腥草、天冬、人参、葶苈子。(药品标准－中药成方制剂标准 1991)

黎峒丸 li tong wan

【英文名】Li Tong Pill

【组成】三七、血竭、阿魏、乳香、没药、藤黄、天竺黄、大黄、儿茶、冰片、雄黄、牛黄、麝香、山羊血。(药品标准－中药成方制剂标准 1998)

黎洞丸 li dong wan

【英文名】Li Dong Honeyed Pill

【组成】三七、生大黄、阿魏、孩儿茶、天竺黄、血竭、乳香、没药、雄黄、山羊血、冰片、麝香、牛黄、藤黄。(中医方剂大辞典)

黎洞膏 li dong gao

【英文名】Li Dong Unguentum

【组成】麻油、番木鳖、猪胆、三七、老鸭胆、五灵脂、黄柏、黄连、黄芩、大黄。(中医方剂大辞典)

齑水驻车丸 ji shui zhu che wan

【英文名】Ji Shui Zhu Che Pill

【组成】驻车丸加齑水。(中医方剂大辞典)

齑半散 ji ban san

【英文名】Ji Ban Powder

【组成】半夏、厚朴。(中医方剂大辞典)

齑汁丸 ji zhi wan

【英文名】Ji Zhi Pill

【组成】杏仁、巴豆、朱砂。(中医方剂大辞典)

齑汤煎 ji tang jian

【英文名】Ji Tang Decoction

【组成】粟壳、乌梅肉、陈皮、人参、木香、五味子、桔梗、杏仁、石膏、甘草。(中医方剂大辞典)

十六画

凝水石丸 ning shui shi wan

【英文名】Ning Shui Shi Pill

【组成】(1)凝水石、干姜、甘草、甜硝。(中医方剂大辞典)(2)凝水石、龙脑、硼砂、甘草、天竺黄。(中医方剂大辞典)

凝水石涂方 ning shui shi tu fang

【英文名】Ning Shui Shi Emplastrum

【组成】凝水石、水银、腻粉。(中医方剂大辞典)

凝水石酒 ning shui shi jiu

【英文名】Ning Shui Shi Wine

【组成】凝水石、白石英、白石脂、代赭石、矾石、礜石、石膏、芒硝、石南、石韦、天雄、附子、常山、续断、芫花、白术、防风、黄芩、黄连、大黄、麻黄、熟干地黄、山茱萸、杏仁、玄参、闾茹、狼毒、半夏、藜芦、菖蒲、前胡、蜈蚣、甘草、龙胆、桔梗、菟丝子、秦艽、芍药、紫菀、白芷、远志、卷柏。(中医方剂大辞典)

凝水石散 ning shui shi san

【英文名】Ning Shui Shi Powder

【组成】(1)凝水石、滑石、甘草。(中医方剂大辞典)(2)凝水石、黄柏、黄芪、黄连、大黄、石膏、栀子仁、白蔹。(中医方剂大辞典)(3)凝水石、甜硝、白僵蚕。(中医方剂大辞典)(4)凝水石、白石脂、栝楼根、桂心、菟丝子、知母。(中医方剂大辞典)

凝水石粥 ning shui shi zhou

【英文名】Ning Shui Shi Gruel

【组成】凝水石、牛蒡茎、白米。(中医方剂大辞典)

凝水石煎 ning shui shi jian

【英文名】Ning Shui Shi Decoction

【组成】凝水石、石膏、蜜。(中医方剂大辞典)

凝石散 ning shi san

【英文名】Ning Shi Powder

【组成】寒水石、蛤粉。(中医方剂大辞典)

凝波散 ning bo san

【英文名】Ning Bo Powder

【组成】寒水石、贝母、知母、马牙硝、荷叶。(中医方剂大辞典)

凝神饮子 ning shen yin zi

【英文名】Ning Shen Yin Zi Drink

【组成】(1)八珍汤加黄芪、五味子、半夏。(中医方剂大辞典)(2)人参、当归、白芍药、白茯神、白茯苓、黄芪、白术、半夏曲、五味子、熟地黄、甘草、莲肉、大麦门冬、桔梗。(中医方剂大辞典)

凝神散 ning shen san

【英文名】Ning Shen Powder

【组成】人参、白术、茯苓、山药、白扁豆、粳米、知母、生地黄、甘草、淡竹叶、地骨皮、麦门冬。(中医方剂大辞典)

凝神辟秽丹 ning shen pi hui dan

【英文名】Ning Shen Pi Hui Honeyed Pill

【组成】白术、紫厚朴、陈皮、苍术、甘草、白蒺藜、丹参。(中医方剂大辞典)

凝真丹 ning zhen dan

【英文名】Ning Zhen Paste Pill

【组成】益智仁。(中医方剂大辞典)

凝胶剂 ning jiao ji

【英文名】Gels Dosage Forms

【定义】以高分子聚合物或天然胶类为主要原料制成的凝胶型制剂。(中药药剂学)

凝唾汤 ning tuo tang

【英文名】Ning Tuo Decoction

【异名】茯苓汤(中医方剂大辞典、千金)

【组成】茯苓、人参、前胡、甘草、大枣、麦门冬、干地黄、桂心、芍药。(中医方剂大辞典)

凝雪汤 ning xue tang

【英文名】Ning Xue Decoction

【组成】芫花。(中医方剂大辞典)

凝翳通明散 ning yi tong ming san

【英文名】Ning Yi Tong Ming Powder

【组成】防风、茺蔚子、人参、茯苓、黑参、桔梗、车前子、柏子仁。(中医方剂大辞典)

凝露散 ning lu san

【英文名】Ning Lu Powder

【组成】白及、黄连、黄柏、黄芩、大黄。(中医方剂大辞典)

噤口丹 jin kou dan

【英文名】Jin Kou Pellet

【组成】(1)半夏、参。(中医方剂大辞典)(2)枇杷叶、缩砂。(中医方剂大辞典)

噻替哌 sai ti pai

【英文名】Thiotepa

【组成】烷化剂。

壁土汤 bi tu tang

【英文名】Bi Tu Decoction

【组成】陈壁土。(中医方剂大辞典)

壁土散 bi tu san

【英文名】Bi Tu Powder

【组成】故屋东壁土、皂荚。(中医方剂大辞典)

壁钉散 bi ding san

【英文名】Bi Ding Powder

【组成】银朱、灵磁石、壁钉虫。(中医方剂大辞典)

壁虎粉胶丸 bi hu fen jiao wan

【英文名】Bi Hu Fen Jiao Pill

【组成】壁虎。(浙江中医杂志 1982,(1))

壁宫丸 bi gong wan

【英文名】Bi Gong Pill

【组成】壁宫、熊胆、麝香、黄连。(中医方剂大辞典)

壁钱汤 bi qian tang

【英文名】Bi Qian Decoction

【组成】壁钱窠。(中医方剂大辞典)

壁钱散 bi qian san

【英文名】Bi Qian Powder

【组成】壁蟢窠、老壁蟢、白矾。(中医方剂大辞典)

壅药 yong yao

【英文名】Yong Powder

【组成】人参、白蒺藜、赤茯苓、白术、莨菪子、白扁豆、独活、甘草、天南星、半夏。(中医方剂大辞典)

懊侬散 ao nong san

【英文名】Ao Nong Powder

【组成】(1)萹蓄、藿芦、雷丸、青葙女青、桃仁。(中医方剂大辞典)(2)藿芦、干漆、萹蓄。(中医方剂大辞典)

撼积丹 han ji dan

【英文名】Han Ji Pellet

【组成】槟榔、枳实、丑牛、大黄、牙皂。(中医方剂大辞典)

擅圣丸 shan sheng wan

【英文名】Shan Sheng Pill

【异名】抵圣丸(中医方剂大辞典、普济方)

【组成】(1)白附子、白僵蚕、赤箭、半夏、天南星、腻粉、蝉蜕、乌蛇肉。(中医方剂大辞典)(2)水银、麝香、天南星。(中医方剂大辞典)

擅圣归命丹 shan sheng gui ming dan

【英文名】Shan Sheng Gui Ming Pellet

【组成】锡恡脂、牛黄、水银、麝香。(中医方剂大辞典)

整骨丸 zheng gu wan

【英文名】Zheng Gu Pill

【组成】白矾、黄蜡、黄丹、密陀僧、自然铜、乳香、朱砂、没药、猪脂。(中医方剂大辞典)

整骨定痛散 zheng gu ding tong san

【英文名】Zheng Gu Ding Tong Powder

【组成】天花粉、甘草、没药、木香、乳香、陈皮、当归、血竭、大附子。(中医方剂大辞典)

整骨麻药 zheng gu ma yao

【英文名】Zheng Gu Ma Powder

【组成】(1)闹羊花、胡加子、姜黄、川乌、草乌、麻黄。(中医方剂大辞典)(2)草乌、当归、白芷。(中医方剂大辞典)

整痛膏 zheng tong gao

【英文名】Zheng Tong Plaster

【组成】草乌头、干姜、五灵脂、浮麦。(中医方剂大辞典)

整睫散 zheng jie san

【英文名】Zheng Jie Powder

【组成】白善土、胆矾。(中医方剂大辞典)

橐钥丸 tuo yao wan

【英文名】Tuo Yao Pill

【组成】大黄、当归、槟榔、藿香、人参、木香、丁香、硫黄、水银、白术、桂。(中医方剂大辞典)

橐籥丸 tuo yue wan

【英文名】Tuo Yue Pill

【组成】硫黄、水银、木香、当归、肉桂、藿香叶、大黄。(中医方剂大辞典)

橘子仁汤 ju zi ren tang

【英文名】Ju Zi Ren Decoction

【组成】(1)橘子仁。(中医方剂大辞典)(2)橘子仁、当归、萆薢、独活、肉桂、木猪苓、防风、附子、草乌、杏仁、赤芍、甘草、厚朴、麻黄、没药、羌活、地黄、川乌、川芎、茴香。(中医方剂大辞典)

橘子酒 ju zi jiu

【英文名】Ju Zi Wine

【异名】橘核酒(中医方剂大辞典、准绳·类方)

【组成】橘子。(中医方剂大辞典)

橘井流芳丹 ju jing liu fang dan

【英文名】Ju Jing Liu Fang Pellet

【组成】水银、火消、明矾、皂矾、盐。(中医方剂大辞典)

橘贝半夏冲剂 ju bei ban xia chong ji

【英文名】Ju Bei Ban Xia Granule

【组成】橘红、川贝母、半夏、桔梗、远志、紫苏子、紫菀、款冬花、枇杷叶、前胡、苦杏仁霜、麻黄、肉桂、天花粉、木香、甘草。(药品标准－中药成方制剂标准1998)

橘贝半夏曲 ju bei ban xia qu

【英文名】Ju Bei Ban Xia Qu Granule

【组成】化橘红、川贝母、半夏、杏仁霜、远志、桔梗、甘草、天花粉、木香、肉桂、枇杷叶、款冬花、紫菀、前胡、黑苏子、麻黄。(中医方剂大辞典)

橘半饮 ju ban yin

【英文名】Ju Ban Drink

【组成】当归、柴胡、生地、白芷、半夏、橘红、山楂、川芎。(中医方剂大辞典)

橘半枳术丸 ju ban zhi zhu wan

【英文名】Ju Ban Zhi Zhu Pill

【组成】(1)橘皮、半夏、枳实、白术。(中医方剂大辞典)(2)白术、枳实、前胡、广橘红、半夏、神曲、麦芽粉、陈黄米。(中医方剂大辞典)

橘半胃苓汤 ju ban wei ling tang

【英文名】Ju Ban Wei Ling Decoction

【组成】橘红、半夏、苍术、白术、厚朴、甘草、茯苓、人参、泽泻、茅根、姜汁。(中医方剂大辞典)

橘半桂苓枳姜汤 ju ban gui ling zhi jiang tang

【英文名】Ju Ban Gui Ling Zhi Jiang Decoction

【组成】半夏、小枳实、橘皮、桂枝、茯苓、生姜。(中医方剂大辞典)

橘半消化丸 ju ban xiao hua wan

【英文名】Ju Ban Xiao Hua Pill

【组成】陈皮、半夏、连翘、苍白术、神曲膏、山楂、川芎、香附、茯苓、莱菔子。(中医方剂大辞典)

橘叶汤 ju ye tang

【英文名】Ju Ye Decoction

【组成】(1)橘叶、蒲公英、象贝母、夏枯草、青皮、当归、赤芍、花粉、香附、黄芩。(中医方剂大辞典)(2)臭橘叶。(中医方剂大辞典)(3)橘叶、半夏、厚朴、藿香、葛根。(中医方剂大辞典)

橘叶青盐汤 ju ye qing yan tang

【英文名】Ju Ye Qing Yan Decoction

【组成】乌梅、鲜橘叶、青盐、川椒。(中医方剂大辞典)

橘叶栝楼散 ju ye gua lou san

【英文名】Ju Ye Gua Lou Powder

【异名】橘叶栝蒌汤(中医方剂大辞典、性病)

【组成】橘叶、栝蒌、川芎、黄芩、栀子、连翘、石膏、柴胡、陈皮、青皮、甘草。(中医方剂大辞典)

橘叶散 ju ye san

【英文名】Ju Ye Powder

【组成】(1)金银花、瓜蒌、青皮、当归、皂针、连翘、橘叶、柴胡、甘草。(中医方剂大辞典)(2)柴胡、陈皮、川芎、山栀、青皮、石膏、黄芩、连翘、甘草、橘叶。(中医方剂大辞典)(3)青皮、石膏、甘草节、瓜蒌子、当归头、皂角刺、金钱花、没药、蒲公英。(中医方剂大辞典)

橘归丸 ju gui wan

【英文名】Ju Gui Pill

【组成】橘皮、当归。(中医方剂大辞典)

橘术四物汤 ju zhu si wu tang

【英文名】Ju Zhu Si Wu Decoction

【组成】当归、川芎、白芍药、淮生地、陈皮、白术、红花、桃仁。(中医方剂大辞典)

橘甘汤 ju gan tang

【英文名】Ju Gan Decoction

【组成】桔梗、甘草、橘皮、半夏。(中医方剂大辞典)

橘甘散 ju gan san

【英文名】Ju Gan Powder

【组成】(1)橘皮、甘草。(中医方剂大辞典)(2)橘皮、生姜、神曲。(中医方剂大辞典)

橘皮一物汤 ju pi yi wu tang

【英文名】Ju Pi Yi Wu Decoction

【异名】橘皮汤(中医方剂大辞典、普济方)

【组成】橘皮。(中医方剂大辞典)

橘皮丸 ju pi wan

【英文名】Ju Pi Pill

【组成】(1)厚朴、橘皮、神曲、大麦芽、。(中医方剂大辞典)(2)陈橘皮、朴硝、白茯苓。(中医方剂大辞典)(3)陈橘皮、青橘皮、干姜、大黄、京三棱、厚朴、牵牛子。(中医方剂大辞典)(4)陈橘皮、草豆蔻、桂、枳壳、木香、大黄、鳖甲。(中医方剂大辞典)(5)陈橘皮、桔梗、干姜、厚朴、枳实、细辛、胡椒、蜀椒、乌头、荜茇、人参、桂、附子、前胡、防葵、芎䓖、甘草、当归、白术、吴茱萸、大黄、槟榔、葶苈、紫苏子。(中医方剂大辞典)(6)橘皮、生姜。(中医方剂大辞典)(7)橘皮。(中医方剂大辞典)(8)橘皮、牙子、芜荑。(中医方剂大辞典)(9)陈橘皮、桂心、杏仁。(中医方剂大辞典)(10)橘皮、桂心、干姜、人参、甘草、白术。(中医方剂大辞典)(11)陈橘皮、巴豆。(中医方剂大辞典)(12)海藻、白前、黄橘皮、杏仁、茯苓、芍药、桂、人参、白术、吴茱萸、葶苈、昆布、枣肉、桑白皮、苏子。(中医方剂大辞典)(13)陈橘皮、干姜、木香、枳壳、芍药、桂、大黄。(中医方剂大辞典)

橘皮干姜汤 ju pi gan jiang tang

【英文名】Ju Pi Gan Jiang Decoction

【组成】(1)橘皮、通草、干姜、桂心、甘草、人参。(中医方剂大辞典)(2)橘皮、干姜、半夏、白术、砂仁、人参。(中医方剂大辞典)(3)陈皮、通草、干姜、人参。(中医方剂大辞典)(4)橘皮、通草、干姜、桂心、人参、甘草。(中医方剂大辞典)

橘皮五味子汤 ju pi wu wei zi tang

【英文名】Ju Pi Wu Wei Zi Decoction

【组成】陈橘皮、五味子、人参、紫苏子。(中医方剂大辞典)

橘皮木香散 ju pi mu xiang san

【英文名】Ju Pi Mu Xiang Powder

【组成】黄芪、人参、龙脑、干蝎、干姜、橘皮、附、甘草。(中医方剂大辞典)

橘皮半夏汤 ju pi ban xia tang

【英文名】Ju Pi Ban Xia Decoction

【组成】(1)陈皮、半夏、枳壳、白术、茯苓、桂。(中医方剂大辞典)(2)陈皮、半夏。(中医方剂大辞典)(3)陈橘皮、白术、白茯苓、人参、枳壳、当归、半夏、甘草。(中医方剂大辞典)

橘皮甘草汤 ju pi gan cao tang

【英文名】Ju Pi Gan Cao Decoction

【组成】(1)橘皮、甘草、厚朴、羌活、防风、肉豆蔻、茯苓、川芎、吴茱萸。(中医方剂大辞典)(2)橘皮、生姜、甘草。(中医方剂大辞典)(3)甘草、升麻、生姜、橘皮。(中医方剂大辞典)

橘皮汤 ju pi tang

【英文名】Ju Pi Decoction

【异名】陈皮干姜汤(中医方剂大辞典、普济方);加味香苏散(中医方剂大辞典、医部全录)

【组成】(1)橘皮、甘草、葛根、麦门冬、半夏、竹茹、小麦。(中医方剂大辞典)(2)橘皮、枳壳、川芎、槐花、槟榔、木香、桃仁、紫苏茎叶、香附、甘草。(中医方剂大辞典)(3)真橘皮。(中医方剂大辞典)(4)半夏、茯苓、陈皮、细辛、青皮、桔梗、枳壳、甘草、人参、旋覆花。(中医方剂大辞典)(5)陈橘皮、大黄。(中医方剂大辞典)(6)陈橘皮、牵牛子、甘草、大黄。(中医方剂大辞典)(7)陈橘皮、细辛、干姜、大黄、甘草。(中医方剂大辞典)(8)陈橘皮、桂。(中医方剂大辞典)(9)陈橘皮、甘草、厚朴、白术、草豆蔻。(中医方剂大辞典)(10)陈橘皮、厚朴、当归、人参、阿胶、白术。(中医方剂大辞典)(11)陈橘皮、葛根、甘草、石膏。(中医方剂大辞典)(12)陈橘皮、青竹茹、生地黄、黄芩、山栀子、桂、白术、芒硝、赤茯苓。(中医方剂大辞典)(13)陈橘皮、芎䓖、甘草、半夏。(中医方剂大辞典)(14)陈橘皮、半夏、大腹皮、赤茯苓、芍药、前胡、枇杷叶。(中医方剂大辞典)(15)陈橘皮、楮白皮、桑根白皮、紫苏子。(中医方剂大辞典)(16)陈橘皮、生姜、缩砂仁、甘草、白芷。(中医方剂大辞典)(17)陈橘皮、细辛、鹤虱、甘草、大黄。(中医方剂大辞典)(18)陈橘皮、紫苏叶、白术、甘草、桂、石膏、杏仁。(中医方剂大辞典)(19)陈橘皮、麻黄。(中医方剂大辞典)(20)陈橘皮、人参、泽泻、甘草、桂、干姜、赤茯苓、青竹茹。(中医方剂大辞典)(21)陈橘皮、人参。(中医方剂大辞典)(22)陈橘皮、甘草、枇杷叶。(中医方剂大辞典)(23)陈橘皮、栀子仁。(中医方剂大辞典)(24)陈橘皮、木瓜、桂、草豆蔻、甘草。(中医方剂大辞典)(25)陈橘皮、前胡、甘草、白术。(中医方剂大辞典)(26)橘皮、人参、甘草。(中医方剂大辞典)(27)陈橘皮、麻黄、羌活、防风、芎䓖、紫菀、桔梗、细辛、甘草。(中医方剂大辞典)(28)陈皮、藿香、白术、葛根、厚朴。(中医方剂大辞典)(29)陈橘皮、生姜。(中医方剂大辞典)(30)广陈皮、杭青皮、陈枳壳、南木香、生甘草、山楂肉、白云苓、麦芽。(中医方剂大辞典)(31)陈橘皮、人参、紫苏叶。(中医方剂大辞典)(32)半夏、茯苓、陈皮、细辛、人参、旋覆花、青皮、桔梗、枳壳、炙甘草。(中医方剂大辞典)(33)陈皮、木香、青皮、枳壳、甘草、白茯苓、山楂肉。(中医方剂大辞典)(34)香附米、半夏、橘皮、甘草。(中医方剂大辞典)(35)陈橘皮、枳壳。(中医方剂大辞典)(36)陈橘皮、半夏、白茯苓、白术、人参、麦门冬、黄芪、枇杷叶、甘草。(中医方剂大辞典)(37)陈橘皮、槟榔、麦蘖、厚朴、木香、草豆蔻、甘草、人参。(中医方剂大辞典)(38)橘皮、生姜、茯苓。(中医方剂大辞典)(39)橘皮、生姜、甘草、枇杷叶。(中医方剂大辞典)(40)橘皮、通草、干姜、桂心、甘草、人参。(中医方剂大辞典)(41)橘皮、麻黄、干紫苏、柴胡、宿姜、杏仁、石膏。(中医方剂大辞典)(42)橘皮、竹茹、人参、白术、生姜、厚朴。(中医方剂大辞典)(43)人参、白术、橘皮、甘草、生姜。(中医方剂大辞典)(44)橘皮、生姜。(中医方剂大辞典)(45)橘皮。(中医方剂大辞典)(46)橘皮、干姜、人参。(中医方剂大辞典)

橘皮竹茹汤 ju pi zhu ru tang

【英文名】Ju Pi Zhu Ru Decoction

【异名】麦门冬竹茹汤(中医方剂大辞典、医统)

【组成】(1)橘皮、竹茹、大枣、生姜、甘草、人参。(中医方剂大辞典)(2)竹茹、麦冬、建曲、鲜斛、炙草、橘红、沙参、谷芽、茯苓、杷叶。(中医方剂大辞典)(3)橘红、竹茹、生姜、柿蒂、人参、黄连。(中医方剂大辞典)(4)陈皮、人参、甘草、竹茹、柿蒂、丁香。(中医方剂大辞典)(5)赤茯苓、橘皮、枇杷叶、麦门冬、青竹茹、半夏、人参、甘草。(中医方剂大辞典)(6)橘皮、竹茹、甘草、人参、半夏。(中医方剂大辞典)

橘皮防己汤 ju pi fang ji tang

【英文名】Ju Pi Fang Ji Decoction

【组成】陈橘皮、防己、桑根白皮、甘草、吴茱萸、槟榔、大腹、生姜。(中医方剂大辞典)

橘皮杏仁丸 ju pi xing ren wan

【英文名】Ju Pi Xing Ren Pill

【异名】橘皮杏仁丸(中医方剂大辞典、鸡峰)

【组成】橘皮、杏仁。(中医方剂大辞典)

橘皮饮 ju pi yin

【英文名】Ju Pi Drink

【组成】陈橘皮、诃梨勒、木香、薏苡仁、干木瓜。(中医方剂大辞典)

橘皮饮子 ju pi yin zi

【英文名】Ju Pi Drink

【组成】陈皮、人参、高良姜、槟榔、白茯苓、甘草。(中医方剂大辞典)

橘皮枳术丸 ju pi zhi zhu wan

【英文名】Ju Pi Zhi Zhu Pill

【异名】橘红枳术丸(中医方剂大辞典、赤水玄珠)

【组成】橘皮、枳实、白术。(中医方剂大辞典)

橘皮枳壳汤 ju pi zhi ke tang

【英文名】Ju Pi Zhi Ke Decoction

【组成】枳壳、半夏、陈皮、人参。(中医方剂大辞典)

橘皮枳实生姜汤 ju pi zhi shi sheng jiang tang

【英文名】Ju Pi Zhi Shi Sheng Jiang Decoction

【组成】橘皮、枳实、生姜。(中医方剂大辞典)

橘皮枳实汤 ju pi zhi shi tang

【英文名】Ju Pi Zhi Shi Decoction

【组成】(1)橘皮、枳实、人参、半夏、吴茱萸。(中医方剂大辞典)(2)枳实、麦门冬、陈橘皮。(中医方剂大辞典)

橘皮茯苓丸 ju pi fu ling wan

【英文名】Ju Pi Fu Ling Pill

【组成】橘皮、枳实、白茯苓。(中医方剂大辞典)

橘皮茯苓汤 ju pi fu ling tang

【英文名】Ju Pi Fu Ling Decoction

【组成】陈皮、白茯苓。(中医方剂大辞典)

橘皮茱连散 ju pi zhu lian san

【英文名】Ju Pi Zhu Lian Powder

【组成】橘皮、吴茱萸、黄连、竹茹。(中医方剂大辞典)

橘皮桃仁丸 ju pi tao ren wan

【英文名】Ju Pi Tao Ren Pill

【组成】雷丸、狼牙刺、陈橘皮、贯众、桃仁、芜荑、青葙子、蜀漆、桃白皮、吴茱萸根、白僵蚕、乱发灰。(中医方剂大辞典)

橘皮益智汤 ju pi yi zhi tang

【英文名】Ju Pi Yi Zhi Decoction

【组成】青橘皮、益智、乌头、威灵仙。(中医方剂大辞典)

橘皮通气汤 ju pi tong qi tang

【英文名】Ju Pi Tong Qi Decoction

【组成】橘皮、白术、石膏、细辛、当归、桂心、茯苓、香豉。(中医方剂大辞典)

橘皮酒 ju pi jiu

【英文名】Ju Pi Wine

【组成】橘皮。(中医方剂大辞典)

橘皮散 ju pi san

【英文名】Ju Pi Powder

【异名】恒山橘皮散(中医方剂大辞典、普济方)

【组成】(1)陈皮。(中医方剂大辞典)(2)青皮、甘草节、石膏、瓜蒌子、当归头、皂角刺、没药、蒲公英。

（中医方剂大辞典）(3)陈皮、白术、诃黎勒、干姜、枳壳、官桂、木香、甘草、人参、槟榔、草豆蔻、半夏、厚朴。（中医方剂大辞典）(4)青橘皮、诃梨勒、紫苏子、杏仁、甘草。（中医方剂大辞典）(5)陈橘皮。（中医方剂大辞典）(6)陈橘皮、冬瓜汁、生姜汁。（中医方剂大辞典）(7)陈橘皮、常山、干漆、桂、牡蛎。（中医方剂大辞典）(8)陈橘皮、牡蛎、桂、常山。（中医方剂大辞典）(9)人参、贝母、苏叶、陈皮、桔梗、杏仁。（中医方剂大辞典）(10)陈橘皮、紫苏子、人参、赤茯苓、柴胡、杏仁。（中医方剂大辞典）(11)陈橘皮、人参、生姜。（中医方剂大辞典）

橘皮煮散 ju pi zhu san

【英文名】Ju Pi Zhu Powder

【异名】橘皮散(中医方剂大辞典、圣济总录)

【组成】(1)橘皮、人参、茯苓、白术、木香、干姜、官桂、槟榔、草豆蔻、半夏、厚朴、枳壳、诃黎勒、甘草。（中医方剂大辞典）(2)橘皮、白术、诃子、干姜、官桂、枳壳、木香、人参、甘草、草豆蔻、厚朴、槟榔、半夏。（中医方剂大辞典）

橘皮粥 ju pi zhou

【英文名】Ju Pi Gruel

【组成】(1)橘皮、粳米。（中医方剂大辞典）(2)陈橘皮、紫苏茎叶、大腹子、桑根白皮、生姜、粳米。（中医方剂大辞典）

橘皮煎丸 ju pi jian wan

【英文名】Ju Pi Jian Pill

【异名】橘皮丸(中医方剂大辞典、普济方)

【组成】(1)当归、萆薢、厚朴、肉苁蓉、肉桂、附子、巴戟、阳起石、石斛、牛膝、杜仲、吴茱萸、鹿茸、干姜、菟丝子、三棱、甘草、陈橘皮。（中医方剂大辞典）(2)陈橘皮、官桂、干姜、川当归、荆三棱、附子、萆薢、神曲、乌头、木香、川椒、大麦蘖、厚朴。（中医方剂大辞典）(3)青橘皮、木香、桂、人参、诃梨勒皮、京三棱、藿香、厚朴、当归、萆薢、干姜、半夏。（中医方剂大辞典）

橘皮醒酲汤 ju pi xing cheng tang

【英文名】Ju Pi Xing Cheng Decoction

【组成】香橙皮、陈橘皮、檀香、葛花、绿豆花、人参、白豆蔻仁、盐。（中医方剂大辞典）

橘红丸 ju hong wan

【英文名】Ju Hong Pill

【组成】(1)化橘红、贝母、茯苓、麦冬、杏仁、生石膏、瓜蒌皮、橘皮、生地、桔梗、紫菀、法半夏、苏子、甘草、冬花。（中医方剂大辞典）(2)陈橘皮、胡椒、黑牵牛、巴豆、木香。（中医方剂大辞典）

橘红化痰丸 ju hong hua tan wan

【英文名】Ju Hong Hua Tan Pill

【组成】(1)橘红、生甘草、川贝、马兜铃、杏仁、白矾、五味子、清夏、紫菀。（中医方剂大辞典）(2)生米壳、甘草、川贝母、白矾、净金灯、杏仁、七爪橘红、生五味子。（中医方剂大辞典）

橘红化痰片 ju hong hua tan pian

【英文名】Ju Hong Hua Tan Tablet

【组成】化橘红、川贝母、锦灯笼、苦杏仁、罂粟壳等。((98)卫药准字 Z-075 号)

橘红片 ju hong pian

【英文名】Ju Hong Tablet

【组成】化橘红、陈皮、半夏、茯苓、甘草、桔梗、苦杏仁、紫苏子、紫菀、款冬花、瓜蒌皮、浙贝母、地黄、麦冬、石膏。（药品标准－中药成方制剂标准 1991）

橘红半夏汤 ju hong ban xia tang

【英文名】Ju Hong Ban Xia Decoction

【组成】橘皮、半夏、甘草、藿香。（中医方剂大辞典）

橘红石斛汤 ju hong shi hu tang

【英文名】Ju Hong Shi Hu Decoction

【组成】橘红、甘草、石斛、茯苓、神曲、山楂、半夏。（中医方剂大辞典）

橘红冲剂 ju hong chong ji

【英文名】Ju Hong Granule

【组成】化橘红、陈皮、半夏、茯苓、甘草、桔梗、苦杏仁、紫苏子、紫菀、款冬花、瓜蒌皮、浙贝母、地黄、麦冬、石膏。（药品标准－中药成方制剂标准 1991）

橘红汤 ju hong tang

【英文名】Ju Hong Decoction

【组成】(1)盐、黄橘、生姜、甘草、神曲、大麦芽、草豆蔻。（中医方剂大辞典）(2)橘皮。（中医方剂大辞典）

橘红枇杷片 ju hong pi pa pian

【英文名】Ju Hong Pi Pa Tablet

【组成】化橘红、陈皮、枇杷叶、桔梗、紫苏子、甘草。（药品标准－中药成方制剂标准 1991）

橘红梨膏 ju hong li gao

【英文名】Ju Hong Li Concentrated Decoction

【组成】化橘红、梨、川贝母、天冬、麦冬、苦杏仁、枇杷叶、五味子。（药品标准－中药成方制剂标准 1991）

橘红散 ju hong san

【英文名】Ju Hong Powder

【组成】(1)陈橘皮、甘草、茴香、白术、高良姜、姜黄、白芷。（中医方剂大辞典）(2)陈橘皮、陈曲、麦蘖、杏仁、甘草、人参、草豆蔻、山芋。（中医方剂大辞典）(3)陈橘皮、肉豆蔻、甘草。（中医方剂大辞典）

橘红痰咳液 ju hong tan ke ye

【英文名】Ju Hong Tan Ke Oral Liquid

【组成】化橘红、百部、茯苓、半夏、白前、甘草、苦杏仁、

五味子。(药品标准－中药成方制剂标准 1998)

橘红痰咳煎膏 ju hong tan ke jian gao

【英文名】Ju Hong Tan Ke Jian Concentrated Decoction

【组成】化橘红、百部、茯苓、半夏、白前、甘草、苦杏仁、五味子。(药品标准－中药成方制剂标准 1998)

橘红痰咳膏 ju hong tan ke gao

【英文名】Ju Hong Tan Ke Ointment

【组成】化橘红、制半夏、苦杏仁。((93)粤卫药准字第 A17－046 号)

橘红痰咳颗粒 ju hong tan ke ke li

【英文名】Ju Hong Tan Ke Granule

【组成】化橘红、百部、苦杏仁、茯苓、水半夏、五味子、白前、甘草。(药品标准－中药成方制剂标准 1997)

橘杏汤 ju xing tang

【英文名】Ju Xing Decoction

【组成】杏仁、橘红。(中医方剂大辞典)

橘杏麻仁丸 ju xing ma ren wan

【英文名】Ju Xing Ma Ren Pill

【异名】橘皮麻仁丸(中医方剂大辞典、李氏医鉴)

【组成】橘皮、杏仁、麻子仁、郁李仁。(中医方剂大辞典)

橘芥饮子 ju jie yin zi

【英文名】Ju Jie Decoction

【组成】橘叶、薄荷、荆芥。(中医方剂大辞典)

橘芪桂楝汤 ju qi gui lian tang

【英文名】Ju Qi Gui Lian Decoction

【组成】肉桂末、生黄芪、橘核、苍术、川楝子、大枣。(中医杂志 1983,24(5))

橘苏半夏汤 ju su ban xia tang

【英文名】Ju Su Ban Xia Decoction

【组成】橘红、半夏、贝母、紫苏、白术、杏仁、桑皮、五味子、甘草、桔梗、黄芩。(中医方剂大辞典)

橘苏散 ju su san

【英文名】Ju Su Powder

【组成】橘红、紫苏叶、杏仁、桑白皮、半夏、贝母、白术、五味子、甘草。(中医方剂大辞典)

橘连丸 ju lian wan

【英文名】Ju Lian Pill

【组成】陈橘皮、黄连。(中医方剂大辞典)

橘连枳术丸 ju lian zhi zhu wan

【英文名】Ju Lian Zhi Zhu Pill

【组成】白术、枳实、陈皮、黄连。(中医方剂大辞典)

橘针汤 ju zhen tang

【英文名】Ju Zhen Decoction

【组成】臭橘针。(中医方剂大辞典)

橘饮 ju yin

【英文名】Ju Drink

【组成】橘皮、甘草、干姜。(中医方剂大辞典)

橘苓丸 ju ling wan

【英文名】Ju Ling Pill

【组成】橘皮、白茯苓、白术、半夏曲、缩砂仁、天麻、藿香叶。(中医方剂大辞典)

橘姜丸 ju jiang wan

【英文名】Ju Jiang Pill

【组成】(1)陈皮、生姜。(中医方剂大辞典)(2)蓬莪术、青橘皮、生姜。(中医方剂大辞典)(3)陈橘皮、生姜、豆豉。(中医方剂大辞典)

橘姜汤 ju jiang tang

【英文名】Ju Jiang Decoction

【组成】陈橘皮、生姜。(中医方剂大辞典)

橘姜饮 ju jiang yin

【英文名】Ju Jiang Drink

【组成】陈皮、生姜。(中医方剂大辞典)

橘姜煎 ju jiang jian

【英文名】Ju Jiang Decoction

【组成】橘红、生姜。(中医方剂大辞典)

橘茴饮 ju hui yin

【英文名】Ju Hui Drink

【组成】橘核、茴香、木通、官桂、川楝子、吴茱萸。(中医方剂大辞典)

橘荔散结丸 ju li san jie wan

【英文名】Ju Li San Jie Pill

【组成】橘核、荔枝核、川续断、小茴香、乌药、川楝子、海藻、岗稔根、莪术、制首乌、党参、生牡蛎、罂粟壳、益母草。(新中医 1990,(8))

橘饼汤 ju bing tang

【英文名】Ju Bing Decoction

【组成】橘饼。(中医方剂大辞典)

橘饼扶脾丸 ju bing fu pi wan

【英文名】Ju Bing Fu Pi Pill

【组成】陈皮、焦白术、淮山药、芡实、焦山楂。(中医方剂大辞典)

橘香丸 ju xiang wan

【英文名】Ju Xiang Pill

【组成】(1)橘核、茴香、胡芦巴、庵闾子、破故纸、附子。(中医方剂大辞典)(2)青皮、吴萸、木香、当归、干姜、丁香。(中医方剂大辞典)(3)陈皮、木香、姜黄、草豆蔻仁、白术、牵牛子。(中医方剂大辞典)

橘香汤 ju xiang tang

【英文名】Ju Xiang Decoction

【组成】(1)川姜、陈皮、缩砂仁、胡椒、甘草、桔梗、盐。(中医方剂大辞典)(2)橘皮、枳壳、川芎、槐花、桃仁、紫苏、香附、槟榔、木香、甘草。(中医方剂大辞典)

橘香散 ju xiang san
【英文名】Ju Xiang Powder
【异名】橘皮汤(中医方剂大辞典、直指)
【组成】(1)白术、陈皮、茯苓、甘草、附子、干姜。(中医方剂大辞典)(2)陈皮。(中医方剂大辞典)

橘核丸 ju he wan
【英文名】Ju He Pill
【组成】橘核、川楝子、海藻、海带、延胡索、桃仁、肉桂、厚朴、川木通、木香、昆布、枳实。(药品标准－中药成方制剂标准 1994)

橘核汤 ju he tang
【英文名】Ju He Decoction
【组成】橘核、吴萸、木香、茴香、良姜、青皮、川楝子、干姜、官桂。(中医方剂大辞典)

橘核疝气丸 ju he shan qi wan
【英文名】Ju He Shan Qi Pill
【组成】金铃子、茴香、乌药、玄胡、肉桂、胡芦巴、炮姜、吴茱萸、良姜、橘核、广木香、川军。(中医方剂大辞典)

橘核散 ju he san
【英文名】Ju He Powder
【组成】(1)青木香、小茴、橘核、大茴、蓬术、吴茱萸、姜黄。(中医方剂大辞典)(2)橘核、桃仁、栀子、吴茱萸、茴香。(中医方剂大辞典)(3)山楂子、橘核、破故纸、乳香、玄胡索、庵闾、没药、五加皮、红曲。(中医方剂大辞典)(4)橘核、桃仁、栀子仁、川乌、吴茱萸。(中医方剂大辞典)(5)五灵脂、延胡索、破故纸、茴香、庵闾草、橘核、黑牵牛、棠球子、川楝子。(中医方剂大辞典)(6)橘核。(中医方剂大辞典)

橘桂汤 ju gui tang
【英文名】Ju Gui Decoction
【组成】当归、红花、白芍、大茴香、木通、黄柏、青皮、橘核、桃仁、官桂。(中医方剂大辞典)

橘蒜丸 ju suan wan
【英文名】Ju Suan Pill
【组成】大蒜。(中医方剂大辞典)

橘糖丸 ju tang wan
【英文名】Ju Tang Pill
【组成】陈橘皮、乌贼鱼骨、沙糖。(中医方剂大辞典)

橙皮丸 cheng pi wan
【英文名】Cheng Pi Pill
【组成】沉香、白术、木瓜、乌梅肉、橙皮、白茯苓、糖霜、干生姜。(中医方剂大辞典)

橙皮酊 cheng pi ding
【英文名】Cheng Pi Tincture
【组成】橙皮、乙醇。(药品标准－中药成方制剂标准 1996)

橙香饼儿 cheng xiang bing er
【英文名】Cheng Xiang Tablet
【组成】新橙皮、沉香、白檀、缩砂、白豆蔻仁、荜澄茄、南硼砂、龙脑、麝香。(中医方剂大辞典)

歙墨丸 xi mo wan
【英文名】Xi Mo Pill
【组成】(1)歙墨、两头尖、甘草、香白芷、防风、乳香、川芎、五灵脂、麝香。(中医方剂大辞典)(2)麝香、泽乌头、五灵脂、防风、细墨、甘草、乳香。(中医方剂大辞典)

潞党参膏 lu dang shen gao
【英文名】Lu Dang Shen Ointment
【组成】潞党参等。(中医药研究 1992,(2))

潞党参膏滋 lu dang shen gao zi
【英文名】Lu Dang Shen Gao Zi Ointment
【组成】潞党参。((91)卫药准字 Z－09 号)

澡豆 zao dou
【英文名】Zao Dou Lotion
【组成】(1)麝香、猪胰、大豆黄卷、桃花、菟丝子、冬葵子、白附子、木兰皮、萎蕤、栀子花、苜蓿。(中医方剂大辞典)(2)猪胰、豆末、细辛、土瓜根、白术、藁本、防风、白芷、茯苓、商陆根、白附子、杏仁、桃仁、栝蒌、皂荚、冬瓜仁、雀屎、菟丝子。(中医方剂大辞典)(3)猪胰、白茯苓、白芷、藁本、甘松香、零陵香、白商陆、大豆末、蒴藋灰。(中医方剂大辞典)(4)大豆黄、苜蓿、零陵香子、赤小豆、丁香、麝香、冬瓜仁、茅香、猪胰。(中医方剂大辞典)(5)白芷、青木香、甘松香、藿香、冬葵子、栝蒌仁、零陵香、毕豆面。(中医方剂大辞典)(6)猪胰、毕豆面、皂荚、栝蒌实、萎蕤、白茯苓、土瓜。(中医方剂大辞典)(7)白鲜皮、白僵蚕、芎䓖、白芷、白附子、鹰屎白、甘松香、木香、土瓜根、白梅肉、大枣、麝香、鸡子白、猪胰、杏仁、白檀香、白术、丁子香、冬瓜仁、面。(中医方剂大辞典)(8)白芷、白术、白鲜皮、白蔹、白附子、白茯苓、羌活、萎蕤、栝蒌子、桃仁、杏仁、菟丝子、商陆、土瓜根、芎䓖、猪胰、冬瓜仁、白豆面、面。(中医方剂大辞典)(9)白茯苓、土瓜根、商陆根、萎蕤、白术、芎䓖、白芷、栝楼、藁本、桃仁、皂荚、豆屑、猪胰、猪蹄。(中医方剂大辞典)(10)肥皂、密陀僧、甘松、蓖麻仁、杏仁、白蒺藜、白牵牛、僵蚕、白果肉、白芷。(中医方剂大辞典)(11)白鲜皮、白僵蚕、芎䓖、白芷、白附子、鹰粪白、白术、甘松香、甜瓜子仁、细辛、藁本、白檀香、杏仁、冬瓜仁、白梅肉、鸡子白、猪胰。(中医方剂大辞典)(12)白芷、芎䓖、栝蒌子、青木香、鸡舌香、皂荚、荜豆、赤小豆。(中医方剂大辞典)(13)白术、白芷、白及、白蔹、茯苓、藁本、萎蕤、薯蓣、土瓜根、天门冬、百部根、辛夷仁、栝楼、藿香、零陵香、鸡舌香、香附子、阿胶、白面、楝子、荜豆、皂荚。(中医方剂大辞典(14)白芷、芎䓖、皂荚末、萎蕤、白术、蔓荆子、冬瓜仁、栀子仁、栝楼仁、荜豆、猪脑、桃仁、鹰屎、商陆。(中医方剂大辞典)(15)丁香、沉香、青木香、桃花、钟乳粉、真珠、玉屑、蜀水花、木瓜花、(木柰)花、梨花、红莲花、李花、樱桃花、白蜀葵花、旋覆花、麝香。(中医方剂大辞典)(16)细辛、白术、栝楼、土瓜根、皂荚、商陆、冬瓜仁、雀矢、菟丝子、猪胰、藁本、防风、白芷、白附子、茯苓、杏仁、桃仁、豆末、面。(中医方剂大辞典)(17)苜蓿香、土瓜根、商陆、青木香。(中医方剂大辞典)

澡洗汤 zao xi tang

【英文名】Zao Xi Lotion

【组成】干荷叶、藁本、甘松、白芷、威灵仙、苍耳草、忍冬藤、煨盐。(医统)

澡洗药 zao xi yao

【英文名】Zao Xi Lotion

【组成】干荷叶、威灵仙、藁本、藿香叶、零陵、茅香、甘松、香白芷。(中医方剂大辞典)

澡浴方 zao yu fang

【英文名】Zao Yu Lotion

【组成】(1)茵芋、石楠、莽草、蛇床子、羊踯躅、白矾。(中医方剂大辞典)(2)防风、白芷、细辛、苦参、吴茱萸、苦楝子、藜芦、莽草、麻黄根、川椒、盐。(中医方剂大辞典)(3)苦参、茯苓皮、苍术、桑白皮、白矾、葱白。(颅囟经)

濒湖白花蛇酒 bin hu bai hua she jiu

【英文名】Bin Hu Bai Hua She Wine

【组成】白花蛇、真羌活、当归身、真天麻、真秦艽、五加皮、防风。(中医方剂大辞典)

燃照汤 ran zhao tang

【英文名】Ran Zhao Decoction

【组成】草果仁、淡豆豉、炒山栀、省头草、制厚朴、醋炒半夏、酒炒黄芩、滑石。(中医方剂大辞典)

燔发散 fan fa san

【英文名】Fan Fa Powder

【组成】白石脂、发、甘草。(中医方剂大辞典)

燔葱散 fan cong san

【英文名】Fan Cong Powder

【组成】延胡索、苍术、甘草、茯苓、蓬莪术、三棱、青皮、丁皮、缩砂、槟榔、肉桂、干姜。(中医方剂大辞典)

燕麦敷方 yan mai fu fang

【英文名】Yan Mai Fu Prescription

【组成】燕麦。(中医方剂大辞典)

燕泥散 yan ni san

【英文名】Yan Ni Powder

【组成】燕子窝。(中医方剂大辞典)

燕泥膏 yan ni gao

【英文名】Yan Ni Plaster

【组成】燕泥。(中医方剂大辞典)

燕垒丹 yan lei dan

【英文名】Yan Lei Pellet

【组成】明雄黄、燕巢泥、千步土、秽桶下土、葱。(中医方剂大辞典)

燕脂膏 yan zhi gao

【英文名】Yan Zhi Plaster

【组成】燕脂、升麻、雄黄。(中医方剂大辞典)

燕窠土丸 yan ke tu wan

【英文名】Yan Ke Tu Pill

【组成】燕窠土、伏龙肝、飞罗面、砒黄、水牛肉脯。(中医方剂大辞典)

燕鼠膏 yan shu gao

【英文名】Yan Shu Plaster

【组成】全蝎、白芷、黄连、黄柏、黄芩、当归、山甲、生地、赤芍、官桂、海藻、番木鳖。(中医方剂大辞典)

獬豸汤 xie zhi tang

【英文名】Xie Zhi Decoction

【组成】良姜、白术、甘草、缩砂仁、红豆、胡椒。(中医方剂大辞典)

獭爪丸 ta zhua wan

【英文名】Ta Zhua Pill

【组成】獭爪、獭肝、生地黄、龟版、麦冬、沙参、银柴胡、地骨皮、百部、牡丹皮、桔梗、炙甘草。(中医方剂大辞典)

獭灰方 ta hui fang

【英文名】Ta Hui Prescription

【组成】獭肝。(中医方剂大辞典)

獭肝丸 ta gan wan

【英文名】Ta Gan Pill

【异名】真珠丸(中医方剂大辞典、普济方)

【组成】(1)獭肝、地栗、榧实、鳖甲。(中医方剂大辞典)(2)獭肝、鳖甲、野狐头骨、防己、紫菀、蜀漆叶、麦门冬、甘草。(中医方剂大辞典)(3)獭肝、胡黄连、鳖甲、柴胡、犀角屑、知母、天门冬、地骨皮、升麻、茯神、紫菀、百合、杏仁、黄连、前胡、贝母、天灵盖、槟榔、麻仁、甘草、生干地黄。(中医方剂大辞典)(4)獭肝、麦门冬、人参、黄芩、黄连、龙胆、白术、柴胡、枳壳、鳖甲、桃仁。(中医方剂大辞典)(5)獭肝、柴胡、知母、地骨皮、栀子仁、犀角屑、天灵盖、黄芪、鳖甲、川升麻、桃仁、甘草、朱砂、麝香。(中医方剂大辞典)(6)獭肝、鬼臼、沙参、人参、丹参、苦参、天灵盖、麝香。(中医方剂大辞典)(7)獭肝、真珠米、槟榔、旋覆花、茯神、贝母、柴胡、龙胆、黄连、赤芍药、川大黄。(中医方剂大辞典)(8)獭肝、柴胡、玄参、知母、大麻仁、子芩、地骨皮、川升麻、木通、柏树香、天灵盖、川大黄。(中医方剂大辞典)(9)獭肝、麝香、犀角屑、鳖甲、天灵盖、阿魏、牛黄、雄黄、木香、龙胆、胡黄连、知母、柴胡、地骨皮、赤芍药、麦门冬、甘草、白术、黄芩、赤茯苓、川升麻、朱砂、槟榔。(中医方剂大辞典)(10)獭肝、柴胡、川升麻、黄芪、天灵盖、枳壳、犀角屑、金箔、银箔、牛黄、松脂。(中医方剂大辞典)(11)獭肝、人参、沙参、鬼臼、苦参、甘草。(中医方剂大辞典)(12)獭肝、鳖甲、知母、桔梗、旋覆花、川大黄、柴胡、槟榔、赤茯苓、枳壳、赤芍药、秦艽。(中医方剂大辞典)(13)獭肝、生干地黄、知母、前胡、虎头骨、地骨皮、子芩、川升麻、白术、枳壳、玄参、柏脂。(中医方剂大辞典)(14)獭肝、天灵盖、生犀角、前胡、升麻、松脂、枳实、甘草。(中医方剂大辞典)(15)獭肝、雄黄、莽草、丹砂、鬼臼、犀角、巴豆、麝香、大黄、牛黄、蜈蚣。(中医方剂大辞典)(16)獭骨肝肺、干蓝、大黄、芦根、鹤骨、桔梗、干姜、桂心、斑蝥。(中医方剂大辞典)(17)獭肝。(中医方剂大辞典)

獭肝平虫丸 ta gan ping chong wan

【英文名】Ta Gan Ping Chong Pill

【组成】榧子、鳖甲、地粟粉、獭肝、白薇、何首乌。(中医方剂大辞典)

獭肝金牙散 ta gan jin ya san

【英文名】Ta Gan Jin Ya Powder

【组成】獭肝、金牙、丹砂、狸骨、牛黄、麝香、龙胆、白薇、附子、当归、蒲黄、鬼督邮、铜照鼻、苦参、龙骨、沙参、蜈蚣、蜀椒、丹参、寒水石、禹余粮、消石、玄参、牡丹皮、鬼臼、人参、鳖甲、干姜、庵闾子。(中医方剂大辞典)

獭肝散 ta gan san

【英文名】Ta Gan Powder

【组成】獭肝。(中医方剂大辞典)

獭肝羹 ta gan geng

【英文名】Ta Gan Thick Soup

【组成】獭肝。(中医方剂大辞典)

獭胆丸 ta dan wan

【英文名】Ta Dan Pill

【组成】(1)水蛭、川椒、硇砂、獭胆、狗胆。(中医方剂大辞典)(2)獭胆、豮猪胆、鲤鱼胆、青黛、栝蒌根、没药、当归。(中医方剂大辞典)

獭骨丸 ta gu wan

【英文名】Ta Gu Pill

【组成】獭骨、干葫芦、川大黄、芦根、鹤骨、桔梗、干姜、桂心、斑蝥。(中医方剂大辞典)

獭骨散 ta gu san

【英文名】Ta Gu Powder

【组成】獭骨、麝香。(中医方剂大辞典)

瘰疬丸 luo li wan

【英文名】Luo Li Pill

【组成】(1)臭牡丹。(中医方剂大辞典)(2)牡蛎、玄参、土茯苓。(中医方剂大辞典)(3)贝母、天花粉、玄参、甘草、斑蝥、肥皂、净肉。(中医方剂大辞典)

瘰疬内消仙方 luo li nei xiao xian fang

【英文名】Luo Li Nei Xiao Xian Wine

【组成】穿山甲、乳香、没药、海藻、白鸽粪、蜗牛、公土狗、杨柳虫。(中医方剂大辞典)

瘰疬仙方 luo li xian fang

【英文名】Luo Li Xian Paste Pill

【组成】穿山甲、蜈蚣、川归尾、大黄、乳香、全蝎、没药、荆芥、桔梗、蝉蜕、僵蚕、朱砂、羌活、防风、连翘、黄芩、广胶、雄黄、蛇蜕。(中医方剂大辞典)

瘰疬收口药方 luo li shou kou yao fang

【英文名】Luo Li Shou Kou Powder

【组成】龟版、青果。(中医方剂大辞典)

瘰疬妙方 luo li miao fang

【英文名】Luo Li Miao Prescription

【组成】官粉、乳香、没药、孩儿茶、蛤粉、龙骨、蜂房、密陀僧、血竭、蓖麻子。(中医方剂大辞典)

瘰疬奇方 luo li qi fang

【英文名】Luo Li Qi Prescription

【组成】鸡蛋、绿萼梅花。(中医方剂大辞典)

瘰疬拔根方 luo li ba gen fang

【英文名】Luo Li Ba Gen Prescription

【组成】斑蝥、鸡蛋、土茯苓、菜猪肉。(中医方剂大辞典)

瘰疬神膏 luo li shen gao

【英文名】Luo Li Shen Plaster

【组成】大当归、大穿山甲、陈皮、肉桂、木鳖子肉、大蜈蚣、象皮、黄柏、黄芩、川连、白花蛇、祈艾、金银花。(中医方剂大辞典)

瘰疬结核丸 luo li jie he wan

【英文名】Luo Li Jie He Honeyed Pill

【组成】黄芪、玄参、苦参、鼠粘子、枳实、大黄、羚羊角屑、麦门冬、连翘、青木香、人参、苍耳子、升麻、茯苓、甘草、桂心、朴硝。(中医方剂大辞典)

瘰疬饼 luo li bing

【英文名】Luo Li Emplastrum

【组成】生山药、蓖麻子。(中医方剂大辞典)

瘰疬酒 luo li jiu

【英文名】Luo Li Wine

【组成】臭牡丹、烧酒。(中医方剂大辞典)

瘰疬酒药 luo li jiu yao

【英文名】Luo Li Wine

【组成】鹤虱草、忍冬藤、野蓬蒿、野菊花、五爪龙、马鞭草。(中医方剂大辞典)

瘰疬敛口膏药 luo li lian kou gao yao

【英文名】Luo Li Lian Kou Emplastrum

【组成】蛤蟆皮、鼠皮、蛇蜕、蜂房。(中医方剂大辞典)

瘰疬疏肝丸 luo li shu gan wan

【英文名】Luo Li Shu Gan Pill

【组成】(1)柴胡、蒲公英、山慈菇、漏芦、瓜蒌仁、象贝、橘叶、广皮、白菊花、金银花、连翘、地丁草、茜草、生甘草、茄蒂、制首乌、鼠妇。(中医方剂大辞典)(2)昆布、海石、川贝、牡蛎、天葵子。(中医方剂大辞典)

瘰疬煎 luo li jian

【英文名】Luo Li Decoction

【组成】大贝母、半夏、当归尾、穿山甲、白附子、连翘、桔梗、广皮、枳壳、白僵蚕、甘草节、白茯苓。(中医方剂大辞典)

瘰疬痰核围药 luo li tan he wei yao

【英文名】Luo li Tan He Wei Yao Liniment

【组成】昆布、麝香、冰片、南星。(中医方剂大辞典)

瘰疬痰核膏 luo li tan he gao

【英文名】Luo Li Tan He Unguentum

【组成】生甲片、海藻、当归、白芷、黄连、黄柏、黄芩、番木鳖、全蝎、生地、赤芍、官桂、麻油。(中医方剂大辞典)

瘰疬膏 luo li gao

【英文名】Luo Li Plaster

【组成】(1)没药、乳香、血余炭、穿山甲、番木鳖、东丹、麻油、麝香。(中医方剂大辞典)(2)金线重楼、金线吊虾蟆、蓖麻仁、商陆、天南星、半夏、露蜂房、防风、蛇蜕、大黄、土木鳖、穿山甲、番木鳖、射干、川乌、草乌、枳壳、当归、红花、白芷、僵蚕、紫花地丁、紫背天葵、活雄鼠、干蟾、芫花、巴豆肉、急性子、鲫鱼。(中医方剂大辞典)(3)大黄、轻粉、官粉、白蜡、黄蜡、乳香、没药、冰片。(中医方剂大辞典)(4)真香油、象皮、黄蜡、官粉、乳香、没药、孩儿茶、龙骨、血竭。(中医方剂大辞典)(5)灯心灰、乳香、黄丹、定粉。(中医方剂大辞典)

瘰疬敷药 luo li fu yao

【英文名】Luo Li Plaster

【组成】独核肥皂子。(外科大成)

瘴疟丹 zhang nue dan

【英文名】Zhang Nue Pill

【组成】常山、缩砂仁、三棱、莪术。(中医方剂大辞典)

瘴疸丸 zhang dan wan

【英文名】Zhang Dan Pill

【组成】茵陈、栀子、大黄、芒硝、杏仁、常山、鳖甲、巴豆、豆豉。(中医方剂大辞典)

瘿宝灵 ying bao ling

【英文名】Ying Bao Ling Pill

【组成】夏枯草、荔枝核、橘核、山楂核、生牡蛎、当归、柴胡、茯苓、白芍、青皮、桔梗、贝母、川楝子、黄芪、党参、海浮石、生地、郁金、山豆根。(河北中医1987,(4))

瘿瘤丸 ying liu wan

【英文名】Ying Liu Pill

【组成】海带、海藻、昆布、海石、醋炙三棱、醋炙莪术、陈皮、广木香、川军、甘草。(中医杂志 1957,(6))

瘿瘤破结散 ying liu po jie san

【英文名】Ying Liu Po Jie Honeyed Pill

【组成】海藻、昆布、海带、海螵蛸、海粉、海螺、甘草。(中医方剂大辞典)

瘿瘤膏 ying liu gao

【英文名】Ying Liu Emplastrum

【组成】甘遂、大戟、芫花、白砒。(中医方剂大辞典)

瘿囊丸 ying nang wan

【英文名】Ying Nang Pill

【组成】雄黄、青木香、海南槟榔、昆布、海蛤、白蔹、半夏曲、肉桂心、白芥子。(中医方剂大辞典)

癃闭通胶囊 long bi tong jiao nang

【英文名】Long Bi Tong Capsule

【组成】穿山甲、肉桂。((93)卫药准字 Z-52 号)

癃闭散 long bi san

【英文名】Long Bi Powder

【组成】山甲片、肉桂。(江西医药 1985,(2))

癃清片 long qing pian

【英文名】Long Qing Tablet

【组成】金银花、黄柏、白花蛇舌草、牡丹皮、泽泻。((92)卫药准字 Z-09 号)

磨刀丸 mo dao wan

【英文名】Mo Dao Pill

【组成】全蝎、朱砂、粉霜、半夏。(中医方剂大辞典)

磨刀散 mo dao san

【英文名】Mo Dao Powder

【组成】木贼、腊茶。(中医方剂大辞典)

磨云散 mo yun san

【英文名】Mo Yun Powder

【组成】荸荠粉、老月石、细芦甘石、冰片。(中医方剂大辞典)

磨无散 mo wu san

【英文名】Mo Wu Decoction

【组成】沙苑蒺藜、防风、羌活、甘草、石决明、草决明、蝉蜕、蛇皮、川芎、甘菊。(中医方剂大辞典)

磨风丸 mo feng wan

【英文名】Mo Feng Pill

【组成】川当归、羌活、独活、川芎、明天麻、细辛、防风、荆芥、威灵仙、麻黄、何首乌、石京子、牛蒡子、虾、皱面草、苍耳草。(中医方剂大辞典)

磨风膏 mo feng gao

【英文名】Mo Feng Plaster

【组成】(1)麻黄、羌活、升麻、白檀香、白及、防风、归身。(中医方剂大辞典)(2)蓖麻、雄黄。(中医方剂大辞典)

磨平饮 mo ping yin

【英文名】Mo Ping Decoction

【组成】红花、桃仁、山楂、苏木、京三棱、蓬莪术、枳壳、香附、乌药。(中医方剂大辞典)

磨光散 mo guang san

【英文名】Mo Guang Powder

【组成】野荸荠粉、芦甘石、珍珠。(中医方剂大辞典)

磨块四物汤 mo kuai si wu tang

【英文名】Mo Kuai Si Wu Decoction

【组成】四物汤加延胡索、桃仁、肉桂、熟大黄。(中医方剂大辞典)

磨坚丹 mo jian dan

【英文名】Mo Jian Liniment

【组成】鸡肫内黄皮。(中医方剂大辞典)

磨桂涂方 mo gui tu fang

【英文名】Mo Gui Tu Prescription

【组成】桂。(中医方剂大辞典)

磨积三棱丸 mo ji san ling wan

【英文名】Mo Ji San Ling Paste Pill

【组成】(1)三棱、蓬术、杏仁、麦芽、枳壳、木香、官桂、干葛、干漆、砂仁、陈皮、槟榔、青皮、丁香、黑白丑。(中医方剂大辞典)(2)槟榔、砂仁、阿魏、干漆、使君子、芦荟、神曲、青皮、木香、陈皮、广术、大黄、麦芽、皂角、官桂、硇砂、白黑牵牛、京三棱、石三棱、鸡爪三棱、陈仓米。(中医方剂大辞典)(3)木香、麦芽、京三棱、广术、枳壳、石三棱、杏仁、干漆、鸡爪、葛根、官桂、黑牵牛、丁香、槟榔、香附子、青皮、缩砂、白牵牛、陈皮。(中医方剂大辞典)

磨积丸 mo ji wan

【英文名】Mo Ji Paste Pill

【异名】脾积丸(中医方剂大辞典、卫生家宝)

【组成】(1)京三棱、广茂、石菖蒲、神曲、麦芽、杏仁、石绿矾、黑牵牛。(中医方剂大辞典)(2)荆三棱、蓬莪术、陈皮、青皮、神曲、麦芽、川郁金、胡黄连、香附子、雷丸、使君子肉、芦荟。(中医方剂大辞典)(3)厚朴、白姜、缩砂、胡椒、青皮、苍术、麦芽、陈茱萸、肉桂。(中医方剂大辞典)(4)陈仓米、青皮、陈橘红。(中医方剂大辞典)(5)京三棱、蓬莪术、茴香、附子、白芍药、干姜、当归、巴戟、艾叶、川楝子肉。(中医方剂大辞典)(6)胡椒、木香、全蝎。(中医方剂大辞典)(7)川乌、定粉、艾灰、龙骨。(中医方剂大辞典)(8)干漆、京三棱、青皮、丁香、蓬术。(中医方剂大辞典)

磨积药 mo ji yao

【英文名】Mo Ji Paste Pill

【组成】(1)三棱、青皮、枳实、桃仁、大黄、桂枝、海藻。(中医方剂大辞典)(2)桔梗、枳壳、青皮、陈皮、槟榔、蓬术、三棱、乌药、甘草、茯苓、半夏、白术、针砂、皂角、生铁。(中医方剂大辞典)

磨积食劳丸 mo ji si lao wan

【英文名】Mo Ji Si Lao Pill

【组成】寒食面、巴豆霜、雄黄、白牵牛、南青皮、陈皮。(中医方剂大辞典)

磨积散 mo ji san

【英文名】Mo Ji Decoction

【组成】(1)三棱、莪术、山楂、鸡内金、红曲、槟榔、使君子仁、巴豆霜。(中医方剂大辞典)(2)使君子肉、海螵蛸、朱砂。(中医方剂大辞典)(3)干蒿、陈皮、麦芽、二蚕砂。(中医方剂大辞典)(4)神曲、山楂、茯苓、陈皮、麦芽、泽泻、白术、法半夏、藿香、苍术、厚朴、甘草。(中医方剂大辞典)

磨积搨气丸 mo ji ta qi wan

【英文名】Mo Ji Ta Qi Pill

【组成】沉香、香附子、广术、半夏、麦芽、雷丸、川椒、京三棱、神曲、枳壳、木香、萝卜子、陈米。(中医方剂大辞典)

磨积锭 mo ji ding

【英文名】Mo Ji Lozenges

【组成】白术、陈皮、厚朴、槟榔、枳实、三棱、莪术、甘草、使君子、半夏曲、山楂、神曲、阿魏、黑牵牛、巴豆霜、木香、硇砂、苍术。(中医方剂大辞典)

磨积褐丸 mo ji he wan

【英文名】Mo Ji He Paste Pill

【组成】三棱、蓬术、青皮、陈皮、香附子、木香、萝卜子、牵牛子、神曲、麦芽、槟榔。(中医方剂大辞典)

磨滞丸 mo zhi wan

【英文名】Mo Zhi Paste Pill

【组成】木香、青橘皮、桂、吴茱萸、硇砂、巴豆霜。(中医方剂大辞典)

磨脾丸 mo pi wan

【英文名】Mo Pi Paste Pill

【组成】补骨脂、京三棱、荜澄茄、黑豆、槟榔、木香。(中医方剂大辞典)

磨脾化滞丸 mo pi hua zhi wan

【英文名】Mo Pi Hua Zhi Paste Pill

【组成】木香、芦荟、使君子仁、芜荑、陈皮、砂仁、神曲、

莪术、蛤蟆、胡黄连、黄连、九肋鳖甲。(中医方剂大辞典)

磨脾汤 mo pi tang

【英文名】Mo Pi Decoction

【组成】附子、白豆蔻、甘草、诃子、人参、茯苓、草豆蔻、肉豆蔻、木香、麦芽、曲。(中医方剂大辞典)

磨脾散 mo pi san

【英文名】Mo Pi Powder

【组成】木香、人参、附子、甘草、赤茯苓、草豆蔻、干姜、陈曲、麦芽。(中医方剂大辞典)

磨腰丹 mo yao dan

【英文名】Mo Yao Honeyed Pill

【组成】(1)附子尖、乌头尖、南星、雄黄、朱砂、樟脑、丁香、干姜、吴萸、麝香。(中医方剂大辞典)(2)木香、母丁香、辰砂、附子、沉香、藿香、干姜、零陵香、硫黄、陈橘皮、肉桂、吴茱萸、麝香、腻粉。(中医方剂大辞典)

磨障灵光膏 mo zhang ling guang gao

【英文名】Mo Zhang Ling Guang Plaster

【组成】黄连、黄丹、当归、麝香、乳香、轻粉、硇砂、白丁香、海螵蛸、龙脑、芦甘石。(中医方剂大辞典)

磨翳丸 mo yi wan

【英文名】Mo Yi Paste Pill

【组成】木贼、黄连、川芎、谷精草、当归、白芷、赤芍药、蝉蜕、荆芥、防风、羌活、大黄、独活、黄芩、白菊花、生地黄、石膏、龙退、栀子、青葙子、蚕蜕、甘草、石决明、草决明、蔓荆子。(中医方剂大辞典)

磨翳丹 mo yi dan

【英文名】Mo Yi Honeyed Pill

【组成】葳蕤、甘菊花、当归、白芍、陈皮、柴胡、同州蒺藜、白芥子、茯神。(中医方剂大辞典)

磨翳水 mo yi shui

【英文名】Mo Yi Shui Agent

【组成】生炉甘石、硼砂、胆矾、薄荷叶、蝉蜕。(中医方剂大辞典)

磨翳灵光膏 mo yi ling guang gao

【英文名】Mo Yi Ling Guang Plaster

【组成】甘石、朱砂、珍珠、熊胆、黄丹、石燕、石蟹、蕤仁、硼砂钱、乳香、没药、雄黄、白冬蜜、黄连、薄荷。(中医方剂大辞典)

磨翳散 mo yi san

【英文名】Mo Yi Agent

【组成】生炉甘石、硼砂、黄连、人指甲。(中医方剂大辞典)

磨翳膏 mo yi gao

【英文名】Mo Yi Plaster

【组成】空青、片脑、蕤仁。(中医方剂大辞典)

篷仙丸 peng xian wan

【英文名】Peng Xian Pill

【组成】桂心、乳香、蓬莪术。(中医方剂大辞典)

篷莪茂丹 peng e mao dan

【英文名】Peng E Mao Pellet

【异名】蓬莪术丹(中医方剂大辞典、准绳·幼科)

【组成】(1)蓬莪茂、当归、木香、人参、桂心、黑牵牛。(中医方剂大辞典)(2)蓬莪茂、京三棱、木香、白芍药、鳖甲、白术、人参、当归。(中医方剂大辞典)

篷莱雪 peng lai xue

【英文名】Peng Lai Xue Powder

【组成】(1)黄芩、黄连、栀子、雄黄、硼砂、牛胆硝、鸡内金、人中白、枯矾、制青梅、青黛、牛黄、麝香、铜青、熊胆、珍珠、冰片、儿茶。(中医方剂在辞典)(2)硼砂、雄黄、芒硝、熊胆、儿茶、枯矾。(中医方剂大辞典)

糕角饮子 gao jiao yin zi

【英文名】Gao Jiao Yin Zi Decoction

【组成】米糕角、寒食饭、恒山、豉、独颗蒜。(中医方剂大辞典)

糖贝饮 tang bei yin

【英文名】Tang Bei Decoction

【组成】贝母、冰糖。(中医方剂大辞典)

糖必消口服液 tang bi xiao kou fu ye

【英文名】Tang Bi Xiao Liquid

【组成】天花粉、葛根、麦冬、茯苓、党参、地黄。((94)黑卫药准字 L-0007 号)

糖尿乐胶囊 tang niao le jiao nang

【英文名】Tang Niao Le Capsule

【组成】生山药、黄芪、生地黄、山茱萸、五味子、知母、鸡内金、茯苓、天花粉、红参等。(《吉林省药品标准》(1985 年))

糖尿宁 tang niao ning

【英文名】Tang Niao Ning Liquid

【组成】生大黄、肉桂、黄连素粉末。(中成药研究 1993,(4))

糖尿灵片 tang niao ling pian

【英文名】Tang Niao Ling Tablet

【组成】天花粉、葛根、生地黄、麦冬、五味子、甘草、糯米、南瓜粉。(药品标准-中药成方制剂标准 1997)

糖尿病一号合剂 tang niao bing yi hao he ji

【英文名】Tang Niao Bing Yi Hao Mixture

【组成】生熟地、菟丝子、川连、天冬麦冬、元参、大腹皮、云苓、知母、五味子、山萸肉、党参、黄芪、生石膏。(中医杂志 1982,23(7))

糖尿康 tang niao kang

【英文名】Tang Niao Kang Decoction

【组成】太子参、猪苓、黄芪、木瓜、黄精、山药、丹参、水蛭。(陕西中医 1993,14(10))

糖尿康片 tang niao kang pian

【英文名】Tang Niao Kang Tablet

【组成】天花粉、玄参、生地、葛根、麦冬、五味子、黄芪。((93)川卫药健字第 Z-8988 号)

糖杏饮 tang xing yin

【英文名】Tang Xing Decoction

【组成】杏仁。(中医方剂大辞典)

糖岸散 tang an san

【英文名】Tang An Powder

【组成】缸中岸、黑沙糖。(中医方剂大辞典)

糖姜饼 tang jiang bing

【英文名】Tang Jiang Medicated Diet

【组成】糖糟、生姜。(中医方剂大辞典)

糖浆剂 tang jiang ji

【英文名】Syrups

【定义】系含有药物、药材提取物或芳香物质的口服浓蔗糖水溶液。(中药药剂学)

糖葡萄 tang pu tao

【英文名】Tang Pu Tao Decoction

【组成】水葡萄头、沙糖。(中医方剂大辞典)

糖煎散 tang jian san

【英文名】Tang Jian Powder

【组成】(1)当归、赤芍、芎䓖、防风、防己、甘草、荆芥、龙胆草、大黄、山乌豆。(中医方剂大辞典)(2)当归、赤芍药、甘草、天花粉、木通、金银藤、汉防己、山栀子。(中医方剂大辞典)(3)龙胆草、汉防己、大黄、荆芥穗、赤芍药、当归、甘草、防风、山栀子仁、川芎。(中医方剂大辞典)(4)防风、大黄、当归、赤芍、荆芥、甘草、牛蒡子、川芎、胆草。(中医方剂大辞典)

糖榧子 tang fei zi

【英文名】Tang Fei Zi Medicated Diet

【组成】细榧子。(中医方剂大辞典)

膨症神效散 peng zheng shen xiao san

【英文名】Peng Zheng Shen Xiao Powder

【组成】炒麦芽、槟榔、甘遂。(中医方剂大辞典)

薄芝片 bo zhi pian

【英文名】Bo Zhi Tablet

【组成】薄盖灵芝。(药品标准-中药成方制剂标准 1996)

薄芝注射液 bo zhi zhu she ye

【英文名】Bo Zhi Injection

【组成】灵芝菌丝体。((86)浙卫药准字第 1465-1 号)

薄杏汤 bo xing tang

【英文名】Bo Xing Decoction

【组成】薄荷、荆芥、广郁金、杏仁、防风、桔梗、前胡、象贝、桑叶、竹茹。(中医方剂大辞典)

薄芥汤 bo jie tang

【英文名】Bo Jie Decoction

【组成】薄荷、荆芥、苦参。(中医方剂大辞典)

薄佩香枳汤 bo pei xiang zhi tang

【英文名】Bo Pei Xiang Zhi Decoction

【组成】薄荷梗、佩兰梗、九香虫、炒枳壳、瓦楞壳、白蔻仁。(江苏中医杂志 1992,(12))

薄肤膏 bo fu gao

【英文名】Bo Fu Plaster

【组成】密陀僧末、白及末、轻粉、枯矾、凡士林。(中医方剂大辞典)

薄前汤 bo qian tang

【英文名】Bo Qian Decoction

【组成】薄荷、前胡、白芷、银花、连翘、杏仁、桔梗、紫花、百部。(辽宁中医杂志 1987,(12))

薄荷丸 bo he wan

【英文名】Bo He Pill

【组成】(1)干薄荷叶、荆芥穗、蔓荆实、玄参、甘草、大黄、人参、麦门冬、羌活、细辛。(中医方剂大辞典)(2)干薄荷叶、天麻、威灵仙、羌活、山栀子仁、蔓荆、白芷、桔梗、防风、大黄、人参、赤茯苓、龙脑。(中医方剂大辞典)(3)薄荷、木香、连翘、麝香、皂荚、青橘皮。(中医方剂大辞典)(4)薄荷、皂荚。(中医方剂大辞典)

薄荷丹 bo he dan

【英文名】Bo He Pellet

【组成】杜薄荷、皂角末、连翘、何首乌、蔓荆子、京三棱、荆芥。(中医方剂大辞典)

薄荷六一散 bo he liu yi san

【英文名】Bo He Liu Yi Powder

【组成】滑石、薄荷、甘草。(药品标准-中药成方制剂标准 1998)

薄荷牛蒡汤 bo he niu bang tang

【英文名】Bo He Niu Bang Decoction

【组成】薄荷叶、牛蒡子、焦马勃、连翘壳、京玄参、西赤芍、板兰根、大青叶、炒僵蚕、玉桔梗。(中医方剂大辞典)

薄荷玄明散 bo he xuan ming san

【英文名】Bo He Xuan Ming Powder

【组成】薄荷、消石、没石子、冰片、玄明粉、硼砂、青盐。(中医方剂大辞典)

薄荷甘桔杏子汤 bo he gan ju xing zi tang

【英文名】Bo He Gan Ju Xing Zi Decoction

【组成】薄荷、甘草、桔梗、杏仁。(中医方剂大辞典)

薄荷白檀汤 bo he bai tan tang

【英文名】Bo He Bai Tan Decoction

【组成】白檀、荆芥穗、薄荷叶、栝蒌根、甘草、白芷、盐、缩砂仁。(中医方剂大辞典)

薄荷汤 bo he tang

【英文名】Bo He Decoction

【异名】二号姤象方(中医方剂大辞典、杂病源流犀烛)

【组成】(1)薄荷、葛根、人参、甘草、防风。(中医方剂大辞典)(2)缩砂仁、瓜蒌根、甘草、鸡苏叶、荆芥穗、盐。(中医方剂大辞典)(3)薄荷、香薷、连翘、紫朴、金银花、木通。(中医方剂大辞典)(4)龙脑、薄荷、荆芥穗、甘草。(中医方剂大辞典)(5)薄荷、葛根、炙甘草、防风、人参。(中医方剂大辞典)

薄荷连翘方 bo he lian qiao fang

【英文名】Bo He Lian Qiao Prescription

【组成】金银花、连翘、生地、牛蒡子、知母、鲜竹叶、薄荷、绿豆衣。(中医方剂大辞典)

薄荷点汤 bo he dian tang

【英文名】Bo He Dian Decoction

【组成】薄荷叶、瓜蒌根、荆芥穗、甘草、砂仁。(中医方剂大辞典)

薄荷茶 bo he cha

【英文名】Bo He Medicinal Instant Granule

【组成】薄荷、生姜、人参、石膏、麻黄。(中医方剂大辞典)

薄荷散 bo he san

【英文名】Bo He Powder

【异名】薄荷汤(中医方剂大辞典、婴童百问)

【组成】(1)家薄荷叶、麻黄、甘草。(中医方剂大辞典)(2)薄荷叶、蝎、天南星。(中医方剂大辞典)(3)芍药、蒲黄、延胡索、当归、荷叶蒂。(中医方剂大辞典)(4)薄荷、骨碎补、甘草、金罂刺根。(中医方剂大辞典)(5)薄荷叶、藿香叶、荆芥穗、甘松、白芷、防风、川芎、桔梗、白僵蚕、甘草、藁本、细辛。(中医方剂大辞典)(6)真薄、桔梗、防风、甘草。(中医方剂大辞典)(7)杜薄荷、羌活、全蝎、麻黄、僵蚕、天竺黄、甘草、白附子。(中医方剂大辞典)(8)薄荷叶、恶实、甘菊花、甘草。(中医方剂大辞典)(9)薄荷叶、甘菊花、甘草、白芷、石膏、芎藭。(中医方剂大辞典)

薄荷粥 bo he zhou

【英文名】Bo He Powder

【组成】(1)新鲜薄荷。(中医方剂大辞典)(2)薄荷、阿胶、川升麻、豉心。(中医方剂大辞典)

薄荷煎 bo he jian

【英文名】Bo He Decoction

【组成】(1)薄荷、川芎、脑子、甘草、缩砂仁。(中医方剂大辞典)(2)龙脑薄荷叶、川芎、桔梗、甘草、防风、缩砂仁。(中医方剂大辞典)

薄荷煎丸 bo he jian wan

【英文名】Bo He Pill

【组成】(1)龙脑薄荷、防风、川芎、桔梗、缩砂仁、甘草。(中医方剂大辞典)(2)薄荷汁、生地黄汁、青蒿汁、童便、桃仁、麝香、朱砂、秦艽。(中医方剂大辞典)

薄荷锭 bo he ding

【英文名】Be He Troche

【组成】薄荷脑。(药品标准－中药成方制剂标准1995)

薄荷馎饦 bo he bo tuo

【英文名】Bo He Decoction

【组成】紫薄荷、面。(中医方剂大辞典)

薄荷蜜 bo he mi

【英文名】Bo He Liniment

【异名】薄荷煎(中医方剂大辞典、医统)

【组成】薄荷自然汁、白蜜。(中医方剂大辞典)

薏仁汤 yi ren tang

【英文名】Yi Ren Decoction

【组成】薏苡仁、茯苓、炒枳壳、酒黄芩、荆芥、防风。(中医方剂大辞典)

薏仁苓术汤 yi ren ling zhu tang

【英文名】Yi Ren Ling Zhu Decoction

【组成】茯苓、白术、薏苡仁、肉桂、炒荆芥。(中医方剂大辞典)

薏术定痉汤 yi zhu ding jing tang

【英文名】Yi Zhu Ding Jing Decoction

【组成】白术、薏仁、芡实、柴胡、知母、甘草、天花粉、神曲。(中医方剂大辞典)

薏米汤 yi mi tang

【英文名】Yi Mi Decoction

【组成】薏苡仁、牛膝、独活、当归、桑寄生、威灵仙、地龙、炙甘草。(江苏中医1989,(3))

薏米粥 yi mi zhou

【英文名】Yi Mi Gruel

【组成】薏苡仁。(中医方剂大辞典)

薏苡丸 yi yi wan

【英文名】Yi Yi Pill

【组成】薏苡仁、生姜。(中医方剂大辞典)

薏苡仁十二味饮 yi yi ren shi er wei yin

【英文名】Yi Yi Ren Shi Er Wei Drink

【异名】薏苡仁汤(中医方剂大辞典、圣济总录)

【组成】薏苡仁、葳蕤、生麦门冬、石膏、杏仁、乌梅、生姜、生犀角屑、地骨皮、人参、竹沥、白蜜。(中医方剂大辞典)

薏苡仁丸 yi yi ren wan

【英文名】Yi Yi Ren Pill

【组成】(1)薏苡仁、大黄、土茯苓。(中医方剂大辞典)

(2)薏苡仁、当归、秦艽、防风、羌活、酸枣仁。(中医方剂大辞典)(3)薏苡仁、石斛、附子、牛膝、生干地黄、柏子仁、人参、枳壳、细辛、川芎、当归、甘草。(中医方剂大辞典)(4)薏苡仁、茵芋、白芍药、牛膝、川芎、丹参、防风、独活、侧子、熟干地黄、桂心、橘皮。(中医方剂大辞典)(5)薏苡仁、干姜、吴茱萸、附子、大黄、芍药、黄芩、生干地黄、当归、桂、白术、蜀椒、人参、石韦、桃仁。(中医方剂大辞典)(6)薏苡仁、天雄、仙灵脾、生干地黄、槟榔、防风、羌活、石斛、枳壳、五加皮、桂心、赤芍药、牛膝、当归。(中医方剂大辞典)(7)薏苡仁、天雄、威灵仙、汉防己、槟榔、防风、羌活、石斛、枳壳、五加皮、桂心、赤芍药、牛膝、当归、赤茯苓。(中医方剂大辞典)

薏苡仁汤 yi yi ren tang

【英文名】Yi Yi Ren Decoction

【异名】苡仁汤(中医方剂大辞典、嵩崖尊生);苡仁汤(中医方剂大辞典、杂病源流犀烛);薏苡汤(中医方剂大辞典、医门法律)

【组成】(1)薏苡仁、白术、茯苓、麦门冬、桂心、熟地黄、甘草、厚朴。(中医方剂大辞典)(2)桔梗、甘草、薏苡仁。(中医方剂大辞典)(3)薏苡仁、防己、赤小豆、甘草。(中医方剂大辞典)(4)薏苡仁、五味子、覆盆子、生干地黄、枸杞子、紫苏茎叶、黄芪、木通、白茯苓。(中医方剂大辞典)(5)薏苡仁、防风、桂、当归、酸枣仁、白茯苓、海桐皮、萆薢、芎䓖。(中医方剂大辞典)(6)薏苡仁、芎䓖、石膏、羌活、柏子仁、酸枣仁、附子。(中医方剂大辞典)(7)薏苡仁、酸枣仁、防风、人参、甘菊花、地骨皮、紫苏子、甘草、白茯苓。(中医方剂大辞典)(8)薏苡仁、羌活、蔓荆实、荆芥穗、白术、木瓜、防风、牛膝、甘草。(中医方剂大辞典)(9)薏苡仁、独活、茵芋、细辛、桂、侧子、防风、酸枣仁、麻黄、五加皮、羚羊角、甘草。(中医方剂大辞典)(10)薏苡仁、萎蕤、生姜、茯神、生犀角末、乌梅、麦门冬、竹沥、白蜜。(中医方剂大辞典)(11)薏苡仁、醇苦酒。(中医方剂大辞典)(12)薏苡仁、瓜蒌仁、牡丹皮、桃仁、白芍。(中医方剂大辞典)(13)薏苡仁、瓜蒌仁、牡丹皮、桃仁。(中医方剂大辞典)(14)薏苡仁、当归、芍药、麻黄、官桂、甘草、苍术。(中医方剂大辞典)

薏苡仁饭 yi yi ren fan

【英文名】Yi Yi Ren Decoction

【组成】薏苡仁。(中医方剂大辞典)

薏苡仁浸酒 yi yi ren jin jiu

【英文名】Yi Yi Ren Jin Wine

【异名】牛膝酒(中医方剂大辞典、圣济总录)

【组成】(1)薏苡仁、防风、牛膝、独活、生干地黄、黑豆、当归、酸枣仁、芎䓖、丹参、桂心、附子。(中医方剂大辞典)(2)薏苡仁、牛膝、赤芍药、酸枣仁、干姜、附子、柏子仁、石斛、甘草。(中医方剂大辞典)

薏苡仁酒 yi yi ren jiu

【英文名】Yi Yi Ren Wine

【异名】海桐酒(中医方剂大辞典、医方类聚)

【组成】(1)薏米仁、当归、防风、白芍、防己、海桐皮、五加皮、杜仲、牛膝。(中医方剂大辞典)(2)薏仁、牛膝、海桐皮、五加皮、防风、萆薢、当归、杜仲、白芍、地骨皮、灵仙。(中医方剂大辞典)(3)薏苡仁粉。(中医方剂大辞典)(4)薏苡仁、牛膝、海桐皮、五加皮、独活、防风、杜仲、白术、枳壳、生干地黄。(中医方剂大辞典)(5)薏苡仁、羚羊角屑、防风、川升麻、秦艽、黄芩、地骨皮、枳壳、羌活、牛膝、五加皮、独活、牛蒡子、桂心、大麻仁、生干地黄。(中医方剂大辞典)

薏苡仁散 yi yi ren san

【英文名】Yi Yi Ren Powder

【组成】(1)薏苡仁、防风、猪苓、芎䓖、羚羊角屑、汉防己、桑根白皮、大麻仁、槟榔、郁李仁、枳实、甘草。(中医方剂大辞典)(2)薏苡仁、地骨皮、五加皮、木通、木香、羚羊角屑、牛膝。(中医方剂大辞典)(3)薏苡仁、附子、甘草。(中医方剂大辞典)(4)薏苡仁、石膏、芎䓖、桂心、羚羊角、赤芍药、防风、当归、甘草、汉防己、杏仁。(中医方剂大辞典)(5)薏苡仁、酸枣仁、赤茯苓、桂心、柏子仁、羚羊角屑、海桐皮、当归、芎䓖、生干地黄、赤芍药、槟榔。(中医方剂大辞典)(6)薏苡仁、细辛、黄芪、人参、枳壳、羚羊角屑、五加皮、赤芍药、独活、麻黄、天雄、白术。(中医方剂大辞典)(7)薏苡仁、独活、茵芋、细辛、桂心、侧子、防风、酸枣仁、麻黄、五加皮、羚羊角屑、甘草。(中医方剂大辞典)(8)薏苡仁、芎䓖、当归、桂心、细辛、前胡、羌活、茵芋、甘草、生干地黄、萆薢、羚羊角屑。(中医方剂大辞典)(9)薏苡仁、羌活、五加皮、海桐皮、当归、虎胫骨、芎䓖、附子、赤芍药、牛膝、桂心、酸枣仁。(中医方剂大辞典)(10)薏苡仁、羌活、防风、汉防己、桑根白皮、桂心、天麻、赤茯苓、芎䓖、酸枣仁、当归、甘草。(中医方剂大辞典)(11)薏苡仁、防风、麻黄、附子、芎䓖、桂心、独活、柏子仁、石膏、细辛、羚羊角屑、枳壳。(中医方剂大辞典)(12)薏苡仁、桂心、白蔹、当归、苁蓉、干姜。(中医方剂大辞典)(13)薏苡仁。(中医方剂大辞典)(14)薏苡仁、桑白皮、麦门冬、白石英、人参、五味子、款冬花、紫菀、杏仁、贝母、阿胶、百合、桔梗、秦艽、枇杷叶。(中医方剂大辞典)(15)薏苡仁、淮山药、白茯苓、谷麦芽、白扁豆、香附米、山楂肉、甘草。(中医方剂大辞典)(16)薏苡仁、百部、黄芪、麦门冬、当归身、白芍药、黄芩、人参、桑白皮、五味子。(中医方剂大辞典)(17)薏苡仁、当归、白芍药、天麻、独活、白术、虎骨、杜仲、麻黄、乳香、桂心、甘草、麝香、没药、槟榔。(中医方剂大辞典)(18)薏苡仁、当归、小川芎、干姜、甘草、宫桂、川乌、防风、茵芋、人参、羌活、白术、麻黄、独活。(中医方剂大辞典)(19)薏苡仁、桑寄生、白僵蚕、蝎梢、人参、龙脑、麝香。(中医方剂大辞典)(20)薏苡仁、赤芍药、土瓜根、黄芩、蛇床子、地肤子、桔梗。(中医方剂大辞典)(21)薏苡仁、当归、秦艽、防风、酸枣仁、桂心、甘草。(中医方剂大辞典)

薏苡仁粥 yi yi ren zhou

【英文名】Yi Yi Ren Gruel

【组成】(1)薏苡仁、薄荷、荆芥、葱白、豉。(中医方剂大辞典)(2)葱白、蕤诃、牛蒡根、豉、薏苡仁。(中医方剂大辞典)(3)薏苡仁、冬麻子。(中医方剂大辞典)

薏苡仁煎 yi yi ren jian

【英文名】Yi Yi Ren Decoction

【组成】薏苡仁、虎骨、天麻、防风、附子、羌活、桂心、乳香。(中医方剂大辞典)

薏苡汤 yi yi tang

【英文名】Yi Yi Decoction

【异名】薏苡根饮(中医方剂大辞典、圣济总录)

【组成】(1)薏苡仁、黑豆、乌梅。(中医方剂大辞典)(2)薏苡仁、白茯苓、防风、牛膝、桂、五加皮、独活、玄参、石膏、枳壳、升麻、羚羊角、汉防己、麻黄。(中医方剂大辞典)(3)薏苡根。(中医方剂大辞典)

薏苡竹叶散 yi yi zhu ye san

【英文名】Yi Yi Zhu Ye Powder

【组成】薏苡、竹叶、飞滑石、白蔻仁、连翘、茯苓块、白通草。(中医方剂大辞典)

薏苡防桑汤 yi yi fang sang tang

【英文名】Yi Yi Fang Sang Decoction

【组成】防风、桑叶、陈皮、破故纸、苡仁。(中医方剂大辞典)

薏苡附子败酱散 yi yi fu zi bai jiang san

【英文名】Yi Yi Fu Zi Bai Jiang Powder

【组成】薏苡仁、附子、败酱。(中医方剂大辞典)

薏苡附子散 yi yi fu zi san

【英文名】Yi Yi Fu Zi Powder

【异名】薏苡散(中医方剂大辞典、圣济总录)

【组成】薏苡、大附子。(中医方剂大辞典)

薏苡饮 yi yi yin

【英文名】Yi Yi Drink

【组成】薏苡粉、真荏子、苏子。(中医方剂大辞典)

薏苡败酱汤 yi yi bai jiang tang

【英文名】Yi Yi Bai Jiang Decoction

【异名】薏米败酱汤(中医方剂大辞典、集成良方三百种)

【组成】牡丹、甘草、败酱、生姜、茯苓、薏苡仁、桔梗、麦门冬、丹参、芍药、生地黄。(中医方剂大辞典)

薏苡饼 yi yi bing

【英文名】Yi Yi Medicated Diet

【组成】薏苡仁。(中医方剂大辞典)

薏苡根汤 yi yi gen tang

【英文名】Yi Yi Gen Decoction

【组成】薏苡根、枳壳根、蒴藋枝、吴茱萸。(中医方剂大辞典)

薏苡根散 yi yi gen san

【英文名】Yi Yi Gen Powder

【组成】薏苡根、木香、槟榔、黑豆。(中医方剂大辞典)

薏苡酒 yi yi jiu

【英文名】Yi Yi Wine

【组成】薏苡仁、白蔹、芍药、酸枣仁、干姜、甘草、附子。(中医方剂大辞典)

薏苡散 yi yi san

【英文名】Yi Yi Powder

【组成】(1)薏苡米。(中医方剂大辞典)(2)薏苡仁、当归、桂心、酸枣仁、甘草、防风、秦艽。(中医方剂大辞典)(3)薏苡根、独活、枳实、莽草、猪后悬蹄甲。(中医方剂大辞典)

薏苡羹 yi yi geng

【英文名】Yi Yi Thick Soup

【组成】薏苡仁。(中医方剂大辞典)

薐薞散 leng qia san

【英文名】Leng Qia Powder

【异名】菠薞散(中医方剂大辞典、普济方)

【组成】菠薞、土瓜根、黄芪、白龙骨、牡蛎、附子、沉香、五味子、肉苁蓉。(中医方剂大辞典)

薛荔散 xue li san

【英文名】Xue Li Powder

【组成】薜荔叶。(中医方剂大辞典)

薤叶膏 xie ye gao

【英文名】Xie Ye Plaster

【组成】薤叶、赤石脂。(中医方剂大辞典)

薤汁涂方 xie zhi tu fang

【英文名】Xie Zhi Liniment

【组成】薤。(中医方剂大辞典)

薤白人参散 xie bai ren shen san

【英文名】Xie Bai Ren Shen Powder

【组成】薤白、人参、白术、厚朴、香茅。(中医方剂大辞典)

薤白汤 xie bai tang

【英文名】Xie Bai Decoction

【异名】薤白散(中医方剂大辞典、普济方)
【组成】(1)薤白、枳实、大枣、粳米、豉。(中医方剂大辞典)(2)鹿角胶、当归、黄芪、肉桂、干地黄、石斛、木香、白术、白茯苓、鳖甲、秦艽、川巴戟、柑子皮、牡丹皮、天仙藤、甘草、人参、枳壳。(中医方剂大辞典)(3)鳖甲、阿胶、鹿角胶、甘草。(中医方剂大辞典)(4)薤白。(中医方剂大辞典)(5)薤白、生姜、陈橘皮。(中医方剂大辞典)(6)薤白、粳米、大枣、陈橘皮、枳实、生姜、豉。(中医方剂大辞典)(7)薤白、羊肾脂。(中医方剂大辞典)(8)薤白、半夏、人参、甘草、知母、麦门冬、石膏、栝楼。(中医方剂大辞典)(9)薤白、茱萸、豉、米、枣、枳实。(中医方剂大辞典)

薤白饮 xie bai yin
【英文名】Xie Bai Drink
【组成】(1)豉、陈橘皮、麦门冬、粟米。(中医方剂大辞典)(2)薤白、香豉、山栀子仁、黄连。(中医方剂大辞典)(3)薤白、生姜、附子。(中医方剂大辞典)(4)薤白、酸石榴皮、阿胶、黄柏、地榆。(中医方剂大辞典)

薤白饮子 xie bai yin zi
【英文名】Xie Bai Decoction
【组成】(1)薤白、甘草、当归、地榆、糯米。(中医方剂大辞典)(2)薤白、甘草、黄连、当归、木香。(中医方剂大辞典)

薤白面 xie bai mian
【英文名】Xie Bai Mian Medicated Diet
【组成】薤白、生姜、面。(中医方剂大辞典)

薤白饼 xie bai bing
【英文名】Xie Bai Medicated Diet
【组成】薤白、鸡子黄、蜜蜡。(中医方剂大辞典)

薤白散 xie bai san
【英文名】Xie Bai Powder
【组成】薤白、橘皮、好乳。(中医方剂大辞典)

薤白粥 xie bai zhou
【英文名】Xie Bai Gruel
【组成】(1)薤白、鸡蛋、上拣人参、白粟米。(中医方剂大辞典)(2)薤白、粟米。(中医方剂大辞典)(3)薤白、红米。(中医方剂大辞典)(4)薤白、粳米。(中医方剂大辞典)

薤白趁痛散 xie bai chen tong san
【英文名】Xie Bai Chen Tong Powder
【组成】黄芪、当归、牛膝、桂心、白术、独活、生姜、甘草、薤白。(中医方剂大辞典)

薤白膏 xie bai gao
【英文名】Xie Bai Plaster
【组成】(1)薤白、当归、附子、白芷、芎䓖、续断、细辛、黄芪、猪脂。(中医方剂大辞典)(2)薤白、生地黄、栀子仁、杏仁、胡粉、白芷、好酥、羊肾膃脂。(中医方剂大辞典)(3)薤白、白蔹、赤芍药、杏仁、续断、芎䓖、白芷、郁金、生地黄、棘针、滑石、绯帛、青布、黄丹。(中医方剂大辞典)(4)薤白、当归、白芷、羊髓。(中医方剂大辞典)

薤白嚼方 xie bai jiao fang
【英文名】Xie Bai Jiao Prescription
【组成】薤白。(中医方剂大辞典)

薤根丸 xie gen wan
【英文名】Xie Gen Pill
【组成】大川乌、全蝎。(中医方剂大辞典)

薤根散 xie gen san
【英文名】Xie Gen Powder
【组成】薤根、栝楼根、青竹茹、干姜。(中医方剂大辞典)

薤豉粥 xie chi zhou
【英文名】Xie Chi Gruel
【组成】薤白、香豉、白米。(中医方剂大辞典)

薤糯饼 xie nuo bing
【英文名】Xie Nuo Medicated Diet
【异名】薤白饼(中医方剂大辞典、续易简)
【组成】薤白、蜜、糯米粉。(中医方剂大辞典)

薯莨片 shu lang pian
【英文名】Shu Lang Tablet
【异名】红孩儿片(药品标准－中药成方制剂标准)
【组成】薯莨。(药品标准－中药成方制剂标准 1991)

薯蓣丸 shu yu wan
【英文名】Shu Yu Pill
【组成】(1)薯蓣、肉苁蓉、牛膝、菟丝子、五味子、熟干地黄、泽泻、山茱萸、白茯苓、附子、赤石脂、巴戟、柏子仁、桂心、人参、白术、干姜。(中医方剂大辞典)(2)薯蓣、鸡膍胵、牡丹、黄芪、栝楼根、白龙骨、白茯苓、山茱萸、麦门冬、熟干地黄、桂心、泽泻、附子、枸杞子。(中医方剂大辞典)(3)薯蓣、熟干地黄、附子、桂心、天门冬、石斛、人参、肉苁蓉、远志、鹿茸、钟乳粉、白茯苓、菟丝子、磁石。(中医方剂大辞典)(4)薯蓣、黄芪、远志、五味子、牛膝、柏子仁、桂心、巴戟、熟干地黄。(中医方剂大辞典)(5)薯蓣、车前子、韭子、菟丝子、桂心、附子、肉苁蓉、白龙骨、山茱萸、五味子、牡丹皮、白茯苓、石斛、牛膝、熟干地黄。(中医方剂大辞典)(6)薯蓣、石斛、牛膝、鹿茸、白茯苓、五味子、续断、巴戟、山茱萸、人参、桂心、熟干地黄、泽泻、杜仲、蛇床子、远志、菟丝子、覆盆子、肉苁蓉。(中医方剂大辞典)(7)薯蓣、石龙芮、覆盆子、熟干地黄、五味子、萆薢、蛇床子、肉苁蓉、远志、菟丝子、石斛、桂心、杜仲、山茱萸、人参、防风、五加皮、天雄、狗脊、黄芪、秦艽、白术、石南、麦门冬、巴戟。(中医方剂大辞典)(8)薯蓣、牛膝、远志、人参、桔梗、天门冬、菖蒲、桂心、白茯苓、附子、枸杞子。(中医方剂大辞典)(9)薯蓣、远志、柏子仁、沉香、茯神、熟干地黄、芎䓖、菖蒲、人参、丹参、甘草、防风。(中医方剂大辞典)(10)薯蓣、白茯苓、决明子、菟丝子、天雄、防风、柏子仁、熟干地黄、人参、黄芪、远志、桂心、酸枣仁。(中医方剂大辞典)(11)干薯蓣、苁蓉、牛膝、菟丝子、杜仲、赤石脂、泽泻、干地黄、山茱萸、茯苓、巴戟天、五味子、石膏、远志、柏子仁、白马茎筋。(中医方剂大辞典)(12)薯蓣、桂心、大豆黄卷、鹿角胶、当归、神曲、人参、干地黄、防风、黄芩、麦门冬、芍药、白术、甘草、柴胡、桔梗、茯苓、杏仁、芎䓖、白蔹、干姜、大枣。(中医方剂大辞典)(13)薯蓣、当归、桂枝、曲干地黄、豆黄卷、甘草、人参、芎䓖、芍药、白术、麦门冬、杏仁、柴胡、桔梗、茯苓、阿胶、干姜、白蔹、防风、大枣。(中医方剂大辞典)(14)薯蓣、人参、沙参、远志、防风、真珠母、紫石英、茯神、虎骨、虎睛、龙齿、华阴细辛、石菖蒲、五味子、丹参。(中医方剂大辞典)(15)薯蓣、远志、熟干地黄、天门冬、茯神、龙齿、地骨皮、防风、茯苓、麦门冬、人参、桂、五味子、车前子。(中医方剂大辞典)(16)薯蓣、熟干地黄、菖蒲、远志、黄芪。(中医方剂大辞典)(17)薯蓣、柏子仁、茯神、山茱萸。(中医方剂大辞典)(18)薯蓣、远志、白茯苓、人参、肉苁蓉、山茱萸、附子、五味子、钟乳粉、牛膝、蛇床子、黄芪、萆薢、车前子、石斛、桂心、天门冬、熟干地黄、覆盆子、菟丝子、鹿茸。(中医方剂大辞典)

薯蓣半夏粥 shu yu ban xia zhou

【英文名】Shu Yu Ban Xia Gruel

【组成】生山药、清半夏。(中医方剂大辞典)

薯蓣汤 shu yu tang

【英文名】Shu Yu Decoction

【组成】(1)薯蓣、人参、麦门冬、前胡、白芍药、熟地黄、枳壳、远志、白茯苓、茯神、半夏、甘草、黄芪。(中医方剂大辞典)(2)薯蓣、人参、麦门冬、前胡、芍药、生地黄、枳实、远志、生姜、茯苓、半夏、甘草、黄芩、竹叶、茯神、秫米。(中医方剂大辞典)

薯蓣纳气汤 shu yu na qi tang

【英文名】Shu Yu Na Qi Decoction

【组成】生山药、大熟地、萸肉、柿霜饼、生杭芍、牛蒡子、苏子、甘草、生龙骨。(中医方剂大辞典)

薯蓣芣苢粥 shu yu fu mu zho

【英文名】Shu Yu Fu Mu Gruel

【组成】生山药、生车前子。(中医方剂大辞典)

薯蓣鸡子黄粥 shu yu ji zi huang zhou

【英文名】Shu Yu Ji Zi Huang Gruel

【组成】生山药。(中医方剂大辞典)

薯蓣拨粥 shu yu bo zhou

【英文名】Shu Yu Bo Gruel

【组成】生薯蓣。(中医方剂大辞典)

薯蓣酒 shu yu jiu

【英文名】Shu Yu Wine

【组成】(1)薯蓣粉。(中医方剂大辞典)(2)薯蓣、酥。(中医方剂大辞典)(3)生薯蓣、酒。(中医方剂大辞典)(4)薯蓣、白术、五味子、丹参、防风、山茱萸、人参、生姜。(中医方剂大辞典)

薯蓣散 shu yu san

【英文名】Shu Yu Powder

【组成】(1)薯蓣、白茯苓、远志、泽泻、黄芪、人参、龙骨、白芍药、五味子、山茱萸、沉香、枳壳。(中医方剂大辞典)(2)薯蓣、防风、细辛、山茱萸、杜若、白茯苓、芎䓖、甘菊花、蔓荆子。(中医方剂大辞典)(3)薯蓣、防风、细辛、山茱萸、川升麻、甘菊花、蔓荆子、藁本。(中医方剂大辞典)(4)薯蓣、韭子、麦门冬、菟丝子、熟干地黄、车前子、龙骨、芎䓖。(中医方剂大辞典)(5)薯蓣、牛膝、菟丝子、苁蓉、巴戟天、杜仲、续断、五味子、荆实、茯苓、蛇床子、山茱萸。(中医方剂大辞典)(6)薯蓣、细辛、秦艽、天雄、独活、桂心、山茱萸。(中医方剂大辞典)(7)薯萸、防风、山茱萸、枳壳、人参、枸杞子、茯神、芎䓖、覆盆子、甘菊花、细辛、甘草。(中医方剂大辞典)

薯蓣粥 shu yu zhou

【英文名】Shu Yu Gruel

【组成】生怀山药。(中医方剂大辞典)

薯蓣煎 shu yu jian

【英文名】Shu Yu Decoction

【组成】薯蓣、甘草、泽泻、人参、黄芩、当归、白蔹、桂心、防风、麦门冬、大豆黄卷、桔梗、芍药、山茱萸、紫菀、白术、芎䓖、干姜、蜀椒、干地黄、生地黄、麻子仁、大枣、蜜、獐鹿杂髓、鹿角胶、桑根皮。(中医方剂大辞典)

螃蜞丸 pang qi wan

【英文名】Pang Qi Pill

【组成】螃蜞霜、鹿角霜、反鼻、沉香、大黄。(中医方剂大辞典)

螃蜞菊合剂 pang qi ju he ji

【英文名】Pang Qi Ju Mixture

【组成】螃蜞菊、蒲公英、茵陈、夏枯草、茯苓、黄芪、黄精、甘草、大黄。(广西中医药 1983,6(3))

螃蟹酒 pang xie jiu

【英文名】Pang Xie Wine

【组成】(1)蟹壳。(中医方剂大辞典)(2)生螃蟹。(中医方剂大辞典)

螃蟹散 pang xie san
【英文名】Pang Xie Powder
【组成】鲜螃蟹。(中医方剂大辞典)
蟞蝥膏 ban mao gao
【英文名】Ban Mao Plaster
【组成】蟞蝥、大蝮蛇。(中医方剂大辞典)
衡法Ⅱ号 heng fa er hao
【英文名】Heng Fa Er Hao Liquid
【组成】黄芪、当归、赤芍、红花等。(中国医药学报1990,5(3))
蚧猪(胒)膏 fen zhu (yue chen)gao
【英文名】Fen Zhu (Yue Chen) Plaster
【组成】蚧猪。(中医方剂大辞典)
蚧猪肝丸 fen zhu gan wan
【英文名】Fen Zhu Gan Pill
【组成】(1)蚧猪肝、柴胡、黄连、诃黎勒皮、甘草、鳖甲。(中医方剂大辞典)(2)蚧猪肝。(中医方剂大辞典)
蚧猪肝方 fen zhu gan fang
【英文名】Fen Zhu Gan Prescription
【组成】(1)蚧猪肝、鳖甲、柴胡、甘草、乌梅肉、人参、白术、胡黄连、干姜、陈橘皮、诃黎勒、芜荑。(中医方剂大辞典)(2)蚧猪肝。(中医方剂大辞典)
蚧猪肝贴眼方 fen zhu gan tie yan fang
【英文名】Fen Zhu Gan Ophthalmic Prescription
【组成】蚧猪肝。(中医方剂大辞典)
蚧猪胆丸 fen zhu dan wan
【英文名】Fen Zhu Dan Pill
【组成】蚧猪胆、胡椒、干姜、芜荑、陈橘皮、莳萝、仓米。(中医方剂大辞典)
蚧猪胆贴眼方 fen zhu dan tie yan fang
【英文名】Fen Zhu Dan Ophthalmic Prescription
【组成】蚧猪胆、川朴硝、黄连末、龙脑。(中医方剂大辞典)
豭鼠粪汤 jia shu fen tang
【英文名】Jia Shu Fen Decoction
【异名】立效汤(中医方剂大辞典、普济方)
【组成】薤、豭鼠粪。(中医方剂大辞典)
貒肉羹 tuan rou geng
【英文名】Tuan Rou Thick Soup
【组成】(1)貒肉、葱、草果。(中医方剂大辞典)(2)貒猪肉。(中医方剂大辞典)
赞化血余丹 zan hua xue yu dan
【英文名】Zan Hua Xue Yu Pellet
【组成】血余、熟地、枸杞、当归、鹿角胶、菟丝子、杜仲、巴戟肉、小茴香、白茯苓、肉苁蓉、胡桃肉、何首乌、人参。(中医方剂大辞典)
赞化鹿茸丸 zan hua lu rong wan
【英文名】Zan Hua Lu Rong Pill
【组成】鹿茸、当归、酸枣仁、鹿角霜、柏子仁、熟地黄、肉苁蓉、鹿角胶、黄芪、附子。(药品标准－中药成方制剂标准 1990)
赞育丹 zan yu dan
【英文名】Zan Yu Pellet
【组成】熟地、白术、当归、枸杞、杜仲、仙茅、巴戟肉、山茱萸、淫羊藿、肉苁蓉、韭子、蛇床子、附子、肉桂。(中医方剂大辞典)
蹉跌膏 cuo die gao
【英文名】Cuo Die Plaster
【组成】当归、续断、附子、细辛、甘草、通草、芎䓖、白芷、牛膝、蜀椒。(中医方剂大辞典)
辨毒散 bian du san
【英文名】Bian Du Powder
【组成】阿魏、青盐、甘草。(中医方剂大辞典)
避火丹 bi huo dan
【英文名】Bi Huo Pellet
【组成】刘寄奴、生熟地榆、川军。(中医方剂大辞典)
避邪丹 bi xie dan
【英文名】Bi Xie Pill
【组成】(1)人参、赤茯苓、远志、鬼箭羽、石菖蒲、白术、苍术、当归、桃奴、雄黄、朱砂、牛黄、麝香。(中医方剂大辞典)(2)苍术、乳香、陈真香、甘松、细辛、云香。(中医方剂大辞典)
避岚气方 bi lan qi fang
【英文名】Bi Lan Qi Powder
【组成】苍术、荆芥、甘草。(中医方剂大辞典)
避疫汤 bi yi tang
【英文名】Bi Yi Decoction
【组成】苍术、川芎、干葛、甘草。(中医方剂大辞典)
避疫香粉 bi yi xiang fen
【英文名】Bi Yi Xiang Powder
【组成】生大黄、甘草、皂角、丁香、苍术、檀香、山奈、甘松、细辛、雄黄。(中医方剂大辞典)
避热术 bi re shu
【英文名】Bi Re Shu Pill
【组成】矾石、白石脂、丹砂、磁石、桂。(中医方剂大辞典)
避秽丹 bi hui dan
【英文名】Bi Hui Pill
【异名】避瘟丹(中医方剂大辞典、普济方)
【组成】(1)苍术、北细辛、甘松、川芎、乳香、降香。(中医方剂大辞典)(2)苍术、甘松、细辛、乳香、芫荽。(中医方剂大辞典)
避秽回苏丹 bi hui hui su dan
【英文名】Bi Hui Hui Su Nose Drop
【组成】银硝、麻黄、冰片、蟾酥、明矾、朱砂、牛黄、青

黛、牙皂、麝香、腰黄、珍珠、灯草灰、月石、人中白。(中医方剂大辞典)

避秽香 bi hui xiang

【英文名】Bi Hui Xiang Aerosol

【组成】苍术、大黄、茵陈。(中医方剂大辞典)

避寒术 bi han shu

【英文名】Bi Han Shu Powder

【组成】(1)雄黄、泽泻、椒、附子。(中医方剂大辞典)(2)雄黄、丹砂、赤石脂、干姜。(中医方剂大辞典)(3)门冬、茯苓。(中医方剂大辞典)(4)术、防风、莨菪子。(中医方剂大辞典)

避瘟丸 bi wen wan

【英文名】Bi Wen Honeyed Pill

【异名】避瘟丹(中医方剂大辞典、医方简义)

【组成】雄黄、鬼箭羽、丹参、赤小豆。(中医方剂大辞典)

避瘟丹 bi wen dan

【英文名】Bi Wen Pill

【组成】(1)紫苏、香附、苍术、麦冬、木香、白扁豆、雄黄、薄荷、管仲、连翘、山楂肉、广藿香叶、降香末。(中医方剂大辞典)(2)乳香、苍术、细辛、甘松、川芎、真降香。(中医方剂大辞典)(3)苍术、台乌、白术、黄连、羌活、川乌、草乌、细辛、紫草、防风、独活、藁本、白芷、香附、当归、荆芥、天麻、官桂、甘松、三奈、干姜、麻黄、芍药、牙皂、甘草、麝香。(中医方剂大辞典)(4)生甘草、南苍术、北细辛、黄乳香。(中医方剂大辞典)(5)乳香、苍术、细辛、甘松、云香。(中医方剂大辞典)(6)乳香、苍术、细辛、生甘草、川芎、降香、白檀。(中医方剂大辞典)

避瘟杀鬼丸 bi wen sha gui wan

【英文名】Bi Wen Sha Gui pill

【组成】雄黄、雌黄、山甲、龙骨、鳖甲、猬皮、川芎、禹余粮、真珠、羚羊角、虎头骨、樗鸡、东门上雄鸡头。(中医方剂大辞典)

避瘟明目清上散 bi wen ming mu qing shang san

【英文名】Bi Wen Ming Mu Qing Shang Aerosol

【组成】南薄荷、香白芷、川大黄、贯众、大青叶、珠兰茶、降香、明雄黄、上朱砂、上梅冰片。(中医方剂大辞典)

避瘟散 bi wen san

【英文名】Bi Wen Powder

【组成】檀香、零陵香、白芷、香排草、姜黄、玫瑰花、甘松、公丁香、木香。(中医方剂大辞典)

醍醐方 ti hu fang

【英文名】Ti Hu Prescription

【异名】醍醐膏(中医方剂大辞典、景岳全书)

【组成】真酥。(中医方剂大辞典)

醍醐汤 ti hu tang

【英文名】Ti Hu Decoction

【组成】(1)神曲、官桂、干姜、盐、甘草、乌梅。(中医方剂大辞典)(2)乌梅肉、草果、缩砂、白檀香、炼蜜。(中医方剂大辞典)

醍醐饮 ti hu yin

【英文名】Ti Hu Decoction

【组成】当归、桔梗、白术、川芎、熟地、桂枝。(中医方剂大辞典)

醍醐酒 ti hu jiu

【英文名】Ti Hu Wine

【组成】(1)萝卜自然汁。(中医方剂大辞典)(2)醍醐。(中医方剂大辞典)

醍醐散 ti hu san

【英文名】Ti Hu Powder

【异名】双芎散(中医方剂大辞典、医统)

【组成】(1)陈皮、缩砂仁、厚朴、麦芽、乌梅、良姜、干葛、乌药、草果仁、甘草。(中医方剂大辞典)(2)川乌、抚芎、甘草、白芷、川芎、细辛、龙脑、薄荷。(中医方剂大辞典)

醍醐膏 ti hu gao

【英文名】Ti Hu Ointment

【组成】乌梅、白沙糖、砂仁末、白檀香、麝香。(中医方剂大辞典)

醒心茯苓丸 xing xin fu ling wan

【英文名】Xing Xin Fu Ling Pill

【组成】白茯苓、莪术、沉香、朱砂。(中医方剂大辞典)

醒心散 xing xin san

【英文名】Xing Xin Powder

【组成】人参、麦门冬、五味子、远志、茯神、生地黄、石菖蒲。(中医方剂大辞典)

醒风天麻汤 xing feng tian ma tang

【英文名】Xing Feng Tian Ma Decoction

【组成】天麻、防风、人参、附子、全蝎、僵蚕、甘草、南星。(中医方剂大辞典)

醒风汤 xing feng tang

【英文名】Xing Feng Decoction

【组成】(1)天麻、胆星、薄荷、防风、羌活、枳壳、白僵蚕、钩藤、石菖蒲、红花、甘草、全蝎。(中医方剂大辞典)(2)天麻、防风、人参、白附子、全蝎、僵蚕、天南星、甘草。(中医方剂大辞典)(3)人参、白茯苓、附子、白附子、白术、天南星、白芷、防风、天麻、半夏、蝉蜕、全蝎。(中医方剂大辞典)(4)南星、防风、甘草。(中医方剂大辞典)

醒风煎 xing feng jian

【英文名】Xing Feng Decoction

【组成】白花蛇头、干蝎、牛黄、丹砂、龙脑、麝香。(中

医方剂大辞典)

醒头香 xing tou xiang

【英文名】Xing Tou Xiang Decoction

【组成】滑石、甘松、三奈、零陵香、樟脑。(中医方剂大辞典)

醒皮汤 xing pi tang

【英文名】Xing Pi Decoction

【组成】防风、荆芥、金银花、皂角刺、蛇床子、贯众、芫花、白鲜皮、鹤虱草、苦参。(中医方剂大辞典)

醒神益气汤 xing shen yi qi tang

【英文名】Xing Shen Yi Qi Decoction

【组成】炙远志、枣仁、石菖蒲、石柱参、茯神、熟附片、犀角粉、羚羊角粉、广陈皮。(中医方剂大辞典)

醒神散 xing shen san

【英文名】Xing Shen Powder

【组成】牙皂、北细辛。(中医方剂大辞典)

醒迷汤 xing mi tang

【英文名】Xing Mi Decoction

【组成】人参、白术、当归、茯苓、白芍、半夏、杜仲、陈皮、枣仁、炙甘草、川附子。(中医方剂大辞典)

醒迷至宝丹 xing mi zhi bao dan

【英文名】Xing Mi Zhi Bao Pellet

【组成】胆星、朱砂、金箔、生枣仁、远志、茯神、柴胡、半夏曲、川贝母、广皮、天花粉、生甘草、木香、砂仁。(中医方剂大辞典)

醒消丸 xing xiao wan

【英文名】Xing Xiao Pill

【组成】乳香、没药、麝香、雄精、黄米饭。(中医方剂大辞典)

醒疼汤 xing teng tang

【英文名】Xing Teng Decoction

【组成】白芷、当归、熟地、川芎、粟壳、桂心、乳香、没药。(中医方剂大辞典)

醒脑牛黄清心片 xing nao niu huang qing xin pian

【英文名】Xing Nao Niu Huang Qing Xin Tablet

【组成】牛黄、麦冬、大枣、白芍、桔梗、干姜、黄芩、柴胡、白蔹、大豆黄卷、山药、白术、茯苓、当归、川芎、石菖蒲、苦杏仁、防风、石膏、肉桂、人参、蒲黄、六神曲、朱砂、冰片、阿胶、雄黄、水牛角、甘草。(药品标准-中药成方制剂标准 1998)

醒脑再造丸 xing nao zai zao wan

【英文名】Xing Nao Zai Zao Pill

【组成】黄芪、淫羊、石菖蒲、红参、当归、地龙、三七、红花、粉防己、赤芍、桃仁、石决明、天麻、仙鹤草、槐花、白术、胆南星、葛根、玄参、黄连、连翘、泽泻、川芎、枸杞子、全蝎、制何首乌、决明子、沉香、白附子、细辛、木香、僵蚕、猪牙皂、冰片、珍珠、大黄。(药品标准-中药成方制剂标准 1991)

醒脑再造胶囊 xing nao zai zao jiao nang

【英文名】Xing Nao Zai Zao Capsule

【组成】黄芪、淫羊、石菖蒲、红参、当归、地龙、三七、红花、粉防己、赤芍、桃仁、石决明、天麻、仙鹤草、槐花、白术、胆南星、葛根、玄参、黄连、连翘、泽泻、川芎、枸杞子、全蝎、制何首乌、决明子、沉香、白附子、细辛、木香、僵蚕、猪牙皂、冰片、珍珠、大黄。(药品标准-中药成方制剂标准 1991)

醒脑安心胶囊 xing nao an xin jiao nang

【英文名】Xing Nao An Xin Capsule

【组成】山楂叶等。(中成药研究 1990,12(1))

醒脑安神胶囊 xing nao an shen jiao nang

【英文名】Xing Nao An Shen Capsule

【组成】连翘、大黄、黄连、石膏、石决明、雄黄、赭石、磁石、金银花、天花粉、甘草、葛根、胆膏、玄参、栀子、麦冬、黄芩、郁金、板蓝根、地黄、蒲公英、牛黄、珍珠、朱砂、冰片。(药品标准-中药成方制剂标准 1998)

醒脑降压丸 xing nao jiang ya wan

【英文名】Xing Nao Jiang Ya Pill

【组成】黄芩、黄连、郁金、栀子、玄精石、珍珠母、辛夷、零陵香、朱砂、雄黄、冰片。(药品标准-中药成方制剂标准 1990)

醒脑益气汤 xing nao yi qi tang

【英文名】Xing Nao Yi Qi Decoction

【组成】九节菖蒲、川芎、浙贝母、田七、丹参、川连、花粉、西洋参、麦冬。(广东医学(祖国医学版)1993,14(5))

醒脑静注射液 xing nao jing zhu she ye

【英文名】Xing Nao Jing Injection

【组成】麝香、冰水、黄连、黄芩、栀子、郁金等。(苏卫药准字(1981)115 号)

醒酝汤 xing yun tang

【英文名】Xing Yun Decoction

【组成】干葛、柞木枝、人参、茯神、白芍、黄连、半夏、吴茱萸。

醒脾丸 xing pi wan

【英文名】Xing Pi Pill

【组成】(1)人参、藿香、干姜、白附子、天麻、九菖蒲、橘红、莲子肉、茯苓、木香、甘草。(中医方剂大辞典)(2)平胃散加茯苓、草果。(中医方剂大辞典)(3)全蝎、白术、麻黄。(中医方剂大辞典)(4)厚朴、白术、舶上硫黄、天麻、全蝎、防风、官桂、人参。(中医方剂大辞典)(5)川乌、大蒜。(中医方剂大辞典)

醒脾升陷汤 xing pi sheng xian tang

【英文名】Xing Pi Sheng Xian Decoction

【组成】生箭耆、白术、桑寄生、川续断、萸肉、龙骨、牡蛎、川萆薢、甘草。(中医方剂大辞典)

醒脾开胃冲剂 xing pi kai wei chong ji

【英文名】Xing Pi Kai Wei Granule

【组成】谷芽、稻芽、荷叶、香橼、佛手、白芍、甘草、使君子、冬瓜子。(药品标准-中药成方制剂标准 1993)

醒脾冲剂 xing pi chong ji

【英文名】Xing Pi Medicinal Instant Granule

【组成】白术、黄精、麦芽、龙骨、莪术。(辽宁中医杂志 1990,(4))

醒脾汤 xing pi tang

【英文名】Xing Pi Decoction

【组成】(1)人参、白术、茯苓、天麻、半夏、橘红、全蝎、僵蚕、甘草、木香、仓米、胆南星。(中医方剂大辞典)(2)白术、黄芪、人参、茯神、酸枣仁、地骨皮、远志、柴胡、甘草、桔梗、黄连、木香、香附、龙眼肉。(中医方剂大辞典)(3)陈皮、厚朴、甘草、神曲、砂仁、枳实、干姜、麦芽、苍术。(中医方剂大辞典)(4)人参、白茯苓、白术、山药、白扁豆、白附子、藿香、白僵蚕、甘草、升麻、酸枣仁。(中医方剂大辞典)(5)天南星、藿香叶、附子、冬瓜子。(中医方剂大辞典)

醒脾饮 xing pi yin

【英文名】Xing Pi Drink

【组成】(1)青皮、厚朴、白术、草果、柴胡、黄芩、茯苓、炙甘草。(中医方剂大辞典)(2)人参、白术、橘红、白附子、甘草、茯苓、石菖蒲、藿香、天麻、木香、干姜、莲肉。(中医方剂大辞典)

醒脾饮子 xing pi yin zi

【英文名】Xing Pi Drink

【组成】草豆蔻、厚朴、干姜、甘草。(中医方剂大辞典)

醒脾育胃汤 xing pi yu wei tang

【英文名】Xing Pi Yu Wei Decoction

【组成】人参、白术、白茯苓、半夏、缩砂、白芍药、麦芽、苍术、厚朴、藿香、陈皮、枳实。(中医方剂大辞典)

醒脾益胃汤 xing pi yi wei tang

【英文名】Xing Pi Yi Wei Decoction

【组成】人参、陈皮、茯苓、半夏、山药、白术、苍术、厚朴、泽泻、麦芽、木香、山楂、苏子、猪苓、老黄米。(中医方剂大辞典)

醒脾散 xing pi san

【英文名】Xing Pi Powder

【异名】吉州醒脾散(中医方剂大辞典、奇效良方)

【组成】(1)人参、白术、白豆蔻、甘草、干姜、藿香。(中医方剂大辞典)(2)人参、橘红、甘草、白术、白茯苓、木香、全蝎、半夏曲、白附子、南星、陈仓米。(中医方剂大辞典)(3)木香、全蝎、天麻、人参、白茯苓、白术、甘草、白僵蚕、白附子。(中医方剂大辞典)(4)肉豆蔻、槟榔、胡椒、茯苓、木香、藿香。(中医方剂大辞典)(5)全蝎、白附子、天麻、甘草、人参、白茯苓、石菖蒲、木香、石莲肉、白术。(中医方剂大辞典)(6)人参、白术、白扁豆、白附子、天麻、酸枣仁。(中医方剂大辞典)(7)人参、丁香、白茯苓、白术、藿香、甘草、天南星。(中医方剂大辞典)(8)人参、天南星。(中医方剂大辞典)(9)藿香叶、人参、白茯苓、天南星。(中医方剂大辞典)(10)南星、白术。(中医方剂大辞典)(11)大天南星、冬瓜、白茯苓。(中医方剂大辞典)(12)天南星、大麦芽、白附子、良姜、草果子。(中医方剂大辞典)(13)木香、白茯苓、白术、人参、草果子、甘草、陈橘皮、紫苏子。(中医方剂大辞典)(14)天南星。(中医方剂大辞典)(15)马芹子、白僵蚕、丁香。(中医方剂大辞典)(16)厚朴、草果子、人参、茯苓、甘草、陈皮、白豆蔻。(中医方剂大辞典)(17)大黄、槟榔、黑豆丑、白术、炙草、木香、人参。(中医方剂大辞典)(18)甘草、冬瓜子、防风、人参。(中医方剂大辞典)(19)人参、木香、茯苓、陈皮、甘草、草豆蔻、厚朴、白术。(中医方剂大辞典)(20)人参、丁香、赤茯苓、藿香叶、白术、白姜、甘草、木香、厚朴、南星、缩砂仁。(中医方剂大辞典)(21)大天南星、朱砂。(中医方剂大辞典)

醒脾煎 xing pi jian

【英文名】Xing Pi Decoction

【组成】姜皮、白术、甘草、大枣、砂仁、苍术、荷叶。(中医方剂大辞典)

醒睡汤 xing shui tang

【英文名】Xing Shui Decoction

【组成】酸枣仁、沙参、麦冬、茯神、甘草。(中医方剂大辞典)

醒睡散 xing shui san

【英文名】Xing Shui Powder

【组成】白僵蚕、威灵仙、大戟。(中医方剂大辞典)

醒醉汤 xing zui tang

【英文名】Xing Zui Decoction

【组成】青橄榄、粉草末、炒盐。(中医方剂大辞典)

镜面散 jing mian san

【英文名】Jing Mian Powder

【组成】镜面草。(中医方剂大辞典)

雕胡饮 diao hu yin

【英文名】Diao Hu Decoction

【组成】茭菱细根。(中医方剂大辞典)

霍香正气丸 huo xiang zheng qi wan

【英文名】Huo Xiang Zheng Qi Pill

【组成】霍香。((82)粤卫药准字第 F1-002 号)

靛花丸 dian hua wan

【英文名】Dian Hua Pill

【组成】靛花、薄荷叶。(中医方剂大辞典)

靛青饮 dian qing yin

【英文名】Dian Qing Drink

【组成】靛青。(中医方剂大辞典)

鞘蕊苏口服液 qiao rui su kou fu ye

【英文名】Qiao Rui Su Liquid

【组成】鞘蕊苏等。

颠茄酊 dian qie ding

【英文名】Dian Qie Tincture

【组成】颠茄草。((91)闽卫药准字79号)

颠倒木金散 dian dao mu jin san

【英文名】Dian Dao Mu Jin Powder

【组成】木香、郁金。(中医方剂大辞典)

颠倒散 dian dao san

【英文名】Dian Dao Powder

【异名】二黄散(中医方剂大辞典、金鉴)

【组成】(1)大黄、硫黄。(中医方剂大辞典)(2)大黄、滑石、皂角。(中医方剂大辞典)

鮀甲散 tuo jia san

【英文名】Tuo Jia Powder

【组成】(1)鮀甲、桑耳、当归、吴茱萸、赤芍药、柏叶、桑寄生、熟干地黄、乌贼鱼骨、人参、禹余粮。(中医方剂大辞典)(2)鮀甲、当归、桑耳、人参、狗脊、禹余粮、白石脂、吴茱萸、柏叶、赤芍药、桑寄生、厚朴、桂、黄芪、熟干地黄。(中医方剂大辞典)

鲮甲散 ling jia san

【英文名】Ling Jia Powder

【组成】穿山甲、皂刺、橘叶、当归、栝蒌仁、木通。(中医方剂大辞典)

鲮鲤甲丸 ling li jia wan

【英文名】Ling Li Jia Pill

【组成】(1)鲮鲤甲、蝮蛇、魁蛤、水蛭、蜘蛛、斑蝥、虻虫、蛴螬、蜈蚣、龙骨、石膏、白矾、滑石、川芒硝、硝石、水银、川大黄、黄连、桂心、附子、雷丸、巴豆、川椒。(中医方剂大辞典)(2)鲮鲤甲、蝮蛇、斑蝥、蜈蚣、魁蛤、虻虫、水蛭、蜘蛛、蛴螬、附子、雷丸、水银、硝石、川大黄、石膏、巴豆、桂心、川椒、川芒硝、射罔、龙骨、矾石灰、黄连、滑石。(中医方剂大辞典)

鲮鲤甲方 ling li jia fang

【英文名】Ling Li Jia Prescription

【组成】鲮鲤甲。(中医方剂大辞典)

鲮鲤甲汤 ling li jia tang

【英文名】Ling Li Jia Decoction

【组成】鲮鲤甲、鳖甲、乌贼骨、常山、附子。(中医方剂大辞典)

鲮鲤甲贴熁膏 ling li jia tie xie gao

【英文名】Ling Li Jia Emplastrum

【组成】鲮鲤甲、桂、当归、生地黄汁、面、附子、生姜汁。(中医方剂大辞典)

鲮鲤甲饼子 ling li jia bing zi

【英文名】Ling Li Jia Powder

【组成】鲮鲤甲、龟甲、甘草、桂心、雄黄、干姜。(中医方剂大辞典)

鲮鲤甲酒 ling li jia jiu

【英文名】Ling Li Jia Wine

【组成】(1)鲮鲤甲、鳖甲、乌贼鱼骨、常山、乌梅肉、竹叶、豉、桃仁、葱白。(中医方剂大辞典)(2)鲮鲤甲、常山、鳖甲、乌贼鱼骨、乌梅肉、桃仁、竹叶、豉、葱白。(中医方剂大辞典)

鲮鲤甲散 ling li jia san

【英文名】Ling Li Jia Powder

【异名】通和汤(中医方剂大辞典、卫生宝鉴)

【组成】(1)鲮鲤甲、桂、当归。(中医方剂大辞典)(2)鲮鲤甲、瓜蒌。(中医方剂大辞典)(3)穿山甲、自然铜、木通。(中医方剂大辞典)(4)鲮鲤甲、矾石、赤足蜈蚣、雄鸡膊黄皮。(中医方剂大辞典)(5)鲮鲤甲、川龟壳、甘草、桂、雄黄、干姜、狸骨。(中医方剂大辞典)(6)鲮鲤甲、鸩鸟嘴、蝉衣、犬牙、蜈蚣。(中医方剂大辞典)

鲮鲤甲膏 ling li jia gao

【英文名】Ling Li Jia Plaster

【组成】鲮鲤甲。(中医方剂大辞典)

鹧鸪酒 zhe gu jiu

【英文名】Zhe Gu Wine

【组成】鹧鸪、羊肉。(中医方剂大辞典)

鹧鸪菜汤 zhe gu cai tang

【英文名】Zhe Gu Cai Decoction

【组成】(1)黑丑、苦苡中、大黄中、海人、草中、甘草少。(中医方剂大辞典)(2)鹧鸪菜、大黄、蒲黄、甘草。(中医方剂大辞典)

黔曲 qian qu

【英文名】Qian Qu Tablet

【组成】广藿香、莱菔子、青皮、牵牛子、茯苓、枳实、甘草、香附、紫苏、山楂、木香、苍术、香薷、麦芽、大黄、法半夏、陈皮、青蒿、面粉、荆芥、麦麸、白芷、辣蓼、酒曲。(药品标准-中药成方制剂标准1990)

默治汤 mo zhi tang

【英文名】Mo Zhi Decoction

【组成】当归、白茯苓、白芍、栀子、柴胡、楝树根。(中医方剂大辞典)

十七画

嚏疳散 ti gan san

【英文名】Ti Gan Nose Drop

【组成】芦荟、黄连、瓜蒂、猪牙皂角、虾蟆、麝香。(中医方剂大辞典)

嚏惊丸 ti jing wan

【英文名】Ti Jing Pill

【组成】(1)螳螂、蜣螂、蜈蚣、石龙子、真珠末、麝香、龙脑、白花蛇头、瓜蒂、细辛末、蟾酥。(中医方剂大辞典)(2)牛黄、芦荟、熊胆、生蟾酥、朱砂、龙脑、麝香、雄黄、全蝎、白矾、防风、荆芥穗。(中医方剂大辞典)

嚏惊散 ti jing san

【英文名】Ti Jing Nose Drop

【异名】嚏关散(中医方剂大辞典、直指小儿)

【组成】半夏、皂角。(中医方剂大辞典)

戴氏效应丸 dai shi xiao ying wan

【英文名】Dai Shi Xiao Ying Pill

【组成】金银花、花粉、当归、赤芍、乳香、没药、连翘、穿山甲、皂角刺、黄连、雄黄、甘草。(吉林中医 1989,(4))

擦牙乌须方 ca ya wu xu fang

【英文名】Ca Ya Wu Xu Liniment

【组成】(1)青盐、嫩槐枝叶、黑铅、没石子。(中医方剂大辞典)(2)猪牙皂角、白茯苓、破故纸、熟地黄、五倍子、青盐、细辛、桑椹子。(中医方剂大辞典)(3)青盐、没石子、细辛、破故纸、地骨皮、熟地黄、槐角子、百药煎。(中医方剂大辞典)

擦牙止痛固齿方 ca ya zhi tong gu chi fang

【英文名】Ca Ya Zhi Tong Gu Chi Liniment

【组成】石膏、青盐、白芷、细辛。(中医方剂大辞典)

擦牙止痛散 ca ya zhi tong san

【英文名】Ca Ya Zhi Tong Liniment

【组成】牙硝、硼砂、明雄黄、冰片、麝香。(中医方剂大辞典)

擦牙牛黄青黛散 ca ya niu huang qing dai san

【英文名】Ca Ya Niu Huang Qing Dai Powder

【组成】牛黄、青黛、硼砂、朱砂、人中白、龙骨、冰片。(中医方剂大辞典)

擦牙石盐散 ca ya shi yan san

【英文名】Ca Ya Shi Yan Liniment

【组成】白软石膏、辽细辛、川升麻、川芎、白芷、馒头、白盐。(中医方剂大辞典)

擦牙关方 ca ya guan fang

【英文名】Ca Ya Guan Liniment

【组成】大黄、甘松、香附、白芷、生石膏、川椒、绿豆、细辛、青果核、淮盐、牙灰。(中医方剂大辞典)

擦牙至宝散 ca ya zhi bao san

【英文名】Ca Ya Zhi Bao Liniment

【组成】雄鼠骨、北细辛、破故纸、香白芷、白石膏、全当归、怀生地、绿升麻、没石子、真沉香、骨碎补、旱莲草。(中医方剂大辞典)

擦牙固齿散 ca ya gu chi san

【英文名】Ca Ya Gu Chi Liniment

【组成】(1)花椒、细辛、白芷、川芎、青盐、食盐、生石膏。(中医方剂大辞典)(2)生软石膏、骨碎补、青盐、槐花、寒水石、没食子。(中医方剂大辞典)

擦牙定痛散 ca ya ding tong san

【英文名】Ca Ya Ding Tong Liniment

【组成】薄荷叶、天花粉、樟脑。(中医方剂大辞典)

擦牙益笑散 ca ya yi xiao san

【英文名】Ca Ya Yi Xiao Liniment

【组成】桂圆、食盐。(中医方剂大辞典)

擦牙通关散 ca ya tong guan san

【英文名】Ca Ya Tong Guan Liniment

【组成】南星、麝香、牙皂、赤脚蜈蚣、僵蚕。(中医方剂大辞典)

擦牙散 ca ya san

【英文名】Ca Ya Liniment

【组成】(1)干槐枝、鲜槐枝、白芷、皂角刺、猴姜、青盐。(中医方剂大辞典)(2)腊肉骨、石膏、扁柏叶、香附、枯白矾、青盐。(中医方剂大辞典)(3)青果、旱莲草。(中医方剂大辞典)(4)香附、馒首、生石膏、熟石膏、三柰、甘松。(中医方剂大辞典)(5)藿香、北细辛、沉香、白芷、青盐、广木香、破故纸、石膏。(中医方剂大辞典)(6)上好食盐、骨碎补、生软石膏、新鲜槐花。(中医方剂大辞典)(7)旱莲草、嫩槐条、食盐、香附、川大黄、骨碎补、细辛。(中医方剂大辞典)(8)青白盐。(中医方剂大辞典)(9)生石膏、生明矾。(中医方剂大辞典)(10)铜绿、雄黄、五倍子、枯矾、白褐、乌梅、细辛、胡黄连、苋菜根、石膏。(中医方剂大辞典)(11)石膏、白蒺藜。(中医方剂大辞典)(12)槐枝。(中医方剂大辞典)(13)骨碎补、北细辛、白蒺藜。(中医方剂大辞典)(14)细辛、川芎、莲须、香附、生地黄、当归、青盐。(中医方剂大辞典)(15)细辛、石膏、故纸、熟地黄、地骨皮、龙骨、防风、旱莲草、青盐、当归、猪牙皂、川椒、白芷、没石子、香附子。(中医方剂大辞典)(16)白梅、枯矾、人中白。(中医方剂大辞典)(17)石膏、何首乌、青盐、旱莲草、食盐、没石子、花椒。(中医方剂大辞典)(18)麝香、青盐、猪牙皂角、细辛、白芷、白茯苓、五倍子、川芎、当归、三柰、蒺藜。(中医方剂大辞典)(19)川乌。(中医方剂大辞典)(20)生大黄、熟大黄、生石膏、熟石膏、没石子、青盐。(中医方剂大辞典)(21)细辛、青盐、熟石膏。(中医方剂大辞典)(22)川大黄。(中医方剂大辞典)(23)生石膏、侧柏叶、熟石膏、杜仲、小茴、青盐、蛇床子、明矾、花椒。

（中医方剂大辞典）(24)大黄、旱莲草、杜仲、腌猪、青盐。（中医方剂大辞典）(25)熟地、破故纸、青盐、地骨皮、槐角、软石膏、百药煎、侧柏叶、腊肉骨、香附、细辛、没食子。（中医方剂大辞典）

擦牙漱津方 ca ya shu jin fang

【英文名】Ca Ya Shu Jin Liniment

【组成】石膏、青盐、黄柏、川椒、杜仲。（中医方剂大辞典）

擦舌吐痰方 ca she tu tan fang

【英文名】Ca She Tu Tan Liniment

【组成】酸梅草。（中医方剂大辞典）

擦疥散 ca jie san

【英文名】Ca Jie Liniment

【组成】芜荑、大风子仁、枯矾、蛇床子、川椒、雄黄、硫黄、核桃仁。（中医方剂大辞典）

擦药 ca yao

【英文名】Ca Yao Liniment

【组成】(1)金银花、薄荷、白芷、防风、赤芍药、连翘、六一散、大黄、地肤子、食盐、僵蚕、桑枝、蝉蜕。（中医方剂大辞典）(2)炒僵蚕、薄荷、大黄、食盐、六一散。（中医方剂大辞典）

擦面神丹 ca mian shen dan

【英文名】Ca Mian Shen Liniment

【组成】野大黄、穿山甲、川椒末、生姜。（中医方剂大辞典）

擦掌丹 ca zhang dan

【英文名】Ca Zhang Dan Liniment

【组成】枯矾、樟脑、水银、信石、大风子、核桃肉。（中医方剂大辞典）

擦癣药水 ca xuan yao shui

【英文名】Ca Xuan Liquid

【组成】斑蝥、紫荆皮、花椒、百部、大枫子。（药品标准－中药成方制剂标准 1998）

曙光三叉神经痛方 shu guang san cha shen jing tong fang

【英文名】Shu Guang San Cha Shen Jing Tong Prescription

【组成】荆芥炭、元胡索、白蒺藜、嫩钩藤、生石决、白僵蚕、炒蔓荆、香白芷、广陈皮、全蝎粉。（中医杂志 1980,21(12)）

檀香丸 tan xiang wan

【英文名】Tan Xiang Honeyed Pill

【异名】含化丸（中医方剂大辞典、十便良方）

【组成】(1)檀香末、杏仁、乌梅肉、紫苏叶、茴香、百药煎、甘草。（中医方剂大辞典）(2)檀香、菖蒲、犀角、天竺黄、生干地黄、苏合香油、桂、甘草、白茯苓、人参、远志、麦门冬。（中医方剂大辞典）

檀香汤 tan xiang tang

【英文名】Tan Xiang Decoction

【组成】川芎、白芷、桔梗、檀香、甘草。（中医方剂大辞典）

檀香饮 tan xiang yin

【英文名】Tan Xiang Decoction

【组成】白檀香、沉香、槟榔。（中医方剂大辞典）

檀香散 tan xiang san

【英文名】Tan Xiang Powder

【组成】白檀香、甘菊花、芎䓖、甘草。（中医方剂大辞典）

濡木饮 ru mu yin

【英文名】Ru Mu Drink

【组成】白芍、熟地、川芎、柴胡、香附、炒栀子、神曲、白豆蔻。（中医方剂大辞典）

濡肠丸 ru chang wan

【英文名】Ru Chang Pill

【组成】威灵仙、黑牵牛。（中医方剂大辞典）

濡肠汤 ru chang tang

【英文名】Ru Chang Decoction

【组成】熟地、当归、升麻、牛膝。（中医方剂大辞典）

濡肠饮 ru chang yin

【英文名】Ru Chang Drink

【异名】濡肠汤（中医方剂大辞典、惠直堂方）

【组成】(1)生地、熟地、油归、苁蓉。（中医方剂大辞典）(2)熟地、当归、肉苁蓉。（中医方剂大辞典）

濡咽煎 ru yan jian

【英文名】Ru Yan Decoction

【组成】甘草、酥、蜜。（中医方剂大辞典）

濡脏汤 ru zang tang

【英文名】Ru Zang Decoction

【组成】(1)生葛根、大黄。（中医方剂大辞典）(2)生葛根、猪膏、大黄。（中医方剂大辞典）

濯枝汤 zhuo zhi tang

【英文名】Zhuo Zhi Decoction

【组成】炒栀子、甘草、白芍、当归、炒枣仁、丹砂、远志、柴胡、半夏。（中医方剂大辞典）

濯毒散 zhuo du san

【英文名】Zhuo Du Powder

【组成】防风、牛膝、威灵仙、五加皮、当归、连翘、白芷、猪牙皂角、天麻、白豆蔻、土茯苓。（中医方剂大辞典）

燥土汤 zao tu tang

【英文名】Zao Tu Decoction

【组成】白术、茯苓、肉桂、人参、破故纸、山药、芡实、砂仁、益智仁、半夏。（中医方剂大辞典）

燥阴散 zao yin san

【英文名】Zao Yin Powder

【组成】苍术、青皮、乌药、山楂、吴萸、小茴、橘核、青木香。(中医方剂大辞典)

燥肠丸 zao chang wan

【英文名】Zao Chang Pill

【组成】(1)乌头、硫黄、黄丹、矾灰。(中医方剂大辞典)(2)附子、龙骨、干姜、吴茱萸、米壳、阿黎勒皮。(中医方剂大辞典)

燥津丹 zao jin dan

【英文名】Zao Jin Pellet

【组成】茯苓、白术、薏苡仁、山药、白果、甘草、天花粉、黄柏、陈皮。(中医方剂大辞典)

燥结痰汤 zao jie tan tang

【英文名】Zao Jie Tan Decoction

【组成】生地、当归、丹皮、天冬、桑皮、贝母、杏仁、木通。(中医方剂大辞典)

燥湿丸 zao shi wan

【英文名】Zao Shi Pill

【组成】黄连、乌梅肉、酸石榴皮、当归、赤石脂、干姜。(中医方剂大辞典)

燥湿丹 zao shi dan

【英文名】Zao Shi Pellet

【组成】蛇床子。(中医方剂大辞典)

燥湿化痰丸 zao shi hua tan wan

【英文名】Zao Shi Hua Tan Pill

【异名】愈风燥湿化痰丸(中医方剂大辞典、景岳全书)

【组成】羌活、独活、防风、防己、川乌、全蝎、南星、半夏、僵蚕、天麻、陈皮、猪牙皂角、当归、生地黄、木香、沉香、白术、苍术、杜仲、巴戟天、薏苡仁、牛膝、川芎、破故纸。(中医方剂大辞典)

燥湿化痰剂 zao shi hua tan ji

【英文名】Prescriptions For Drying Dampness And Eliminating Phlegm

【定义】指以燥湿化痰药为主,配伍健脾祛湿药及理气药组方,治疗湿痰证的方剂。(方剂学)

燥湿止泻汤 zao shi zhi xie tang

【英文名】Zao Shi Zhi Xie Decoction

【组成】参苓白术散加泽泻、肉豆蔻。(中医方剂大辞典)

燥湿汤 zao shi tang

【英文名】Zao Shi Decoction

【组成】(1)白术、白芍、茯苓、陈皮、炙草。(中医方剂大辞典)(2)川黄连、苍术、白术、陈皮、白茯苓、半夏、枳壳、栀仁、细甘草。(中医方剂大辞典)

燥湿和血汤 zao shi he xue tang

【英文名】Zao Shi He Xue Decoction

【组成】地黄、牡丹皮、白芍、当归、甘草、黄芪、升麻、苍术、秦艽、肉桂、橘皮。(中医方剂大辞典)

燥湿和胃剂 zao shi he wei ji

【英文名】Dampness－eliminating & Stomach Regulating Agents

【定义】指以苦温燥湿药与芳香化湿药为主组方,治疗湿浊内阻,脾胃失和证的方剂。(方剂学)

燥湿固元养精汤 zao shi gu yuan yang jing tang

【英文名】Zao Shi Gu Yuan Yang Jing Decoction

【组成】苍术、赤茯苓、革薢、山茱萸、泽泻、白术、当归、益智仁、牡蛎、黄柏、乌药、竹叶、灯心。(中医方剂大辞典)

燥湿消中饮 zao shi xiao zhong yin

【英文名】Zao Shi Xiao Zhong Drink

【组成】白术、陈皮、茯苓、半夏、苡仁、白扁豆。(中医方剂大辞典)

燥湿痰星夏丸 zao shi tan xing xia wan

【英文名】Zao Shi Tan Xing Xia Pill

【组成】南星、半夏、蛤粉。(中医方剂大辞典)

燥脾丸 zao pi wan

【英文名】Zao Pi Pill

【组成】羌活、防风、苍术、半夏、白芷、陈皮、柴胡、升麻、甘草。(中医方剂大辞典)

燥脾汤 zao pi tang

【英文名】Zao Pi Decoction

【组成】白术、茯苓、甘草、干姜、砂仁、藿香、肉桂、肉豆蔻。(中医方剂大辞典)

燥痰汤 zao tan tang

【英文名】Zao Tan Decoction

【组成】枯黄芩、旋复花、海石、天冬、橘红、风化芒硝、枳壳、桔梗、贝母、瓜蒌霜。(中医方剂大辞典)

燮枢汤 xie shu tang

【英文名】Xie Shu Decoction

【组成】柴胡、黄芩、炒川楝子、半夏、红花、皂刺、白蒺藜、片姜黄、刘寄奴、泽泻、焦四仙、炒莱菔子。(辽宁中医杂志 1990,(1))

燮理十全膏 xie li shi quan gao

【英文名】Xie Li Shi Quan Ointment

【组成】人参、黄芪、白术、熟地、归身、白芍、川芎、甘草。(中医方剂大辞典)

燮理汤 xie li tang

【英文名】Xie Li Decoction

【组成】生山药、金银花、生杭芍、牛蒡子、甘草、黄连、肉桂。(中医方剂大辞典)

爵床汤 jue chuang tang

【英文名】Jue Chuang Decoction

【组成】爵床、太子参、淮山药、陈皮、板蓝根、当归、茯苓、佛手、丹参、枸杞子、甘草。(陕西中医 1987,8(5))

爵床消疳合剂 jue chuang xiao gan he ji

【英文名】Jue Chuang Xiao Gan Mixture

【组成】爵床、夜合草、五谷虫、麦芽、神曲、夜明砂、明党参、芜荑。(江西中医药 1982,(3))

爵药防己散 jue yao fang ji san

【英文名】Jue Yao Fang Ji Powder

【异名】防己散(中医方剂大辞典、普济方)

【组成】薄荷、百药煎、枯矾、防己、甘草。(中医方剂大辞典)

癌灵Ⅰ号 ai ling yi hao

【英文名】Ai Ling Yi Hao Injection

【组成】砒石。(中国中西医结合杂志 1992,12(3))

癌复康 ai fu kang

【英文名】Ai Fu Kang Medicinal Instant Granule

【组成】仙人草、生熟地、黄芪、党参、三七、丹参、牛黄、麝香、猫眼草、龙葵、半枝莲等。(山西中医 1993,(4))

癌得安注射液 ai de an zhu she ye

【英文名】Ai De An Injection

【组成】人参多糖。((85)吉卫药准字 430177 号)

癌痛灵口服液 ai tong ling kou fu ye

【英文名】Ai Tong Ling Liquid

【组成】熟地、山萸肉、云苓、骨碎补、补骨脂、白花蛇、地鳖虫、蜈蚣、元胡、蟾酥、肉苁蓉、乳香、没药、熟附子、黄芪。(中国中西医结合杂志 1992,12(12))

磷酸川芎嗪 lin suan chuan xiong qin

【英文名】Tabellae Ligustrazini Phosphatis

【组成】川芎、当归。((82)粤卫药准字第 I1-001 号)

糜烂粉 mi lan fen

【英文名】Mi Lan Powder

【组成】冰片、磨香、雄黄、儿茶、乳香、没药、白矾。(山东中医杂志 1991,10(3))

糟米涂方 zao mi tu fang

【英文名】Zao Mi Tu Prescription

【组成】酒糟、糯米。(中医方剂大辞典)

糟蒲饼 zao pu bing

【英文名】Zao Pu Tablet

【组成】陈香糟、生姜汁、水菖蒲根、盐。(中医方剂大辞典)

糟蒸猪肚 zao zheng zhu du

【英文名】Zao Zheng Zhu Du Medicated Diet

【组成】猪肚。(中医方剂大辞典)

糠地糊膏 kang di hu gao

【英文名】Kang Di Hu Plaster

【组成】糠焦油、地榆粉、液化酚。(中医方剂大辞典)

糠焦油糊膏 kang jiao you hu gao

【英文名】Kang Jiao You Hu Plaster

【组成】糠馏油、氧化锌糊膏。(中医方剂大辞典)

糠锌油 kang xin you

【英文名】Kang Xin Oil

【组成】糠馏油、氧化锌、花生油。(中医方剂大辞典)

繁柳干散 fan liu gan san

【英文名】Fan Liu Gan Powder

【组成】繁柳草、白蔹、白芷、赤小豆、川大黄。(中医方剂大辞典)

繁柳散 fan liu san

【英文名】Fan Liu Powder

【组成】繁柳、白敛、赤小豆、大黄。(中医方剂大辞典)

罽糜攻之方 ji mi gong zhi fang

【英文名】Ji Mi Gong Zhi Prescription

【组成】鳖甲、龟甲、桑耳、大黄、吴茱萸、防葵、附子。(中医方剂大辞典)

翳云散 yi yun san

【英文名】Yi Yun Honeyed Pill

【组成】防风、甘草、羌活、黄芩、黄连、菊花、白芷、荆芥、蒺藜、龙胆草、石膏、川芎、大黄、石决明、木贼。(中医方剂大辞典)

臁疮方 lian chuang fang

【英文名】Lian Chuang Prescription

【组成】松香、轻粉、乳香、细茶。(中医方剂大辞典)

臁疮阡张膏 lian chuang qian zhang gao

【英文名】Lian Chuang Qian Zhang Plaster

【组成】香油、乱头发、杉木皮、白占、麝香。(中医方剂大辞典)

臁疮收口方 lian chuang shou kou fang

【英文名】Lian Chuang Shou Kou Prescription

【组成】(1)象皮、血竭、龙骨、冰片、乳香、没药、海螵蛸。(中医方剂大辞典)(2)冰片、石决明、川连、血竭、琥珀末、寒水石、乳香、黄柏末。(中医方剂大辞典)

臁疮拔毒方 lian chuang ba du fang

【英文名】Lian Chuang Ba Du Prescription

【组成】沥青、矾红。(中医方剂大辞典)

臁疮药方 lian chuang yao fang

【英文名】Lian Chuang Yao Prescription

【组成】轻粉、黄连末。(中医方剂大辞典)

臁疮隔纸膏 lian chuang ge zhi gao

【英文名】Lian Chuang Ge Zhi Plaster

【异名】臁疮夹纸膏(中医方剂大辞典、青囊秘传)

【组成】(1)黄占、飞丹、铅粉、轻粉、乳香、没药、冰片、麻油。(中医方剂大辞典)(2)松香、乳香、血竭。(中医方剂大辞典)

臁疮膏 lian chuang gao

【英文名】Lian Chuang Plaster

【组成】(1)香油、黄蜡、定粉、桑皮纸。(中医方剂大辞典)(2)古石灰、枯矾、乳香、没药、血竭。(中医方剂大辞典)(3)轻粉、赤石脂、黄丹、甘草、黄柏、火龙丹。(中医方剂大辞典)(4)百草霜、黄腊。(中医方剂大辞典)(5)羌活、独活、当归、黄丹、龙骨、轻粉。(中医方剂大辞典)(6)净轻粉、铅丹、真铜绿、炙乳香、炙没药、血余、蜂蜡、香油。(中医方剂大辞典)(7)血竭、乳香、松香、枯矾、轻粉、红粉、银朱、冰片、官粉、樟丹。(中医方剂大辞典)(8)胆矾、轻粉、炉甘石、黄白、板猪油。(中医方剂大辞典)(9)白蜡、松香、铜绿、猪油、乳香、轻粉。(中医方剂大辞典)

臌胀丸 gu zhang wan

【英文名】Gu Zhang Pill

【组成】黄牛粪、六神曲。(中医方剂大辞典)

臌胀串 gu zhang chuan

【英文名】Gu Zhang Chuan Pill

【组成】三棱、莪术、苍术、青皮、陈皮、商陆、泽泻、甘遂、木通、赤茯苓、胡椒、黑丑头末、桑皮。(中医方剂大辞典)

臌症丸 gu zheng wan

【英文名】Gu Zheng Pill

【组成】皂矾、甘遂、大枣、木香、小麦。(药品标准－中药成方制剂标准 1990)

臌症神效散 gu zheng shen xiao san

【英文名】Gu Zheng Shen Xiao Powder

【组成】炒麦芽、槟榔、甘遂。(中医方剂大辞典)

薷杏汤 ru xing tang

【英文名】Ru Xing Decoction

【组成】西香薷、光杏仁、飞滑石、丝瓜叶、丝通草、白蔻末。(中医方剂大辞典)

薷苓汤 ru ling tang

【英文名】Ru Ling Decoction

【组成】(1)二陈汤合香薷饮加麦芽、车前子。(中医方剂大辞典)(2)香薷饮合五苓散。(中医方剂大辞典)(3)香薷、黄连、厚朴、扁豆、猪苓、泽泻、白术、茯苓。(中医方剂大辞典)

薷苓益元汤 ru ling yi yuan tang

【英文名】Ru Ling Yi Yuan Decoction

【组成】香薷饮、白术、茯苓、猪苓、泽泻、滑石、辰砂、甘草。(中医方剂大辞典)

薷苓清暑汤 ru ling qing shu tang

【英文名】Ru Ling Qing Shu Decoction

【组成】藿香、香薷、云苓、广皮、厚朴、麦冬、人参、白术、扁豆、泽泻、甘草、草蔻、竹茹、砂仁、生姜、乌梅。(中医方剂大辞典)

薷藿汤 ru huo tang

【英文名】Ru Huo Decoction

【组成】香薷散合霍香正气散。(中医方剂大辞典)

藁本丸 gao ben wan

【英文名】Gao Ben Honeyed Pill

【组成】藁本、葶苈、大戟、蜀椒、泽漆、巴豆、赤小豆、泽泻、甘遂、牵牛子、连翘。(中医方剂大辞典)

藁本乌蛇汤 gao ben wu she tang

【英文名】Gao Ben Wu She Decoction

【组成】藁本、乌蛇、防风、羌活、白芍药、川芎、细辛。(银海精微)

藁本汤 gao ben tang

【英文名】Gao Ben Powder

【异名】藁苍汤(中医方剂大辞典、保命集);补肝汤(中医方剂大辞典、圣济总录)

【组成】(1)藁本、苍术。(中医方剂大辞典)(2)藁本、羚羊角、防风、菊花、细辛、白术、人参、柴胡、白蒺藜、山栀子仁、白茯苓、甘草、黄芩。(中医方剂大辞典)(3)藁本、芎䓖、防风、蔓荆实、细辛、羌活、升麻、木通、杨白皮、露蜂房、狼牙草、莽草、盐、大豆。(中医方剂大辞典)(4)藁本、白芷、车前子、石决明、芍药、天麻、防风、细辛。(中医方剂大辞典)(5)藁本、晋矾、青皮、陈皮、罂粟壳。(中医方剂大辞典)

藁本苍耳散 gao ben cang er san

【英文名】Gao Ben Cang Er Powder

【组成】藁本、苍耳子、白蒺藜、秦艽、川芎、蝉蜕、羌活、防风、石菖蒲、香白芷。(中医方剂大辞典)

藁本细辛散 gao ben xi xin san

【英文名】Gao Ben Xi Xin Powder

【组成】藁本、细辛、川芎、牡丹皮、人参、白术、当归、白芷、白茯苓、甘草、白芍药。(中医方剂大辞典)

藁本散 gao ben san

【英文名】Gao Ben Powder

【组成】(1)藁本、升麻、皂荚、石膏。(中医方剂大辞典)(2)藁本、白芷、川乌、草乌、本鳖子。(中医方剂大辞典)(3)藁本、当归、杏仁。(中医方剂大辞典)(4)藁本、沉香、细辛、丁香、凝水石。(中医方剂大辞典)(5)藁本、蛇床子、黄柏、硫黄、白矾、轻粉。(中医方剂大辞典)(6)藁本、川芎、细辛、胡桐律、白矾灰。(中医方剂大辞典)(7)藁本、白附子、川芎、莽草、青黛、芦荟、麝香。(中医方剂大辞典)(8)藁本、黑牵牛、黑豆、皂角。(中医方剂大辞典)(9)藁本。(中医方剂大辞典)(10)防风、白芷、何首乌、麻黄、甘草、白芍药、旋覆花。(中医方剂大辞典)(11)藁本、芎䓖、细辛、桂、当归、杏仁、雄黄。(中医方剂大辞典)(12)藁本、蒺藜子、人参、白花蛇、枳壳、防风、威灵仙、防己。(中医方剂大辞典)(13)藁本、狗脊、没药、天麻、麒麟竭、蝉壳、骨碎补、桂心、虎胫骨、败龟、穿山甲、麝香。(中医方剂大辞典)(14)藁本、赤箭、羌活、独活、芎䓖、防风、肉桂、附子、续断、五加皮、甘菊花、麻黄、赤芍药、细辛、干蝎、当归、牛膝、枳壳、甘草。(中医方剂大辞典)(15)藁本、细辛、秦艽、羌活、桂心、山茱萸、天雄、薯蓣、蔓荆子。(中医方剂大辞典)

藏连丸 zang lian wan

【英文名】Zang Lian Pill

【组成】黄连、槐角、阿胶、赤芍、生地黄、当归。

藏茄流浸膏 zang qie liu jin gao

【英文名】Zang Qie Liquid Extract

【组成】藏茄根。(药品标准-中药成方制剂标准1998)

藏青果冲剂 zang qing guo chong ji

【英文名】Zang Qing Guo Granule

【异名】西青果冲剂(药品标准-中药成方制剂标准)

【组成】西青果。(药品标准-中药成方制剂标准1991)

藏青果喉片 zang qing guo hou pian

【英文名】Zang Qing Guo Hou Tablet

【异名】西青果喉片(药品标准-中药成方制剂标准)

【组成】西青果。(药品标准-中药成方制剂标准1993)

螳螂丸 tang lang wan

【英文名】Tang Lang Pill

【组成】螳螂、棘刚子、乌头、天南星、防风、细辛、干蝎、白附子、丹砂、麝香。(中医方剂大辞典)

螳螂散 tang lang san

【英文名】Tang Lang Powder

【组成】螳螂、蜗牛子、蝉壳、丁香、蟾酥、麝香末、地龙、蛇蜕皮灰。(中医方剂大辞典)

螵蛸一字散 piao xiao yi zi san

【英文名】Piao Xiao Yi Zi Powder

【组成】草乌、麻黄、雄黄、明鳔、白附子、防风、桑螵蛸。(中医方剂大辞典)

螵蛸丸 piao xiao wan

【英文名】Piao Xiao Pill

【组成】(1)桑螵蛸、鹿茸、炙黄芪、煅牡蛎、赤石脂、人参。(中医方剂大辞典)(2)桑螵蛸、附子、五味子、龙骨。(中医方剂大辞典)(3)桑螵蛸、菖蒲、山茱萸、磁石、附子、续断、五味子、肉苁蓉、山芋、当归、沉香、茴香子。(中医方剂大辞典)

螵蛸汤 piao xiao tang

【英文名】Piao Xiao Decoction

【组成】桑螵蛸、黄芩。(中医方剂大辞典)

螵蛸散 piao xiao san

【英文名】Piao Xiao Liniment

【组成】(1)桑螵蛸。(中医方剂大辞典)(2)胭脂、海螵蛸。(中医方剂大辞典)(3)海螵蛸、朱砂、梅片。(中医方剂大辞典)(4)海螵蛸、五倍子、枯矾、儿茶、黄丹、赤石脂、密陀僧、铅粉。(中医方剂大辞典)(5)海螵蛸、枯矾、雄黄。(中医方剂大辞典)(6)海螵蛸。(中医方剂大辞典)(7)海螵蛸、人中白。(中医方剂大辞典)(8)桑螵蛸、远志、石菖蒲、龙骨、人参、茯神、当归、鳖甲。(中医方剂大辞典)(9)桑螵蛸灰、胡粉、朱砂、麒麟竭。(中医方剂大辞典)(10)桑螵蛸、牡蛎粉、米粉、胡粉、麒麟竭、密陀僧。(中医方剂大辞典)(11)海螵蛸、枯矾、五倍子。(中医方剂大辞典)(12)海螵蛸、白胶香、轻粉。(中医方剂大辞典)(13)乌贼鱼骨。(中医方剂大辞典)(14)桑螵蛸、天麻、天南星、白僵蚕、干全蝎、腻粉、牛黄、麝香。(中医方剂大辞典)(15)桑螵蛸、麝香。(中医方剂大辞典)

螵蛸膏 piao xiao gao

【英文名】Piao Xiao Ointment

【异名】蝎梢膏(中医方剂大辞典、医方妙选)

【组成】真桑螵蛸、天麻、白僵蚕、蝎梢、麻黄、朱砂、乳香、硼砂、麝香、龙脑。(中医方剂大辞典)

螺子丸 luo zi wan

【英文名】Luo Zi Pill

【组成】小螺子、斑蝥、雀儿粪、麝香。(中医方剂大辞典)

螺灰散 luo hui san

【英文名】Luo Hui Powder

【组成】大田螺。(中医方剂大辞典)

螺肉酒 luo rou jiu

【英文名】Luo Rou Wine

【组成】田螺肉。(中医方剂大辞典)

螺壳散 luo ke san

【英文名】Luo Ke Powder

【组成】(1)大田螺。(中医方剂大辞典)(2)螺壳、乱发、龙胆末、胡粉。(中医方剂大辞典)

螺壳膏 luo ke gao

【英文名】Luo Ke Plaster

【组成】螺壳、乱发、头垢、龙胆末。(中医方剂大辞典)

螺泥丸 luo ni wan

【英文名】Luo Ni Pill

【组成】田螺。(中医方剂大辞典)

螺泥膏 luo ni gao

【英文名】Luo Ni Plaster

【组成】大田螺。(中医方剂大辞典)

螺青散 luo qing san

【英文名】Luo Qing Powder

【组成】五倍子、螺儿青。(中医方剂大辞典)

螺旋藻片 luo xuan zao pian

【英文名】Luo Xuan Zao Tablet

【组成】原生生物钝顶螺旋藻。(药品标准-中药成方制剂标准 1998)

螺旋藻胶囊 luo xuan zao jiao nang

【英文名】Luo Xuan Zao Capsule

【异名】施普瑞胶囊(滇卫药准字(1995)第001826号)

【组成】螺旋藻。(滇卫药准字(1995)第001826号)

螺蛳壳丸 luo si ke wan

【英文名】Luo Si Ke Pill

【组成】螺蛳壳、滑石、苍术、山栀、香附、南星、枳壳、青皮、木香、半夏、砂仁。(中医方剂大辞典)

螽斯丸 zhong si wan

【英文名】Zhong Si Pill

【组成】(1)生地、熟地、陈皮、白茯苓、川芎、赤芍、香附、当归、枳壳、黄芩、玄胡索、青皮、苏木、红花、五灵脂、干姜、粉草。(中医方剂大辞典)(2)当归、牛膝、续断、巴戟、苁蓉、杜仲、菟丝、枸杞子、山萸肉、芡实、山药、柏子仁、熟地黄、益智、破故纸、五味子。(中医方剂大辞典)(3)附子、白茯苓、白薇、半夏、杜仲、桂心、秦艽、厚朴、防风、干姜、牛膝、沙参、细辛、人参。(中医方剂大辞典)

螽斯至宝丹 zhong si zhi bao dan

【英文名】Zhong Si Zhi Bao Pellet

【组成】香附子、怀熟地、泽兰叶、当归、白芍、白术、广皮、茯苓、阳起石、肉桂。(中医方剂大辞典)

螽斯胜宝丸 zhong si sheng bao wan

【英文名】Zhong Si Sheng Bao Pill

【组成】黄芪、人参、白术、白茯苓、当归、川芎、白芍、肉桂、大附子、干姜、胡椒、小茴香、艾叶、乌药、吴茱萸、香附、苍术、甘草。(中医方剂大辞典)

襄荷散 xiang he san

【英文名】Xiang He Powder

【组成】白襄荷根、犀角屑、败豉皮、川升麻、甘草、干蓝叶、赤芍药。(中医方剂大辞典)

豁胁汤 huo xie tang

【英文名】Huo Xie Decoction

【组成】芍药、延胡索、肉桂、牡丹皮、香附子。(中医方剂大辞典)

豁脾煎 huo pi jian

【英文名】Huo Pi Decoction

【组成】苍术、藿梗、当归、厚朴、神曲、楂肉、广皮、茯苓、赤芍、炙草、广木香。(中医方剂大辞典)

豁痰丸 huo tan wan

【英文名】Huo Tan Pill

【组成】(1)瓜蒌霜、花粉、射干、苦杏仁、茯苓、白前、当归、知母、川贝、枳壳、桔梗、生甘草。(中医方剂大辞典)(2)南星、半夏、赤苓、枳实、橘红、甘草。(中医方剂大辞典)(3)陈皮、贝母、茯苓、瓜蒌仁、枳实、白芥子、半夏、青皮、栀子、木香、甘草。(中医方剂大辞典)(4)南星、半夏、白附子、川灵脂、直僵蚕、华阴细辛、白矾、全蝎。(中医方剂大辞典)

豁痰汤 huo tan tang

【英文名】Huo Tan Decoction

【组成】(1)半夏、南星、紫苏、黄芩、枳壳、桔梗、前胡、杏仁、橘红。(中医方剂大辞典)(2)半夏、栀子、陈皮、海桐皮、枳壳、桔梗、赤芍、苍术、香附、川芎、黄芩、甘草。(中医方剂大辞典)(3)柴胡、半夏、茯苓、人参、甘草、紫苏、陈皮、厚朴、南星、薄荷叶、枳壳、羌活。(中医方剂大辞典)(4)陈皮、赤茯苓、半夏、大附子、天南星。(中医方剂大辞典)

豁痰定喘汤 huo tan ding chuan tang

【英文名】Huo Tan Ding Chuan Decoction

【组成】胆星、苏子、法半夏、天竺黄、大黄、槟榔、贝母、花粉、桔梗、白芥子、浮海石、甘草、葶苈子。(中医方剂大辞典)

蹈胸汤 dao xiong tang

【英文名】Dao Xiong Decoction

【组成】枳实、陈橘皮、桔梗、甘草。(中医方剂大辞典)

藿芦丸 guan lu wan

【英文名】Guan Lu Pill

【组成】蘼芜丸加藿芦。(中医方剂大辞典)

藿芦汤 guan lu tang

【英文名】Guan Lu Decoction

【组成】藿芦、黍米。(中医方剂大辞典)

藿芦散 guan lu san

【英文名】Guan Lu Powder

【组成】(1)藿芦、干漆、萹蓄。(中医方剂大辞典)(2)藿芦。(中医方剂大辞典)(3)藿芦、干漆、吴茱萸。(中医方剂大辞典)

霜叶红 shuang ye hong

【英文名】Shuang Ye Hong Emplastrum

【组成】川文蛤、香油。(中医方剂大辞典)

霜叶散 shuang ye san

【英文名】Shuang Ye Powder

【组成】干桑叶、藿香。(中医方剂大辞典)

霜连散 shuang lian san

【英文名】Shuang Lian Powder

【组成】百草霜、川连。(中医方剂大辞典)

霜剂 shuang ji

【英文名】Creams

【定义】指芳香挥发性药物的饱和或近饱和水溶液,用水、乙醇、挥发油等混合液作溶剂的一种外用剂型。(中药药剂学)

霜盐散 shuang yan san

【英文名】Shuang Yan Powder

【组成】百草霜、青盐。(中医方剂大辞典)

霜梅 shuang mei

【英文名】Shuang Mei Tablet

【组成】牙皂、食盐、桔梗、天南星、大半夏、甘草、朴硝、防风、白矾、半熟大梅。(中医方剂大辞典)

霜雪定喘丸 shuang xue ding chuan wan

【英文名】Shang Xue Ding Chuan Pill

【组成】贝母、广陈皮、柿霜、京半夏、楚荷、檀香、冰粉。(中医方剂大辞典)

霜黄丸 shuang huang wan

【英文名】Shang Hang Pill

【组成】砒霜、硫磺、雄黄、雌黄。(中医方剂大辞典)

霜塞清笳散 shuang sai qing jia san

【英文名】Shuang Sai Qing Jia Powder

【组成】血竭、儿茶、朱砂、薄荷、雄黄、硼砂、荆芥、细辛、麝香、冰片。(中医方剂大辞典)

霜墨丸 shuang mo wan

【英文名】Shang Mo Pill

【组成】砒霜、墨、蓐草灰、绿豆粉。(中医方剂大辞典)

霞天曲 xia tian qu

【英文名】Xia Tian Qu Medicated Diet

【组成】(1)法半夏、黄牛肉汁。(中医方剂大辞典)(2)霞天膏、川贝母。(中医方剂大辞典)

霞天膏 xia tian gao

【英文名】Xia Tian Plaster

【异名】霞天胶(中医方剂大辞典、韩氏医通)

【组成】黄牯牛。(中医方剂大辞典)

霞片香连丸 xia pian xiang lian wan

【英文名】Xia Pian Xiang Lian Pill

【组成】川黄连、吴茱萸、木香、霞片。(中医方剂大辞典)

霞龄散 xia ling san

【英文名】Xia Ling Powder

【异名】霞龄散(中医方剂大辞典、玉案)

【组成】木瓜、厚朴、砂仁、藿香、木通、白扁豆、黄连、白芍、广木香。(中医方剂大辞典)

鞠䓖丸 ju qiong wan

【英文名】Ju Qiong Paste Pill

【异名】芎䓖丸(中医方剂大辞典、本草)

【组成】芎䓖、神曲、白术、附子。(中医方剂大辞典)

馘鬼散 guo gui san

【英文名】Guo Gui Powder

【组成】黄连、胡桐泪、荆芥穗、薄荷、升麻、羊胫骨灰、麝香。(中医方剂大辞典)

魏元君济生丹 wei yuan jun ji sheng dan

【英文名】Wei Yuan Jun Ji Sheng Pellet

【组成】养麦面。(中医方剂大辞典)

魏氏消瘀膏 wei shi xiao yu gao

【英文名】Wei Shi Xiao Yu Plaster

【组成】蒲公英、乳香炭、苏打屑、地鳖虫、五灵脂、续随子、蒲黄炭、参三七、川大黄、刘奇奴、没药炭、西泽兰、紫丹参、老鹤草、当归。(中国中医骨伤科杂志1989,5(2))

魏灵丹 wei ling dan

【英文名】Wei Ling Pellet

【组成】真阿魏、五灵脂。(中医方剂大辞典)

魏角镇痉丸 wei jiao zhen jing wan

【英文名】Wei Jiao Zhen Jing Pill

【组成】阿魏末、鹿角、龙胆末。(中医方剂大辞典)

魏香散 wei xiang san

【英文名】Wei Xiang Powder

【组成】(1)乳香、没药、血竭、阿魏、麝香。(中医方剂大辞典)(2)蓬莪术、真阿魏。(中医方剂大辞典)

魏铁丸 wei tie wan

【英文名】Wei Tie Pill

【组成】阿魏、芦荟、铁粉、生姜。(中医方剂大辞典)

鳀(鱼罣)涂敷方 ti yu gao tu fu fang

【英文名】Ti Yu Gao Tu Fu Prescription

【组成】鳀(鱼罣)。(中医方剂大辞典)

鹫霜散 jiu shuang san

【英文名】Jiu Shuang Powder

【组成】鹫、红花、人参。(中医方剂大辞典)

麋角丸 mi jiao wan

【英文名】Mi Jiao Pill

【组成】(1)麋角、秦艽、人参、甘草、肉苁蓉、槟榔、麋角、通草、菟丝子。(中医方剂大辞典)(2)麋角、生附子。(中医方剂大辞典)(3)麋角、熟地黄、大附子。(中医方剂大辞典)(4)麋角、黄芪、补骨脂、当归、龙骨、韭子、蛇床子、石龙芮、覆盆子、附子、远志、续断、石斛、柏子、人参。(中医方剂大辞典)(5)麋角霜、白龙骨、天雄、红椒、菟丝、牡蛎、韭子、肉苁蓉、磁石、金钗、石斛、肉桂、巴戟、木贼、朱砂、泽泻、阳起石。(中医方剂大辞典)(6)生麋角、附子。(中医方剂大辞典)(7)麋角屑、肉苁蓉、硫黄、补骨脂、茴香子、附子、木香、桂心、龙骨、巴戟。(中医方剂大辞典)(8)麋角屑、菟丝子、肉苁蓉、桂心、附子、干姜、钟乳粉、薯蓣、石斛、巴戟、牛膝。(中医方剂大辞典)(9)麋角屑、茴香子、肉苁蓉、桂心、荜茇、木香、附子、柏子仁、槟榔、肉豆蔻。(中医方剂大辞典)(10)麋角屑、巴戟、肉豆蔻、当归、槟榔、干姜、硫黄。(中医方剂大辞典)(11)麋角屑、熟干地黄、巴戟、黄芪、牛膝、人参、独活、萆薢、白茯苓、桂心、肉苁蓉、附子、泽泻、续断、芎䓖、槟榔、防风、当归、鹿角胶、白蒺藜。(中医方剂大辞典)(12)麋角屑、硫

黄、腽肭脐、木香、肉苁蓉、补骨脂。(中医方剂大辞典)

麋角既济丸 mi jiao ji ji wan

【英文名】Mi Jiao Ji Ji Pill

【异名】麋茸角既济丸(中医方剂大辞典、普济方)

【组成】麋角、龙骨、山药、人参、远志、山茱萸、石菖蒲、赤石脂、朱砂、五味子、全蝎、巴戟、附子、补骨脂、菟丝子、天雄、柏子仁、熟干地黄、肉苁蓉。(中医方剂大辞典)

麋角鹿茸丸 mi jiao lu rong wan

【英文名】Mi Jiao Lu Rong Pill

【组成】麋角饼子、鹿角霜、鹿茸、九节菖蒲、钟乳、覆盆子、石斛、蛇床子、当归、肉桂、金铃子、山药、泽泻、柏子仁、续断、附子、山茱萸、萆薢、杜仲、天雄、白茯苓、五味子、人参、槟榔、胡芦巴、麝香、细辛、破故纸、远志、天门冬、牛膝、胡桃、巴戟、苁蓉、熟干地黄、茴香、菟丝子、防风。(中医方剂大辞典)

麋角散 mi jiao san

【英文名】Mi Jiao Powder

【组成】麋角、芦荟、赤箭、蝎梢、麝香、附子、干姜。(中医方剂大辞典)

麋角粥 mi jiao zhou

【英文名】Mi Jiao Gruel

【组成】麋角霜。(中医方剂大辞典)

麋角霜丸 mi jiao shuang wan

【英文名】Mi Jiao Shuang Pill

【组成】麋角、附子、山芋。(中医方剂大辞典)

麋茸万病丸 mi rong wan bing wan

【英文名】Mi Rong Wan Bing Pill

【组成】熟干地黄、当归、麋茸。(中医方剂大辞典)

麋茸丸 mi rong wan

【英文名】Mi Rong Pill

【异名】地黄煎(中医方剂大辞典、普济方)

【组成】(1)麋茸、当归、鹿茸、鹿角胶、大黑附子、沉香、肉苁蓉、牛膝、熟干地黄、赤石脂、破故纸、阳起石。(中医方剂大辞典)(2)麋茸、舶上茴香、菟丝子。(中医方剂大辞典)(3)麋茸、枸杞子、茯神、人参、干姜、桂、远志。(中医方剂大辞典)(4)麋茸、肉苁蓉、菟丝子、巴戟天、牛膝、桂、甘草、山茱萸、枸杞子、五味子、干姜、人参、赤石脂、柏子仁、泽泻、细辛、白茯苓、远志、枳壳、厚朴、熟干地黄、石斛、山芋、白术。(中医方剂大辞典)(5)麋茸、腽肭脐、巴戟、附子、肉苁蓉、石斛、泽泻、远志、山茱萸、续断、天麻、五味子、酸枣仁、茴香子、柏子仁、桂心、白茯苓、蛇床子、菟丝子、杜仲、枳壳、芎䓖、当归、萆薢、牛膝、汉椒。(中医方剂大辞典)(6)麋茸、雄蚕蛾、桂心、桑螵蛸、远志、菟丝子、阳起石、肉苁蓉、钟乳粉、山茱萸、附子、蛇床子、黄芪。(中医方剂大辞典)(7)麋茸、肉苁蓉、薯蓣、菟丝子、石斛、桂心、熟干地黄、巴戟、牛膝、山茱萸、枸杞子、五味子、人参、赤石脂、柏子仁、泽泻、白茯苓、远志。(中医方剂大辞典)(8)麋茸、鹿茸、干熟地黄、牛膝、人参、白茯苓、桂心、五味子、巴戟、菟丝子、附子、肉苁蓉、汉椒、山茱萸、薯蓣、车前子、远志、蛇床子。(中医方剂大辞典)

麋骨酒 mi gu jiu

【英文名】Mi Gu Wine

【组成】麋骨。(中医方剂大辞典)

麋脐丸 mi qi wan

【英文名】Mi Qi Pill

【组成】麋茸、腽肭脐。(中医方剂大辞典)

黛红散 dai hong san

【英文名】Dai Hong Powder

【组成】青黛、黄连、红花。(中医方剂大辞典)

黛连芦荟丸 dai lian lu hui wan

【英文名】Dai Lian Lu Hui Pill

【组成】胡黄连、芦荟、神曲、阿魏、麝香、青黛、黄连、使君子。(袖珍小儿)

黛矾散 dai fan san

【英文名】Dai Fan Powder

【组成】青黛、明矾。(江苏中医 1964,(1))

黛青散 dai qing san

【英文名】Dai Qing Powder

【组成】久年册皮青纸。(中医方剂大辞典)

黛柏散 dai bo san

【英文名】Dai Bo Powder

【组成】青黛、黄柏、冰片。(中医方剂大辞典)

黛荟胡黄连丸 dai hui hu huang lian wan

【英文名】Dai Hui Hu Huang Lian Pill

【组成】胡黄连、川黄连、朱砂。(中医方剂大辞典)

黛银汤 dai yin tang

【英文名】Dai Yin Decoction

【组成】青黛、银杏、百合、木瓜、竹茹、钩藤、板蓝根。(中医函授通讯 1989,(5))

黛黄散 dai huang san

【英文名】Dai Huang Powder

【组成】黄柏、青黛、黄连、白芷、赤芍、细茶、麝香。(中医方剂大辞典)

黛蛤散 dai ge san

【英文名】Dai Ge Powder

【组成】青黛、蛤壳。(药品标准-中药成方制剂标准 1989)

黛鹅黄散 dai e huang san

【英文名】Dai E Huang Powder

【组成】青黛、黄柏、熟石膏、六一散。(中医方剂大辞

典)

黛蝎煎 dai xie jian

【英文名】Dai Xie Decoction

【组成】青黛、钩藤、荆芥、赤芍、连翘、羚羊角、甘草、山栀、木通、全蝎。(中医方剂大辞典)

鼢鼠土膏 fen shu tu gao

【英文名】Fen Shu Tu Plaster

【组成】田中鼢鼠土、青木香、大黄、白蔹、寒水石。(中医方剂大辞典)

十八画

癖化丹 pi hua dan

【英文名】Pi Hua Pellet

【组成】三棱、莪术、干漆、木香、青黛、好墨。(中医方剂大辞典)

瞻仰丸 zhan yang wan

【英文名】Zhan Yang Pill

【组成】常山、草果。(中医方剂大辞典)

瞿麦丸 qu mai wan

【英文名】Qu Mai Pill

【组成】(1)人参、当归、大黄、瞿麦穗、赤芍药、桂、白茯苓、葶苈。(中医方剂大辞典)(2)瞿麦穗、龙胆、石韦、桂、皂荚、鸡肠草、人参、车前子。(中医方剂大辞典)(3)瞿麦、雄黄、王不留行、生地、麻黄、茅根、败酱、防风、雀李根皮、牛膝、大黄、蓝实、石龙芮、蔷薇根。(中医方剂大辞典)

瞿麦六味汤 qu mai liu wei tang

【英文名】Qu Mai Liu Wei Decoction

【组成】瞿麦穗、冬葵子、榆白皮、桑根皮、白苇根、石韦。(中医方剂大辞典)

瞿麦汤 qu mai tang

【英文名】Qu Mai Decoction

【异名】瞿麦散(中医方剂大辞典、奇效良方);瞿麦饮(中医方剂大辞典、杂病源流犀烛)

【组成】(1)瞿麦、黄芩、通草、大枣。(中医方剂大辞典)(2)瞿麦、扁竹、甘草、车前子、大黄、栀子、木通、滑石。(中医方剂大辞典)(3)烂滑石、赤芍药、瞿麦穗、车前子、赤茯苓、石韦、桑白皮、阿胶、黄芩、生干地黄、甘草、白茅根。(中医方剂大辞典)(4)瞿麦。(中医方剂大辞典)(5)苦杖、瞿麦。(中医方剂大辞典)(6)瞿麦穗、牛膝、桂、木通。(中医方剂大辞典)(7)瞿麦、牛膝、榆白皮、桂、木通。(中医方剂大辞典)(8)瞿麦穗、消石、黄连、滑石、甘草、王不留行、延胡索、当归、大黄、生干地黄、连皮大腹、鬼箭羽、射干、威灵仙、雷丸、槟榔、京三棱、郁李仁、吴茱萸、牵牛子。(中医方剂大辞典)(9)瞿麦、榆白皮、木通、冬葵子、滑石。(中医方剂大辞典)(10)瞿麦穗、延胡索、京三棱、当归、桂、白前、大腹、代赭、红兰花、桃仁、草豆蔻。(中医方剂大辞典)(11)瞿麦穗、生干地黄、郁金、车前叶、滑石、芒硝。(中医方剂大辞典)(12)瞿麦穗、黄连、大黄、枳壳、当归、桔梗、牵牛子、大腹、木通、羌活、延胡索、射干、桂。(中医方剂大辞典)(13)瞿麦、黄芩、鸡苏、当归、木通、白茯苓、芍药、滑石。(中医方剂大辞典)(14)瞿麦、木通、赤茯苓、陈橘皮、滑石、冬葵子、甘草、桑根白皮。(中医方剂大辞典)(15)瞿麦穗、滑石、木通、海金沙、冬葵子。(中医方剂大辞典)(16)瞿麦穗、车前子、滑石、茅根、甘遂、苦参。(中医方剂大辞典)(17)瞿麦穗、麦门冬、木通、黄连、甘草。(中医方剂大辞典)(18)瞿麦、扁蓄、猪苓、黄芩、茯苓、木通、滑石、甘草、通草。(中医方剂大辞典)(19)瞿麦、石韦、滑石、小麦。(中医方剂大辞典)(20)瞿麦穗、泽泻、滑石、防已、黄芩、大黄、桑螵蛸。(中医方剂大辞典)(21)瞿麦、甘草、滑石、葵子、石韦。(中医方剂大辞典)

瞿麦饮 qu mai yin

【英文名】Qu Mai Drink

【组成】瞿麦穗、黄芩、甘草、木通、葵根、车前子。(中医方剂大辞典)

瞿麦饮子 qu mai yin zi

【英文名】Qu Mai Drink

【组成】连翘、瞿麦穗。(中医方剂大辞典)

瞿麦散 qu mai san

【英文名】Qu Mai Powder

【组成】(1)甘遂、瞿麦、葛根、麦芽。(中医方剂大辞典)(2)瞿麦、葵子、木通、大黄、车前、桑皮、滑石。(中医方剂大辞典)(3)瞿麦穗、木通、甘遂、青盐、槟榔、莎草根。(中医方剂大辞典)(4)瞿麦、榆白皮、甘草、桂心、木通、牛膝、泽泻。(中医方剂大辞典)(5)瞿麦、滑石、当归、赤芍药、榆皮、大腹子、葵子、甘草、子芩、赤茯苓。(中医方剂大辞典)(6)瞿麦、赤茯苓、桑根白皮、木通、冬葵子、黄芩、赤芍药、枳壳、车前子。(中医方剂大辞典)(7)瞿麦、滑石、栀子仁、石韦、玄参、络石、川大黄、黄芪、红雪。(中医方剂大辞典)(8)瞿麦、赤芍药、黄芪、当归、桂心、赤小豆、川大黄、滑石、川朴硝、芎劳、白蔹、麦门冬。(中医方剂大辞典)(9)瞿麦、白芷、黄芪、当归、细辛、赤芍药、芎劳、赤小豆、薏苡仁。(中医方剂大辞典)(10)瞿麦、葵子、木通、黄连、防风、茯神、冬瓜仁、甘菊花、葳蕤、川升麻、地骨皮。(中医方剂大辞典)(11)瞿麦、葵子、木通、冬瓜仁、子芩、白茅根、滑石。(中医方剂大辞典)(12)瞿麦、车前子、滑石、郁金、乱发灰、川大黄、生干地黄。(中医方剂大辞典)

(13)瞿麦、桑根白皮、木通、滑石、赤芍药、子芩、甘草、榆白皮、川芒硝。(中医方剂大辞典)(14)瞿麦、茵陈、川大黄、黄芩、栀子仁、麦门冬。(中医方剂大辞典)(15)瞿麦、滑石、汉防己、川大黄、川芒硝。(中医方剂大辞典)(16)瞿麦、大青、黄芩、甘草、川芒硝、赤茯苓、白茅根、栀子仁、川大黄。(中医方剂大辞典)(17)瞿麦、川大黄、茅根、枳壳、子芩、木通、赤芍药、川朴硝、甘草。(中医方剂大辞典)(18)瞿麦、车前根、木通、栀子仁、川大黄、黄芩、川升麻、牵牛子、滑石、川朴硝、甘草。(中医方剂大辞典)(19)瞿麦、干姜。(中医方剂大辞典)(20)瞿麦、芍药、桂心、赤小豆、芎䓖、黄芪、白蔹、麦门。(中医方剂大辞典)(21)瞿麦、白芷、黄芪、当归、细辛、芍药、薏苡仁、芎䓖、赤小豆。(中医方剂大辞典)(22)瞿麦、芎䓖、当归、甘草、干姜、桂心、续断、厚朴、白蔹、蜀椒、辛夷、牡蛎、芍药、桔梗、干地黄、防风、细辛、瓜蒌、人参。(中医方剂大辞典)(23)瞿麦。(中医方剂大辞典)(24)瞿麦、生姜、栀子、灯心、炙草、枣。(中医方剂大辞典)(25)瞿麦、滑石、生干地黄、郁金。(中医方剂大辞典)(26)瞿麦、滑石、防风、葵子、木通、夏枯草、生干地黄、甘草。(中医方剂大辞典)(27)瞿麦穗、赤小豆、当归、川芎、白芷、黄芪、赤茯苓、辣桂、甘草。(中医方剂大辞典)

礞石丸 meng shi wan

【英文名】Meng Shi Pill

【异名】硇砂丸(中医方剂大辞典、普济方)

【组成】(1)青礞石、焰硝。(中医方剂大辞典)(2)礞石、巴豆、干姜、硇砂、杏仁、蓬莪术、京三棱、皂荚。(中医方剂大辞典)(3)青礞石、木香、硇砂、朱砂、粉霜、巴豆。(中医方剂大辞典)(4)礞石、硼砂、干漆、附子、京三棱、青橘皮、香墨、巴豆。(中医方剂大辞典)(5)硇砂、巴豆霜、青礞石、京三棱、白面、大黄、木香、槟榔、肉豆蔻、肉桂、猪牙皂角、干姜、丁香、蓬莪术、青皮、芫花、好墨、白豆蔻、胡椒、粉霜。(中医方剂大辞典)(6)礞石、干姜、蓬莪术、猪牙皂荚、芫花、桂、大黄、京三棱、硇砂、木香、肉豆蔻、青橘皮、墨、白豆蔻、槟榔、丁香、诃黎勒皮、胡椒、巴豆。(中医方剂大辞典)(7)礞石、半夏、南星、茯苓、风化硝。(中医方剂大辞典)

礞石化痰丸 meng shi hua tan wan

【英文名】Meng Shi Hua Tan Pill

【组成】大黄、礞石、沉香、半夏、陈皮、黄芩。(中医方剂大辞典)

礞石利痰丸 meng shi li tan wan

【英文名】Meng Shi Li Tan Pill

【组成】青礞石、黄芩、半夏、南星、滑石、巴霜。(中医方剂大辞典)

礞石散 meng shi san

【英文名】Meng Shi Powder

【组成】青礞石、滑石、青黛、轻粉。(中医方剂大辞典)

礞石滚痰丸 meng shi gun tan wan

【英文名】Meng Shi Gun Tan Pill

【组成】明天麻、天竺黄、雄黄、礞石、胆星、巴霜、白附子、生甘草、全蝎、防风、麝香。(中医方剂大辞典)

礞石滚痰片 meng shi gun tan pian

【英文名】Meng Shi Gun Tan Tablet

【组成】金礞石、沉香、黄芩甙、熟大黄、大黄流浸膏。(药品标准－中药成方制剂标准 1993)

翻气丸 fan qi wan

【英文名】Fan Qi Pill

【组成】雄黄、白矾、枯矾、大黄、黄土、面粉。(中医方剂大辞典)

翻风散 fan feng san

【英文名】Fan Feng Powder

【组成】轻粉、山椒末。(中医方剂大辞典)

翻肛散 fan gang san

【英文名】Fan Gang Powder

【组成】枳壳、陈皮。(中医方剂大辞典)

翻胃平胃散 fan wei ping wei san

【英文名】Fan Wei Ping Wei Powder

【组成】平胃散加硇砂、姜。(中医方剂大辞典)

翻胃汤 fan wei tang

【英文名】Fan Wei Decoction

【组成】茯苓、厚朴、陈皮、白术、人参、吴茱萸。(中医方剂大辞典)

翻胃虎肚丹 fan wei hu du dan

【英文名】Fan Wei Hu Du Pellet

【组成】虎肚、辰砂、雄黄、丁香、狗宝、麝香。(中医方剂大辞典)

翻胃散 fan wei san

【英文名】Fan Wei Powder

【组成】大附子、生姜。(中医方剂大辞典)

翻瘢散 fan ban san

【英文名】Fan Ban Powder

【组成】赤石脂、孩儿茶、乳香、牛黄、珍珠。(中医方剂大辞典)

藕汁木耳煎 ou zhi mu er jian

【英文名】Ou Zhi Mu Er Decoction

【组成】生藕汁、童便、酒、木耳。(中医方剂大辞典)

藕汁饮 ou zhi yin

【英文名】Ou Zhi Drink

【组成】(1)生藕汁、生地黄汁、大蓟汁、生蜜。(中医方剂大辞典)(2)藕汁、生地黄汁、生姜、酒。(中医方剂大辞典)

藕汁饮子 ou zhi yin zi

【英文名】Ou Zhi Drink

【组成】生藕汁、生地黄汁、牛蒡根汁、生蜜。(中医方剂大辞典)

藕汁茯苓饮 ou zhi fu ling yin

【英文名】Ou Zhi Fu Ling Drink

【组成】生藕汁、小蓟根汁、生地黄汁、茯苓、蒲黄。(中医方剂大辞典)

藕汁散 ou zhi san

【英文名】Ou Zhi Powder

【组成】白茯苓、生干地黄、蒲黄。(中医方剂大辞典)

藕汁膏 ou zhi gao

【英文名】Ou Zhi Ointment

【组成】藕汁、生地黄汁、生薄荷汁、蜜、生姜汁。(中医方剂大辞典)

藕汁蜜 ou zhi mi

【英文名】Ou Zhi Mi Syrup

【组成】生藕、蜜。(中医方剂大辞典)

藕节丸 ou jie wan

【英文名】Ou Jie Pill

【组成】干藕节、人参、款冬花、干莲肉、蛤粉、干山药、杏仁、枣儿。(中医方剂大辞典)

藕节地黄汤 ou jie di huang tang

【英文名】Ou Jie Di Huang Decoction

【组成】藕节炭、生地黄、白芍、黄芩、茅根、滑石、薏仁米。(中医方剂大辞典)

藕节散 ou jie san

【英文名】Ou Jie Powder

【异名】生节散(中医方剂大辞典、青囊秘传)

【组成】藕节。(中医方剂大辞典)

藕实羹 ou shi geng

【英文名】Ou Shi Gruel

【组成】(1)藕实、甜瓜、葱白、豉。(中医方剂大辞典)(2)藕实、甜瓜皮、莼菜。(中医方剂大辞典)

藕浆散 ou jiang san

【英文名】Ou Jiang Powder

【组成】粉霜、黄丹。(中医方剂大辞典)

藕粥 ou zhou

【英文名】Ou Gruel

【组成】藕。(中医方剂大辞典)

藕蜜浆 ou mi jiang

【英文名】Ou Mi Syrup

【组成】生藕、炼蜜。(中医方剂大辞典)

藕蜜膏 ou mi gao

【英文名】Ou Mi Ointment

【组成】藕汁、白蜜、生地汁。(中医方剂大辞典)

藕羹 ou geng

【英文名】Ou Gruel

【组成】藕、薄荷、莼菜、豉。(中医方剂大辞典)

藜芦丸 li lu wan

【英文名】Li Lu Pill

【组成】(1)藜芦、皂荚、巴豆。(中医方剂大辞典)(2)藜芦、皂荚、桔梗、附子、巴豆。(中医方剂大辞典)(3)藜芦、川椒、麝香、附子。(中医方剂大辞典)(4)藜芦、桂心、巴豆、附子。(中医方剂大辞典)(5)藜芦、黄连、附子。(中医方剂大辞典)(6)藜芦、附子。(中医方剂大辞典)(7)藜芦、皂荚、常山、巴豆、牛膝。(中医方剂大辞典)

藜芦汤 li lu tang

【英文名】Li Lu Decoction

【组成】藜芦、附子、莽草、蛇床子、羌活、独活、当归、苦参、芍药、蜀椒。(中医方剂大辞典)

藜芦软膏 li lu ruan gao

【英文名】Li Lu Ointment

【组成】藜芦、硫黄、凡士林。(中医方剂大辞典)

藜芦粉 li lu fen

【英文名】Li Lu Powder

【组成】藜芦、硫黄、斑蝥、腻粉。(中医方剂大辞典)

藜芦散 li lu san

【英文名】Li Lu Powder

【组成】(1)大藜芦末。(中医方剂大辞典)(2)藜芦、巴豆、乱发、干姜、蜀椒、盐豉。(中医方剂大辞典)(3)藜芦、附子、麝香。(中医方剂大辞典)(4)藜芦、闾茹、雄黄。(中医方剂大辞典)(5)藜芦、真珠末、硫黄、马齿矾、雄黄、麝香、闾茹。(中医方剂大辞典)(6)藜芦、细辛、莽草、青盐、生地黄、牛膝、曲头棘针。(中医方剂大辞典)(7)藜芦、莽草、细辛、垣衣、盐、棘刺。(中医方剂大辞典)(8)藜芦。(中医方剂大辞典)(9)藜芦、白矾、猪牙皂角、雄黄、粉草、北薄荷。(中医方剂大辞典)(10)贯众、藜芦、漏芦。(中医方剂大辞典)

藜芦膏 li lu gao

【英文名】Li Lu Plaster

【组成】(1)藜芦、苦参、猪脂。(中医方剂大辞典)(2)藜芦、石硫黄、猪牙皂荚、乳香、附子、杏仁、腻粉、巴豆、猪胆、酥、白矾、猪脂。(中医方剂大辞典)(3)藜芦、白矾、雄黄、苦参。(中医方剂大辞典)(4)藜芦、川大黄、黄连、楝子、巴豆、桃仁。(中医方剂大辞典)(5)藜芦、黄连、雄黄、黄芩、松脂、猪脂、矾石。(中医方剂大辞典)

藜芦敷方 li lu fu fang

【英文名】Li Lu Fu Prescription

【异名】藜芦膏(中医方剂大辞典、中医方剂大辞典、准绳·幼科)

【组成】藜芦、猪脂。(中医方剂大辞典)

藜香散 li xiang san
【英文名】Li Xiang Powder
【组成】白藜芦、真麝香。(中医方剂大辞典)

藤七掌膏 teng qi zhang gao
【英文名】Teng Qi Zhang Plaster
【组成】藤七果、仙人掌、土鳖虫。(云南中医杂志 1990,11(4))

藤子散 teng zi san
【英文名】Teng Zi Powder
【组成】榼藤子、鸡冠花、鲮鲤甲(鳞)。(中医方剂大辞典)

藤花酒 teng hua jiu
【英文名】Teng Hua Wine
【组成】红藤、紫花地丁。(中医方剂大辞典)

藤花散 teng hua san
【英文名】Teng Hua Powder
【组成】鹭鸶藤、黄芪、生甘草、栝蒌根。(中医方剂大辞典)

藤陀乌花汤 teng tuo wu hua tang
【英文名】Teng Tuo Wu Hua Decoction
【组成】钩藤、制川乌、曼陀罗花、红花、甘草。(湖南中医学院学报 1987,(4))

藤黄饮 teng huang yin
【英文名】Teng Huang Drink
【组成】大黄、甘草、茯苓、牡蛎、人参、川芎、栀子、赤芍药、金银花、木香、白芷、当归。(中医方剂大辞典)

藤黄饮子 teng huang yin zi
【英文名】Teng Huang Drink
【组成】金银花、黄芪、防风、川乌、羌活、大黄、赤芍药、薄荷、连翘、麻黄、当归、石膏、黄芩、桔梗、白术、白茯苓、荆芥、甘草、山栀子、人参、滑石、芒硝。(中医方剂大辞典)

藤黄炼 teng huang lian
【英文名】Teng Huang Lian Wine
【组成】藤黄、生姜。(中医方剂大辞典)

藤黄健骨丸 teng huang jian gu wan
【英文名】Teng Huang Jian Gu Pill
【组成】熟地黄、鹿衔草、骨碎补、肉苁蓉、淫羊藿、鸡血藤、莱菔子。(药品标准－中药成方制剂标准 1998)

藤黄煮酒散 teng huang zhu jiu san
【英文名】Teng Huang Zhu Jiu Powder
【组成】鹭鸶藤、生地黄。(中医方剂大辞典)

蟠龙散 pan long san
【英文名】Pan Long Powder
【组成】干地龙、风化朴硝。(中医方剂大辞典)

蟠桃丸 pan tao wan
【英文名】Pan Tao Pill
【组成】沉香、木香、乳香、没药、琥珀、白丑、黑丑、槟榔。(中医方剂大辞典)

蟠桃果 pan tao guo
【英文名】Pan Tao Guo Medicated Diet
【组成】芡实、莲肉、胶枣肉、熟地、胡桃肉。(中医方剂大辞典)

蟠桃酒 pan tao jiu
【英文名】Pan Tao Wine
【组成】桃树上不落干桃子。(中医方剂大辞典)

蟠葱散 pan cong san
【英文名】Pan Cong Powder
【组成】(1)葱。(中医方剂大辞典)(2)苍术、三棱、砂仁、丁香、肉桂、炮姜、玄胡、白茯苓、甘草、葱白。(中医方剂大辞典)(3)延胡索、苍术、甘草、茯苓、蓬莪术、三棱、青皮、丁皮、缩砂、槟榔、肉桂、干姜。(中医方剂大辞典)

蟢膜散 xi mo san
【英文名】Xi Mo Powder
【组成】壁上白蟢膜。(中医方剂大辞典)

覆花散 fu hua san
【英文名】Fu Hua Powder
【组成】旋覆花、僵蚕、石膏。(中医方剂大辞典)

覆杯汤 fu bei tang
【英文名】Fu Bei Decoction
【组成】麻黄、甘草、干姜、桂心、贝母。(中医方剂大辞典)

覆盆子丸 fu pen zi wan
【英文名】Fu Pen Zi Pill
【组成】(1)覆盆子、远志、杜仲、柏子仁、枸杞子、地肤子、胡桃仁。(中医方剂大辞典)(2)熟地黄、菟丝子、五味子、枸杞子、覆盆子、牛膝、葫芦巴、绵黄芪。(中医方剂大辞典)(3)覆盆子、巴戟天、肉苁蓉、远志、牛膝、五味子、续断、山茱萸。(中医方剂大辞典)(4)覆盆子、巴戟天、五味子、桂、山芋、鹿茸、黄芪、牛膝、熟干地黄、远志、石斛、肉苁蓉。(中医方剂大辞典)(5)覆盆子、肉苁蓉、黄芪、五味子、补骨脂、乌药、石斛、泽泻、荜澄茄、沉香、巴戟天、熟干地黄、芎䓖、当归、赤芍药、山茱萸、菟丝子。(中医方剂大辞典)(6)覆盆子、巴戟天、山芋、泽泻、附子、白术、桂、菟丝子、牛膝、人参、白茯苓、厚朴、干姜、山茱萸、细辛、远志、甘草、五味子、陈橘皮、龙骨、石斛、青木香、槟榔、芎䓖、熟干地黄、赤石脂、陈曲、柏子仁、地骨皮、蛇床子、肉苁蓉、黄芪。(中医方剂大辞典)(7)覆盆子、五味子、附子、酸枣仁、白术、熟干地黄。(中医方剂大辞典)(8)覆盆子、五粒松、枸杞子、秦皮、川升麻、巨胜、楮实。(中医方剂大辞典)(9)覆盆子、薯蓣、石斛、熟干地黄、牛膝、阳起石、桂心、巴戟、肉苁蓉、菟丝子、蛇床子、山茱萸、枸杞子、五味子、人参、赤石脂、泽泻、鹿茸、白茯苓、远志。(中医方剂大辞典)(10)覆盆子、细辛、当归、决明子、芎䓖、五味子、人参、白茯苓、羌活、桂心、柏子仁、防风、甘菊花、枸杞子、车前子、甘草。(中医方剂大辞典)(11)覆盆子、苁蓉、巴戟天、白龙骨、五味子、鹿茸、茯苓、天雄、续断、薯蓣、白石英、干地黄、菟丝子、蛇床子、远志、干姜。(中医方剂大辞典)

覆盆子散 fu pen zi san

【英文名】Fu Pen Zi Powder

【组成】覆盆子、五味子、黄芪、石斛、肉苁蓉、车前子、鹿角胶、熟干地黄、钟乳粉、天门冬、紫石英、菟丝子。(中医方剂大辞典)

覆盆饮 fu pen yin

【英文名】Fu Pen Drink

【异名】覆盆散(中医方剂大辞典、普济方)

【组成】覆盆子根、枣、人参、白茅根、灯心、半夏、前胡、白术。(中医方剂大辞典)

覆脐止泻散 fu qi zhi xie san

【英文名】Fu Qi Zhi Xie Powder

【组成】川椒、吴茱萸、肉桂、小茴香、淡干姜。(江苏中医 1988,(12))

覆蚕丸 fu can wan

【英文名】Fu Can Pill

【组成】覆蚕、辰砂、麝香、荜茇、雄黄、胡黄连。(中医方剂大辞典)

覆蜕二膜汤 fu tui er mo tang

【英文名】Fu Tui Er Mo Decoction

【组成】覆膜汤:熟地、山药、山萸肉、当归、白芍、菟丝子、五味子、覆盆子、枸杞子、鹿角胶、龟板胶、胎盘粉、仙茅、仙灵脾、羌活、细辛;蜕膜汤:益母草、川芎、丹参、穿山甲、川牛膝、桃仁、藏红花、当归、蚕蜕、炒香附、麝香。(中医杂志 1988,29(6))

嵘峒丹 li dong dan

【英文名】Li Dong Pellet

【组成】牛黄、麝香、梅花冰片、炙乳没、大黄、参三七、儿茶、天竹黄、血竭、山羊血、月黄。(中医方剂大辞典)

鹭鸶咯丸 lu si ka wan

【英文名】Lu Si Ka Pill

【组成】麻黄、苦杏仁、石膏、甘草、细辛、紫苏子、白芥子、牛蒡子、瓜蒌皮、射干、青黛、蛤壳、天花粉、栀子、牛黄。(药品标准－中药成方制剂标准 1991)

鹭鹚咯丸 lu ci ka wan

【英文名】Lu Ci Ka Pill

【异名】鹭鹚咳丸(中医方剂大辞典、中药制剂手册)

【组成】杏仁、牛蒡子、生石膏、栀子、天花粉、紫苏、甘草、瓜蒌皮、麻黄、青黛、蛤壳、射干、白芥子、细辛、龙延香、麝香。(中医方剂大辞典)

鹭鹚藤酒 lu ci teng jiu

【英文名】Lu Ci Teng Wine

【组成】忍冬花嫩苗叶、木通、甘草。(中医方剂大辞典)

鹭鹚藤散 lu ci teng san

【英文名】Lu Ci Teng Powder

【组成】鹭鹚花、苏方木。(中医方剂大辞典)

鹰灰散 ying hui san

【英文名】Ying Hui Powder

【组成】鹰粪。(中医方剂大辞典)

鹰粪白膏 ying fen bai gao

【英文名】Ying Fen Bai Plaster

【组成】鹰粪白、辛夷、白附子、杜若、细辛。(中医方剂大辞典)

鹰觜丸 ying zui wan

【英文名】Ying Zui Pill

【组成】鹰嘴爪、榼藤子、赤龙鳞、穿山甲、(扌鷩)角将军。(中医方剂大辞典)

十九画

攒风散 cuan feng san

【英文名】Cuan Feng Powder

【异名】攒风汤(中医方剂大辞典、证治宝鉴)

【组成】麻黄、甘草、淮乌、川萆薢、杏仁。(中医方剂大辞典)

瀛州学士汤 ying zhou xue shi tang

【英文名】Ying Zhou Xue Shi Decoction

【组成】赤芍药、防风、川山甲、黑山栀、没药、乳香、川黄连、升麻、川贝母、苏薄荷、木通、白芷、皂角刺、甘草、天花粉、当归、川芎、陈皮。(中医方剂大辞典)

癣灵皮肤喷射剂 xuan ling pi fu pen she ji

【英文名】Xuan Ling Pi Fu Aerosol

【组成】徐长卿、土荆皮、黄柏、苦参、白鲜皮、樟脑等。(桂卫药准字(1990)039021 号)

癣灵药水 xuan ling yao shui

【英文名】Xuan Ling Liquid

【组成】土槿皮、黄柏、白鲜皮、徐长卿、苦参、石榴皮、洋金花、南天仙子、地肤子、樟脑。(药品标准－中药成方制剂标准 1998)

癣净 xuan jing

【英文名】Xuan Jing Lotion

【组成】黄芩、黄柏、苦参、地肤子、白藓皮、百部、乌梅、川椒、硫磺、75%酒精。(湖北中医杂志 1993,15(5))

癣治水 xuan zhi shui
【英文名】Xuan Zhi Wine
【组成】木槿皮、潮脑、木枫子、水银、硫黄、花椒、蝉蜕、木通、雄黄、全蝎、斑蝥、槟榔、皮硝。(中医方剂大辞典)

癣洗净 xuan xi jing
【英文名】Xuan Xi Jing Wine
【组成】白矾、地骨皮、黄精。((91)陕卫药健字00601号)

癣药 xuan yao
【英文名】Xuan Yao Powder
【组成】土槿皮、樟冰、花椒、毛菇、海桐皮、海打马、人言、硫黄、麝香、枫子肉、蛇床子、明矾、尖槟、冰片、斑蝥。(中医方剂大辞典)

癣药水 xuan yao shui
【英文名】Xuan Yao Shui Wine
【组成】斑蝥、紫荆皮、百部、大枫子。

癣药玉红膏 xuan yao yu hong gao
【英文名】Xuan Yao Yu Hong Bill Ointment
【组成】赤石脂、细辛、全蝎、斑蝥、雄黄、轻粉。(药品标准－中药成方制剂标准1990)

癣药酒 xuan yao jiu
【英文名】Xuan Yao Wine
【组成】(1)苦参子、木通、方八、洋樟、百部、槟榔、申姜、花椒、龙衣、土荆皮、白及、斑蝥。(中医方剂大辞典)(2)海风藤、土大黄根、白果肉、白芷、白及、槟榔、斑蝥、鲜金钱松根皮、雄黄、滴花浇酒。(中医方剂大辞典)

癣药膏 xuan yao gao
【英文名】Xuan Yao Bill Ointment
【组成】桃仁、苦楝皮、冰片、硫黄、樟脑、紫草。(药品标准－中药成方制剂标准1991)

癣症熏药 xuan zheng xun yao
【英文名】Xuan Zheng Xun Yao Aerosol
【组成】苍术、黄柏、苦参、防风、大枫子、白鲜皮、松香、鹤虱草、五倍子。(中医方剂大辞典)

癣症熏药油膏 xuan zheng xun yao you gao
【英文名】Xuan Zheng Xun Yao You Plaster
【组成】苍术、黄柏、苦参、防风、大枫子、白鲜皮、松香、鹤虱草、五倍子。(中医方剂大辞典)

癣酒 xuan jiu
【英文名】Xuan Wine
【组成】白槿皮、南星、槟榔、樟脑、生木鳖、斑蝥、蟾酥。(中医方剂大辞典)

癣湿药水 xuan shi yao shui
【英文名】Xuan Shi Yao Shui Liniment
【异名】鹅掌风药水(《中国药典》(2000年版))
【组成】土荆皮、蛇床子、大风子仁、百部、防风、当归、凤仙透骨草、侧柏叶、吴茱萸、花椒、蝉蜕、斑蝥。(《中国药典》(2000年版))

癣膏药 xuan gao yao
【英文名】Xuan Emplastrum
【组成】番木鳖、葱白须、铅粉、麻油。(中医方剂大辞典)

羸瘦丸 lei shou wan
【英文名】Lei Shou Pill
【组成】椿树根皮。(中医方剂大辞典)

藻甘甲留饮 zao gan jia liu yin
【英文名】Zao Gan Jia Liu Drink
【组成】炮山甲、王不留行、海藻、甘草、柴胡、当归、白芍、香附、茯苓、青皮。(四川中医1993,11(4))

藻药散 zao yao san
【英文名】Zao Yao Powder
【组成】海藻、黄药子。(中医方剂大辞典)

藿半散 huo ban san
【英文名】Huo Ban Powder
【组成】黄连、半夏、藿香、白茯苓、砂仁。(中医方剂大辞典)

藿叶散 huo ye san
【英文名】Huo Ye Powder
【组成】人参、黄芪、甘草、藿香、粟壳、芍药、当归、没药、乳香、陈皮、川芎、麻黄。(中医方剂大辞典)

藿叶羹 huo ye geng
【英文名】Huo Ye Thick Soup
【组成】藿叶、葱白。(中医方剂大辞典)

藿朴合剂 huo pu he ji
【英文名】Huo Pu Mixture
【组成】藿香、厚朴、苍术、黄连、木香、槟榔、地锦草。(中医杂志1983,24(8))

藿朴胃苓汤 huo pu wei ling tang
【英文名】Huo Pu Wei Ling Decoction
【组成】(1)杜藿梗、真川朴、杜苍术、炒广皮、炙甘草、生晒术、浙茯苓、猪苓、建泽泻、官桂。(中医方剂大辞典)(2)杏仁、蔻仁、半夏、厚朴、藿梗、苡仁、通草、茯苓、猪苓、泽泻。(中医方剂大辞典)

藿朴夏苓汤 huo pu xia ling tang
【英文名】Huo Pu Xia Ling Decoction
【组成】土藿香、川朴、姜半夏、赤苓、杏仁、生苡仁、白蔻末、猪苓、淡香豉、泽泻。(医原1861)

藿苏平胃汤 huo su ping wei tang
【英文名】Huo Su Ping Wei Decoction
【组成】藿香、苍术、厚朴、陈皮、苏叶、炙甘草、生姜、大枣。(中国中西医结合杂志1993,13(10))

藿连汤 huo lian tang
【英文名】Huo Lian Decoction

【组成】正雅连、紫厚朴、藿香叶。(中医方剂大辞典)

藿陈五苓散 huo chen wu ling san

【英文名】Huo Chen Wu Ling Powder

【组成】藿香、陈皮、木通、赤茯苓、防风、羌活、猪苓、泽泻、薄桂。(中医方剂大辞典)

藿枇饮 huo pi yin

【英文名】Huo Pi Drink

【异名】藿脾饮(中医方剂大辞典、法律)

【组成】藿香叶、枇杷叶、桑白皮、陈皮、干葛、白茯苓、鸡距子。(中医方剂大辞典)

藿苓汤 huo ling tang

【英文名】Huo Ling Decoction

【组成】(1)藿香、白术、厚朴、陈皮、半夏、茯苓、白芷、桔梗、大腹皮、苏叶、甘草、泽泻、猪苓、官桂。(中医方剂大辞典)(2)藿香、厚朴、白术、赤茯苓、半夏、苍术、陈皮、甘草、猪苓、泽泻、肉桂。(中医方剂大辞典)

藿胆丸 huo dan wan

【英文名】Huo Dan Pill

【组成】(1)猪胆汁、藿香。((90)鄂卫药准字第1379号)(2)广藿香、猪胆汁浸膏。((82)粤卫药准字第A19-033号)(3)广藿香、猪胆汁。((88)粤卫药准字第A22-045号)(4)广藿香、猪胆汁。((86)闽卫药准字20462号)

藿胆片 huo dan pian

【英文名】Huo Dan Tablet

【组成】藿香、猪胆粉。(药品标准-中药成方制剂标准1998)

藿胆鼻炎胶囊 huo dan bi yan jiao nang

【英文名】Huo Dan Bi Yan Capsule

【组成】苍耳子提取物、广藿香油、精制猪胆干膏。(药品标准-中药成方制剂标准1997)

藿香人参汤 huo xiang ren shen tang

【英文名】Huo Xiang Ren Shen Decoction

【组成】藿香叶、人参、陈橘皮、甘草。(中医方剂大辞典)

藿香丸 huo xiang wan

【英文名】Huo Xiang Paste Pill

【组成】(1)藿香叶、木香、肉豆蔻、丁香、半夏。(中医方剂大辞典)(2)藿香叶、木香、半夏、丁香、槟榔、白术、荜澄茄、红豆蔻。(中医方剂大辞典)

藿香乌药散 huo xiang wu yao san

【英文名】Huo Xiang Wu Yao Powder

【组成】藿香叶、乌药、香附子、甘草。(中医方剂大辞典)

藿香水 huo xiang shui

【英文名】Huo Xiang Liquid

【组成】广藿香、陈皮、茵陈、白芷、紫苏叶、桔梗、白术、乌药、甘草、茯苓、半夏。(药品标准-中药成方制剂标准1992)

藿香半夏丸 huo xiang ban xia wan

【英文名】Huo Xiang Ban Xia Paste Pill

【组成】(1)藿香、半夏、红豆、干生姜、诃子皮、乌梅肉、干姜。(中医方剂大辞典)(2)藿香叶、半夏、丁香皮、丁香、水银沙子。(中医方剂大辞典)

藿香半夏散 huo xiang ban xia san

【英文名】Huo Xiang Ban Xia Powder

【异名】藿香半夏汤(中医方剂大辞典、济阳纲目)

【组成】(1)丁香皮、藿香叶、半夏。(中医方剂大辞典)(2)藿香、官桂、半夏曲、陈皮、苍术、干姜、厚朴、皂角、甘草。(中医方剂大辞典)

藿香左金丸 huo xiang zuo jin wan

【英文名】Huo Xiang Zuo Jin Water-paste Pill

【组成】霍香、吴茱萸、川连、郁金、枳壳、厚朴、制半夏、砂仁、茯苓、猪苓、车前子、六一散。(中医方剂大辞典)

藿香左金汤 huo xiang zuo jin tang

【英文名】Huo Xiang Zuo Jin Decoction

【组成】杜藿香、吴茱萸、小川连、新会皮、姜半夏、炒枳壳、炒车前、赤苓、细木通、建泽泻、猪苓、六一散。(中医方剂大辞典)

藿香平胃散 huo xiang ping wei san

【英文名】Huo Xiang Ping Wei Powder

【组成】藿香、厚朴、苍术、陈皮、甘草、砂仁、神曲。(中医方剂大辞典)

藿香正气丸 huo xiang zheng qi wan

【英文名】Huo Xiang Zheng Qi Pill

【组成】藿香、大腹皮、白芷、紫苏、茯苓、半夏、白术、陈皮、厚朴、桔梗、甘草。(宋·《太平惠民和剂局方》、《中国药典》(1990年版))

藿香正气水 huo xiang zheng qi shui

【英文名】Huo Xiang Zheng Qi Shui Tincture

【组成】(1)藿香。((93)鲁卫药准字第ZZ-0274-1920-15)(2)广藿香油、紫苏叶油、生半夏、厚朴、苍术、陈皮。((92)京卫药ZZ-0271-准字第320号)(3)苍术、陈皮、姜厚朴、白芷、茯苓、大腹皮、生半夏、甘草浸膏、广藿香油、紫苏叶、油。((91)闽卫药ZZ-0274-准字217号)(4)苍术、陈皮、厚朴、白芷、茯苓、大腹皮、生半夏、广藿香油、紫苏叶油。((94)豫卫药准字ZZ-0274-49089号)(5)藿香、苍术、陈皮、厚朴、白芷、茯苓、大腹皮、生半夏、甘草、广藿香、紫苏叶。((92)闽卫药准字184号)(6)苍术、陈皮、茯苓、大腹皮、生半夏。((82)吉卫药准字210226号)(7)苍术、陈皮、厚朴、白芷、茯苓、大

腹皮、生半夏、甘草、广藿香油、紫苏叶油。((93)粤卫药准字第 A19-085 号)

藿香正气片 huo xiang zheng qi pian

【英文名】Huo Xiang Zheng Qi Tablet

【异名】黎峒丸(药品标准-中药成方制剂标准、1998年)

【组成】苍术、陈皮、厚朴、白芷、茯苓、大腹皮、生半夏、甘草浸膏、广藿香油、紫苏叶油。(药品标准-中药成方制剂标准 1998)

藿香正气冲剂 huo xiang zheng qi chong ji

【英文名】Huo Xiang Zheng Qi Granule

【组成】广藿香、紫苏叶、白芷、白术、陈皮、姜半夏、厚朴、茯苓、桔梗、甘草、大腹皮、大枣、生姜。(药品标准-中药成方制剂标准 1994)

藿香正气合剂 huo xiang zheng qi he ji

【英文名】Huo Xiang Zheng Qi Mixture

【组成】广藿香、紫苏叶、白芷、白术、陈皮、半夏、厚朴、茯苓、桔梗、甘草、大腹皮、大枣、生姜。(药品标准-中药成方制剂标准 1993)

藿香正气汤 huo xiang zheng qi tang

【英文名】Huo Xiang Zheng Qi Decoction

【组成】(1)大腹皮、紫苏、藿香、甘草、桔梗、陈皮、茯苓、苍术、川朴、法夏、白芷、乌梅肉。(中医方剂大辞典)(2)杜藿梗、薄川朴、新会皮、白芷、嫩苏梗、姜半夏、浙苓皮、春砂仁。(中医方剂大辞典)(3)白术、陈皮、半夏、桔梗、砂仁、藿香、苏叶、白芷、甘草、白茯苓、厚朴。(中医方剂大辞典)

藿香正气软胶囊 huo xiang zheng qi ruan jiao nang

【英文名】Huo Xiang Zheng Qi Capsule

【组成】(1)苍术、陈皮、厚朴、白芷、茯苓、大腹皮、生半夏、甘草浸膏、广藿香油、紫苏叶油、东南料。((89)苏卫药准字 Z-07 号)(2)藿香油、大腹皮、半夏、厚朴、白芷。((93)冀卫药准字第 7224 号)

藿香正气胶囊 huo xiang zheng qi jiao nang

【英文名】Huo Xiang Zheng Qi Capsule

【组成】广藿香、紫苏叶、白芷、白术、陈皮、法半夏、厚朴、茯苓、桔梗、甘草、大腹皮、大枣、生姜。(药品标准-中药成方制剂标准 1996)

藿香正气散 huo xiang zheng qi san

【英文名】Huo Xiang Zheng Qi Powder

【组成】(1)藿香、川朴、甘草、茯苓、制半曲、薄荷、陈皮、苏梗、白术、建曲、大腹皮、豆豉。(中医方剂大辞典)(2)苏叶、土藿梗、桔梗、陈皮、茅术、厚朴、牛蒡子、赤茯苓、焦曲、半曲、煨葛根、蝉衣、甘草。(中医方剂大辞典)(3)藿香、砂仁、厚朴、茯苓、紫苏、陈皮、白术、制半夏、桔梗、白芷、炙甘草。(中医方剂大辞典)(4)藿香、甘草、腹皮、白芷、白术、桔梗、陈皮、厚朴。(中医方剂大辞典)(5)桔梗、大腹皮、紫苏、茯苓、厚朴、甘草、藿香。(中医方剂大辞典)(6)藿香叶、厚朴、半夏、甘草、苍术、陈皮。(中医方剂大辞典)(7)大腹皮、白芷、茯苓、枳壳、羌活、独活、川芎、防风、半夏、荆芥、薄荷、桑白皮。(中医方剂大辞典)(8)大腹皮、白芷、紫苏、茯苓、半夏曲、白术、陈皮、厚朴、苦梗、藿香、甘草。(中医方剂大辞典)

藿香玉液散 huo xiang yu ye san

【英文名】Huo Xiang Yu Ye Powder

【组成】丁香、桂府、滑石、藿香。(中医方剂大辞典)

藿香安胃汤 huo xiang an wei tang

【英文名】Huo Xiang An Wei Decoction

【组成】藿香、半夏、陈皮、白术、甘草、茯苓、干姜。(中医方剂大辞典)

藿香安胃散 huo xiang an wei san

【英文名】Huo Xiang An Wei Powder

【异名】藿香安胃汤(中医方剂大辞典、医统)

【组成】(1)藿香叶、半夏、陈皮、厚朴、苍术、甘草。(中医方剂大辞典)(2)藿香、丁香、人参、橘红。(中医方剂大辞典)

藿香托里散 huo xiang tuo li san

【英文名】Huo Xiang Tuo Li Powder

【组成】(1)藿香、连翘、升麻、葛根、甘草、栀子、木通、当归、牛蒡子、白僵蚕、黄芪、茵陈、大黄。(中医方剂大辞典)(2)藿香、连翘、山栀仁、川当归、木通、芍药、僵蚕、甘草、大黄、茵陈、黄芪、贝母。(中医方剂大辞典)

藿香汤 huo xiang tang

【英文名】Huo Xiang Decoction

【组成】(1)藿香叶、人参、陈橘皮、羌活、独活、草豆蔻、桔梗、木香、半夏、芎䓖、吴茱萸、干姜、甘草、薏苡仁。(中医方剂大辞典)(2)藿香、生姜、青竹茹、甘草。(中医方剂大辞典)(3)杜藿香、制香附、小青皮、生枳壳、苏薄荷、青连翘。(中医方剂大辞典)(4)藿香、紫厚朴、茯苓、木瓜、车前子、泽泻、枳壳、广皮、葛根。(中医方剂大辞典)(5)藿香、猪苓、泽泻、茯苓、半夏、干葛、花粉、陈皮、姜连、甘草。(中医方剂大辞典)(6)藿香、香附、薄荷、枳壳、山楂、连翘。(中医方剂大辞典)(7)藿香、白扁豆、厚朴、白茯苓、甘草。(中医方剂大辞典)(8)藿香叶、当归、人参、五味子、白术、赤茯苓、黄芪、木瓜。(中医方剂大辞典)(9)藿香、人参、桂心、桔梗、木香、白术、茯苓、枇杷叶、半夏。(中医方剂大辞典)(10)藿香、肉豆蔻、甘草。(中医方剂大辞典)(11)藿香、诃黎勒、甘草、陈橘皮、人参、白术、白豆蔻、草豆蔻、曲。(中医方剂大辞典)(12)藿香叶、人参、白茯苓、桔梗、桂、木香、白术、甘草、杏仁、半夏、枇杷叶。(中医方剂大辞典)(13)藿香叶、白术、人参、白茯苓、丁香、甘草。(中医方剂大辞典)(14)藿香叶、厚朴、青橘皮、甘草、桂、干姜、枇杷叶。(中医方剂大辞典)(15)藿香、草豆蔻、阿魏、木香、人参、陈橘皮、桔梗、干姜、甘草、诃黎勒。(中医方剂大辞典)(16)藿香叶、白茯苓、青橘皮、细辛、益智、缩砂蜜、甘草、陈橘皮、人参、木香、白芷。(中医方剂大辞典)(17)藿香叶、缩砂仁、面曲、白术、草豆蔻、厚朴、生姜、大枣、半夏、甘草、人参、陈橘皮、高良姜。(中医方剂大辞典)(18)藿香叶、枇杷叶、陈橘皮、丁香、厚朴、白茅根、干木瓜、麦门冬、甘草。(中医方剂大辞典)(19)藿香、白芷、缩砂、丁香。(中医方剂大辞典)(20)藿香、竹茹、陈橘皮、麦门冬、枇杷叶、人参。(中医方剂大辞典)(21)藿香叶、当归、附子、人参、桂、木瓜。(中医方剂大辞典)(22)藿香叶、丁香、白豆蔻、高良姜、陈橘皮。(中医方剂大辞典)

藿香利膈丸 huo xiang li ge wan
【英文名】Huo Xiang Li Ge Water-paste Pill
【组成】厚朴、枳实、当归、人参、藿香、槟榔、木香、甘草、陈皮。(中医方剂大辞典)

藿香苍荑汤 huo xiang cang yi tang
【英文名】Huo Xiang Cang Yi Decoction
【组成】藿香、苍耳子、辛荑花、白芷、茜草、金银花、连翘、生草。(山东中医杂志 1993,12(4))

藿香饮 huo xiang yin
【英文名】Huo Xiang Drink
【组成】(1)党参、藿香、陈皮。(中医方剂大辞典)(2)人参、半夏、赤茯苓、甘草、苍术、陈皮、藿香、厚朴。(中医方剂大辞典)

藿香饮子 huo xiang yin zi
【英文名】Huo Xiang Drink
【组成】藿香、白芍药、米囊皮、黄芪、甘草、当归、白茯苓、泽兰、白头翁、附子、干姜、川芎、蒿豉饼子。(中医方剂大辞典)

藿香参橘煎 huo xiang shen ju jian
【英文名】Huo Xiang Shen Ju Decoction
【异名】参橘煎(中医方剂大辞典、症因脉治)
【组成】人参、橘红、藿香。(中医方剂大辞典)

藿香和中丸 huo xiang he zhong wan
【英文名】Huo Xiang He Zhong Paste Pill
【组成】藿香叶、丁香、人参、白术、白茯苓、半夏、陈皮、巴豆。(中医方剂大辞典)

藿香和中汤 huo xiang he zhong tang
【英文名】Huo Xiang He Zhong Decoction
【组成】(1)藿香、厚朴、砂仁、陈皮、炙草、生姜。(中医方剂大辞典)(2)藿香、香附、紫苏、制苍术、制厚朴、山楂、小川芎、羌活、砂仁、炒麦芽、去白陈皮、白芷、炙甘草、生姜。(中医方剂大辞典)

藿香定呕汤 huo xiang ding ou tang
【英文名】Huo Xiang Ding Ou Decoction
【组成】人参、藿香、半夏、枇杷叶、苍术、肉桂、木香、橘红、桔梗、甘草。(中医方剂大辞典)

藿香养胃汤 huo xiang yang wei tang
【英文名】Huo Xiang Yang Wei Decoction
【异名】养胃汤(中医方剂大辞典、嵩崖尊生)
【组成】(1)藿香、陈皮、厚朴、苍术、甘草、半夏、白术。(中医方剂大辞典)(2)藿香、白术、白茯苓、神曲、乌药、缩砂仁、薏苡仁、半夏曲、人参、荜澄茄、甘草。(中医方剂大辞典)

藿香厚朴汤 huo xiang hou pu tang
【英文名】Huo Xiang Hou Pu Decoction
【组成】藿香叶、厚朴、半夏、甘草、人参、白茯苓、陈橘皮。(中医方剂大辞典)

藿香祛暑水 huo xiang qu shu shui
【英文名】Huo Xiang Qu Shu Liquid
【组成】广藿香、香薷、白芷、紫苏叶、苍术、丁香、陈皮、大腹皮、法半夏、茯苓、生姜、甘草。(药品标准-中药成方制剂标准 1997)

藿香祛暑软胶囊 huo xiang qu shu ruan jiao geng
【英文名】Huo Xiang Qu Shu Capsule
【组成】广藿香、香藿、白芷、紫苏叶、苍术、丁香、陈皮、大腹皮、法半夏、茯苓、生姜、甘草。(药品标准-中药成方制剂标准 1998)

藿香祛暑软胶囊 huo xiang qu shu ruan jiao nang
【英文名】Huo Xiang Qu Shu Capsule
【组成】藿香、紫苏叶、陈皮、法半夏。

藿香清胃片 huo xiang qing wei pian
【英文名】Huo Xiang Qing Wei Tablet
【组成】广藿香、枸杞子、防风、南山楂、六神曲、甘草。(药品标准-中药成方制剂标准 1996)

藿香散 huo xiang san
【英文名】Huo Xiang Powder
【异名】藿香汤(中医方剂大辞典、圣济总录)
【组成】(1)人参、白术、茯苓、陈皮、藿香、木香、厚朴、甘草、苍术。(中医方剂大辞典)(2)藿香、白术、厚朴、陈皮、茯苓、半夏、紫苏、桔梗、白芷、香薷、黄连、扁豆、腹皮、甘草。(中医方剂大辞典)(3)藿香、半夏、茯苓、陈皮、生姜、丁香。(中医方剂大辞典)(4)茯苓、紫苏、藿香、苍术、陈皮、厚朴、桔梗、半夏、甘草、大腹皮。(中医方剂大辞典)(5)藿香、厚朴、半夏、白术、干葛、甘草。(中医方剂大辞典)(6)陈皮、厚朴、甘草、枳壳、苍术、乌豆、缩砂仁、白芍药、当归、藿香叶、川芎、木瓜、百药煎、阿胶。(中医方剂大辞典)(7)藿香、丁香、木香、缩砂。(中医方剂大辞典)(8)神曲、藿香、丁香、肉豆蔻。(中医方剂大辞典)(9)藿香、附子。(中医方剂大辞典)(10)藿香、丁香、代赭、甘草。(中医方剂大辞典)(11)藿香叶、人参、丁香、菖蒲、半夏。(中医方剂大辞典)(12)藿香、何首乌、白扁豆、甘草、糯米。(中医方剂大辞典)(13)草豆蔻、黄橘皮、藿香、川芎、甘草、赤小豆、牵牛。(中医方剂大辞典)(14)藿香、川芎、天麻、蔓荆子、槐花、白芷。(中医方剂大辞典)(15)人参、厚朴、藿香、陈皮、半夏、芍药、官桂、粉草。(中医方剂大辞典)(16)藿香、丁香、人参、白术、茯苓、神曲、扁豆。(中医方剂大辞典)(17)白术、人参、白茯苓、甘草、藿香、丁香。(中医方剂大辞典)(18)广明胶、藿香叶、糯米、白丁香、零陵香、皂角、香白芷、檀香、龙脑、沉香。(中医方剂大辞典)(19)厚朴、半夏、生姜、藿香、甘草、草豆蔻仁、橘皮。(中医方剂大辞典)(20)陈皮、藿香叶、厚朴、枳壳、甘草。(中医方剂大辞典)(21)白附子、藿香、桑螵蛸、僵蚕、腻粉。(中医方剂大辞典)(22)藿香叶、人参、白茯苓、丁香。(中医方剂大辞典)(23)全蝎子、荜拨、川乌、川芎。(中医方剂大辞典)(24)藿香、枳壳、蚌粉。(中医方剂大辞典)(25)藿香叶、半夏曲、甘草、陈皮、厚朴、人参、白术。(中医方剂大辞典)(26)厚朴、藿香叶、生姜、陈橘皮、半夏、甘草。(中医方剂大辞典)(27)高良姜、藿香。(中医方剂大辞典)(28)藿香、赤曲、半夏。(中医方剂大辞典)(29)藿香、香薷、白茯苓。(中医方剂大辞典)(30)麦门冬、半夏曲、甘草、藿香叶。(中医方剂大辞典)(31)藿香叶、诃黎勒皮、人参、丁香、糯米、石莲心、甘草。(中医方剂大辞典)(32)藿香叶、零陵香、莎草根。(中医方剂大辞典)(33)藿香、草乌头、乌头、乳香。(中医方剂大辞典)(34)厚朴、甘草、半夏、藿香叶、陈皮。(中医方剂大辞典)(35)藿香、人参、茯苓、白芷、威灵仙、甘草、桔梗。(中医方剂大辞典)(36)藿香、厚朴、甘草、官桂、青皮、干姜、枇杷叶。(中医方剂大辞典)(37)藿香、木香、葛根、人参、丁香、甘草。(中医方剂大辞典)(38)藿香、紫苑、甘草、麦门冬、桂心。(中医方剂大辞典)(39)藿香、香薷、白术、麦门冬、葛根、厚朴、人参、桂心、芦根、白豆蔻、甘草。(中医方剂大辞典)(40)藿香、芎䓖、半夏、当归、茅香、麦门冬。(中医方剂大辞典)(41)藿香、桂心、厚朴、白术、丁香、白豆蔻、人参、神曲、陈橘皮、诃黎勒皮、香附子。(中医方剂大辞典)(42)藿香、白附子、白僵蚕、天南星、干蝎、桑螵蛸、麻黄、半夏、腻粉、麝香。(中医方剂大辞典)(43)藿香、白术、当归、木瓜、人参、赤茯苓、五味子、黄芪。(中医方剂大辞典)(44)藿香、当归、人参、木瓜、桂心、白术、附子、芎䓖。(中医方剂大辞典)(45)藿香、麦门冬、桑木耳、葛根、枇杷叶、人参。(中医方大辞典)(46)藿香、白附子、零陵香、半夏、甘松香、川乌头、牛黄、麝香。(中医方剂大辞典)(47)藿香、诃黎勒、人参、陈橘皮、半夏、赤茯苓、肉桂、白术、草豆蔻、枳实、高良姜、甘草、厚朴。(中医方剂大辞典)

藿香温胃散 huo xiang wen wei san

【英文名】Huo Xiang Wen Wei Powder

【异名】藿香温胃饮(中医方剂大辞典、盘珠集)

【组成】当归、白术、姜炭、陈皮、藿香、厚朴、人参、炙甘草、生姜。(中医方剂大辞典)

藿香煮散 huo xiang zhu san

【英文名】Huo Xiang Zhu Powder

【组成】藿香叶、木香、陈橘皮、肉豆蔻、诃黎勒皮、人参、白茯苓、甘草、草豆蔻、麦糵、陈曲、干姜、高良姜、厚朴。(中医方剂大辞典)

藿香脾饮 huo xiang pi yin

【英文名】Huo Xiang Pi Drink

【异名】藿香扶脾饮(中医方剂大辞典、杂病源流犀烛)

【组成】厚朴、炙草、半夏、藿叶、陈皮、木香、麦芽。(中医方剂大辞典)

藿菜羹 huo cai geng

【英文名】Huo Cai Thick Soup

【组成】藿菜、鲫鱼肉。(中医方剂大辞典)

藿麻平胃汤 huo ma ping wei tang

【英文名】Huo Ma Ping Wei Decoction

【组成】藿香、野麻草、车前子、苍术、厚朴、陈皮、甘草、生姜、大枣。(福建中医药 1984,15(1))

藿黄浸剂 huo huang jin ji

【英文名】Huo Huang Solution

【组成】藿香、黄精、大黄、皂矾、醋。(中医方剂大辞典)

藿葛合剂 huo ge he ji

【英文名】Huo Ge Mixture

【组成】藿香、白术、茯苓、葛根、连翘、野麻草、木瓜、车前子、石榴皮。(福建中医药 1992,23(4))

藿薷汤 huo ru tang

【英文名】Huo Ru Decoction

【组成】藿香正气散加香薷、扁豆、黄连。(中医方剂大辞典)

藿薷散 huo ru san

【英文名】Huo Ru Powder

【组成】香薷、藿香、陈皮、扁豆、干葛、厚朴、苏叶、防风、泽泻、木瓜、猪苓、青皮、砂仁、甘草。(中医方剂大辞典)

蘧蒢散 qu chu san

【英文名】Qu Chu Powder

【组成】故蒢篚、盐、牛黄、乳汁。(中医方剂大辞典)

蟹爪丸 xie zhua wan

【英文名】Xie Zhua Honeyed Pill

【组成】蟹爪、附子、麝香、半夏、生姜、鳖甲、防葵、郁李仁。(中医方剂大辞典)

蟹爪汤 xie zhua tang

【英文名】Xie Zhua Decoction

【异名】蟹爪散(中医方剂大辞典、女科指掌)

【组成】蟹爪、甘草、桂心、阿胶。(中医方剂大辞典)

蟹爪饮 xie zhua yin

【英文名】Xie Zhua Drink

【异名】千金神造汤(中医方剂大辞典、本草纲目)

【组成】蟹爪、甘草、阿胶。(中医方剂大辞典)

蟹爪散 xie zhua san

【英文名】Xie Zhua Powder

【异名】下胎蟹爪散(中医方剂大辞典、本草纲目)

【组成】(1)蟹爪、干姜、人参、芎䓖、牛膝、桂心、甘草、黄芪。(中医方剂大辞典)(2)蘧麦、桂心、蟹爪、牛膝。(中医方剂大辞典)(3)甘草、干姜、人参、芎䓖、生姜、桂心、蟹爪、黄芩。(中医方剂大辞典)

蟹汁 xie zhi

【英文名】Xie Juice

【组成】生螃蟹。(中医方剂大辞典)

蟹足散 xie zu san

【英文名】Xie Zu Powder

【组成】生蟹足骨、白蔹。(中医方剂大辞典)

蟹黄涂方 xie huang tu fang

【英文名】Xie Huang Tu Prescription

【组成】生螃蟹。(中医方剂大辞典)

蟹黄散 xie huang san

【英文名】Xie Huang Powder

【组成】(1)蟹黄、滑石。(中医方剂大辞典)(2)蟹黄、神曲。(中医方剂大辞典)

蟹髓方 xie sui fang

【英文名】Xie Sui Prescription

【组成】蟹髓。(中医方剂大辞典)

蟾头丸 chan tou wan

【英文名】Chan Tou Water-paste Pill

【组成】(1)蟾头、皂荚、青黛、硫黄、麝香、巴豆。(中医方剂大辞典)(2)蟾头、青黛、龙脑、巴豆、干蝎、白附子、腻粉、牛黄、麝香、天竹黄、雄黄、朱砂。(中医方剂大辞典)

蟾头散 chan tou san

【英文名】Chan Tou Powder

【组成】蟾头、蛇蜕皮灰、蝉壳、麝香、青黛、蜗牛子。(中医方剂大辞典)

蟾皮片 chan pi pian

【英文名】Chan Pi Tablet

【组成】干蟾皮。(中医方剂大辞典)

蟾龙定喘口服液 chan long ding chuan kou fu ye

【英文名】Chan Long Ding Chuan Liquid

【组成】蟾酥、地龙、人参、黄芪等。(汉·张仲景《伤寒论》小青龙汤加减、内卫药准字(85)I-11-01)

蟾龙定喘合剂 chan long ding chuan he ji

【英文名】Chan Long Ding Chuan Mixture

【组成】麻黄、蟾蜍、地龙、五味子、补骨脂、淫羊藿、桂枝、红参、黄芪、当归、白芍、陈皮、清半夏、杏仁、干姜、猪胆汁、炙甘草、桔梗、紫苏叶。(药品标准-中药成方制剂标准 1998)

蟾龙定喘液 chan long ding chuan ye

【英文名】Chan Long Ding Chuan Liquid

【组成】蟾蜍等。

蟾龙锭 chan long ding

【英文名】Chan Long Lozenge

【组成】蟾酥、地龙、牛蒡、杏仁、防风、僵蚕、穿山甲、紫荆花、麝香。(中医方剂大辞典)

蟾光膏 chan guang gao

【英文名】Chan Guang Unguentum

【组成】白砂蜜、黄丹、蜜佗僧、炉甘石、当归、赤芍药、杏仁、黄连、川芎、秦皮、诃子皮、防风、石膏、玄精石、井泉石、无名异、玄参、代赭石、石决明、上秦皮、乳香、没药、琥珀、朱砂、蕤仁、南硼砂、珍珠、龙脑、珊瑚枝、麝香。(中医方剂大辞典)

蟾灰丸 chan hui wan

【英文名】Chan Hui Water-paste Pill

【组成】蟾灰、人粪灰、地龙、蜗牛壳、狗头灰、麝香、兰香根灰。(中医方剂大辞典)

蟾灰散 chan hui san

【英文名】Chan Hui Powder

【组成】(1)虾蟆、青橘皮、甘草、青黛。(中医方剂大辞典)(2)干虾蟆、五倍子、麝香。(中医方剂大辞典)

蟾舌膏 chan she gao

【英文名】Chan She Plaster

【组成】虾蟆舌。(中医方剂大辞典)

蟾灵膏 chan ling gao

【英文名】Chan Ling Plaster

【组成】(1)草乌、木鳖仁、灵仙、凤仙子、蟾酥。(中医方剂大辞典)(2)蟾酥、石灰。(中医方剂大辞典)

蟾肝丸 chan gan wan

【英文名】Chan Gan Pill

【组成】蟾肝、雄黄。(中医方剂大辞典)

蟾炉粉 chan lu fen

【英文名】Chan Lu Powder

【组成】蟾皮粉、雄黄、黄连、制炉甘石、红升、冰片。(北京中医杂志 1988,(4))

蟾矾散 chan fan san
【英文名】Chan Fan Powder
【组成】胆子矾、干蟾。(中医方剂大辞典)

蟾宫丸 chan gong wan
【英文名】Chan Gong Pill
【组成】兔。(中医方剂大辞典)

蟾酥八宝丹 chan su ba bao dan
【英文名】Chan Su Ba Bao Pellet
【组成】蟾酥、牛黄、人牙、山甲、珍珠、朱砂、麝香、冰片。(中医方剂大辞典)

蟾酥丸 chan su wan
【英文名】Chan Su Pill
【异名】蟾酥痧药丸(中医方剂大辞典、全国中药成药处方集);通治蟾酥丸(中医方剂大辞典、普济方);蟾酥解毒丸(中医方剂大辞典、惠直堂方)
【组成】(1)苍术、生军、麻黄、天麻、沉香、檀香、丁香、广木香、麝香、雄黄、朱砂、甘草、蟾酥。(中医方剂大辞典)(2)杜蟾酥、明雄黄、丁香、木香、沉香、茅山苍术、朱砂、当门子、西牛黄。(中医方剂大辞典)(3)麝香、丁香、大黄、雄黄、茅术、麻黄、天麻、朱砂、蟾酥、甘草。(中医方剂大辞典)(4)沉香、母丁香、朱砂、雄黄、广木香、麝香、茅山苍术、真蟾酥。(中医方剂大辞典)(5)雄黄、麝香、木香、丁香、苍术、蟾酥、石菖蒲、山茨菇。(中医方剂大辞典)(6)上西黄、蟾酥、真茅术、飞净朱砂、明雄黄、麝香、丁香。(中医方剂大辞典)(7)雄黄、朱砂、黄连、乳香、冰片、麝香。(中医方剂大辞典)(8)蟾酥、雄黄、人指甲、麝香。(中医方剂大辞典)(9)蟾酥、牛黄、人牙、雄黄、珍珠、朱砂、生蝎、僵虫。(中医方剂大辞典)(10)蟾酥、麻黄末。(中医方剂大辞典)(11)朱砂雄黄、蟾酥。(中医方剂大辞典)(12)蟾酥、牛黄、人牙、珍珠、朱砂。(中医方剂大辞典)(13)麝香、雄黄、蟾酥、草乌、黄蜡、胡椒。(中医方剂大辞典)(14)蟾酥、雄黄。(中医方剂大辞典)(15)癞虾蟆、草乌、猪牙皂。(中医方剂大辞典)(16)雄黄、乳香、蟾酥。(中医方剂大辞典)(17)川乌、莲花蕊、朱砂、乳香、没药、轻粉、蟾酥、麝香。(中医方剂大辞典)(18)蟾酥、胡黄连、宣连、龙胆草、陈皮、川楝子、木香、使君子、芜荑、麝、巴豆、茴香。(中医方剂大辞典)(19)蟾酥。(中医方剂大辞典)(20)蟾酥、青黛、龙胆草、腻粉、茴香、板青、陈皮、木香、使君子、夜明砂、川黄连。(中医方剂大辞典)(21)蟾酥、麝香、犀角、牛黄、丹砂、芦荟、天竺黄、益智、青黛、干蜗牛、白花蛇。(中医方剂大辞典)(22)蟾酥、麝香、五灵脂、巴豆。(中医方剂大辞典)(23)蟾酥、猪胆、青黛、龙脑、朱砂、麝香、蝉壳、干地龙、蛇蜕皮灰。(中医方剂大辞典)(24)蟾酥、干蝎、白附子、龙脑、麝香、朱砂、青黛。(中医方剂大辞典)(25)蟾酥、麝香。(中医方剂大辞典)

蟾酥丹 chan su dan
【英文名】Chan Su Pellet
【组成】(1)蟾酥。(中医方剂大辞典)(2)蟾酥、珍珠末、甘遂、牡蛎粉、犀角末、巴豆、杏仁、麝香。(中医方剂大辞典)

蟾酥合剂 chan su he ji
【英文名】Chan Su Mixture
【组成】酒化蟾酥、腰黄、铜绿、炒绿矾、轻粉、乳香、没药、枯矾、干蜗牛、麝香、血竭、朱砂、煅炉甘石、煅寒水石、硼砂、灯草灰。(中医方剂大辞典)

蟾酥托里丸 chan su tuo li wan
【英文名】Chan Su Tuo Li Pill
【组成】蟾酥、干胭脂、轻粉、朱砂、穿山甲、百草霜。(中医方剂大辞典)

蟾酥走黄丹 chan su zou huang dan
【英文名】Chan Su Zou Huang Pellet
【组成】朱砂、黄丹、白面。(中医方剂大辞典)

蟾酥制剂 chan su zhi ji
【英文名】Chan Su Injection
【组成】蟾酥。(中西医结合杂志 1984,4(5))

蟾酥注射液 chan su zhu she ye
【英文名】Chan Su Injection
【组成】蟾酥。(药品标准－中药成方制剂标准 1998)

蟾酥线 chan su xian
【英文名】Chan Su Medicated Thread
【组成】(1)蟾酥。(中医方剂大辞典)(2)真蟾酥、硼砂、龙脑、麝香。(中医方剂大辞典)(3)蟾酥、牛黄末。(中医方剂大辞典)

蟾酥退毒丸 chan su tui du wan
【英文名】Chan Su Tui Du Pill
【组成】制香附、西羌活、当归、川断肉、生远志肉、明腰黄、白明矾、广地龙、穿山甲片、藏红花、上麒麟竭、鸭嘴胆矾、滴乳香、净没药、真轻粉、上西牛黄、大梅花冰片、当门麝香。(中医方剂大辞典)

蟾酥酒 chan su jiu
【英文名】Chan Su Wine
【组成】蟾酥、腊梅花、细辛、川乌、乌梢蛇、当归、肉桂、樟脑、全蝎、干姜、红花、蜈蚣。(四川中医 1989,7(10))

蟾酥散 chan su san
【英文名】Chan Su Powder
【组成】(1)酥片、蝎尾、甲片、蜈蚣、藤黄、雄黄、乳没、川乌、草乌、银朱、麝香。(中医方剂大辞典)(2)蟾酥、没药、甲片、蜈蚣、雄黄、麝香、川乌、草乌、藤黄。(中医方剂大辞典)(3)蟾酥、蚤休、全蝎、银消、炙乳没、毛菇、藤黄、明雄、大蜈蚣、西月石、朱砂、鸡内金、扫盆、原寸、冰片。(中医方剂大辞典)(4)蚵皮、黄连、青黛。(中医方剂大辞典)(5)蟾酥、芦荟、黄矾、草乌头、胆矾、五倍子。(中医方剂大辞典)

蟾酥锭 chan su ding

【英文名】Chan Su Lozenges

【组成】(1)蟾酥、金脚蜈蚣、胆矾、乳香、雄黄、麝香、没药、铜青、冰片、寒水石、血竭、大蜗牛。(中医方剂大辞典)(2)好朱砂、原麝香、蟾酥、明雄、旱螺。(中医方剂大辞典)

蟾酥锭子 chan su ding zi

【英文名】Chan Su Lozenges

【组成】(1)天南星、款冬花、巴豆、黄丹、白砒、独活、斑蝥。(中医方剂大辞典)(2)蟾酥、八角儿、粉霜、雄黄、麝香、巴豆。(中医方剂大辞典)

蟾酥膏 chan su gao

【英文名】Chan Su Plaster

【组成】(1)蟾酥、巴豆、杏仁。(中医方剂大辞典)(2)蟾酥、白丁香、寒水石、巴豆、寒食面。(中医方剂大辞典)(3)蟾酥、腻粉。(中医方剂大辞典)(4)蚵蚾汁。(中医方剂大辞典)

蟾酥墨 chan su mo

【英文名】Chan Su Ink

【组成】雄黄、胆矾、韶粉、藤黄、铜绿、硼砂、寸香。(中医方剂大辞典)

蟾酥镇痛膏 chan su zhen tong gao

【英文名】Chan Su Zhen Tong Plaster

【组成】蟾酥、生马钱子、生天南星、生川乌、雄黄、白芷、姜黄、半边莲、樟脑、冰片、薄荷脑、二甲苯麝香、盐酸苯海拉明、二甲基亚砜。(药品标准－中药成方制剂标准 1991)

蟾雄膏 chan xiong gao

【英文名】Chan Xiong Plaster

【组成】蟾酥、雄黄、冰片、丹皮、乳香、没药、血竭、硇砂、麝香、大黄。(陕西中医 1993,14(5))

蟾蜍丸 chan chu wan

【英文名】Chan Chu Pill

【异名】虾蟆丸(中医方剂大辞典、普济方)

【组成】(1)蟾蜍。(中医方剂大辞典)(2)蟾蜍、大皂角、青黛、芦荟、麝香、朱砂、莪术、槟榔。(中医方剂大辞典)

蟾蜍灰散 chan chu hui san

【英文名】Chan Chu Hui Powder

【组成】蟾蜍。(中医方剂大辞典)

蟾蜍饼 chan chu bing

【英文名】Chan Chu Pill

【组成】蟾蜍、轻粉、乳香、没药、雄黄、巴豆、麝香、朱砂、樟脑。(中医方剂大辞典)

蟾蜍散 chan chu san

【英文名】Chan Chu Powder

【组成】(1)干蜡、莨菪子、白矾、生硫黄、熊胆、雄黄、芦荟、麝香。(中医方剂大辞典)(2)蟾蜍、龙柏花、地骨皮、无食子、麝香。(中医方剂大辞典)(3)蟾蜍。(中医方剂大辞典)

蟾蜍煎丸 chan chu jian wan

【英文名】Chan Chu Jian Pill

【组成】干蟾、胡黄连、黄连、白芜荑仁、麝香。(中医方剂大辞典)

蟾蜍膏 chan chu gao

【英文名】Chan Chu Plaster

【组成】(1)大虾蟆、乱发、猪脂油。(中医方剂大辞典)(2)蟾蜍、石硫黄、乳香、木香、桂、露蜂房。(中医方剂大辞典)

蟾蜜膏 chan mi gao

【英文名】Chan Mi Plaster

【组成】飞盐、葱白、活虾蟆、蜜。(中医方剂大辞典)

蟾蝎散 chan xie san

【英文名】Chan Xie Powder

【组成】大干蟾、直僵蚕、蝉壳、蝎尾、白附子、五灵脂、芦荟、琥珀、朱砂、麝香。(中医方剂大辞典)

蟾麝救心丸 chan she jiu xin wan

【英文名】Chan She Jiu Xin Pill

【组成】牛黄、麝香、珍珠、蟾酥、红参、三七、冰片、猪胆膏、广角、赭石、水牛角浓缩粉、丹参提取物。(药品标准－中药成方制剂标准 1993)

蟾麝散 chan she san

【英文名】Chan She Powder

【组成】胆矾、蟾酥、麝香。(中医方剂大辞典)

蹲鸱丸 dun chi wan

【英文名】Dun Chi Pill

【异名】芋艿丸(中医方剂大辞典、中国医学大辞典)

【组成】(1)香梗芋艿。(中医方剂大辞典)(2)山芋艿、川贝、左牡蛎、昆布、海藻、橘红。(中医方剂大辞典)(3)真香梗芋艿。(中医方剂大辞典)

鳔风散 biao feng san

【英文名】Biao Feng Powder

【组成】鳔胶、皂矾、朱砂。(中医方剂大辞典)

鳔蜡丸 biao la wan

【英文名】Biao La Pill

【组成】鳔。(中医方剂大辞典)

鳖头丸 bie tou wan

【英文名】Bie Tou Pill

【组成】(1)死鳖头、小猬皮、磁石、桂心。(中医方剂大辞典)(2)鳖头、虻虫、蛰虫、桃仁、甘皮。(中医方剂

大辞典)

鳖头足丸 bie tou zu wan

【英文名】Bie Tuo Zu Pill

【组成】鳖头、足、蛴螬、虻虫、蚱蝉、蜣螂、干姜、人参、云母、川芎、牛黄、桂心。(中医方剂大辞典)

鳖头散 bie tou san

【英文名】Bie Tou Powder

【异名】猬皮散(中医方剂大辞典、直指)

【组成】(1)死鳖头。(中医方剂大辞典)(2)磁石、桂心、猬皮、鳖头。(中医方剂大辞典)(3)东壁土、鳖头、五色龙骨、卷柏。(中医方剂大辞典)(4)鳖头、莨菪子。(中医方剂大辞典)(5)鳖头。(中医方剂大辞典)

鳖甲三棱丸 bie jia san leng wan

【英文名】Bie Jia San Leng Pill

【组成】鳖甲、京三棱、干漆、木香、干姜、补骨脂、槟榔、没药、硇砂、墨。(中医方剂大辞典)

鳖甲丸 bie jia wan

【英文名】Bie Jia Pill

【异名】七味鳖甲丸(中医方剂大辞典、普济方)

【组成】(1)鳖甲、木香、川大黄、当归、安息香、桂心、附子、阿魏。(中医方剂大辞典)(2)鳖甲、川大黄、木香、附子、京三棱、干漆、枳壳、当归、琥珀、没药。(中医方剂大辞典)(3)鳖甲、干姜、赤石脂、丹参、代赭、甘草、桂心、细辛、川椒、附子、鹿茸、当归、禹余粮、乌贼鱼骨、白僵蚕、牛膝、生干地黄。(中医方剂大辞典)(4)鳖甲、露蜂房、牡丹、川椒、川大黄、牛膝、附子、吴茱萸、干姜、虻虫、水蛭、皂荚、当归、赤芍药、桂心、琥珀、防葵、蛴螬。(中医方剂大辞典)(5)鳖甲、桂心、蜂房、玄参、蜀椒、细辛、人参、苦参、丹参、沙参、吴茱萸、蛰虫、水蛭、干姜、牡丹、附子、皂荚、当归、芍药、甘草、防葵、蛴螬、虻虫、大黄。(中医方剂大辞典)(6)鳖甲、芍药、大黄、茯苓、柴胡、干姜、桂心、蛰虫、蛴螬。(中医方剂大辞典)(7)鳖甲、白术、枳实、芍药、麦门冬、人参、前胡、厚朴。(中医方剂大辞典)(8)鳖甲、牛膝、芎䓖、防葵、大黄、当归、干姜、桂心、细辛、附子、甘草、巴豆。(中医方剂大辞典)(9)鳖甲、芍药、蝮蛇脯、大黄、人参、诃黎勒皮、枳实、防风。(中医方剂大辞典)(10)鳖甲、郁李仁、防葵、人参、诃黎勒皮、大黄、桑菌。(中医方剂大辞典)(11)鳖甲、芍药、枳实、人参、槟榔、诃黎勒、大黄、桂心、橘皮。(中医方剂大辞典)(12)鳖甲、酸枣仁、羌活、黄芪、牛膝、人参、五味子。(中医方剂大辞典)(13)鳖甲、防葵、诃黎勒皮、甘草、人参、桂心、白术、川大黄、郁李仁。(中医方剂大辞典)(14)鳖甲、五味子、贝母、紫菀、皂荚、木香、杏仁、诃黎勒皮、紫苏子。(中医方剂大辞典)(15)鳖甲、酸枣仁、羌活、黄芪、麦门冬、柴胡、白茯苓、人参、牛膝、知母、五味子、白芍药。(中医方剂大辞典)(16)鳖甲、肉桂、川大黄、诃黎勒、牵牛子、京三棱、桃仁、吴茱萸。(中医方剂大辞典)(17)鳖甲、熟干地黄、郁李仁、陈橘皮、当归、白术、枳壳、赤茯苓、牛膝、槟榔、桂心、人参、五味子、柴胡、诃黎勒、附子、木香、干姜、赤芍药、桔梗、京三棱。(中医方剂大辞典)(18)鳖甲、木香、桂心、诃黎勒皮、附子、肉豆蔻、桃仁。(中医方剂大辞典)(19)生地、当归、川芎、红花、牡丹皮、槟榔、蓬术、香附、厚朴、鳖甲、穿山甲。(中医方剂大辞典)(20)鳖甲、桃仁、赤茯苓、桔梗、京三棱、柴胡、白术、紫菀、人参、木香、川大黄、防葵、犀角屑、陈橘皮、桂心、枳壳、麝香、赤芍药。(中医方剂大辞典)(21)鳖甲、人参、赤芍药、诃黎勒、枳壳、白术、川大黄、柴胡。(中医方剂大辞典)(22)鳖甲、京三棱、川大黄、枳壳、木香、桃仁。(中医方剂大辞典)(23)鳖甲、附子、京三棱、干漆、木香、川大黄、吴茱萸。(中医方剂大辞典)(24)鳖甲、甘草、桂心、甜葶苈、川大黄、芎䓖、赤芍药、川乌头、槟榔。(中医方剂大辞典)(25)鳖甲、京三棱、川大黄、陈橘皮。(中医方剂大辞典)(26)鳖甲、吴茱萸、龟甲、桑耳、川大黄、防葵、附子、白术、京三棱。(中医方剂大辞典)(27)鳖甲、川大黄、赤芍药、京三棱、当归、诃黎勒、人参、桔梗、陈橘皮、五味子、木香、枳壳、郁李仁。(中医方剂大辞典)(28)鳖甲、紫菀、熟干地黄、桂心、芎䓖、羌活、防风、牛膝、当归、秦艽、黄芪、赤芍药、人参、白术、桃仁、琥珀、鬼箭羽、虻虫、水蛭、麝香。(中医方剂大辞典)(29)鳖甲、生干地黄、当归、人参、甘草、木香、白术、牛膝、桂心、桃仁、乌梅肉。(中医方剂大辞典)(30)鳖甲、乌梅。(中医方剂大辞典)(31)鳖甲、桃仁、蛰虫、瓦楞子、麦芽、青皮、香附、三棱、莪术。(中医方剂大辞典)(32)鳖甲、蓬术、青皮、穿山甲。(中医方剂大辞典)(33)鳖甲、香附、三棱、莪术、海粉、青皮、红花、桃仁、神曲、麦芽。(中医方剂大辞典)(34)黄芪、柴胡、枳壳、知母、白茯苓、沉香、人参、附子、木香、升麻、肉桂、胡黄连、杏仁、当归、常山、羌活、荆三棱、乌梅肉、安息香。(中医方剂大辞典)(35)河车、鳖甲、桔梗、白芍、大黄、甘草、苦参、贝母、知母、秋石、豉心、草龙胆、黄药子、莪术、犀角、消石。(中医方剂大辞典)(36)北五味子、鳖甲、地骨皮。(中医方剂大辞典)(37)鳖甲、猬皮、穿山甲、白矾、附子、猪牙皂角、麝香。(中医方剂大辞典)(38)人参、牡丹皮、槟榔、吴茱萸、盐、肉豆蔻、赤芍药、泽泻、木香、远志、缩砂仁、枳壳、柴胡、麻黄、麝香、乌梅、知母、升麻、甘草、鳖甲、苁蓉、白蔹、葳蕤、虎骨、桃仁、羌活、防风、茯苓、附子、青蒿、秦艽、厚朴、牛膝、半夏、桂。(中医方剂大辞典)(39)鳖甲、土瓜根、桂心、京三棱、牡丹、牛膝、川大黄、诃黎勒皮、琥珀、桃仁。(中医方剂大辞典)(40)鳖甲、干地黄、黄连、连翘、栝楼、黄芪、干姜、蛴螬、猬皮、续断、附子、槐子、矾石。(中医方剂大辞典)(41)鳖甲、桂心、大黄、人参、前胡、茯苓、干地黄、芍药、干姜、黄芩、蛰虫。(中医方剂大辞典)(42)鳖甲、黄芪、柴胡、枳壳、白术、人参、木香。(中医方剂大辞典)(43)鳖甲、杏仁、苦葫芦、天门冬、巴豆、猪牙皂荚、石菖蒲、桂、葶苈、甘遂、苦参、大黄、柴胡、当归、羚羊角、龙骨。(中医方剂大辞典)(44)鳖甲、桂、京三棱、牡丹皮、牛膝、诃黎勒皮、琥珀、大黄、桃仁、土瓜根、附子、赤茯苓。(中医方剂大辞典)(45)鳖甲、芎䓖、贝母、苦参、赤芍药、牡丹皮、紫苏子、熟干地黄。(中医方剂大辞典)(46)鳖甲、白术、陈橘皮、木香、狗脊、槟榔、吴茱萸。(中医方剂大辞典)(47)鳖甲、木香、京三棱、芍药、陈橘皮、苍术、槟榔、郁李仁。(中医方剂大辞典)(48)鳖甲、枳壳、大黄、白芍药。(中医方剂大辞典)(49)鳖甲、酸枣仁、羌活、黄芪、附子、柴胡、白茯苓、肉苁蓉、牛膝、知母、五味子。(中医方剂大辞典)(50)鳖甲、柴胡、人参、白术、诃黎勒皮、黄芪、五味子、沉香、麦门冬、赤芍药、茯神、生干地黄、木香、枳实。(中医方剂大辞典)(51)鳖甲、柴胡、肉苁蓉、羌活、知母、虎骨、常山、牛膝、芍药、秦艽、附子、豉、黄连、乌梅肉、青蒿、白术、桃仁。(中医方剂大辞典)(52)鳖甲、厚朴、木香、青橘皮、柴胡、人参、大黄、白茯苓。(中医方剂大辞典)(53)鳖甲、柴胡、秦艽、生薄荷汁、生青蒿汁、生地黄汁、生姜汁。(中医方剂大辞典)(54)鳖甲、食茱萸、槟榔、牵牛子。(中医方剂大辞典)(55)鳖甲、吴茱萸、诃黎勒皮、青橘皮、京三棱、牵牛子。(中医方剂大辞典)(56)鳖甲、干姜、京三棱、青橘皮、巴豆。(中医方剂大辞典)(57)鳖甲、干姜、大黄、硇砂、附子、槟榔、桂、干漆、京三棱、木香、诃黎勒皮、水银、墨。(中医方剂大辞典)(58)鳖甲、木香、乌头、柴胡、京三棱、当归、桂、厚朴、陈橘皮、甘草、槟榔、大黄、朴硝。(中医方剂大辞典)(59)鳖甲、诃黎勒、防葵、甘草、人参、大黄、白术、桂、郁李仁、杏仁。(中医方剂大辞典)(60)鳖甲、青橘皮、麦糵、沉香、肉豆蔻、丁香、木香、槟榔、陈曲、京三棱、大黄、厚朴、柴胡、桂。(中医方剂大辞典)(61)鳖甲、防葵、人参、前胡、桔梗、枳壳、当归、附子、干姜、白术、槟榔、大黄、厚朴、食茱萸、甘草。(中医方剂大辞典)(62)鳖甲、人参、木香、白槟榔、枳壳、桂、赤芍药、桔梗、防葵、牡丹皮、京三棱、诃黎勒皮、陈橘皮、独行根、当归、大黄、郁李仁。(中医方剂大辞典)(63)鳖甲、京三棱、附子、白石脂、赤石脂、白龙骨、肉豆蔻仁、白豆蔻仁、木香、牛膝、枳壳、当归、白术、桂、防风、陈橘皮、芍药、荜茇、牛乳。(中医方剂大辞典)(64)鳖甲、常山、豉。(中医方剂大辞典)(65)鳖甲、附子、赤石脂、乌蛇、黄芪、枳壳、当归、桂心、槐耳、槐子、猬皮、槟榔、川大黄、麝香、皂荚。(中医方剂大辞典)(66)鳖甲、柴胡、杏仁、甘草、人参。(中医方剂大辞典)(67)鳖甲、猬皮、桂心、磁石。(中医方剂大辞典)(68)鳖甲、人参、干姜、白术、枳壳、柴胡、当归、赤芍药、陈橘皮、京三棱、川大黄、厚朴。(中医方剂大辞典)(69)鳖甲、川大黄、人参、槟榔、赤茯苓、白术、枳壳、木香、当归、桂心、京三棱。(中医方剂大辞典)(70)鳖甲、川大黄、人参、赤茯苓、柴胡、槟榔、当归、桂心、京三棱、生姜、白术、木香。(中医方剂大辞典)(71)鳖甲、木香、青橘皮、槟榔、肉桂、柴胡、京三棱、人参、川大黄、桔梗、防葵、郁李仁。(中医方剂大辞典)(72)鳖甲、黄连、桔梗、麝香、夜明砂、诃黎勒、蝎虎。(中医方剂大辞典)(73)鳖甲、恒山、肉苁蓉。(中医方剂大辞典)(74)鳖甲、防葵、诃黎勒、川大黄、人参、郁李仁、当归。(中医方剂大辞典)(75)鳖甲、当归、木香、牡丹、赤芍药、鬼箭羽、牛膝、白术、桂心、川大黄、虻虫、水蛭。(中医方剂大辞典)(76)鳖甲、川大黄、干漆、熟干地黄、赤芍药、芎䓖、桂心、延胡索、牡丹、蛴螬、蛰虫、水蛭、当归、干姜、虻虫。(中医方剂大辞典)(77)鳖甲、贝母、人参、木香、柴胡、桔梗、五味子、甘草。(中医方剂大辞典)(78)鳖甲、川大黄、防葵、木香、干漆、桃仁、陈橘皮、麝香。(中医方剂大辞典)(79)鳖甲、川大黄、琥珀。(中医方剂大辞典)(80)鳖甲、香附、三棱、蓬术、常山、阿魏。(中医方剂大辞典)(81)鳖甲、虎头骨、乌梅肉、麦门冬、豉、石膏、常山、白薇、萎蕤、升麻、人参、知母、地骨皮。(中医方剂大辞典)

鳖甲大黄丸 bie jia da huang wan

【英文名】Bie Jia Da Huang Pill

【组成】(1)鳖甲、大黄、吴茱萸、硇砂、京三棱、陈橘皮、木香、白术、肉豆蔻、枳壳。(中医方剂大辞典)(2)鳖甲、大黄、槟榔、附子、麦糵、乌药、诃黎勒、木香、白术、桂、蓬莪术、京三棱、枳壳、吴茱萸。(中医方剂大辞典)(3)鳖甲、大黄、常山、人参、蜀漆、甘草、附子、白薇。(中医方剂大辞典)(4)鳖甲、枳壳、川大黄、京三棱、芎䓖、桔梗、赤茯苓、赤芍药、干姜、桂心。(中医方剂大辞典)

鳖甲干漆散 bie jia gan qi san

【英文名】Bie Jia Gan Qi Powder

【组成】鳖甲、琥珀、大黄、干漆。(中医方剂大辞典)

鳖甲乌梅丸 bie jia wu mei wan

【英文名】Bie Jia Wu Mei Pill

【组成】鳖甲、川常山、乌梅肉、人参、知母、贝母、槟榔、

青皮、陈皮、草果仁。(中医方剂大辞典)

鳖甲五味散 bie jia wu wei san

【英文名】Bie Jia Wu Wei Powder

【组成】鳖甲、常山、甘草、松萝、桂心。(中医方剂大辞典)

鳖甲牛膝汤 bie jia niu xi tang

【英文名】Bie Jia Niu Xi Decoction

【组成】鳖甲、牛膝、当归、陈皮、柴胡。(中医方剂大辞典)

鳖甲生犀散 bie jia sheng xi san

【英文名】Bie Jia Sheng Xi Powder

【组成】天灵盖、生鳖甲、虎长牙、安息香、鸡心槟榔、桃仁、生犀角、木香、甘遂、降真香、干漆、阿魏、穿山甲取四趾、雷丸、全蝎、蚯蚓。(中医方剂大辞典)

鳖甲白术散 bie jia bai shu san

【英文名】Bie Jia Bai Shu Powder

【组成】鳖甲、常山、白芍药、柴胡、白术、牡蛎。(中医方剂大辞典)

鳖甲地黄汤 bie jia di huang tang

【英文名】Bie Jia Di Huang Decoction

【组成】(1)柴胡、当归、麦门冬、鳖甲、石斛、白术、熟地黄、茯苓、秦艽、人参、肉桂、甘草。(中医方剂大辞典)(2)鳖甲、生地、当归、柴胡、麦冬、白术、人参、茯苓、石斛、甘草、乌梅。(中医方剂大辞典)

鳖甲导经丸 bie jia dao jing wan

【英文名】Bie Jia Dao Jing Pill

【组成】鳖甲、煎膏、当归、川芎、赤芍、白芍、生地、琥珀屑、熟地、麦冬、白术、茯神、枣仁、丹皮、阿胶、白薇、玉竹、红花。(中医方剂大辞典)

鳖甲当归散 bie jia dang gui san

【英文名】Bie Jia Dang Gui Powder

【组成】鳖甲、当归、桃仁、芍药、京三棱、桂。(中医方剂大辞典)

鳖甲杀虫丹 bie jia sha chong dan

【英文名】Bie Jia Sha Chong Pellet

【组成】人参、白薇、熟地、生首乌、地栗粉、桑叶、神曲、麦冬、鳖甲。(中医方剂大辞典)

鳖甲汤 bie jia tang

【英文名】Bie Jia Decoction

【异名】鳖甲散(中医方剂大辞典、圣惠);鳖甲恒山汤(中医方剂大辞典、伤寒总病论)

【组成】(1)鳖甲、桃仁、虎杖、大黄。(中医方剂大辞典)(2)黄芪、鳖甲、牛膝、人参、茯苓、当归、白芍、桑寄生、麦冬、熟地、桃仁、桂心、炙草、续断。(中医方剂大辞典)(3)鳖、斧头。(中医方剂大辞典)(4)鳖甲、天灵盖、柴胡、赤茯苓、贝母、桃仁、黄连、麦门冬、阿魏、生干地黄、槟榔、当归、安息香、地骨皮、山栀子仁、人参。(中医方剂大辞典)(5)鳖甲、白术、常山、桂、柴胡、牡蛎。(中医方剂大辞典)(6)鳖甲、陈橘皮、苍术、赤茯苓、赤芍药、槟榔。(中医方剂大辞典)(7)鳖甲、白前、代赭、京三棱、附子、延胡索、大黄、甘草、木香、桂、当归、桃仁、熟干地黄、红蓝花、大腹皮。(中医方剂大辞典)(8)鳖甲、当归、桂、生干地黄、芍药、虎杖、柴胡、桃仁、牛膝、鬼箭羽、大黄、虻虫。(中医方剂大辞典)(9)鳖甲、大黄、桂、羌活、枳壳、当归、芎䓖、吴茱萸、瞿麦穗、牛膝、槟榔。(中医方剂大辞典)(10)鳖甲、白茯苓、枳实、赤芍药、五加皮、庵闾子、黄芩、当归、羌活。(中医方剂大辞典)(11)鳖甲、羌活、防风、芎䓖、熟干地黄、人参、附子、白茯苓、芍药、柴胡、木香、桂。(中医方剂大辞典)(12)鳖甲、大黄、羌活、枳壳、消石、当归、芎䓖、吴茱萸、槟榔、牛膝。(中医方剂大辞典)(13)鳖甲、当归、芍药、柴胡、秦艽、桔梗、知母、枳壳、黄芪、桂、芎䓖、前胡、人参、白茯苓、荆芥穗、地骨皮、羌活。(中医方剂大辞典)(14)鳖甲、柴胡、桔梗、甘草、秦艽、青蒿子。(中医方剂大辞典)(15)鳖甲、秦艽、紫菀、柴胡、诃黎勒皮、牡蛎、麻黄、犀角、知母、升麻、甘草、栀子仁、槟榔、木香、当归、桔梗、桑根白皮、大黄、黄连、桃仁、人参、桂、葳蕤、芎䓖。(中医方剂大辞典)(16)鳖甲、桑根白皮、甘草、贝母、麦门冬、白术、人参、陈橘皮、胡黄连、知母、麻黄、黄芩、百部、紫菀、山栀子仁、栝楼根、柴胡、款冬花。(中医方剂大辞典)(17)鳖甲、柴胡、人参、白术、知母、半夏、桔梗、紫菀、桑根白皮、芎䓖、芍药、当归、秦艽、地骨皮、甘草、桂、虎头骨、生干地黄、赤茯苓、槟榔、附子。(中医方剂大辞典)(18)鳖甲、柴胡、附子、白茯苓、芍药、沉香、黄芪、桔梗、人参、芎䓖、桂、木香、黄芩、五味子、半夏、防风、枳壳、当归、麻黄、羌活、秦艽、槟榔、甘草、陈橘皮。(中医方剂大辞典)(19)鳖甲、柴胡、甘草、半夏、楝实、黄芪、赤芍药、秦艽、人参、白术、白茯苓、桔梗、知母、枳壳、熟干地黄、地骨皮、草豆蔻、常山、乌梅、木香。(中医方剂大辞典)(20)鳖甲、柴胡、杏仁、桃仁、款冬花、甘草、贝母、知母、皂荚。(中医方剂大辞典)(21)鳖甲、柴胡、胡黄连、木香、人参、白茯苓、桔梗、槟榔、犀角、大黄、枳壳、白术。(中医方剂大辞典)(22)鳖甲、生干地黄、天灵盖、紫菀、贝母、麦门冬、杏仁。(中医方剂大辞典)(23)鳖甲、荆三棱、大腹、芍药、当归、柴胡、生干地黄、桂、生姜。(中医方剂大辞典)(24)鳖甲、甘草、冬瓜汁、车前叶、常山。(中医方剂大辞典)(25)鳖甲、知母、大黄、桑根白皮、甘草、木香。(中医方剂大辞典)(26)灯心、鳖甲。(中医方剂大辞典)(27)鳖甲、当归、炙草、升麻、椒。(中医方剂大辞典)(28)鳖甲、细辛、桂心、白术、生姜、吴茱萸、白鲜皮、附子、枳实、茵陈、大黄。(中医方剂大辞典)(29)鳖甲、白头翁、当归、黄连、干姜、黄柏。(中医方剂大辞典)(30)鳖甲、当归、黄连、干姜、黄柏。(中医方剂大辞典)(31)鳖甲、麻黄、升麻、前胡、羚羊角屑、桑根白皮、薤白、香豉、黄芩。(中医方剂大辞典)(32)鳖甲、大青、石膏、牡丹皮、乌梅肉、常山、竹叶、牛膝根、甘草、香豉。(中医方剂大辞典)(33)鳖甲、人参、柴胡、当归、枳壳、甘草、桃仁、白槟榔。(中医方剂大辞典)

鳖甲羌活汤 bie jia qiang huo tang

【英文名】Bie Jia Qiang Huo Decoction

【组成】鳖甲、枣仁、羌活、独活、川芎、防风、人参、甘草、黄芪、牛膝、五味、蔓荆子。(中医方剂大辞典)

鳖甲饮 bie jia yin

【英文名】Bie Jia Drink

【组成】(1)九肋鳖甲、山楂肉、麦冬、薏苡仁、白茯苓、橘红、知母、干葛、白芍、柴胡、贝母、淡竹叶、炙甘草。(中医方剂大辞典)(2)何首乌、鳖甲、当归、白术、人参、黄芩。(中医方剂大辞典)(3)当归、秦艽、柴胡、鳖甲、地骨皮、枳实、知母、乌药。(中医方剂大辞典)(4)鳖甲、黄芪、人参、当归、白术、白茯苓、川芎、白芍、甘草、陈皮、青皮、半夏曲、三棱、莪术、槟榔、厚朴、柴胡。(中医方剂大辞典)(5)鳖甲、地骨皮、秦艽、柴胡、枳壳、知母、当归。(中医方剂大辞典)(6)鳖甲、豉、甘草、青蒿、桃仁、葱。(中医方剂大辞典)(7)鳖甲、诃黎勒皮、郁李仁、赤茯苓、桑根白皮、吴茱萸、槟榔。(中医方剂大辞典)

鳖甲饮子 bie jia yin zi

【英文名】Bie Jia Drink

【异名】鳖甲饮(中医方剂大辞典、幼科折衷)

【组成】(1)鳖甲、白术、黄芪、草果仁、槟榔、芎䓖、橘红、白芍药、甘草、厚朴。(中医方剂大辞典)(2)鳖甲、柴胡、人参、甘草、豉、白术、雄鼠粪。(中医方剂大辞典)(3)鳖甲、前胡、人参、甘草、生姜、豉心、葱白、雄鼠粪。(中医方剂大辞典)(4)鳖甲、白术、甘草、黄芪、白芍药、川芎。(中医方剂大辞典)

鳖甲麦煎汤 bie jia mai jian tang

【英文名】Bie Jia Mai Jian Decoction

【组成】鳖甲、大黄、常山、柴胡、赤茯苓、当归、干漆、白术、生干地黄、石膏、甘草。(中医方剂大辞典)

鳖甲青蒿饮 bie jia qing hao yin

【英文名】Bie Jia Qing Hao Drink

【组成】银柴胡、鳖甲、青蒿、生甘草、生地黄、赤芍、胡黄连、知母、地骨皮。(中医方剂大辞典)

鳖甲养阴煎 bie jia yang yin jian

【英文名】Bie Jia Yang Yin Decoction

【组成】鳖甲、龟版、干地黄、枸杞、麦冬、杭芍、首乌藤、地骨皮、茯神、丹皮。(中医方剂大辞典)

鳖甲柴胡汤 bie jia chai hu tang

【英文名】Bie Jia Chai Hu Decoction

【组成】鳖甲、柴胡、乌梅、人参、半夏、陈橘皮、独活、芎䓖、附子、芍药、桂、酸枣仁、甘草、黄芪。(中医方剂大辞典)

鳖甲桃仁煎丸 bie jia tao ren jian wan

【英文名】Bie Jia Tao Ren Jian Pill

【组成】桃仁、荆三棱、鳖甲、木香、槟榔、青橘皮。(中医方剂大辞典)

鳖甲胶 bie jia jiao

【英文名】Bie Jia Colloid

【组成】鳖甲、阿胶、冰糖、黄酒、香油。(中医方剂大辞典)

鳖甲酒 bie jia jiu

【英文名】Bie Jia Wine

【组成】(1)鳖甲、常山、蜀漆、乌贼鱼骨、附子、知母、椒。(中医方剂大辞典)(2)常山、鳖甲、升麻、附子、乌贼骨。(中医方剂大辞典)

鳖甲常山酒 bie jia chang shan jiu

【英文名】Bie Jia Chang Shan Wine

【组成】鳖甲、淡竹叶、常山、甘草。(中医方剂大辞典)

鳖甲渍酒 bie jia zi jiu

【英文名】Bie Jia Zi Wine

【组成】鳖甲、乌贼骨、附子、甘草、恒山。(中医方剂大辞典)

鳖甲猪肚丸 bie jia zhu du wan

【英文名】Bie Jia Zhu Du Pill

【组成】(1)北柴胡、黄连、枳实、木香、青皮、九肋鳖甲、大虾蟆、青藁。(中医方剂大辞典)(2)柴胡、黄连、鳖甲、枳实、木香、青皮、干青蒿。(中医方剂大辞典)(3)鳖甲、柴胡、木香、青蒿、生干地黄、黄连、青橘皮。(中医方剂大辞典)

鳖甲黄连丸 bie jia huang lian wan

【英文名】Bie Jia Huang Lian Pill

【组成】鳖甲、黄连、白术、人参、茯苓、甘草、川楝子肉、使君子仁、木香、草豆蔻、柴胡、陈皮、草龙胆。(中医方剂大辞典)

鳖甲散 bie jia san

【英文名】Bie Jia Powder

【异名】黄芪鳖甲散(中医方剂大辞典、杏苑);鳖甲汤(中医方剂大辞典、圣济总录)

【组成】(1)鳖甲、诃黎勒、苍术、木香、赤茯苓、牵牛子。(中医方剂大辞典)(2)鳖甲、柴胡、秦艽、牡丹皮、附子。(中医方剂大辞典)(3)鳖甲、附子、木香、白术、京三棱、槟榔、大黄、桂、高良姜、芎䓖。(中医方剂大辞典)(4)鳖甲、蒺藜子、黄芩、桂、柴胡、桔梗、当归、牛膝、芍药、赤茯苓、大黄、人参、陈橘皮、槟榔、诃黎勒。(中医方剂大辞典)(5)鳖甲、蛤粉、熟干地黄。(中医方剂大辞典)(6)鳖甲、附子、桂、干姜、京三棱、陈橘皮、吴茱萸、木香、厚朴、大黄。(中医方剂大辞典)(7)鳖甲、甘草、常山、乌梅、陈橘皮、松罗、桂。(中医方剂大辞典)(8)鳖甲、常山、蜀漆叶、乌贼鱼骨、附子、知母、蜀椒、黄芪、柴胡。(中医方剂大辞典)(9)升麻、前胡、乌梅、枳实、犀角、黄芩、生地黄、甘草、鳖甲。(中医方剂大辞典)(10)鳖甲、京三棱、茯苓、人参、大黄、黑附子、枳壳、牛膝、半夏、羌活、槟榔、干地黄、厚朴、五味子、木香、当归、白术、芍药、肉豆蔻、沉香。(中医方剂大辞典)(11)鳖甲、常山、大黄、甘草、柴胡、石膏。(中医方剂大辞典)(12)鳖甲、猬皮、蛇蜕皮、露蜂房、猪悬蹄甲、槟榔、麝香。(中医方剂大辞典)(13)鳖甲、枳壳、木香、人参、赤茯苓、柴胡、桂心、川大黄、槟榔、京三棱。(中医方剂大辞典)(14)鳖甲、槟榔、沉香、漏芦、牛蒡子、使君子、赤芍药、诃黎勒皮、甘草。(中医方剂大辞典)(15)鳖甲、赤茯苓、川大黄、枳壳、川朴硝。(中医方剂大辞典)(16)鳖甲、淡竹茹、恒山、川大黄。(中医方剂大辞典)(17)鳖甲、柴胡、赤茯苓、子芩、诃黎勒皮、槟榔、赤芍药、当归、陈橘皮、知母、川大黄、甘草。(中医方剂大辞典)(18)鳖甲、赤茯苓、青橘皮、川大黄、枳壳、川朴硝。(中医方剂大辞典)(19)鳖甲、桃仁、桂心、川大黄、吴茱萸、鬼箭羽、牛膝、当归、庵闾子。(中医方剂大辞典)(20)鳖甲、干姜、当归、桃仁。(中医方剂大辞典)(21)鳖甲、露蜂房、蛇蜕皮、猪后悬蹄甲、猬皮、麝香。(中医方剂大辞典)(22)鳖甲、赤芍药、枳壳、芎䓖、赤茯苓、木香、京三棱、陈橘皮、川大黄、甘草、桃仁。(中医方剂大辞典)(23)鳖甲、干漆、当归、琥珀、桂心。(中医方剂大辞典)(24)鳖甲、当归、防葵、桂心、吴茱萸、白术、青橘皮、木香、赤芍药、桃仁、甘草。(中医方剂大辞典)(25)鳖甲、知母、川大黄、地骨皮、赤芍药、甘草、人参、麦门冬、黄芩、黄芪、柴胡、桑根白皮。(中医方剂大辞典)(26)鳖甲、白茯苓、枳壳、白芍药、当归、五加皮、羌活、庵闾子、桃仁、白术、柴胡、甘草。(中医方剂大辞典)(27)鳖甲、桑螵蛸、狼毒、蛰虫、磁石、雄黄、雌黄、麝香。(中医方剂大辞典)(28)鳖甲、黄芪、枳壳、当归、桔梗、赤芍药、槐子、桑木耳、生姜屑。(中医方剂大辞典)(29)鳖甲、猬皮、蛇蜕皮、露蜂房、槟榔、麝香。(中医方剂大辞典)(30)鳖甲、槟榔。(中医方剂大辞典)(31)鳖甲、苍术、附子、甘草、人参、黄芪、肉苁蓉、桃仁、熟干地黄、牛膝、柴胡、五味子、牡蛎、枳壳、杜仲。(中医方剂大辞典)(32)鳖甲、柴胡、秦艽、紫菀、桔梗、麻黄、桃仁、知母、半夏、桂心、陈橘皮、黄芪。(中医方剂大辞典)(33)鳖甲、柴胡、川升麻、乌梅肉、枳实、犀角屑、黄芩、甘草。(中医方剂大辞典)(34)鳖甲、川升麻、葳蕤、黄连、当归、赤芍药、桂心、犀角屑、贝齿、茯神、秦艽、甘草、柴胡、麻黄、人参。(中医方剂大辞典)(35)鳖甲、恒山、甘草、川大黄、地骨皮、石膏、麦门冬、知母。(中医方剂大辞典)(36)鳖甲、细辛、吴茱萸、白鲜皮、附子、枳壳、茵陈、川大黄、桂心。(中医方剂大辞典)(37)肉桂、川芎、白芷、秦艽、鳖甲、紫菀、麻黄、羌活、当归、干姜、橘皮、苍术、天台乌药、紫苏、桔梗、乌药、柴胡、川乌。(中医方剂大辞典)(38)鳖甲、干姜、芎䓖、云母、代赭、乌贼鱼骨、龙骨、伏龙肝、白垩、猬皮、生鲤鱼头、桂心、白术、白僵蚕。(中医方剂大辞典)(39)鳖甲、柴胡、茵陈、地骨皮、赤芍药、黄芪、栀子仁、麦门冬。(中医方剂大辞典)(40)鳖甲、桑根白皮、诃黎勒皮、赤茯苓、吴茱萸、大腹皮、郁李仁、川大黄。(中医方剂大辞典)(41)鳖甲、赤芍药、当归、大青、知母、干姜、桃仁、牵牛子、天灵盖。(中医方剂大辞典)(42)鳖甲。(中医方剂大辞典)(43)鳖甲、京三棱、当归、桂心、赤芍药、木香、枳壳、诃黎勒皮、槟榔、川大黄。(中医方剂大辞典)(44)鳖甲、川大黄、木香、郁李仁、京三棱、当归、槟榔、草豆蔻、枳壳。(中医方剂大辞典)(45)鳖甲、吴茱萸、郁李仁、京三棱、枳实、柴胡、桂心、槟榔。(中医方剂大辞典)(46)鳖甲、当归、京三棱、诃黎勒皮、大黄、枳壳、吴茱萸、桃仁。(中医方剂大辞典)(47)鳖甲、郁李仁、木通、赤茯苓、槟榔。(中医方剂大辞典)(48)鳖甲、木香、陈橘皮、枳实、桂心、白术、川大黄、当归。(中医方剂大辞典)(49)鳖甲、杏仁、柴胡、麦门冬、赤茯苓、川升麻、木通、前胡、贝母、大腹、甘草、子芩。(中医方剂大辞典)(50)鳖甲、柴胡、赤芍药、甘草、赤茯苓、枳壳、人参、地骨皮。(中医方剂大辞典)(51)鳖甲、白茯苓、甘草、人参、桔梗、枳壳、麦门冬、黄芪、白芍药、白术、半夏、熟干地黄、桂心。(中医方剂大辞典)(52)鳖甲、柴胡、干姜、芎䓖、木香、川大黄、陈橘皮、诃黎勒、赤茯苓、桃仁、京三棱。(中医方剂大辞典)(53)鳖甲、厚朴、木香、槟榔、神曲、京三棱、川大黄、芎䓖、青橘皮、桃仁、麦蘖、当归、赤芍药、桂心、柴胡。(中医方剂大辞典)(54)鳖甲、柴胡、京三棱、当归、赤芍药、人参、白术、陈橘皮、大腹皮。(中医方剂大辞典)(55)鳖甲、赤芍药、桂心、汉防己、羚羊角屑、前胡、泽泻、赤茯苓、桑根白皮、大麻仁、木通、枳壳。(中医方剂大辞典)(56)鳖甲、人参、枳壳、紫菀、柴胡、露蜂房、槟榔、桔梗、五味子、杏仁、赤茯苓、甘草。(中医方剂大辞典)(57)鳖甲、人参、赤芍药、当归、黄芪、赤茯苓、柴胡、白术、芎䓖、木香、甘草。(中医方剂大辞典)(58)鳖甲、五味子、槟榔、赤茯苓、桔梗、陈橘皮、桂心、白术、柴胡、甘草、半夏。(中医方剂大辞典)(59)鳖甲、天门冬、人参、石膏、黄芪、乌梅肉、恒山、牛膝、甘草。(中医方剂大辞典)(60)鳖甲、羚羊角屑、杏仁、甘草、赤茯苓、白鲜皮、枳壳、茵陈、川大黄。(中医方剂大辞典)(61)鳖甲、赤茯苓、桔梗、人参、槟榔、茵陈、白鲜皮、麦门冬、陈橘皮、枳壳、川大黄、甘草。(中医方剂大辞典)(62)鳖甲、知母、黄芩、乌梅肉、柴胡、恒山、地骨皮、赤芍药、牛膝、甘草。(中医方剂大辞典)(63)鳖甲、麻黄、桂心、赤芍药、甘草、葛根、枳壳、厚朴。(中医方剂大辞典)(64)鳖甲、白术、防风、栝楼根、桔梗、细辛、附子、干姜、桂心。(中医方剂大辞典)(65)鳖甲、木通、郁李仁、赤茯苓、羚羊角屑、槟榔。(中医方剂大辞典)(66)鳖甲、柴胡、知母、赤茯苓、款冬花、桑根白皮、乌梅肉、栀子仁、甘草。(中医方剂大辞典)(67)鳖甲、知母、桑根白皮、甘草、川大黄。(中医方剂大辞典)(68)银柴胡、胡连、秦艽、鳖甲、地骨、青蒿、知母、甘草、当归、白芍、生地。(中医方剂大辞典)(69)甘草、鳖甲、柴胡、茯神、子芩、诃黎勒皮、槟榔、芍药、橘皮、生姜、当归、知母、大黄。(中医方剂大辞典)(70)鳖甲、肉苁蓉、陈皮、青皮、三棱、莪术、神曲、麦芽、白茯苓、半夏、秦艽、北柴胡、香附、甘草。(中医方剂大辞典)(71)鳖甲、黄连、黄芪、白芍、生熟地黄、地骨皮、当归、人参。(中医方剂大辞典)(72)鳖甲、黄芪、赤茯苓、常山、柴胡、茯苓、当归、干漆、白术、生熟地黄、石膏、甘草。(中医方剂大辞典)(73)鳖甲、诃黎勒皮。(中医方剂大辞典)

鳖甲煮散 bie jia zhu san

【英文名】Bie Jia Zhu Powder

【组成】鳖甲、羌活、柴胡、黄芪、赤茯苓、生干地黄、木香、牛膝、天灵盖、续断、菟丝子、芎䓖、藿香叶、陈橘皮、山茱萸、麝香、独活。(中医方剂大辞典)

鳖甲煎 bie jia jian

【英文名】Bie Jia Decoction

【组成】雄鳖、杏仁、北柴胡、贝母、知母。(中医方剂大辞典)

鳖甲煎丸 bie jia jian wan

【英文名】Bie Jia Jian Pill

【异名】疟母煎(中医方剂大辞典、活人书);鳖甲煎丸(中医方剂大辞典、圣惠)

【组成】(1)木香、胡黄连、当归、人参、茯苓、诃子、槟榔、使君子、鳖甲、麝香、芦荟、芜荑。(中医方剂大辞典)(2)鳖甲、桃仁、硇砂、厚朴、陈皮、神曲、肉桂、肉豆蔻、槟榔、柴胡。(中医方剂大辞典)(3)鳖甲、硇砂、芫花、狼毒、干漆、京三棱、巴豆。(中医方剂大辞典)(4)鳖甲、柴胡、甘草、杏仁、桔梗、当归、地骨皮、人参、赤芍药、木香、桂、黄连、胡黄连、麝香、酥、蜜。(中医方剂大辞典)(5)鳖甲、防葵、川大黄、干漆、桂心、附子、川椒红、桃仁、木香、枳实。(中医方剂大辞典)(6)鳖甲、干漆、附子、京三棱、川大黄、木香。(中医方剂大辞典)(7)鳖甲、乌扇、黄芩、柴胡、鼠妇、干姜、大黄、芍药、桂枝、葶苈、石苇、厚朴、牡丹、瞿麦、紫葳、半夏、人参、蟅虫、阿胶、蜂窠、赤消、蜣螂、桃仁。(中医方剂大辞典)(8)鳖甲、香附、三棱、莪术、海粉、青皮、红花、桃仁、神曲、麦芽。(中医方剂大辞典)

鳖灰散 bie hui san

【英文名】Bie Hui Powder

【组成】鳖甲头。(中医方剂大辞典)

鳖肉煎丸 bie rou jian wan

【英文名】Bie Rou Jian Pill

【组成】生鳖肉、黄芩、柴胡、蜣螂、鼠妇、干姜、大黄、海藻、葶苈子、桂、丹皮、厚朴、紫菀、瞿麦、半夏、人参、大戟、蟅虫、射干、阿胶、桃仁、石苇、赤芍药、桑螵蛸。(中医方剂大辞典)

鳖血丸 bie xue wan

【英文名】Bie Xue Pill

【组成】人参、川芎、芜荑、北柴胡、使君子、胡黄连、川黄连。(中医方剂大辞典)

鳖血煎丸 bie xue jian wan

【英文名】Bie Xue Jian Pill

【组成】吴茱萸、胡黄连、白芜荑仁、柴胡。(中医方剂大辞典)

鳗鱼丸 man yu wan

【英文名】Man Yu Pill

【组成】(1)大鳗鲡。(中医方剂大辞典)(2)干地黄、女贞子、龟腹版、旱连草、天门冬、麦门冬、左牡蛎、川贝母、云茯神、淡贡菜、人中白、鳗鱼粉。(中医方剂大辞典)

鳗鱼汤 man yu tang

【英文名】Man Yu Decoction

【组成】鳗鱼。(中医方剂大辞典)

鳗鲡鱼丸 man li yu wan

【英文名】Man Li Yu Pill

【组成】(1)生地黄、大门冬、五味子、白茯苓、牡丹皮、地骨皮、贝母、嫩黄芪、辽东参、当归身、银柴胡、胡黄连、鳗鱼。(中医方剂大辞典)(2)鳗鲡鱼、野猪皮、瞿麦、蟾蜍、斑蝥、腊月猪脂、巴豆。(中医方剂大辞典)

鳗鲡鱼涂方 man li yu tu fang

【英文名】Man Li Yu Tu Prescription

【组成】鳗鲡鱼。(中医方剂大辞典)

鳗鲡鱼煎 man li yu jian

【英文名】Man Li Yu Decoction

【异名】鳗鲡鱼散(中医方剂大辞典、普济方)

【组成】鳗鲡鱼、附子、柴胡、芎䓖、知母、贝母、当归、鳖甲、荆芥穗、芜荑、木香、秦艽、青蒿子、黄芪、木通。(中医方剂大辞典)

鳗鲡鱼煎丸 man li yu jian wan

【英文名】Man Li Yu Jian Pill

【组成】大白鳗鲡鱼、青蒿子、桔梗、秦艽、柴胡、知母、甘草、鳖甲、人参、附子。(中医方剂大辞典)

鳗鲡鱼臛 man li yu huo

【英文名】Man Li Yu Thick Soup

【组成】鳗鲡鱼肉、葱白。(中医方剂大辞典)

鳗鲡黑散 man li hei san

【英文名】Man Li Hei Powder

【异名】鳗鲡黑散(中医方剂大辞典、眼科锦囊)

【组成】乌一羽。(中医方剂大辞典)

鳗鲤丸 man li wan

【英文名】Man Li Honeyed Pill

【组成】当归、杜仲、生地、熟地、枸杞、菟丝、女贞、红枣肉、莲子、山药、丹皮、藕节、川贝、百合、龟胶、苍术、豆仁、石菖蒲、诃子、金樱子。(中医方剂大辞典)

鳗羹饮 man geng yin

【英文名】Man Geng Drink

【组成】鳗鱼、山药、白术、茯神、神曲、百部、肉桂。(中医方剂大辞典)

鳖鱼汤 min yu tang

【英文名】Min Yu Decoction

【组成】鳖鱼、当归、川芎、大黄。(中医方剂大辞典)

麒麟丸 qi lin wan

【英文名】Qi Lin Paste Pill

【组成】麒麟竭、穿山甲、干漆、硇砂、没药、京三棱、当归、巴豆。(中医方剂大辞典)

麒麟血散 qi lin xue san

【英文名】Qi Lin Xue Powder

【异名】当归血竭散(中医方剂大辞典、御药院方);麒麟竭散(中医方剂大辞典、普济方)

【组成】(1)麒麟血、黄丹、白蔹、白及、葛布。(中医方剂大辞典)(2)麒麟血、黄柏、甘草、白芷、白蔹、白及、当归、密陀僧。(中医方剂大辞典)(3)麒麟血、突厥白、密陀僧、鹰粪、石灰。(中医方剂大辞典)(4)麒麟血、生人牙齿、密陀僧。(中医方剂大辞典)(5)麒麟血、没药、当归、白芷、赤芍药、桂心。(中医方剂大辞典)(6)麒麟血、败蒲、牡丹、蒲黄、当归、桂心、芎䓖、赤芍药、没药、骨碎补。(中医方剂大辞典)

麒麟血竭膏 qi lin xue jie gao

【英文名】Qi Lin Xue Jie Plaster

【组成】松香、葱汁、姜汁、烧酒、米醋。(中医方剂大辞典)

麒麟散 qi lin san

【英文名】Qi Lin Powder

【组成】归尾、参三七、炙乳没、杜红花、黄麻炭、血竭、地鳖虫、辰砂、雄黄、制大黄、冰片、自然铜。(中医方剂大辞典)

麒麟竭丸 qi lin jie wan

【英文名】Qi Lin Jie Pill

【异名】消石膏(中医方剂大辞典、医方类聚)

【组成】(1)麒麟竭、芫花、蟾酥。(中医方剂大辞典)(2)麒麟竭、铅丹、消石、巴豆。(中医方剂大辞典)(3)麒麟竭、干漆、刘寄奴、乌药、延胡索、没药、当归、赤芍药、桂心、川大黄、桃仁。(中医方剂大辞典)(4)麒麟竭、川大黄、硇砂、桂心、干漆、没药、斑蝥、穿山甲、芫花、益母草。(中医方剂大辞典)(5)麒麟竭、没药、硇砂、干漆、红蓝花、芫花、延胡索、白附子、川乌头、当归、砒霜、伏龙肝、虻虫、水蛭、巴豆。(中医方剂大辞典)(6)血竭、乳香、没药、白芍、当归、虎骨、水蛭、麝香。(中医方剂大辞典)

麒麟竭散 qi lin jie san

【英文名】Qi Lin Jie Powder

【异名】不止麒麟散(中医方剂大辞典、仙传外科集验方);麒麟竭汤(中医方剂大辞典、圣济总录)

【组成】(1)麒麟竭、赤茯苓、白茯苓、没药、甘草节、老天萝子。(中医方剂大辞典)(2)血竭、南乳香、没药、水蛭、麝香、白芍药、当归、虎胫骨。(中医方剂大辞典)(3)麒麟竭、生姜。(中医方剂大辞典)(4)麒麟竭、胡桐泪、白矾、铅丹。(中医方剂大辞典)(5)麒麟竭、鲮鲤甲、水蛭、虻虫。(中医方剂大辞典)(6)麒麟竭、没药、自然铜、赤芍药、当归、白芷、蒲黄、大黄、桂、细辛、骨碎补、干荷叶。(中医方剂大辞典)(7)麒麟竭、槟榔、黄连、马肠根。(中医方剂大辞典)(8)麒麟竭、芫花、延胡索、当归、消石。(中医方剂大辞典)(9)麒麟竭、当归、桂心、荷叶、川大黄。(中医方剂大辞典)(10)麒麟竭、蒲黄。(中医方剂大辞典)(11)麒麟竭、肉桂、当归、蒲黄、红蓝花、木香、没药、延胡索、干漆、赤芍药。(中医方剂大辞典)(12)麒麟竭、没药、木香、代赭、麝香。(中医方剂大辞典)(13)麒麟竭、禹余粮、地榆、阿胶、赤芍药、熟干地黄。(中医方剂大辞典)(14)麒麟竭、芎䓖、艾叶、龙骨、乌贼鱼骨、禹余粮、伏龙肝、阿胶、熟干地黄。(中医方剂大辞典)(15)麒麟竭、禹余粮、地榆、黄柏、赤芍药、生干地黄。(中医方剂大辞典)(16)麒麟竭、芫花、芎䓖、桂心、延胡索、当归、琥珀、麝香。(中医方剂大辞典)(17)麒麟竭、生人骨、古铜末、鸽粪。(中医方剂大辞典)(18)麒麟竭、黄连、槟榔、黄柏、白及、诃黎勒皮。(中医方剂大辞

典)(19)麒麟竭、阿魏、桂心。(中医方剂大辞典)(20)麒麟竭、坐拏草、黄柏。(中医方剂大辞典)

麒麟竭膏 qi lin jie gao

【英文名】Qi Lin Jie Plaster

【异名】麒麟膏(中医方剂大辞典、医方类聚);麒麟膏(中医方剂大辞典、奇方良方)

【组成】(1)当归、木鳖子、知母、五倍子、细辛、白芷、槐枝、柳枝、血竭、乳香、没药、轻粉、雄黄、麝香、松香、沥青。(中医方剂大辞典)(2)白芷、白蔹、川芎、甘草、当归、丁香、木鳖子、没药、乳香、脑、干蟾、杏仁、鼠头、清麻油、麒麟竭、真绯绢、黄丹、室女油头发。(中医方剂大辞典)(3)麒麟竭、白蔹、黄连、槟榔、丁香、麝香、龙骨。(中医方剂大辞典)(4)麒麟竭、桂心、木香、附子、槟榔、当归、白芷、川芎、诃梨勒皮、沉香、没药、白及、朱砂、丁香、乳香、甘草、麝香、白檀香、甘松香、零陵香、槐枝、柏枝、垂柳枝、松脂、白蜡、黄丹、油。(中医方剂大辞典)(5)麒麟竭、雄黄、密陀僧、雌黄、乱发、朱砂、乳香、黄芪、白芍药、牡丹、连翘、丁香、木香、桂心、当归、牛膝、细辛、白芷、松脂、腊、黄丹、麻黄、油。(中医方剂大辞典)

二十画以上

瀹经汤 yue jing tang

【英文名】Yue Jing Decoction

【组成】人参、白茯苓、熟地、小茴、白术、川芎、甘草、黄芩、柴胡、枳壳、当归、白芍、香附、生姜、灯芯。(中医方剂大辞典)

灌耳地龙汁 guan er di long zhi

【英文名】Guan Er Di Long Juice

【组成】地龙。(中医方剂大辞典)

灌耳散 guan er san

【英文名】Guan Er Powder

【组成】雄黄、绿矾、吴蓝子、莴苣子、葱子、白芜荑、麝香。(中医方剂大辞典)

灌耳酱汁 guan er jiang zhi

【英文名】Guan Er Jiang Juice

【组成】酱汁。(中医方剂大辞典)

灌耳麝香乳汁 guan er she xiang ru zhi

【英文名】Guan Er She Xiang Ru Juice

【异名】灌耳麝香驴乳汁(中医方剂大辞典、圣济总录)

【组成】麝香、绿矾、米醋、驴乳汁。(中医方剂大辞典)

灌舌丹 guan she dan

【英文名】Guan She Pellet

【组成】熟地、麦冬、沙参、地骨皮。(中医方剂大辞典)

灌肠汤 guan chang tang

【英文名】Guan Chang Decoction

【组成】焦白术、川连、血竭、马齿苋、白头翁、土茯苓、乌贼骨、槐花、生黄芪、丹参。(云南中医杂志 1993,14(6))

灌肠剂 guan chang ji

【英文名】Rectal Apministration Agents

【定义】指经肛门灌入直肠使用的液体药剂。(中药药剂学)

灌顶油 guan ding you

【英文名】Guan Ding Oil

【组成】生油、故铧铁、塞水石、马牙硝、曾青。(中医方剂大辞典)

灌顶散 guan ding san

【英文名】Guan Ding Powder

【组成】马牙硝、苦胡芦子、地龙、瓜蒂、麝香。(中医方剂大辞典)

灌洗剂 guan xi ji

【英文名】Lotions

【定义】指灌洗阴道、尿道、膀胱等用的液体药剂。(中药药剂学)

灌脓起顶汤 guan nong qi ding tang

【英文名】Guan Nong Qi Ding Decoction

【组成】人参、黄芪、白芷、甘枸杞、淫羊藿、川芎、甘草、黄豆。(中医方剂大辞典)

灌鼻丸 guan bi wan

【英文名】Guan Bi Pill

【组成】青黛、黄连末、芦荟、瓜蒂末、龙脑、蟾酥。(中医方剂大辞典)

灌鼻蒺藜汁 guan bi ji li zhi

【英文名】Guan Bi Ji Li Juice

【组成】蒺藜。(中医方剂大辞典)

灌鼻藜芦散 guan bi li lu san

【英文名】Guan Bi Li Lu Powder

【组成】藜芦、矾石、瓜蒂、附子。(中医方剂大辞典)

灌藕方 guan ou fang

【英文名】Guan Ou Prescription

【组成】生藕、生百合、生薯药、白茯苓、大枣、生天门冬、面、牛乳、蜜。(中医方剂大辞典)

獾油 guan you

【英文名】Guan Oil

【组成】(1)獾油、冰片面。(中医方剂大辞典)(2)大黄、生石膏、生地榆、獾油。(中医方剂大辞典)

糯米丸 nuo mi wan

【英文名】Nuo Mi Pill

【组成】丝瓜叶、糯米粉。(中医方剂大辞典)

糯米干姜汤 nuo mi gan jiang tang

【英文名】Nuo Mi Gan Jiang Decoction

【组成】糯米、干姜、甘草、人参。(中医方剂大辞典)

糯米汤 nuo mi tang
【英文名】Nuo Mi Decoction
【组成】糯米、木香、黄连。(中医方剂大辞典)
糯米阿胶粥 nuo mi e jiao zhou
【英文名】Nuo Mi E Jiao Gruel
【组成】糯米、阿胶。(中医方剂大辞典)
糯米饭 nuo mi fan
【英文名】Nuo Mi Medicated Diet
【组成】糯米、曲末。(中医方剂大辞典)
糯米饮 nuo mi yin
【英文名】Nuo Mi Drink
【组成】(1)薜荔。(中医方剂大辞典)(2)糯米。(中医方剂大辞典)
糯米姜水 nuo mi jiang shui
【英文名】Nuo Mi Jiang Medicated Diet
【组成】糯米、生姜。(中医方剂大辞典)
糯米粉 nuo mi fen
【英文名】Nuo Mi Powder
【组成】糯米粉。(中医方剂大辞典)
糯米粉搊粉 nuo mi fen chu fen
【英文名】Nuo Mi Fen Chu Powder
【组成】羊肉、草果、良姜。(中医方剂大辞典)
糯米散 nuo mi san
【英文名】Nuo Mi Powder
【组成】大斑蝥、糯米。(中医方剂大辞典)
糯米煮散 nuo mi zhu san
【英文名】Nuo Mi Zhu Powder
【组成】糯米、常山、乌梅肉、竹叶、甘草、石膏。(中医方剂大辞典)
糯米粥 nuo mi zhou
【英文名】Nuo Mi Gruel
【组成】(1)糯米、生地黄。(中医方剂大辞典)(2)糯米、大麻子。(中医方剂大辞典)(3)糯米、槟榔、郁李仁、大麻子。(中医方剂大辞典)
糯米膏 nuo mi gao
【英文名】Nuo Mi Ointment
【组成】(1)川乌、草乌、军姜、肉桂、胡葱。(中医方剂大辞典)(2)糯米、皂角、铜钱。(中医方剂大辞典)(3)糯米、紫河车、五倍子、白敛、黄柏皮、黄芩、白及、当归。(中医方剂大辞典)(4)石灰、木炭灰。(中医方剂大辞典)(5)糯米。(中医方剂大辞典)(6)热糯米饭。(中医方剂大辞典)
糯米糊 nuo mi hu
【英文名】Nuo Mi Paste
【组成】糯米、山药。(中医方剂大辞典)
糯米糍 nuo mi ci
【英文名】Nuo Mi Medicated Diet
【异名】糯米糕(中医方剂大辞典、寿亲养老)
【组成】纯糯米糍。(中医方剂大辞典)
糯草灰散 nuo cao hui san
【英文名】Nuo Cao Hui Powder
【组成】糯草灰。(中医方剂大辞典)
蘘荷汤 rang he tang
【英文名】Rang He Decoction
【组成】蘘荷根、犀角、地榆、桔梗。(中医方剂大辞典)
蘘荷根汤 rang he gen tang
【英文名】Rang He Gen Decoction
【组成】(1)败鼓皮、苦参、蘘荷根。(中医方剂大辞典)(2)白蘘荷根、犀角、谷皮、升麻、甘草、蓝青、豉、芍药。(中医方剂大辞典)(3)蘘荷根。(中医方剂大辞典)
蘘荷散 rang he san
【英文名】Rang He Powder
【异名】升麻散(中医方剂大辞典、圣济总录)
【组成】白蘘荷根、犀角屑、败鼓皮、川升麻、甘草、干蓝叶、赤芍药。(中医方剂大辞典)
醴鱼汤 li yu tang
【英文名】Li Yu Decoction
【组成】醴鱼、赤茯苓、泽漆、泽泻、杏仁、桑根白皮、紫苏茎叶。(中医方剂大辞典)
醴鱼脍 li yu kuai
【英文名】Li Yu Kuai Medicated Diet
【组成】醴鱼。(中医方剂大辞典)
醴泉饮 li quan yin
【英文名】Li Quan Drink
【组成】生山药、大生地、人参、玄参、生赭石、牛蒡子、天冬、甘草。(中医方剂大辞典)
馨脾丸 xin pi wan
【英文名】Xin Pi Pill
【组成】陈皮、白面、青盐、南木香、益智仁、青皮、京三棱、蓬莪术、粉草、茴香。(中医方剂大辞典)
鳜胆煎 jue dan jian
【英文名】Jue Dan Decoction
【异名】鳜鱼酒(中医方剂大辞典、鸡峰)
【组成】鳜鱼胆。(中医方剂大辞典)
鳝鱼酒 shan yu jiu
【英文名】Shan Yu Wine
【组成】鳝鱼。(中医方剂大辞典)
鼍甲汤 tuo jia tang
【英文名】Tuo Jia Decoction
【组成】鼍甲、甘草、白薇、贝母、黄芩、防风、麻黄、芍药、白术、凝水石、桂心、茯苓、知母、石膏。(中医方剂大辞典)
鼍龙点眼方 tuo long dian yan fang
【英文名】Tuo Long Dian Yan Prescription

【组成】猪胆。(中医方剂大辞典)

癫狂马宝散 dian kuang ma bao san

【英文名】Dian Kuang Ma Bao Powder

【组成】马宝、琥珀、龙涎香、珍珠、牛黄。(中医方剂大辞典)

癫狂丹 dian kuang dan

【英文名】Dian Kuang Pellet

【组成】公丁香、沉香、雄黄、青皮、黄芩、胡黄连、乳香、麝香、熊胆、檀香、轻粉、黄连、牵牛、三棱、甘草、莪术、陈皮、雷丸、鹤虱、大黄、赤小豆、巴豆。(中医方剂大辞典)

癫狂龙虎丸 dian kuang long hu wan

【英文名】Dian Kuang Long Hu Pill

【组成】西牛黄、巴豆霜、白信石、朱砂。(辽宁中医杂志 1990,(8))

癫狂梦醒汤 dian kuang meng xing tang

【英文名】Dian Kuang Meng Xing Decoction

【组成】桃仁、柴胡、香附、木通、赤芍、半夏、腹皮、青皮、陈皮、桑皮、苏子、甘草。(中医方剂大辞典)

癫狂霹雳散 dian kuang pi li san

【英文名】Dian Kuang Pi Li Powder

【组成】雄黄、雌黄、冰片、西牛黄、生山栀、白急性子、生白砒、生绿豆。(中医方剂大辞典)

癫病康胶囊 dian bing kang jiao nang

【英文名】Dian Bing Kang Capsule

【组成】天麻、石菖蒲、僵蚕、胆南星、川贝母、丹参、远志、全蝎、麦冬、淡竹叶、生姜、琥珀、人参、冰片、人工牛黄。(药品标准-中药成方制剂标准 1998)

癫痫丸 dian xian wan

【英文名】Dian Xian Pill

【组成】巴豆霜、杏仁、赤石脂、代赭石。(吉林中医 1988,(1))

癫痫宁片 dian xian ning pian

【英文名】Dian Xian Ning Tablet

【组成】马蹄香、牵牛子、钩藤、石菖蒲、甘松、千金子、薄荷脑、缬草。(药品标准-中药成方制剂标准 1997)

癫痫汤 dian xian tang

【英文名】Dian Xian Decoction

【组成】黄芪、泽泻、白术、甘草、木香、白芍、车前子、枸杞子、破故纸、益智仁、半夏、核桃。(现代中医 1992,5(2))

癫痫散 dian xian san

【英文名】Dian Xian Powder

【组成】(1)陈皮、法半夏、茯苓、胆南星、郁金、全蝎、枳实、石菖蒲、生远志、沉香、朱砂、蜈蚣、海浮石、青礞石。(浙江中医杂志 1992,(10))(2)朱砂、郁金、雄黄、巴豆霜。(中医药信息 1989,(2))

露华汤 lu hua tang

【英文名】Lu Hua Decoction

【组成】干莲房。(中医方剂大辞典)

露朱丹 lu zhu dan

【英文名】Lu Zhu Pellet

【异名】露珠丸(中医方剂大辞典、普济方)

【组成】好朱砂。(中医方剂大辞典)

露剂 lu ji

【英文名】Distillates

【异名】药露(中药药剂学)

【定义】指芳香挥发性药物的饱和或近饱和水溶液,用水与乙醇的混合液作溶剂制成者,称为浓水剂。(中药药剂学)

露姜饮 lu jiang yin

【英文名】Lu Jiang Decoction

【组成】(1)别直参、生姜。(中医方剂大辞典)(2)生姜。(中医方剂大辞典)

露姜养胃汤 lu jiang yang wei tang

【英文名】Lu Jiang Yang Wei Decoction

【组成】苍术、厚朴、陈皮、草果、半夏、人参、茯苓、藿香、甘草。(中医方剂大辞典)

露星饮 lu xing yin

【英文名】Lu Xing Decoction

【组成】秦艽、白术、柴胡、茯苓、半夏曲、槟榔、黄芩、常山、甘草、官桂。(中医方剂大辞典)

露星散 lu xing san

【英文名】Lu Xing Powder

【组成】(1)常山。(中医方剂大辞典)(2)陈皮、苍术、甘草、厚朴、草果、槟榔、木香、半夏、缩砂仁、青皮。(中医方剂大辞典)

露星膏 lu xing gao

【英文名】Lu Xing Ointment

【组成】黄芪、胡黄连、地骨皮、柴胡。(中医方剂大辞典)

露桃花散 lu tao hua san

【英文名】Lu Tao Hua Powder

【组成】露桃花、紫草、红花、白芍药、木通、生地黄、茯苓、甘草、橘皮。(中医方剂大辞典)

露桑散 lu sang san

【英文名】Lu Sang Powder

【组成】桑叶。(中医方剂大辞典)

露珠丸 lu zhu wan

【英文名】Lu Zhu Pill

【组成】白术、肉豆蔻、吴茱萸、赤石脂、干姜、附子、硫黄、人参、钟乳、胡粉。(中医方剂大辞典)

露珠饮 lu zhu yin

【英文名】Lu Zhu Decoction

【组成】露珠。(中医方剂大辞典)

露宿丸 lu su wan

【英文名】Lu Su Honeyed Pill

【组成】(1)附子、乌头、桂心、礜石。(中医方剂大辞典)(2)矾石、干姜、桂、桔梗、附子、皂荚。(中医方剂大辞典)

露宿汤 lu su tang

【英文名】Lu Su Decoction

【组成】(1)杏仁、若木疮、乌梅、草果、酸石榴皮、青皮、甘草。(中医方剂大辞典)(2)常山、秦艽、栀子仁、柴胡、青蒿子、槟榔、甘草、桂。(中医方剂大辞典)

露蜂房丸 lu feng fang wan

【英文名】Lu Feng Fang Honeyed Pill

【组成】(1)露蜂房、蝉壳、蛤蚧、丁香、木香、人参、地黄、麻黄、马兜铃子、五倍子、五味子、贝母、杏仁、半夏曲、款冬花。(中医方剂大辞典)(2)露蜂房、槐实、黄芪、石楠、贯众、川乌、黄矾、乱发灰、枳壳、乌蛇、猬皮。(中医方剂大辞典)(3)露蜂房、蚕蛾、天浆子、腻粉、天南星、朱砂、干蝎、牛黄、水银。(中医方剂大辞典)(4)露蜂房、续断、礜石、犀角屑、空青、雄黄、桔梗、狸头、麝香、川大黄、斑蝥。(中医方剂大辞典)(5)露蜂房、威灵仙、枳壳、皂荚、萹蓄、薏苡根、卷柏、桑花叶。(中医方剂大辞典)

露蜂房汤 lu feng fang tang

【英文名】Lu Feng Fang Decoction

【组成】露蜂房、矾石。(中医方剂大辞典)

露蜂房灰散 lu feng fang hui san

【英文名】Lu Feng Fang Hui Powder

【组成】露蜂房灰、乱发灰、滑石、海蛤。(中医方剂大辞典)

露蜂房淋醮方 lu feng fang lin jiao fang

【英文名】Lu Feng Fang Lin Jiao Decoction

【组成】露蜂房、水蘋、茵芋、附子、蒴藋、川椒。(中医方剂大辞典)

露蜂房散 lu feng fang san

【英文名】Lu Feng Fang Powder

【异名】露蜂散(中医方剂大辞典、普济方);蜂房散(中医方剂大辞典、普济方)

【组成】(1)露蜂房、甘草、射干、川升麻、川朴硝、玄参。(中医方剂大辞典)(2)露蜂房、猪牙皂角、川椒、荆芥、鹤虱、细辛。(中医方剂大辞典)(3)当归、细辛、川芎、赤芍药、白芷、防风、藁本、升麻、蜂房、川椒。(中医方剂大辞典)(4)大戟、防风、露蜂房、细辛。(中医方剂大辞典)(5)露蜂房、天仙藤。(中医方剂大辞典)(6)露蜂房、道人头、紫菀花、细辛、良姜。(中医方剂大辞典)(7)露蜂房、石菖蒲、桂心、远志、人参、牛黄、朱砂、杏仁。(中医方剂大辞典)(8)露蜂房、白僵蚕。(中医方剂大辞典)(9)露蜂房、生螺靥。(中医方剂大辞典)(10)露蜂房、乱发、蛇蜕、棘针。(中医方剂大辞典)(11)露蜂房、黄芪、甘草、黄连、松脂。(中医方剂大辞典)(12)露蜂房、蛇蜕。(中医方剂大辞典)(13)露蜂房、鹿角。(中医方剂大辞典)(14)露蜂房、鳖甲、吴茱萸、川椒、干姜、雄黄。(中医方剂大辞典)(15)露蜂房、乱发灰、蛇蜕皮、赤小豆、川大黄、玄参、子芩、川朴硝。(中医方剂大辞典)(16)露蜂房、猬皮、麝香。(中医方剂大辞典)(17)露蜂房、槐花、黄芪。(中医方剂大辞典)(18)露蜂房、荠苨、甘草。(中医方剂大辞典)(19)露蜂房、川椒、白盐。(中医方剂大辞典)(20)露蜂房、荆芥、川椒、地骨皮、松节、青盐、白矾灰。(中医方剂大辞典)(21)露蜂房。(中医方剂大辞典)

露蜂房熏方 lu feng fang xun fang

【英文名】Lu Feng Fang Fumigant

【组成】露蜂房。(中医方剂大辞典)

露蜂房膏 lu feng fang gao

【英文名】Lu Feng Fang Plaster

【异名】蜂房膏(中医方剂大辞典、圣济总录)

【组成】露蜂房、蛇蜕皮、玄参、黄芪、蛇床人、杏仁、乱发、黄丹、黄蜡。(中医方剂大辞典)

露蜂散 lu feng san

【英文名】Lu Feng Powder

【组成】露蜂房、白狗粪。(中医方剂大辞典)

露颧膏 lu quan gao

【英文名】Lu Quan Plaster

【组成】酒甏头泥、芫荽子。(中医方剂大辞典)

霹雳丸 pi li wan

【英文名】Pi Li Pill

【异名】雷公救疫丸(中医方剂大辞典、谢利恒家用良方)

【组成】(1)桂枝、川椒、良姜、干姜、苡仁、小茴香、公丁香、防己、降香、附子、葱白头、槟榔、乌药、木香、荜澄茄、草果、吴萸、菖蒲、细辛。(中医方剂大辞典)(2)常山、当归、槟榔、桂心、甘草、枸杞子、秦艽、穿山甲片、厚朴、陈皮、羌活。(中医方剂大辞典)(3)牙皂、细辛、白芷、薄荷、广藿香、广木香、枯矾、苏合香、活贯众、制半夏、防风、桔梗、广皮、腰黄、朱砂。(中医方剂大辞典)

霹雳丹 pi li dan

【英文名】Pi Li Pellet

【组成】万年青根。(中医方剂大辞典)

霹雳夺命丹 pi li duo ming dan

【英文名】Pi Li Duo Ming Pellet

【组成】蛇退、千里马、金银箔、发灰、马鸣退、乳香、黑铅。(中医方剂大辞典)

霹雳汤 pi li tang
【英文名】Pi Li Decoction
【组成】川附、桂心、当归、甘草。(中医方剂大辞典)

霹雳酒 pi li jiu
【英文名】Pi Li Wine
【组成】铁锤。(中医方剂大辞典)

霹雳散 pi li san
【英文名】Pi Li Powder
【异名】通关散(中医方剂大辞典、急救痧症全集)
【组成】(1)麝香、生香附、硫黄、肉桂、母丁香。(中医方剂大辞典)(2)生大黄、黄芩、吴萸。(中医方剂大辞典)(3)北细辛、生半夏、皂角、鹅不食草、茅山术、灯心灰。(中医方剂大辞典)(4)附子、吴茱萸、丝瓜络、陈伏龙肝、木瓜、丁香。(中医方剂大辞典)(5)桂枝、公丁香、草果、川椒、小茴香、薤白、良姜、吴茱萸、五灵脂、降香、乌药、干姜、石菖蒲、防己、槟榔、荜澄茄、附子、细辛、青木香、薏仁、雄黄。(中医方剂大辞典)(6)雄黄、人言、冰片、生山栀、牛黄、急性子、生绿豆、雌黄。(中医方剂大辞典)(7)黄芩、荆芥。(中医方剂大辞典)(8)附子。(中医方剂大辞典)(9)牙皂、细辛、川芎、白芷、羊踯躅花、雄黄、麝香。(中医方剂大辞典)(10)踯躅花、雄黄、麝香。(中医方剂大辞典)(11)熟附子、人参、甘草、白术、干姜、细茶。(中医方剂大辞典)(12)猪牙皂角、细辛、川芎、白芷、踯躅。(中医方剂大辞典)(13)香附子、川乌头、石灰。(中医方剂大辞典)(14)附子、真腊茶。(中医方剂大辞典)(15)大黑附子。(中医方剂大辞典)

霹雳煎 pi li jian
【英文名】Pi Li Decoction
【组成】(1)白沙蜜。(中医方剂大辞典)(2)北枣。(中医方剂大辞典)(3)好浓蜜、盐。(中医方剂大辞典)

霹雳锭 pi li ding
【英文名】Pi Li Lozenges
【组成】牙皂、延胡索、飞青黛、麝香。(中医方剂大辞典)

霹雳箭 pi li jian
【英文名】Pi Li Jian Powder
【组成】川乌、草乌。(中医方剂大辞典)

髓煎 sui jian
【英文名】Sui Decoction
【组成】生地黄、牛髓、羊脂、白蜜、牛酥、生姜汁。(中医方剂大辞典)

麝冰散 se bing san
【英文名】Se Bing Powder
【组成】麝香、冰片、姜黄、郁金、巴豆、血竭、大金箔、全蝎。(吉林中医 1993,(1))

麝朱丹 she zhu dan
【英文名】She Zhu Pellet
【组成】朱砂、轻粉、地龙、麝香。(中医方剂大辞典)

麝朱散 she zhu san
【英文名】She Zhu Powder
【组成】麝香、朱砂、赤头蜈蚣、蝎梢、棘冈子。(中医方剂大辞典)

麝红散 she hong san
【英文名】She Hong Powder
【组成】蝎梢、坯子燕脂、乳香、麝香。(中医方剂大辞典)

麝沉散 she chen san
【英文名】She Chen Powder
【组成】麝香、沉香。(中医方剂大辞典)

麝沉膏 she chen gao
【英文名】She Chen Ointment
【组成】乳香、木香、诃子、麝香、沉香、蚵蚾、肉豆蔻。(中医方剂大辞典)

麝苏膏 she su gao
【英文名】She Su Plaster
【组成】麝香、五灵脂、雄黄、乳香、没药、苏合香油、蟾酥、洞天嫩膏。(中医方剂大辞典)

麝连丸 she lian wan
【英文名】She Lian Pill
【组成】黄连、使君子、鳖甲、柴胡、净陈皮、芜荑、青皮、槟榔、木香、麝香、秦艽。(中医方剂大辞典)

麝珀散 she po san
【英文名】She Po Powder
【组成】独茎川当归、紫团人参、琥珀、柏子仁、芎䓖、官桂、甘草、熟地黄、白术、白茯苓。(中医方剂大辞典)

麝胆散 she dan san
【英文名】She Dan Powder
【异名】麝矾散(中医方剂大辞典、医统);麝香散(中医方剂大辞典、普济方)
【组成】(1)铜绿、生白矾、胆矾、麝香。(中医方剂大辞典)(2)麝香、石胆。(中医方剂大辞典)

麝茸丹 she rong dan
【英文名】She Rong Pellet
【组成】麝香、茄茸、生地黄、当归、黄芪、虎胫骨。(中医方剂大辞典)

麝茸续断散 she rong xu duan san
【英文名】She Rong Xu Duan Powder
【组成】肉苁蓉、钟乳粉、鹿茸、远志、续断、天雄、石龙芮、蛇床子、菟丝子。(中医方剂大辞典)

麝香一字散 she xiang yi zi san
【英文名】She Xiang Yi Zi Powder

【组成】三柰子、麝香。(中医方剂大辞典)

麝香十和粉 she xiang shi he feng

【英文名】She Xiang Shi He Powder

【组成】官粉、朱砂、蛤粉、密陀僧、鹰条、檀香、脑、麝、寒水石粉、紫粉。(中医方剂大辞典)

麝香三妙膏 she xiang san miao gao

【英文名】She Xiang San Miao Plaster

【组成】麝香、当归、红花、乳香、三七、黄连、朱砂、丹参、川芎、没药、芦荟。(药品标准-中药成方制剂标准 1997)

麝香三棱丸 she xiang san leng wan

【英文名】She Xiang San Leng Pill

【组成】京三棱、人参、白术、丁香、陈橘皮、半夏、神曲、沉香、麝香。(中医方剂大辞典)

麝香上清丸 she xiang shang qing wan

【英文名】She Xiang Shang Qing Pill

【组成】辰砂、马牙硝、天竺黄、甘草、海金沙、防风、滑石、麝香、脑子、牛黄。(中医方剂大辞典)

麝香丸 she xiang wan

【英文名】She Xiang Pill

【组成】(1)麝香、龙脑。(中医方剂大辞典)(2)麝香、龙脑、肉桂、丁香、甘草、阿仙药。(中医方剂大辞典)(3)麝香、升麻、黄芩、杏仁、浮萍草、零陵香、寒水石、黄连、甘草。(中医方剂大辞典)(4)大麻子、虾蟆灰、麝香、人粪灰、盐绿。(中医方剂大辞典)(5)黄连、青皮、三棱、莪术、槟榔、鹤虱、芜荑、川楝肉、苦楝根、使君子、神曲、麦芽、厚朴、川芎、胡黄连、夜明砂、芦荟、蟾。(中医方剂大辞典)(6)腻粉、麝香、牛黄、白附、朱砂、槐子、麻黄、半夏、犀角、防风、灵脂、全蝎、金箔、银箔、甘草。(中医方剂大辞典)(7)臭黄、黄丹、朱砂、麝香。(中医方剂大辞典)(8)麝香、全蝎、猫儿薄荷。(中医方剂大辞典)(9)零陵香、藿香、蛇床子、吴茱萸、枯白矾、木香、麝香、丁香、腦脑、不灰木、白芷、龙骨。(中医方剂大辞典)(10)肉桂、人参、丁香、白茯苓、甘草、青盐、麝香、干木瓜。(中医方剂大辞典)(11)蚵蚾、胡黄连、芦荟、使君子、木香、麝香。(中医方剂大辞典)(12)麝香、牛黄、蔓荆实、木香、人参、赤茯苓、芎䓖、独活、牛膝、羌活、麻黄、海蛤、附子、干蝎、防风、白僵蚕、海桐皮、龙齿、败龟、萆薢、酸枣仁、赤箭、甘菊花、天南星、桂、干姜、虎骨、乌蛇。(中医方剂大辞典)(13)麝香。(中医方剂大辞典)(14)麝香、硼砂、川大黄、神曲、巴豆、寒食白面。(中医方剂大辞典)(15)阿魏、猪牙皂角、雄黄、蓬莪术、柴胡、槟榔、芜荑仁、当归、麝香、辰砂。(中医方剂大辞典)(16)麝香、轻粉、定粉、粉霜、巴豆、白丁香。(中医方剂大辞典)(17)麝香、胡椒、木香、巴豆、全蝎。(中医方剂大辞典)(18)川苦楝、巴豆、芦荟、槟榔、芜荑、没石子、麝香。(中医方剂大辞典)(19)川乌、全蝎、黑豆、地龙、麝香。(中医方剂大辞典)(20)没石子、史君子、川楝子、白芜荑仁、肉豆蔻仁、缩砂仁、白术、母丁香、芦荟、麝香。(中医方剂大辞典)(21)大活蟾、夜明砂、宣连、大芜荑、朱砂、鹤虱、芦荟、麝。(中医方剂大辞典)(22)麝香、乳香、巴豆。(中医方剂大辞典)(23)麝香、芍药、桂心、当归、人参、细辛、川乌头、巴豆。(中医方剂大辞典)(24)草龙胆、胡黄连、木香、蝉壳、芦荟、熊胆、青黛、轻粉、脑麝、牛黄、瓜蒂。(中医方剂大辞典)(25)麝香、巴豆、丹砂、硫黄、草乌头、砒霜。(中医方剂大辞典)(26)麝香、蝉壳、猪牙皂荚、芦荟、人中白、青黛。(中医方剂大辞典)(27)麝香、使君子、无食子。(中医方剂大辞典)(28)麝香、胡黄连、芦荟、青橘皮、使君子。(中医方剂大辞典)(29)麝香、牛黄、杏仁、丹砂、芍药、白茯苓、真珠、甘遂、巴豆、牡蛎、虎睛。(中医方剂大辞典)(30)麝香、石胆、腻粉、杏仁、香鼠、巴豆。(中医方剂大辞典)(31)麝香、牛黄、藜芦、赤朱、鬼臼、当归、蜈蚣、芍药、雄黄、白茯苓、桔梗、金牙、桂、人参、干姜、吴茱萸、贯众、丹砂、鬼箭羽、巴豆、蜥蜴、獭肝。(中医方剂大辞典)(32)麝香、蜥蜴、鹳骨、羖羊鼻、干姜、鸡屎白、巴豆、芫青、藜芦、鬼臼、丹砂、桂。(中医方剂大辞典)(33)黄连、白芜荑、干虾蟆、干漆、雷丸、定粉。(中医方剂大辞典)(34)麝香、胡黄连、丹砂。(中医方剂大辞典)(35)麝香、甘遂、芫花、人参。(中医方剂大辞典)(36)麝香、丹砂、木香、厚朴、肉豆蔻、槟榔末、半夏、桂、乳香、丁香。(中医方剂大辞典)(37)麝香、猪苓、朴硝、荛花、芫花、大黄、商陆、甘遂。(中医方剂大辞典)(38)麝香、龙脑、丹砂、雄黄、木香、赤箭、牛黄、白花蛇肉、乌蛇肉、干蝎、羚羊角、天南星、麻黄、白附子、天麻、防风、零陵香叶、藿香叶、天雄。(中医方剂大辞典)(39)麝香、虎睛、防风、龙齿、黄芩、铁粉、鬼臼、人参、大黄、牛黄、秦艽、雄黄、独活、凝水石、茯神、石膏、天雄、升麻、远志、白鲜皮、露蜂房、细辛、贯众、鬼箭羽、蛇蜕、金箔、银箔。(中医方剂大辞典)(40)麝香、秦艽、独活、白术、槟榔。(中医方剂大辞典)(41)麝香、龙脑、木香、蛴螬、壁虎、地龙、乳香、草乌头。(中医方剂大辞典)(42)麝香、牛黄、防风、乌蛇、干蝎、干姜、桂、乌头、丹砂、天南星。(中医方剂大辞典)(43)麝香、胡黄连、牛黄、朱砂、青黛、夜明沙、瓜蒂、蟾酥、熊胆。(中医方剂大辞典)(44)麝、熊胆、赤茯苓、款冬花、杏仁、胡黄连、芦荟、京三棱、桂心、川大黄、木香、槟榔。(中医方剂大辞典)(45)麝香、青黛、雷丸、鹤虱、贯众、黄连、扁豆。(中医方剂大辞典)(46)麝香、虾蟆、砒霜、蝉壳、蜗牛、蛇蜕皮。(中医方剂大辞典)(47)麝香、巴豆。(中医方剂大辞典)(48)麝香、铁粉、鳖甲、黄连、虾蟆。(中医方剂大辞典)(49)麝香、朱砂、芦荟、雄黄、母丁香、鹤虱、白矾灰、密佗僧、没药、龙胆、地龙、熊胆、肉豆蔻、黄连、定粉、艾叶、蟾酥。(中医方剂大辞典)(50)麝香、牛黄、蜗牛子、皂荚子、皂荚针、薄荷、雄鸽粪。(中医方剂大辞典)(51)麝香、肉豆蔻、朱砂、五灵脂、蜣螂、干蟾、夜明沙、地龙、白矾灰。(中医方剂大辞典)(52)麝香、芦荟、蝉酥、皂荚、蛇蜕皮、粉霜、蝙蝠、朱砂。(中医方剂大辞典)(53)麝香、蟾酥、香瓜儿、蛇尾、蛇蜕皮灰、瓜蒂、黄连、熊胆。(中医方剂大辞典)(54)麝香、人中白。(中医方剂大辞典)(55)麝香、胡黄连、芦荟、肉豆蔻、槟榔、夜明沙、青橘皮、朱砂、干蟾。(中医方剂大辞典)(56)麝香、赤茯苓、熊胆、胡黄连、槟榔、芦荟、京三棱、当归、木香、桂心、川大黄。(中医方剂大辞典)(57)麝香、熊胆、蚺蛇胆、牛黄、赤小豆、蟾酥。(中医方剂大辞典)(58)麝香、牛黄、白附子、犀角屑、半夏、蟾酥、猪胆、天浆子。(中医方剂大辞典)(59)麝香、丁香、杏仁。(中医方剂大辞典)(60)麝香、阿魏、五灵脂、没药、蓬莪茂、芫花、京三棱、桂心、木香、当归、桃仁、槟榔。(中医方剂大辞典)(61)麝香、木香、当归、附子、香墨、防葵、硇砂、朱砂、巴豆、吴茱萸。(中医方剂大辞典)(62)麝香、干姜、蠹虫粪、葵茎、白矾、虾蟆。(中医方剂大辞典)(63)麝香、蜗牛子、灶突墨、道人头、汉椒。(中医方剂大辞典)(64)麝香、鹿茸。(中医方剂大辞典)(65)麝香、绿豆、朱砂、巴豆。(中医方剂大辞典)(66)麝香、犀角屑、雄黄、甘遂、巴豆、朱砂。(中医方剂大辞典)(67)麝香、朱砂、砒霜、恒山、鳖甲、虎头骨、甘草、川大黄。(中医方剂大辞典)(68)麝香、金箔、黄丹、朱砂、砒霜。(中医方剂大辞典)(69)麝香、木香、槟榔、五灵脂、陈橘皮、巴豆、硫黄。(中医方剂大辞典)(70)麝香、蓬莪术、革薢、芫花、神曲、大麦蘖、鳖甲、干漆、京三棱。(中医方剂大辞典)(71)麝香、牛膝、犀角屑。(中医方剂大辞典)(72)麝香、槟榔、陈橘皮、肉豆蔻、吴茱萸、木香。(中医方剂大辞典)(73)麝香、杏仁、川升麻、黄芩、浮萍草、零陵香、甘草、寒水石、黄连。(中医方剂大辞典)(74)麝香、巴豆、细辛末。(中医方剂大辞典)(75)麝香、胡椒、甘松香、雄黄。(中医方剂大辞典)(76)麝香、雄黄、朱砂、地龙、白附子、芫花、斑蝥、狼毒。(中医方剂大辞典)(77)麝香、龙脑、牛黄、雄黄、犀角屑、桂心、羌活、腻粉、白花蛇、白附子、独活、晚蚕蛾、附子、蔓荆子、防风、白僵蚕、干蝎、天麻、芎䓖、白蒺藜、半夏、朱砂、乳香、羚羊角屑、麻黄。(中医方剂大辞典)(78)麝香、猪苓、川芒硝、柴胡、芫花、川大黄、栀子仁。(中医方剂大辞典)(79)麝香、阿魏、干蝎、桃仁。(中医方剂大辞典)(80)麝香、芦荟、胡黄连末。(中医方剂大辞典)(81)光明沙、麝香、丁香、曾青、大黄、黄芩、朴硝、葶苈子、甘草、巴豆。(中医方剂大辞典)(82)麝香、附子、雄黄、丹砂、干姜。(中医方剂大辞典)

麝香大王膏 she xiang da wang gao

【英文名】She Xiang Da Wang Plaster

【组成】麝香、吴茱萸。

麝香丹 she xiang dan

【英文名】She Xiang Pellet

【组成】(1)人参、胡黄连、钩藤、赤芍药。(中医方剂大辞典)(2)紫苏子、五味子、半夏、胡黄连、干蟾、麝香、芦荟、朱砂。(中医方剂大辞典)

麝香丹砂丸 she xiang dan sha wan

【英文名】She Xiang Dan Sha Pill

【异名】麝香丹砂丹(中医方剂大辞典、医部全录)

【组成】麝香、丹砂、麦门冬、龙脑、木香、丁香、犀角末、甘草、人参、天南星、藿香、防风、黄芪。(中医方剂大辞典)

麝香乌龙丸 she xiang wu long wan

【英文名】She Xiang Wu Long Pill

【组成】天麻、苍术、白蒺藜、地龙、没药、木鳖子、川芎、羌活、白僵蚕、五灵脂、防风、香白芷、乳香、川乌头、草乌头、白胶香、全蝎、麝香、脑子。(中医方剂大辞典)

麝香六神膏 she xiang liu shen gao

【英文名】She Xiang Liu Shen Ointment

【组成】麝香、白花蛇头、蜈蚣、乌蛇尾、全蝎、棘刚子。(中医方剂大辞典)

麝香匀气丸 she xiang yun qi wan

【英文名】She Xiang Yun Qi Pill

【组成】麝香、朱砂、木香、肉豆蔻仁、厚朴、乳香、槟榔、桂、半夏饼子。(中医方剂大辞典)

麝香化积丹 she xiang hua ji dan

【英文名】She Xiang Hua Ji Pellet

【组成】红豆蔻、三棱、厚朴、砂仁、莪术、公丁香、元胡、香附、沉香、木香、冰片、麝香、红花、桃仁、归尾、五灵脂。(中医方剂大辞典)

麝香双丸 she xiang shuang wan

【英文名】She Xiang Shuang Pill

【组成】麝香、牛黄、黄连、桂心、雄黄、乌贼鱼骨、丹砂、附子、巴豆、特生礜石、蜈蚣。(中医方剂大辞典)

麝香天麻丸 she xiang tian ma wan

【英文名】She Xiang Tian Ma Pill

【组成】(1)天麻、芎䓖、防风、甘菊花、麝香、天南星。(中医方剂大辞典)(2)麝香、天麻、天南星、白附子、羌活、赤茯苓、干蝎、丹砂、防风、桂、蝉蜕、乌蛇、铅霜。(中医方剂大辞典)(3)紫背干浮萍草、麻黄、防风、天麻、没药、朱砂、安息香、乳香、麝香、血竭、槐胶。(中医方剂大辞典)

麝香心脑乐 she xiang xin nao le

【英文名】She Xiang Xin Nao Le Tablet

【组成】麝香、冰片、人参、三七、丹参、淫羊藿、葛根、红花、郁金。(吉卫药字(1985)18号)

麝香心脑乐片 she xiang xin nao le pian

【英文名】She Xiang Xin Nao Le Tablet

【组成】丹参、三七、红花、淫羊藿、葛根、郁金、冰片、麝香、人参茎叶总皂甙。(药品标准－中药成方制剂标准 1997)

麝香木香丸 she xiang mu xiang wan

【英文名】Se Xiang Mu Xiang Pill

【组成】炙乳香、炙没药、孩儿茶、血竭、巴豆霜、桑白皮、广木香、麝香。(江苏中医 1957,(2))

麝香止痛贴膏 she xiang zhi tong tie gao

【英文名】She Xiang Zhi Tong Plaster

【组成】麝香、川乌、草乌、皮子药、当归、川芎、白芷、泽兰、干姜、红花、桃仁、乳香、没药、冰片、薄荷脑、水杨酸甲酯。(药品标准－中药成方制剂标准 1990)

麝香牛黄丸 she xiang niu huang wan

【英文名】She Xiang Niu Huang Pill

【组成】牛黄、麝香、蝎梢、乳香、没药、蜈蚣、花蛇肉、天南星、草乌、天麻、防风、雄黄、朱砂。(中医方剂大辞典)

麝香风湿片 she xiang feng shi pian

【英文名】She Xiang Feng Shi Tablet

【组成】麝香、乌梢蛇、全虫、地龙。

麝香风湿油 she xiang feng shi you

【英文名】Se Xiang Feng Shi Oil

【组成】麝香等。(实用中西医结合杂志 1993,6(9))

麝香风湿胶囊 she xiang feng shi jiao nang

【英文名】She Xiang Feng Shi Capsule

【组成】制川乌、全蝎、地龙、黑豆、蜂房、麝香、乌梢蛇。(药品标准－中药成方制剂标准 1991)

麝香风湿跌打膏 she xiang feng shi die da gao

【英文名】She Xiang Feng Shi Die Da Plaster

【组成】乳香、没药、禹白附、高良姜、肉桂、红花、川断、独活、羌活、丁香、川芎、冬青油、莪术、冰片、薄荷脑、麝香。(药品标准－中药成方制剂标准 1998)

麝香平气丸 she xiang ping qi wan

【英文名】She Xiang Ping Qi Pill

【组成】麝香、木香、沉香、丁香、肉豆蔻、丹砂、槟榔、桂、厚朴、乳香、半夏。(中医方剂大辞典)

麝香玉线子 she xiang yu xian zi

【英文名】She Xiang Yu Xian Medicated Thread

【组成】豆粉、信、枯白矾。(中医方剂大辞典)

麝香生肌散 she xiang sheng ji san

【英文名】She Xiang Sheng Ji Powder

【组成】麝香、青黛、乳香、轻粉、五色龙骨、苦葫芦瓢。(中医方剂大辞典)

麝香白牙散 she xiang bai ya san

【英文名】She Xiang Bai Ya Powder

【组成】石膏、细辛、刺蒺藜、青盐、三柰子、丁香、甘松、檀香、白芷。(中医方剂大辞典)

麝香伤湿解痛膏 she xiang shang shi jie tong gao

【英文名】She Xiang Shang Shi Jie Tong Plaster

【组成】麝香、伤湿解痛流浸膏、芸香浸膏、颠茄流浸膏、冰片、薄荷脑、樟脑、二甲苯麝香、水杨酸甲酯、盐酸苯海拉明。(药品标准－中药成方制剂标准 1996)

麝香关节止痛膏 she xiang guan jie zhi tong gao

【英文名】She Xiang Guan Jie Zhi Tong Plaster

【组成】麝香、樟脑、辣椒流浸膏、颠茄流浸膏、水杨酸甲酯、盐酸苯海拉明。(药品标准－中药成方制剂标准 1991)

麝香回阳膏 she xiang hui yang gao

【英文名】She Xiang Hui Yang Plaster

【组成】麝香、梅片、红花、儿茶、乳香、没药、黄连、黄柏、白芷、血竭、独角莲、自然铜、黄芩。(中医方剂大辞典)

麝香壮骨膏 she xiang zhuang gu gao

【英文名】She Xiang Zhuang Gu Plaster

【组成】药材浸膏、麝香、薄荷脑、水杨酸甲酯、豹骨、硫酸软骨素、冰片、盐酸苯海拉明、樟脑。(药品标准－中药成方制剂标准 1996)

麝香安中丸 she xiang an zhong wan

【英文名】She Xiang An Zhong Pill

【组成】甘松叶、益智、丁香皮、香附、莪术、南木香、麝香。(中医方剂大辞典)

麝香朱砂丸 she xiang zhu sha wan

【英文名】She Xiang Zhu Sha Pill

【组成】(1)雄黄、朱砂、麝香。(中医方剂大辞典)(2)烧寒水石、马牙硝、南硼砂、铅白霜、龙脑、麝香、甘草、朱砂。(中医方剂大辞典)

麝香汤 she xiang tang

【英文名】She Xiang Decoction

【组成】(1)半夏、黄芪、甘草、干姜、桂。(中医方剂大辞典)(2)麝香、木香、人参、沉香、赤茯苓、丁香。(中医方剂大辞典)(3)麝香、五灵脂。(中医方剂大辞典)(3)麝香、木香、桃仁、吴茱萸、槟榔。(中医方剂大辞典)

麝香佛手散 she xiang fo shou san

【英文名】She Xiang Fo Shou Powder

【组成】人牙、麝香。(中医方剂大辞典)

麝香抗栓丸 she xiang kang shuan wan

【英文名】She Xiang Kang Shuan Pill

【组成】麝香、羚羊角、三七、天麻、全蝎、乌梢蛇、红花、地黄、大黄、葛根、川芎、僵蚕、水蛭、黄芪、胆南星、地龙、赤芍、当归、豨莶草、忍冬藤、鸡血藤、络石藤。(药品标准-中药成方制剂标准 1995)

麝香杏仁散 she xiang xing ren san

【英文名】She Xiang Xing Ren Powder

【组成】麝香、杏仁。(中医方剂大辞典)

麝香没药散 she xiang mo yao san

【英文名】She Xiang Mo Yao Powder

【组成】麝香、没药、败龟、牡丹皮、芍药、骨碎补、麒麟竭、枳壳、当归、甜瓜子、虎骨、自然铜。(中医方剂大辞典)

麝香芦荟丸 she xiang lu hui wan

【英文名】She Xiang Lu Hui Pill

【组成】胡黄连、使君子肉、芦荟、鹤虱、虾蟆、肉豆蔻、槟榔、朱砂、麝香。(中医方剂大辞典)

麝香苏合丸 she xiang su he wan

【英文名】She Xiang Su He Pill

【组成】苏合香油、安息香、丁香、青木香、白檀香、沉香、荜拨、香附米、诃子、乌犀、朱砂、薰陆香、麝香。(中医方剂大辞典)

麝香苏合香丸 she xiang su he xiang wan

【英文名】She Xiang Su He Xiang Pill

【组成】白术、青木香、乌犀屑、香附子、朱砂、诃黎勒、白檀香、安息香、沉香、麝香、丁香、荜拨、苏合香油、熏陆香。(中医方剂大辞典)

麝香进食丸 she xiang jin shi wan

【英文名】She Xiang Jin Shi Pill

【组成】麝香、当归、枳壳、木香、代赭石、朱砂、巴豆。(中医方剂大辞典)

麝香间玉散 she xiang jian yu san

【英文名】She Xiang Jian Yu Powder

【组成】酸石榴皮、诃子、升麻、绿矾、何首乌、青盐、百药煎、五倍子、没石子、白茯苓、细辛、石胆矾、荷叶灰、白檀、川芎、白芷、甘松、零陵香、茴香、藿香叶、猪牙皂角灰、木鳖子、荜拨、青黛、麝香、脑子。(中医方剂大辞典)

麝香饮 she xiang yin

【英文名】She Xiang Decoction

【组成】柴胡、阿魏、甘草、青蒿、桃仁、柳枝、金樱枝、薤白、葱白、槟榔。(中医方剂大辞典)

麝香乳 she xiang ru

【英文名】She Xiang Decoction

【异名】麝香饮(中医方剂大辞典、普济方)

【组成】麝香。(中医方剂大辞典)

麝香刷牙散 she xiang shua ya san

【英文名】She Xiang Shua Ya Powder

【组成】麝香、升麻、黄连、白豆蔻、羊胫骨灰、草豆蔻、归身、防己、人参、生地、熟地、没石子、五倍子。(中医方剂大辞典)

麝香奇应丸 she xiang qi ying wan

【英文名】She Xiang Qi Ying Pill

【组成】麝香、冰片、大黄、胡黄连、香墨、儿茶、熊胆、玄明粉。(药品标准-中药成方制剂标准 1997)

麝香定喘膏 she xiang ding chuan gao

【英文名】She Xiang Ding Chuan Ointment

【组成】白芥子、玄胡、麝香等。(中国医药学报 1989,4(1))

麝香宝珍膏 she xiang bao zhen gao

【英文名】She Xiang Bao Zhen Plaster

【组成】麝香、芸香膏、乳香、没药、公丁香、檀香、山柰、独活、排草灵、川芎、姜黄、白芷、细辛、羌活、骨碎补、五加皮、大黄、马钱子等。(陕西中医 1985,6(12))

麝香抱龙丸 she xiang bao long wan

【英文名】She Xiang Bao Long Pill

【组成】天竺黄、胆南星、麝香、辰砂、雄黄。(中医方剂大辞典)

麝香拔毒膏 she xiang ba du gao

【英文名】She Xiang Ba Du Plaster

【组成】天南星、当归、白芷、赤芍、粉甘草、肉桂、母丁香、血竭、没药、乳香、冰片、麝香。(中医方剂大辞典)

麝香拔湿膏 she xiang ba shi gao

【英文名】She Xiang Ba Shi Plaster

【组成】麝香、樟脑、冰片、肉桂油、薄荷脑、水杨酸甲酯、麝香草脑、盐酸苯海拉明、颠茄流浸膏。(药品标准-中药成方制剂标准 1997 年)

麝香狗皮膏 she xiang gou pi gao

【英文名】She Xiang Gou Pi Plaster

【组成】大黄、防风、玄参、黄芩、当归、白芷、地黄、羌活、荆芥、木鳖子、牡丹皮、乌药、黄柏、赤芍、干姜、独活、官桂、阿魏、没药、乳香、丁香、肉桂、川木香、麝香。(药品标准-中药成方制剂标准 1993)

麝香矾雄散 she xiang fan xiong san

【英文名】She Xiang Fan Xiong Powder

【组成】胆矾、雄黄、麝香、龙骨。(中医方剂大辞典)

麝香虎骨散 she xiang hu gu san

【英文名】She Xiang Hu Gu Powder

【组成】虎胫骨、败龟版、麒麟竭、赤芍药、没药、自然铜、白附子、苍耳子、当归、防风、骨碎补、肉桂、白

芷、牛膝、五加皮、川羌活、槟榔、川天麻。(中医方剂大辞典)

麝香虎骨膏 she xiang hu gu gao

【英文名】She Xiang Hu Gu Plaster

【组成】麝香、虎骨。((88)吉卫药准字第430087号)

麝香金蟾丸 she xiang jin chan wan

【英文名】She Xiang Jin Chan Pill

【组成】黄连、黄柏、青皮、陈皮、三棱、莪术、槟榔、鹤虱、芜荑、川楝子、苦楝根。(中医方剂大辞典)

麝香青金丸 she xiang qing jin wan

【英文名】She Xiang Qing Jin Pill

【组成】天麻、白附子、蝎梢、青黛、乌蛇、麝香、朱砂、天竺黄。(中医方剂大辞典)

麝香青饼子 she xiang qing bing zi

【英文名】She Xiang Qing Medicated Diet

【组成】青黛、天麻、全蝎、麝香、白附子。(中医方剂大辞典)

麝香活血化瘀膏 she xiang huo xue hua yu gao

【英文名】She Xiang Huo Xue Hua Yu Plaster

【组成】麝香、三七、红花、丹参、硼酸、樟脑、血竭、尿素、颠茄流浸膏、盐酸苯海拉明、盐酸普鲁卡因。(药品标准－中药成方制剂标准1993)

麝香祛风湿油 she xiang qu feng shi you

【英文名】She Xiang Qu Feng Shi Oil

【组成】麝香、水杨酸甲酯、血竭、薄荷油、乳香、肉桂油、没药、丁香罗勒油、桉油。(药品标准－中药成方制剂标准1998)

麝香祛风湿膏 she xiang qu feng shi gao

【英文名】She Xiang Qu Feng Shi Plaster

【组成】麝香、血竭、乳香、没药、水杨酸甲酯、桉油、薄荷脑、桂皮油、丁香罗勒油、樟脑、冰片、颠茄浸膏、麝香草脑、盐酸苯海拉明。(药品标准－中药成方制剂标准1998)

麝香祛痛搽剂 she xiang qu tong cha ji

【英文名】She Xiang Qu Tong Liniment

【组成】麝香、红花、樟脑、独活、冰片、血竭、薄荷脑、地黄、三六。(药品标准－中药成方制剂标准1998)

麝香茶芽散 she xiang cha ya san

【英文名】She Xiang Cha Ya Powder

【组成】茶芽、川芎、细辛、荆芥、川乌、甘草、麝香。(中医方剂大辞典)

麝香荜澄茄丸 she xiang bi cheng qie wan

【英文名】She Xiang Bi Cheng Qie Pill

【组成】麝香、硫黄、硇砂、石斛、荜澄茄、茴香子、补骨脂、木香、何首乌、丁香、肉豆蔻、桂、当归、吴茱萸、槟榔。(中医方剂大辞典)

麝香虾蟆丸 she xiang xia ma wan

【英文名】She Xiang Xia Ma Pill

【组成】虾蟆、诃黎勒、胡黄连、黄连、芦荟、熊胆、丁香、丹砂、麝香。(中医方剂大辞典)

麝香轻骨丹 she xiang qing gu dan

【英文名】She Xiang Qing Gu Pellet

【组成】川乌、草乌、防风、白胶香、独活、全蝎、海桐皮、蜈蚣、羌活、真麝。(中医方剂大辞典)

麝香轻粉散 she xiang qing fen san

【英文名】She Xiang Qing Fen Powder

【组成】(1)轻粉、麝香、乳香、没药、白矾。(中医方剂大辞典)(2)乳香、没药、五倍子、白芷、赤芍、轻粉、国丹、赤石脂、麝香、血竭、槟榔、宣郎、当归、海螵蛸。(中医方剂大辞典)(3)乳香、白矾、轻粉、麝香。(中医方剂大辞典)

麝香追风膏 she xiang zhui feng gao

【英文名】She Xiang Zhui Feng Plaster

【组成】麝香、独活、香加皮、海风藤、苏木、海桐皮、延胡索、生川乌、生草乌、威灵仙、血竭、木香、乳香、没药、乌药、红花、当归、熟地黄、地黄、麻黄、牛膝、薄荷脑、冰片、樟脑、桉油、肉桂油、丁香罗勒油、水杨酸甲酯。(药品标准－中药成方制剂标准1998)

麝香闾茹散 she xiang lv ru san

【英文名】She Xiang Lv Ru Powder

【组成】麝香、水银、轻粉、闾茹。(中医方剂大辞典)

麝香面膏 she xiang mian gao

【英文名】She Xiang Mian Plaster

【组成】麝香、猪胆、蔓菁子、酥、栝蒌瓤、桃仁。(中医方剂大辞典)

麝香饼 she xiang bing

【英文名】She Xiang Pill

【组成】麝香、蝎尾、蜈蚣、南星、川芎、白花蛇、乳香、铁粉、朱砂、牛黄。(中医方剂大辞典)

麝香饼子 she xiang bing zi

【英文名】She Xiang Medicated Diet

【异名】除风膏(中医方剂大辞典、卫生总微)

【组成】(1)全蝎、乳香、朱砂、雄黄、白花蛇、天南星、乌蛇、白僵蚕、附子、麝香。(中医方剂大辞典)(2)乌梢蛇、蝎梢、白附子、天南星、白僵蚕、乳香、朱砂、天浆子、麝香、金箔。(中医方剂大辞典)(3)川乌头、天南星、干蝎梢、白花蛇、干赤头蜈蚣、铁粉、乳香、牛黄、好真麝香。(中医方剂大辞典)

麝香宽中丸 she xiang kuan zhong wan

【英文名】She Xiang Kuan Zhong Pill

【组成】沉香、香附子、缩砂仁、甘松、姜黄、木香、陈橘皮、甘草、白檀香、麝香。(中医方剂大辞典)

麝香海马追风膏 she xiang hai ma zhui feng gao

【英文名】She Xiang Hai Ma Zhui Feng Plaster

【组成】生马钱子、荆芥、当归、红花、怀牛膝、木瓜、防己、赤芍、防风、甘草、川芎、天麻、杜仲、没药、肉桂、乳香、海马、樟脑、人工麝香、冰片、水杨酸甲酯。(药品标准－中药成方制剂标准 1998)

麝香涂方 she xiang tu fang

【英文名】She Xiang Liniment

【组成】麝香、雌黄。(中医方剂大辞典)

麝香调中丸 she xiang tiao zhong wan

【英文名】She Xiang Tiao Zhong Pill

【组成】麝香、当归、白术、人参、南木香、甘草、青皮、陈皮、茯苓。(中医方剂大辞典)

麝香透毒散 she xiang tou du san

【英文名】She Xiang Tou Du Powder

【组成】桔梗、蝉蜕、连翘、木通、甘草、全蝎、僵蚕、芥穗、防风、粉葛、牛蒡子、花粉、红花、冰片、牛黄、麝香、蟾酥。(中医方剂大辞典)

麝香接骨丹 she xiang jie gu dan

【英文名】She Xiang Jie Gu Dan Pellet

【组成】麝香、三七、血竭、乳香、没药、藏红花、朱砂、骨碎补。(吉卫药准字(96)7011)

麝香接骨胶囊 she xiang jie gu jiao nang

【英文名】She Xiang Jie Gu Capsule

【组成】赤芍、麻黄、牛膝、当归、没药、黄瓜子、血竭、朱砂、土鳖虫、续断、红花、川芎、儿茶、硼砂、马钱子、三七、骨碎补、桂枝、苏木、乳香、自然铜、麝香。(药品标准－中药成方制剂标准 1991)

麝香救疫散 she xiang jiu yi san

【英文名】She Xiang Jiu Yi Powder

【组成】麝香、冰片、牛黄、朱砂、牙皂、藿香、半夏、薄荷、广皮、贯仲、防风、枯矾、白芷、甘草、茅术。(中医方剂大辞典)

麝香猪胆丸 she xiang zhu dan wan

【英文名】She Xiang Zhu Dan Pill

【组成】胡黄连、黄连、川芎、没石子、麝香、使君子仁、川楝子肉、芜荑仁。(中医方剂大辞典)

麝香痔疮栓 she xiang zhi chuang shuan

【英文名】She Xiang Zhi Chuang Suppository

【组成】麝香等。(武卫药政字(1985)135 号)

麝香绵灰散 she xiang mian hui san

【英文名】She Xiang Mian Hui Powder

【组成】寒蚕绵、麝香。(中医方剂大辞典)

麝香绵灰煎 she xiang mian hui jian

【英文名】She Xiang Mian Hui Pill

【组成】麝香、绵灰、乳香、防己、阿胶、甘草。(中医方剂大辞典)

麝香鹿茸丸 she xiang lu rong wan

【英文名】She Xiang Lu Rong Pill

【组成】(1)熟地黄、山药、杜仲、鹿茸、北五味子、肉苁蓉、牛膝、沉香、麝香。(中医方剂大辞典)(2)当归、鹿茸、鹿角霜、麝香、肉苁蓉、附子。(中医方剂大辞典)(3)鹿茸、熟地、沉香、麝香。(中医方剂大辞典)(4)鹿茸、熟干地黄、附子、牛膝、杜仲、五味子、山药、肉苁蓉。(中医方剂大辞典)

麝香鹿茸膏 she xiang lu rong gao

【英文名】She Xiang Lu Rong Plaster

【组成】鹿茸、马钱子、防风、川乌、草乌、乌蛇、黄明胶、透骨草、蜈蚣、苍耳虫、樟脑、麝香。(山东中医杂志 1991,10(1))

麝香散 she xiang san

【英文名】She Xiang Powder

【异名】九仙膏(中医方剂大辞典、普济方);接骨散(中医方剂大辞典、三因);麝香膏(中医方剂大辞典、鸡峰);信效散(中医方剂大辞典、普济方);沉香散(中医方剂大辞典、婴童百问)

【组成】(1)麝香、生犀角、青木香。(中医方剂大辞典)(2)麝香、雄黄、芫花、甘遂。(中医方剂大辞典)(3)麝香、牛黄、生犀角。(中医方剂大辞典)(4)麝香、芫花、甘遂。(中医方剂大辞典)(5)麝香、雄黄、丹砂、犀角、羚羊角、青葙子、黄连、升麻、桃仁、贝齿。(中医方剂大辞典)(6)麝香、水蛭。(中医方剂大辞典)(7)麝香、熏陆香、青木香、鸡舌香。(中医方剂大辞典)(8)麝香。(中医方剂大辞典)(9)麝香、轻粉、定粉、粉霜、巴豆、白丁香。(中医方剂大辞典)(10)桑螵蛸、麝香。(中医方剂大辞典)(11)真麝香、冰片、黄连。(中医方剂大辞典)(12)麝香、突厥白、密佗僧、蜣螂、石灰、青蒿心、腻粉、硫黄。(中医方剂大辞典)(13)麝香、朱砂、蛇蜕皮。(中医方剂大辞典)(14)丁香、肉桂、乳香、没药、附子、细辛、良姜、川乌、草乌、麝香。(中医方剂大辞典)(15)麝香、甘草、辰砂、木香、人参、茯神、桔梗、柴胡、远志。(中医方剂大辞典)(16)麝香、黄矾、青矾。(中医方剂大辞典)(17)上好咸土、麝香。(中医方剂大辞典)(18)全蝎、麝香、细辛。(中医方剂大辞典)(19)铜绿、绿豆粉、胆矾、脑子。(中医方剂大辞典)(20)蜘蛛、坯子胭脂、麝香。(中医方剂大辞典)(21)尿咸、麝香。(中医方剂大辞典)(22)麝香、芦荟、没石子、胡黄连、地榆、龙齿。(中医方剂大辞典)(23)麝香、矾、五倍子。(中医方剂大辞典)(24)麝香、黄蘖、青黛、雄黄。(中医方剂大辞典)(25)麝香、雄黄、白龙骨、芦荟、密佗僧、石胆、干蟾。(中医方剂大辞典)(26)麝香、黄丹。(中医方剂大辞典)(27)香附子、川椒目、苍术、麝香。(中医方剂大辞典)(28)真麝、真香油。(中医方剂大辞典)(29)香附、铜青、麝香。(中医方剂大辞典)(30)茯苓、沉香、丁香、木香、藿香、厚朴、甘草、麝香。(中医方剂大辞典)(31)麝香、雄黄、芦荟、白龙骨、密佗僧、石胆、干蟾。(中医方剂大辞典)(32)麝香、辰砂。(中医方剂大辞典)(33)麝香、牛黄、朱砂、龙齿、麒麟竭。(中医方剂大辞典)(34)麝香、雄黄、半夏。(中医方剂大辞典)(35)猫毛、麝香。(中医方剂大辞典)(36)威灵仙、干漆、雄黄、麝香。(中医方剂大辞典)(37)麝香、夜明砂。(中医方剂大辞典)(38)麝香、白矾、胆矾、皂荚、猪胆、腻粉。(中医方剂大辞典)(39)麝香、黄连。(中医方剂大辞典)(40)麝香、乌鸦毛、虎粪。(中医方剂大辞典)(41)麝香、槐花、荆芥穗、千针草、硇砂。(中医方剂大辞典)(42)麝香、田螺。(中医方剂大辞典)(43)麝香、丁香、木香、紫檀香、乳香、没药。(中医方剂大辞典)(44)麝香、草乌头。(中医方剂大辞典)(45)麝香、蒺藜子、紫背荷叶。(中医方剂大辞典)(46)栝蒌、麝香末。(中医方剂大辞典)(47)海螵蛸、龙骨、白矾、麝香、黄丹、乳香。(中医方剂大辞典)(48)胆矾、川芎、缩砂、绿矾、龙骨、麝香。(中医方剂大辞典)(49)麝香、雄黄、升麻、白矾。(中医方剂大辞典)(50)白矾、轻粉、麝香、蛴螬。(中医方剂大辞典)(51)细腻荞面、青盐。(中医方剂大辞典)(52)赤脚蜈蚣、川乌尖、麝香。(中医方剂大辞典)(53)硇砂、砒、麝香。(中医方剂大辞典)(54)蚕退纸、晚蚕沙、茧黄、白僵蚕。(中医方剂大辞典)(55)麝香、血竭、猬皮。(中医方剂大辞典)(56)麝香、麒麟竭、密陀僧。(中医方剂大辞典)(57)麝香、硇砂、细辛、青黛、升麻。(中医方剂大辞典)(58)麝香、白矾、蒲黄、细辛、丁香、附子、青黛。(中医方剂大辞典)(59)麝香、定粉、黄蜡。(中医方剂大辞典)(60)麝香、皂荚。(中医方剂大辞典)(61)麝香、干虾蟆、黄蘗、甘草、母丁香、甜瓜蒂、石胆。(中医方剂大辞典)(62)麝香、胡黄连、槟榔。(中医方剂大辞典)(63)麝香、细辛、干姜、莙荙根。(中医方剂大辞典)(64)乌雌鸡、麝香、獭肝。(中医方剂大辞典)(65)麝香、干蚯蚓、干虾蟆。(中医方剂大辞典)(66)麝香、乳香、白龙骨、定粉、乌鱼骨、槟榔、密佗僧、寒水石、黄丹。(中医方剂大辞典)(67)麝香、枳壳、白丁香。(中医方剂大辞典)(68)青黛、款冬花、麝香。(中医方剂大辞典)(69)直雀屎、斑蝥、脑麝。(中医方剂大辞典)(70)枯白矾、黄丹、麝香。(中医方剂大辞典)(71)白矾、青黛、胡黄连、芦荟、虾蟆、麝香。(中医方剂大辞典)(72)人参、白茯苓、芎劳、麝香、藿香叶、黛陆香、辰砂、丁香。(中医方剂大辞典)(73)麝香、铜绿、白及、白敛、白矾。(中医方剂大辞典)(74)寒水石、腻粉、麝香。(中医方剂大辞典)(75)牛蒡子、犀角屑、细辛、黑参、麻黄、白花蛇、丹参、沙参、独活、人参、藁本、羌活、防风、甘菊花、全蝎、白僵蚕、海桐皮、败龟、天竺黄、天麻、赤箭牛膝、白附子、石斛、阿胶、虎骨、槐实、半夏、槟榔、酸枣仁、肉桂、朱砂、麝香、龙脑。(中医方剂大辞典)(76)麝香、甘草、东引桃枝、青蒿、东引柳枝、石榴枝、犀角、阿魏、柴胡、葱白、薤白。(中医方剂大辞典)(77)麝香、滑石末、人中白。(中医方剂大辞典)(78)麝香、鳖甲、丹砂、甘草、大黄、常山。(中医方剂大辞典)(79)麝香、没药、乳香、虎牙、蜈蚣、天麻。(中医方剂大辞典)(80)麝香、干蝎。(中医方剂大辞典)(81)沉香、白术、人参、肉豆蔻、槟榔、木香、官桂、陈橘皮、枳壳、荆三棱、草豆蔻、厚朴、丁香、诃子、茯苓、益智、青橘皮、蓬莪术、甘草、干姜、郁李仁。(中医方剂大辞典)(82)黄连、铜绿、麝香、水银。(中医方剂大辞典)(83)麝香、猪牙皂角、腻粉、密佗僧、白矾、苦楝根白皮、绿矾、水银、黄柏。(中医方剂大辞典)(84)乱发灰、鹿角屑、麝香。(中医方剂大辞典)(85)郁香、革薢、苦楝根。(中医方剂大辞典)(86)麝香、蚺蛇胆、黄矾、芦荟。(中医方剂大辞典)(87)麝香、鸽粪。(中医方剂大辞典)(88)麝香、木香、沉香、独活、桑寄生、射干、犀角屑、川大黄、甘草。(中医方剂大辞典)(89)麝香、黄丹、定粉、蛇蜕皮灰、夜明沙、芦荟、蜗牛壳、诃黎勒、黄连、没石子。(中医方剂大辞典)(90)白矾、白龙骨、麝香。(中医方剂大辞典)(91)麝香、石胆、莨菪子、人粪灰、莽草、雄黄、地龙。(中医方剂大辞典)(92)麝香、腻粉、牛黄、干蝎、白附子。(中医方剂大辞典)(93)麝香、驴前背交脊上上会中毛。(中医方剂大辞典)(94)麝香、乌驴蹄护干、乱发、干漆。(中医方剂大辞典)(95)麝香、牛黄、雄黄、朱砂、龙脑、麒麟竭。(中医方剂大辞典)(96)麝香、朱砂、乌鸦毛、香墨、苏枋木、猪胎衣、鲤鱼鳞、乱发。(中医方剂大辞典)(97)麝香、皂荚子、腻粉、铅霜。(中医方剂大辞典)(98)麝香、干漆、炭皮、棕榈子、荆芥子。(中医方剂大辞典)(99)枣叶、麝香末。(中医方剂大辞典)(100)水蛇、蜗牛、麝香。(中医方剂大辞典)(101)生牛皮、燕窠土、麝香。(中医方剂大辞典)(102)人中白、石榴花、故绵灰、麝香。(中医方剂大辞典)(103)人中白、麝香。(中医方剂大辞典)(104)麝香、青矾、黄矾、白矾、芦荟、虾蟆灰。(中医方剂大辞典)(105)麝香、雄黄、白矾、石胆、川升麻。(中医方剂大辞典)(106)麝香、醋。(中医方剂大辞典)

麝香犀角丹 she xiang xi jiao dan

【英文名】She Xiang Xi Jiao Pellet

【组成】天麻、白附子、白僵蚕、乌蛇肉、犀角、朱砂、脑、麝。(中医方剂大辞典)

麝香猬皮丸 she xiang wei pi wan

【英文名】She Xiang Wei Pi Pill

【组成】鸡冠花、牛角腮、贯众、槐花、油发灰、香白芷、当归、枳壳、玄参、黄连、黄芪、防风、鳖甲、麝香、猬皮、诃子、猪左悬蹄。(中医方剂大辞典)

麝香琥珀丸 she xiang hu po wan

【英文名】She Xiang Hu Po Pill

【组成】土鳖虫、血珀末、麝香。(中医方剂大辞典)

麝香琥珀膏 she xiang hu po gao

【英文名】She Xiang Hu Po Plaster

【组成】大黄、朴硝、麝香。(中医方剂大辞典)

麝香舒活灵 she xiang shu huo ling

【英文名】She Xiang Shu Huo Ling Liquid

【组成】麝香、三七、血竭、红花、地黄、樟脑、冰片、薄荷脑。(药品标准－中药成方制剂标准 1998)

麝香舒活精 she xiang shu huo jing

【英文名】She Xiang Shu Huo Jing Liquid

【组成】樟脑、冰片、薄荷脑、红花酊、三七酊、麝香酊、血竭酊、地黄酊。(药品标准－中药成方制剂标准 1998)

麝香跌打风湿膏 she xiang die da feng shi gao

【英文名】She Xiang Die Da Feng Shi Plaster

【组成】跌打风湿流浸膏、颠茄流浸膏、白胶香、冰片、薄荷油、丁香罗勒油、樟脑、肉桂油、水杨酸甲酯、麝香。(药品标准－中药成方制剂标准 1996)

麝香跌打软膏 she xiang die da ruan gao

【英文名】She Xiang Die Da Bill Ointment

【组成】麝香、生川乌、生草乌、生半夏、生天南星、洋金花、马钱子、甘草、薄荷油、冰片。(药品标准－中药成方制剂标准 1995)

麝香雄黄散 she xiang xiong huang san

【英文名】She Xiang Xiong Huang Powder

【异名】麝香锭子(中医方剂大辞典、洞天奥旨)

【组成】(1)雄黄、硼砂、白矾、土蜂房、麝香。(中医方剂大辞典)(2)麝香、雄黄、乳香、硇砂、土蜂窝、露蜂窝。(中医方剂大辞典)

麝香黑豆丸 she xiang hei dou wan

【英文名】She Xiang Hei Dou Pill

【组成】黑豆、石菖蒲、韭菜。(中医方剂大辞典)

麝香煎 she xiang jian

【英文名】She Xiang Decoction

【组成】(1)真好麝香肉。(中医方剂大辞典)(2)麝香、定粉、黄柏末。(中医方剂大辞典)

麝香解痛膏 she xiang jie tong gao

【英文名】She Xiang Jie Tong Plaster

【组成】生附子、丁香、石菖蒲、红花、徐长卿、大黄、甘松、川芎、麝香、冰片、樟脑、薄荷油、桂皮醛。(药品标准－中药成方制剂标准 1993)

麝香锭子 she xiang ding zi

【英文名】She Xiang Lozenge

【组成】信砒、青黛、粉霜、铜绿、雄黄、轻粉。(中医方剂大辞典)

麝香熊胆丸 she xiang xiong dan wan

【英文名】She Xiang Xiong Dan Pill

【组成】麝香、熊胆、芦荟、胡黄连、黄连、使君子、干蟾。(中医方剂大辞典)

麝香熊羚丸 she xiang xiong ling wan

【英文名】She Xiang Xiong Ling Pill

【组成】麝香、冰片等。(药品标准－中药成方制剂标准 1998)

麝香膏 she xiang gao

【英文名】She Xiang Plaster

【异名】九仙膏(中医方剂大辞典、圣济总录);麝香摩膏(中医方剂大辞典、圣惠);麝香猪血丸(中医方剂大辞典、奇效良方);麝犀膏(中医方剂大辞典、普济方)

【组成】(1)麝香、雄黄、真珠、猪脂。(中医方剂大辞典)(2)麝香、雄黄、连翘、恒山、侧子、昆布、狼毒、黄芪、败酱、斑蝥、虾蟆灰。(中医方剂大辞典)(3)麝香、叶子雌、龙脑、麒麟竭、没药、槟榔、丁香、当归、木香、黄犬脂、朱砂、白蜡、黄丹、油。(中医方剂大辞典)(4)麝香、零陵香、土瓜根、白蔹、防风、沉香、栀子花、当归、藁本、木兰皮、白僵蚕、鸬鹚粪、桃仁、冬瓜仁、辛夷、白茯苓、白芷、商陆、丁香、牛脂、猪脂、鹅脂。(中医方剂大辞典)(5)麝香、阿魏、麒麟竭、白及、干漆、腻粉、硇砂、石胆、生铁屑。(中医方剂大辞典)(6)麝香、雄黄、矾石、闾茹。(中医方剂大辞典)(7)麝香、冷石、雄黄、丹砂。(中医方剂大辞典)(8)麝香、凝水石、黄芩、丹砂、芎䓖、鸡舌香、青木香、茜草、升麻、羚羊角、夜干、大黄、羊脂、地黄汁。(中医方剂大辞典)(9)麝香、当归、附子、芎䓖、白芷、芍药、细辛、杜衡。(中医方剂大辞典)(10)猪心血、麝香。(中医方剂大辞典)(11)大川附子、黑豆汁、麝香。(中医方剂大辞典)(12)天竺黄、白附子、郁金、人参、真珠末、犀角屑、牛黄、朱砂、麝香、龙脑、金箔、银箔。(中医方剂大辞典)(13)黑附子、肉豆蔻、陈皮、皂角、槟榔、羌活、黄连、白芷、当归、白姜、大黄、缩砂。(中医方剂大辞典)(14)麝香、乳香、青黛、防风、朱砂、龙胆、甘草、龙脑、腻粉、天南星、墨。(中医方剂大辞典)(15)麝香、牛黄、白附子、蚕蛾、白僵蚕、全蝎。(中医方剂大辞典)(16)麝、猪牙皂、白矾、绿矾、腻粉、水银、黄柏、苦楝根白皮、密佗僧。(中医方剂大辞典)

麝香敷方 she xiang fu fang

【英文名】She Xiang Liniment

【组成】麝香。(中医方剂大辞典)

麝香镇痛膏 she xiang zhen tong gao

【英文名】She Xiang Zhen Tong Plaster

【组成】麝香、生川乌、水杨酸甲酯、颠茄流浸膏、辣椒、红茴香根、樟脑。(药品标准－中药成方制剂标准 1993)

麝香蟾酥丸 she xiang chan su wan

【英文名】She Xiang Chan Su Pill

【组成】蟾酥、轻粉、乳香、明信、雄黄、巴豆、麝香、寒食面。(中医方剂大辞典)

麝粉散 she fen san

【英文名】She Fen Powder

【组成】(1)蓖麻子、葵莱子、轻粉、麝香。(中医方剂大辞典)(2)麝香、腻粉、马兜铃根、黄柏。(中医方剂大辞典)

麝脐散 she qi san

【英文名】She Qi Powder

【异名】麝香散(中医方剂大辞典、鸡峰)

【组成】牛膝、木律、黄茄、郁李仁、麝香空皮子、升麻、细辛。(中医方剂大辞典)

麝犀丹 she xi dan

【英文名】She Xi Pellet

【组成】犀角屑、乌蛇肉、天麻、白附子、白僵蚕、龙脑、朱砂、麝香。(中医方剂大辞典)

麝犀汤 she xi tang

【英文名】She Xi Decoction

【异名】犀麼汤(中医方剂大辞典、医部全录)

【组成】犀角、鬼箭、安息香、水磨雄黄、苦参、牡丹皮、麝香。(中医方剂大辞典)

麝雄至宝丸 she xiong zhi bao wan

【英文名】She Xiong Zhi Bao Pill

【组成】麝香、龙骨、硼砂、朱砂、枯矾、海螵蛸、芒硝、雄黄、寒食面。(药品标准－中药成方制剂标准 1998)

麝醋方 she cu fang

【英文名】She Cu Prescription

【组成】麝香。(中医方剂大辞典)

麝蟾丸 she chan wan

【英文名】She Chan Pill

【组成】大干蟾、铁粉、朱砂、青礞石、雄黄、蛇黄、龙脑、麝香。(中医方剂大辞典)

囊虫丸 nang chong wan

【英文名】Nang Chong Pill

【组成】茯苓、水蛭、干漆、雷丸、丹皮、黄连、大黄、炒僵蚕、生桃仁、川乌、醋芫花、橘红、五灵脂流浸膏。(中医方剂大辞典)

囊痈煎 nang yong jian

【英文名】Nang Yong Decoction

【组成】枸橘、川楝、秦艽、陈皮、赤芍、甘草、防风、泽泻。(中医方剂大辞典)

腁金丹 ying jin dan

【英文名】Ying Jin Pellet

【组成】鹅管石、硼砂、雄精、炒天虫、人指甲、冰片。(中医方剂大辞典)

蘼芜丸 mi wu wan

【英文名】Mi Wu Pill

【组成】蘼芜、贯众、雷丸、山茱萸、天门冬、狼牙、藋芦、甘菊。(中医方剂大辞典)

蘼芜汤 mi wu tang

【英文名】Mi Wu Decoction

【组成】人参、白术、白茯苓、羌活、防风、川芎、甘草。(中医方剂大辞典)

髑骨散 du gu san

【英文名】Du Gu Powder

【组成】骷髅骨烧灰末。(中医方剂大辞典)

鹳肝丹 guan gan dan

【英文名】Guan Gan Pill

【异名】鹳肝丹(中医方剂大辞典、遵生八笺)

【组成】老鹳鸟。(中医方剂大辞典)

鹳骨丸 guan gu wan

【英文名】Guan Gu Pill

【组成】(1)鹳骨、桂心、雄黄、麝香、朱砂、川大黄、蜈蚣。(中医方剂大辞典)(2)鹳骨、狸骨、射干、玄参、升麻、青木香、沉香、犀角屑、丁香、羚羊角屑、丹参、甘草、人参、沙参、獭肝、连翘、光明砂。(中医方剂大辞典)(3)鹳骨、羚羊鼻、干姜、麝香、蜥蜴、斑蝥、鸡屎白、巴豆、芫青、藜芦。(中医方剂大辞典)(4)鹳骨、桂心、虻虫、巴豆、斑蝥。(中医方剂大辞典)(5)鹳骨、雄黄、莽草、丹砂、牡蛎、藜芦、桂心、野葛、斑蝥、巴豆、蜈蚣、芫青。(中医方剂大辞典)

麟龙丹 lin long dan

【英文名】Lin Long Pellet

【组成】龙骨、麒麟、竭、雄黄、银朱、滑石、儿茶、梅片。(中医方剂大辞典)

麟血散 lin xue san

【英文名】Lin Xue Powder

【组成】乳香、麟血、红花、面粉。(中医方剂大辞典)

罐灰散 guan hui san

【英文名】Guan Hui Powder

【异名】罐灰散(中医方剂大辞典、圣济总录)

【组成】粪堆里破瓦罐耳。(中医方剂大辞典)

鼹鼠丸 yan shu wan

【英文名】Yan Shu Pill

【组成】鼹鼠、轻粉、巴豆、海人草。(中医方剂大辞典)

欓子丸 dang zi wan

【英文名】Dang Zi Pill

【组成】豆蔻、欓子末、陈仓米。(中医方剂大辞典)

蠲水汤 juan shui tang

【英文名】Juan Shui Decoction

【组成】白花蛇舌草、土茯苓、黄柏、车前草、赤芍、泽泻、夏枯草、透骨草、刘奇奴、王不留行、全蝎。(山东中医杂志 1991,10(3))

蠲风饮子 juan feng yin zi

【英文名】Juan Feng Drink

【组成】(1)防风、杜仲、羌活、白芷、川归、川芎、生地黄、白芍药、川牛膝、秦艽、何首乌、萆薢、苍术、白术、木通、大枫子肉、威灵仙、血藤、防己、丁公藤、荆芥穗、海桐皮、五茄皮、天南星、半夏、橘红、赤茯苓、桑寄生、天麻、僵蚕、钩藤、薄桂、草乌头、甘草节、川乌、猪牙皂角、两头尖、阴地蕨、大蓟、小蓟、理省藤、桑络藤。(中医方剂大辞典)(2)赤芍、当归、黄芪、甘草、片子姜黄、羌活。(中医方剂大辞典)

蠲饮万灵汤 juan yin wan ling tang

【英文名】Juan Yin Wan Ling Decoction

【组成】芫花、煨甘遂、姜半夏、浙茯苓、大戟、大黑枣、炒广皮、鲜生姜。(中医方剂大辞典)

蠲饮丸 juan yin wan

【英文名】Juan Yin Pill

【组成】桂枝、小枳、干姜、苍术炭、茯苓、半夏、益智仁、广皮、炙甘草。(中医方剂大辞典)

蠲饮枳实丸 juan yin zhi shi wan

【英文名】Juan Yin Zhi Shi Pill

【异名】蠲饮枳术丸(中医方剂大辞典、袖珍)

【组成】枳实、半夏、陈橘皮、黑牵牛。(中医方剂大辞典)

蠲带丸 juan dai wan

【英文名】Juan Dai Pill

【组成】当归、地黄、茯苓、石脂、香附、地榆、白芷、芍药、川芎、牡蛎、秦艽、龙骨、扁豆衣、干姜、人参、青木香。(中医方剂大辞典)

蠲毒丸 juan du wan

【英文名】Juan Du Pill

【组成】(1)黑牵牛、白胶香、破故纸、不蚛皂角。(中医方剂大辞典)(2)巴豆、丁香、胡椒、斑蝥。(中医方剂大辞典)

蠲毒饮 juan du yin

【英文名】Juan Du Drink

【组成】(1)防风、赤芍药、川芎、连翘、甘草、牛蒡子。(中医方剂大辞典)(2)甘草、贝母、赤芍、当归、白芷、金银花、青皮、木通、连翘、桃仁、龙胆草、天花粉、穿山甲。(中医方剂大辞典)

蠲毒换肌饮 juan du huan ji yin

【英文名】Juan Du Huan Ji Drink

【组成】冷饭团、黄瓜蒌、黄芪、白芍药、当归、木瓜、白芷、风藤、白鲜皮、贝母、天花粉、穿山甲、皂角刺、甘草节、汉防己、鳖虱、胡麻、金银花、猪胰子。(中医方剂大辞典)

蠲毒流气饮 juan du liu qi yin

【英文名】Juan Du Liu Qi Drink

【组成】白芷、防风、陈皮、连翘、人参、香附、川芎、当归、玄参、天花粉、枳壳、甘草、桔梗、小柴胡、鼠粘子、山栀仁。(中医方剂大辞典)

蠲毒散 juan du san

【英文名】Juan Du Powder

【组成】大南星、贝母、白芷、赤小豆、直僵蚕、雄黄。(中医方剂大辞典)

蠲哮片 juan xiao pian

【英文名】Juan Xiao Tablet

【组成】葶苈子、陈皮、生姜等。((96)卫药准字 Z-20 号。)

蠲疼汤 juan teng tang

【英文名】Juan Teng Decoction

【组成】防风、羌活、苍术、木瓜、当归、威灵仙、乌药、生地、白芍、秦艽、川芎。(中医方剂大辞典)

蠲痉汤 juan jing tang

【英文名】Juan Jing Decoction

【组成】羌活、独活、防风、地榆、杏仁。(中医方剂大辞典)

蠲脊散 juan ji san

【英文名】Juan Ji Powder

【组成】紫金皮、天灯心、酒坛根、马蹄香、马蹄金、紫背草、狗骨根、地前根、山苏木、白马骨、铁马鞭、臭木待根。(中医方剂大辞典)

蠲秽散 juan hui san

【英文名】Juan Hui Powder

【组成】苍术、白芷、细辛、藿香、降香、菖蒲、桔梗、青木香、川芎、薄荷、佛手、真檀香。(中医方剂大辞典)

蠲痛丸 juan tong wan

【英文名】Juan Tong Pill

【组成】(1)延胡索、川楝、舶上茴香、牵牛、当归、良姜、青皮、木香、天台乌药、全蝎。(中医方剂大辞典)(2)草乌头、天南星、京墨、破故纸、没药、地龙、五灵脂、乳香、白胶香。(中医方剂大辞典)

蠲痛五汁膏 juan tong wu zhi gao

【英文名】Juan Tong Wu Zhi Plaster

【组成】凤仙梗、老姜汁、蒜汁、韭汁、葱汁。(中医方剂大辞典)

蠲痛无忧散 juan tong wu you san

【英文名】Juan Tong Wu You Powder

【组成】苍术、半夏、川山甲、川乌、草乌、苦实、当归、甘草、麻黄、威灵仙、闹羊花。(中医方剂大辞典)

蠲痛汤 juan tong tang

【英文名】Juan Tong Decoction

【组成】(1)陈皮、甘草、当归、桔梗、茯苓、羌活、薄桂、前胡、防风、贝母、苍术。(中医方剂大辞典)(2)金毛狗脊、川萆薢、天麻、大附子、薏苡仁、酸枣仁、人参、杜仲、白术、柏子仁、甘草、羌活、川续断、当归。(中医方剂大辞典)

蠲痛饮 juan tong yin

【英文名】Juan Tong Drink

【组成】甘菊、大黄、石膏、竹茹、防风。(中医方剂大辞典)

蠲痛乳香丸 juan tong ru xiang wan

【英文名】Juan Tong Ru Xiang Pill

【组成】乳香、肉桂、茴香、川楝子肉、青橘皮、陈橘皮、黑牵牛、草乌头、槟榔、木香。(中医方剂大辞典)

蠲痛活络丹 juan tong huo luo dan

【英文名】Juan Tong Huo Luo Pellet

【组成】川乌、草乌、地龙、杜胆星、明乳香、净没药、炒黑丑、全蝎、麝香。(中医方剂大辞典)

蠲痛神异膏 juan tong shen yi gao

【英文名】Juan Tong Shen Yi Plaster

【组成】松脂、猪油、乳香、没药、麝香。(中医方剂大辞典)

蠲痛散 juan tong san

【英文名】Juan Tong Powder

【组成】(1)当归、肉桂、白术、黄芪、独活、牛膝、生姜、甘草、薤白、桑寄生。(中医方剂大辞典)(2)荔枝核、香附子。(中医方剂大辞典)

蠲痰丸 juan tan wan

【英文名】Juan Tan Pill

【组成】(1)南星、半夏、皂角、生姜、明矾、杏仁、神曲、麦芽、青皮、陈皮、紫苏皮、干葛、枳壳、香附子、糖球子、萝卜子、木香。(中医方剂大辞典)(2)半夏、南星、明矾、辰砂。(中医方剂大辞典)

蠲痰饮 juan tan yin

【英文名】Juan Tan Drink

【组成】羌活、威灵仙、苍术、桂枝、沉香、乌药、胆星、木通、牛膝。(中医方剂大辞典)

蠲痰疏气汤 juan tan shu qi tang

【英文名】Juan Tan Shu Qi Decoction

【组成】前胡、半夏、人参、枯芩、陈皮、南星、枳壳、紫苏、薄荷叶、厚朴、羌活、甘草。(中医方剂大辞典)

蠲痹六虫汤 juan bi liu chong tang

【英文名】Juan Bi Liu Chong Decoction

【组成】炙全蝎、炙蜈蚣、炙蜣螂虫、炙蛰虫、炙蕲蛇、鹿衔草、寻骨风、钻地风、甘草、炙露蜂房、当归。(江苏中医杂志 1982,3(6))

蠲痹四物汤 juan bi si wu tang

【英文名】Juan Bi Si Wu Decoction

【组成】当归、赤芍、黄芪、白姜蚕、羌活、甘草、白芍、川芎、熟地。(中医方剂大辞典)

蠲痹汤 juan bi tang

【英文名】Juan Bi Decoction

【组成】(1)附子、当归、黄芪、炙草、官桂、羌活、防风。(中医方剂大辞典)(2)羌活、独活、桂心、秦艽、当归、川芎、甘草、海风藤、桑枝、乳香、木香。(中医方剂大辞典)(3)当归、赤芍、黄芪、姜黄、羌活、甘草、薄荷、桂枝。(中医方剂大辞典)(4)当归、羌活、甘草、白术、芍药、附子、黄芪、防风、姜黄、薏苡仁。(中医方剂大辞典)(5)当归、羌活、姜黄、黄芪、白芍药、防风、甘草。(中医方剂大辞典)

蠲痹防痿汤 juan bi fang wei tang

【英文名】Juan Bi Fang Wei Decoction

【组成】煅羊胫骨、炙酥虎胫骨、酒炒透蹄筋、盐水炒杜仲、酒炒川断、炙去毛狗脊、制淮牛膝、骨碎补、生黄芪、全当归。(中医方剂大辞典)

蠲痹抗生丸 juan bi kang sheng wan

【英文名】Juan Bi Kang Sheng Pill

【组成】熟地黄、鹿衔草、骨碎补、肉苁蓉、淫羊藿、鸡血藤、莱菔子。(药品标准－中药成方制剂标准 1998)

蠲痹饮 juan bi yin

【英文名】Juan Bi Decoction

【组成】秦艽、酒芩、羌活、苍术、酒柏、独活、威灵仙、木瓜、米仁、红花、当归、桃仁、枳壳、姜。(中医方剂大辞典)

蠲痹消毒饮 juan bi xiao du yin

【英文名】Juan Bi Xiao Du Drink

【异名】蠲痹消毒散(中医方剂大辞典、准绳·疡医)

【组成】姜黄、土茯苓、独活、白术、当归、芍药、白芷。(中医方剂大辞典)

蠲痹消痛液 juan bi xiao tong ye

【英文名】Juan Bi Xiao Tong Liquid

【组成】生川乌、生草乌、生地黄、威灵仙、雷公藤等。(安徽中医学院学报 1993,12(1))

蠲痹秦艽汤 juan bi qin jiao tang

【英文名】Juan Bi Qin Jiao Decoction

【组成】秦艽、防风、独活、白芍、五加皮、川续断、防己、牛膝、杜仲、黄柏、羌活、生地、当归身、薏苡仁、苍术、肉桂。(中医方剂大辞典)

蠲痹通络汤 juan bi tong luo tang

【英文名】Juan Bi Tong Luo Decoction

【组成】生黄芪、制乳香、制没药、当归、白芍、地龙、桂枝、制川乌、生甘草、天南星、土茯苓。(中国医药学报 1988,3(3))

蠲痹散 juan bi san

【英文名】Juan Bi Powder

【组成】羌活、独活、皂刺、白芷、当归、白术、赤芍、土茯苓。(中医方剂大辞典)

蠲痹解毒汤 juan bi jie du tang

【英文名】Juan Bi Jie Du Decoction

【组成】姜黄、羌活、白蘚皮、赤芍药、当归、白术、茯苓、白芷、皂角子。(中医方剂大辞典)

蠲痹解凝汤 juan bi jie ning tang

【英文名】Juan Bi Jie Ning Decoction

【组成】黄芪、葛根、山萸肉、伸筋草、桂枝、姜黄、田三七、当归、防风、秦艽、甘草。(陕西中医 1988,9(12))

蠲瘀煎 juan yu jian

【英文名】Juan Yu Decoction

【组成】茯苓、芎䓖、黄柏、桔梗、忍冬、木通、山栀子、土茯苓、大黄。(中医方剂大辞典)

蠲骶散 juan di san

【英文名】Juan Di Powder

【组成】溪枫根、白田柯、赤牛膝、白马骨、拨雪根、马蹄金、金脑香、马蹄藤、马蹄香、地马梢、穿山蜈蚣。(中医方剂大辞典)

蠲翳散 juan yi san

【英文名】Juan Yi Powder

【组成】轻粉、黄丹。(中医方剂大辞典)

蠹鱼膏 du yu gao

【英文名】Du Yu Ointment

【组成】壁鱼儿(中医方剂大辞典)

拼 音 索 引

D

E

H

J

K

L

M

N

Q

R

S

T

W

X

Y

Z

其它

附录 1《中医药一体化语言系统》一级学科分类

一、中医基础理论
二、中医学说与相关学科
三、病因病机与诊断
四、疾病
五、治则治法
六、中药学
七、方剂学
八、中药化学
九、药用动植物学
十、预防与养生学
十一、针灸学
十二、人文科学
十三、医学信息学与文献学
十四、自然科学与物理科学
十五、卫生医疗机构与管理
十六、地理学

附录2 《中医药一体化语言系统》语义类型表（127）

实体（54）					
	物理实体				
		中医人体基础			
			人体基本物质		
				精	
				血	
				气	
				津液	
			脏腑		
			经络		
			腧穴		
			形体官窍		
			体质		
			阴阳		
			五行		
		有机体			
			动植物		
		天然物质			
			矿物		
		药用物质			
			中药		
			方剂		
			中药化学成分		
			辅料		
			中成药		
		食物			
			食疗－药膳		
		人工物质			
			医疗设备		
			研究设备		
				药用设备	
		医学人物			
	概念实体				
		思想或概念			
			中医基础理论		
				中医学说	
					阴阳学说
					五行学说
					各家学说
					经络学说
					脏象学说
			中医药学科		

				中西医结合	
			中医学与古代哲学		
				中国哲学	
			中医语言		
				医古文	
			中医机构		
			中医相关学科		
				自然物理学科	
			中医信息文献学		
				中医文献	
			地理名称		
			时间概念		

事件(73)						
	现象与过程					
		生物现象或过程				
			生理现象或过程			
				生理功能(中医生理)		
					精的功能	
					气的功能	
					血的功能	
					津液功能	
					脏腑功能	
					经络功能	
					腧穴功能	
					阴阳功能	
					五行功能	
				心理功能(中医心理)		
					情志	
						七情
					神	
			病理功能			
					中医病因	
					病机疾病	
						中医病因病机
						中医疾病
						证候
			中药性能与功能			
				中药性能		
					四气五味	
					升降浮沉	
					归经	
					毒性	
				中药功能		
				中药配伍		
				中药药理作用		

			方剂功用			
		自然现象与过程				
			医学天文气象			
				五季		
			医学地理			
				五方		
			时间医学			
				五化		
			颜色			
				五色		
			声音			
				五音		
	活动					
			中医诊断			
				诊法		
				辨证		
			研究活动			
				中医研究		
				中药研究		
					中药药理实验	
					中药鉴定	
				针灸研究		
			中医治疗			
				治则		
				治法		
					中药疗法	
					针灸疗法	
					按摩	
					气功	
			中西医结合疗法			
			中医预防			
			中医养生康复			
			中医管理			
			中医教育			
				师承关系		
			制药工艺、农业			
				制药工艺		
					中药炮制	
					中药制药工程	
					中药药剂	
					中药制剂分析	

附录 3　《中医药一体化语言系统》语义关系表（58）

一级关系	二级关系	三级关系	四级关系
H. 等级关系链	isa		
R. 相关关系链 2	物理上相关 physically-related-to		
3		由…汇合 tributary-of	
4		…的部分 part-of	
5		分支 branch-of	
6		由…组成 consists-of	
7		…成份 ingredient-of	
8		包含 contains	
9		使…相互联系 interconnects	
10		与…相连 connected-to	
	空间上相关 spatially-related-to		
		位于 …location-of（藏） 与…相邻 adjacent-to 包围，周围 surrounds 穿过 traverses 表里 exterior interior	
	功能上相关 functionally-related-to		

		影响 affects	管理（主，藏） manages 治疗 treats 干扰 disrupts 并发 complicates 与…相互作用（配伍） interacts-with 预防 prevents 归……经
		带来、造成 brings-about	
			产生 produces 引起 causes
		执行 performs	
			实施 carries-out 展示 exhibits 练习 practices
		发生于…情况下 occurs-in	
			…的进程 process-of
		使用 uses 现象表达 manifestation-of 证实 indicates …的结果、效果 result-of	
	时间上相关 temporally-related-to		
			与…同时发生 co－occurs-with 先于…发生 precedes

		概念上相关 conceptually-related-to 与…类似概念 similar concepts 概念上对应 Conceptually-corresponding-to …的评价 evaluation-of …的程度、等级 degree-of 分析 analyzes	
			分析评估…的影响 assesses-effect-of
		…的测量值 measurement-of 测量 measures 诊断 diagnoses …的特性 property-of 衍生的 derivative-of …的发育阶段 developmental-form-of …的方法 method-of …的概念部分 conceptual-part-of …之中的焦点问题 issue-in	

《中国中医药学术语集成》引用参考书对照表

参考书被引用时的名称	参考书正式书名	著者	出版社	发行日期
Mesh 词表－电子版	医学主题词表	美国国立医学图书馆		2002
TCM 表－电子版	中国中医药学主题词表	中国中医研究院　吴兰成		2002
中医人名辞典	中医人名辞典	李云	国际文化出版公司	1988
中医养生学	中医养生学	王玉川	上海科学技术出版社	1992/10
中医基础理论－21世纪教材	中医基础理论	李德新	人民卫生出版社	2001/8
中医大辞典－中医基础理论分册	中医大辞典	中国中医研究院	人民卫生出版社出版	1982/1
中医方剂大辞典	中医方剂大辞典	南京中医学院	人民卫生出版社	1999/7
中医基础理论－五版	中医基础理论	吴敦序	上海科学技术出版社	1984/5
中医基础理论－六版	中医基础理论	印会河	上海科学技术出版社	1995/6
中医诊断与鉴别诊断学	中医诊断与鉴别诊断学	朱文锋	人民卫生出版社	1999/10
中华人民共和国卫生部－药品标准－二十个分册	中华人民共和国卫生部－药品标准	中华人民共和国卫生部药典委员会		1990－1998
中华人民共和国国家标准－经穴部位	中华人民共和国国家标准－经穴部位	国家技术监督局	中国标准出版社	1990/6
中华人民共和国药典－一、二部	中华人民共和国药典		化学工业出版社	1999/12
中华养生大全	中华养生大全	颜德馨　夏翔	上海科学技术出版社	2001/12
中华本草	中华本草	南京中医药大学	上海科学技术出版社	1999/5
中国养生康复学	中国养生康复学	孟景春	上海科学技术出版社	1992
中国医学百科全书－中医学分册	中国医学百科全书－中医学分册	施奠邦	上海科学技术出版社	1991/8
中国医学百科全书－医学分册	中国医学百科全书－医学分册		人民卫生出版社	
中国医学百科全书－推拿学分册	中国医学百科全书－推拿学分册	丁季峰	上海科学技术出版社	1987/10
中国医学百科全书－针灸学分册	中国医学百科全书－针灸学分册	王雪苔	上海科学技术出版社	1989/11
中国古典哲学概念范畴要论	中国古典哲学概念范畴要论	张岱年	中国社会科学出版社	1987/6
中国常用中成药大全	中国常用中成药大全	刘树三	哈尔滨出版社	1990
中国当代气功大全	中国当代气功大全	吴昊	人民体育出版社	1993/6
中国推拿手法学	中国推拿手法学	李业甫	上海中医学院出版社	1992/6
中国推拿练功学	中国推拿练功学	金宏柱	上海中医学院出版社	1990/12

中国植物志	中国植物志	中国科学院中国植物志编辑委员会	科学出版社	1952－2002
中华临床药膳食疗学	中华临床药膳食疗学	冷方南　王凤岐　王洪图	人民卫生出版社	1993/2
中国气功大全	中国气功大全	朱鹏飞　李怀炎　张贵发	天津人民出版社	1993/2
中国气功词典	中国气功词典	吕光荣	人民卫生出版社	1989/10
中国药品通用名称	中国药品通用名称	中华人民共和国卫生部药典委员会	化学工业出版社	1997/7
中国药材学	中国药材学	徐珞珊　徐国钧　金蓉鸾　何宏贤	中国医药科学技术出版社	1996/10
中国藏药	中国藏药	青海省藏医药研究所	上海科学技术出版社	1996/10
中药制药工程原理与设备－六版	中药制药工程原理与设备	王韵珊	上海科学技术出版社	1997/2
中药化学成分提取分离手册	中药化学成分提取分离手册	杨云	中国中医药出版社	2001/3
中药大辞典	中药大辞典	江苏新医学院	上海人民出版社	1977/7
中药学－五版	中药学	凌一揆	上海科学技术出版社	1984/6
中药学－六版	中药学	雷载权	上海科学技术出版社	1995/6
中药工程学	中药工程学	曹光明	中国医药科学技术出版社	2001/1
中药活性成分分析手册	中药活性成分分析手册	常新全　丁丽霞	学苑出版社	2002/6
中药药对大全	中药药对大全	胥庆华	中国中医药出版社	1996/3
伤寒论研究大辞典	伤寒论研究大辞典	傅延龄	山东科学技术出版社	1994/10
内经讲义－21世纪课程教材	内经讲义	王洪图	人民卫生出版社出版	2002/8
医学名词－各分册及相关学科名词	医学名词－各分册及相关学科名词	全国自然科学名词审定委员会	科学出版社	1992－2002
哲学大辞典－中国哲学史卷	哲学大辞典	严北溟	上海辞书出版社	1985/2
国家标准临床诊疗术语－疾病－治法－病证等分册	国家标准临床诊疗术语－疾病	国家技术监督局	中国标准出版社	1995－1997
国家标准临床诊疗术语	国家标准临床诊疗术语－治法	国家技术监督局	中国标准出版社	1995－1997
国家标准临床诊疗术语	国家标准临床诊疗术语－病证	国家技术监督局	中国标准出版社	1995－1997
国家标准临床诊疗术语－疾病	国家标准临床诊疗术语			
实用汉英中医词典	实用汉英中医词典	张奇文	山东科出版社	2001/8
实用药学辞典	实用药学辞典	周廷冲	天津科学技术出版社	1990/12
常用中药成分与药理手册	常用中药成分与药理手册	黄泰康	中国医药科学技术出版社	1994/4
常用中药种植技术	常用中药种植技术	姚宗凡	金盾出版社	1989/3

拉汉药用植物名称和检索手册	拉汉药用植物名称和检索手册	江纪武	中国医药科学技术出版社	1990/10
新世纪汉英科技大词典（上下卷）	新世纪汉英科技大词典	柳闻	电子工业出版社	1997/4
新汉英医学辞典	新汉英医学辞典	关兴华 马龙海 夏廷德	经济日报出版社	1994/10
新汉英医药学词汇	新汉英医药学词汇	李世俊	黑龙江科学技术出版社	1993/5
新编中成药手册	新编中成药手册	陈馥馨	中国医药科学技术出版社	1998/11
新编拉汉英植物名称	新编拉汉英植物名称	中国科学院植物研究所	航空工业出版社	1996
新编针灸大辞典	新编针灸大辞典	程宝书	华夏出版社	1995/7
新英汉词典	新英汉词典		上海译文出版社	1985/1
易学大辞典	易学大辞典	张其成	华夏出版社	1992/2
普通高等教育中医药类规划教材－五版－相关各分册	普通高等教育中医药类规划教材			
普通高等教育中医药类规划教材－六版－相关各分册	普通高等教育中医药类规划教材			
智能气功科学基础混元整体理论	智能气功科学基础混元整体理论	庞明	国际文化出版公司	1994/8
植物活性成分辞典	植物活性成分辞典	陈蕙芳	中国医药和技出版社	2001/1
汉拉英中草药名称	汉拉英中草药名称	韩立	福建科学技术出版社	1986/2
汉英中医药分类大辞典	汉英中医药分类大辞典	谢竹藩	新世界出版社	1994/1
汉英中医药分类词典－计算机词库范本	汉英中医药分类词典－计算机词库范本	田景福	科学出版社	1994/6
汉英医学大辞典	汉英医学大辞典			
汉英双解中医大辞典	汉英双解中医大辞典	原一祥 任继学 黄龙	人民卫生出版社	1997/7
汉英双解实用中医词汇	汉英双解实用中医词汇	王宝祥 董雪梅	科学出版社	1993/1
汉英双解针灸大辞典	汉英双解针灸大辞典	石学敏 张孟辰	华夏出版社	1998
汉英工程技术词汇	汉英工程技术词汇	甘大友	海洋出版社	1986/7
汉英英汉中医大辞典	汉英英汉中医大辞典	郑凤钦	天津大学出版社	1994/12
灵枢经白话解	灵枢经白话解	陈璧琉 郑卓人	人民卫生出版社	1962/6
现代中草药成分化学	现代中草药成分化学	吴寿金 赵泰 秦永祺	中国医药科枝出版社	2002/5
现代临床医学辞典	现代临床医学辞典	鞠名达 陈景藻 孙传兴	人民军医出版社	1993
现代医学百科辞典	现代医学百科辞典	涂通今	万国学术出版社	1992
疾病和有关健康问题的国际统计分类－第十次修订本	疾病和有关健康问题的国际统计分类	北京协和医院世界卫生组织疾病分类合作中心	人民卫生出版社	1996/5
相关医学大辞典	相关医学大辞典	王佩铭 刘炎辉	天津科技翻译出版社	1994/4

细菌名称	细菌名称	蔡妙英　卢运玉　赵玉峰	科学出版社	1980/8
经络学	经络学	李鼎	上海科学技术出版社	1995/6
药学名词	药学名词	全国科学技术名词审定委员会	科学出版社	1999
药用植物学－五版－六版	药用植物学	丁景和　杨春澍	上海科学技术出版社	1985/11 1997/6
运气学说	运气学说	任应秋	上海科学技术出版社	1982/5
针灸学	针灸学	邱茂良	上海科学技术出版社	1985/10
针灸穴名国际标准化手册（中英对照）	针灸穴名国际标准化手册	王德深	人民卫生出版社	1988/9
黄帝内经素问校释	黄帝内经素问校释	张灿岬　徐国仟　宗全和	人民卫生出版社	1982/3
新编药物学（14 版）	新编药物学（14 版）	陈新谦　金有豫	人民卫生出版社	2001/12
化学药品药名手册	化学药品药名手册	赵克健	天津科学技术出版社	2001/1
植物活性成分辞典	植物活性成分辞典	陈蕙芳	中国医药科学技术出版社	2002/1
中药活性成分分析手册	中药活性成分分析手册	常新全　丁丽霞	学苑出版社	2002/6
常用中药成分与药理手册	常用中药成分与药理手册	黄泰康	中国医药科学技术出版社	1994/4
卫生学大辞典	卫生学大辞典	王翔朴	华夏出版社	1999/7
诊断学大辞典	诊断学大辞典	杨志寅	华夏出版社	1993
中医症状鉴别诊断学	中医症状鉴别诊断学	姚乃礼	人民卫生出版社	1984/3
实用药学词典	实用药学词典	周廷冲	天津科学技术出版社	1991/10
当代药品商品名与别名辞典	当代药品商品名与别名辞典	中国药学会	中国医药科学技术出版社	1999/6
道兰氏英汉插图医学辞海－28 版	道兰氏英汉插图医学辞海－28 版	白永权	世界图书出版社公司	1998
中医临床大全	中医临床大全	杨思澍　张树生　傅景华	北京科学技术出版社	1991/8
中医病证诊疗全书	中医病证诊疗全书	韩冰	天津科学技术出版社	1997/6
中医诊断与鉴别诊断学	中医诊断与鉴别诊断学	朱文锋	人民卫生出版社	1999/10
中医各家学说（五版教材）	中医各家学说	任应秋	上海科学技术出版社	1984/5
中医各家学说（六版教材）	中医各家学说	鲁兆林　陈大舜	北京医科大学出版社	1996
中医各家学说	中医各家学说	裘沛然　丁光迪	人民卫生出版社	1992
中国医籍大辞典	中国医籍大辞典	裘沛然	上海科学技术出版社	2002/8
现代中草药成分化学	现代中草药成分化学	吴寿金　赵泰　秦永祺	中国医药科枝出版社	2002/5
简明中医病名辞典	简明中医病名辞典	马汴梁	人民卫生出版社	1997/11
全国中医图书联合目录	全国中医图书联合目录	薛清录	中医古籍出版社	1991/1

中西医病名对照大辞典（1－3卷）	中西医病名对照大辞典	林昭庚	人民卫生出版社	2002/9
中国医学史	中国医学史	甄志亚	上海科学技术出版社	1999
中国医学史－二版教材	中国医学史			
中国医学源流论	中国医学源流论	谢观	商务印书馆	
中国通史简编	中国通史简编	范文澜		
新汉英医药学词汇	新汉英医药学词汇	李世俊	黑龙江科学技术出版社	1993/5
新世纪汉英科技大词典（上下卷）	新世纪汉英科技大词典	柳闻	电子工业出版社	1997/4
新汉英医学辞典	新汉英医学辞典	关兴华　马龙海　夏廷德	经济日报出版社	1994/10
汉英工程技术词汇	汉英工程技术词汇	甘大友	海洋出版社	1986/7
中医护理学基础	中医护理学基础	刘永兰	学苑出版社	1996/1
针灸穴名国际标准化手册（中英对照）	针灸穴名国际标准化手册	王德深	人民卫生出版社	1988/9
简明气功辞典	简明气功辞典	黄健　朱慧勤	上海科学技术出版社	2000/3
新编针灸大辞典	新编针灸大辞典	程宝书	华夏出版社	1995/7
实用中医字典	实用中医字典	王晓龙	学苑出版社	2001/3
中医百病名源考	中医百病名源考	张纲	人民卫生出版社	1997/10
十部医经类编	十部医经类编	任应秋　李庚韶　严季澜	学苑出版社	2001/5
药用动物学（六版教材）	药用动物学	万德光　吴家荣	上海科学技术出版社	1993年
现代中药栽培养殖与加工手册	现代中药栽培养殖与加工手册	冉懋雄　周厚琼	中国中医药出版社	1999/5
中药炮制学（教材）	中药炮制学	叶定江	上海科学技术出版社	1996/5
中药鉴定学（教材）	中药鉴定学	李家实	上海科学技术出版社	1996/5
中药药理学（教材）	中药药理学	沈映君	上海科学技术出版社	1996/5
中药药理学实验（教材）	中药药理学实验		上海科学技术出版社	1996/5
中药商品学（教材）	中药商品学	张贵君	人民卫生出版社	2002/8
中药学（教材）	中药学	黄兆胜	人民卫生出版社	2002/8
方剂学（教材）	方剂学	谢鸣	人民卫生出版社	2002/8
中华本草	中华本草	国家中医药管理局《中华本草》编委会	上海科学技术出版社	1999